临床肿瘤疾病诊疗应用

（上）

王丽萍等◎主编

吉林科学技术出版社

图书在版编目（CIP）数据

临床肿瘤疾病诊疗应用/ 王丽萍，吴小进，蒋志强主编. -- 长春 :吉林科学技术出版社，2016.8
ISBN 978-7-5578-0999-7

Ⅰ. ①临… Ⅱ. ①王… ②吴…③蒋…Ⅲ. ①肿瘤—诊疗Ⅳ. ①R73

中国版本图书馆CIP数据核字(2016) 第167800号

临床肿瘤疾病诊疗应用

Linchuang zhongliu jibing zhenliao yingyong

主　　编　王丽萍　吴小进　蒋志强
出 版 人　李　梁
责任编辑　许晶刚　陈绘新
封面设计　长春创意广告图文制作有限责任公司
制　　版　长春创意广告图文制作有限责任公司
开　　本　787mm×1092mm　1/16
字　　数　777千字
印　　张　31.5
版　　次　2016年8月第1版
印　　次　2017年6月第1版第2次印刷

出　　版　吉林科学技术出版社
发　　行　吉林科学技术出版社
地　　址　长春市人民大街4646号
邮　　编　130021
发行部电话/传真　0431-85635177　85651759　85651628
85652585　85635176
储运部电话　0431-86059116
编辑部电话　0431-86037565
网　　址　www.jlstp.net
印　　刷　虎彩印艺股份有限公司

书　　号　ISBN 978-7-5578-0999-7
定　　价　125.00元
如有印装质量问题　可寄出版社调换
因本书作者较多，联系未果，如作者看到此声明，请尽快来电或来函与编辑部联系，以便商洽相应稿酬支付事宜。

编委会

主　编:王丽萍　吴小进　蒋志强

易　军　由　栋　艾尼瓦尔·艾木都拉

副主编:张　勇　王　梅　帕提玛·阿布力米提

刘　攀　王金榜　伍家发

高　炜　梁东海　朱瀛谦

编　委:(按照姓氏笔画)

王丽萍	济南市第四人民医院
王金榜	河南省肿瘤医院
王　梅	中国人民解放军第一五三中心医院
艾尼瓦尔·艾木都拉	新疆医科大学第一附属医院
由　栋	烟台毓璜顶医院
朱瀛谦	青岛大学附属医院
伍家发	河南科技大学食品与生物工程学院
刘　攀	新疆医科大学第一附属医院
李立丰	吉林医药学院附属医院
吴小进	徐州市第一人民医院
张　勇	山东省荣成市人民医院
林思祥	滨州医学院烟台附属医院
易　军	陕西省西安市西京医院
帕提玛·阿布力米提	新疆医科大学附属中医医院
高　炜	兰州军区总医院
梁东海	青岛大学附属医院
蒋志强	郑州大学附属肿瘤医院
焦品莲	兰州大学第一医院
穆建平	中国人民解放军第285医院
戴　惠	长春中医药大学附属医院

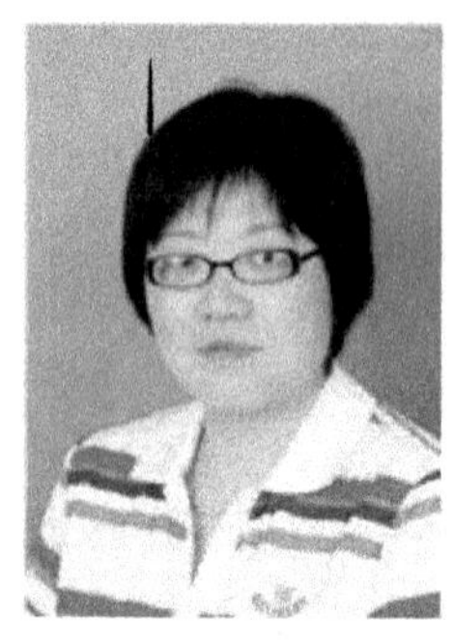

王丽萍，女，1975 年 12 月 31 日，济南市第四人民医院，主治医师，1998 年临床医学本科毕业于泰山医学院，2009 年临床医学硕士毕业于山东大学医学院。一直在济南市第四人民医院工作，从事妇产科工作 16 年。经过不断学习及临床实践，擅长于各种妇科肿瘤诊断、治疗；妇科内分泌疾病诊断及治疗。发表文章于中华医学会系列杂志：中华全科医师、中国医师进修、中国综合临床等杂志多篇文章。

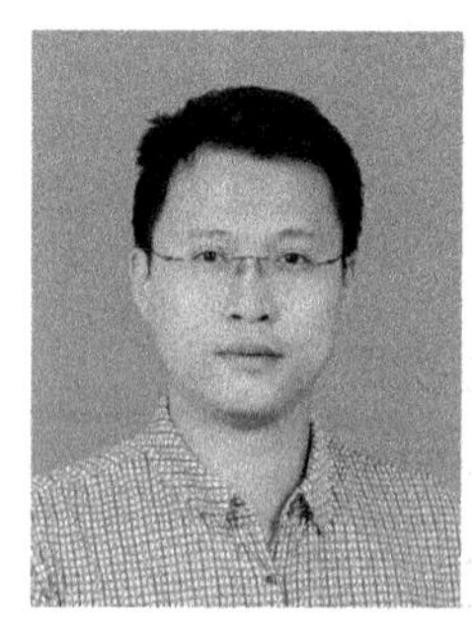

吴小进，男、1979 年 10 月 19 日生，江苏东台人。徐州市第一人民医院放疗科、核医学科科主任，副主任医师，副教授。省抗癌协会放疗专业委员会青年委员。市肿瘤放射治疗专业委员会副主任委员，市医学会核医学专业委员会副主任委员，徐州市核学会理事，院重点人才，徐州市医学后备人才，肿瘤学博士。于省人民医院、北大肿瘤临床学院进修学习。发表论文二十余篇(SCI 三篇，中华级三篇)。专攻宫颈癌、头颈部及胸部等常见肿瘤的诊断与防治。获市级卫生系统"医德好、医风正、医术精"标兵，徐州市卫计委优秀共产党员，江苏省服务满意个人等称号。获徐州市新技术引进奖一项、科技进步奖一项、主持市厅级课题多项。

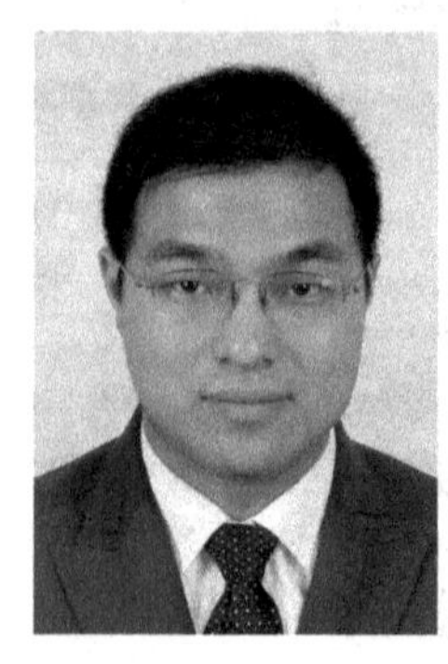

蒋志强，男，1980 年 10 月，郑州大学附属肿瘤医院(河南省肿瘤医院)普外科主治医师。2004 年毕业于郑州大学，外科学硕士，主要研究方向为胃肠肿瘤外科的手术与腹腔镜治疗，擅长胃肠肿瘤的根治性手术。发表中华系列论文 3 篇，国家级论文 4 篇，SCI 收录论文 1 篇，副主编参编专著 1 部。现任社会兼职：中国抗癌协会河南省大肠癌专业委员会青年委员、中国抗癌协会河南省胃癌专业委员会青年委员等。

前　言

当前恶性肿瘤发病率与死亡率的增长速度之快，已成为人们死亡的最主要原因，严重危害人民生命健康，谈癌色变已成为事实。然而全世界对恶性肿瘤的研究也更加深入，包括病因、遗传基因、诊断方法、各种治疗手段等，恶性肿瘤相关进展不断出现，恶性肿瘤受到了医学界的空前关注。目前，恶性肿瘤的研究机遇与挑战并存，对从事肿瘤相关临床工作的医务人员来说，背负了更加艰巨的任务。鉴于肿瘤相关研究的进展速度，本编委会特编写此书，为广大肿瘤相关的一线临床医务人员提供微薄借鉴与帮助，望共同提高肿瘤诊治水平，更好地帮助患者摆脱癌症困扰。

本书共分为十一章，内容涉及临床常见肿瘤的诊断与治疗，包括：肺分子病理技术的诊断应用、肿瘤的细胞和分子生物学、食管肿瘤、乳腺肿瘤、肺肿瘤、胃肿瘤、肝肿瘤、妇科肿瘤、血液肿瘤、中医肿瘤以及肿瘤化疗护理。

针对各系统临床常见肿瘤均进行了详细介绍，包括肿瘤的流行病学、病因与发病机制、病理分型与分期、临床表现、诊断方法、各种治疗方法，如：药物治疗、手术治疗、放射治疗、化学治疗、介入治疗、中医治疗等，以及预后与预防等内容。重点放在诊断与各种治疗的叙述上，旨在强调本书的临床实用价值，为肿瘤相关临床医务人员提供参考，起到共同提高肿瘤诊治水平的目的。

本书在编写过程中，借鉴了诸多肿瘤相关书籍与论文等资料，在此表示衷心感谢。由于本编委会人员均身负肿瘤临床诊治工作，故编写时间仓促，难免有错误及不足之处，恳请广大读者见谅，并给予批评指正，以更好地总结经验，以起到共同进步、提高肿瘤相关医务人员诊疗水平的目的。

《临床肿瘤疾病诊断应用》编委会

2016 年 8 月

目　　录

第一章　分子病理技术的诊断应用

第一节　肿瘤病理学诊断技术概述

一、细胞学诊断

细胞学诊断(diagnostic cytology)是取肿瘤组织中的细胞进行涂片，经染色(巴氏或 H－E 染色)后观察细胞形态的一种诊断方法。

根据取材方法的不同，可分为脱落细胞学及穿刺细胞学。

1. 脱落细胞学　通过采集病变处的细胞，涂片染色后进行观察、诊断。细胞的来源可以是运用各种采集器在口腔、食管、鼻咽部、女性生殖道等病变部位直接采集的脱落细胞，也可以是自然分泌物(如痰、乳腺溢液、前列腺液)，体液(胸腹腔积液、心包积液、脑积液)及排泄物中的细胞。它对于女性生殖系统肿瘤和呼吸系统肿瘤是较为普遍的检查方法。该方法设备简单，操作简便，患者痛苦少，易于接受，但最后确定是否为恶性肿瘤尚需进一步经活检证实。

2. 穿刺细胞学　用直径≤1mm 的细针刺入肿瘤实体内吸取细胞涂片的方法。对体表可扪及的肿瘤可直接穿刺，包括淋巴结、甲状腺、涎腺、乳腺、前列腺及肢体的肿块穿刺。深部脏器的肿瘤，可在影像学协助下穿刺，如在 B 超、X 线透视、CT 引导下对纵隔、肺、乳腺、肝、腹腔内，甚至脑部肿瘤进行穿刺。

取材后，应将刮取物或穿刺物立即均匀涂于载玻片上，然后立即放入 95％乙醇中固定 15min 以上。也可以将穿刺物直接注入固定液中，再用膜式制片技术或细胞离心技术制片。

无论是脱落细胞学还是穿刺细胞学的标本，若有较多的细胞成分或有小的组织碎块时，也可做成细胞块(与组织学标本的制作相同)，然后做石蜡切片、H－E 或免疫组化染色观察。

近年来，液基细胞学(Liquid－based Cytology)制片技术(如 TCT、CCT)及计算机辅助细胞检测系统(如 AutoPap)的应用，为提高制片质量、开展大规模细胞学筛查(如子宫颈细胞学筛查)与质量控制提供了技术保证，是 20 世纪末细胞学技术的新进展。

二、组织病理诊断(histopathology diagnosis)

(一)石蜡切片(paraffin－embedded tissue section)

将病变的组织取材后，以福尔马林(formalin，甲醛)溶液固定和石蜡包埋制成切片，经不同的方法染色后用光学显微镜观察。通过分析、综合病变特点，作出疾病的病理诊断。组织切片最常用的染色方法是苏木素－伊红(hematoxylin and eosin，HE)染色。

标本的种类有以下几种。

1. 活检标本　活检标本(biopsy specimen)包括切取、切除病灶取得的活检小标本。

(1)切取活检(incisional biopsy)。切取活检是取活体病变组织中的一部分做切片检查，以明确病变的性质，以及对肿瘤进行分类、分级，指导治疗方案的选择。例如，直视下，各种内镜镜检时，用活检钳钳取、针刺吸取、手术切取小块组织送检。

(2)切除活检(excisional biopsy)。切除活检是将肿块连同部分周围正常组织送检。如肿瘤为良性,则可达到治疗的目的。

决定做切除活检还是切取活检的主要因素是病灶的大小。如病灶体积较小,最好一次将病灶完整切除;如怀疑为恶性淋巴瘤,也最好将一个淋巴完整切除送检,以有利于诊断。

活检取材应注意:①所取组织能反映病灶的性质。避免取坏死、出血部位,避免挤压组织引起人为变态。开腹、开胸手术若肿瘤未能切除,仅取活检时,应在确定已取到肿瘤组织(必要时做冷冻切片加以证实)后才关闭腹腔、关闭胸腔。②取材时尽量减少创伤、出血。有的部位不宜活检,如鼻咽纤维血管瘤的血管丰富而无弹性,活检易引起大出血;皮肤恶性黑色素瘤易因活检而促进肿瘤的转移,不宜活检,应整块一次性广泛切除肿瘤。③及时固定组织,活检后立即将组织放入足量的10%福尔马林液中固定,以免组织自溶。

2.大体标本　无论术前有无病理诊断,手术切出的标本[肿瘤或器官,又称大体标本(gross specimen)]都应送病理检查。术前切取活检因取材局限不易诊断,甚至有误,最后诊断必须根据对大体标本的全面检查而定,更不能仅凭肉眼观察判断肿瘤的性质而将大体标本丢弃。恶性肿瘤根治术后的大体标本,应包括切出的肿瘤原发灶及所在器官、清扫出的全部淋巴结(分组送检)、切除器官组织的上下残段或基底部组织等。

病理医生应对大体标本做全面的肉眼观察,详细记录并按照不同部位组织器官、肿瘤种类的取材规范切取组织块,做石蜡包埋切片,镜检做出病理诊断结果。

大体标本送检目的是:①进一步明确肿瘤的性质、分类及分级;②明确肿瘤的大小、范围、浸润程度及周围组织器官的关系;③了解肿瘤有无转移;④手术切除范围是否足够。这些均对肿瘤的诊断、临床病理分期(pTNM 分期)及决定进一步的治疗方案(是否需要补充放射治疗及化疗)有重要意义。

(二)冷冻切片

冷冻切片(frozen section,即术中会诊,intraoperative consultation)方法是新鲜组织一小块,不必固定,送病理科快速冷冻成形,切片染色诊断,一般过程需 30min。

冷冻切片的作用是:①用于术前未能诊断、术中需要了解病变性质以确定治疗方案时,如肺肿块、乳腺肿块的诊断;②术中需明确病变侵犯范围,决定手术切缘时,如乳腺癌的保乳手术要了解切缘有无肿瘤;③了解肿瘤外的一些病灶是否属肿瘤的转移;④证明有无创伤正常组织(如有无伤及输尿管等)或证实活检已取到肿瘤组织等。

由于冷冻切片时间仓促,组织未经固定脱水等步骤的处理,导致切片染色不良等原因,其诊断准确率低于石蜡切片。因此,不应以冷冻切片来代表石蜡切片诊断,钳取、切取活检小标本不宜做冷冻切片。骨和钙化组织因组织太硬无法切片的也不宜做冷冻切片。

尽管目前病理诊断的方法很多,但是最古老的石蜡切片诊断,仍然是最主要的病理诊断方法,是下述其他诊断方法所不能取代的。

三、组织化学技术

组织化学技术(histochemistry technique)是利用各种细胞及其产物与不同化学染料的亲和力,用化学反应方法,显示细胞内的特殊成分或化学产物,以帮助对病变进行诊断及分类的方法。组织化学染色应用较多的几种技术有:①网状纤维染色;②纤维素染色;③横纹肌染色;④糖原染色;⑤黏液染色;⑥脂肪染色;⑦黑色素染色;⑧抗酸染色等。

四、免疫组织化学与免疫细胞化学

免疫组织化学(immunohistochemistry，IHC)与免疫细胞化学(immunocytochemistry，ICC)技术是利用抗原抗体的特异性结合反应来检测和定位组织或细胞中的某种化学物质的一种技术，由免疫学和传统的组织化学相结合而形成。免疫组化染色技术不仅有较高的敏感性和特异性，同时具有形态学改变与功能、代谢变化结合起来，直接在组织切片、细胞涂片及培养细胞爬片上原位确定某些蛋白质或多肽类物质的存在的特点。结合电子计算机图像分析技术或激光扫描共聚焦显微技术等，对被检测物质进行定量分析。

自1976年单克隆抗体技术问世以后，大量制备多/单克隆抗体成为可能，从而为免疫组织化学技术提供了大量可用于研究的抗体。目前已有近千种抗体问世。染色技术亦几次更新。IHC在病理诊断尤其是肿瘤的诊断上有重大作用，是近百年来病理技术上的重大突破。常用的免疫组织化学染色方法有ABC/LSAB多步法与EnVision两步法。

IHC和ICC提供了形态与功能变化结合的研究新方法，使对疾病，尤其是对肿瘤本质的认识有了重大进展，其在肿瘤诊断上的用途主要有以下几点。

1.肿瘤的诊断与鉴别诊断　由于同一肿瘤的异质性及不同肿瘤的相似性，许多肿瘤尤其是分化差的肿瘤，难以从形态学上决定其分化方向，如各种小细胞性肿瘤、多形细胞或梭形细胞肿瘤的诊断非常困难，应用IHC与ICC技术可对这些肿瘤做出较明确的诊断和分类。

2.确定转移性恶性肿瘤的原发部位　淋巴结或其他部位的转移性肿瘤，有时仅依靠光镜形态难以确定其原发部位，应用IHC可助确定部分肿瘤的起源。例如，可用甲状腺球蛋白(TG)、甲胎蛋白(AFP)、前列腺特异性抗原(PSA)、胎盘碱性磷酸酶(PLAP)等确定甲状腺癌、肝癌、前列腺癌或生殖细胞源性肿瘤的转移。但是类似的组织特异性抗原还很少。

3.恶性淋巴瘤的诊断和分类　IHC在淋巴瘤的诊断中起着至关重要的作用。除少数形态很典型的霍奇金淋巴瘤和滤泡性淋巴瘤外，恶性淋巴瘤，尤其是非霍奇金淋巴瘤的诊断和分类基本都依靠IHC。目前广泛应用2000年WHO淋巴瘤分类方法，这种分类方法的优点在于将血液和淋巴肿瘤的形态学改变、免疫表型、基因异常、临床表现和预后相结合进行分类，对临床具有很好的指导意义。

4.估计肿瘤的生物学行为并为临床提供治疗方案的选择依据　利用其可对各种癌基因、抑癌基因、多药耐受基因和激素受体表达检测。例如，目前有学者发现检测p16表达水平可以作为宫颈癌细胞的增殖指标之一，在临床肿瘤诊断中具有一定意义，并已被部分医院应用。

五、电子显微镜诊断

自从电子显微镜(电镜)(electron microscopic)问世和生物组织超薄切片技术建立以来，能用电镜进一步观察到细胞内部的各种细微结构(如肌微丝、黑色素小体、神经分泌颗粒)，以及细胞之间的关系(如桥粒紧密连接、基板等)，因此应用电镜有助于解决疑难肿瘤的诊断和鉴别诊断，还可探讨肿瘤的组织发生和研究肿瘤的生长特性。

六、尸体解剖

尸体解剖(autopsy)在病理学发展，甚至整个医学体系的发展中起着重大作用。在不明死因的尸检病例中，肿瘤致死亦占一定比例。尸体解剖对于了解肿瘤的发展、转移及诊断和鉴别诊断都有重要意义。有些隐匿的原发癌灶也只能在尸体解剖中被发现。

七、分子生物学技术

分子生物学技术(molecular biology technique)是指DNA重组的基因克隆技术、核酸杂交技术与PCR技术、DNA测序技术,以及在这些技术基础上发展起来的DNA/RNA芯片与组织芯片技术、流式细胞术等研究手段的总称。近年来的生命科学热潮就是在分子生物学技术飞速发展的基础上开始的,其对人类发展的意义极为深远。

近20年来,许多新技术已应用于肿瘤的病理检查,这些新技术包括前述的免疫组织化学,以及免疫荧光、免疫电子显微镜、自动图像分析技术、流式细胞仪、细胞遗传学技术和原位分子杂交技术等。这些新技术的应用无疑大大促进了肿瘤病理诊断和研究水平的提高,而且为肿瘤的组织来源、功能状态、发病机制的探讨,肿瘤患者预后判断等提供了大量极有用的信息,为临床制订最佳治疗方案提供依据。

(一)原位杂交技术

原位杂交(in situ hybridization,ISH)是用标记了的已知序列的核苷酸片段作为探针(probe),通过杂交直接在组织切片、细胞涂片或培养细胞爬片上检测和定位某一特定靶DNA或RNA的存在,可应用于某些肿瘤的诊断。

(二)聚合酶链反应技术

聚合酶链反应(polymerase chain raction,PCR)是体外酶促合成特异DNA片段的一种方法,由高温变性、低温退火及适温延伸等几步反应组成一个周期,循环进行,使目标DNA得以迅速扩增,具有特异性强、灵敏度高、操作简便、省时等特点。它不仅可用于基因分离、克隆和核酸序列分析等基础研究,还可用于疾病的诊断或任何有DNA、RNA的地方。但PCR技术也存在一些不足,如不能进行组织学定位。经过几十年的努力,PCR方法被不断改进,它已从一种定性的分析方法发展到定量测定,从原先只能扩增几kb的基因到目前已能扩增长达几十kb的DNA片段。到目前为止,PCR技术已有十几种之多。

荧光定量PCR技术(fluorescent quantitative PCR,FQ PCR),又称实时荧光定量PCR(real—time quantitative PCR),目前,国内外已将FQPCR技术广泛应用于肿瘤的诊断和疗效的评价上。例如,胃癌手术后的腹膜播散是胃癌复发的常见原因。有文献报道,对胃癌手术患者实施腹腔灌洗,利用FQPCR技术检测灌洗液中CEA水平,结果显示CEA的Ct值与肿瘤的侵犯深度、淋巴结的转移、血管转移、肿瘤分期、存活率有高度的相关性。

(三)流式细胞术

流式细胞术(flow cytometry,FCM)是利用流式细胞仪进行的一种单细胞定量分析和分选的技术,是综合了免疫细胞化学、激光和电子计算机科学等学科的技术。

流式细胞仪具有精密、准确、快速和高分辨率等特性,具体表现在以下4个方面:①其测定细胞内DNA的变异系数最小,一般在2%以下;②能准确地进行DNA倍体分析;③借助于荧光染料进行细胞内蛋白质和核酸的定量研究;④快速进行细胞分选和细胞收集。流式细胞术在医学基础研究和临床检测中有多方面的应用,如外周血细胞的免疫表型测定和定量分析;某一特定细胞群的筛选和细胞收集;细胞多药耐药基因的检测;癌基因和肿瘤抑制基因的检测;细胞凋亡的定量研究;细胞毒功能检测及细胞内某些蛋白质和核酸的定量分析等。

（四）激光扫描共聚焦显微技术

激光扫描共聚焦显微镜（laser scanning confocal microscope，LSCM）是近代生物医学图像分析仪器研究最重要的成就之一，它是光学显微镜、激光扫描技术和计算机图像处理技术相结合而形成的高技术设备。其主要部件有激光器、扫描头、显微镜和计算机等。共聚焦成像利用照明点与探测点共轭这一特性，可有效抑制同一聚焦平面上非测量点的杂散荧光及来自样品的非焦平面荧光，从而获得普通光学显微镜无法达到的分辨率，同时具有深度识别能力（最大深度一般为200～400μm）及纵向分辨率，因而能看到较厚生物样本中的细节。

LSCM的主要功能有以下7项：①细胞、组织光学切片：利用计算机及图像处理系统对组织、细胞及亚细胞结构进行断层扫描，因此被称为“细胞CT”或“显微CT”；②三维立体空间结构重建；③对活细胞长时间观察；④细胞内酸碱度及细胞离子的定量分析；⑤荧光漂白恢复技术：可用于细胞骨架的构成、生物膜结构和大分子组装等的研究；⑥细胞间通信的研究；⑦细胞膜流动性测定和光活化技术等。

（五）生物芯片技术

生物芯片技术（biochip technique）是近年来发展起来的生物医学高新技术，包括基因芯片、蛋白质芯片和组织芯片等，这种技术在肿瘤诊断中也起着重要作用，并在不久的将来会有更为广泛的应用。

1. 基因芯片　基因芯片（gene chip）又称DNA芯片（DNA chip），是指固着在固相载体上的高密度DNA微点阵，即将大量靶基因或寡核苷酸片段有序、高密度地排列在载体（如硅片、玻璃片、聚丙烯或尼龙膜等）上，形成基因芯片。

2. 蛋白质芯片　蛋白质芯片（protein chip或protein microarray）是将蛋白质或抗原等一些非核酸生命物质按微阵列方式固定在微型载体上所获得的。

3. 细胞芯片　细胞芯片（cell chip）是将细胞按照特定的方式固定在载体上，用来检测细胞间相互影响或相互作用。

4. 组织芯片　组织芯片（tissue chip）是将组织切片等按照特定的方式固定在载体上，用来进行免疫组织化学研究。

5. 芯片实验室　芯片实验室（lab on chip）是用于生命物质的分离、检测的微型化芯片。现在，已经有不少的研究人员试图将整个生化检测分析过程微缩到芯片上，形成所谓的“芯片实验室”。芯片实验室是生物芯片技术发展的最终目标。

从正常人的基因组中分离出DNA与DNA芯片杂交就可以得出标准图谱。从患者的基因组中分离出DNA与DNA芯片杂交就可以得出病变图谱。通过比较、分析这两种图谱，就可以得出病变的DNA信息。这种基因芯片诊断技术以其快速、高效、敏感、经济、平行化、自动化等特点，将成为一项现代化诊断新技术。

（六）肿瘤分子标记物的检测

随着研究的深入，发现越来越多的肿瘤与特异的染色体和基因异常有关。其检测手段依赖于以上叙述的病理诊断方式。众所周知，以往病理学家对某一特定肿瘤分型多是依赖于形态学，而这一局面正在被逐步打破。2003年WHO出版的肿瘤病理分类丛书引进了“遗传学诊断”这一概念，对肿瘤科医师来说，可以通过肿瘤分子标记物来细分同一肿瘤中的不同“亚群”。例如，在结直肠癌的靶向治疗中，根据K－ras基因状态，结直肠癌可以分为野生型和突变型两种疾病型。突变型结直肠癌约占40％，患者不能从抗EGFR治疗中获益，反而增加不良反应和治疗费用;野生型占60%,患者预后好于突变型,可以进行抗EGFR治疗。因此,K－ras可以称得上是明星分子标记物。2008年10月K－ras似检测被写入《美国国立癌症综合网络(NCCN)结直肠癌临床实践指南》,明确肯定了其在结直肠癌诊断及与EGFR抑制剂疗效之间的密切关系。

HPV DNA在宫颈癌诊断中的应用也是目前研究的热点。宫颈癌有一系列癌前病变,其分子生物学行为与宫颈癌相同,现已证明HPV是宫颈癌的明确病因。最近的研究发现,一些肿瘤相关因子的高表达,如Ki－67和p16分别检测肿瘤细胞增殖指数和抑癌基因突变蛋白质扩增等,通常提示宫颈细胞的肿瘤性增生,联合HPV DNA检测可有助于区分是否发生肿瘤性增生病变。

综上所述,肿瘤分子病理诊断在肿瘤病理诊断中的作用日益突显,其结果可以更加科学地指导治疗方案的制定及估计预后,在提高肿瘤诊断的准确率、增加疗效、降低毒性、节约治疗费用方面具有重要意义,使它成为临床肿瘤学领域个体化治疗取得突破的希望,也成为目前肿瘤学研究的热点。

(艾尼瓦尔·艾木都拉)

第二节　分子病理技术在非小细胞肺癌诊断中的应用

分子检测技术在非小细胞肺癌中的应用主要有预后预测、靶向治疗靶点检测及放、化疗敏感性检测。预后生物标记物是一种可以预测患者生存(与治疗无关)的生物分子,这些分子标记物是肿瘤固有的侵袭性指标。预测生物标记物是预示疗效的生物分子,在对患者转归的影响中与治疗之间存在交互作用。有几种生物标记物可作为NSCLC的预后和疗效标记物。在这些标记物中以表皮生长因子受体(epidermal growth factor receptor,EGFR)、K－ras基因、EML4－ALK融合基因、核苷酸剪切修复复合体(ERCC1)的5′核酸内切酶以及核糖核苷酸还原酶的调节亚基(RRM1)等研究得较多。

EGFR正常情况下表达于上皮细胞的表面。多数人类恶性肿瘤中过表达EGFR。10%的西方人群肺腺癌患者有EGFR突变,在亚洲该比例高达50%。在非吸烟患者、女性患者及非黏液性腺癌患者,其突变率则更高。K－RAS突变在非亚洲、吸烟者及黏液性腺癌中最常见。

EGFR外显子19缺失(LREA缺失)或外显子21L858R突变虽然不能判断NSCLC的预后,但EGFR激活突变是肺癌患者选择适当治疗方法的关键生物学标记。外显子19缺失(LREA缺失)或外显子21L858R突变可以预测NSCLC患者接受EGFR－TKI治疗的受益情况,对酪氨酸激酶抑制剂(tyrosine kinase inhibitor,TKI)治疗敏感。

肺癌患者EGFR与K－RAS突变相互排斥(两者一般不会同时突变)。与无K－RAS突变的患者相比,携带K－RAS突变的NSCLC患者自然生存结果较差,同时K－RAS突变还预示铂类/长春瑞滨化疗或EGFR TKI治疗无效(K－RAS突变与肿瘤对TKI内源性抵抗有关)。因此K－RAS突变检测对肺癌患者选择TKI治疗具有指导意义。

TKI治疗抵抗和K－RAS突变及特定的获得性EGFR二次突变(如T790M)有关。由于EGFR与K－RAS突变与TKI治疗的敏感性有关,因此,在选择TKI治疗前应行EGFR与K－RAS突变检测。一般应首先检测K－RAS,如K－RAS突变,则无论EGFR是否突变，对 EGFR TKI 治疗不敏感。如无 K－RAS 突变，再行 EGFR 突变检测，如突变，提示对 TKI 治疗敏感。也可以不检测 K－RAS，直接检测 EGFR。

EML4 是棘皮动脉微管相关蛋白样 4，ALK 为间变性大细胞淋巴瘤激酶。最近在非小细胞肺癌的一种亚型中发现了 EML4－ALK 基因融合，而这类患者对 ALK 抑制剂治疗有效。EML4－ALK 型非小细胞肺癌与伴有 EGFR 突变的非小细胞肺癌患者具有相似的临床特征。但 EGFR 突变与 EML4－ALK 融合基因一般不会同时发生。

EML4－ALK 检测可以通过聚合酶联反应（polymerase chain reaction，POR）、免疫组织化学染色及原位荧光杂交（fluorescence in site hybridization，FISH）等方法。目前认为标准的方法是 FISH，有商业化的经 FDA 认证的 FISH 探针。

ERCC1 是一种 DNA 损伤修复基因，编码核苷酸切除修复（nucleotide excision repair，NER）复合体 5′核酸内切酶，是 NER 关键酶之一，而 NER 是清除铂－DNA 聚合物的主要途径。ERCC1 高表达晚期 NSCLC 预后比低表达者差。同时，临床研究显示 ERCC1 高表达与晚期 NSCLC 以铂类为基础的化疗抵抗相关。ERCC1 表达可通过 RT－PCR 检测外周血白细胞及肿瘤组织获得，有研究表明肿瘤组织 ERCC1 表达水平与晚期 NSCLC 的预后及以铂类为基础的化疗疗效的相关性较外周血高。

RRM1 位于 11p15.5，是核苷酸还原酶组成部分，决定吉西他滨治疗是否有效的细胞成分。与 RRM1 低表达相比，RRM1 高表达预示 NSCLC 自然生存期更短，以吉他滨为基础的化疗效果也较差。

BAG－1 位于 9 号染色体，编码 3 个主要 BAG－1 异型体 BAO－1S(p36)，BAG－1 M(p46)，and BAG－1L(p50)。BAG－1 是一种多功能结合蛋白，参与细胞分化、细胞周期和细胞凋亡调节。BAG－1 结合抗凋亡基因并与之相互作用以抗细胞凋亡。BAG－1 高表达与 NSCLC 预后差相关。高表达 BAG－1 肺癌患者对铂类治疗反应差。

综上所述，非小细胞肺癌患者若选择酪氨酸激酶抑制剂，应先检测 K－ras、EGFR 等基因突变情况，如无突变，再检测 EML4－ALK 融合基因。检测 ERCC1、RRM1、BAG－1 表达水平有助于评估非小细胞肺癌患者的自然预后及预测对以铂类为基础的化疗药物的疗效，有助于临床医生选择适当的化疗方案。

（艾尼瓦尔·艾木都拉）

第三节 分子病理技术在结直肠肿瘤诊断中的应用

结直肠癌的发生、发展过程中存在着三条基本分子途径：①染色体不稳定途径；②微卫星不稳定途径；③表观遗传学或称甲基化途径。这些途径彼此之间存在大量的重叠，因此，对于一个肿瘤个体而言，可能普遍存在一条以上途径的改变。

一、染色体不稳定途径

该途径发展而来的结直肠癌显示为多倍体，17p，18q，18p 及 22q 染色体的等位基因缺失，ras 癌基因突变，以及抑癌基因 APC 及 p53 的频繁突变，主要通过经典的“腺瘤－癌”序列多阶段演进而来。

1. APC 基因　结肠腺瘤性息肉病（adenomatous polyposis coli，APC）基因由 15 个外显

子构成，编码具有 2843 个氨基酸的蛋白，绝大部分家族性腺瘤性息肉病(familial adenomatous polyposis，FAP)患者都携有 AFC 基因的胚系突变。散发性的结直肠腺瘤及癌中也存在 APC 基因的体细胞突变。APC 基因位点的变化发生在肿瘤演进的早期，其编码蛋白是肠黏膜上皮增生的负调控蛋白，并且是 Wnt 信号通路的一部分，参与泛素介导的胞质内 β－catenin 的降解，此外，APC 还可以稳定微管结构，增加染色体的稳定性。临床上，通过肠镜预防筛查，并对 APC 基因中 12 个最常见突变位点的检测，有助于提高高危人群的无症状期诊断率。

2. ras、raf 基因　ras 基因家族包括 H－ras、N－ras 和 K－ras 三个成员，在正常细胞生长及分化中的作用是作为 G 蛋白参与来自细胞膜的生长因子受体的信号转导而实现的。在结直肠肿瘤中以 K－ras 基因突变为主，其定位于人类的第 12 号染色体(12p1－12pter)上，含有 4 个编码外显子和 1 个 5′末端非编码外显子，编码一个含 189 个氨基酸的蛋白质，分子量为 21Kda，故又称为 p21 蛋白。K－ras 基因突变通常发生在腺瘤生长的中间阶段，一般在 APC 突变之后。K－ras 基因的突变率一般为 30%～50%左右；以密码子 12、13、61 及 146 突变常见，常见突变类型包括 Gly12Asp(GGT＞GAT)、Gly12Val(GGT＞GTT)、Gly12Cys(GGT＞TGT)、Gly12Ser(GGT＞AGT)、Gly12Ala(GGT＞GCT)、Gly12Arg(GGT＞CGT)，Gly13Asp(GGC＞GAC)等。在人类结直肠癌的自然病程中，K－ras 基因突变相对稳定，其原发灶与转移灶的 ras 突变通常一致。近年来多个大样本、多中心Ⅲ期临床研究结果显示，基因突变状态与抗 EGFR 的单克隆抗体(cetuximab、panitumumab)疗效相关，只有携带野生型 K－ras 基因的肿瘤患者有效，而 K－ras 突变的肿瘤患者不能获益。

raf 基因也是 EGFR 信号通路下游的关键基因之一，分为 Araf、Braf、Raf1(Craf)，在结直肠癌中研究较多的是 Braf 基因。目前已经有超过 70 个错义突变被发现，其中约 10%为外显子 11 的点突变；另有约 89%的突变发生在外显子 15，超过 90%为第 1799 核苷酸 T 突变为 A (V600E)；由于其位于 K－ras 基因下游，因此 K－ras 基因野生型而 Braf 基因发生突变的病例也将不能从抗 EGFR 治疗中获益；另一意义是发生体细胞 Braf 基因突变的结直肠癌通常为 MSI－H 肿瘤。

3. p53 基因　p53 基因是一种抑癌基因，位于 17 号染色体的短臂，是目前发现的人类肿瘤中最常突变的基因，因编码一种分子质量为 53kDa 的蛋白质而得名。p53 蛋白主要分布于细胞核浆，能与 DNA 特异结合，其活性受磷酸化、乙酰化、甲基化、泛素化等翻译后修饰调控。正常 p53 的生物功能好似"基因组卫士(guardian of the genome)"，在 G_1 期检查 DNA 损伤点，监视基因组的完整性。如有损伤，p53 蛋白阻止 DNA 复制，以提供足够的时间使损伤 DNA 修复；如果修复失败，p53 蛋白则引发细胞凋亡；当 p53 基因的两个拷贝都发生了突变后，其空间构象发生改变，失去了对细胞生长、凋亡和 DNA 修复的调控作用，导致细胞癌变。p53 基因位点的杂合性缺失(loss of heterozygosity，LOH)与结直肠癌演进的晚期阶段有关，具有 17p 等位基因缺失的癌更容易发生转移及致死性改变，大约 50%的结直肠癌 p53 蛋白免疫反应阳性，常伴随着较高的肿瘤分期及淋巴结、肝转移率。

4. 染色体 18q 的杂合性缺失　结直肠癌常常发生 18 号染色体长臂的等位基因缺失，目前研究显示这个区域至少含有两个公认的肿瘤抑制基因：结肠癌缺失基因(deleted in colorectal carcinoma，DCC)、胰腺癌缺失基因 4(Smad4)。DCC 基因的失活与结直肠癌的发生发展机制关系不甚清楚,因其细胞外结构域与神经细胞黏附分子(N-CAM)及其他相关细胞表面糖蛋白的氨基酸序列相似,推测其在结直肠癌发生过程中是通过参与细胞间的信息传导、细胞与细胞、细胞与间质相互作用,进而影响细胞凋亡。人类 Smad4 基因含有 11 个外显子,编码信号转导蛋白 TGF-β 超家族中的重要蛋白,约含 552 个氨基酸编码序列,具有丝/苏氨酸激酶活性。当 TGF-β 与受体Ⅱ(TGF-βRⅡ)结合时,通过磷酸化激活受体Ⅰ(TGF-βRⅠ),继而与胞内磷酸化的 Smad2 或 Smad3 形成 Smad 复合物并转移至核,作用于 DNA 调控靶基因,进而控制细胞增殖。在结直肠腺瘤向癌的演进中,Smad4 突变频率不断增加,是结直肠癌发生过程中的晚期事件。临床上,18q 的异常状态具有评估Ⅱ期结直肠癌预后的价值,伴有 LOH 的病例生存状况与Ⅲ期相似,而无 LOH 的病例其生存率与Ⅰ期相似,可不做进一步治疗。

5. PIK3CA 基因 PIK3CA 基因突变会激活 EGFR 依赖的另一条通路(PI3K-PTEN-AKT);与 K-ras 基因突变及 MSI-H 相关,对于可切除的Ⅰ-Ⅲ期结肠癌,K-ras 野生型而 PIK3CA 突变的病例提示预后不良;且对抗 EGFR 治疗反应较差,大约 95%的已知突变主要集中于 1、9、20 外显子。

二、微卫星不稳定(microsatellite instability,MSI)途径

该途径主要是由于错配修复系统异常引起的。微卫星是散布于整个基因组的寡核氨酸重复序列,微卫星不稳定是指某一特定微卫星等位基因的核氨酸重复序列数目在肿瘤组织中比正常组织有所减少或增加。一般情况下,DNA 复制过程中常会形成插入/删失环,错配修复系统正常可以纠正插入/删失环使其微卫星长度保持在胚系水平,当修复缺陷时则无法完成这一过程,导致 MSI。进行 MSI 检测时,根据能反映微卫星长度改变的标记物数量将 MSI 分为三类:高度微卫星不稳定(MSI-H)、低度微卫星不稳定(MSI-L)和微卫星稳定(MSS)。通常采用 NCI 确定的 BAT25,BAT26、D2S123、D5S346、D17S250 五个标志物,MSI-H 定义为至少 2 个标志物(>40%)改变。近年来研究显示,双核苷酸重复序列检测的敏感性和特异性不高,趋向于检测更多的单核苷酸标志物(如 NR21、NR-24、Mono-27 等),若所有检测标志物中超过 30%发生改变,则提示为 MSI-H。MSI 检测对携带有致病性 MMR 基因突变患者的敏感性高达 93%;存在 MSI-H 的结直肠肿瘤具有特征性的临床病理表现:患者较年轻、N_0M_0 常见、好发于右/近端结肠、瘤体大(>5cm)、低分化(髓样特征)或黏液分化、伴大量淋巴细胞浸润。

三、表观遗传学(甲基化)途径

DNA 甲基化是最早发现的基因表观修饰方式之一,真核生物中的甲基化仅发生于胞嘧啶,即在 DNA 甲基化转移酶(DNMTs)的作用下使 CpG 二核苷酸 5′-端的胞嘧啶转变为 5′-甲基胞嘧啶。DNA 甲基化通常抑制基因表达,去甲基化则诱导了基因的重新活化和表达。这种 DNA 修饰方式在不改变基因序列的前提下实现对基因表达的调控。结直肠癌患者易于发生多位点的广泛甲基化异常,并因此产生 CpG 岛甲基化表型(CpG island methylator phenotype,CIMP)这个概念,CIMP 阳性的结直肠癌可能代表肿瘤发生、发展的另一个途径,通常

分化较差，更易见于老年患者的右半结肠，与无蒂锯齿状息肉/腺瘤关系密切。与 CIMP 有关的 MSI－H 肿瘤是由于 MLH1 启动子甲基化的结果，而 MSS 肿瘤中 ras 基因突变可能是 MGMT 启动子甲基化造成的，这种改变使 G→A 的突变频率增高。

（艾尼瓦尔・艾木都拉）

第四节　分子病理技术在子宫肿瘤诊断中的作用

一、子宫颈癌的分子遗传学改变

1. 致癌性 HPV 亚型的 E6 和 E7 蛋白　HPV 是宫颈癌的主要病因，主要的致癌亚型包括 16、18、31、33、35、45、52 和 58，其中致癌性 HPV 亚型的 E6 和 E7 蛋白是主要的早期致癌性蛋白，在 HPV 介导的宫颈癌变过程中起主要作用。E6 蛋白通过与 p53 结合，E7 蛋白通过与 RB 蛋白结合，或与 p107－或 p130－相关蛋白以及转录因子 AP－1 结合，导致这两种肿瘤抑制蛋白功能丧失，从而促进细胞增殖。

2. p53 基因　p53 基因定位于染色体 17p13.1，在细胞周期调控和细胞凋亡中起重要作用，对细胞生长起抑制作用。p53 基因失调导致的细胞生长失控和转化，是多种恶性肿瘤发生发展的重要分子事件。宫颈鳞状细胞癌中罕有的 p53 基因突变，但致癌性 HPV 亚型的 E6 蛋白与 p53 结合导致 p53 的快速降解，这在上皮内肿瘤演变为浸润性癌的过程中有重要作用，免疫组织化学检测宫颈原位癌和浸润癌中 p53 均阳性。与之相关的 MDM2 基因也有类似的改变。

3. p16　p16 基因定位于染色体 9p21，是直接参与细胞周期调控的抑癌基因，其与 cyclinD1 竞争结合 CDK4 或 CDK6，阻止细胞从 G_1 期进入 S 期，从而抑制细胞增殖。多种恶性肿瘤中都发现 p16 基因功能失活或 p16 蛋白表达降低，但在宫颈癌中 p16 蛋白却高表达。

4. RB 基因　RB 基因定位于染色体 13q14，编码 RB 蛋白，活化的 RB 蛋白抑制细胞从 G_1 期进入 S 期，在细胞周期调节中起重要作用，其杂合性缺失（losses of heterozygosity，LOH）在多种肿瘤的发生发展中起着重要作用。在宫颈癌的发生发展中，与 p53 类似，致癌性 HPV 亚型的 E7 蛋白与低磷酸化 RB 蛋白结合，使 RB 蛋白与下游效应性 E2F 转录因子解离，导致细胞提前进入 S 期。RB 蛋白在浸润性鳞状细胞癌及其癌前病变中均有不同程度的表达，尤其是在癌前病变（如 CINⅢ）中强表达，提示基因主要在肿瘤发生的早期起作用。

5. 杂合性缺失　杂合性缺失包括 2q、3p、4q、6q、8p、9q、10p、13p 和 18q 等。

3p14.1－p22 在鳞状细胞癌和腺癌中都是个关键位点，3p 的丢失提示肿瘤进展，在Ⅰ期癌和Ⅳ癌中其发生频率分别为 25％和 100％。6p21.3 杂合性丢失导致位于该位点的 TNF－α 基因丢失，导致细胞凋亡异常，从而促进肿瘤发展。另外还发现 4p16、4q21－35、5p13－16、6p21.3－22 等丢失。

6. 染色体异常　染色体获得：39、5p、5q、8q、9q、11q、14q、16q、17q 和 20q 等的获得。3q 的获得是个早期事件，其在浸润癌前期病变发展为Ⅰ期癌的过程中有重要作用。1q 和 5p 的获得在晚期肿瘤进展中有重要作用。

染色体缺失：2q、3p、4p、11p 和 19p 的缺失。

7. FHIT 基因　FHIT 基因位于 3p14.2，宫颈癌中常见 FHIT 基因异常，在 CIN 和浸润性癌中均可检测到 FHIT 基因异常，包括杂合性缺失、纯合性删除和异常转录。

二、子宫内膜癌的分子遗传学改变

1. Ⅰ型癌的分子遗传学改变

(1)PTEN 基因功能缺失：抑癌基因 PTEN 编码酪氨酸磷酸激酶，是 PI3K 通路最重要的负性调控因子，它通过将 PIP3 去磷酸化重新生成 PIP2，抑制 PI3K/AKT 通路的活性，从而抑制细胞有丝分裂，促进细胞凋亡，并参与细胞黏附、转移和分化的调节。PTEN 功能缺失导致 PI3K/AKT 通路活化是目前发现的Ⅰ型癌发生最重要的早期事件，多见于子宫内膜不典型增生和早期癌，而在浆液性癌中很少发生。PTEN 功能缺失较功能正常者有较好的预后。

(2)DNA 错配修复过程中的微卫星不稳定性：这可能是Ⅰ型癌发生的早期事件，主要相关基因为 hMLH1 和 hMSH2，Ⅰ型癌中可出现 hMLH1 和 hMSH2 表达缺失。

(3)另一些新发现的在子宫内膜样癌发生和疾病进展中起作用的分子遗传学改变：①磷脂酰肌醇－3－激酶(PIK3CA)基因突变导致 PI3K 活性增强. 从而激活蛋白激酶(AKT)；该基因的突变可以发生于多个外显子，其中最常见的是 9 号和 20 号外显子突变。9 号外显子突变多见于早期且分化较好病例；而 20 号外显子突变更多见于晚期病例，且以低分化肿瘤为主，表明 20 号外显子突变可能提示肿瘤有更强的侵袭性。②K－ras 基因突变。K－ras 基因编码参与细胞信号传递的蛋白 P21，其突变导致 P21 蛋白水解 GTP 的能力下降，导致细胞内信号传导异常，从而造成细胞持续增殖和恶性转化。K－ras 突变发生于Ⅰ型癌的早期。③β－catenin 突变等。

2. Ⅱ型癌的分子遗传学改变

(1)抑癌基因 p53 功能失调：p53 基因失调是子宫内膜浆液性癌发生的关键早期事件，最早期的事件是内膜腺体 p53 印记，此时内膜腺体尚未出现可见的形态学改变。研究发现，p53 突变率随着内膜浆液性病变的严重程度增加而升高：p53 印记中突变率为 42%，浆液性癌前病变中为 43%，浆液性原位腺癌中为 72%，浆液性癌中达到 96%，而正常子宫内膜腺体没有检测到 p53 突变。p53 基因突变导致 p53 蛋白过表达，通过免疫组织化学染色可以检测到其在浆液性癌及其前期病变中都有不同程度的表达增高。

(2)另一些新发现的在子宫内膜浆液性癌发生和疾病进展中可能起作用的分子遗传学改变：①p16 过表达；②Her2 基因扩增；③BRCA 基因突变；④胰岛素样生长因子Ⅱ信使 RNA 结合蛋白 3(IMP3)过表达可能与浆液性癌的发生和侵袭性行为有关；⑤细胞间黏附分子表达改变可能与浆液性癌侵袭性强、细胞容易脱落、血管淋巴管累犯多见等有关，包括 E－cadherin 表达下调、claudin3 和 claudin4 表达上调、CD44 表达上调以及 β－catenin 突变等；⑥Nrf2 过表达等。

三、分子病理技术在子宫疾病诊断中的应用

1. 原位杂交技术　在宫颈癌发生发展中高危型 HPV 病毒感染起着重要作用，应用核酸杂交技术检测 HPV 感染已成为当前宫颈癌筛查和宫颈疾病诊断的重要手段。高危 HPV16/18 型和低危 HPV6/11 型探针商业化成熟，以原位杂交技术进行 HPV 分型检测并辅助诊断已被病理医生广泛采用。

2. 荧光原位杂交技术(FISH)　宫颈高级别病变和宫颈癌中均存在染色体 3p 扩增，染色

体3p扩增涉及位于染色体3p26.3的端粒酶RNA基因(Telomerase RNA Component, TERC)扩增,其扩增与CIN的严重程度相关,表明基因扩增可能是宫颈癌形成过程中的早期事件。应用FISH技术检测宫颈组织或宫颈液基细胞学涂片中TERC基因扩增,可以鉴别高级别CIN和低级别CIN,并提示CIN病变的转归。

应用FISH技术检测Her-2基因的扩增状态在子宫内膜癌中也有应用,Her-2基因的扩增主要发生于子宫内膜浆液性癌。

3.PCR技术　妇产科目前普遍采用PCR方法对宫颈分泌物进行HPV检测和分型,用于疾病诊断和预后判断。

4.激光捕获显微切割技术　激光捕获显微切割技术是在显微镜下从具有异质性的样品中获取单一类型细胞群或单个细胞的技术,显微切割获得的组织或细胞结合多种方法可以进行进一步的分析研究,如可以进行LOH、PCR、基因克隆测序、单链构象多态性和比较基因组杂交以及基因表达水平等分析。

(艾尼瓦尔·艾木都拉)

第五节　分子病理技术在甲状腺肿瘤诊断中的应用

研究已发现甲状腺癌中存在多种分子突变,且不同基因、不同类型的突变存在于不同类型、不同组织学亚型肿瘤中,因而某些突变具有一定诊断及预后价值。

一、分化性甲状腺癌

现已知75%的PTC中存在已知的基因突变,包括BRAF、RAS突变及RET/PTC、TRK基因重排等,这些分子改变均能激活MAPK信号通路,其中BRAF突变占75%,RAS突变占15%,RET/PTC基因重排占15%。此外,亦有70%的FTC存在已知基因突变,其中RAS突变占40%,PAX8/PPARγ基因重排占30%。

1.BRAF基因突变　BRAF蛋白是一种丝/苏氨酸激酶,属于MAPK信号通路细胞内效应分子RAF蛋白家族成员。BRAF点突变是PTC中最常见的基因改变,而发生于1799核苷酸位点的点突变占绝大多数,并导致600位点的缬氨酸为谷氨酸替代(V600E),进而导致MAPK信号通路的组成性激活,从而参与甲状腺细胞的成瘤过程。另有1%~2%的PTC发生BRAF的其他位点突变或AKAP9/BRAF基因重排等。BRAF V600E突变常于普通型及高细胞变异型PTC中被发现,而在滤泡变异型PTC中罕见。此外,在PDTC及UTC中,尤其是与PTC相关的PDTC及UTC中(包括分化差的区域与残留的PTC区域)亦存在BRAF V600E突变,而在FTC及良性甲状腺结节中没有发现BRAF V600E,因而,在甲状腺病变中BRAF V600E被视为PTC及其相关性肿瘤的非常特异的分子标志物。据报道,BRAF V600E的分子检测能显著提高FNAB对甲状腺结节诊断的准确性,99.8%存在突变的甲状腺结节FNAB最后被证实为恶性。BRAF V600E的检测方法有多种,如real-time PCR、直接测序法等。除具有诊断价值外,BRAF V600E突变亦是PTC(包括低临床分期肿瘤)治疗失败、肿瘤复发的独立预后因子,也是肿瘤相关性死亡的独立风险因子。比如在T_1的PTC(包括微小PTC)中,BRAF V600E依然与甲状腺外侵犯、淋巴结转移相关。

2.RET/PTC重组　原癌基因RET编码一种酪氨酸激酶受体跨膜蛋白,正常时在C细胞中高水平表达，而在滤泡上皮细胞中不表达。但在PTC中，RET基因通过与多种不相关的基因发生重排而被激活，这些重排被称为RET/PTC，而这些融合基因RET的部分编码RET的酪氨酸激酶域。已经报道的RET/PTC有11型，最常见的为RET/PTC1和RET/PTC3型，占了甲状腺癌中基因重排的大部分。由于RET/PTC在同一肿瘤中的分布存在异质性，且在一些腺瘤及其他良性病变中亦能检测到RET/PTC，因此只有克隆性的RET/PTC（如一定量的细胞中存在重排）对PTC才具有特异性，且其检测过程中应对不同的检测方法及不同的样本设置合理的阳性界值。如对新鲜的肿瘤组织样本或FNAB样本，可采用常规的或real－time RT－PCR法，且样本中RET/PCT重排的细胞量不能少于1%，以避免检测到的为非克隆性RET/PTC；对福尔马林固定的、石蜡包埋的样本可采用荧光原位杂交（fluoresence in situ hybridization，FISH）法，其阳性界值通常设为RET/PTC阳性的细胞不能少于8%～12%。克隆性RET/PTC发生于10%～20%成人散发性的、50%～80%有放射线暴露史的、40%～70%儿童及年轻人的PTC中，其中RET/PTC1最常见，占所有阳性病例中的60%～70%，而RET/PTC3占20%～30%（切尔诺贝利事件后，暴露于放射线10年内的儿童PTC中RET/PTC3则是最常见的类型）。组织学上，有RET/PTC重排的患者年龄相对小、肿瘤常有经典的乳头状结构及淋巴结高转移率，但RET/PTC1亦可见于微小PTC及其他组织学变异型，且RET/PTC3常与实体变异型相关。RET/PTC重排的预后意义尚有争议，其检测对手术后组织学标本的诊断似乎意义也不大，因为有RET/PTC重排的肿瘤大多为典型PTC，易于诊断，但在FNAB样本中，RET/PTC的检测则可帮助提高诊断的准确性，尤其对细胞学诊断为中间性或因细胞不足而无法评估的病例有帮助。

3. RAS突变　RAS基因包括HRAS、KRAS及NRAS基因，它们编码高度相关的一组G蛋白，并沿MAPK、PI3K/AKT及其他信号通路传导来自膜蛋白的信号。所有类型的甲状腺滤泡源性肿瘤中均存在不用频率的RAS点突变，最常发生的是NRAS 61号编码子及HRAS 61号编码子，另外还有KRAS 12/13编码子。RAS突变发生于10%～20%的PTC中，且所有具有RAS突变的PTC在组织学上几乎均表现为滤泡变异型；RAS突变亦见于40%～50%普通型FTC及20%～40%普通型滤泡性腺瘤，嗜酸性肿瘤中RAS突变出现率相对较低；RAS突变亦发生于20%～90%（平均30%）的PDTC及UTC中。一些研究发现RAS突变与部分甲状腺癌的去分化、转移（尤其是骨转移）有关，而另有一些研究发现其突变亦常出现于生物学惰性的、有包膜的滤泡变异型PTC，因此其预后价值不适用于所有类型甲状腺癌。RAS突变不能提示病变的良恶性，但强烈提示为肿瘤性病变，且其重要性在于有助于滤泡变异型PTC的诊断，尤其在FNAB样本中。

4. PAX8/PPARγ　PAX8/PPARγ重排源于t(2;3)(q13;p25)易位，出现于30%～40%的普通型FTC及相对较少比率的嗜酸细胞性FTC。具有重排的肿瘤倾向于较小的年龄及瘤体、更易出现血管侵犯。亦有报道称PAX8/PPARγ重排发生于5%～30%的滤泡变异型PTC，及2%～13%滤泡性腺瘤。然而PAX8/PPARγ重排阳性的滤泡性腺瘤常有厚包膜，并表现出癌的IHC特征，提示这些肿瘤为“原位”FTC或是在组织学检查中遗漏了侵犯的FTC。重要的是，PAX8/PPARγ重排与RAS点突变几乎不会重复发生于同一肿瘤，提示FTC可能通过至少两种不同的分子通路成瘤。滤泡性病变中检测到PAX8/PPARγ重排本身不足以做出恶性的诊断，但可促使病理医生做更多的工作来寻找血管或包膜侵犯。尽管在前瞻性研究中，迄今只有少数PAX8/PPARγ重排阳性的病例被报道，FNAB标本中检测到PAX8/

PPARγ 重排常与恶性发现相关。

5. 其他分子改变　除上述四种分子改变外，一些罕见的体细胞突变，如 TRK 重排出现于 <5%的 PTC；不同的 microRNA 在 PTC 及良性病变中的表达似乎不同，其中部分在 PTC 或 FTC 中表达上调，可能对外科手术及 FNAB 标本具有潜在的诊断或预后价值，但仍需更多研究及验证。

上述分子改变中，有部分(包括 BRAF、RAS 突变及 RET/PTC、PAX8/PPARγ 重排)的检测已在美国甲状腺协会(American Thyroid Association，ATA)出版的《甲状腺结节及分化性甲状腺癌治疗指南》(2009 年修订版)中得到推荐。

二、MTC

大部分 MTC 为散发性，但仍有 15%～30%为常染色体遗传性。目前，有 3 类遗传性 MTC 相关疾病[多发性内分泌腺瘤病 2A 型(MEN2A)、多发性内分泌腺瘤病 2B 型(MEN2B)和家族性 MTC(familial MTC，FMTC)]，皆与 RET 基因的胚系点突变相关，后者可激活 MAPK 和其他信号通路，继而调控细胞增殖和分化，引起肿瘤。大部分 MEN2A 和 FMTC 都与 RET 的胞外区域突变有关，胞外区域的突变可引起胞内激酶区域的活化。MEN2B 相关的 RET 突变则仅见于胞内区域，后者可改变酪氨酸激酶的结构。由于上述胚系突变在甲状腺癌中外显率几乎为 100%，对突变的患者应尽量采取预防性的甲状腺切除。散发性 MTC 中亦有 40%～50%存在 RET 点突变，显微解剖研究更显示 RET 体细胞突变出现于多至 80%的 MTC，其中最常见的是 918ATC→ACG，其次为 634 位编码子及其他。

RET 胚系突变检测在 ATA 出版的《甲状腺髓样癌：ATA 治疗指南》(2009 年)被不同程度推荐适用于具有不同医学情况的患者及其一级亲属；而 RET 体细胞突变检测目前不推荐常规检测。

三、UTC(ATC)

ATC 常为多倍体，且其核型复杂，常见多个染色体区域的杂合性丢失。ATC 中最常见的体细胞突变涉及 Tp53 及 β－catenin(CTNNB1)这些突变很少出现于分化性甲状腺癌中。其他突变，如 BRAF、RAS、PIK3CA 及 PTEN 基因突变在分化性及 ATC 中均可出现。存在 RET/PTC3 重排的 PTC 可能倾向于去分化；存在于分化性癌中的其他重排，如 RET/PTC1 及 PAX8/PPARγ 在 ATC 中没有检测到。ATC 中的这些分子改变为未来的新的治疗手段提供了一些潜在的靶点。此外 u－PAR 高表达可能与死亡率增加有关。但目前分子检测对 ATC 的诊断与治疗尚无明确意义，在活检中若检测到或 RAS 突变总的来说有助于甲状腺来源的未分化肿瘤的诊断，但这些突变亦可能出现于其他恶性肿瘤中；RET/PTC 及 PAX8/PPARγ 的检测对甲状腺细胞源性肿瘤尚有特异性，但在 ATC 中很难发现；虽然 Tp53 突变可偶尔出现于 PDTC 中，其存在常提示肿瘤的去分化。综上，在《ATA 间变性甲状腺癌治疗指南》(2012 年)中暂不推荐在 ATC 的诊断与治疗中使用基于 DNA/RNA 的分子检测。

(艾尼瓦尔·艾木都拉)

第六节　分子病理技术在喉部肿瘤诊断中的应用

由于分子靶向治疗在处理乳腺癌、肺腺癌等肿瘤时获得巨大进展，在头颈部肿瘤的治疗中同样充满希望，特别是对于部分无法手术治疗的或者术后复发的喉癌患者是否能够通过分子靶向治疗获得疗效近来引起重视。在喉癌分子靶向治疗的临床实验中，表皮生长因子受体（epidermal growth factor receptor，EGFR）和血管内皮生长因子受体（vascular endothelial growth factor，VEGF）的药物治疗显示出了潜在的疗效和良好的发展前景。

EGFR 为 ErbB 跨膜糖蛋白受体家族成员之一。在细胞信号传导中通过调控酪氨酸激酶活性，在细胞生长分化中发挥重要作用。EGFR 与多种表皮肿瘤的发生、发展有关，是许多表皮细胞来源肿瘤的重要靶点。在多种类型的肿瘤组织中都可以检测到 EGFR 表达，有文献报道喉鳞状细胞癌中 EGFR 表达可高达 97.6%。目前靶向 EGFR 的治疗策略包括使用 EGFR 单克隆抗体西妥昔单抗（cetuximab）和小分子酪氨酸激酶抑制剂吉非替尼（gefitinib）。大量临床研究表明，EGFR 抑制剂在头颈肿瘤治疗中能够远期降低头颈部肿瘤的复发，并能够通过替代其他与治疗相关毒性药物来降低毒性药物使用量。同时，西妥昔单抗联合放疗可以明显提高放疗效果，而不增加放疗的毒副反应，也能提高喉保留率。

VEGF 是血管生成过程中最重要的血管内皮生长刺激因子之一，VEGF 与受体结合，引起受体膜内片段磷酸化，激活各种信号传导通路，通过改变内皮细胞基因表达方式、增加微小血管的通透性等达到促新生血管生长的作用，为肿瘤生长、浸润、转移创造条件。研究显示，喉部鳞状细胞癌的 VEGF 表达阳性率在 80%左右，且与肿瘤分期、分级、淋巴结转移及远处转移有显著相关性。VEGF 抑制剂主要有抗 VEGF 单克隆抗体及酪氨酸激酶抑制剂两大类，抗 VEGF 单克隆抗体主要有贝伐单抗（Avastin，Bevacizumab），美国 FDA 已经把它作为治疗转移性直肠癌的一线药物。体外实验证明，VEGF 抗体能导致喉部肿瘤血管生成减少，抑制肿瘤生长。但有关贝伐单抗在喉癌中的应用国内外文献尚无报道，既然喉癌中有 VEGF 的表达，那么可以推测将贝伐单抗应用于喉癌的治疗中也有可能像应用于其他肿瘤一样，会提高患者的生存率及生活质量。

（艾尼瓦尔·艾木都拉）

第二章　肿瘤的细胞和分子生物学

第一节　肿瘤分子生物学概述

一、肿瘤分子生物学

众所周知，所有的生命活动均是以细胞为结构和功能基础的。生命的基本特征之一是细胞增殖，即细胞数量的倍增。而肿瘤细胞的典型特征就是肿瘤组织逃逸了正常细胞增殖时机体对组织、细胞的调控体系而出现肿瘤组织、细胞自主的，无限制地无限生长。

肿瘤分子生物学研究始于20世纪70年代，开始于对病毒癌基因及细胞癌基因的发现。细胞癌基因的发现对于肿瘤学基础与临床诊疗具有积极的、重要的意义：首先，提示了基因是细胞癌变的内在的物质基础；其次，它的正常功能与细胞生命活动息息相关。迄今为止，发现并被确定的癌基因和抑癌基因的数目数以千计，癌基因中有各种生长因子、生长因子受体、蛋白激酶、G蛋白和转录因子等，而抑癌基因多与细胞周期调控或基因转录调控有关。所以，细胞癌基因和抑癌基因，都是维持细胞正常生命活动最重要的一些基因，控制细胞正常增殖、发育和分化过程。当它们的基因结构发生改变和(或)异常表达(抑癌基因不表达)时，正常增殖调控紊乱，细胞无限生长，使得细胞恶性转化而发生癌变。

癌基因和抑癌基因的发现验证了多基因、多步骤、多阶段的肿瘤发生理论和学说。因为发现细胞癌基因，1989年，Bishop和Vannus荣获诺贝尔生理学或医学奖。进入20世纪90年代，肿瘤细胞分子生物学的研究和细胞信号传导的研究进一步相互渗透、相互整合、相互促进，使得人们对肿瘤的认识日趋丰富和完善，也成为目前以及未来肿瘤治疗的主要研究热点、研究方向和诊疗依据。

二、肿瘤相关基因及其表达异常与肿瘤的形成

与肿瘤发生有关的原癌基因、癌基因和肿瘤抑制基因对细胞生长、分化起正向或反向调节作用，在保持机体的正常功能方面起着重要作用。几十年来的大量研究表明，肿瘤发生具有复杂的分子基础，包括原癌基因激活、肿瘤抑制基因的灭活或丢失、凋亡调节基因和DNA修复基因功能紊乱，以及近年来认识到的微小RNA(microRNA，miRNA)调节紊乱等。遗传因素和环境因素通过影响这些基因的结构和功能导致肿瘤。

(一)癌基因

癌基因(oncogene)是指一段具有将正常细胞转化为肿瘤细胞的核酸片段。首先在逆转录病毒(RNA病毒)中发现，一些逆转录病毒能引起动物肿瘤或在体外实验中能使细胞发生恶性转化，在研究这些病毒与肿瘤的关系过程中发现，逆转录病毒基因组中含有某些RNA序列，为病毒致瘤或导致细胞恶性转化所必需，称为病毒癌基因(viral oncogene)。后来，在正常细胞DNA中亦发现了与病毒癌基因几乎完全相同的DNA序列，称为原癌基因(proto－oncogene)，如c－ras、c－myc等。这些基因正常时并不导致肿瘤，它们编码的产物是对促进细胞生长增殖十分重要的蛋白质。一旦原癌基因被激活，其结构发生改变而成为癌基因。

（二）肿瘤抑制基因

肿瘤抑制基因（tumor suppressor gene）亦称抑癌基因，是指在细胞繁殖中起负调节作用的基因，抑癌基因的丢失或灭活可促进细胞的肿瘤性转化。目前研究最多的是 p53 基因和 Rb 基因，它们的产物都是调控核转录和细胞周期的核蛋白。

恶性肿瘤的发生是一个长期的、多因素造成的分阶段过程，单个基因的改变不能引起细胞完全恶性转化，需要多个癌基因的作用，而且在癌变的不同阶段，可能有不同的癌基因起作用，癌基因的激活与抑癌基因的缺失或失活。

（三）凋亡调节基因

肿瘤的生长取决于细胞增殖与细胞死亡的比例。除了原癌基因和肿瘤抑制基因的作用，凋亡调节基因（apoptosis regulate gene）在某些肿瘤的发生上也起重要的作用。细胞凋亡受复杂的分子机制调控，通过促凋亡分子（如死亡受体家族成员、caspase 家族蛋白酶、Bcl－2 家族中的促凋亡分子 Bax 等）和抗凋亡分子（如凋亡抑制蛋白 IAP 家族成员、survivin、XIAP、c－IAP 等）之间复杂的相互作用实现。在肿瘤中由于凋亡基因失活，而抗凋亡基因功能增强，使肿瘤迅速生长。

（四）DNA 修复基因

正常细胞内存在 DNA 修复调节基因，当 DNA 轻微损伤时，细胞内的 DNA 修复调节基因对其进行及时的修复。当 DNA 损伤严重，不能修复时，将发生凋亡。因此，DNA 修复基因对维持机体遗传基因组的稳定非常重要。在一些有遗传性 DNA 修复调节基因突变或缺失的人中，肿瘤的发病率极高，也证明了这一点。

（五）端粒、端粒酶和肿瘤

端粒（telomere）是真核生物染色体末端能够维持染色体稳定的脱氧核糖核酸－蛋白质复合体。由简单重复的富 G 序列及其相关蛋白组成，不同物种的端粒序列也各有差异，人的端粒序列一般为$(GGATTT)_n$。端粒具有重要的生物学功能，包括：稳定染色体，避免染色体降解、重组和末端融合；保护核内染色体结构基因；参与基因的表达调控；作为分子钟控制着人类细胞的复制与衰老。人的端粒长度为 5～15kb，随着每次细胞分裂端粒缩短 55～200bp，细胞复制一定次数后，端粒缩短使得染色体相互融合，导致细胞死亡。因此，端粒可以被称为细胞的生命计时器。

端粒酶（telomerase）是一种核糖核蛋白复合体，能以自身 RNA 为模板通过逆转录在端粒末端加入 TTAGGG 的重复序列，正是端粒酶的存在维持了大多数组织的端粒长度，从而抵消了因细胞分裂而导致的端粒 DNA 的消耗。大多数体细胞没有端粒酶活性，体外培养细胞只能分裂 50 次左右。许多恶性肿瘤（80％以上）细胞都含有端粒酶活性，使得端粒不再缩短，这一特点与肿瘤的永生化（immortalization）有关。

（六）微小 RNA

近年来，研究发现真核细胞内存在一类小 RNA 分子，它们由相应的基因编码，转录后通过一系列加工过程，形成成熟的 miRNA 分子。这些由 20 多个核苷酸组成的 miRNA 的功能并不是编码蛋白质，而是调节编码蛋白质的 miRNA 分子，抑制其翻译，或导致其降解。这种通过 miRNA 介导的转录后基因沉默（post－transcriptional silencing），在一些肿瘤中发生紊乱。miRNA 在物种进化中相当保守，在植物、动物和真菌中发现的 miRNA 只在特定的组织和发育阶段表达，miRNA 组织的特异性和时序性决定了组织和细胞的功能特异性，表明

miRNA在细胞生长和发育过程的调节过程中起多种作用。抑制癌基因的miRNA表达降低，可导致癌基因的过表达；而抑制肿瘤抑制基因的miRNA表达过度，可导致肿瘤抑制基因表达降低。一些特异的miRNA基因突变会引发癌症，但现在只有为数不多的miRNA功能被初步阐明，绝大部分miRNA的功能（特别是在哺乳动物中）还不清楚，尚待深入研究。miRNA在基因和蛋白质表达调控方面的功能，是生物医学研究的一项重要进展，对于深入揭示肿瘤发生的分子机制具有重要意义。

三、癌变机制及细胞周期调控

（一）原癌基因激活的机制

癌基因激活的机制，包括点突变、染色体易位、重排及基因扩增。

1.点突变　点突变（point mutatiom）是指基因的某一位点的个别碱基发生变异，主要是指碱基替换，也可以是个别碱基的插入或缺失，尤其是密码子第一、第二位碱基的突变，往往会导致氨基酸的替换。蛋白质分子中关键氨基酸的替换会导致构象和功能改变。

当原癌基因发生点突变，使其表达产物构象与功能发生改变时，对细胞增殖的刺激增强；也可以使蛋白质本身的稳定性增加，导致该蛋白质在细胞内的浓度增加，对细胞增殖刺激的时间和强度也增加。ras基因家族（H－ras、K－ras、N－ras）的激活均以点突变为主。基因12号密码子GGC发生单个碱基置换，成为GTC，导致ras蛋白的12号氨基酸（苷氨酸）变为缬氨酸。突变的ras蛋白不能将GTP水解为GDP，因此一直处于活性状态。这种突变的ras蛋白称为ras肿瘤蛋白，不受上游信号控制，持续促进细胞增殖。

2.染色体易位和重排　染色体易位（chromosomal translocation）是指两条非同源染色体同时发生断裂，所形成的断裂片段移至另一条染色体断端，并连接形成新染色体。染色体易位有多种类型：①相互易位；②单向易位（转座）；③同一染色体内易位（转座）；④整臂易位，即非同源染色体之间整个臂的转移或交换；⑤Robertson式易位，即近端部着丝点染色体在着丝粒处断裂的整臂易位。

染色体重排（chromosomal rearrangement）是指基因从所在的染色体的正常位置上易位至染色体的另一个位置上，这种位置改变使基因处于激活状态，产生异常基因产物或移动到另一条染色体上，这一过程称为染色体重排。

在许多肿瘤中均可见到染色体异常，通过基因分步定位（gene walking）研究已证明，在这些异常的染色体中某些部位发生了基因易位和重排。基因易位可使原来无活性的原癌基因转移到某些强启动子或增强子附近而被激活，从而使原癌基因产物量显著增加，而导致肿瘤发生。

3.基因扩增　基因扩增（gene amplification）是指特定基因过度表达，其拷贝数增加，导致特定的基因产物过量表达。例如，神经母细胞瘤中发生的N－myc的扩增，乳腺癌中HER2基因的扩增等。

（二）抑癌基因失活的机制

肿瘤抑制基因是在细胞生长与增殖的调控中起重要作用的基因，抑制细胞过度生长、增殖从而遏制肿瘤的形成，如p53和Rb基因。这些基因的产物限制细胞生长。肿瘤抑制基因的两个等位基因都发生突变或丢失的时候，其功能丧失，可导致细胞的肿瘤性转化。近年来的研究表明，一些肿瘤基因的功能障碍不是因为基因结构的改变，而是由于基因的启动子过甲基化(hypermethylation)而导致了其表达障碍。

(三)细胞周期蛋白及细胞周期调控机制

细胞周期是指连续分裂的细胞从上一次有丝分裂结束到下一次有丝分裂完成所经历的整个过程。包含 G_1 期、S 期、G_2 期和 M 期四个阶段。

细胞周期是细胞生命活动的基本过程,最主要的事件是遗传信息的载体 DNA 复制成两份拷贝,并通过有丝分裂的方式将两份拷贝分配到两个子代细胞中。细胞增殖是一个严格控制和有特定顺序的过程。在细胞周期中,由细胞周期蛋白(cyclin)、细胞周期蛋白依赖性激酶(cyclin dependent kinase,CDK)和细胞周期蛋白依赖性激酶抑制剂(cyclin dependent kinase inhibitor,CKI)组成的"驱动器"对靶蛋白的磷酸化修饰及蛋白磷酸酯酶对它的去磷酸化,推动着细胞周期中各期的进展和各期之间的转变。在高等真核细胞中,cyclin 分为 $A_{1\sim2}$、$B_{1\sim3}$、C、$D_{1\sim3}$、$E_{1\sim2}$、F、G 和 H 等八类,它们分别在细胞周期的不同时期中合成、积累。其中,C、D、E 为 G_1 期细胞周期蛋白,与 CDK4 结合,组成复合物,而 H 与 CDK7 结合,组成复合物,主要作用于 G_1 期或 G_1/S 交界期;而 A 和 B 与 CDK2 结合,主要作用于 C_2/M 期。

细胞周期的顺利进行同时还受 CKI 的调控,CKI 对细胞周期的进行起负性调节作用。它们通过蛋白表达量的变化或基因突变调节细胞的增殖程度,并在细胞由增殖向非增殖状态转变中起决定性作用。根据结构和功能的不同,CKI 分为两类:一类为 CKI4,包括 p15、p16、p18 和 p19,它们特异性抑制 CDK4 与 cyclin D1 形成的复合物及 CDK6 与 cyclin D1 形成的复合物;另一类为激酶抑制蛋白,包括 p27、p21 和 p57,它们对 cyclin 和 CDK 复合物有广泛的抑制作用。

在正常的二倍体细胞中,p21 与 cyclin、CDK,PCNA(细胞核抗原)形成四聚体复合物,能有效抑制多种 cyclin－CDK 复合物的活性,其中包括 cyclin D－CDK4、cyclin E－CDK2 以及 cyclin A－CDK2 等,这些 cyclin－CDK 复合都是 G_1～S 期转换中所需要的,所以 p21 可引起细胞在 G_1 期阻滞而不进入 S 期,抑制了哺乳动物细胞过度繁殖。p21 与 cyclin、CDK 和 PC-NA 组成四聚体后,cyclin D 上 N 末端的 Leu－cys－X－Glu 序列与 Rb 蛋白的结合被抑制。Rb 蛋白既可与 cyclin D 结合,又可与 E2F 结合。E2F 在许多 DNA 合成和细胞生长调控有关的基因的启动子区域都存在结合位点,这些基因包括胸苷激酶、二氢叶酸还原酶、DNA 聚合酶口、Rb 蛋白、c－myc 和 n－myc 等的编码基因 DE2F 可激活这些基因的转录起始,从而促使细胞进入 G_0 期或分化。低磷酸化的 Rb 蛋白可与 E2F 结合,阻抑 E2F 的转录活性。Rb 蛋白与 cyclin－CDK 结合而被磷酸化,释放 E2F,进而使 E2F 的转录激活作用活化。p21 可通过其 N 端结构域与 cydin－CDK 结合,抑制 cyclin－CDK 磷酸化 Rb 蛋白,阻止细胞进入 S 期。

p27、p57 与 p21 一样是 cyclin－CDK 复合物的抑制剂,它们的过表达均可使细胞阻滞在 G_1 期。p27 与 p21 具有同源性,可与 cyclin E－CDK2、cyclin A－CDK2、cyclin D－CDK4 复合物结合,抑制其对底物的磷酸化作用,从而使细胞不能发生 G_1～S 期的转换,停滞于 G_1 期。p57 与 G_1 期 cyclin－CDK 复合物结合,强烈抑制 cyclin D－CDK4、cyclin A－CDK2 等复合物的活性,使细胞停滞于 G_1 期,它还与 p21 的功能有重叠,它们协调作用保证细胞走出细胞周期,实现细胞由分裂到分化的转变。

p16 与 cyclin D 竞争性地结合 CDK 或 CDK6,从而抑制 CDK4 或 CDK6 的活性,抑制 Rb 蛋白的憐酸化,阻止细胞由 G_1 期进入 S 期。p15、p18、p19 与 p16 一样均可通过抑制 CDK4

或 CDK6 活性而影响细胞周期的进程。

(四)肿瘤相关基因在细胞周期调控中的作用

1. p53 肿瘤抑制基因在细胞周期调控中的作用　p53 基因是细胞分子信号级联指导发生致死性 DNA 损伤的细胞进行自我毁灭的关键。如果 p53 基因失活，细胞生长的检测和平衡都会无法进行，并且体细胞开始积累突变以至于最终导致癌症的发生。p53 在很多细胞凋亡信号通路中都扮演着十分重要的作用，包括膜凋亡信号，线粒体凋亡通路，以及在细胞核内影响着很多与凋亡相关的因子的转录与表达。

2. Rb 肿瘤抑制基因在细胞周期调控中的作用　Rb 基因(retinoblastoma gene)又称视网膜母细胞瘤基因，是第一个被克隆的抑癌基因，定位于染色体 13q14，其编码的蛋白在细胞周期调控中同样发挥着重要的作用。在 G_1 和 S 期的交界处，在 cyclin D_1/CDK4 的作用下被磷酸化，磷酸化状态 Rb 与细胞内蛋白(如 E2F)形成复合物的能力丧失，释放出大量的转录因子(如 E2F)，启动 DNA 的合成，使细胞进入增殖阶段。而非磷酸化的 Rb 可与 E2F 蛋白结合，并抑制其活化基因的表达，起到抑制细胞分裂增殖的作用。基因突变或缺失导致表达异常，细胞周期调节失控引发肿瘤。

(伍家发)

第二节　细胞实验

细胞是机体的基本结构与功能单位。细胞与细胞或细胞与细胞外基质黏附，参与构成组织或器官(除了血液的红细胞、白细胞、血小板和淋巴细胞外)。不同种类的细胞，其形态和结构特征、特异性标志物、代谢特点和功能活动等都有所不同。

一、细胞实验基础

细胞培养(cell culture)泛指体外培养，包括器官培养(organ culture)、组织培养(tissue culture)和细胞培养。组织培养是从人或动物体内提取组织，模拟体内生理环境，在保证无菌、适宜条件(温度和营养)下，使之生存和生长并保持其结构和功能的方法。一般将组织处理大小为 0.5～1mm^3 的或切成厚度为 0.2mm 的组织片进行培养。器官培养是应用和组织培养相似的条件，培养器官原基或一部分器官或整个器官，使之在体外生存、生长并保持一定功能的方法。细胞培养是模拟体内的生理条件，体外培养单个细胞或单一细胞群，使其在适宜条件下生存、生长、繁殖，并保持其特性的技术，包括原代(初代)细胞培养、二倍体细胞株培养和传代细胞系培养。这是目前体外培养中最常用的方法。

细胞培养技术是细胞生物学研究的最有价值的技术之一，也是生物技术中最核心、最基础的技术，它在现代生物学和医学的各个领域已经成为极其重要的研究手段。通过细胞培养，人们可以在体外直接观察细胞的增殖、分化、衰老过程中的形态和功能变化，可以在体外研究各种物理、化学、生物信号对细胞生长发育和分化等的作用，广泛应用于分子生物学、细胞生物学、遗传学、免疫学、肿瘤学等学科的研究。细胞培养的关键在于无菌环境下无菌操作，因此所用仪器、耗材都需要无菌或灭菌条件。

二、原代细胞培养

原代细胞培养又称初代细胞培养(primary culture)是指直接从生物体内获取的细胞、组织或器官在体外进行的首次培养，是建立细胞系的第一步。原代细胞因刚从组织中分离出来，生物学特性未发生很大变化，仍保留原来的遗传特性，也最接近体内生长特性，很适合进行药物测试、细胞分化等研究。原代细胞往往有多种细胞组成，比较混杂，即使从形态上为同一类型(上皮样或成纤维样)，但细胞间仍有很大差异。

细胞的生长需要营养环境，用于维持细胞生长的营养基质称为培养基(medium)。常用细胞培养基的组成成分包括维持体外细胞生存所需的无机盐、微量元素、氨基酸、维生素、抗氧化剂、碱基、核苷、能量代谢物、脂类及前体等，按其物理状态可分为液体培养基和固体培养基。

以下主要以小鼠的肺动脉内皮细胞的原代培养方法，介绍肺动脉内皮细胞原代培养技术。

一般说来，幼稚状态的组织和细胞，如动物的胚胎、幼仔的脏器等更容易进行原代培养。内皮细胞呈单层连续性衬在血管内面，在炎症反应、损伤及免疫应答时内皮细胞被细菌毒素或炎性因子激活，生成细胞因子，调节黏附因子表达，生成的细胞因子又可调节外周循环中性粒细胞的黏附和迁移。内皮细胞因所在的血管床和器官的不同，表达不同的细胞学和生化学特性，以适应局部环境的需要。肺微血管内皮细胞在急性肺损伤、肺血管通透性异常、血管通透性肺水肿和脓毒症等病理过程中起着重要作用，是体外研究相关病症机制不可缺少的细胞模型。

小鼠的肺动脉内皮细胞的原代培养技术主要包括肺动脉内皮细胞分离技术，对 3 周龄小鼠处死，常规取出完整肺组织，在预冷 DMEM 培养液中去除周围结缔组织，反复冲洗并将肺组织剪成 $1mm^3$ 大小组织块，制备组织培养液混匀，再经过一系列的处理对分离的单细胞液进行 AutoMACS 磁珠分选，分选出肺动脉内皮细胞，形成细胞单层，细胞融合 80%，内皮纯度达 95%时可以进行传代。

三、细胞的功能实验

体外细胞培养不仅可以直接观察到细胞的形态学改变，还可以观察到细胞功能变化。因此，被广泛应用在分子生物学、细胞生物学、遗传学、免疫学、肿瘤学等学科的多种因素对细胞生长、发育、分化及死亡(凋亡和自噬)等方面的研究。本节重点介绍肿瘤细胞的生物学特性和实验室里常用到的几种细胞功能学实验方法。

(一)肿瘤细胞生物学特性

肿瘤细胞除具有永生化、迁移性和失去接触抑制的基本特征外，生理、生化和形态特征上与正常细胞也有许多不同。

1. 形态和性状　形态学和性状的观察主要包括以下 2 项。

(1)光学显微镜观察。包括对肿瘤细胞的观察，肿瘤细胞的大小形态不一，呈多边形上皮样细胞，比二倍体细胞清晰，折射率高，核膜、核仁轮廓明显，核糖体颗粒丰富。

(2)扫描电镜观察。肿瘤细胞表面微绒毛细、多而密，微丝走行不如正常细胞规则，可能与肿瘤细胞具有不定向运动和锚着不依赖性有关。

2.生长增殖　肿瘤细胞具有不受控增殖性，可以自分泌促增殖因子，故在低血清环境中仍能生长。正常细胞转化获得不死性或恶性变后，也能在低血清培养基中生长，因此，细胞对血清的需求成为检测细胞恶变与否的一个指标。癌细胞或培养中发生恶性转化后的单个细胞进行克隆培养时，形成集落（克隆）的能力比正常细胞强，说明细胞独立生存能力强。正常细胞在体外生长汇合时，细胞相互紧密接触会导致细胞不生长，即发生接触抑制（contact inhibition），而肿瘤细胞增殖时，失去接触抑制，细胞能相互重叠向三维空间发展，形成堆积物。

常用于检测肿瘤细胞生长情况的指标有细胞生长曲线、细胞核分裂指数、细胞群体倍增时间、细胞周期、集落形成率或贴瓶率等。

3.细胞分化　肿瘤细胞不仅增殖异常，分化也异常，大多数肿瘤细胞维持原来的组织表型，但分化程度也不全相同，有的仍能表达某些性状和产物，可作为识别个别肿瘤的标志。

4.永生性　永生性也称不死性，体外培养时细胞可无限传代而不发生凋亡（apoptosis）。体外培养的细胞系或细胞株，尤其是肿瘤细胞都表现为永生性，永生性也可能是细胞恶变的阶段。

5.浸润性和迁移　浸润性是指肿瘤细胞扩张性增殖，在体外与正常组织混合培养时，不仅能浸润其他组织，也有穿透人工隔膜继续生长的能力。肿瘤细胞的浸润性与肿瘤细胞表达破坏组织基质酶及细胞的运动性有关。

肿瘤细胞侵袭正常组织过程中重要的环节是迁移（migration），常用细胞划痕实验、Transwell 小室迁移实验和侵袭实验等检测肿瘤细胞的侵袭能力。

6.异质性　细胞异质性也称细胞差异性，即肿瘤细胞群均由增殖能力、遗传性、起源、周期状态等性状不同的细胞组成。同一肿瘤细胞活力是有差别的，处于瘤体周边的细胞获得血液供应多，易于生长和增殖，而中心区有的细胞衰老退化，有的处于细胞周期阻滞状态，增殖活跃的细胞称干细胞（stem cell）。

7.细胞遗传　肿瘤细胞大多数都有遗传学改变，如失去二倍体核型、呈异倍体或多倍体等，可通过检测核型特点、染色体数量、有无标记染色体、染色体代行等确定肿瘤细胞的遗传性。

8.其他　肿瘤细胞体外培养时不易增殖生长的原因可能有以下三种情况。

(1)依赖性，肿瘤细胞生长有一定的群体性，即与其他细胞相依赖，培养时细胞密度过低，细胞过于疏散，会影响细胞增殖；

(2)肿瘤细胞种植密度过低时，细胞自分泌的促增殖因子被稀释，降低细胞的增殖；

(3)肿瘤细胞体外培养时需要与体内相似的特殊生存环境。

（二）体外培养细胞生物学检测方法

各种稳定的细胞系（株）培养后，为了证明其具有肿瘤特异性，需要做一系列的细胞生物学测定，下面介绍常用的生物学检测方法。

1.形态观察　光学显微镜观察大体形态、核质比例、染色质和核仁大小等一般形态，电子显微镜观察细胞骨架、微丝和微管的排列状态等。

2.细胞生长增殖检测　检测细胞生长曲线、细胞分裂指数、倍增时间和细胞周期时间。

3.细胞核型分析　检测细胞核型特点、染色体数量、染色体畸变和标记染色体带型等。

4.克隆实验　克隆实验包括：平板克隆实验，即检测单个细胞贴壁生长增殖形成集落的能力；软琼脂集落（克隆）实验，即检测单个细胞没有贴壁，切断与周围细胞的联系时增殖形成集落的能力。

5. 抗原标记免疫荧光染色检测　抗原标记免疫荧光染色检测用于检测特异性抗原。

6. 分化状态　用蛋白印迹法检测分化标记物蛋白或聚合酶链反应检测分化标记物 mRNA 的表达。

7. 动物体内荷瘤模型制备　肿瘤细胞悬液接种于动物（裸鼠）皮下或尾静脉，观察细胞成瘤能力。

8. 分子生物领域　利用转染 siRNA 或制备质粒，检测癌基因、抗癌基因的激活、突变和缺失等。

9. 其他　根据实验需要，可做放射性核素标记、组织化学成分分析、荧光显微镜观察等。

（三）细胞增殖检测－MTT 实验

细胞增殖检测（cell proliferation assay）是一种以比色法为基础检测细胞存活和生长的方法。噻唑蓝，即 3－(4，5－二甲基－2－噻唑基)－2，5－二苯基－2H－四氮唑鎓嗅化物（3－(4，5－dimethyl－2－thiazolyl)－2，5－diphenyl－2H－tetrazolium bromide，MTT），是一种黄色的染料，能被活细胞线粒体中的琥珀酸脱氢酶还原为不溶的蓝紫色结晶甲臜（formazan）并沉积于细胞中。DMSO 能溶解甲臜，490nm 处测吸光度可间接反映活细胞数量，在一定范围内，MTT 结晶形成的量与细胞数呈正比。MTT 实验法广泛用于生物活性因子活性检测、细胞毒性实验、大规模的抗肿瘤药物筛选及肿瘤放射敏感性测定等，具有灵敏度高、经济的特点。

进行 MTT 实验时，需要注意以下事项：注意选择适当的细胞接种密度；血清干扰实验结果时，可选择含低血清（低于 10％的胎牛血清）培养液进行试验，呈色后尽量吸尽孔内残余培养液；应设空白对照：设无细胞只加培养液的空白对照，实验操作与给药组一致，最后比色时以空白对照调零；测定的吸光度值应在 0～0.7 之间，超出范围，细胞增殖就不是直线关系；为使 DMSO 完全溶解甲臜颗粒，应尽量去掉培养液后再加 DMSO。

（四）细胞转染

细胞转染（tansfection）技术是指将 DNA 或 RNA 等外源分子导入真核细胞的技术，是研究和控制真核细胞基因功能的常规工具，广泛应用于基因功能、基因表达的调控、突变分析和蛋白质生产等科学研究。

1. 技术分类　常规转染技术可分为两大类，瞬时转染和稳定转染，即永久转染。瞬时转染是外源 DNA 或 RNA 分子不整合到宿主染色体，一个宿主细胞中可存在多个拷贝数，产生高水平的表达，但通常只持续几天，多用于启动子和其他调控元件的分析。一般来说，超螺旋质粒 DNA 转染效率较高，转染后 24～72h 内可分析结果，常用荧光蛋白、β－半乳糖苷酶等报告蛋白来帮助检测。稳定转染是使外源 DNA 既可以整合到宿主染色体中，也可作为一种游离体（episome）存在。尽管线性 DNA 比超螺旋 DNA 转入量低，但前者整合率高。外源 DNA 整合到染色体中的概率很小，大约 1/104 转染细胞能整合，通常需要通过氨丙基转移酶（aminopropyl transferase，APH）等一些选择性标记反复筛选，得到稳定转染的同源细胞系。

2. 转染方法　转染技术的选择对转染结果影响很大，许多转染方法需要优化 DNA 与转染试剂比例、细胞数量、培养及检测时间等。一些传统的转染技术，如 DEAE－右旋糖酐法、磷酸钙法、电穿孔法、脂质体法各有利弊，可根据实际实验要求选择不同的转染方法。

（1）磷酸钙法。采用磷酸钙 DNA 复合物吸附细胞膜，通过胞饮作用进入靶细胞。此技术操作简便，用于稳定和瞬时性转染的测定。其缺点是重复性差，不适用于原代细胞。

(2)DEAE一右旋糖酐法。以带正电的DEAE一右旋糖酐与核酸带负电的磷酸骨架相互作用形成的复合物胞饮入细胞。用于瞬时性转染，相对简便、结果可重复。其缺点是对细胞有一定的毒副作用，转染时需去除血清。

(3)电穿孔法。利用高脉冲电压可逆地击穿细胞膜形成瞬时的水通路或膜上小孔，促使DNA分子进入胞内。用于稳定和瞬时性转染，适用于所有细胞。某些脂质体转染效率很低或几乎无法转入时建议用此法。此技术的缺点是高电场强致细胞死亡率高(50%～70%)，DNA和细胞用量大，需根据不同细胞类型优化电穿孔实验条件。

(4)病毒介导法(病毒感染)。通过侵染宿主细胞将外源基因整合到染色体中。用于稳定转染，适用于难转染的细胞、原代细胞、体内细胞等，快速100%感染，检测成功率高。

(5)阳离子脂质体法。利用带正电的脂质体与核酸带负电的磷酸基团形成的复合物被细胞膜吸附，再通过融合或内吞进入细胞。该法用于稳定和瞬时性转染，适用于所有细胞，是目前实验室最方便的转染方法之一，具有转染效率高、重复性好等特点。其缺点是转染时需去除血清，因脂质体对细胞有一定的毒性，转染时间一般不超过24h。

(6)Biolistic颗粒传递法。DNA用显微重金属颗粒沉淀，再将包被好的颗粒用弹道装置投射入细胞，DNA在胞内逐步释放、表达。该法用于瞬时性转染，适用于人表皮细胞、纤维原细胞、淋巴细胞及原代细胞。

(7)显微注射法。用显微操作将DNA直接注入靶细胞核。该法用于稳定和瞬时性转染。其转染细胞数有限，多用于工程改造或转基因动物的胚胎细胞。

(五)划痕实验

肿瘤细胞在体外仍具有迁移能力，划痕实验借鉴体外细胞致伤愈合实验模型，利用细胞划痕(scratch)实验测定肿瘤细胞的运动特性。当细胞生长融合成单层状态时，在融合的单层细胞上人为制造一个空白区域，称为“划痕”。划痕边缘的细胞会逐渐进入空白区域使“划痕”愈合。细胞划痕实验是检测细胞运动的一种简单易行的方法，具有实验操作简单、成本低的特点。

(六)集落(克隆)形成实验

1.平板克隆形成实验　集落(克隆)形成(colony formation)实验原理：当有增殖能力的单个贴壁细胞在体外增殖6代以上，其后代所组成的细胞群体称为集落或克隆，每个克隆含有50个以上的细胞，大小为0.3～1.0mm。克隆(集落)形成率反映细胞群体依赖性和增殖能力，各种理化因素可能导致细胞的克隆形成能力发生改变。

注意：根据细胞的生物学性状不同，克隆形成率差别也较大。一般初代培养细胞和二倍体细胞的克隆形成率弱，相反传代细胞和转化细胞系的克隆形成率强，正常细胞的克隆形成率弱，肿瘤细胞的则强。克隆形成率与接种的细胞密度有一定关系，消化细胞一定要充分，接种细胞一定要分散，直接接种在培养皿中，持续培养1～2周，随时观察，一旦细胞形成克隆即终止培养。

2.软琼脂集落(克隆)形成实验　软琼脂集落(克隆)形成(soft agar colony formation)实验一般制备2层不同浓度的琼脂层，底层0.50%低熔点琼脂层完全切断细胞贴壁所需的环境，上层0.33%低熔点琼脂层中充分分散的单细胞完全孤立生存，此实验方法常用于检测肿瘤细胞和转化细胞系的生存能力。琼脂与细胞相混时，温度不宜超过40℃，接种的细胞密度少于35个细胞/cm^2，一般直径6cm的平皿接种1000个细胞。正常细胞在悬浮状态下不能增殖，不适用于软琼脂克隆形成试验。

（七）迁移实验和侵袭实验

1.迁移实验　实验原理：迁移实验主要检测肿瘤细胞的迁移能力或肿瘤细胞在特定情况下的迁移能力。实验一般常用带有8.0μm或12.0μm微孔膜的24孔或12孔Transwell小室细胞培养板，上室接种肿瘤细胞，下室加入FBS或实验设定的药物，或其他影响因子。肿瘤细胞可穿过隔膜转到下室，计数进入下室的细胞数可反映肿瘤细胞的迁移能力。

2.侵袭实验　实验原理：研究肿瘤细胞的侵袭（invasion）能力或特定情况下肿瘤细胞的侵袭能力。在聚碳酸酯膜上涂上一层基质胶，模仿细胞外基质，上室种肿瘤细胞，下室加入FBS或实验设定的药物或影响因子，肿瘤细胞在侵袭能力较强的情况下，会分泌相关酶类消化基质胶，从而从上室迁移到下室，通过计数进入下室的细胞量测定细胞的侵袭能力。

（八）细胞内抗氧化活性测定

活性氧（reactive oxygen species，ROS）是指一类在生物体内由氧形成的、基态氧化学性质活泼的含氧代谢产物和易形成自由基的过氧化物的总称。常见氧化损伤的活性氧有超氧阴离子（$O_2^{\cdot -}$）、过氧化氢（H_2O_2）、羟自由基（$OH^{\cdot}$）、脂过氧自由基（$LOO^{\cdot}$）等。活性氧与机体氧化损伤密切相关，参与许多生理和病理过程，并扮演重要角色，包括信号转导、衰老、黄斑变性、动脉硬化症、败血症、神经衰退性疾病（如阿尔茨海默症、帕金森病等）、糖尿病及肿瘤发生。细胞内一旦产生活性氧自由基，就会损伤细胞的组成成分，包括蛋白质、脂质和DNA等。

活性氧检测试剂盒是一种基于荧光染料探针DCFH－DA，即二氯二氢荧光素－乙酰乙酸酯（2,7－dichlorofluorescin diacetate）的荧光强度变化，定量检测细胞内活性氧水平的最常用方法。DCFH－DA本身没有荧光，可以自由穿过细胞膜。进入细胞后，被细胞内的酯酶水解生成不能通透细胞膜的DCFH，从而使探针很容易积聚在细胞内。细胞内的活性氧能氧化无荧光的DCFH，产生有绿色荧光的DCF，即绿色荧光强度与活性氧的水平呈正比，通过检测DCH的荧光强度就能知道细胞内活性氧的水平。在最大激发波长480nm，最大发射波长525nm处，使用荧光显微镜、流式细胞仪或激光共聚焦显微镜等检测荧光信号，并根据阳性对照Rosup（一种混合物，50mg/ml）的荧光信号来分析活性氧的真正水平。

ABAP是一种ROS诱导剂，能自由进入细胞，并自发降解为过氧自由基，且氧化细胞内无荧光的DCFH产生绿色荧光的DCF。这时，如果细胞内含有抗氧化剂就能减少或消除细胞内的ROS，从而抑制DCF的形成。抗氧化剂的抗氧化能力越强，细胞内荧光强度越弱。

细胞内抗氧化活性值（CAA）的计算方法为：计算时间－荧光强度曲线下的积分面积，并按照公式计算CAA值，即

$$CAA = 100 - (\int SA / \int CA) \times 100$$

式中：$\int SA$为加入不同浓度党参皂苷D后的荧光值－时间曲线的积分面积；$\int CA$为空白对照组荧光值－时间曲线的积分面积。

实验中所得的CAA值均以（均数±标准差）来表示，采用SPSS 17.0统计软件进行数据分析，以$P<0.05$为有差异，$P<0.01$为有显著性差异。在计算的同时，还要检验结果是否符合正态分布，正态分布数据用单因素方差分析（one way ANOVA），方差齐时用LSD－t检验，方差不齐时用Dunnett－t检验，并进行两两比较。

（九）细胞凋亡和自噬检测

细胞死亡方式主要是细胞凋亡、自噬（autophagy）和坏死（necrosis）等。本部分主要介绍细胞凋亡和自噬的几种检测方法及在病理学检验、检查中常用的相关抑制剂和诱导剂。

1.细胞凋亡　细胞凋亡亦称细胞程序性死亡，是指细胞在一系列内源性基因的调控下发生的自然或生理性死亡的过程。常用的细胞凋亡检测方法有形态学检测、DNA片段化的检测等。

（1）形态学检测：细胞凋亡的形态学检测方法有光学显微镜检测、倒置相差显微镜检测、荧光显微镜检测和透射电子显微镜检测等。

1）光学显微镜检测。

方法：HE染色和Giemsa染色。

结果评判：凋亡细胞染色质浓缩、边缘化，核膜裂解、染色质分割成块状和有凋亡小体。

2）倒置相差显微镜检测。

方法：观察未染色的培养细胞。

结果评判：凋亡细胞的体积变小、变形，细胞膜完整但出现发泡现象，贴壁细胞出现皱缩、变圆、脱落。

3）荧光显微镜检测（共聚焦显微镜）。常用的核染色试剂有Hoechst 33342、Hoechst 33258、4′,6－二脒基－2－苯基吲哚（4′,6－diamidino－2－phenylindole dihydrochloride，DAPI）。三种染料主要结合在DNA的A－T碱基区，紫外光激发时呈蓝色荧光。

结果评判：细胞凋亡过程中细胞核染色质的形态学变为三期：Ⅰ期的细胞核呈波纹状或折缝样，部分染色质出现浓缩状态；Ⅱa期细胞核的染色质高度凝聚、边缘化；Ⅱb期的细胞核裂解为碎块，产生凋亡小体。

4）透射电子显微镜检测。

结果评判：凋亡细胞体积变小，细胞质浓缩。凋亡Ⅰ期（pro－apoptosis nuclei）的细胞核内染色质高度盘绕，出现许多称为气穴现象（cavitations）的空泡结构；Ⅱa期细胞核的染色质高度凝聚、边缘化；细胞凋亡的晚期，细胞核裂解为碎块状，产生凋亡小体。

（2）DNA片段化的检测：凋亡细胞DNA片段化的检测方法有DNA梯状条带（DNA ladder）检测、TUNEL法、原位缺口转移法（in situ nick translation，ISNT）、ssDNA ELISA方法、脉冲场凝胶电泳（pulse－field electrophoresis）等。

1）DNA梯状条带（DNA ladder）图谱检测。

检测原理：细胞凋亡时，DNA分解酶被活化使其发生断裂，胞质内出现DNA片段，出现180～200bp不同整倍数的核苷酸片段，而坏死细胞的DNA断裂为无特征的杂乱片段。

2）TUNEL法。TUNEL法（terminal deoxynucleotidyl transferase（TdT）－mediated dUTP biotin nick end labeling）亦称DNA断裂的原位末端标记法。TUNEL法对DNA分子断裂缺口中的3′－OH进行原位荧光素等标记，通过荧光显微镜等观测标记物，特异性检测双链DNA切断部位。

检测原理：DNA双链断裂或只要一条链上出现缺口时DNA的3′－OH末端暴露，在脱氧核糖核苷酸末端转移酶（terminal deoxynucleotidyl transferase，TdT）的作用下，将脱氧核糖核苷酸和荧光素、过氧化物酶、碱性磷酸酶或生物素形成的衍生物标记到DNA的3′－末端，进行凋亡细胞的检测。技术优点：可用于石蜡包埋组织切片、冰冻组织切片、培养的细胞和从组织中分离的细胞的凋亡测定，并可检测出极少量的凋亡细胞，灵敏度远比一般的组织化学和生物化学测定法要高，因而在细胞凋亡的研究中已被广泛采用。

注意：培养细胞的预处理，设阳性和阴性细胞对照。阳性对照切片可使用 DNase 部分降解的标本，也可使用 1μmol/L 地塞米松处理 3～4h 的大鼠胸腺细胞、小鼠胸腺细胞或人外周血淋巴细胞。阴性对照不加 TdT 酶，其余步骤与实验组相同。

3)原位缺口转移法。原位缺口转移法(in situ nick translation，ISNT)与 TUNEL 法不同，非特异性检测单链 DNA 的切断部位。采用光学显微镜、荧光显微镜的检测方法。其优点：可用于石蜡包埋组织切片、冰冻组织切片、培养的细胞和从组织中分离的细胞的凋亡检测，其灵敏度比 TUNEL 测定法高。DNase 的混入可能导致假阳性，因此使用器具最好经过高压灭菌，操作时戴手套。

4)酶联免疫吸附法。检测原理：甲酰胺(formamide)是一种温和的变性剂，致凋亡细胞的 DNA 变性，但对坏死细胞或凋亡以外的 DNA 分解的片段无效。酶联免疫吸附法(enzyme－linked immuno sorbent assay，ELISA)检测细胞凋亡是根据甲酰胺对凋亡细胞的 DNA 感受性，选择性定量检测凋亡细胞中的单链 DNA(single－strand DNA，ssDNA)的方法。

(3)流式细胞仪检测细胞凋亡：在此主要介绍流式细胞仪检测细胞凋亡中的 annexin V－PI 染色、细胞色素 C 的检测和 DNA 片段的检测。

1)annexin V－PI 染色。磷脂酰丝氨酸(phosphatidylserine，PS)位于细胞膜脂质双层结构的内侧。细胞凋亡的早期，PS 可从细胞膜的内侧外翻转到膜表面暴露于细胞外环境。annexin－V 是一种分子质量为 35～36kDa 的 Ca^{2+} 依赖性憐脂结合蛋白，与 PS 有高度亲和力，与暴露在细胞膜外的 PS 特异性结合，可检测早期细胞凋亡。碘化丙啶(propidium iodide，PI)是一种核酸染料，不能透过完整的细胞膜。但细胞坏死或中、晚期凋亡时，细胞膜破坏、膜通透性增加，PI 就能透过细胞膜染细胞核。因此，annexin－V 与 PI 匹配使用，可检测和区分早期凋亡或中、晚期凋亡及坏死细胞。

此实验过程中因细胞没有固定，测定时细胞凋亡一直在进行。因此，从染色到测定，时间管理非常重要。重复实验时，为保证实验结果的稳定性，要保持一致的诱导时间和测定时间。

2)细胞色素 C 的检测。

检测原理：主要适用于检测悬浮细胞的凋亡。细胞色素 C 作为一种信号物质，在细胞凋亡中发挥着重要的作用。正常情况下，细胞色素 C 存在于线粒体内膜和外膜之间的腔中，凋亡信号刺激使其从线粒体释放至细胞浆。但无法弄清楚每个细胞浆内的细胞色素 C 含量的变化。使用只增加细胞通透性，而不影响线粒体外膜的洋地黄皂苷(digitonin)和链球菌溶血素(streptolysin)等试剂，可使凋亡细胞的细胞色素 C 流出细胞外，用细胞色素 C 抗体染色时凋亡细胞呈阴性，而未引起凋亡的细胞则呈阳性。

3)DNA 片段的检测。

检测原理：DNA 片段检测原理与经典 TUNEL 法原理基本一致，利用 TdT 能将荧光素标记的 dUTP 标记到断裂的 DNA 末端，进而检测凋亡细胞。但是由于在细胞内进行标记，细胞需要进行固定处理，操作类似免疫组织化学法，容易造成假阳性。建议使用进口的原装试剂盒，并严格设立对照组。经预实验，操作方法和结果稳定后再进行大规模样本的检测。标本处理后，均可用荧光显微镜进行观察、拍照，用流式细胞仪检测后，可进行精确的凋亡百分比计算。这一点优于经典 TUNEL 法。该法主要包括利用 PI 染色的 DNA 片段化检测，利用 TUNEL 法的 DNA 片段化检测。

(4)线粒体膜电位变化检测细胞凋亡:检测原理:线粒体膜电位下降是早期细胞凋亡的标志性事件。氧化应激、射线、化疗药治疗等细胞凋亡诱导信号作用于线粒体膜,使线粒体膜电位(mitochondrial membrane potential,$\Delta\Psi_m$)明显下降、膜转换孔开放,引起线粒体膜通透性增高,促进线粒体内凋亡启动因子释放到胞质,启动线粒体介导的细胞凋亡通路。目前广泛用于 $\Delta\Psi_m$ 变化检测凋亡的荧光探针是 JC－1(5,5′,6,6′－tetrachloro－1,1′,3,3′－tetraethyl benzimidazol carbocyanine iodide),但其水溶性较差,实验操作不便。新的荧光探针 JC－10 具有比 JC－1 更好的水溶性,且能选择性进入线粒体内,根据线粒体膜电位颜色从绿色到橘黄色可逆性改变,可非常方便地通过荧光颜色的转变,检测线粒体膜电位的变化。JC－10 聚合物在正常细胞中产生红色荧光(FL－2 通道),而在凋亡细胞和坏死细胞中产生绿色荧光(FL－1 通道),常用红绿荧光的相对比例来衡量线粒体去极化的比例。

(5)免疫组织化学染色检测细胞凋亡:在免疫组织化学染色检测细胞凋亡过程中,常用的抗体包括 Bcl－2(B－cell lymphoma－2)、Bax(Bcl－2 associated X protein)、p53、p63、Survivin 和 ssDNA 等。

(6)蛋白印迹法检测细胞凋亡:通过蛋白印迹法检测细胞凋亡的常用抗体包括:bcl－2、Bax、cytochrome C(胞浆/线粒体)、pro－caspase 3/cleaved caspase 3、pro－easpase 8/cleaved caspase 8、pro－caspase 9/cleaved caspase 9 和 pro－PARP/cleaved PARP 等。

目前常用的与 caspase 关联细胞凋亡抑制剂包括 caspase－1(Ac－YVAD－CHO、Ac－YVAD－CMK、Z－YVAD－FMK),caspase－2(Z－VDVAD－FMK,Ac－LDESD－CHO),caspase－3(Ac－DEVD－CHO、Z－DEVD－FMK、Z－DQMD－FMK),caspase－4(Ac－LEVD－CHO),caspase－5(Z－WEHD－FMK),caspase－6(Ac－VEID－CHO、Z－VEID－FMK),caspase－7(Ac－DEVD－CHO、Z－DEVD－FMK、Z－DQMD－FMK),caspase－8(Z－IETD－FMK,Ac－IETD－CHO),caspase－9(Z－LEHD－FMK、Ac－LEHD－CHO、Ac－LEHD－CMK),caspase－10(Z－AEVD－FMK),caspase－12(Z－ATAD－FMK)和 caspase－13(Z－LEED－FMK)。

其他常用的细胞凋亡抑制剂及其机制如下。

Bax channel blocker:阻碍 Bax channel 的形成和活性化,从而抑制细胞色素 C 的释放。

Bax－inhibiting peptide(V5):阻碍 Bax 介导的细胞凋亡。

Fas/FasL antagonist(kp7－6):阻碍 Fas 和 Fas 配体的结合。

BAPTA－AM:细胞膜通透性的 Ca^{2+} 螯合剂,抑制细胞内的 Ca^{2+} 上升,从而阻碍由 Ca^{2+} 游离引起的细胞凋亡。

PD150606,PD151746:对钙蛋白酶的非肽性的抑制剂,用于钙蛋白酶的 Ca^{2+} 结合部位。

CA－074、CA－074Me:组蛋白酶 B 的不可逆性阻碍剂。

pepstatin A:组蛋白酶 D 的阻碍剂。

pifithrin－α、cyclic pifithrin－α:可逆性阻碍 p53 应答遗传因子如 cyclinG、p21wafl、MDM2。

SP600125:抑制 JNK 信号通路依赖性的细胞凋亡。

SB203580:抑制 p38 MAP 激酶信号通路依赖性的细胞凋亡。

Z－VAD－FMK:caspase 抑制剂。

2.细胞自噬　自噬(autophagy)是细胞的自食现象，是指细胞在外界环境因素的影响下，细胞内部分受损的细胞器、错误折叠的蛋白质和侵入其内的病原体与溶酶体结合，进行降解的生物学过程。细胞自噬与营养饥饿、细胞刺激、发生过程的程序性细胞死亡和细胞的肿瘤抑制、病原微生物的排除、免疫调节等多种生理过程相关，其调节涉及众多的基因表达和信号转导，自噬水平和调节紊乱则导致一系列的疾病状态。

细胞自噬的过程可分成动态发展的四个不同的连续阶段。第一阶段是细胞内膜包裹损伤的细胞器、错误折叠的蛋白分子或侵入的病原体，形成独立有核的囊泡结构并逐渐延伸，成为囊泡核(vesicle nucleation)结构和囊泡的延伸(vesicle elongation)。这一囊泡结构也称携带细胞自噬消化内容的自噬囊泡，简称自噬囊泡或自噬泡(phagophore)。第二阶段是自噬囊泡之间边缘融合形成自噬小体(autophagosome)，或称自体吞噬泡(autophagic vacuole)，也就是囊泡形成阶段，即把细胞内容物进行隔离，形成双层膜包裹的自噬吞噬泡。第三阶段是自噬体与细胞内吞的吞噬泡、吞饮泡融合。第四阶段是自噬体与溶酶体融合形成自噬溶酶体(autolysosome)，自噬囊包括的内容物、自噬囊泡双层膜结构的内膜部分被溶酶体降解，产生的生物大分子及能量进入细胞的正常代谢过程，重新发挥生物大分子的生物学作用。自噬囊泡和自噬体是自噬发生的关键性标志。

(1)电子显微镜观察：普通电子显微镜检测：在超微结构水平上可见空泡状双层膜结构包裹着尚未消化的胞内细胞器，如线粒体或内质网片段。所以，在电子显微镜下观察到双层膜自噬体结构是确认自噬体结构的“金标准”。自噬包括三种类型：巨自噬(macroautophagy)、微自噬(microautophagy)和分子伴侣介导的自噬(chaperone－mediated autophagy，CMA)，其中研究最广泛的是巨自噬。巨自噬形成后，自噬体与溶酶体融合后形成自噬溶酶体，自噬体(AV1)的特征为双层或多层膜的液泡状结构，内含胞浆成分，如线粒体、内质网、核糖体等。自噬溶酶体(AV2)的特征为单层膜，胞浆成分已降解。

(2)荧光显微镜检测：由于电镜耗时长，不利于监测自噬形成。对自噬的研究来说，荧光显微镜观察既方便又有效，是一种非常有利的方法。荧光显微镜不仅可以检测自噬体的数量、形态、细胞内分布，而且也可以在活细胞中时时观测自噬体从形成到溶解消失为止的时间变化及运动规律。

1)间接荧光免疫法：固定的细胞或组织中抗原抗体反应特异性标记自噬特异性目的蛋白。

2)荧光蛋白标记法：活细胞或活体内可检测 GFP 标记的自噬特异性蛋白，如 GFP－LC3。

3)免疫荧光染色常用抗体。自噬标记物：酵母 Atg8 的哺乳动物同源蛋白微管相关轻链蛋白 3(microtuble－as－sociated protein light chain 3，LC3)，特别是 LC3B 是最常用的指标。其作用原理：LC3 存在于隔离膜、自噬体、自噬溶酶体内，贯穿自噬整个过程，并能出现在晚期自噬溶酶体中，因此 LC3 作为自噬体的特异性标志物受到广泛的重视。LC3 分为两型：LC3－Ⅰ(分子质量为 18kDa)和 LC3－Ⅱ(分子质量为 16kDa)，两者的含量和比值可以反映细胞自噬活性。

自噬初期标记物：Atg5、Atg16L1、ULK1 这些初期因子与隔离膜结合，呈斑点状，但是随着自噬溶酶体的完成，这些因子随之扩散到细胞浆。

(3)蛋白印迹法检测：常用的检测自噬的抗体有 LC3、p62/SQSTM1、beclin1 等。

LC3：LC3－Ⅱ与脑磷脂(phosphatidyl ethanolamine，PE)结合后实际分子质量大于 LC3－Ⅰ，由于其疏水性较强，在聚丙烯酰胺凝胶中的泳动速度要快于 LC3－Ⅰ。由于在自噬时细胞内 LC3 蛋白总的表达水平并无上调，仅仅是一部分 LC3－Ⅰ转变成了 LC3－Ⅱ，理论上自噬时应表现为 LC3－Ⅰ的减少和 LC3－Ⅱ增加，通过 LC3－Ⅱ/LC3－Ⅰ或者 LC3－Ⅱ/(LC3－Ⅰ＋LC3－Ⅱ)即可反映自噬水平。

p62/SQSTM1：选择性自噬底物 p62 蛋白是一种多功能的泛素化结合的折叠蛋白，存在于受到破坏泛素化的细胞器内。

beclin1：哺乳动物 beclin1 是酵母却 Apg3/Vps30 基因的同源物，是自噬的调控基因，也是 bcl－2 的一个相互作用蛋白。

四、三维细胞培养

(一)三维细胞培养的优势

体内组织和细胞在一定内环境条件下的生长，体外建立适合的微环境进行细胞和组织的培养至关重要。传统的单层平面细胞培养，即二维培养具有费用低、操作方便、应用广等优点，但无法建立立体微环境，细胞在形态、结构和功能等方面均与体内生长时存在差异，影响细胞的基因表达和分化等过程。一种新兴的既能保留细胞生长所需微环境物质基础，又能体现细胞培养直观性和条件可控性的细胞培养技术，即三维细胞培养(three－dimension cell culture，TDCC)为再生医学、肿瘤研究、组织工程及药物载体和筛选等研究提供了新的技术和平台。三维细胞培养将体外共同培养三维结构载体和细胞，最大限度地模拟体内生长环境，使细胞能在三维立体空间结构中生长、迁移。三维细胞培养结合了传统细胞培养和动物模型的优点，实验中对三维细胞培养材料可进行多种因子修饰，如可溶性因子、固定化处理因子、功能域蛋白、融合蛋白、黏连蛋白、阳性信号因子或隐性信号因子等。

(二)三维细胞培养模型及方式

常用的三维细胞培养模型包括自发性细胞聚集、基质覆盖培养、旋转烧瓶培养、微载体培养、预置支架培养、旋转细胞培养、细胞拉应力加载培养、细胞压应力加载培养、细胞流体切应力加载培养和三维细胞水凝胶支架培养等。三维培养方式主要有成球培养、支架培养、基质胶培养和芯片培养等。三维细胞培养条件下培养的肿瘤细胞比二维细胞培养条件下的肿瘤细胞生长更为活跃、具有更强的肿瘤特性及更少的实验假阳性结果等优点。本节主要介绍几种实验室方便开展的两种三维细胞培养方法。

1. 三维成球培养　三维成球培养主要通过悬滴培养法、自发性细胞聚集法和基质覆盖培养法等三种方法获得。悬滴培养法是倒置培养滴有细胞原液的培养皿，细胞在液滴底部聚集生长成球，三维细胞球的大小通过调控液滴大小来控制。自发性细胞聚集法是将细胞培养于不停摇摆的装置中，使细胞自发聚集生长的方法。基质覆盖培养法是用细菌培养级别的皮氏培养皿(Petri dish)或细胞培养皿表面覆盖琼脂糖凝胶等非贴附表面培养细胞，由于细胞不能贴壁，悬浮生长的细胞最终聚集成球状。

2. 三维胶原支架材料细胞培养　三维细胞培养支架材料一般为多孔结构材料，已有聚乳酸羟基乙酸、壳多糖等生物高分子微纤维支架，胶原蛋白支架、Matrigel 及聚酯羊毛为材料的“人工脉管”等支架材料。细胞接种到支架可有效地扩展培养体积，增强细胞之间、细胞与基质之间的联系。支架材料能为细胞的黏附、增殖和分化提供足够的空间，并且要求要有良好的生物相容性和一定的机械支撑能力，还要有利于营养物质的运输和交换。胶原是细胞外基质的主要成分，赋予组织一定张力和弹性，是三维培养的一种理想材料。根据实际培养细胞种类不同可选用不同种类、不同孔径大小的支架材料。

三维胶原支架培养细胞的观察包括荧光素双醋酸酯（FDA）染色观察，FDA 染色是测定活细胞的一种方法，不发光的 FDA 进入细胞内产生荧光素，在 488nm 蓝光激发显绿色，因此活细胞产生荧光。FDA 染色是简便的三维细胞染色法。

（伍家发）

第三节　分子生物学实验诊断

一、质粒技术

质粒（plasmid）是一种双链共价闭合的环状 DNA，是染色体以外稳定的遗传因子。已经在细菌、真菌及部分动植物细胞中发现质粒，以细菌中存在质粒最为普遍。

在基因工程中主要作用为载体的是细菌质粒。质粒的制备与提取是分子克隆的基本技术，主要依赖于限制性核酸内切酶、DNA 连接酶和其他修饰酶的作用，分别对目的基因和载体 DNA 进行适当切割和修饰后，将二者连接在一起，再导入宿主细胞，实现目的基因在宿主细胞内的正确表达。

克隆的目的基因只有通过表达才能探索和研究基因的功能及基因表达调控的机理，明了其利用价值和途径。质粒包括基因过表达质粒、干扰质粒、启动子质粒等多种类型，主要的差别在于其载体和克隆片段的不同，实验方法多样。

质粒提取主要是从细菌中提纯，方法多样，但均主要包括三个步骤：细菌培养物生长；收获细菌并裂解；质粒 DNA 纯化。

二、分子提取方法

生物大分子是构成生命的基础物质，主要包括活性成分的分子质量达到上万或更多的有机分子，包括蛋白质、核酸、碳氢化合物等。分子生物学从分子水平研究核酸和蛋白质等生物大分子的结构与功能角度来阐明各种生命现象。

核酸的提取和纯化是核酸处理的基本技术。本节以真核培养细胞和体内组织核酸为例，介绍核酸的抽取、分离和纯化。

分离核酸最常用苯酚、氯仿抽提法。酚和氯仿是蛋白变性剂，酚不能抑制核糖核酸酶（RNase）的活性，尚能溶解于 10%～15%的水，损失 DNA，溶解部分 poly（A）核糖核酸（ribonucleic acid，RNA），而氯仿有加速有机相和水相的分离、去除植物色素和蔗糖等作用，其变性作用不如酚，故一般应用酚和氯仿两者反复抽提，达到去除与核酸相混的蛋白质的目的。抽提末再用氯仿处理，除去痕量的酚，然后用水饱和乙醚抽提一次，除去样品中痕量的酚和氯仿，最后以 68℃水浴孵育 10min 挥发乙醚，便可获纯净的核酸。

获得核酸后，尚需要进行浓缩和纯化，核酸沉淀是浓缩核酸常用方法。核酸是多聚阴离子的水溶性化合物，能与 Na^+、K^+、Mg^{2+} 等阳离子形成盐类而沉淀，在许多种有机溶剂中不溶解，也不会被变性。最常用的沉淀剂为乙酸钠、氯化钠、氯化锂、氯化钾、氯化镁等，其中的沉淀效率最高。常用的有机沉淀剂有乙醇、异丙醇、乙二醇和精胺等。在培养细胞或组织中提取核酸后，也可用核酸浓缩仪物理方法进行浓缩。

(一)总 RNA 提取

分子生物学研究中要了解目的基因的存在和表达，可通过提取组织或细胞中的总 RNA，检测该基因的信使 RNA(messenger RNA，mRNA)。总 RNA 的构成比较复杂，包括核内 RAN[核仁 RNA、mRNA 及前体不均一核 RNA(heterogeneous nuclear RNA，hnRNA)]和胞质 RN[核糖体 RNA(ribosomal RNA，rRNA)、转运 RNA(transfer RNA，tRNA)和 mRNA]。此外 RNase 是一类活性非常稳定的酶，可存在于细胞、空气尘埃、各种试剂和试验器皿、人的汗液和唾液等环境中。RNase 具有耐热、耐酸碱的特性，煮沸也不能灭活，一般处理不易去除。因此，提取 RNA 时操作不慎易导致 RNase 混入而降解 RNA。

1. 总 RNA 提取方法　总 RNA 提取的方法大致有 2 种，即 Trizol、RNA trip 等溶解后有机溶剂提取法和生物公司 RNA 提取试剂盒提取法。Trizol、RNA trip 等提取法经济、效率高，纯度依赖于样品的处理和实验操作的熟练度。试剂盒提取法纯度高，但价钱昂贵，每个公司试剂盒的具体提取方法有所不同，应按试剂盒实验操作进行。目前新开发的 Direct－zol™ RNA 试剂盒等，无需离心分相，把样本的 Trizol 裂解物直接加入分离柱即可提取 RNA。

2. 注意事项　RNA 提取时需注意：①人的皮肤、手指、唾液等所有组织中均存在 RNase，试剂、容器等中也含有 RNase，RNA 极易被降解，因此提前准备非常重要，实验台及移液器等最好专用；②操作中戴口罩和手套；③在清洁无尘环境中操作，实验台、移液器要用 75％酒精擦拭消毒，也可使用 RNase 抑制剂处理，操作时避免大声喧哗和频繁走动；④玻璃器皿常规洗涤后，应用 0.1％焦磷酸二乙酯(diethyl pyrocarbonate，DEPC)浸泡处理，然后再用灭菌双蒸水漂洗几次，高压灭菌去除 DEPC，160℃烘烤 4h；⑤移液器枪头和离心管要经 DEPC 处理水处理、高压灭菌后使用；⑥提取后的总 RNA 定量后部分用于逆转录，剩余 RNA 样品标记并用封口膜封口后－80℃可保存数月。

(二)DNA 提取

1. DNA 提取技术

(1)培养细胞 DNA 提取(DNA extraction)。细胞裂解液中含有去污剂十二烷基硫酸钠(sodium dodecyl sulfate，SDS)，它可溶解细胞膜、核膜，破坏细胞并释放出来 DNA。蛋白酶 K 是广谱蛋白酶，能在 SDS 和 EDTA 存在下保持高活性。SDS 破坏细胞，并将组氨酸从组蛋白分子中拆下，而 EDTA 能抑制 DNase 的活性，蛋白酶 K 将所有蛋白降解成为肽或小片段氨基酸，遂使 DNA 分子能完整地被分离出来，再用 RNase 去掉 RNA，通过酚/氯仿反复抽提获得纯净 DNA。

(2)实体组织中提取 DNA。这是主要的从新鲜组织或冰冻组织中提取 DNA 的方法和技术。在无菌条件下，将组织切成适当小块，液氮中冷冻保存，在需要的时候取出，置乳钵中迅速磨成粉末，加入含 10 倍体积的裂解液和蛋白酶 K，融化组织，若组织块不易裂解时可适当延长作用时间。以后的操作步骤同培养细胞 DNA 提取方法。

(3)血液中提取 DNA。可用新鲜血、储存血、运送血，也可用于羊水中提取 DNA。

2. DNA 定量与保存

(1)DNA 定量。DNA 定量技术目前多采用超微量核酸定量仪直接测定核酸浓度和紫外分光光度计间接测定核酸浓度的方法，其技术与 RNA 定量相同。

溴化乙锭(EB)荧光测定法:有时样品中含核酸量不足(低于250ng/ml),难于用分光光度计测定,或含有其他吸收紫外光的物质,妨碍DNA等的测量时,可利用嵌入DNA中的EB分子受紫外光激发发射的荧光来进行测定。此时,总荧光强度与DNA总量呈正比,通过比较待测样品和标准样品的荧光强度,可测出样品DNA的含量。此法可测出1~5ng DNA。要注意的是EB是一种有毒的致癌剂,使用时应戴手套,移液器也最好专用。

(2)DNA的保存。DNA的保存最好溶于TE缓冲液(pH8.0)中,4℃环境可保存数日,在-20℃环境可保存数月至数年,在-70℃环境可保存5年以上。EDTA可螯合Ⅱ价离子,抑制DNA酶活性,减少DNA的脱氨反应。

(三)蛋白提取

1.蛋白提取(protein extraction)试剂　在蛋白提取过程中,常用的蛋白提取试剂包括:蛋白裂解液,蛋白酶抑制剂和磷酸化蛋白酶抑制剂。分别简介如下。

(1)蛋白裂解液。可选用商品化的裂解液,如tissue protein extraction reagent(T-PER)等,也可以使用配制的蛋白裂解液,包括TNE buffer(1)、TNE buffer(2)、TNE buffer(3)、RIPA buffer和SDS buffer。其中前三者相对较为温和,仍残留细胞骨骼、细胞内复合蛋白;RIPA buffer的裂解能力较强,基本可裂解所有的细胞内复合体;SDS buffer可以裂解和变性染色质在内的所有的蛋白复合体,裂解蛋白只能用于蛋白印迹实验,不能用于免疫共沉淀实验。蛋白溶解后加入5% 2-mer-captoethanol。

(2)蛋白酶抑制剂。常用的蛋白酶抑制剂及其相对分子质量包括苯甲磺酰基氟化物(PMSF,174.20)、AEBSF·HCl(239.50)、亮肽素(leupeptin,475.60)、抑肽酶(aprotinin,6511.50)、胃蛋白酶抑素A(pepstatin A,685.90)、抑氨肽酶(bestatin,308.38)、焦磷酸钠(sodium pyrophosphate,221.90)、E-64(357.40)和EDTA-Na_2(372.24)。

(3)磷酸化蛋白酶抑制剂。可以选用商品化的磷酸化蛋白酶抑制剂混合液和磷酸化蛋白酶抑制剂,也可以采用配制的磷酸化蛋白酶抑制剂,常用的抑制剂及其相对分子质量为氟化钠(NaF,41.99)、原矾酸钠(Na_3VO_4,183.91)、甘油磷酸钠($C_3H_7Na_2O_6P \cdot 5H_2O$,306.11)和焦磷酸钠($Na_2P_2O_4$,265.9)。

2.蛋白提取　蛋白的提取包括贴壁细胞总蛋白提取和组织样本总蛋白提取两部分,其基本技术相似。

3.蛋白定量方法　常用的蛋白定量方法很多,简要介绍如下。

(1)UV法。主要利用蛋白质分子中所含酪氨酸和色氨酸残基的苯环含有共轭双键,使蛋白质在280nm波长处有最大吸收值的原理进行检测,可以测定A_{280nm}下0.1~1mg/ml范围内的蛋白,具有迅速、简便、不消耗样品,低浓度盐类不干扰测定。但是存在误差,受到样品中核酸的干扰和影响。

(2)Biuret法。利用碱性条件下肽键与Cu^{2+}反应,形成紫红色化合物的原理进行检测,测定A_{540nm}下1~10mg/ml范围内的蛋白,受界面活性剂的影响较少,但是灵敏度较低。

(3)Lowry法。利用碱性条件下肽键与Cu^{2+}螯合形成铜-蛋白质复合物,加入folin试剂,形成蓝色化合物的原理,可以检测A_{650nm}下0.2~2mg/ml范围的蛋白,是将Biuret法改进的新型方法,容易受界面活性剂、EDTA和DTT等还原剂的影响。

(4)BCA法。利用在碱性环境下蛋白质与Cu^{2+}配位并将Cu^{2+}还原成Cu^+进行检测。BCA与Cu^+可结合形成稳定的紫蓝色复合物,可以检测A_{562nm}下0.1~1mg/ml范围内的蛋白，是目前最广泛应用的方法，很少受到各种杂质的影响。

(5)Bradford 法。以考马斯亮蓝 G－250 染料，在酸性溶液中与蛋白质结合，使染料的最大吸收峰的位置由 465nm 变为 595nm，溶液的颜色也由棕黑色变为蓝色为原理，检测 A_{595nm} 下 0.02～0.1mg/ml 范围内的蛋白，此法简单，迅速，高灵敏度，很少受还原剂和 EDTA 影响，但易受界面活性剂影响，含大量脂质的样品易产生沉淀。

三、聚合酶链反应

聚合酶链反应(polymerase chain reaction，PCR)，是近年来发展起来的一种快速的体外扩增特异 DNA 片段的技术，是在靶 DNA 序列侧翼上所结合的两个寡核苷酸引物指导下，在体外由 DNA 聚合酶催化合成特定 DNA 模板片段的扩增方法，模拟体内 DNA 复制过程。PCR 技术的主要目的是从生物体的整个基因组 DNA 中获取足够量的特异性片段，以供进一步分析。PCR 技术具有操作简单、快捷、灵敏度高、特异性强等特点，广泛应用于 DNA 作图、DNA 测序及分子系统遗传学等研究。

(一)反应体系

1.模板 cDNA 或 DNA　模板是 PCR 的起始底物，对于 PCR 产物的特异性、产量等有重要影响。扩增单拷贝基因时，基因组 DNA 常用量为 0.05～1.00μg，含 10^2～10^5 个模板 DNA 分子。在一定范围内，适当增加模板 DNA 量，可提高 PCR 产量，但模板 DNA 量过高，容易出现非特异性产物。

2.引物　引物(primer)是指 DNA 聚合酶启动 DNA 合成时必需的一段寡核苷酸。PCR 扩增的靶 DNA 在基因组中的位置及长度是由引物限定的，因此引物的优劣直接关系到 PCR 的特异性与能否成功扩增目标片段。

3.PCR 引物设计的基本原则　PCR 引物设计是为了找到一对合适的核苷酸片段，使其能有效地扩增模板 DNA 序列。引物的优劣直接关系到 PCR 的特异性与能否成功扩增目标片段。PCR 反应中有两条引物，即 5′端引物和 3′端引物。设计引物时以一条 DNA 单链为基准，5′端引物与位于待扩增片段 5′端上的一小段 DNA 序列相同，3′端引物与位于待扩增片段 3′端的一小段 DNA 序列互补。设计引物建议使用 primer 3、PP 5、Oligo 6、DNA star 等引物设计软件。设计原则如下：①引物的特异性要好，与非特异扩增序列的同源性不能超过 70％或有连续 8 个互补碱基同源，特别是 3′端与模板 DNA 一定要配对；②引物的长度要适当，以 15～30bp 为宜(常用为 20bp 左右)。引物过短会使特异性降低，过长则增加成本，并降低特异性；③引物的碱基组成分布尽可能随机，避免出现 5 个以上嘌呤、嘧啶成串排列堆积，5′端和中间区为 G 或 C，引物序列中 G＋C 的含量宜在 40％～60％，G＋C 的含量太少，扩增效果不佳，G＋C 的含量过多，易出现非特异条带；④引物自身不应有互补序列，防止叠成发夹结构；⑤两引物间不应有互补序列，以防引物二聚体的形成，抑制扩增，尤其应避免 Y 端的互补重叠；⑥引物与非特异扩增区的序列的同源性不要超过 70％，引物 3′端连续 8 个碱基在待扩增区以外不能有完全互补序列，否则易导致非特异性扩增；⑦引物 3′端的碱基，特别是最末及倒数第二个碱基，应严格要求配对，最佳选择是 G 和 C，避免富含 GC，保证最后 5 个核苷中含有 3 个 A 或 T；⑧引物的 5′端可以修饰。如附加限制酶位点，引入突变位点，用生物素、荧光物质、地高辛标记，加入其他短序列，包括起始密码子、终止密码子等；⑨反应体系中引物的浓度为 0.2～1.0μmol/L，引物浓度过高会异位引导合成，使非特异扩增产物增加，过低则扩增产物产量降低。

4. Taq DNA 聚合酶 Taq DNA 聚合酶是一种从嗜热性真菌中分离出来的，分子质量约为 93kD 的 DNA 聚合酶，其突出特点是对合成 DNA 具有比较高的最适温度（70～75℃）。Taq DNA 聚合酶具有 5′→3′催化活性，可依碱基互补原则，催化引物按 5′→3′方向合成 DNA 链。一般在 20μl PCR 反应体系中 Taq DNA 聚合酶的用量为 1.0U，酶量过多会使非特异性产物增加，而酶量过少，则会使目的产物产量降低。

5. dNTP PCR 反应需要三磷酸脱氧核苷酸，即 dNTP（dATP、dGTP、dTTP 和 dCTP）。反应体系中各种 dNTP 的浓度为 50～200μmol/L。dNTP 浓度过高会使碱基错误掺入，过低会影响扩增产物的产量。

6. 反应缓冲系统 标准 PCR 缓冲液中含有 50mmol KCl、10mmol Tris－HCl(pH8.4)和 1.5mmol $MgCl_2$。PCR 缓冲液的变化通常会影响扩增结果，特别是 Mg^{2+}，其浓度对扩增的专一性和扩增量都有重大影响，应按要求予以严格控制。

（二）PCR 操作注意事项

在进行 PCR 操作过程中，需要注意以下事项：①PCR 操作应在没有 DNA 污染的环境中进行。最好设立专用 PCR 实验室或实验台；②应戴手套操作，防止核酸酶的污染；③PCR 试剂配制应使用新鲜灭菌双蒸水；④试剂或样品准备都要使用一次性灭菌反应管，以免发生污染；⑤PCR 反应样品应在冰浴融化、混匀后使用；⑥向 PCR 仪中放置反应管时，样品基座四角的孔中先放空的反应管，保证加盖后的平整。

（三）PCR 产物的分析方法

根据扩增片段多态性产生的分子学基础不同，常用的 DNA 分型技术主要有以下几类。

1. AMP－ELP 技术 扩增片段长度多态性（amplified fragment length polymorphism，AMT－FLP）指不同个体基因组 DNA 经 PCR 扩增获得的 DNA 片段长度不同而形成的遗传多态性。

2. PCR－ASOA 技术 将 PCR 扩增产物变性后，通过斑点印迹试验使解链的扩增产物固定在尼龙膜上，再用等位基因特异性寡核苷酸（allele specific oligonucleotide，ASO）探针，分别与尼龙膜上的 PCR 扩增产物杂交，依据探针标记物（同位素、酶或生物素）进行显谱。PCR－ASO 技术具有准确、结果可靠、操作简易可行的优点，是检测等位基因序列多态性中应用最早、最成熟的技术。

3. AS－PCR 技术 等位基因特异性 PCR（allele specific PCR，AS－PCR）技术是根据等位基因中某一碱基的差异，设计一系列 3′端第一个碱基分别与各等位基因的特异性碱基相匹配、且长度各不相同的引物，进行扩增反应。引物 3′端末位碱基必须与模板 DNA 碱基互补才能进行 DNA 扩增，通过扩增产物长度的分析，简单地进行等位基因分型。

4. PCR－SSP 技术 PCR－SSP 技术是根据等位基因中某一碱基的差异，设计一系列 3′端第一个碱基分别与各等位基因的特异性碱基相匹配的序列特异性引物（sequence specific primer，SSP），进行扩增反应。引物 3′端末位碱基必须与模板 DNA 碱基互补才能进行 DNA 扩增，通过扩增产物的有无，简单地进行特异性等位基因分型。

5. PCFL－PFLP 技术 选择能识别靶 DNA 序列中特定碱基序列的限制性核酸内切酶，消化 PCR 扩增产物，由于不同个体扩增产物碱基序列的差异，导致酶切位点产生或消失，继而导致消化后 DNA 片段的数目和长度不同。通过电泳分离，根据电泳谱带的位置和数目可判定基因型。

6. MVR－PCR 技术　小卫星变异作图（minisatellite variant repeat mapping，MVR）－PCR，即 MVP－PCR，是根据一些小卫星内部存在的碱基差异，设计分别扩增两种重复单位的下游引物，而上游引物为共同引物。两个扩增体系均扩增出一系列不同长度的片段，经电泳分离检测，按片段长度依次排列，比较两泳道相应位置有无片段进行分型。MVR－PCR 最大的特点是高度的多态性，且信息数字化利于计算机管理和保存。

7. DNA 序列测定法　PCR 扩增的 DNA 片段，可以用多种方法进行碱基序列测定，常用的方法是在 PCR 技术上发展起来的耐热聚合酶双脱氧核苷酸末端终止法。其原理是以待测单链 DNA 为模板，在 4 种寡核苷酸（dNTP）和双脱氧核苷酸（ddNTP）以一定比例存在的条件下，引物和模板 DNA 结合，在 Taq DNA 聚合酶催化下，按碱基互补原则从 5′端向 3′端延伸，合成新的 DNA 链。随着反应的进行，ddNTP 掺入到新合成 DNA 链中，它们虽可通过 5′→3′磷酸基团结合到延长着的 DNA 链上，但由于 3′－OH 已被脱氧，下一个 dNTP 不能与之形成磷酸二酯键，故 DNA 链不能继续延伸。ddNTP 与 dNTP 竞争随机掺入到 DNA 链中并终止反应，产生一系列具有相同 5′末端，而 3′端分别以模板链的每一个 A、C、T 或 G 处为终止末端的不同长度的 DNA 片段。最后进行变性聚丙烯酰胺凝胶电泳分离，可精确分辨长度仅相差一个碱基的不同片段。

（四）反转录 PCR

反转录 PCR（reverse transcription PCR，RT－PCR）又称逆转录 PCR，是聚合酶链反应的一种广泛应用的形式，由一条 RNA 单链逆转录成为互补 DNA，即 cDNA，再以 cDNA 为模板进行 DNA 扩增，获得目的基因或检测基因表达。RT－PCR 使 RNA 检测的灵敏性提高了几个数量级，使一些极为微量 RNA 样品的分析成为可能。RT－PCR 技术因灵敏度高，可广泛用于基因分析、获取目的基因、合成 cDNA 探针、构建 RNA 高效转录系统、检测细胞或组织中基因表达水平、细胞中 RNA 病毒的含量和克隆特定基因 cDNA 序列等的研究。

（五）实时荧光定量 PCR

实时荧光定量 PCR（real－time quantitative polymerase chain reaction，real－time PCR）通过对 PCR 扩增反应中每一个循环产物荧光信号的实时检测，从而实现对起始模板定量。检测 RNA 样本的定量 PCR 称为逆转录实时 PCR（real－time RT－PCR）。实时荧光定量 PCR 技术于 1996 年由美国 Applied Biosystems 公司首次推出，技术的原理是在反应体系中引入了一种荧光化学物质，随着 PCR 反应的进行，PCR 反应产物不断累计，荧光信号强度也等比例增加。每经过一个循环，可收集一个荧光强度信号，通过荧光强度变化来监测产物产量的变化，从而得到一条荧光扩增曲线。实时定量 PCR 技术不仅实现了 PCR 从定性到定量的飞跃，并且与常规 PCR 相比具有特异性更强、自动化程度更高等特点。该方法已广泛应用于基础研究、临床诊断及药物研发等领域。

1. 荧光探针与荧光染料　荧光标记是实现 PCR 反应实时定量的基础。定量 PCR 所使用的荧光化学物质可分为两种：荧光探针和荧光染料。实验时可根据实验条件和需要，选择适合的荧光化学物质。SYBR 荧光染料的价格相对低于 TaqMan 荧光探针，但特异性不如 TaqMan 荧光探针。两种荧光化学物质的使用原理简单介绍如下。

2. TaqMan 荧光探针　PCR 扩增时同时加入一对引物和一个特异性的寡核苷酸荧光探针，探针两端分别标记一个报告荧光基团（reporter，R）和一个淬灭荧光基团（quencher，Q）。

探针完整时R发射的荧光信号被Q吸收，PCR扩增时Taq酶的5′→3′外切酶活性将探针酶切降解，使R和Q分离，从而荧光监测系统可接收到荧光信号，即每扩增一条DNA链就有一个荧光分子形成，实现了荧光信号的累积与PCR产物形成完全同步。新型TaqMan－minor groove binder(TaqMan－MGB)探针使该技术既可进行基因定量分析，又可分析基因突变(SNP)，TaqMan－MGB探针精确到能够分辨1个碱基的差别。

3. SYBR Green荧光染料 SYBR Green能结合到DNA双螺旋上。在加入过量SYBR荧光染料的PCR反应体系中，特异性地掺入DNA双链上的SYBR荧光染料会发射荧光信号，而未掺入DNA链中的染料不会发射任何荧光信号，从而保证荧光信号的增加与PCR产物的增加完全同步。

(六)DNA的PCR扩增

DNA的半保留复制是生物进化和传代的重要途径。双链DNA在多种酶的作用下可以变性解旋成单链，在DNA聚合酶的参与下，根据碱基互补配对原则复制成同样的两分子拷贝。

四、DNA检测

(一)DNA测序

DNA测序(sequence)是分析特定核酸一级结构碱基序列，即腺嘌呤(A)、鸟嘌呤(G)、胸腺嘧啶(T)和胞嘧啶(C)排列序列的方法，是现代分子生物学中进一步研究和改造目的基因的一项重要技术。常用的测序技术有双脱氧链终止法和Maxam－Gilbert化学降解法。双脱氧链终止法(又称Sanger双脱氧链终止法)是英国生物学家Sanger在1977年发明，是目前应用最广泛的方法。Maxam－Gilbert化学降解法是美国学者Maxam和Gilbert于1977年建立的方法。DNA测序分手工测序和自动测序(自动激光荧光测序)，自动测序是目前DNA序列分析的主流。自动测序系统主要有基于Sanger双脱氧链终止法的Pharmacia ALF自动激光荧光DNA测序系统(美国)和ABI自动激光荧光DNA测序系统(美国)两类。

DNA测序技术经历了从20世纪70年代的第一代技术和21世纪初的第二代技术到近几年的第三代技术的过程。第一代测序技术是以传统的双脱氧链终止法和化学降解法为基础发展来的一种DNA测序技术；第二代测序技术具有高通量、速度快、准确度高等特点，一次能对几十万到几百万条DNA分子进行序列分析，包括Solexa Genome Analyzer测序平台(Illumina公司)、GSFLX测序平台(罗氏454公司)和SOLiD测序平台(ABI公司)等；第三代测序技术的特点是针对单分子进行测序，无需扩增，如HeliScope单分子测序仪(生物科学公司)、SMRT芯片测序(PacBio公司)和纳米孔单分子技术等。

1. 原理

(1)双脱氧链终止法原理。DNA体外合成反应中，DNA聚合酶以待测序样本为模板，以4种2′－核苷酸单体(dNTP)即dATP、dGTP、dTTP和dCTP为材料，延伸结合在带有3′－OH尾端的引物，合成与模板DNA互补的多核苷酸链的过程。反应中DNA聚合酶不能区分特殊的2′,3′－双脱氧核苷酸(ddNTP)，ddNTP缺乏3′－OH不能与后续的dNTP形成磷酸二酯键，DNA合成的互补链可随机在不同位置终止反应。反应可得到共同的起始点，但终止在不同的核苷酸上，相差1bp的单链DNA混合物。产物通过高分辨率变性凝胶电泳，分离出大小不同的片段，或通过4种不同荧光染料标记的ddNTP在激光激发下发出的不同波长的荧光，在自动测序仪中读取待测 DNA 分子的顺序。

(2)Maxam－Gilbert 化学降解法测序原理。在 DNA 片段的 5′端磷酸基作放射性标记，标记的 DNA 分为 G、A+G、C+T 和 C 等 4 个反应体系，再用专一性化学试剂对 DNA 进行特异性降解，使 DNA 链在 1 个或 2 个碱基处发生特异性切割，从而获得 4 套含有长度不一的 5′端被标记的 DNA 混合物。DNA 分子的长度取决于反应所针对的碱基在待测 DNA 片段的位置，通过凝胶电泳分离和放射线自显影，读出待测 DNA 片段的碱基序列。

(3)自动化测序原理。用不同的荧光标记 ddNTP，ddATP 标记红色荧光、ddGTP 标记黄色荧光、ddTTP 标记绿色荧光、ddCTP 标记蓝色荧光，四种荧光染料在激光激发下发出不同波长的荧光，延伸的 DNA 互补链分别终止于不同荧光标记的 ddNTP，每种 ddNTP 带有各自特定的荧光染料，可简化为由 1 个泳道同时判读 4 种碱基。

2. DNA 测序的应用　DNA 测序可用于对已知序列进行验证和鉴定，如 PCR 克隆测序验证、载体构建中 DNA 插入方向和定点突变分析、缺失突变体检测、基因序列分析、基因差异性比较等。也可用于未知 DNA 序列的准确长度和核苷酸排序的研究，如新基因测序、全基因测序、系统发育及物种鉴定等。DNA 片段分离还可用于个体识别、亲缘鉴定、微生物与病毒的分型与鉴定、SNP 关联分析及疾病诊断等方面。

(二)单核苷酸多态性检测

单核苷酸多态性(single nucleotide polymorphism，SNP)是指在基因组水平上由单个核苷酸的变异所引起的 DNA 序列多态性。SNP 是人类可遗传的变异中最常见的一种，占所有已知多态性的 90%以上，在人类基因组中广泛存在，平均每 500～1000 个碱基对中就有 1 个，其总数可达 300 万个甚至更多。

限制性片段长度多态性聚合酶链反应(PCR－RFLP)技术是用特异设计的 PCR 引物扩增目标材料时，由于特定位点的碱基突变、插入或缺失数很少，以至于无多态出现，往往需要对相应 PCR 扩增片段进行酶切处理，以检测其多态性。

PCR－RFLP 的基本原理：PCR－RFLP 是用 PCR 扩增目的 DNA，扩增产物再用特异性内切酶消化切割成不同大小片段，直接在凝胶电泳上分辨。不同等位基因的限制性酶切位点分布不同，产生不同长度的 DNA 片段条带。此技术大大提高了目的 DNA 的含量和相对特异性，且方法简便，分型时间短。

(三)甲基化特异性聚合酶链反应

1. 原理　甲基化特异性聚合酶链反应(methylation－specific PCR，MSP)是一种简便、特异、敏感的检测单基因甲基化的方式。其基本原理是用亚硫酸盐处理基因组 DNA，未甲基化的胞嘧啶变成尿嘧啶，而甲基化的胞嘧啶不变，然后用 3 对特异性的引物对所测基因的同一核苷酸序列进行扩增。扩增产物用 DNA 琼脂糖凝胶电泳，凝胶扫描观察分析结果。此原理的关键在于 3 对特异引物的设计。引物序列设计在富含胞嘧啶区域以区别亚硫酸氢钠处理后转化的非甲基化的 DNA 与未转化的甲基化的 DNA，在引物的 3′端，至少含有 3 个 CpG 位点，以保证区别甲基化与非甲基化 DNA。野生型引物对直接根据基因组的待测序列设计。甲基化引物对与非甲基化引物对分别根据待测序列的 CpG 位点甲基化与非甲基化时，经亚硫酸氢钠转化后的序列设计。野生型引物只能扩增出未经亚硫酸氢钠处理的基因片段，甲基化引物对与非甲基化引物对只能分别扩增甲基化与非甲基化的基因片段，由此达到检测基因甲基化的目的。该技术用于检测 DNA 中 CpG 位点的甲基化状态。基本流程包括基因组

DNA 样品制备、DNA 修饰(或 DNA 亚硫酸盐处理)过程、PCR 扩增、电泳分离、结果分析等。

2. PCR 扩增及结果鉴定　基因组 DNA 完成亚硫酸盐处理后即可作为 PCR 的模版，用预先设计好的特异性引物进行 PCR 扩增。而引物的设计则需根据待测区域合成针对 DNA 发生甲基化的引物及未发生甲基化的引物，两者分别进行扩增，从而判断该区域的 DNA 是否发生甲基化。

五、蛋白质检测

(一)酶联免疫吸附试验

酶联免疫吸附试验是目前应用最多的免疫酶技术，具有灵敏度和特异性高、操作简便、应用广泛等特点，可用于检测抗体和抗原。其方法为将已知抗体或抗原结合在某种固相载体上，并保持其免疫活性，将待检标本和酶标抗体或抗原与固相载体表面吸附的抗原或抗体发生反应，抗原一抗体复合物与其他游离物成分用洗涤的方法分离，标本中待检物的量和结合在固相载体上的酶量呈一定的比例，然后加入底物显色，有色产物的量与标本中待检物的量直接相关，故可根据颜色反应的深浅进行定性或定量分析。最常用的酶为辣根过氧化物酶(horseradish peroxidase，HRP)，底物为 H_2O_2，催化时需供氢体，常用的供氢体有联大茴香胺(OD)、邻苯二胺(OPD)、邻苯甲苯胺(TMB)等。根据检测目的和操作步骤的不同，通常将 ELISA 法分为间接法、双抗体夹心法和竞争法。现以双抗体夹心法为例介绍。此法常用于检测抗原，将已知抗体吸附于固相载体上，加入待检标本(含相应抗原)与之结合，温育后洗涤，加入酶标抗体(抗体)和底物进行测定。

(二)蛋白印迹法

蛋白印迹(western blot，WB)是分子生物学、生物化学和免疫遗传学中常用的一种实验方法，是将蛋白通过 SDS－PAGE 电泳后，再转移到杂交膜上，然后通过抗原一抗体复合物对特定蛋白质进行特异性检测的方法。

其检测原理包括：待测蛋白根据其性质(分子质量、分子大小、电荷及等电点)采用电泳方法进行分离，通过电流将凝胶中的蛋白质转移到聚偏二氟乙烯膜(polyvinylidene fluoride，PVDF)上，利用一抗与抗原特异性结合的原理，以抗体作为探针钓取目的蛋白。

(三)凝胶迁移或电泳迁移率实验

凝胶迁移或电泳迁移率实验(electrophoretic mobility shift assay，EMSA)是一种研究 DNA 结合蛋白和其相关的 DNA 结合序列相互作用的技术，可用于定性和定量分析。通常将纯化的蛋白或细胞粗提液和标记的 DNA 探针一同保温，在非变性的聚丙烯凝胶电泳上，分离复合物和非结合的探针，DNA 复合物比非结合的探针移动慢。常用实验手段有核素 ^{32}P 法和非核素法(化学发光法)。标记探针根据研究结合蛋白的不同，可以是双链或是单链。当检测如转录调控因子一类的 DNA 结合蛋白，可用纯化蛋白、粗蛋白或核细胞抽提液。竞争实验中采用含蛋白结合序列的 DNA 片段、寡核苷酸片段(特异)和其他非相关的片段(非特异)来确定 DNA 结合蛋白的特异性。在存在竞争的特异和非特异片段的情况下，依据复合物的特点和强度来确定特异结合。

(四)体外 SUMO 修饰实验

小泛素相关修饰(small ubiquitin－like modifier，SUMO)是生物体内极为重要的一种蛋白质翻译后修饰方式，是一类广泛存在于真核生物中且高度保守的蛋白质家族，它在调节蛋白质间相互作用、定位、转运、转录、细胞周期及拮抗泛素化等方面均发挥着重要的作用。本小节简要介绍 SUMO 修饰的体外研究方法。

体外 SUMO 修饰实验是指 SUMO 共价结合于靶蛋白的赖氨酸残基上，类似于泛素化但又不同于泛素化。SUMO 通常是以非活性的前体形式存在，在酶的作用下水解几个氨基酸，暴露出 C 端双甘氨酸残基，成为具有活性的 SUMO 分子。当 ATP 存在时，经 SUMO 活化酶 E1、SUMO 结合酶 E2、SUMO 连接酶 E3 的连续作用，最终与靶蛋白底物偶联形成异肽键，完成底物的 SUMO 修饰。

（五）免疫共沉淀

1. 原理　免疫共沉淀（co－immunoprecipitation，Co－IP）是研究蛋白质相互作用的经典方法，其原理基础为抗体和抗原之间的专一性作用。在分子病理生物学研究领域，Co－IP 是用以确定两种蛋白质在完整细胞内生理性相互作用的常用方法。其技术原理为当细胞在非变性条件下被裂解时，完整细胞内存在的许多蛋白质一蛋白质间的相互作用被保留下来。如果用蛋白质 N 的抗体免疫沉淀 N，那么与 N 在体内结合的蛋白质 M 也能沉淀下来。目前多用精制的 prorein A 预先结合固化在琼脂糖的珠子（bead）上，使之与含有抗原的溶液及抗体反应后，bead 上的 prorein A 就能吸附抗原达到精制的目的。Co－IP 主要用于测定两种目标蛋白质在体内的结合情况，也用于确定一种特定蛋白质的新的结合蛋白。

2. 技术特点

（1）技术优点：①于天然状态下研究相互作用的蛋白质；②蛋白的相互作用是在自然状态下进行的，可以避免人为的影响；③分离得到相互作用蛋白的天然复合物。

（2）技术缺点：①低亲和力和瞬间的蛋白质一蛋白质相互作用可能检测不到；②两种蛋白质的结合可能有第三者参与，而非直接结合；③实验前预测可能结合蛋白非常重要，以此选择最后检测的抗体，若预测不准确，实验就得不到结果，方法本身存在风险。

（六）免疫荧光染色及共聚焦显微镜观察

大量研究表明，细胞培养中支原体感染发生率高。支原体污染细胞后，培养液不发生混浊，镜下细胞形态正常。支原体污染严重时，培养细胞增殖缓慢，并易从培养皿脱落。细胞样本进行免疫荧光染色（immuno fluorescence staining）时，培养的细胞应没有支原体感染，否则得不到理想的照片。建议用于免疫荧光染色的细胞先进行支原体检测及污染的清除。

支原体检测试剂盒：Myco Probe Mycoplasma Detection Kit 采用标记了碱性憐酸酶的寡核苷酸探针与 16S 核糖体 RNA 杂交，随后通过检测底物可以证实支原体是否存在。其灵敏度高，检测时间仅需要 4.5h。

支原体污染的清除：Plasmocin™ treatment 对真核细胞没有毒性，能强烈地作用于感染支原体的细胞，杀灭细胞内和细胞外支原体，并且不影响细胞本身的代谢。在培养液中加入 Plasmocin™ treatment 处理 2 周就能清除支原体污染，处理过的培养细胞，不会重新感染支原体。同时，Plasmocin™ treatment 能以一种较低的作用浓度发挥广谱的抗革兰氏阳性和革兰氏阴性的细菌作用，如能作用于耐青霉素与链霉素的细菌。使用浓度为 25μg/ml，例如：10ml 培养液中加入 10μl 的 Plasmocin（25mg/ml），每次换液，都要加入 Plasmocin，处理 2 周就能够清除支原体。

组织免疫荧光染色：如果是组织石蜡切片，染色前应做脱蜡、双氧水封闭、抗原修复等过程，荧光染色步骤同细胞免疫荧光染色。

（七）双荧光素酶报告基因检测

双荧光素酶报告基因系统是以荧光素（luciferin）为底物来检测萤火虫荧光素酶（firefly luciferase）活性的一种报告系统。荧光素酶可以催化荧光素氧化成氧化荧光素，在荧光素氧化的过程中，会发出生物荧光（bioluminescence）。然后可以通过荧光测定仪（也称化学发光仪，luminometer）或液闪测定仪测定荧光素氧化过程中释放的生物荧光。荧光素和荧光素酶这一生物发光体系可以极其灵敏、高效地检测目的基因的表达，也是检测转录因子和目的基因启动子区 DNA 相互作用的一种检测方法。本节介绍的双报告基因，用于实验系统中作相关基因的呈比例检测，通常一个报告基因作为内参，使实验目的的报告基因检测均一化。通过生物信息学预测找到目的基因的启动子后，将其克隆到 pGL 载体系统，即可使用双荧光素酶报告基因系统检测。该方法快速、灵敏、简便，可减少内在变化因素对实验准确性的影响。

六、染色质免疫共沉淀

真核生物基因组 DNA 以染色质的形式存在。因此，阐明真核生物基因表达机制的基本途径是研究蛋白质与 DNA 在染色质环境下的相互作用。目前，唯一研究体内 DNA 与蛋白质相互作用的方法是染色质免疫沉淀（chromatin immunoprecipitation，ChIP）技术，其基本原理是在活细胞状态下固定蛋白质－DNA 复合物，并用超声波将其随机切断为一定长度范围内的染色质小片段，然后通过免疫学方法沉淀该复合体，特异性地富集目的蛋白结合的 DNA 片段，通过对目的片段的纯化与检测，从而获得蛋白质与 DNA 相互作用的信息。ChIP 不仅可以检测体内反式因子与 DNA 的动态作用，还可以用来研究组蛋白的各种共价修饰与基因表达的关系。

（一）实验原理

保持组蛋白和 DNA 结合的同时，通过运用对应的特定组蛋白标记的生物抗体，染色质被切成很小的片段，并沉淀下来。免疫沉淀（immunoprepitation，IP）是利用抗原和抗体特异性结合及细菌蛋白质的 protein A 特异性结合到免疫球蛋白 FC 片段的现象开发出来的方法。目前，常用精制的 protein A 预先结合固化在琼脂糖珠（agarose bead）上，使之与含有抗原的溶液及抗体反应后，珠子上的 prorein A 就能吸附抗原达到精制的目的。

（二）实验注意点

1. 抗体的性质　最需要注意的点，抗体不同，与抗原结合能力也不同。免疫染色能结合的抗体未必能用在 IP 反应中，试验前须认真阅读抗体的说明书，特别是多抗的特异性问题。

2. 溶解抗原的缓冲液的性质　多数抗原是细胞构成的蛋白，特别是骨架蛋白，缓冲液必须使抗原溶解。因此，尽管可能影响一部分抗原抗体的结合，必须使用含有强界面活性剂的缓冲液。不建议用含有弱界面活性剂的缓冲液溶解细胞，因其不能充分溶解细胞蛋白。即便溶解也会产生与其他蛋白结合的结果，抗原决定簇被封闭，影响与抗体的结合，即使 IP 成功，也有很多蛋白与抗体共沉淀的失败结果。

3. 加蛋白酶抑制剂　为防止蛋白的分解、修饰，溶解抗原的缓冲液里必须加入蛋白酶抑制剂，低温下进行实验。

4. 抗体/缓冲液的比例　抗体过少就不能检出抗原，过多则不能沉降在琼脂糖珠子上而残存于上清中。缓冲液太少则不能溶解抗原，过多则抗原被稀释。

（三）基本流程

甲醛处理细胞→收集细胞→超声破碎→加入目的蛋白的抗体，与靶蛋白－DNA 复合物相互结合→加入 Protein A，结合抗体→靶蛋白－DNA 复合物，沉淀→对沉淀下来的复合物进行清洗，除去一些非特异性结合→洗脱，得到富集的靶蛋白－DNA 复合物→解交联，纯化富集的 DNA 片段→PCR 分析。

PCR 分析常用半定量 PCR 或荧光定量 qPCR 进行，还有一些由 ChIP 衍生出来的方法。例如，RIP 就是用 ChIP 的方法研究细胞内蛋白与 RNA 的相互结合，具体方法与 ChIP 类似，只是实验过程中要注意防止 RNase，最后分析时需要先将 RNA 逆转录成为 cDNA；还有 ChIP－chip，即 ChIP 富集得到的 DNA 片段，做芯片分析，做法在 ChIP 的基础上有所改变，不同的公司有不同的做法，要根据公司的要求来准备样品。

七、流式细胞仪检测

流式细胞术是 20 世纪 70 年代发展起来的一种快速、准确、客观地定量检测和分选单个生物微粒或细胞，并能同时检测单个细胞的多项参数的先进分析技术。流式细胞仪又称激光活细胞分选仪（fluorescence activated cell sorting，FACS）。

（一）流式细胞仪应用简介

1. 流式细胞仪常用应用范围

（1）细胞结构的研究。FACS 可检测细胞的结构、大小、粒度、表面面积、核浆比例、DNA 含量与细胞周期及 RNA 和蛋白质含量。

（2）细胞功能的研究。FACS 常应用于细胞表面、胞浆及核的特异性抗原的表达，细胞活性、细胞因子、酶活性、激素结合位点、细胞受体及细胞内钙离子的检测等研究。

（3）临床应用。临床上 FACS 常用于 HIV 免疫分型、CD4 绝对计数、网织红细胞计数、干细胞计数、阵发性血红蛋白尿 PNH、HLA－B27 检查、淋巴细胞亚群分析、白血病和淋巴瘤的免疫分型、肿瘤的细胞周期和倍体分析、细胞移植的免疫状态监测、血小板功能及相关疾病的检查。

（4）科研应用。FACS 广泛应用于免疫功能分析、血小板分析、细胞周期和倍体分析、细胞凋亡检测、肿瘤相关基因表达、抗肿瘤药物作用机制、癌症患者的多药耐药性、放疗/化疗疗效分析、干细胞研究和树突细胞研究等领域。

2. FACS 检测数据显示方式　FACS 检测数据显示方式主要有直方图（histogram）、二维点图（dot plot）、等高线图（contour plot）、密度图（density plot）和三维图（3D plot）等。

3. FACS 检测常用荧光染料　常用的 488nm 激光管染料有碘化丙啶等几种染料，包括异硫氰酸荧光素（fluorescein isothiocyanate，FITC，发射光峰值 525nm）、藻红蛋白（P－phycoerythrin，PE，发射光峰值 575nm）、碘化丙啶（发射光峰值 630nm）、叶绿素蛋白（peridinin chlorophyll protein，PerCP，发射光峰值 675nm）和花青素（CY5，发射光峰值 525mn）。常用的 633nm 激光管染料主要有 APC、APC－Cy。

（二）细胞周期检测

细胞周期检测是流式细胞术中重要的组成部分，其原理是利用早期死亡细胞膜通透性状态的不同这一区分细胞凋亡和坏死的重要指标进行检测。凋亡细胞在进入最终溶解阶段前，细胞膜通透性并无明显改变，相对分子质量大的与 DNA 结合的荧光染料（如 PI）不能进入凋亡细胞内，而相对分子质量小的荧光染料（如 Hoeчest 33342 或 Hoechst 33258 等）则仍能被细胞摄取。因此，应用流式细胞仪或荧光显微镜可区分坏死细胞，细胞内 DNA 出现 Hoechest 33342 标记而不出现 PI 标记的为凋亡细胞。

（三）DNA 倍体检测

流式细胞仪主要用于分析大量细胞的细胞周期及 DNA 倍体，在肿瘤研究进程中已日益成为一种重要的诊断、分析方法。

正常人静止体细胞有 46 条染色体，相当于 7×10^{-12} pg DNA/细胞核，称为二倍体细胞，在正常增殖的细胞中则存在 DNA 的含量不同。在细胞周期（G_0、G_1、S、G_2、M）的各个时期，DNA 的含量随周期的变化而变化；进入 S 期后，DNA 开始合成，此时细胞核内 DNA 的含量在 G_1 和 G_2 期之间；当 DNA 复制结束成为四倍体时，细胞则进入 G_2 期，在 G_2 期细胞继续合成 RNA 及蛋白质，最后进入 M 期。因此，仅从 DNA 含量上是不能确切区分 G_2 期和 M 期的；一旦有丝分裂出现，细胞分裂成为两个子细胞，这两个子细胞或进入静止期（G_0 期），或进入下一个细胞周期，而从 DNA 含量上同样无法区分 G_0 期与 G_1 期。因此，整个复制周期可以这样来描述：G_0/G_1、S、G_2/M 期。

用核酸染料标记 DNA 通过流式细胞仪的分析，可观察细胞各个时期的分布状况，计算出 G_0/G_1%、S%及 G_2/M%，由此了解细胞的增殖能力，通常以 S 期细胞比率作为判断肿瘤增殖状态的指标。正常细胞中的 DNA 含量较恒定，而癌变细胞中常出现结构和/或染色体的异常。此种变化在流式分析中常以 DNA 倍体指数的形式表现出来，这一指数可作为肿瘤早期诊断、间叶组织肿瘤良恶性判断、交界瘤的重要参考指标。

值得注意的是，只有检测出由染色体数目的变化导致 DNA 含量的差异时，才可能会检测出 DNA 异倍体。因此，DNA 含量的异常不能排除恶性染色体异常存在。另外，正常细胞在衰老过程中的多倍体化、肿瘤治疗后导致的 DNA 含量的增加及细胞凋亡和坏死导致 DNA 含量的降低，都是分析 DNA 直方图时需考虑的必要因素。

1. DNA 测定　在研究报告中至少可以获得以下信息：①DNA 倍体，包括所有群体的 DI；②主要 G_1 峰的 CV；③S 期比例；④必要的简单评价，如细胞数的不足碎片较多、CV 太高等资料。

2. 其他组织样本制备　新鲜的、冰冻或固定保存的骨髓、体液、灌洗液、外科手术活检、细针穿刺等获得的细胞，或常规固定包埋用于组织检查的样本均可用来做 DNA 分析。通常最好的结果来自新鲜或冰冻的标本。用组织切片的好处是可以通过观察常规染色来选择感兴趣的区域，缺点是不能再用抗体染色来鉴别肿瘤细胞和正常基质细胞。做肿瘤细胞研究时，应该尽可能通过特异性抗体来鉴别，样本应通过常规染色和光学显微镜来保证足够的肿瘤细胞含量，检测 S%时建议的最小可接受比例是 20%。

（1）固定。可用酒精和甲醛。其他用于常规组织病理学的固定剂，如 Bouins、Zenkers. 氯化汞等应避免使用，应保证样本完全浸没在固定剂中。若同时使用抗体鉴别肿瘤细胞，应选择对抗原无损的固定剂。对许多细胞表面抗原来说，固定只能在抗体标记之后进行。

（2）制备。目的是获得含尽可能少碎片和聚集体的单细胞或核。制备方法取决于样本及其保存方式。

新鲜或冰冻标本：可在含去污剂（如 0.1%Nonidet－P40）的缓冲液中手工机械分散实体肿瘤细胞；trypsin 可用来辅助组织分散；亚精胺（spermidine）可用来稳定核；BD 公司的自动

化机械分离系统 Medimachine™为流式 DNA 检测快速、标准化的实体动物或植物组织细胞分离技术。

新鲜固定标本：酒精或甲醛固定。标本切成 1～2mm² 的小块，与 pepsin 在 0.1mol/L HCl 中孵育或用 trypsin 来释放核。

甲醛固定石蜡包埋的标本：所有方法都源自 Hedley 的最早文献。从包埋组织上切片至少 50nm 厚，太薄的切片会含有太多切碎的核，从而增加 DNA 直方图的碎片干扰。脱蜡水化之后，用蛋白水解酶来释放核。

(3)染色。染料的选择取决于流式激光的配置。488nm 的激光下应用碘化丙啶，由于碘化丙啶也与双链 RNA 结合，所以分析前样本应用 RNase 处理。若是 UV 激光，只做 DNA 检测的时候，DAPI 是最佳的选择。DAPI 与 DNA 特异结合后的荧光增强 200 倍，样本可在加入 DAPI 之后立刻上机检测。重要的是染料要足够以保证饱和结合。碘化丙啶的推荐浓度至少是 50μg/2×10⁶ 个细胞/ml。

细胞浓度：单细胞的最终浓度约 10⁶ 个细胞/ml。浓度太低，上机时样本的流速不得不提高，这样就会影响检测的 CV。浓度太高，则可能导致染料的相对不足，最终使染色不饱和，同样影响 CV 和检测结果。

3. DNA 的参考标准　标本的倍体是根据二倍体细胞峰的标准来计算的。临床标本中常常有一些正常的二倍体核存在，可用来作为标准。但问题是如何判断哪个峰是正常的二倍体细胞。事先加入标准参照细胞(如鳖或鸡红细胞)会有助于判断。特殊细胞类型的特异性抗体标记也有助于检测出肿瘤群体。标准参照细胞应尽可能早加入标本，与样本一起制备。

4. DNA 检测

(1)DNA 检测采用线性放大。应检查放大器的线性度(如用标准荧光微球、多倍体的肝细胞、有聚集体固定的淋巴细胞，鸡和鲑鱼红细胞等)。

(2)应每日通过检测标准微球或固定、染色的淋巴细胞的 CV 来检查仪器调校情况，此 CV≤2%。

(3)DNA 直方图的道数值应至少为 512。应以正常二倍体细胞的 G_1 峰位置来调节 PMT 电压值；G_1 峰道数应不低于最大道数的 1/5，即 1024 道时的 200，512 道时的 100。

(4)阈值应设在 DNA 荧光参数上。

(5)所有的信号都应被收集，包括从二倍体细胞 G_1 峰道数值 1/10 处以上的碎片。

(6)收集的细胞总数应在 DNA 直方图中足够提供 10～20000 个核(除外碎片)。DNA 直方图越复杂，需要收集的细胞数量越多。若需报告 S 期数值，则 S 期区域至少应有 100 个细胞。

(7)为获得最佳 CV，流速应保持在低速(通常每秒 100～300 个粒子)。

5. DNA 直方图的评估和分析　倍体检测：与正常人细胞位置一致的 DNA 单峰定义为 DNA 二倍体；在淋巴瘤和白血病中，正常细胞可能很少。偏移预期正常二倍体位置 5%的峰应疑为异倍体。在有正常标准参照选择性抗体加入时更能确认异倍体。否则应谨慎报告；若有一个 4c 位置的峰，同时出现 8c 峰和两峰之间的 S 期，肿瘤应报告为四倍体。但同时一定要保证 G_2/M 期细胞比例的标准差(SD)的三倍，则可谨慎地报告四倍体。同时也一定要保证 G_2/M 处的细胞不是细胞聚集的人为假象。四倍体峰的 DI 应为 1.90～2.10，落在此范围外的应报告为 DNA 异倍体；精确判断肿瘤 DNA 倍体的关键在于 G_1 峰的 CV 值。CV 越小，可能检测到的偏移就越小。

（五）表面抗原检测

用流式细胞仪检测细胞时，脾脏、血液、骨髓、腹腔洗涤液、贴壁细胞等样品要求呈单细胞悬液状态，对检测的各种组织需要制备成单细胞悬液再进行检测。按流式细胞仪的操作手册进行样本检测。

1. 免疫荧光探针的选择　用不同颜色的荧光素标记不同种类的单克隆抗体，可以在一个细胞上同时分析多种不同的抗原，在多色免疫荧光染色中，免疫荧光探针的合理选择是保证实验成功的关键因素之一。选用不同荧光器组合时应选择荧光干扰最小的荧光抗体，亮度应根据流式细胞仪的类型及荧光光谱选择。荧光探针的亮度也依赖于流式细胞仪的类型，同一样本在不同仪器上的荧光强度有差异，这种差异来自流式细胞仪喷出的单细胞液柱在石英玻璃内或空气中，从而导致荧光信号强度的改变。

2. 影响表面抗原表型分析的问题

（1）抗体的用量。它是影响抗原表型分析的最重要的因素之一。大多数的使用者依赖生产厂商说明书中推荐的用量，但有时因为运输问题、保存问题或标定抗体所选用的细胞的不同等因素，可使测定结果出现误差。最佳的抗体浓度一般为 0.01～1μg/ml。

（2）非特异性染色。非特异性结合（nonspecific binding，NSB）是指非特异性抗原、抗体的结合。抗体结合到细胞上的 Fc 受体是导致非特异性结合的重要因素。任何细胞只要存在未被结合的 Fc 受体，都可能导致非特异性结合。除 T 淋巴细胞和红细胞外，所有的造血细胞都有 Fc 受体。Fc 受体阻断剂用于消除非特异性的结合。

（3）反应温度。未固定细胞的染色最好在冰浴中进行，其主要理由是处在室温中的细胞仍然具有功能，可增加非特异性结合。

（六）细胞因子检测

细胞因子（cytokine，CK）是指一类能在细胞间传递信息、具有免疫调节和效应功能的蛋白质或小分子多肽。20 世纪 80 年代以来随着分子生物学技术的迅猛发展，相继发现了许多新的细胞因子，并对其来源、生物学特性和功能进行了大量的研究，阐明细胞因子在介导机体多种免疫效应方面发挥重要作用，如肿瘤免疫、抗感染免疫、移植免疫、自身免疫以及造血功能等。因此，细胞因子的研究已成为当前十分活跃的领域。

流式细胞术检测细胞因子是近年来建立的一种新方法，该方法的优点在于可从单个细胞水平检测不同细胞亚群所产生的细胞因子，而且可在一种细胞内测定多种不同的细胞因子。活化免疫细胞内的细胞因子的检测，对于研究产生细胞因子的细胞类型、产量、所产生细胞因子的种类、细胞免疫应答功能具有重要价值。

1. 基本原理　被活化的细胞合成细胞因子并分泌到细胞外发挥作用。因此，要检测活化细胞内产生的细胞因子，应阻断细胞因子分泌至细胞外。常用的蛋白分泌抑制剂有布雷菲德菌素 A（brefeldin A，BFA）和莫能菌素（monensin）。细胞因子在合成后需经高尔基体的加工和转运，才能到达细胞膜，然后通过高尔基体膜与细胞膜的融合作用将细胞因子分泌至细胞外。BFA 和莫能菌素阻断高尔基体介导的转运作用，使其不能分泌到细胞外并累积在细胞内。因此，可以通过细胞因子特定的单克隆抗体进行细胞内免疫荧光染色。

2. 检测方法　细胞内或核内抗原的检测与表面抗原检测的主要区别是需要对细胞膜和核膜进行透化（permeabilization）处理。穿透处理可使细胞膜上出现微孔，荧光素标记的单克隆抗体自由地通过微孔，并可保持靶抗原的抗原性不变。其主要的实验步骤可概括为膜表面抗原荧光染色、细胞的固定与透膜处理、细胞内细胞因子的免疫荧光染色、流式细胞分析等。

3. T 细胞常用刺激剂

已有多种刺激剂应用于体外激活 T 细胞。T 细胞常用的刺激剂为佛波酯(phorbol 12－myristate 13－acetate，PMA 或 TPA)＋离子霉素(ionomycin)。其中，PMA 为蛋白激酶 C (protein kinase C，PKC)的激活物，PKC 则可激活下游众多的蛋白激酶的磷酸化，形成级联反应，导致许多蛋白的表达，进而引起 T 细胞的活化。在细胞内，PKC 可被二脂酰甘油(diacylglycerol，DAG)和 Ca^{2+} 的共同作用而激活，因此在离子霉素(CP 转运剂，可将细胞器内的 Ca^{2+} 转运至胞浆)的参与下，T 细胞内 PKC 可被进一步激活。可见，PMA 与离子霉素协同活化 T 细胞。

也有研究选用其他刺激剂来活化 T 细胞，如 CD3/CD28 协同刺激、PHA 刺激等。实验表明，PMA 为广谱性刺激，即 T 细胞中的各亚群均会被 PMA 同等激活，而 CD3/CD28 协同刺激和 PHA 刺激，则是通过 T 细胞受体(T cell receptor，TCR)的作用，仅对部分 T 细胞亚群有效。所以，可根据实验的需要来选择刺激方式。

(七)细胞分选

Cell Quest Pro 双色淋巴细胞亚群分析样本制备。

使用双色组合标记抗体对人外周血中淋巴细胞亚群进行检测，了解人的免疫状态，从而指导临床诊断和治疗。利用荧光技术，在不同的鼠抗人的抗体上标上荧光素，此荧光抗体就同人淋巴细胞表面的 CD 分子特异性地结合；然后用流式细胞仪检测，结合分析软件的自动分析，便可以得出各亚群细胞的百分比。

八、基因芯片扫描检测

基因芯片(gene chip)技术发展于 20 世纪 90 年代，是一种对大量遗传信息进行快速、高通量检测的多学科交叉融合技术。目前，其广泛应用在基因表达分析、突变检测、核酸多态性分析、基因测序、医学检验和药物筛选等众多领域。

基因芯片是指采用原位合成或显微打印方法，将大量 DNA 探针固化于支持物表面，产生二维 DNA 探针阵列，然后与标记的样本杂交，通过检测杂交信号来实现对生物样品快速、高效的检测。

实验所需要的仪器包括微量分光光度计、PCR 仪器、凝胶成像系统、真空离心浓缩仪、紫外交联仪、基因芯片扫描仪等。采用的实验试剂包括 Trizol 试剂(RNA 提取)、RNA 纯化试剂盒、DNA 纯化试剂盒、真核生物 RNA 通用扩增试剂盒、基因芯片外参试剂盒、生物芯片通用标记试剂盒(Cy3/5)、生物芯片杂交液试剂盒(Cy3/5)和各种相应的检测试剂盒等。

通过相应的技术进行总 RNA 提取、纯化及检测，反转录合成单链 cDNA，second－strand cDNA 合成，体外转录合成 cRNA，aRNA 纯化，aRNA 质量检测，反转录，cDNA 纯化，荧光标记，芯片的挑选及预处理，芯片杂交，芯片清洗、扫描等技术的实施和检测。

九、微卫星不稳定性检测

遗传物质的突变是导致人类许多疾病的主要原因，而引起遗传物质突变的直接诱因是不同类型的 DNA 损伤。其中，多种原因造成的 DNA 双链分子的碱基错配是导致突变的主要

DNA 损伤类型之一。研究表明，从细菌、酵母到人体细胞都存在一种能修复 DNA 碱基错配的安全保障体系，这种保障体系是由一系列特异性修复 DNA 碱基错配的酶分子组成，称为 DNA 错配修复系统（mismatch repair system，MMR）。由于 MMR 系统的存在，可保持遗传物质的完整性和稳定性，避免遗传物质产生突变，保证高保真 DNA 复制。

微卫星（microsatellite，MS）是 DNA 基因复制或细胞减数分裂过程中染色体不对等交换产生的小于 10 个寡核苷酸的简单重复序列，又称短串联重复（short tandem repeat，STR），其缺失或插入造成微卫星不稳定性。MS 一般为 2～6 个碱基重复，如 $(CA)_n$、$(GT)_n$、$(CAG)_n$ 等，尤以 $(CA)_n$ 重复序列最为常见。

微卫星具有以下特点：①广泛存在于原核及真核细胞基因组，约占人类基因组的 10%；②具有丰富的多态性、高度的杂合性和较低的重组率。MS 长度由重复单位的拷贝数决定，MS 是一类高度多态的遗传标记，可用于基因组遗传连锁图的构建、基因定位与克隆，还可用于遗传性疾病的连锁分析和基因诊断。

微卫星不稳定性（microsatellite instability，MSI）是指由于复制错误（replication error，RER）引起的简单重复序列的增加或丢失，也称 RER(＋)或 RER 表型。1993 年，Altonen 等首次在遗传性非息肉性结直肠癌细胞（HNPCC 细胞）中发现高频率的 MSI，之后很多学者在结直肠癌、胃癌、子宫内膜癌等多种肿瘤中发现 MSI，目前 MSI 已作为肿瘤遗传不稳定的一个敏感检测指标。

研究证实 RER(＋)是 HNPCC、肺癌、乳腺癌、食管癌、膀胱癌的早期分子标志，也是慢性髓细胞性白血病和肾母细胞瘤的晚期分子标志，并与恶性度相关；是胃癌的早期分子标志，并与恶性转移相关，MSI 存在于阴性瘤旁组织。

MSI 的研究方法目前主要以 PCR 技术为基础，步骤为：①需确定特定染色体上特定微卫星位点标记，并根据其序列合成特异性引物。引物序列一般可根据特定位点直接从基因库中查询；②收集肿瘤组织及相应正常组织标本，酚、氯仿抽提，乙醇沉淀，提取基因组 DNA；③PCR 扩增；④进行扩增产物检测，常进行凝胶电泳，之后溴化乙锭染色后在紫外灯下观察，或放射自显影及银染等方法观察。

阳性判定标准：以对照组 DNA 的 PCR 扩增产物作为正常对照，与实验组标本的扩增产物在相邻的条带上于同一条件下进行 PAGE 电泳，若实验组的条带与正常组相比出现等位基因条带的差异即判定为 MSI，各位点阳性表达。若肿瘤组织较正常对照组织出现某一基因条带消失或密度减少 50%以上可判断为杂合性丢失，若肿瘤组织出现基因条带的增多，即判断为不稳定性改变。

（伍家发）

第三章　食管肿瘤

第一节　食管癌放射治疗

放射治疗是食管癌的重要治疗手段。对于早期食管癌，手术仍是其基本治疗方法，放疗主要用于不愿手术或因严重的心肺等内科疾病不能耐受手术的患者；对于不适合手术的局部晚期食管癌或局限于区域淋巴结的转移疾病，放疗是主要的治疗手段；对于有广泛远处转移的食管癌，姑息性放疗可减轻肿瘤相关症状，缓解进食困难，提高患者生活质量。

食管癌放射治疗可分为外放射和内放射，外放射又可分为与手术结合的术前放疗和术后放疗，与化疗结合的放化疗联合治疗及单纯放射治疗。本章主要介绍食管癌的根治性放射治疗，与手术结合的术前和术后放射治疗将在“以手术为基础的食管癌多学科综合治疗”章节中介绍。

一、食管癌根治性放射治疗的适应证和禁忌证

（一）适应证

一般情况较好，Karnofsky 功能状态评分标准（KPS）在 70 分及以上者；没有远处转移的局部区域性食管癌；没有纵隔炎、出血、穿孔及其他无法控制的内科疾病。

（二）禁忌证

相对禁忌证：有出血、穿孔前征象，对症处理后病情改善者，在家属同意情况下仍有放疗指征；一般情况差，或伴有内科疾病者，待内科疾病控制后仍可放疗；食管穿孔者，食管支架等处理后，病情稳定者，可以考虑放疗。

绝对禁忌证：食管已经穿孔且没有处理者；有活动性食管大出血者；全身情况极差，KPS 评分 40 分以下，对症处理后未见改善者。

二、放疗技术进展

自 20 世纪 60 年代以来，我国食管癌放疗一直采用前野宽 6cm，两后斜野宽 5cm 的三野交叉照射模式，随着医学影像学和计算机技术的快速发展，食管癌放射治疗技术已经从二维转向三维放射治疗。二维时代，用钡餐和 CT 等影像学资料在常规模拟定位机辅助定位，根据钡透确定照射野，以中心点（参考点）作为处方剂量参考点，其缺点显而易见，一方面常规模拟定位照射野很难准确包括所有肿瘤病灶，另一方面以点剂量给予处方剂量照射，造成部分肿瘤得不到足量照射，而且无法对靶区剂量的均匀性进行评价。施学辉等报道了 CT 显示病灶与食管腔的关系，有 82%以上食管癌病灶是偏心性生长，如果以常规模拟定位下食管吞钡片所显示的管腔为中心，以 5～6cm 常规设定照射野宽度，将导致部分患者的部分肿瘤区域漏照或落在低剂量区域。20 世纪 90 年代末期，产生了更为精确的三维适形放疗技术，该技术借助于 CT 横断面图像并且结合其他影像学资料建立起所需要照射区域的三维立体概念，并且通过计算机优化建立起剂量一体积三维分布图，在给予靶区精确照射剂量的同时可以对周围正常组织照射剂量进行限定。为了达到合理的剂量分布，照射野的方向、形状、剂量强度都可

以根据不同个体、靶区形状以及周围正常组织进行调节，通过三维适形或调强放射治疗技术，以达到完全个体化放射治疗的目的。

三、放射治疗靶区

放射治疗进入到三维放疗时代，临床上能实现对某一特定靶区的准确投照，从而达到合理的放射治疗剂量分布，即所需要照射靶区的高剂量，而靶区外的正常组织器官显著低剂量。该剂量学分布的优势建立在临床上所确定的照射靶区是准确的前提条件下。否则，若照射靶区无法准确确定，这些新放疗技术将增加肿瘤漏照或受到低剂量照射的危险性。因此，在目前新的放疗技术条件下如何来准确确定肿瘤放疗靶区显得非常重要。

（一）大体肿瘤区（gross tumor volume，GTV）

食管癌 GTV 勾画主要依据胸部增强 CT 结合食管钡餐造影、胃镜和超声内窥镜，近年来也逐渐在此基础上采用 PET 和 CT 的融合。PET 对远处淋巴结和脏器转移的诊断明显优于 CT 和腔内超声。结合 PRT/CT，有利于提高 GTV 勾画的准确性。Zhong 等应用术后病理验证了氟标记脱氧葡萄糖（FDG）在 PET/CT 标准化摄取值（standardized uptake value，SUV）为 2.5 时，显示的术后肿瘤区长度最为接近实体肿瘤长度。Konski 等比较了 PET/CT、CT、EUS 不同诊断方法测量的食管病灶的长度，测得的平均长度分别是 5.4cm、6.8cm 和 5.1cm。袁双虎等 4 对 32 例食管癌患者进行了食管镜、食管钡餐、CT、大体标本和 PET/CT 检查以检测食管癌原发灶病变位置和长度，结果提示病变长度从小到大依次为食管镜、食管钡餐、CT、大体标本和 PET/CT，实际病变长度与 PET/CT 最接近。当 SUV>2.5 时，提示恶性肿瘤的可能性非常大，并建议用 SUV>2.5 来确定 GTV。Moureau－Zabotto 等比较了 CT 和 PET/CT 测定 34 例食管癌的 GTV 体积，两者之间同样存在明显的差别。PET/CT 勾画的 GTV 中有 12 例（35%）增大，7 例（21%）减小。

（二）临床靶区（clinical target volume，CTV）

包括原发灶沿食管浸润以及区域淋巴结播散。由于目前缺乏评价外侵亚临床病灶的“金标准”，食管癌纵向的边界从包括全部食管（如 RTOG 8501 定义：锁骨上区到食管胃结合部，下 1/3 段食管癌不照射锁骨上区）到食管肿瘤上下外放 3～5cm，如 RTOG 0113 规定 CTV 为 GTV 上下外放 4cm，前后左右外放 1cm。计划靶区（planning target volume，PTV）为根据不同的摆位误差和器官运动在 GTV 外放 1～2cm。由于食管黏膜、黏膜下层有丰富的淋巴管网与肌层之间的淋巴隙互通、并且缺乏浆膜层，食管癌易发生沿食管上下双向转移和跳跃性转移，少数还是多灶性起源。但是全食管照射未见明显的生存优势，而且食管癌放射治疗后的局部失败仍然以原发灶失败多见。赵快乐等报道一组采用三维适形放射治疗的资料，其靶区定义：GTV 为可见肿瘤，CTV1 为 GTV 加上其上下 3cm 正常食管，左右前后均不外放。CTV2 为 GTV 上下 1cm 正常食管，左右前后也不外放。PTV1 为 CTV1 周围外放 1cm，PTV2 为 CTV2 外放 1cm。PTV1 照射预防性剂量 40Cy 左右，PTV2 照射加量到根治性剂量 60～70。淋巴结不进行预防性照射。结果显示 1 年和 3 年的总生存率分别为 77%和 41%。照射野外局部淋巴结复发的只有 3 例（6%）患者。而照射野内复发和远处转移是治疗失败的主要原因，各占 30%左右。根据河北四院资料，显示，食管纵向亚临床侵犯范围通常在可见病灶外 3cm 以内，少数可以达到 4～7rm，但食管胃结合部腺癌纵向外侵通常大于其他部位食管鳞癌，若食管癌照射野需要包括 94%的亚临床病灶，食管癌从 GTV 到 CTV 外放边界为

3cm，而食管癌结合部腺癌外放的边界为5cm。目前对于食管癌CTV沿食管方向上下外放3～5cm，周围（前后左右）外放1cm基本得到一致认可。

而对CTV应包括的可能转移的淋巴结区域，目前仍存在争议，即对于区域淋巴结是否选择性预防性照射仍存在争议。从三野淋巴结清扫术后淋巴结转移的规律来看，食管癌淋巴结转移有如下基本特点：其一，就近转移原则。食管癌淋巴结转移最主要的还是首先转移到病灶附近的淋巴结群。其二，特殊区域高发生率原则。右气管旁三角区、上纵隔（包括双侧的喉返神经旁）及上腹部的胃左动脉旁、贲门旁和胃小弯这些区域是淋巴组织的汇合区，淋巴组织丰富，好发淋巴结转移。但是这种食管癌淋巴引流的聚集性也并不是非常典型。赵伟新等总结205例胸段食管癌行标准三野清扫手术淋巴结转移规律，术后清扫淋巴结总数均在22枚以上，全组淋巴结转移率为64.9%，上胸段食管癌有11%跨区淋巴结转移，均转移至上胃区淋巴引流区；胸中段食管癌有26.5%发生跨区淋巴结转移，其中转移至颈段淋巴引流区11%，转移至上胃区淋巴引流区16.2%；下胸段食管癌转移至上纵隔淋巴引流区35.7%，转移至颈段淋巴引流区16.7%，结论认为上、中、下胸段食管癌均易发生颈部、纵隔、上胃区淋巴结转移。Li等报道230例胸段食管鳞状细胞癌三野淋巴结清扫术后淋巴结转移规律显示，胸段、中胸段、下胸段食管鳞癌转移至颈部、胸腔淋巴结无明显差异，而转移至腹腔淋巴结则有明显差异，下胸段食管鳞癌较上、中段容易转移至腹腔。另外从根治性放射治疗失败规律来看，仍然是原发灶、区域淋巴结（野内）以及远处转移为主。Welsh等报道239例无法手术的食管癌患者接受放化疗后失败的模式，119例（50%）局部失败，114例（48%）远处转移，所有局部失败病例中，107例（90%）在GTV复发，27例（23%）在CTV复发，14例（12%）在PTV复发。基于以上原因，对于多数食管癌并不需要选择性淋巴结预防性照射，但大多数国内学者仍推荐近端食管癌照射时包括锁骨上淋巴引流区域，远端食管癌以及食管胃结合部肿瘤照射时包括腹腔干。

（三）内靶区（internal target volume，ITV）

ITV为CTV因脏器运动导致的边界。日本曾在整个食管腔内植上金属标记，记录食管的运动轨迹，并进行波谱分析，证实整个食管运动主要是受到呼吸和心跳的影响，运动规律为越靠近喉部运动范围幅度越小，越靠近胃部运动幅度越大。Zhao等用4D－CT对25例下段食管癌进行观察时发现，下段食管癌GTV的运动主要受到呼吸（膈肌）和心脏运动的影响，呈现不对称性，各个边界运动幅度不相同。总体特点是：GTV的顶部比底部运动幅度小，分别是（0.59±0.21）cm和（0.91±0.36）cm。靠近心脏一侧比其他两侧的幅度大，分别是0.56±0.18cm（与心脏接壤一侧），0.30±0.10cm（右侧）和0.23±0.08cm（后侧）。

（四）计划靶区（planning target volume，PTV）

考虑到摆位误差和器官运动的误差，一般在CTV基础上外放1cm左右。如果有个体化的ITV则只需要在ITV基础上加上摆位误差如0.3～0.5cm，目前开展的图像引导下放射治疗（image guided radiotherapy，IGRT），由于摆位误差可减少到更小，PTV理论上可以放得更小。

GTV为可见肿瘤，CTV为GTV上下外放4cm，左右前后各1cm，PTV为根据不同的摆位误差和器官运动在CTV外放1～2cm。这一靶区概念已经在美国临床上得到广泛的认可和普遍应用

四、放射治疗中的时间剂量效应

随着放射生物学和分子生物学的发展，大量的研究证实，放疗中存在肿瘤细胞加速再增殖的现象，多数学者认为，肿瘤细胞加速再增殖常发生在常规分割放疗的4周左右，但也有人认为放疗一开始肿瘤细胞就发生了加速再增殖，采用增加每日分割次数，缩短疗程的加速超分割照射方法，可以克服肿瘤细胞加速再增殖，提高疗效而又不明显增加后期放射损伤，因而为肿瘤加速超分割放疗提供了理论依据。目前食管癌加速超分割放疗多采用后程加速超分割放疗或连续加速超分割放疗，两者疗效明显优于常规分割放疗，但两者彼此间疗效无明显差别，后者的放疗副反应明显大于前者。汪洋等报道了101例食管癌患者的随机研究结果，连续加速超分割组和后程加速超分割组的1、2、3年生存率分别为79.6％、51.6％、37.6％和80.0％、57.6％、41.2％(P＝0.575)，1、2、3年局控率分别为88.7％、83.9％、55.9％和80.8％、71.4％、57.1％(P＝0.125)，Ⅰ、Ⅱ、Ⅲ、Ⅳ级放射性食管炎分别为6.1％、32.7％、46.9％、14.3％和26.9％、32.7％、7.7％、1.9％(P＜0.001)。施学辉等报道食管癌后程加速超分割放疗与常规分割放疗相比较，5年生存率由15％提高到34％，局控率由21％提高到55％，疗效比常规分割放疗提高了1倍，中位复发时间由8个月延迟至29.3个月。邹长林等对6个后程加速超分割放射治疗的食管癌临床试验进行了Meta分析。结果显示：采用固定效应模型计算，后超组1、3年生存率分别是常规组的2.39倍(95％CI：1.58～3.62)和3.05倍(95％CI：1.96～4.74)；采用随机效应模型计算，后超组1、3年生存率分别是常规组的2.43倍(95％CI：1.54～3.82)和2.99倍(95％CI：2.08～4.30)。

过去的20年，临床上积累了一些非常规分割放疗治疗食管癌的经验，尽管最佳时间剂量分割尚未形成共识，但这显然为提高食管癌的放射治疗疗效开辟了新的治疗途径。

五、放射治疗剂量

食管癌根治性放射治疗总剂量尚无定论，国内外学者做了大量研究工作。其中最主要的是RTOG进行的一系列临床研究，Cooper等报道RTOG 8501临床Ⅲ期研究，123例$T_{1\sim3}N_{0\sim1}M_0$的食管癌患者，其中82％的患者为鳞状细胞癌，随机分为2组，分别接受同步放化疗5－Fu/DDP联合放射治疗D_T50.4Gy和单纯放射治疗D_T64Gy。结果单纯放疗组和同步放化疗组肿瘤残留率分别为37％和25％(P＜0.01)，局部未控率和复发率分别为59％和45％(P＝0.04)，远处转移率分别为37％和21％(P＝0.0017)，2年生存率分别为10％和36％(P＜0.001)，5年生存率分别为0和26％(P＜0.001)。此临床研究奠定了放化疗综合治疗在食管癌中的地位。由于RTOG 8501中局部失败率仍然高达50％，为改善局控率，RTOG进一步设计了RTOG 9405临床研究，该研究目的是在放化疗综合治疗基础上将放疗剂量由50.4Gy增加至64.8Gy，共236例临床分期为$T_{1\sim4}N_{0\sim1}M_0$鳞癌或腺癌随机分入高剂量放疗组(放疗剂量64.8Gy加5－Fu/DDP化疗4个周期)和标准剂量组(放疗剂量50.4Gy加5－Fu/DDP化疗4个周期)，结果显示高剂量组和标准剂量组的中位生存时间分别为13个月和18.1个月，2年生存率分别为31％和40％，局部区域失败或未控率分别为56％和52％，同时有11例与高剂量有关的死亡病例发生。因此认为增加同步放化疗的放射治疗剂量并不能改善食管癌的生存率和肿瘤局控率。

1990年国内学者万钧等首先报道食管癌单纯放射治疗分别照射50Gy(111例)与70Gy

(108例),两组的1、3、5年生存率分别为55.6%、22.2%、16.7%与47.5%,24.2%,17.2%。1996年该作者19又报道了该组病例的10年生存率分别为9.3%与11.1%,故作者认为食管癌单纯放射治疗不宜追求过高的放射治疗剂量。

但是,对于食管癌单纯放射治疗不必要追求高剂量照射的观点,也有许多学者持相反的意见Fisher认为消灭亚临床病灶,常规分割放射治疗剂量至少需要50Gy,消灭肉眼可见病灶需要60~70Gy。而且历来绝大多数非随机对照研究表明,食管癌照射60~70Gy的疗效优于不足60Gy者。而且局部失败是食管癌放射治疗失败的主要原因,即使是采用治疗强度较大的同期放化疗或后程加速超分割放疗,局部失败率仍然高达45%左右,根据剂量效应关系,提高放射治疗剂量有可能提高肿瘤局控率;同时部分学者还认为国内的食管癌90%以上为鳞状细胞癌,生物学行为类似头颈部鳞状细胞癌以及宫颈鳞状细胞癌,至少需要照射60~70Gy。上述不同结论,究其原因可能与肿瘤的异质性有关,而且目前大多数资料都是20世纪80~90年代至21世纪初,采用的是普通的二维治疗计划系统,食管周围毗邻的重要器官可能由于原来照射技术(如钴60照射、源皮距技术、二维治疗计划系统等)在接受高剂量照射后导致并发症增加而影响了食管癌的生存。食管癌的最佳放射治疗剂量,尤其是食管鳞状细胞癌的最佳放射治疗剂量仍有待于更多的多中心、大样本前瞻性随机对照研究来确定。

六、同步放化疗

同步放化疗联合治疗提高食管癌疗效的可能机制为:①化疗药物杀灭放射野外微小转移灶;②化疗抑制放疗后肿瘤细胞亚致死性和潜在致死性损伤的修复;③化疗使肿瘤缩小,改善肿瘤的氧供应,增加放射敏感性;④化疗促使肿瘤缩小,减少放射所需杀灭的肿瘤细胞指数,间接提高放疗疗效;⑤放疗使肿瘤缩小,增加血供,有利于化疗药物释放;⑥放疗与化疗作用于细胞周期的不同时相,有协同作用。

同步放化疗的标志性研究是RTOG 8501研究,它确立了同步放化疗在食管癌非手术治疗中的地位。在该研究中,食管癌患者随机分为两组,60例食管癌患者接受单纯放射治疗64Gy,61例接受放疗50Gy加同期化疗,化疗方案包括预先计划的4个周期5-Fu/DDP。尽管同期放化疗组放疗剂量比较低,但结果证明同期放化疗组疗效明显优于单纯放疗组。同期放化疗组中位生存期为12.5个月,而单纯放疗组仅为8.9个月。联合化疗后,2年生存率从10%提高到38%,局部复发率从24%降低到16%,2年远处转移率从26%降低到12%。由于这个差异非常明显,因此随机对照研究被提早终止,对剩余的69例食管癌均采用同期放化疗。RTOG 9405试验在相同化疗方案(5-Fu/顺铂)的基础上进一步比较了更高放射治疗剂量(64.8Gy)对比标准剂量(50.4Gy)的结果。遗憾的是,该研究因64.8Gy组中期结果显示无生存优势而终止。中位生存期(13个月 vs 18.1个月)、2年生存率(31% vs 40%)和局部复发率(56% vs 52%),两组比较均无显著统计学差异。2011年,Kachnic等报道了该项研究的长期随访生活质量分析。在同步放化疗结束后的8个月和12个月,两组生活质量比较无显著统计学差异,而总的生活质量在高剂量组较低(P=0.02)。因此,专家建议同步放化疗(5-Fu/顺铂化疗及50.4Gy局部放疗)可作为食管癌患者的标准治疗方案。

Wong等收集分析了Medline、Cancerlit、Cochrane数据库相关文献以及发表在ASCO和ASTRO的相关文摘。结果显示,与单纯放疗相比,放化疗综合治疗可显著提高局部晚期食管癌1年生存率和降低死亡风险,显著提高局部控制率。但是同步放化疗也显著增加了治疗相关的不良反应，甚至治疗相关死亡。该 Meta 分析提示，以顺铂为基础联合化疗与放疗同步应用的疗效显著优于放化疗序贯治疗的疗效。化放疗同步治疗是局部晚期食管癌的标准治疗，但需要考虑该治疗本身所具有的不良反应。

七、腔内近距离放疗

除了外照射外，也可以利用食管这一天然管腔将放射源引入到食管腔，进行近距离放疗。近距离放射治疗的优点是利用了平方反比定律和剂量快速递减原理，使放射源表面剂量很高，随着距离增加剂量迅速衰减。近距离放疗虽然降低食管周围组织的照射，但是靶区剂量分布也极不均匀，有效放射范围有限。且食管腔前后窄，左右宽，食管癌大多为不对称生长，各壁及上下肿瘤厚度不一样，在实施治疗中也不能确定施源器没有摆动，因此参考点的剂量为理论剂量而非实际剂量，腔内放疗的适应证十分有限。治疗前应常规进行 MRI 或 CT 检查，了解肿瘤的具体情况，严格掌握指征，切勿滥用。腔内放疗主要用于补充外照射的局部剂量和姑息治疗。通常放射源选择铱 192，高剂量率（每小时 100～400Gy），治疗时间一般只需要 5～10min。食管癌近距离放疗时一般以距离放射源中心轴 1cm 或者黏膜下 0.5cm 为剂量参考点，一般不做剂量优化。

食管癌近距离放疗一般用于姑息性照射，改善梗阻以及作为外照射放疗后残留或复发，或计划性的肿瘤原发灶局部加量。资料显示晚期食管癌腔内放疗有明显的姑息效果，其吞咽困难改善率约 80%，缓解期可达 60d 以上，尤其是与外照射或激光治疗结合时疗效更佳。

腔内放疗作为外照射的补充，对肿瘤较为局限、放疗后复发以及手术残端复发的食管癌有一定的疗效和优点，但对肿瘤广泛浸润的病例疗效不但不能提高，而且可能增加并发症。

（张勇）

第二节　以手术为基础的食管癌综合治疗

尽管过去的几十年，食管癌的治疗还是以单纯手术治疗为主，但其较高的局部复发率和远处转移率，促使研究者探索多学科综合治疗模式以进一步提高其疗效。尽管东西方国家在食管癌的治疗模式上有较大区别，但目前大家已达成的共识是：单纯手术治疗不应继续作为食管癌的标准治疗模式，应根据循证医学证据，把手术、放疗、化疗、生物治疗等有效方法合理运用进行以手术为基础的多学科综合治疗，从而进一步提高食管癌患者的长期生存率。

术前新辅助放化疗是目前许多西方国家食管腺癌的标准治疗方法，而在亚洲，90%以上的食管癌患者为食管鳞状细胞癌，其最佳治疗方法，目前仍无定论。据报道，食管癌组织学类型不同其预后也不同。早期的研究结果提示：与食管腺癌相比，食管鳞癌患者的预后较差，原因与两者有着不同的淋巴结转移模式相关，后者更易于局部区域扩散。另外一个很重要的原因可能是由于两者肿瘤发生的部位不同，食管鳞癌通常发生于食管近端，约 75%的病灶与气管支气管树关系密切，而超过 94%的食管腺癌发生于气管分叉以下。尤其是国内的患者，就诊时多已为局部中晚期，单一手术治疗往往难以达到满意的治疗效果。因此，本章主要针对亚洲人群，探讨食管鳞癌以手术为主的多学科综合治疗的作用。

一、术前新辅助治疗联合手术

(一)新辅助放疗

术前新辅助放疗是最早被应用于食管癌综合治疗的方法之一,新辅助放疗可以使癌细胞增殖活力降低,肿瘤原发灶缩小,肿瘤与周围器官的癌性粘连消失,从而提高肿瘤手术切除率。到目前为止,共有5个关于食管鳞癌新辅助放疗与单纯手术治疗相比较的Ⅲ期随机临床试验(表3-1),但在上述临床试验中,没有一个试验的结果证明新辅助放疗在手术可切除性或总生存期(overall survival,OS)上有明显获益。虽然Nygaard等曾发表了一项患者经新辅助放疗后3年生存率获益的报道,但在他的研究中把接受新辅助放疗和接受新辅助放化疗的患者共同作为了受试对象,所以难以得出单纯新辅助放疗获益的结论。上述5项随机试验的Meta分析结果也提示两者总生存无显著统计学差异(HR:0.91,95%CI:0.80~1.04)。由于缺少食管鳞状细胞癌患者行新辅助放疗后显著获益的证据,因此目前对食管鳞状细胞癌并不推荐行单纯的新辅助放射治疗模式。

表3-1 食管鳞状细胞癌新辅助放疗与单纯手术治疗比较的随机临床试验

作者	组织学类型	SCC(%)	治疗方案	病例数	中位生存时间(月)	5年生存率(%)	P
Launois等	SCC	100	NART 40Gy	77	10	10	NS
			手术	57	12	12	
Gignoux等	SCC	100	NART 33Gy	106	11	11	NS
			手术	102	11	10	
Arnott等	AC/SCC	36	NART 20Gy	90	8	9	NS
			手术	86	8	17	
Nygaard等	SCC	100	NART 35Gy	48	—	21 *	NS
			手术	41	—	9 *	
Wang等	SCC	100	NART 40Gy	104	—	35	NS
			手术	102	—	30	

注:*:3年总生存。AC:adenocarcinoma,腺癌;SCC:squamous cell carcinoma,鳞状细胞癌;NART:neoadjuvant radiotherapy,新辅助放疗;NS:not significant,无显著意义。

(二)新辅助化疗

与单纯手术治疗相比,新辅助化疗的优点包括肿瘤降期、消除微转移病灶,从而提高手术切除率和降低肿瘤远处转移的风险。

在早期的食管鳞状细胞癌随机试验中,往往使用顺铂、5-Fu、博来霉素、长春地辛等化疗药物及其联合应用表3-2。然而,这些试验结果均未发现新辅助化疗的加入有显著获益。尽管这些研究所使用的化疗方案相似,但对3年生存率的报道却从3%到43%不等。其中两个较大样本量的研究评估可手术食管腺癌或鳞癌患者行新辅助化疗(顺铂/5-Fu)的价值,结果互相矛盾。RTOG 8911试验报道接受新辅助化疗无显著生存获益:新辅助化疗组中位生存时间为14.9个月,单纯手术治疗组中位生存时间为16.1个月(P=0.53)。虽然,英国医学研究委员会(the Medical Research Council,MRC)公布的MRCOE02的研究结果提示:术前新辅助化疗(5-Fu/顺铂)2个周期后行手术治疗,与单纯手术组相比,其5年生存率从17%增加到了23%(HR:0.84,95%CI:0.72~0.98,P=0.03)。然而,在该研究中,只有31%的患者是食管鳞状细胞癌，其与 RTOG 8911 研究结果不同的主要原因可能还是在于前者包含了更大比例的食管鳞状细胞癌患者。

表 3—2　食管鳞状细胞癌新辅助化疗与单纯手术治疗比较的随机临床试验

作者	组织学类型	SCC(%)	治疗方案	病例数	中位生存时间(月)	3 年生存率(%)	P
Schlag 等	SCC	100	CF	22	7	—	NS
			手术	24	6	—	
Nygaard 等	SCC	100	BC	44	7	3	NS
			手术	41	7	9	
Maipang 等	SCC	100	BVC	24	17	31	NS
			手术	22	17	36	
Law 等	SCC	100	CF	74	17	40	NS
			手术	73	13	13	
Ancona 等	SCC	100	CF	47	25	34 *	NS
			手术	47	24	22 *	
Kelsen 等	AC/SCC	54	CF	213	15	19 *	NS
			手术	227	16	20 *	
Allum 等	AC/SCC	31	CF	400	17	43	<0.01
			手术	402	13	34	

注：*：5 年总生存。AC：adenocarcinoma，腺癌；SCC：squamous cell carcinoma，鳞状细胞癌；BC：bleomycin＋cisplatin，博来霉素＋顺铂；BVC：bleomycin＋vindesine＋cisplalin，博来霉素＋长春辛＋顺铂；CF：cisplatin＋fluorouracil，顺铂＋氟尿嘧啶；NS：nots ignificant，无显著意义。

2008 年，日本报道了 JCOG 9907 研究(新辅助化疗 vs 辅助化疗)，结果显示：新辅助化疗可使肿瘤降期，增加切缘阴性率和提高总生存率，并且较少发生严重的不良反应。但是，该试验并未将新辅助化疗与单纯手术进行直接比较。在其更早的 JCOG 9204 研究中，已将术后辅助化疗和单纯手术作了随机对照研究。他们发现，辅助化疗的患者疾病无进展生存率(progression－free survival，PFS)提高(从 45%提高到 55%，P＝0.037)，尤其是对 N_1 患者，其 5 年生存率从 38%提高到了 52%(P＝0.041)，而对于整体研究人群，5 年生存率只从 52%提高到 61%，无显著统计学差异(P＝0.13)。从上述研究数据，JCOG 9907 推断出结论：与单纯手术治疗相比，食管癌患者可从术前新辅助化疗中获益。可见，到目前为止，尚无随机试验证实接受新辅助化疗的食管鳞状细胞癌患者较单纯手术治疗者有显著的总生存获益。

新近更新的一项 Meta 分析结果也提示，与单纯手术治疗相比，食管鳞状细胞癌患者并未能真正从新辅助化疗中获益(HR：0.92，95%CI：0.81～1.04，P＝0.18)。

(三)新辅助放化疗

在食管癌的多学科综合治疗中，新辅助放疗为局部治疗，不能杀灭远处微小转移灶，新辅助化疗为一种全身治疗手段，对微小转移灶有杀灭作用，但对局部控制效果相对较差。两者的联合，理论上可获得更好疗效。同步放化疗最初被用作不能手术切除食管癌的治疗方案。自 1992 年 Nygaard 等第一次报道食管癌新辅助放化疗的临床研究以来，新辅助放化疗已越来越多地被应用于食管癌的新辅助治疗。其优点如下：①肿瘤血运完整，有利于保持靶病灶局部化疗药物强度和氧浓度；②术前患者耐受性较好；③可降低肿瘤分期，提高 R0 切除率；④

早期消灭亚临床远处转移灶；⑤减少术中肿瘤种植转移；⑥放化疗的增敏协同作用可作为肿瘤对化疗药物体内敏感性的评价。但也存在缺点：对新辅助治疗无效的患者，则会影响手术切除的时机，甚至出现病情进展；新辅助放化疗的不良反应可能会增加围手术期患者并发症发生率和死亡率。

1. 新辅助放化疗 vs 单纯手术治疗　一些临床试验比较了食管癌新辅助同步放化疗和单纯手术治疗的疗效（表 3－3）。FFCD 9901Ⅲ期随机试验结果提示：对于Ⅰ期或Ⅱ期食管癌患者，与单纯手术治疗相比，联合顺铂和 5－Fu 的新辅助放化疗并未提高总生存，反而增加了术后患者的死亡率。而另两个研究结果也提示联合应用顺铂和 5－Fu 的新辅助放化疗与单纯手术相比无显著生存获益。而在 Burmeister 等的研究中，将 256 例食管腺癌或食管鳞状细胞癌患者随机分入新辅助同步放化疗组和单纯手术治疗组，其结果显示两组 OS 无显著差异，亚组分析则显示食管鳞状细胞癌患者新辅助放化疗组的 PFS 显著提高（HR：0. 47，95％CI：0. 25～0. 86）。CALGB 9781 研究是又一个比较新辅助同步放化疗（第 1、5 周顺铂/5－Fu 方案化疗＋50. 4Gy/28f 放疗）和单纯手术治疗的研究，因患者入组速度较慢，原本计划入组 475 例患者的研究仅入组了 56 例患者，中位随访 6 年，新辅助放化疗组和单纯手术组的中位生存时间分别为 4. 5 年和 1. 8 年，5 年生存率分别为 39％和 16％（P＝0. 02）。虽然其样本量较小，该试验提示放化疗联合手术治疗食管癌有长期生存的优势，建议放化疗联合手术治疗作为食管癌的标准治疗。而最近的多中心Ⅲ期随机试验（CROSS 研究结果则进一步证明了新辅助放化疗的疗效：对于可手术切除的食管癌（$T_{2,3}$，$N_{0,1}$，M_0）或食管胃交界部肿瘤，紫杉醇/卡铂的新辅助放化疗联合手术治疗与单纯手术治疗相比较，可以显著延长患者 OS。中位生存时间分别为 49 个月和 26 个月；1、2、3 年生存率分别为 82％、67％、59％和 70％、52％、48％（P＝0. 011）。新辅助放化疗组的手术切缘阴性率也高于单纯手术治疗组，分别为 92％和 65％。

表 3－3　食管鳞状细胞癌新辅助放化疗与单纯手术治疗比较的随机临床试验

作者	组织学类型	SCC(％)	治疗方案	病例数	中位生存时间(月)	5 年生存率(％)	P
Bosset 等	SCC	100	C＋37Gy	143	19	7	NS
			手术	139	19	9	
Lee 等	SCC	100	CF＋45Gy	51	28	49＊	NS
			手术	50	27	41＊	
Burmeister 等	AC/SCC	35	CF＋35Gy	128	22	17	NS
			手术	128	19	13	
Natsugoe 等	SCC	100	CF＋40Gy	22	—	57	0. 58
			手术	23	—	41	
Tepper 等	AC/SCC	25	CF＋50. 4Gy	30	54	39	＜0. 01
			手术	26	21	16	
Mariette 等	AC/SCC	66	CF＋45Gy	97	32	49＊	0. 68
			手术	98	44	55＊	
Gaast 等	AC/SCC	24	PC＋41. 4Gy	175	49	59＊	0. 011
			手术	188	26	48＊	

注：＊：3 年总生存。AC：adenocarcinoma，腺癌；SCC：squamous cell carcinoma，鳞状细胞癌；C：cisplatin，顺铂；CF：cisplatin＋fluorouracil，顺铂＋氟尿嘧啶；PC：paclitaxel＋carboplatin，紫杉醇＋卡铂；NS：not significant，无显著意义。

Gebski 等的一项 Meta 分析共纳入 10 项随机研究 1209 例可行手术切除的食管癌患者，比较新辅助放化疗与单纯手术的疗效，结果提示：无论是食管鳞癌还是腺癌，均可从新辅助放化疗中获益。两组的全因死亡风险比 HR 为 0.81（P=0.002），与 2 年绝对生存率提高 13％的结果一致。更新的包括了 12 个随机试验的 Meta 分析提示：新辅助放化疗组全因死亡风险比 HR 为 0.78（95％CI：0.70～0.88，P<0.0001），食管鳞癌患者 HR 为 0.80（95％CI：0.68～0.93，P=0.04），食管腺癌患者 HR 为 0.75（95％CI：0.59～0.95，P=0.02）。虽然该 Meta 分析结果支持对食管鳞癌患者行新辅助同步放化疗，但该方案同样也带来较高的治疗相关并发症和死亡。

2. 新辅助放化疗 vs 新辅助化疗　放疗作为局部治疗手段因其与化疗的协同作用，在食管癌新辅助治疗中起着重要的作用。在 Stahl 等的研究中，局部晚期下段食管癌与贲门癌患者被随机分入新辅助化疗后手术组或序贯新辅助化疗、同步放化疗后手术组。两组的 R0 切除率相似（69.5％ vs 71.5％，P>0.05）。然而与单纯新辅助化疗组相比，术后达到病理完全缓解（pathological complete response，pCR）（15.6％ vs 2.0％，P=0.03）以及淋巴结阴性（64.4％ vs 36.7％，P=0.01）在新辅助化放疗组明显增加。术前联合放疗有增加 3 年生存率的趋势（47.4％ vs 27.7％，P=0.07），术后死亡率未见明显增加（10.2％ vs 3.8％，P>0.05）。虽然增加放疗使术后死亡率成倍增加，但放疗仍有延长生存的优势。肿瘤局控及 OS 的提高提示术前新辅助放化疗在局限期食管腺癌中疗效显著。

在 Burmeister 等的一项Ⅱ期随机对照研究中，比较了术前化疗（顺铂/5－Fu）与术前同步放化疗（顺铂/5－Fu/35Gy 放疗）在可切除的食管及食管胃连结部腺癌患者中的疗效。放化疗组中术后 pCR 显著高于化疗组（31％ vs 8％，P=0.01），R1 切除在该组患者中较低（0 vs 11％，P=0.04）。而中位疾病无进展生存时间（14 个月 vs 26 个月，P=0.37）和总生存时间（29 个月 vs 32 个月，P=0.83）两组无显著统计学差异。

在一项最近更新的 Meta 分析中，新辅助放化疗组、新辅助化疗组与单纯手术组的全因死亡风险比 HR 分别为 0.78（P<0.0001）及 0.87（P=0.005）。然而，并无明确证据表明新辅助放化疗组较新辅助化疗组更具有优势，该研究间接比较了新辅助放化疗组与新辅助化疗组的全因死亡风险比 HR 为 0.88（P=0.07）。

3. 新辅助放化疗 vs 新辅助放疗　Tercioti 等的研究表明新辅助放化疗组比新辅助放疗组具有更高的肿瘤切除率。患者能较好地耐受新辅助放化疗和新辅助放疗，未明显增加术后并发症。新辅助放化疗组患者术后病理完全缓解率接近 62.5％，而新辅助放疗组仅为 33.3％。该研究提示，新辅助放化疗能增加肿瘤局部控制及肿瘤完全切除，并能在术前临床分期中达到肿瘤降期的目的而使患者获益。

4. 新辅助放化疗 vs 根治性同步放化疗　RTOG 8501 试验证实了在局部晚期食管癌中化疗联合放疗优于单纯放疗，为食管癌的根治性同步放化疗奠定了基础。在该项研究中，患者被随机分为 2 组，一组接受同步放化疗（5－Fu/顺铂，50Gy），另一组接受单纯放疗（64Gy）。同步放化疗组患者无论在中位生存期（14.1 个月 vs 9.3 个月）还是 5 年生存率（27％ vs 0，P<0.0001）均具有优势。8 年生存率为 22％，预计 10 年生存率将达到 20％。虽然同步放化疗显示能提高食管癌生存率，但其局部复发率仍较高（47％ vs 65％）。因此，RTOG 9405 试验

在相同化疗方案(5－Fu/顺铂)的基础上进一步比较了更高剂量(64.8Gy)对比标准剂量(50.4Gy)的结果。遗憾的是,该研究因64.8Gy组中期结果显示无生存优势而终止。中位生存期(13个月 vs 18.1个月)、2年生存率(31% vs 40%)和局部复发率(56% vs 52%)两组比较均无显著统计学差异。2011年,Kachnic等报道了该项研究的长期生活质量分析。在同步放化疗结束后的8个月和12个月两组生活质量比较无显著统计学差异,而总的生活质量在高剂量组较低(P＝0.02)。因此,专家建议5－Fu/顺铂化疗同步联合50.4Gy局部放疗可作为食管癌患者的标准治疗方案。

虽然同步放化疗在改善患者生存方面显示出了优势,但仍有＞50%的患者疾病长期存在或局部复发。有两项随机研究探讨同步放化疗后手术的必要性。在一项来自德国的临床研究中,所有可手术切除食管鳞癌患者接受诱导化疗(5－Fu/亚叶酸钙/依托泊苷/顺铂)及同步放化疗(依托泊苷/顺铂/40Gy)。然后患者随机分入接受手术治疗组和继续接受同步放化疗组。接受手术治疗组患者2年局部控制率明显提高(64.3% vs 40.7%,P＝0.03),而生存时间(中位生存期16.4个月 vs 14.9个月;3年生存率31.3% vs 24.4%)无显著统计学差异。手术组治疗相关死亡率较高(12.8% vs 3.5%,P＝0.03)。在FFCD 9102研究中,把新辅助放化疗后有效患者随机分入手术治疗组及同步放化疗组,结果发现无论是2年生存率(33.6% vs 39.8%)还是中位生存期(18个月 vs 19个月)两组均无显著统计学差异。手术组治疗后3个月内死亡率为9%,而非手术组为1%。因此,研究者认为对新辅助放化疗有效的食管鳞癌患者,新辅助放化疗后并不一定需要继续接受手术治疗。

上述是两项低级别证据的比较根治性同步放化疗与三联疗法治疗食管癌的临床试验,结果并未显示出三联疗法能把局部控制提高的优势转化为生存获益。而美国Suntharalingam等的回顾性全国多中心分层随机抽样研究则提示:与其他治疗方法相比,三联疗法可显著降低临床分期为Ⅲ期患者的死亡风险(HR:0.32,P＜0.0001)。

综上所述,到目前为止,联合了手术的三联疗法是否优于根治性同步放化疗尚无定论。

5.新辅助放化疗方案的选择　2013年美国国立综合癌症网络(National Comprehensive Cancer Network,NCCN)食管癌指南,Ⅰ类证据推荐的化疗方案为紫杉醇/卡铂、顺铂/氟尿嘧啶及奥沙利铂/氟尿嘧啶。推荐的放疗剂量为41.4～50.4Gy(1.8～2.0Gy/d)。

多项研究评估了其他化疗方案,如5－Fu/奥沙利铂,顺铂/伊立替康/西妥昔单抗及紫杉醇/铂类/5－Fu的疗效。多个联合靶向药物如贝伐单抗、西妥昔单抗和厄洛替尼治疗的研究也被评估。然而,与5－Fu/顺铂的历史研究结果相对照,其他研究未显示出明显的生存优势(表3－4)。

表 3－4　不同新辅助放化疗方案及其疗效

作者	组织学类型(例数)	治疗方案	有效率	生存情况
Leichman 等	AC 93	Oxaliplatin/5－Fu/45Gy	pCR:28%	MST:283 个月;3 年 OS:45.1%
Knox 等	AC(37)＋SCC(15)	Lrinotecan/cisplatin/50Gy	CR:2%;PR:30%;SD:62%;PD:6%	MST:36 个月;3 年 OS:51%
Zemanova 等	SCC(92)＋AC(9)＋其他(6)	Carboplatin/5－Fu/45Gy(44 例联合 paclitaxel)	PCR:20%	MST:18.0 个月;1 年 OS:56.7%;2 年 OS:37.5%;3 年 OS:27.0%;5 年 OS:21.0%
Pasini 等	AC(37)＋SCC(37)	Docetaxel/cisplatin/5－Fu/50Gy	PCR:47%	MST:55 个月;pCR 患者 3 年 OS:83%;pCR 患者 5 年 OS:77%
Emi 等	SCC(7)	Docetaxel/cisplatin/5－Fu/61.2Gy	CR:57%;PR:29%;PD:14%	NS
Ruhstaller 等	AC(36)＋SCC(30)	Cisplatin/docetaxel/45Gy	PCR:23%	MST:36.5 个月;2 年 OS:66%;3 年 OS:53%
Spigel 等	AC(34)＋SCC(9)＋其他(6)	Oxaliplatin/docetaxel/capectitabine/45Gy	PCR:49%	MST:24.1 个月;1 年 OS:62.9%;2 年 OS:52.2%;3 年 OS:37.3%
Eisterer 等	AC(8)＋SCC(16)	Cisplatin/docetaxel/5－Fu/40 或 60Gy	pCR:31%	NS
Zanoni 等	AC(65)＋SCC(90)	Docetaxel/cisplatin/5－Fu/50.4Gy	pCR:41.9%	MST:36 个月;5 年 OS:43%
Lee 等	AC(16)＋SCC(3)	Cetuximab/irinotecan/cisplatin/50.4Gy	PCR:16%	MST:31 个月
Bendell 等	AC(58)＋SCC(4)	Bevacizumab/erlotinib/paclitaxel/carboplatin/5－Fu/45Gy	CR:29%;PR:35%	MST:30.2 个月
Idelevich 等	AC(22)＋SCC(6)	Cisplatin/5－Fu/bevacizumab	PR:39%;SD:47%;PD:14%	MST:17 个月;1 年 OS:68%;3 年 OS:20%
Ruhstaller 等	AC(15)＋SCC(13)	Cisplatin/docetaxel/cetuximab/45Gy	pCR 或接近 pCR:68%	6 个月 OS:96%;12 个月 OS:86%

注:AC:adenocarcinoma,腺癌;SCC:squamous cell carcinoma,鳞状细胞癌;pCR:pathological complete response,病理完全缓解;CR:complete response,完全缓解;PR:partial response,部分缓解;SD:stable disease,疾病稳定;PD:progressive disease,疾病进展;NS:not stated,A 分析;MST:median survival time,中位生存期;OS:overall survival,生存率。

6. 新辅助放化疗后的病理完全缓解率与生存之间的相关性　越来越多的证据表明不论以何种治疗方式,达到 PCR 的患者均具有生存优势。pCR 可作为食管癌或胃食管交界部肿瘤患者接受新辅助放化疗及手术治疗后生存期延长的重要预后因子。在 Urba 等的研究中,与治疗后术后病理显示仍有肿瘤残留的患者相比,达到 pCR 的患者中位生存时间为 50 个月,3 年生存率为 64%,而肿瘤仍有残留患者中位生存时间为 12 个月,3 年生存率为 19%(P=0.01)。Berger 等评估了总生存与 pCR 的相关性,报道术前新辅助放化疗后达到 pCR 的患者 5 年生存率接近 50%。在的研究中,汇总了 22 篇文章的结果提示,达到 PCR 患者的生存约是术后证实肿瘤仍有残留患者生存的 2～3 倍。

一项文献综述结果提示,食管鳞癌和腺癌在术前新辅助放化疗后的病理缓解率相似。食管腺癌似乎比鳞癌需要更高的放化疗剂量才能达到 pCR。然而,当肿瘤对治疗出现疗效时,随着放化疗剂量的增加,腺癌患者比鳞癌患者更易达到 pCR。

PCR 也是食管癌或胃食管交界部肿瘤新辅助治疗疗效评价的早期预测因子。虽然 PCR 与患者生存延长相关,但根据报道仍有 13%的患者局部复发。因此,达到 pCR 并不等同于疾病治愈或局部完全控制。

二、手术联合术后辅助治疗

(一)辅助放疗

术后辅助放疗有助于杀灭手术残留的肿瘤细胞,其与术前新辅助治疗相比的优点在于能根据术后病理分期选择合适的患者进行放疗。但近 30 年来的研究并不能肯定术后预防性放疗确实能改善患者生存。与术后辅助放疗相关的 5 个随机临床研究见表 3－5。这 5 个随机研究的 Meta 分析结果提示:对于完全手术切除后的食管癌患者,术后辅助放疗并没有显著提高其 5 年生存率。

表 3－5　食管鳞状细胞癌辅助放疗与单纯手术治疗比较的随机临床试验

作者	组织学类型	SCC(%)	治疗方案	病例数	中位生存时间(月)	5 年生存率(%)	P
Kunath 等	SCC	100	ART50～55Gy	23	9	—	NS
			手术	21	6	—	
Teniere 等	SCC	100	ART 45～55Gy	102	18	19	NS
			手术	119	18	19	
Fok 等	SCC	100	ART 43～53Gy	42	11	10	NS
			手术	39	22	16	
Zieren 等	SCC	100	ART 56Gy	33	—	23*	NS
			手术	35	—	22*	
Xiao 等	SCC	100	ART 50～60Gy	220	—	41	NS
			手术	275	—	32	

注:*:3 年总生存。SCC,squamous cell carcinoma,鳞状细胞癌;ART,adjuvant radiotherapy,辅助放疗;NS,not significant,无显著意义。

Teniere 等评估了 221 例中、下段食管鳞状细胞癌患者术后辅助放疗的价值。患者被随机分入两个组,一组接受 45～55Gy 剂量的辅助放射治疗,另一组为观察组。结果提示:虽然局部控制率从 15%提高到了 30%,但辅助放疗组并没有显著生存获益。而在 Fok 等的研究中,130 例食管鳞状细胞癌患者被随机分入 2 个组,一组为观察组,另一组为辅助放疗组,放射治疗剂量 49.5Gy,3.5Gy/f。结果提示:虽然辅助放疗组局部失败率从 31%下降到 15%(P=0.06),但中位生存时间却更短,分别为 15.2 个月和 8.7 个月(P=0.02)。这个试验也因为其每次的高照射剂量而被外界所质疑,因为这可能会增加放疗相关死亡率。Zieren 等将 68 例食管鳞状细胞癌患者随机分入辅助放疗组或单纯手术组,结果发现辅助放疗可显著增加食管纤维化狭窄的发生,但并不延长患者 OS 和 PFS。Malthaner 等则对上述 5 个随机试验中的 995 例患者进行了 Meta 分析,结果发现术后辅助放疗并不提高 OS,其 1 年死亡风险比为 1.23(95%CI:0.95~1.59,P=0.11)。上述结果表明目前术后辅助放疗能提供生存获益的证据不足。然而,Teniere 等和 Zieren 等的试验组均包含了伴有腹腔淋巴结转移的患者(M_1),这些患者有潜在较高的远处转移风险,因而获得生存获益的概率也更小,所以该 Meta 分析存在上述缺陷。

Xiao 等将 495 例食管鳞状细胞癌患者随机分入到两个组,一组为单纯根治性切除,另一组为接受术后辅助放疗(剂量 50~60Gy,2Gy/f)。结果再次证实术后辅助放疗并没有显著生存获益,其 5 年生存率:单纯手术组为 31.7%,而辅助放疗组为 41.3%(P=0.447)。然而,分层分析发现Ⅲ期患者术后辅助放疗有显著的生存获益,其 5 年生存率率从 13%提高到了 35%(P=0.003),而对于Ⅱ期患者并没有发现有生存获益。Chen 等对胸段食管鳞状细胞癌患者的回顾性研究也得出了与上述相类似的结果,他们发现,仅伴有 3 个或以上淋巴结转移的患者能从术后辅助放疗中获益,对于淋巴结转移较少(1~2 个)的患者,术后辅助放疗并未显著延长其生存。浙江省肿瘤医院 Xu 等报道了一项回顾性研究的结果,725 例食管鳞癌 R0 切除术后 258 例接受术后辅助性放射治疗 50Gy,照射包括双侧锁骨上、纵隔、隆突下、瘤床,结果显示,术后放射治疗组中位生存期 29 个月,单纯手术组 23 个月,3 年生存率分别为 43%与 36%,亚组分析显示对于Ⅲ期食管鳞癌($T_{1,2}N_2M_0$,$T_3N_{1,2}M_0$,$T_4N_{1\sim3}M_0$)可显著改善其总生存(P=0.02),但对Ⅱ期患者($T_{1,2}N_1M_0$)生存未见明显改善。

综上所述,目前大量的研究数据表明,只有部分选择性的局部晚期食管癌(如局部 T 分期较晚,淋巴结转移较多)患者可从术后辅助放疗中真正获益。

(二)辅助化疗

由于食管癌手术切除的创伤相对较大,患者术后不良反应以及治疗相关性死亡发生率较其他部位实体瘤高,这些原因可能限制了术后辅助化疗等研究的临床可操作性。因此,临床上有关食管癌术后辅助化疗临床价值的前瞻性研究并不多见。有 3 个Ⅲ期随机临床试验比较了以顺铂为基础的辅助化疗与单纯手术治疗的结果(表 3-6),没有一个研究结果提示两者总生存有显著的区别。但 Ando 等曾报道在 PN_1 亚组术后辅助化疗有生存获益,5 年生存率辅助化疗组为 52%,而单纯手术组为 38%(P=0.041)。

表 3-6 食管鳞状细胞癌辅助化疗与单纯手术治疗比较的随机临床试验

作者	组织学类型	SCC(%)	治疗方案	病例数	中位生存时间(月)	5 年生存率(%)	P
Pouliquen 等	SCC	100	CF	52	13	—	NS
			手术	68	14	—	
Ando 等	SCC	100	CV	100	—	45	NS
			手术	105	—	48	
Ando 等	SCC	100	CF	120	—	61	NS
			手术	122	—	52	

注:SCC:squamousc ell carcinoma,鳞状细胞癌;GF:cisplatin+fluorouracil,顺铂+氟尿嘧啶;CV:cisplatin+vindesine,顺铂+长春地辛;NS:not significant,无显著性意义。

两个 JCOG 试验比较了手术切除术后的食管鳞状细胞癌患者行辅助化疗与单纯手术治

疗的疗效。在第一个试验中,205例食管鳞状细胞癌术后患者被随机分入两个组,一组接受2个周期的辅助化疗(顺铂/长春地辛),另一组为观察组,结果显示辅助化疗组并没有显著的生存获益(5年生存率分别为48.1%和44.9%,P=0.55)。而另一个JCOG 9402试验也同样将242例食管鳞状细胞癌术后患者随机分入两个组,一组接受2个周期的辅助化疗(顺铂/5-Fu),另一组为观察组,结果显示辅助化疗显著提高了患者的PFS(从45%提高到55%,P=0.037)和pN_1亚组的5年生存率(从38%提高到52%,P=0.041),然而,5年总生存两组无显著差异(术后辅助化疗组为61%,观察组为52%,P=0.13)。

美国东部肿瘤协作组(Eastern Cooperative Oncology Group,ECOG)也开展了术后辅助化疗价值的临床研究。入组患者为食管或食管胃连结部腺癌,术后病理分期为T_2N_1或$T_{3,4}$,术后化疗方案为多西他赛/顺铂,4个周期。2年生存率为60%,这个疗效显著好于历史对照组38%的2年生存率。因此,在美国的NCCN食管癌治疗指南中对于非T_{is}或T_1的食管腺癌患者,即使手术完全切除,仍建议术后辅助化疗。而对于病理类型为鳞状细胞癌的患者,术后还是推荐临床密切随访观察。

基于以上数据,食管鳞状细胞癌完全切除术后的辅助化疗价值有待于进一步研究。

(三)辅助放化疗

由于术后放疗和术后化疗的地位均不明确,有关食管癌术后辅助放化疗的文献报道更少,至今为止,尚未见随机临床试验比较食管鳞状细胞癌患者术后辅助放化疗与单纯手术治疗孰优。美国NCCN推荐Ⅱ期或Ⅲ期食管腺癌患者术后行辅助放化疗,该建议是基于Macdonald等的一个随机Ⅲ期临床试验(SWOG 9008/INT-0116),该试验发现,胃癌及胃食管连结部腺癌患者行辅助放化疗后,中位生存时间从27个月延长到36个月,3年生存率从41%提高到50%(P=0.005)。一个仅包含45例患者的小样本随机试验比较了R0切除术后的食管鳞癌患者顺铂/5-Fu辅助化疗与辅助放化疗的结果,5年生存率分别为38%和50%,无显著统计学差异(P=0.97)。因此,食管鳞状细胞癌患者完全切除术后目前尚不建议常规应用辅助放化疗,除非是开展临床试验。

(高炜)

第三节 胃食管连接部肿瘤

一、解剖及分型

原发于贲门附近的食管下端、贲门及贲门下方近端胃的恶性肿瘤多可浸润食管-胃连接部,因此,临床上将食管-胃连接部的腺癌称为食管胃交界部腺癌(adenocarcinoma of the esophagogastric junction,AEG),其位于食管和胃的移行区。由于食管腺癌可向下侵入贲门,而贲门癌也可向上侵入食管下段,食管腺癌、交界部癌、贲门腺癌三者间存在重叠,导致该区域肿瘤(胃食管连接部肿瘤,cancers of esophagogastric junction)的分类非常复杂,但病理上绝大多数为腺癌,少数为腺鳞癌,小细胞癌及黑色素瘤极为罕见。

AEG分型主要有Siewert分型、WHO分型和Liverpool分型,Siewert分型是较为公认的分型方法。1998年国际胃癌协会(IGCA)与国际食管疾病协会(ISDE)协作会议接受Siewert与Stein的建议,将解剖学上贲门远端和近端各5cm范围内,食管和胃发生的腺癌定义为

AEG。Siewert 等将 AEG 定义为肿瘤或肿瘤中心(进展期)位于食管胃交界上下各 5cm 之内的肿瘤;进一步划分为:食管远端腺癌(Ⅰ型,肿瘤位于食管胃连接部上 1～5cm),通常起源于食管的特异性肠上皮化生区(即 Barrett 食管),从上方浸润食管一胃连接部,患者常常有食管裂孔疝和胃食管反流病史,绝大部分患者合并食管下端特异性肠上皮化生。该病变可发生进行性异形性增生,已被确认为癌前期病变。真性贲门癌(Ⅱ型,肿瘤位于食管胃连接部上 1cm 至连接部下 2cm)发生于食管一胃连接部的贲门黏膜或肠上皮化生;贲门下癌(Ⅲ型,肿瘤位于食管胃连接部下 2～5cm),从下方浸润食管一胃连接部以及食管下端。Ⅱ、Ⅲ型肠上皮化生较为少见,可能与肥胖及高糖高脂摄入有关,在低分化癌中多见。在临床上,3 种 AEG 的淋巴转移模式也有所不同。此分型有助于进一步研究该区域腺癌的发病机制、病理生物学行为和选择最佳的手术治疗方案。

二、流行病学特征与病因

(一)流行病学特征

研究表明贲门在化生和癌变方面具有特殊的易感性。在过去几十年里,丹麦、意大利、英国等多个西方发达国家的胃癌发病率明显下降,然而,这些国家的 AEG 发病率却明显上升。其中,1974—1994 年的 20 年间,白人男性的 AEG 发病率从 2.1/10 万上升至 3.3/10 万;黑人男性的发病率低于白人男性,但也呈上升趋势,从 1.0/10 万上升至 1.9/10 万,可能与不同种族基因遗传因素有关。研究还发现 AEG 发病率与年龄密切相关:65 岁以下男性发病率在 20 年间上升了 20%,65 岁以上男性发病率则上升了 60%。女性 AEG 发病率明显低于男性,仅从 0.3/10 万上升至 0.6/10 万。Kubo 等对 1973—1998 年的资料进行统计发现,美国西雅图州和犹他州的 AEG 发病率分别为 4.0/10 万和 2.8/10 万($P<0.01$)。由此可见,性别、人种、地域等都是影响 AEG 发病的重要因素。在我国,AEG 的流行病学特征类似于西方发达国家。20 世纪 80 年代以来,胃部肿瘤的发病率呈下降趋势,但 AEG 发病率却维持在一定水平,部分地区甚至出现了上升趋势,这可能与内镜技术的广泛应用和人群筛查的大范围开展有关,提示 AEG 区别于胃癌,应作为独立的疾病对待。此外,研究还表明 AEG 与食管癌地域性分布具有相对一致性。王立东等 7 对 1987—1995 年 9 年间河南省林州市(原林县)人民医院食管癌和贲门癌收治记录进行了统计学分析,结果显示食管癌和贲门癌的构成在地域上存在一定差异,即林州市居民中食管癌占 60%,贲门癌占 40%,而就诊的外地居民中食管癌和贲门癌患者分别占 72%和 28%,外地居民贲门癌的比例低于当地患者,并且这种分布连续 9 年保持相对稳定。王贵齐等研究发现食管癌高发区的 AEG 发病率也较高(50/10 万),部分地区可高达 190/10 万,AEG 与食管癌发病率之比为 2.4～4.1∶1。虽然食管癌和 AEG 的流行病学特征相似,两者可能具有相同的发病因素,但认为两种肿瘤应该作为同一种疾病对待的观点显然是片面的,应对我国食管癌高发地区的 AEG 发病情况进行系统性研究。

(二)病因

1.胃食管反流性疾病、食管裂孔疝　研究表明胃食管反流性疾病(GERD)和食管裂孔疝与 AEG 发生相关,尤其是 AEGⅠ型。胃酸、胃蛋白酶和胆汁反流等破坏食管鳞状上皮,诱发 Barrett 食管,最终导致癌变。

2.幽门螺杆菌　幽门螺杆菌(Hp)感染一直被认为是导致胃癌发生的重要因素,但是人们在其与 AEG 的关系上存在两种截然相反的观点。Hansson 等研究表明,58%～68%AEG

Ⅱ型患者感染 Hp，明显高于对照组，提示 Hp 感染与 AEGⅡ型具有相关性；也有人认为 Hp 感染引起萎缩性胃炎，后者导致胃酸分泌较少和防止胃食管反流，从而降低 AEG 的发病率。

3.饮食及生活习惯　过量摄入脂肪、蛋白质、胆固醇和亚硝酸盐、吸烟、饮酒，以及随之导致的肥胖、高血压等都可能增加患癌的风险。研究表明膳食纤维与患癌风险呈负相关，并且与摄入的剂量有关，机制在于膳食纤维能够清除亚硝酸盐。我国北方，尤其是河南省林州市（原林县）、山西省阳城县和河北省涉县等地区消化系统肿瘤高发可能与以上因素有关。

4.药物及其他　钙通道阻滞剂、抗抑郁药和哮喘药等常见药物能够舒张食管下端括约肌，导致 GERD 的发生，从而增加食管癌和贲门腺癌的发生率。AEG 与社会经济状况、遗传因素、种族和性别等也具有相关性。男性发生 AEGⅠ型肿瘤的概率大于 AEGH 型和 AEGHⅠ型。

三、治疗

（一）手术治疗

1.术前分期　通常术前分期方法有超声内镜检查（EUS）、多层螺旋 CT（MSCT）、CT 仿真胃镜及术前腹腔镜探查等多项技术，联合应用这些技术可在术前对癌浸润深度、淋巴结转移范围以及是否存在远处转移等有较明确的认识。Preston 等回顾性分析 100 例 AEG 患者的资料，认为应用 EUS 分期对 AEG 治疗措施的制定有指导作用。肿瘤浸润深度（T）与淋巴结转移（N）对评估患者的预后具有一定价值。目前我国多家医院已陆续应用 EUS 进行术前肿瘤分期以指导临床治疗。CT 扫描在肿瘤分期中用于排除邻近及远隔器官转移仍是首选，可以提供解剖学证据。FDG－PET 检查可以显示局部的标记葡萄糖代谢，应用于肿瘤分期并指导临床治疗，但是有研究认为 PET 检查作为一种分期手段，没有太高价值。Kneist 等认为 PET 既不能改变既定的治疗方案，也不能为外科手术提供新的有价值的信息。Stein 等认为 FDG－PET 检查作为一种分期手段应被限用于早期肿瘤，即 T_1 期肿瘤。

目前，AEG 主要手术方式有：经胸腹联合行胃食管部分切除术，食管次全切、近端胃切除术，全胃切除术，经食管裂孔行远端食管切除术，局限性的食管胃连接部切除术等。

2. AEGⅠ型手术治疗　AEGⅠ型肿瘤需行食管切除术，切除范围包括 Barrett 食管。因此，术前应在内镜医师协助下确定门齿与鳞柱上皮交界处的距离。AEGⅠ型多为 Barrett 食管癌，且主要是纵隔淋巴结转移，并且其淋巴扩散晚于食管鳞癌，淋巴转移发生率也较低。经胸或经膈行食管切除术是其主要手术径路，也是临床研究的热点。经胸入路可行食管切除及邻近淋巴清扫，被认为是最佳的手术径路。经膈手术入路时部分淋巴结无法清扫，造成淋巴结遗留，然而其避免了开胸，可降低术后并发症及死亡率。毛伟敏等认为经胸切除术式的改进，可弥补传统剖胸术式的不足，减少并发症发生。一项针对远端食管腺癌的前瞻性研究表明，施行经胸入路手术方式患者能获得更长的术后生存期，这得益于淋巴彻底清除，并认为经膈手术入路适用于较少发生淋巴扩散的早期远端食管腺癌和合并较重基础疾病的患者（避免了开胸）。

3. AEGⅡ、Ⅲ型手术治疗　现认为经腹行全胃切除、扩大食管裂孔行远端食管切除是治疗 AEGⅡ型的最佳手术入路，术后并发症与死亡率要低于经胸行食管切除术。多因素分析表明 R0 切除是最重要的影响预后因子，回归分析显示淋巴结转移、胃切除范围是影响生存的两个独立因素。早期 AEGⅢ型，如直径＜2cm 者，可施行近端胃大部切除、食管胃的端侧吻合术；而直径>2cm、且浸润深度超过肌层者，需施行全胃、食管切除术，必要时行联合脏器切除。

4. 淋巴清扫范围与脾脏切除 AEG淋巴清扫范围至今还没有一个系统的研究界定。Stein等认为AEG局限于黏膜内(pT1a)者无淋巴转移，局限于黏膜下(pT1b)者也很少有淋巴转移，免疫组化和PCR技术也证实了这一观点。进展期AEGⅡ型主要淋巴转移区域包括：胃贲门区，胃大、小弯侧，胃左动脉至腹腔干，脾动脉、胰腺上缘至脾门，下后纵隔，左肾上腺和左肾静脉。这是目前AEGⅡ型和Ⅲ型标准淋巴结清扫术的基础。淋巴结清扫术除包括随同胃整块切除的淋巴结外，还应包括沿脾动脉到脾门的淋巴结和左肾静脉周围的淋巴结。腹膜后淋巴结切除术和脾脏＋胰体尾切除也是目前常用的手术方法，虽然增加了淋巴结清扫的个数，但也增加了术后脓血症、胰瘘和腹腔脓肿的发生率因此，为了增加淋巴结清除数量而做脾切除，因其术后较高的并发症发生率而显得没有意义。只有脾门有明显浸润及淋巴结转移的情况下，才行脾切除术。

(二)以手术为基础的辅助治疗

1. 辅助化疗 关于AEG辅助化疗的临床资料缺乏，多数辅助化疗患者被诊断为胃癌，没有区分AEG或非AEG。胃癌辅助化疗的开展由来已久，但由于样本量较小及治疗方案的差异，一直没有显示生存获益，直到20世纪90年代末多个Meta分析显示，胃癌的辅助化疗能改善生存。一项发表在2010年《美国医学会杂志》Meta分析显示，以氟尿嘧啶为基础的辅助化疗与单纯手术相比明显改善了胃癌患者的总生存(HR＝0.82，95%CI：0.76～0.90，P<0.001)和无病生存(HR＝0.82，95%CI：0.75～0.90，P<0.001)。胃癌术后辅助化疗的Ⅲ期临床研究(ACTS－GC和CLASSIC)均显示对于D2根治术后的胃癌患者，辅助化疗有明显生存获益。ACTS－GC临床研究显示Ⅱ/Ⅲ期胃癌患者在行D2根治术后接受S－1化疗方案单药口服1年与单纯手术治疗相比，3年总生存率提高了10%(80.1%：70.1%，P<0.001)。2012年ASCO上的CLASSIC临床研究则显示Ⅱ/Ⅲ期D2根治术后胃癌患者行XELOX方案辅助化疗8个周期与单纯手术相比，3年无病生存率提高了14%(74%：60%，P<0.001)。由于两项研究均没有注明AEG的比例，因此结果是否适用于所有AEG患者尚不清楚。AEGⅡ型和Ⅲ型与胃癌具有相似的淋巴结转移和复发模式，可考虑经腹D2术后联合S－1方案或XELOX方案辅助化疗。同时也要考虑S－1方案疗效的种族间差异，因为其疗效优越性一直没能在欧美患者中得到证实。

2. 辅助放化疗 手术联合术后辅助放化疗的应用基于美国INT 0116 Ⅲ期临床研究的结果。该研究共纳入582例ⅠB－Ⅳ期(M_0)胃癌或AEG患者，其中AEG患者占20%，术后随机分为单纯手术组和辅助放化疗组[5－FU/LV＋体外放疗(RT)]。中位随访5年后，辅助放化疗组较单纯手术组无病生存期(30个月：19个月，P<0.001)及总生存期(36个月：27个月，P＝0.005)均显著改善。Ⅲ度及Ⅳ度不良反应的发生率分别为41%和32%，主要为白细胞减少以及胃肠道反应，包括恶心呕吐和腹泻，仅1%治疗相关死亡。该研究的10年随访结果显示了辅助放化疗组约10%的生存优势。因此，北美已将放化疗作为胃癌或AEG术后具有高危因素患者所必需的辅助治疗手段。对于该研究的质疑为手术淋巴结清扫范围不统一以及缺乏手术质量控制。入组的大部分患者接受了D0和D1手术(D0：54%，D1：36%)，只有10%的患者接受了D2手术。提示接受D0、D1淋巴结清扫的患者可能更得益于术后同步放化疗。如果患者进行了D2手术，是否还需要术后同步放化疗？一项回顾性分析报道提示同

步放化疗可明显改善胃癌 D2 术后患者的预后。Ⅲ期临床研究(ARTIST)目前仍在进行生存随访,初步报道显示胃癌患者 D2 术后接受放化疗有较好的耐受性,但 AEG 在亚洲的临床研究中比例较低。

(1)围手术期化疗:Ⅲ期临床研究 MAGIC 和 FFCD－9703 均提示围手术期化疗可降期、降低局部复发率以及改善生存,尤其在 FFCD－9703 研究中,AEG 占 64%,其结果支持围手术期化疗在 AEG 中的应用。2006 年 MAGIC 研究结果奠定了围手术期化疗的地位。该研究共纳入 503 例(Ⅱ－Ⅳa 期)胃、胃－食管连接部以及低位食管腺癌患者(AEG 占 11.5%),随机分为围手术期化疗组(250 例)和单纯手术组(253 例)。围手术期化疗组手术前、后均行 3 个周期 ECF 方案化疗,中位生存期(24 个月:20 个月,P＝0.009)和中位无进展生存期(HR＝0.66,95%CI:0.53～0.81,P＜0.001)均显著延长;围手术期化疗能显著缩小肿瘤体积(P＝0.002),减少淋巴结转移(P＝0.01),降低局部及远处复发率;两组患者术后并发症发生率无差异(46%∶45%)。该研究不足之处在于:仅用 CT 进行术前肿瘤分期可能会导致分期偏倚,因此 MAGIC 的后续研究 ST03(MAGIC－B)引入超声内镜,更加准确地评价患者的 T 分期;D2 根治术的比例(41%)低于亚洲的标准;仅有 42%患者完成了全部 6 个周期化疗,而 34%的患者术后未接受任何化疗,可能影响围手术期化疗作用,临床上使用该方案时需考虑 5－FU 长期、持续、静脉滴注的方便性以及 ECF 方案的耐受性。

2012 年Ⅲ期临床研究 FFCD－9703 进一步确立了围手术期化疗在 AEG 治疗中的地位。将 224 例手术可切除的低位食管癌、食管－胃连接部癌(64%)以及胃腺癌随机分为围手术期化疗组(113 例)和单纯手术组(111 例),围手术期化疗组在术前接受 2 个周期的 FP 方案(5－FU＋DDP),术后继续原方案化疗 3～4 个周期。中位随访 5.7 年,围手术期化疗明显增加了 5 年生存率(38%∶24%,HR＝0.69,95%CI:0.50～0.95,P＝0.02)和 5 年无病生存率(34%∶19%,HR＝0.65,95%CI:0.48～0.89,P＝0.003)以及根治性切除率(84%∶73%,P＝0.04)。围手术期化疗组Ⅲ/Ⅳ度毒性主要为中性粒细胞减少(38%),但术后并发症两组相似。

临床研究显示晚期胃癌或 AEG 中含新药的化疗方案有更高的缓解率和更长的生存期,探讨其在围手术期化疗中的价值是目前的研究方向。为了解靶向药物在围手术期治疗中的地位,MAGIC－B 研究用卡培他滨代替 5－FU 持续静脉滴注,试验组采用贝伐单抗联合 ECX 方案(表阿霉素＋顺铂＋希罗达),对照组为单纯 ECX 方案。2012 年 ASCO 上报道了其Ⅱ期研究的安全性数据:两组并发症的发生率相似。

(2)新辅助放化疗:新辅助放化疗在 AEG 中的研究被纳入食管癌或胃癌的研究中。Ⅱ期临床研究显示新辅助放化疗可降低肿瘤分期从而提高 R0 手术切除率,并降低局部复发率,延长生存期。尤其术后病理缓解的患者,其生存期较未缓解者显著延长。德国开展的Ⅲ期临床研究比较了术前化疗或术前放化疗治疗局部进展期的疗效,这是第一个入组 AEG 的Ⅲ期临床试验。遗憾的是,该临床研究因入组太慢提早结束。计划入组 354 例患者,最后入组 126 例,患者被随机分为化疗组和放化疗组,化疗组患者在 FLP 方案(5－FU/LV＋顺铂)化疗后接受手术,放化疗组在 FLP 方案化疗联合放疗后接受手术,AEGⅡ型和Ⅲ型行经腹 D2 根治术,AEGⅠ型行经胸或经横膈裂孔食管癌切除术。经过 46 个月随访,两组完整手术切除的比例没有差异(69.5%∶71.5%),放化疗组术后病理完全缓解(PCR)(15.6%∶2.0%)以及阴性淋巴结的比例(64.4%∶37.7%)均增加。术前放化疗组 3 年生存率提高(47.4%∶

27.7%,P=0.07),术后死亡率增加但未达到统计学差异(10.2%∶3.8%,P=0.26)。该研究没有达到入组目的,也没有获得统计学意义的生存获益。但 pCR 率和总生存率的改善提示新辅助放化疗可能提高局部进展期 AEG 患者根治率。2010 年 ASCO 一项Ⅲ期研究比较了单纯手术与术后新辅助放化疗(每周紫杉醇 $50mg/m^2$,卡铂 AUC=2,连续 5 周)治疗局部进展期食管癌或食管一胃连接部癌的疗效。共 363 例患者入组,其中腺癌占 75%,放化疗的主要毒副反应(≥Ⅲ度)为粒细胞减少(7%)和非血液学毒性反应(<5%)。R0 切除率在术前放化疗组和单纯手术组中分别为 92.3%和 64.9%,pCR 率在术前放化疗组中为 32.6%。两组中位生存期分别为 49 个月和 26 个月,术前放化疗组的总生存率明显增加(HR=0.67,95%CI:0.50~0.92,P=0.011)。这一方案在北欧已被应用于临床实践,在北美也成为 AEG 治疗方案之一。

(3)进展期治疗:以 FP(DDP+5-FU)为基础的化疗方案被认为是胃癌和食管癌的标准方案。临床研究显示 ECF 方案具有更高的缓解率和生存率临床研究显示在胃食管连接部癌的治疗中,可以用卡培他滨、奥沙利铂代替 ECF 方案中的 5-FU 和顺铂。V325 研究显示进展期胃癌或食管胃交界部腺癌(AEG 占 22%)中 DCF 方案(多西紫杉醇、5-FU、DDP)与 FP 相比,生存延长,但Ⅲ/Ⅳ度毒副反应发生率高,临床上多应用其改良方案。Ⅲ期临床 SPIRIT 试验显示 S-1 联合顺铂与 S-1 单药相比生存明显延长。Ⅲ期临床 FLAGS 试验比较 SP(S-1+DDP)方案与 FP 方案在胃癌或胃一食管连接部腺癌(AEG 占 16.5%)中的疗效及安全性差异,结果 SP 方案与 FP 方案相比并不延长生存,但安全性数据明显改善。替吉奥(S-1)进入体内后需要代谢酶参与其合成代谢和分解代谢,这些代谢酶在不同种族和地域间存在基因多态性,这可能是导致东西方疗效差异的原因。

(三)放疗

随机试验表明,新辅助和辅助放化疗可在一定程度上使 AEG 患者受益。因此,正确制定放疗计划,可达到预期的治疗效果以及减少放疗相关并发症的发生。

1.未手术或术前放疗的靶区设野　大体肿瘤体积(GTV):食管钡片、胃镜、超声内镜、CT 及 PET-CT 均可确定 GTV。食管钡片、胃镜及 CT 可提供病变的基本信息。PET-CT 在诊断 AEG 中发挥越来越大的作用。Van Vliet 等评价 PET-CT 诊断食管癌或食管胃连接部肿瘤Ⅳ期患者的准确率比 CT 高(82%∶64%)。Meta 分析显示术前 PET-CT 对于判断食管癌累及区域淋巴结的灵敏度和特异性仅为 51%和 84%。PET-CT 诊断小于 1cm 的淋巴结准确率也较局限。超声内镜诊断食管胃病变 T 分期和 N 分期的准确率比 CT 和 PET-CT 高。EUS 诊断 T 分期的准确率为 85%~90%,N 分期的准确率为 75%~80%。

临床靶区体积(CTV):对于食管和胃黏膜下淋巴结网异常丰富的肿瘤,确定 CTV 有一定难度:一项评价胃肠道连接处的腺癌外侵情况研究显示,肿瘤外 3cm 的外扩使 100%患者的亚临床病灶有遗漏,5cm 的外扩使 94%患者的亚临床病灶可在靶区内。为了控制亚临床病灶,5cm 左右的外扩是必需的,即从 GTV 到 CTV 进行 1.5cm~2cm 的外扩。大约 70%AEG 在原发病灶切除后出现淋巴结转移。Dresner 等评价 152 例 Siewert Ⅰ型和Ⅱ型患者淋巴结转移情况,发现 30%患者出现胃左与贲门旁淋巴结转移,病理显示Ⅱ型的胃周淋巴结比Ⅰ型多。有学者观察了 326 例未行新辅助化疗 AEG 患者淋巴结转移情况,大部分肿瘤侵犯邻近 Siewert 分型区域,T_2~T_4 期患者依据病理和内镜结果被分入 Siewert Ⅰ~Ⅲ型。T_3~T_4 期较 T_2 期患者有更高的淋巴结转移率。分析认为:①低位食管旁、胃左动脉旁、贲门旁、胃小弯淋巴区作为危险区域应包入 CTV 区域。②胃大弯的血管及淋巴结(胃网膜动脉、脾动脉和脾门)应该选择性地包入,但是 T_3 或 T_4 期肿瘤、高级别病理分型和大肿瘤(肿瘤直径>5.5cm)以及穿透性病变,则以上危险区域必须包入 CTV。③AEG 病变在鳞柱线(Z一线)上 1.5cm 者,CTV 应包括食管中部淋巴结。

计划靶区体积(PTV):PTV 根据肿瘤和周围正常器官的生理运动以及摆位误差在 CTV 的基础上扩展。主要根据呼吸运动及胃的充填情况确定。Yaremko 等使用 4D CT 观察 31 例 AEG 患者,95%患者病变周围活动度为 0.80cm 上下 1.75cm。远端食管的 PTV 与呼吸运动以及食管壁的运动有关。Patel 等使用 4D CT 分析腹部淋巴结的运动,认为上下 1cm、左右 0.5cm 是腹部淋巴结活动范围。

2.术后设野　AEG 的术后局部复发率为 30%～40%,因此放疗非常重要,但如何制定靶区是一项挑战。Landry 等发现 21%AEG 复发于胃床,25%于吻合口和残胃。Gunderson 等发现 AEG 术后复发于胃床、局部淋巴结以及残胃和吻合口的比例分别为 55%、43%和 27%。

CTV:对于术后分期为 T_3/T_4 期,淋巴结阳性和部分 T_2 期的胃肠肿瘤与胃肠道连接部肿瘤,NCCN 指南(National Comprehensive Cancer Network Guidelines)建议术后必须行放化疗。术前影像和术中的标记银夹应包括在 CTV 中,T_2 以上分期需考虑残胃区域及手术病变周围外扩 5cm 的范围是否达到。由于残胃及吻合口往往在颈部及胸腔内,照射体积过大也是应考虑的因素。对于淋巴结阳性患者,食管旁、贲门旁及腹主动脉周围淋巴结区域应考虑照射。对于淋巴结阴性患者,应根据淋巴结清扫数目及位置确定照射范围。

PTV:PTV 设定原则类似术前放疗。当吻合口位于上纵隔,活动度较小时(例如 Ivor－Lewis 食管切除术后的吻合口),限制活动的措施可用于淋巴结区域或移动度较大的吻合口。

3.剂量及剂量限制　肿瘤的剂量范围为 45～50.4Gy,限制器官包括心脏、肺、肾脏和肝脏。IMRT 比 3D－CRT 具有更好的适形度,更多适用于 AEG 放疗。IMRT 会造成正常组织低剂量与不均一照射,易形成潜在热点。使用前后对穿加左前或右前斜野可减少心脏的受量。全心脏照射 40～45Gy,心源性死亡和冠脉疾患大大增加,心脏的 40Gy 照射体积不应超过 30%,25Gy 照射体积不应超过 50%,尤其应减少左心室和相应动脉,左前降支及其分支的照射体积。肺的 V20<35%,平均受照剂量<20～23Gy,5Gy 的受照体积 V5 也要考虑。一侧肾的 20Gy 照射体积<70%,平均剂量<18Gy 放疗前应用核医学技术检测肾功能,肝脏接受 30Gy 照射剂量应<30%M。

4.靶向治疗　Her－2 基因为表皮生长因子受体(EGFR)家族成员之一,其过表达常见于乳腺癌、卵巢癌及胃癌等,与肿瘤侵袭、转移、化疗耐药及预后不良有关。2009 年 ASCO 会议上,Bang 等报道了 TOGA 临床研究,是第一个证明靶向治疗能延长晚期胃癌生存时间的Ⅲ期临床试验,其结果令人鼓舞。3807 例患者被纳入该项试验,采用 XP/FP 方案(5－FU/卡培他滨＋顺铂)联合或不联合曲妥珠单抗治疗 Her－2 过表达的进展期胃癌患者。其中 810 例(22.1%)为 Her－2 阳性(IHC＋＋/FISH＋或 IHC＋＋＋)。亚洲和欧洲人群中 Her－2 阳性率类似(23.5%∶23.6%);并随肿瘤部位不同而存在差异,胃一食管连接部肿瘤 Her－2 阳性率高于胃癌(33.2%∶20.9%,P＝0.001),肠型胃癌 Her－2 阳性率高于弥漫型/混合胃癌(32.2%∶6.1%/20.4%,P＝0.001)。其中符合入组标准的 594 例患者按 1∶1 的比例被随机分为两组:XP/FP 方案联用曲妥珠单抗组和单纯 XP/FP 化疗组。结果显示曲妥珠单抗与化疗联用的疗效优于单纯化疗组,中位总生存期分别为 13.5 个月和 11.1 个月(HR＝0.74,

95%CI:0.06～0.91,P=0.0048),客观缓解率分别为47.3%和34.5%(P=0.0017),两组在不良反应方面无统计学差异。因此,曲妥珠单抗联合5－FU/卡培他滨＋顺铂应该成为Her－2过表达的进展期AEG的标准治疗。

p53、p21及CD44、nm23等蛋白表达与AEG的预后相关。抗血管生成药物在胃癌、食管癌及AEG中的研究也有报道。除了EGFR、VEGF以及Her－2外,新的靶向药物正在临床实验中。

综上所述,AEG有其独特的组织学、生物学特征,其病因学和分子生物学的基础研究有待深入。目前全球尚缺乏AEG的临床研究以及统一的标准治疗模式。多学科综合治疗并根据"个体化"治疗,运用最新的研究结果和信息选择合适的治疗模式应该是合理的思路,放疗在其综合治疗中扮演着重要的角色。

(王金榜)

第四节　食管癌的化学治疗

一、局部晚期食管癌的术前新辅助化疗和术后辅助化疗

1.术前新辅助化疗　临床研究结果表明术前给予2～4个周期的化疗或放化疗可使60%左右的患者获得临床疗效,手术难度及术后并发症或死亡发生率未见增高,而治疗有效者术后长期生存率却有明显提高。目前,食管癌的术前治疗的结果虽然不完全一致,但可使患者临床获益的结论,已越来越被多数临床专家肯定。

(1)新辅助化疗原则:新辅助化疗可降低肿瘤期别,缩小原发肿瘤体积,控制和消除微小或隐匿性远处转移灶。目的是提高手术切除率和提高术后长期生存率,故除$T_{1\sim2}N_0$期患者可给予单纯手术治疗外,凡超过T_2期及有任何淋巴结阳性的局部晚期食管癌患者可以考虑行术前新辅助化疗。

(2)新辅助化疗方案:常用方案:DDP－5－FU、DDP－CF/5－FU、PTX－DDP、CPT11－DDP等。用法如下:

1)NDP－Tegafur或DDP－5－FU方案

NDP　15～20mg/m^2　静脉滴注(1h)　第1～5天

或DDP　15～20mg/m^2 静脉滴注(1h)　第1～5天

Tegafur　500～600mg/m^2　静脉滴注(3h)　第1～5天

或5－FU　750mg/m^2　持续静滴(24h)　第1～5天

每3周重复,共4周期

DDP－5－FU方案国内外应用较多,方案中DDP消化道反应较重,患者耐受较差;5－FU需每天持续静滴24h,用5天需120h,患者不易耐受。

DDP－Tegafur方案的疗效等于或优于DDP－5－FU方案,国内外在综合治疗中应用较少,尚无共识的临床结果。方案中的NDP虽骨髓抑制作用大于DDP,而低剂量分割应用,可能会减轻,或用G－CSF支持治疗,其消化道反应较轻,患者易耐受;Tegafur每次静滴3h即可,使用方便。

NDP－Tegafur或DDP－5－FU均有放射增敏作用。NDP－Tegafur的售价高于DDP

－5－FU。因此，建议用 NDP－Tegafur 作为综合治疗的主要观察方案。

2)DDP(或 NDP)－CF/5－FU 方案

DDP　15～20mg/m^2　静脉滴注(1h)　第 1～5 天

或 NDP　15～20mg/m^2　静脉滴注(1h)　第 1～5 天

CF　70mg/m^2　静脉滴注(2h)　第 1～5 天

5－FU　350mg/m^2　持续静滴(2～3h)　第 1～5 天

每 3 周重复，共 4 周期

此方案用法简便，药价低廉，耐受性好，可供选用。

3)PTX－DDP 方案

PTX　150～160mg/m^2　静脉滴注(3h)　第 1 天

或 PTX　70～80mg/m^2　静脉滴注(2～3h)　第 1，8 天

DDP　25mg/m^2　静脉滴注(1～2h)　第 3～5 天

每 3 周重复，共 4 周期

4)CPT－11－DDP 方案

CPT－11　60～65mg/m^2　静脉滴注(＞1.5h)　第 1，8，15，22 天

DDP 或 NDP　25～30mg/m^2　静脉滴注(1～2h)　第 1，8，15，22 天

每 6 周重复，共 2～4 周期

若把 PTX、CPT－11 等新药组成的化疗方案，进行的术前化疗，可能会进一步提高术前化疗的作用。

(3)术前辅助同期放化疗：由于同期放化疗(CRT)的肿瘤控制作用高于单纯化疗或放疗，因此自 1992 年 Nygaard 等第一次食管癌术前放化疗的临床研究报道以来，术前 CRT 越来越多地被采用。但因病例选择、治疗方案、样本大小、随机分组等方面的差异，所以文献报道的结果很不一致。可多数临床研究倾向术前 CRT 加手术，对局部晚期食管癌患者有生存优势，并已列入 NCCN 临床指引。

术前化疗方案多为 DDP－5－FU、DDP－PTX，其次是 DDP－NVB、NDP－5－FU 及 DDP－CPT－11，放疗剂量为 40～45Gy 的常规分割(4～5 周完成)。(据 NCCN 2010 指南，对于术前放化疗，DDP＋5－FU/CAP 被推荐为 2A 类证据。其他方案包括 CPT－11－DDP、PTX－DDP/CBP、DOC/PTX－5－FU/CAP、OXA－5－FU/CAP 均为为 2B 类证据。)根据患者机体状态选一种方案，先诱导化疗 2 个周期后，再与放疗同时应用 2 个周期。放化疗后 4～5 周左右手术。

综合术前放化疗＋手术与单纯手术对比研究，认为术前 CRT 对于局部肿瘤的控制和降低分期的作用是比较肯定的。放化疗后 RR(response rate)可达 80％以上，pCR23％～43％。目前公认术前 CRT(chemoradiation therapy)后病理分期下降者，术后 DFS(disease free survival)和 OS(overall survival)都明显提高，病理完全缓解者，预后更好。放化疗＋手术后 3 年 OS 可达 88％，5 年 OS 26％～56％，最高可达 67％～78.1％。虽同期放化疗毒性增加，但手术死亡率并不高。到目前为止，治疗食管癌尚无公认的标准治疗方案，但多数临床研究显示，局部晚期食管癌术前 DDP－5－FU 联合放疗及手术是一个可提高临床有效率和长期生存率较为现实可行的、有发展前景的、值得进一步研究的三联综合治疗模式，有可能会成为标准治疗方案。

2. 术后辅助化疗

(1)辅助化疗原则：食管癌术后辅助化疗的目的主要是杀灭手术残留的肿瘤细胞及减瘤术后因副反馈作用而大量进入增殖周期的肿瘤细胞；消灭微小转移灶及主癌灶外的遗留癌灶和切缘阳性病灶，防止局部复发和远处转移，提高术后长期生存率。据 NCCN 2010 指南，手术后的治疗取决于手术切缘是否为阳性、淋巴结有无转移和组织学特点等。具体建议如下：

1)癌已侵及食管黏膜下层的 T_1N_0 患者，如食管切除长度不足，伴有低分化或未分化，年龄小于 40 岁者。

2)癌侵及食管肌层的 T_2N_0 患者，伴有淋巴管、血管及神经浸润或切缘阳性者。

3)外侵严重或淋巴结转移者：$T_{3\sim4}N_0$ 或 $T_{1\sim4}N_{1\sim3}$ 患者。

4)发现或可疑有远处转移的任何 T，任何 N 的 M_1 患者。

(2)辅助化疗方案：治疗对象一般是Ⅱ期以上有高危复发因素的食管癌患者，治疗时机宜在术后 3 周左右加用联合化疗。故对Ⅱ期以上高危患者，可参照辅助治疗适应证，于术后 3～4 周开始术后辅助化疗。化疗方案多用 DDP－5－FU、DDP－CF－5－FU、DDP－PTX(或 TXT)，一般用 4～6 周期。据 NCCN 2010 指南，只要患者未接受术前放化疗，则推荐以氟尿嘧啶为基础的化疗用于 T_3N_0 和高危的 T_2N_0 患者(低分化肿瘤、年轻人、有淋巴血管或神经血管侵犯者)。如术前曾接受化疗或放化疗患者，术后根据癌残留程度判断术前化疗或放化疗的有效性，再决定是用原治疗方案或更换新方案进行术后辅助治疗应是一个合理的治疗模式。但目前尚缺乏多中心大样本的临床对比研究。

(3)辅助放化疗：对于外侵明显或伴有淋巴结转移者如 $T_{1\sim4}N_1$ 患者，可考虑于术后 3～4 周开始同期放化疗。多数研究结果表明对于局部晚期食管癌患者行术后放化疗优于单一手术及术后化疗。治疗方案多用 DDP－5－FU＋放疗，一般为同期放化疗后再化疗 4 周期。据 NCCN 2010 指南，推荐以氟尿嘧啶为基础的放化疗用于食管下段和胃食管连接处腺癌(Ⅰ类证据)。

二、晚期、复发转移食管癌的化疗或放化疗

1. 化疗　对于晚期、复发、转移性的食管癌，应予以姑息性治疗，其目的是提高生活质量及/或延长生存期。在随机临床试验中，对于晚期患者，化疗与最佳支持治疗对比没有显示出生存优势。所以治疗的强度不宜过分，有效的患者维持治疗 4～6 个周期，无效或失效的患者可以考虑应用新的药物组成的方案治疗，亦可以考虑进行包括靶向治疗在内的临床试验或最佳支持治疗。

食管癌单药治疗有效药物主要有：BLM(30％)，PYM(21％)，PLM(20％)，MMC(26％)，DDP(21％，24％)，NDP(25％)，LBP(28％)，MGAG(23％)，5－FU(38％)，MTX(36％)，PTX(31％，33％)，TXT(18％，23％)，NVB(20％，25％)，VDS(23％)，CPT－11(14％，15％，22％)等，有效率(RR)多在 20％～30％之间。多数药物对鳞癌的疗效高于腺癌，但缓解期较短。

现有的多数联合化疗方案都是由单药治疗食管癌有效的药物所组成。虽然目前尚无公认的标准化疗方案，可含铂的 DDP－5－FU 和 DDP－CF/5－FU 方案被认可为一线治疗食管癌的基本方案。一般对食管鳞癌有较好的疗效，而治疗食管腺癌也有效，但因病例数有限，疗效不及食管鳞癌。NCCN 2010 指南推荐以下方案：DCF(DOC＋DDP＋5－FU)方案或其

改良方案;ECF(EPI+DDP+5-FU)或其改良方案;CPT-11联合DDP或5-FU/CAP方案;OXA联合5-FU/CAP方案;PTX为基础方案。其中ECF或其改良方案和DCF方案为Ⅰ类证据。DCF改良方案和其他方案为2B类证据。因我国食管癌鳞癌占大多数,而西方大规模的临床试验主要为腺癌患者,所以指南仅供参考。

尽管在以铂为基础联合Taxanes、NVB、GEM、CPT-11等形成的新型联合化疗方案显示出较高的有效率和较长的缓解期,但除食管动脉灌注化疗外,全身化疗没有显著提高长期生存率。故仍主张化疗与放疗、手术联合应用。

治疗食管癌有一定疗效的化疗方案有多种,而临床上一线化疗多选择疗效较肯定、耐受性较好、药价低廉、应用简便的DDP-5-FU、DDP-CF/5-FU、DDP-PTX及CPT-11-DDP/NDP方案,4~6个周期一疗程,如应用得当,近期缓解率可达50%~60%,MST5~10个月。局部晚期食管癌若采用食管动脉灌注化疗,近期缓解率可达80%~90%,其中CR达30%~40%,1、2、3、5年OS可分别达86.5%~92.9%、38.8%~51.5%、20.2%~28.6%和19.6%。与全身化疗相比显著提高了缓解率和长期生存率。有限的临床经验和文献资料认为晚期食管癌化疗疗效是肯定的,特别是食管动脉灌注化疗更显示了突出的疗效和生存优势,颇值得开展多中心、大样本、随机对照研究,进一步验证其疗效。

(1)铂类联合化疗:铂类是一大类研究最多、临床应用最广、疗效较好的抗实体肿瘤的骨干药物。治疗食管癌最早的是DDP,RR 21%、24%,NDP 25%,LBP 28%。CBP治疗食管癌疗效低于5%,故在联合化疗中不推荐CBP替代DDP,OXA单药治疗食管癌的有效性正在观察中。

1)顺铂为主方案

DDP-5-FU方案:利用DDP与5-FU的相互生化调节增效作用机制组成的DDP和持续静脉输注5-FU方案(NCCN为Ⅰ类证据)是治疗食管癌研究和应用最多的联合化疗方案,报道的有效率在20%~50%之间。

DDP-CF/5-FU:DDP-CF/5-FU方案为生化调节增效方案,系采用CF对5-FU的增效作用,避免5-FU 24h输注传统给药的复杂性,疗效高于DDP-5-FU。经过多年的临床实践和验证,该方案疗效肯定、毒性较轻、价格低廉、用法简便、患者易接受,宜与手术、放疗联合,适合基层医院使用,已被认同为治疗食管癌的基本化疗方案。

其他含DDP方案:

a.DDP-IFO-MMC

b.DDP-5-FU-EPI

c.DDP-5-FU-MMC

2)奈达铂为主方案:奈达铂(捷佰舒,nedaplatin,NDP)是第二代铂类化合物,抗肿瘤作用优于DDP,肾毒性、胃肠道毒性较低,与5-FU具有协同抗癌作用,也可作为放射增敏剂。单药治疗食管癌RR 25%左右。联合化疗方案有NDP-5-FU、NDP-Tegafur、NDP-CPT-11等。

3)洛铂为主方案:洛铂(lobaplatin,LBP)是第三代的铂类抗癌药,与顺铂抗癌活性相似,但肾毒性和消化道反应较轻,且可能对部分顺铂耐药的肿瘤有效,对小细胞肺癌、乳腺癌、慢性粒细胞性白血病疗效突出。治疗食管癌单药RR为28%。联合化疗方案有LBP-CF/5-FU,主要不良反应为骨髓抑制。

4)奥沙利铂为主方案

奥沙利铂(草酸铂,乐沙定,艾恒,oxaliplatin,简称 OXA,L－OHP)为第三代铂类药物,与 DDP 无交叉耐药性,尚未查到单药治疗食管癌有效率的数据。在食管癌及食管－胃癌的联合化疗中以其毒性反应较轻,耐受性较好的特点而被越来越多的采用,并显示出疗效。联合化疗方案有 OXA－5－FU/CAP、OXA－5－FU－EPI、OXA－CF/5－FU、FOL－F0X4、OXA－5－FU－EPI、OXA－CAP－EPI 均显示奥沙利铂对晚期食管癌尤其腺癌疗效确切。但应注意 OXA 的累积性和迟发性神经毒性。

(2)紫杉类联合化疗

1)紫杉醇为主方案:紫杉醇(paditaxel,PTX;Taxol,TAX)是治疗食管癌最有效的药物之一,单药 RR 32%。含 PTX 的联合化疗 RR 可达 50%～60%。现有文献报道提示,PTX 联合 DDP 是目前治疗晚期食管癌有较好疗效的方案之一。

2)多西他赛为主方案:多西他赛(docetaxel,DOC;多西紫杉醇,Taxotere,TXT)的作用机制与 PTX 相同,稳定微管作用比 PTX 大 2 倍,与 5－FU、VP－16、CTX 合用有协同作用,而与 ADM、DDP 合用不显示协同作用。但与 PTX 相似,有放射增敏作用。

(3)长春瑞滨联合化疗:长春瑞滨(去甲长春花碱,vinorelbine;诺维本,navelbine,NVB)据 EORTC 报道,初治食管癌 RR 20%。NVB 联合 DDP 化疗方案初步显示出较好疗效和耐受性。因此,该类方案不失为治疗晚期食管癌的较好选择,值得扩大病例进一步临床研究。

(4)吉西他滨联合化疗:吉西他滨(gemcitabine,gemzar,GEM,健择)是一种新型抗代谢类抗癌药,是胞嘧啶类似物,具有抗瘤谱广、使用方便、毒性较小的特点,也是一种较强的辐射增敏药,与 DDP、5－FU 合用有协同作用,与放疗合用有增敏作用。虽尚无单药治疗食管癌公认的有效率,但在治疗实体瘤的联合化疗中已显示出了较好疗效在食管癌化疗中有小样本报道。联合方案有 GEM－DDP;GEM－CF/5－FU。

(5)伊立替康联合化疗:伊立替康(irinotecan,开普拓;camptosar,CPT－11,艾力)为半合成水溶性喜树碱衍生物,是 DNA 拓扑异构酶Ⅰ抑制剂。单药 125mg/(m^2·w)治疗食管癌和食管－胃癌 RR 15%。联合方案有 CPT－11－MMC,CPT－11－MMC－DDP、CPT－11－CF/5－FU、CPT－11－DDP,CPT－11－TXT、CPT－11－TXT－DDP、CPT－11－PTX－DDP 等,尤其目前临床应用较多的 CPT－11－DDP/NDP6 周方案疗效较高,耐受性较好。

(6)卡培他滨联合化疗:卡培他滨(capecitahine,CAPE,希罗达,xeloda)是对肿瘤细胞具有选择性活性的口服细胞毒药物。由于 xeloda 本身在肝脏转化为 5'－DFCR 和 5'－DFUR 并无明显毒性,只有经在肿瘤组织中活性更高的胸腺嘧啶磷酸化酶(TP)催化为 5－FU 才起细胞毒作用,从而降低了正常细胞的损害。临床上可以 xeloda 代替 5－FU 或 CF/5－FU 组成的联合化疗方案,治疗胃和结直肠癌,来降低毒性,提高疗效。而在食管癌治疗中应用不多,但也初步取得了一定疗效。有研究表明 xeloda 与 OXA 在进展期胃食管癌患者治疗中并不亚于 5－FU 和 DDP 的结论。联合方案有 OXA－xeloda、EPI－DDP－xelo－da、DDP－xeloda、TXT－xeloda。

食管癌特别是食管鳞癌是化疗相对敏感的肿瘤。目前临床应用的 DDP－5－FU、DDP－CF/5－FU、NDP－5－FU 或 Tegafur 及 taxanes－platinum、NVB－platinum,GEM－platinum 和 CPT－11－platinum 等化疗方案治疗晚期或复发转移食管癌近期有效率(RR)可达 50%～60%。对鳞癌、腺癌均有效,远高于胃癌、结直肠癌、非小细胞肺癌等常见实体瘤的疗效，但CR仅10%左右，MST仅10个月左右，长期生存率较低。

(7)食管癌临床常用联合化疗方案的组成和用法：

一线方案举例：

1)DDP－5－FU方案

DDP　80～100mg/m^2　静脉滴注(1h)　第1天或分割为2～5天

5－FU　750～1000mg/m^2　持续静注(24h)　第1～5天

每3周重复，共4～6周期

2)DDP－CF/5－FU方案

DDP　15～20mg/m^2　静脉滴注(1h)　第1～5天

CF　70～140mg/m^2　静脉滴注(2h)　第1～5天

5－FU　350～400mg/m^2　静脉滴注(2～3h)　第1～5天

每3周重复，共4～6周期

3)DDP－PTX方案

DDP　80～100mg/m^2　静脉滴注(1～2h)　第1天或分割为2～5天

或DDP　40mg/m^2　静脉滴注(1～2h)　第2，3天

PTX　140～170mg/m^2　静脉滴注(3h)　第1天

或PTX　70～85mg/m^2　静脉滴注(2h)　第1，8天

每3周重复，共4～6周期

4)NDP－5－FU/Tegafur/CAP方案

NDP　80～100mg/m^2　静脉滴注(2h)　第1天或分割为2～5天

或NDP　75～80mg/m^2　静脉滴注(2h)　第1天

5－FU　500～750mg/m^2　持续静滴(24h)　第1～5天

或Tegafur　500mg/m^2　静脉滴注(3h)　第1～5天

或CAP　1000mg/m^2　口服，2次/天　第1～14天

每3周重复，共4～6周期

5)DDP/NDP－CPT－11方案

CPT－11　60～65mg/m^2　静脉滴注(>1.5h)　第1，8，15，22天

DDP　25～30mg/m^2　静脉滴注(1h)　第1，8，15，22天

或NDP　30mg/m^2　静脉滴注(1h)　第1，8，15，22天

每6周重复，共2～4周期二线方案组成原则：

1)一线用DDP者二线改为NDP或LBP或OXA。

2)一线用5－FU者二线改为CAP或S－1或Tegafur或加CF。

3)一线用PTX者二线改为GEM或NVB或CPT－11或TXT。

4)不宜用Platinum或Taxanes患者二线可用GEM、NVB，CPT－11、PYM、BLM等二药联合。

5)体弱或骨髓功能低下者可用VCR－PYM(或BLM)同步化序贯疗法或低剂量DDP－5－FU的生化调节疗法或单药节拍化疗。

可供选择的二线治疗方案举例：

1)TXT－NVB 方案

TXT　75mg/m^2　静脉滴注(2h)　第 1 天

或 TXT　30mg/m^2　静脉滴注(1～2h)　第 1,8 天

NVB　25mg/m^2　静脉滴注(6～10min)或深静脉输注　第 1,8 天

每 3 周重复,共 4～6 周期

2)NVB－DDP/NDP/OXA 方案

NVB　25mg/m^2　静脉滴注(6～10min)或深静脉输注　第 1,8 天

DDP　40mg/m^2　静脉滴注(1h)　第 1,8 天

或 NDP　40mg/m^2　静脉滴注(2h)　第 1,8 天

或 OXA　60mg/m^2　静脉滴注(2h)　第 1,8 天

每 3 周重复,共 4～6 周期

3)GEM－DDP/NDP/OXA 方案

GEM　1000mg/m^2　静脉滴注(0.5h)　第 1,8 天

DDP　40mg/m^2　静脉滴注(1h)　第 2,9 天

或 NDP　40mg/m^2　静脉滴注(2h)　第 2,9 天或第 2,5 天

或 OXA　60mg/m^2　静脉滴注(2h)　第 2,9 天或第 2,5 天

每 3 周重复,共 4～6 周期

4)CAP－OXA/NDP/DDP 方案

CAP　1000mg/m^2　口服,2 次/天　第 1～14 天

OXA　120mg/m^2　静脉滴注(2h)　第 1 天

或 OXA　60mg/m^2　静脉滴注(1～2h)　第 1,8 天

或 NDP　80mg/m^2　静脉滴注(2h)　第 1 天

或 NDP　40mg/m^2　静脉滴注(1～2h)　第 1,8 天

或 DDP　30mg/m^2　静脉滴注(1h)　第 1～3 天

每 3 周重复,共 4～6 周期

5)DDP－5－FU 生化修饰方案

DDP　3.5～7.5mg/m^2　静脉推注　5 天/周,共 4 周

5－FU　160～320mg/m^2　静滴 24h　6 天/周,共 4 周或第 1～28 天

每 6 周重复,共 2～4 周期

6)VCR－PYM 方案

VCR　0.5mg　静脉推注　8～9am,每周 1、3,5

PYM　8mg　肌内注射 3～4pm,每周 1、3、5

每 5～6 周为一周期

2.联合放化疗　过去的单一化疗或放疗,已被放化疗从理论到实践的科学结合所代替,以化学药物作为放疗的增敏剂,在提高射线加强对肿瘤局部控制的同时,杀灭靶体积之外的肿瘤细胞和全身微转移性瘤灶,放化疗结合得当,其疗效优于单一放疗或单一化疗。在 2006

年美国胃肠道肿瘤研讨会上一项研究证明，111 例接受食管完全切除的患者，5 年 OS 26%，实际上与非手术性放化疗治疗得到的生存率相同。因此，局部放疗和全身化疗科学合理的联合应用已被认为是治疗进展期食管癌的标准方法。对食管鳞癌和腺癌同样有效，代表了食管癌非手术治疗的一大进步。术前放化疗不增加手术并发症和死亡率。

放化疗在食管癌临床应用形式上有同时、序贯、交替和诱导化疗 2 个周期后再放化疗等。其选择原则为：①以远处脏器及淋巴结转移为主的应首选全身化疗，病灶局限后再序贯放疗；②以远处转移和局部梗阻并存的，以往未作过放疗者，先作 2 个周期诱导化疗后，再同期放化疗或放化疗交替；③以局部进展和梗阻为主的，以往未作过放疗者，可同期放化疗；④肿瘤压迫危及生命功能时，可先行放疗，解除压迫，再考虑进一步治疗；⑤完全梗阻不能进食者，先行支架/造瘘进行肠内营养或肠外营养支持等对症治疗，一般状态改善后放疗或化疗或放化疗。总原则是以同期放化疗为主或先化疗后放疗。

(1)同期放化疗：同期放化疗的理论依据为：①化疗的局部细胞减少效应和放射增敏效应有效结合，增加或协同提高局部控制，降低或消除远处转移；②放疗期间由于射线的打击 G_0 期细胞大量进入增殖周期，加速肿瘤细胞的增殖，GF 值增大，而化疗又对迅速分裂的肿瘤细胞特别有效的放射生物学原理，是放化疗同时应用的理论基础；③S 期细胞对放射抗拒，但对 5－FU 敏感；乏氧细胞对放射不敏感，但对 DDP、MMC 敏感；肿瘤细胞放射损伤的修复可被 DDP 所抑制；TAX 可使放射敏感时相细胞集聚；而对化疗抗药细胞又可被射线杀灭；④食管癌的常用化疗方案可有效减少放射区域内肿瘤细胞数目，改善局部血液供应，减少乏氧细胞，增加放射敏感性，并治疗全身微转移癌；⑤同期放化疗会毒性叠加，因此化疗和放疗各自剂量、时间的选择，十分重要。一项同期放化疗的研究评估结果显示，显著提高了 1 年和 2 年生存率，故同期放化疗已成为晚期食管癌非手术治疗的最常采用的标准治疗方法。

同期放化疗应用最多的化疗方案是 DDP－5－FU、DDP－CF/5－FU 以及以 PTX、CPT－11 等为基础的方案。目前多数学者认为在同期放化疗中 50.4Gy 是标准放疗剂量。

1)铂类为主方案＋放疗

DDP＋放疗

DDP－5－FU＋放疗

DDP－CF/5－FU＋放疗

DDP－S－1(替吉奥)＋放疗

NDP－5－FU＋放疗

OXA－5－FU＋放疗

2)紫杉类为主方案＋放疗

PTX－DDP－5－FU＋放疗

TXT＋放疗

3)CPT－11－DDP＋放疗

(2)序贯放化疗：对已有远处转移或相对晚期或不符合放疗适应证的患者，可采用先化疗后放疗的序贯疗法。①避免毒性相加，化疗、放疗均可全量应用；②先化疗可大量杀灭对化疗敏感的肿瘤细胞，使肿瘤体积缩小，降低肿瘤负荷，改善肿瘤细胞供氧，消除远处转移病灶为放疗创造条件，变不宜放疗为可放疗；③放疗后纤维化引起血管闭塞，使化疗药物很难进入肿瘤组织，一旦放疗失败或放疗后复发，再化疗就甚难奏效，失去了综合治疗中化疗的机会，故除非重要器官严重受压、颅内转移或骨转移，急需尽快缓解病情而先作放疗外，食管癌患者应用序贯放化疗时一般均应先化疗后放疗，才能提高生存率。

(3)交替放化疗：交替放化疗的方法(alternating therapy)：即化疗－放疗－化疗。此疗法毒性较轻，患者耐受性较好，疗效较佳。

放化疗结合治疗局部晚期食管癌 OR 可达 80%，CR 40%～60%，5 年 OS 可达 20%～30%，疗效高于单一放疗和单一化疗。以 DDP－5－FU＋放疗及 PTX－DDP＋放疗同时应用较多，疗效较好。目前公认放化疗结合得当，疗效与手术切除相当。

(李立丰)

第四章　乳腺肿瘤

第一节　乳腺肿瘤的临床诊断

一、概述

近年来，乳腺肿瘤尤其是乳腺癌的临床诊断技术进展很快，一系列新的乳腺癌影像诊断方法，包括数字乳腺X线摄影、三维立体超声显像及乳腺核磁共振成像目前已经在临床广泛应用。这些比较新的影像诊断技术的应用不仅对临床可触及的乳腺肿物的良恶性诊断有了很大的帮助，甚至对以前临床查体不能触及的乳腺隐匿性病变予以检出。

新的影像技术比如PET－CT的应用，能够同时发现乳腺生理和乳腺病理解剖结构变化，进一步提高了肿瘤的定性和定位诊断，这些都对乳腺肿瘤的早期诊断，提高治疗效果提供了重要作用。因此，我们对乳腺肿瘤的临床诊断，目前不单是依靠临床病史的采集、体格检查及影像学表现，部分患者甚至还需要通过实验室检查进行明确诊断。

1.病史采集　通过了解患者的详细病史，不仅能够得到患者的全面信息，有时病史的采集就能够对患者乳腺肿瘤诊断提供帮助。对乳腺疾病患者，我们应从下面几个方面详细了解患者的既往史(表4－1)。

表4－1　乳腺病史采集

所有女性	绝经前女性	绝经后女性
初潮年龄	最近月经期	绝经时间
怀孕次数	月经周期	是否应用激素替代治疗
生育次数		
初次生育年龄		
乳癌家族史		
乳腺活检病史		

2.体格检查　虽然随着医学技术的进步，影像学检查和病理学检查能快速准确地对乳房肿块作出诊断，但体格检查仍然是不可替代的常规体检项目。通过体格检查能使一些正常的乳腺组织和乳腺病变得到鉴别，同时避免进一步的检查以节约医疗费用；同时体格检查还能获得乳房肿块的初步信息，对确定病变位置以及选用合适的影像学检查方法是非常有帮助的。

乳房肿块可以是正常结构，常见的有正常乳腺结节，不常见的有突出的脂肪结节、突出的肋骨、活检伤口的边缘，少见的有副乳腺和乳腺内的淋巴结。虽然乳房肿块可能由多种原因引起，但常见的疾病只有少数几种(表4－2)。

表 4－2　乳腺肿块的类型与疾病

类型	疾病	发生概率
乳腺发育及退化	囊肿	常见
良性疾病	硬化性乳腺病	不常见
间质纤维化		少见
感染性疾病	慢性感染性脓肿	少见
脂肪坏死		少见
异物引起的肉芽肿		少见
良性肿瘤	纤维腺瘤	常见
	导管内乳头状瘤	常见
	脂肪瘤	少见
交界性肿瘤	叶状肿瘤	少见
恶性肿瘤		
原发性恶性肿瘤		常见
转移性肿瘤		少见
乳头乳晕区病变	鳞状上皮乳头状瘤	不常见
平滑肌瘤		少见
乳汁潴留性囊肿		少见
乳头状腺瘤		少见
皮肤来源的病变	皮脂腺囊肿	不常见
汗腺炎		少见
良性或恶性的皮肤肿瘤		少见

二、临床表现

乳腺肿瘤的临床表现有多种形式，如乳腺出现肿块、乳头溢液、乳头疼痛、乳头糜烂或皮肤凹陷等，当然有些症状的出现可能已不是早期的病变，因而了解各种乳腺肿瘤的症状，提高识别能力，有助于肿瘤的早期发现。常见乳腺肿瘤的临床表现有以下几种。

1. 乳腺肿块　是乳腺癌最常见的症状。80％以上的乳腺癌患者是因乳腺肿块为首发症状而来就诊的。在出现乳腺肿块后应了解肿块出现的时间、生长速度，肿块的质地、活动度、生长方式，是单发或多发，以及是否伴有区域淋巴结肿大等，同时亦应了解患者的年龄、月经史、生育史、既往史以及家族史等，结合体格检查作出比较正确的诊断。乳腺癌的肿块大多为单个性，少数亦可以为多发性，早期肿块常较小，有时与小叶增生或一些良性肿瘤不易区分，但亦有少数病灶即使在很小时已累及乳腺的悬韧带，而引起局部皮肤的凹陷或乳头回缩等，可以早期即诊断为乳腺癌。乳腺癌的生长方式绝大多数呈浸润性生长，而少数亦可以呈膨胀性生长；大多肿瘤实质较硬，而少数肿块其周围有较多的脂肪组织包裹，而相对有柔韧感。随着肿瘤的发展，肿块逐渐长大，可侵犯悬韧带，引起乳头回缩、皮肤粘连，逐步可引起皮肤水肿、橘皮样，肿块周围出现卫星结节、皮肤溃疡等症状。乳腺的良性肿瘤中最常见的是纤维腺瘤，多见于年轻妇女，40 岁以上时发病率明显减少。肿瘤常为实质、韧性，如橡皮样，有完整的纤维包膜，表面光滑，摸时有滑动感，一般与皮肤无粘连，亦不会引起乳头回缩等。乳腺导管内乳头状瘤肿块常很小，有时仅米粒大小，临床不易扪及，偶尔稍大者可在乳晕周围扪及小结节，临床常以乳头溢液为主要症状，脱落细胞检查、乳腺导管镜或乳腺导管造影等可作出明确诊断。乳腺小叶增生，很少形成清晰的肿块，而是以局部乳腺组织增厚为主，质地较韧，呈橡皮状，无包膜感，极少有皮肤粘连。

2. 乳头溢液　按溢液乳管分类，分为单孔溢液、多孔溢液；按溢液性质分类，分为血性（呈红色或褐色）、浆液血性（呈粉红色）、浆液性（呈稀薄透明微黄色）、清水样（稀薄无色如清水）、乳汁样、多色黏稠（质黏稠、多色混杂）、脓性（绿色或乳黄色）；按溢液的多少分类，分为量多（不用挤压，自然流出或轻压时呈丝状喷出）、量中（挤压后溢出数滴）、量少（强压时勉强可见）、无（压迫亦不见溢液）。从乳头溢液病因学方面，乳头溢液可分为生理性和病理性两种。生理性乳头溢液临床表现为溢液乳管一般以双乳多乳管为主，也可表现为单乳管，溢液性质多为乳汁样或浆液性，一般不伴有乳房肿块。常见生理性乳头溢液包括妊娠期乳头溢乳、哺乳期分泌乳汁、绝经前后激素变化引起的乳头溢液、乳腺乳头机械刺激引起的乳头溢液以及不明原因的乳头溢液。病理性乳头溢液临床表现多样，根据病因不同而表现不同，可以为单乳管，也可表现为双乳多乳管，溢液性质可以为清水样、乳汁样，也可表现为血性、浆液血性等，可以伴有乳腺肿块、局部皮肤异常等。常见病理性乳头溢液包括：乳腺疾病引起的乳头溢液，乳腺导管上皮增生、炎症、出血、坏死及肿瘤等病变都可能发生乳头溢液。从临床统计资料来看，乳腺疾病引起乳头溢液的比例从大到小依次为：乳腺导管内乳头状瘤（40%）、乳腺囊性增生病（25%）、乳腺导管扩张症（10%～15%）、乳腺癌（5%～10%）、乳腺炎、乳腺纤维腺瘤。非乳腺疾病引起的乳头溢液，包括垂体肿瘤、药物或邻近颅内肿瘤干扰下丘脑内分泌功能，甲状腺功能亢进或甲状腺功能减退，慢性肝病等。

3. 乳腺疼痛　据统计，目前在乳腺专科门诊患者中，约 2/3 因乳痛就诊，其中 21% 自诉疼痛严重。事实上，月经前 1 周左右的乳腺压痛是正常的，超过 1 周的乳腺痛才需要就诊。

乳腺疼痛基本是由良性乳腺病变引起，显常见为腺叶增生，发病高峰年龄为 30～40 岁，就诊时主诉乳房疼痛，体检可发现大多数患者乳房内摸不到明显的孤立肿块，但可以摸到片状、大小不一、结节状颗粒，或界限不清的条索状肿物，或局部腺体增厚，质地不硬。疾病发展过程中具有限性和反复性的特点。有一定的自限性，属于生理性变化范畴，可以在结婚、生育、哺乳后症状明显改善或消失。乳腺癌大多是无痛性肿块，但少数患者可出现乳腺牵扯感或轻微的疼痛；晚期病例肿瘤直接侵犯胸壁神经可引起疼痛。再者，文献报道约有 1/3 的亚临床乳腺癌及小叶癌的早期有乳腺疼痛，故乳腺疼痛对亚临床乳腺癌及小叶癌的早期诊断有意义，诊断时应注意鉴别。乳腺炎症也可引起乳腺疼痛，临床上需对急性乳腺炎和炎性乳腺癌进行鉴别（表 4—3）。

表4—3 急性乳腺炎与炎性乳腺癌鉴别

项目	急性乳腺炎	炎性乳腺癌
好发人群	哺乳期女性	任何年龄女性
全身反应	发热、寒战,可并发败血症	无
乳腺局部情况	红、肿、热、痛	红、肿、热、痛
腋窝淋巴结肿大	有	有
血常规	白细胞数及中性粒细胞数增高	无
抗感染治疗后	皮肤红肿消退	皮肤红肿不消退

4.乳头和乳晕异常　乳头糜烂是乳头湿疹样癌的典型症状,早期时常先感乳头瘙痒或烧灼感,后出现乳头变粗糙、高低不平、脱屑,逐步糜烂如湿疹状。其病程进展缓慢,乳房内可能摸不到肿块,逐步可形成溃疡,经久不愈。当整个乳头受累后可逐步侵犯乳晕部及周围皮肤,形成大片糜烂,整个乳头可被肿瘤侵袭而消失,晚期腋窝淋巴结肿大变硬,容易误诊为乳头湿疹,临床上需进一步检查明确诊断。

乳头内陷是女性乳腺常见的畸形,临床表现为乳头埋没于乳晕之下,乳头内陷常为双侧性,两侧内陷程度可相同或不同,也可单侧发生。乳头内陷不仅妨碍女性乳房美观和哺乳功能,而且内陷乳头易藏污纳垢,造成感染、糜烂、异味等,影响患者的生活并造成自卑心理,多数为先天性。据 Schwager 研究,先天性乳头内陷是乳头中胚层发育障碍,纤维组织及乳腺导管短缩,乳头下缺乏组织支撑,致使乳头不能突出,其发生率约为2%。后天性者多继发于外伤、炎症、肿瘤及手术后乳头乳晕下方组织瘢痕挛缩等。当乳腺癌侵犯乳头或乳晕下区时,乳腺的纤维组织和导管系统可因肿瘤侵犯而缩短,牵拉乳头,使乳头偏向、回缩、凹陷,直到完全缩入乳晕后方。在临床乳腺内扪及肿瘤而引起乳头逐步凹陷者常以恶性肿瘤或炎症可能性较大;两侧乳头不对称,有肿瘤侧的乳头位置较对侧高,乳头向外突出者则以良性肿瘤可能性为大。

5.晚期乳腺癌的局部表现　乳腺癌侵犯皮肤后,受侵皮肤可逐步变薄呈暗红色或发红、发亮,逐步可以形成破溃,溃疡边缘隆出皮面,基底因坏死而凹陷,常覆盖有腐烂组织形成恶臭。肿瘤向深部侵犯,可直接浸润到胸大肌筋膜、胸肌或前锯肌及肋间肌。肿瘤侵犯胸肌时乳房与胸壁呈相对的固定,在乳房松弛时肿瘤可以推动,而当挺胸、用手叉腰使胸肌收缩时则肿瘤呈完全同定。前锯肌、肋间肌受累时肿瘤与胸壁呈完全固定。肿瘤细胞若侵犯皮下淋巴管时,癌细胞可在管内或直接侵犯到皮肤,形成皮下的卫星结节。这种卫星结节常为多个,在原发肿瘤周较多,分散或可逐步融合,有卫星结节的出现常表示肿瘤周围的皮下淋巴管内已有癌细胞的侵犯,常是手术治疗的反指征。

6.腋窝淋巴结肿大　乳腺肿瘤逐步发展,可侵犯淋巴管,逐步转移到腋淋巴结。淋巴结常由小逐步增大,淋巴结数由少逐步增多,最后可以相互融合。转移的淋巴结如果侵犯压迫腋静脉,常可使同侧上肢水肿,如侵犯臂丛神经时则可引起肩部酸痛。检查时,检查者用右手检查患者左腋部,左手检查右腋部,同时将患侧上肢尽量松弛,这样可以扪及腋部的最高位。如果乳房内未出现肿块,而以腋淋巴结肿大为第一症状而就诊是比较少见的,有时原发病灶很小未能被发现,而主要表现为腋淋巴结肿大者即所谓的"隐匿性乳腺癌"。当腋淋巴结有肿大,病理证实为转移性癌,而未能发现原发病灶时,应仔细检查其引流区域,包括乳腺的检查。偶尔肺或消化道的肿瘤也有向腋淋巴结转移的,因而检查时亦应包括这些部位。如以上部位检查未发现原发病灶时,即使乳房未发现肿块亦应考虑乳腺癌的可能。病理学检查有时可能提供组织来源,乳房的钼靶摄片亦有助于诊断。如果病理检查提示转移性腺癌、激素受体测定阳性,即使乳腺摄片未见明显病灶时,亦应考虑可能来自乳腺。

7.乳腺癌远处转移的临床表现 乳腺癌引起的远处转移以骨、肺、肝、胸膜、脑、肾上腺等部位较多,不同的转移部位常引起不同的相应的症状,骨转移最常见的部位是盆骨、脊椎、肋骨、股骨、肱骨及颅骨等,主要症状为疼痛,疼痛的出现较 X 线片显示得早,可建议患者进行全身骨扫描检查。肺及胸膜转移可引起痰血、咳嗽、胸腔积液等,肝、脑等部位转移可以出现相应的症状。

三、乳腺肿块的临床评价

对乳腺肿块的临床评价,首先确定“乳房肿块”是正常结构还是异常结构;其次,如果是异常结构,则鉴别其良、恶性。过去,外科医生往往对所有的“乳房肿块”进行开放性活检。有研究统计,经手术活检后大约有 75%的“乳房肿块”术后病理为正常的乳腺组织。所以,如何合理地应用“三步诊断法”,正确地诊断“乳房肿块”,避免不必要的手术活检,是每个外科医师都需要注意的问题。

(一)临床评价方法

1.病史 乳腺肿块的病史包括发现肿块的时间、肿块大小的变化、是否与月经周期相关以及是否伴有疼痛等。在采集病史时应详细询问以上的每一个细节,综合评价后得出对疾病的初步印象:切忌根据某一病史特点就仓促作出诊断,这往往会误诊。

随月经周期而变化的疼痛是小叶增生的典型症状,所以根据以往的经验,伴有疼痛的乳腺结节可以排除恶性,但是有研究显示大约有 6%的乳腺癌首发症状表现为疼痛,但这种疼痛不随月经周期而变化。

2.视诊 虽然随着医学科学技术的发展,大大提高了乳腺疾病的准确性,但是对绝大多数乳腺疾病仍是女性自己首先发现,而且首次诊断几乎都是由医生靠视诊和触诊来进行。因此,规范的乳腺检查对乳腺肿瘤的初次诊断十分重要。

乳腺检查应选择在乳腺相对静止的状态进行,最佳检查的时间一般选择月经来潮后的 9～11 天,这个时段雌激素对乳腺影响最小,乳腺处于相对静止状态,容易发现小的乳腺肿瘤。视诊时首先观察乳房外形,双侧乳房是否对称,大小是否相似,双侧乳头是否在同一平面,皮肤表面的色泽有无发红、内陷、水肿及橘皮样变等,在浆细胞乳腺炎、乳腺癌时,皮肤可以有红肿。同时注意浅静脉有无扩张,在巨纤维腺瘤或分叶状囊肉瘤时可以有浅表静脉的怒张。此外,需注意两侧乳头是否有糜烂、脱屑等。有时乳头可有先天性凹陷,但如近期逐步出现单侧性凹陷,需引起注意。皮肤的酒窝征比较容易观察到,但早期的皮肤改变有时易被忽略,在良好的光照用手将乳房轻轻托起,有时可看到轻微的皮肤皱缩、牵拉。

乳腺视诊要注意以下几个方面:①外形轮廓,双侧乳腺是否对称,如果不对称,是否由于先天性原因所致。乳腺的外形轮廓隆起和凹陷都提示有乳腺肿瘤的可能。②乳腺皮肤:乳腺皮肤的红、肿、热、痛,除了常见的乳腺炎症,炎性乳腺癌也也可以出现类似表现。乳腺浅表静脉扩张除了生理性哺乳期和妊娠期可以出现,也可以见于较大的乳腺分叶状肿瘤。至于乳腺皮肤橘皮样改变和局部皮肤“酒窝”征,排除炎症和手术瘢痕后应考虑乳腺癌的可能。③乳晕:正常乳晕虽然大小和皮肤色素沉着不一,但是应该双侧对称。④乳头:正常乳头应位于乳房圆顶中央的最高点，双侧对称。一侧乳头偏斜或者乳头回缩提示乳腺癌的可能。

对于发现恶性乳腺疾病的早期体征是非常重要的，但一些常见于乳腺癌的体征也会出现于乳腺良性疾病，例如皮肤粘连和乳头凹陷。某些慢性的炎症会引起乳腺大导管周围的炎症，这会导致大导管的收缩和乳晕区的水肿，从而表现为乳头凹陷。位于乳腺中央区域的较大的囊肿或纤维腺瘤也会引起大导管的收缩，导致乳头凹陷。

当囊肿或纤维腺瘤较大时，也会挤压 Cooper 韧带并引起皮肤的固定和扭曲。慢性脓肿也会因为病灶周围的炎症而导致与皮肤粘连，有时甚至会出现皮肤水肿和橘皮征，很难与乳腺癌鉴别，这时只能依靠细胞学或病理学检查来明确诊断。

3.触诊　触诊前应该详细询问病史，因为有时会把人工植入物误作“乳房肿块”，例如乳房假体或心脏起搏器等。如果不详细询问，患者有时会忘记告诉医生，从而增加误诊的机会。

乳腺触诊的目的是为了明确乳腺有无可以触及的肿块与肿块的临床特征，其次了解乳腺的移动度及有无乳头溢液。

(1)一般方法：采用坐位或卧位时，对双侧乳腺做全面的检查。首先自健侧开始，然后检查患侧乳腺。检查时应用指腹平行按作乳房的各象限，切忌抓捏，不要遗漏任何乳腺组织，对下垂的乳房可用一手托起，另一手作触摸。在触诊时要辨清是否是肿块，还是增生或正常的乳腺。正常乳腺常有一定厚度、韧感或小结节感；增厚常是局限性的腺体，较正常为厚，边界不清，有时有触痛。乳腺肿瘤中纤维腺瘤的边界较清，有包膜，们诊时活动度较大；而乳腺癌的肿瘤边界有时不太清、活动度较差，有向周围乳腺组织或胸肌浸润感。有乳头溢液的患者应在乳晕及其周围按顺时针方向仔细检查，有时可在乳晕旁扪及 1cm 左右的结节；有时在压到某一部位时可以有乳头溢液，这种情况大都为导管内乳头状瘤。发现乳腺内有肿块时应记录肿块的部位、大小、性状、边界及表面情况、肿瘤单个或多个、硬度、活动度、是否与皮肤及胸肌有粘连等。腋下及锁骨上区淋巴结是常规需要检查的部位，患者常取坐位。检查右腋区时，检查者可用右手托起患者右手，使上肢松弛，用左手作扪诊，注意腋下淋巴结的大小、质地、活动度以及与周围组织的关系等。锁骨上区淋巴结多为颈深淋巴结，常在胸锁乳突肌二头之间或其外侧，在颈后三角部常较少见，偶尔可以有转移。检查同时亦应做对侧乳腺的检查，比较两侧有无不同。通过以上检查，有经验的医师常可以对肿瘤的良性和恶性以及区域淋巴结有无转移作出正确判断并进行分期。

(2)腋窝淋巴结：腋窝淋巴结数目较多，根据其解剖位置一般分为 5 组：前侧组、内侧组、外侧组、后侧组、中央组。①检查前侧组和内侧组时，检查者坐于患者的对面，左手检查患者的右侧，右手检查患者的左侧。检查者手指尽量深入患者的腋顶，患者上肢自然放在检查者的前臂上，自上而下沿着胸壁滑动检查内测组，沿着胸大肌外缘检查前侧组。②检查外侧组时，检查者一手托起患者的上肢，另一手由同侧腋顶部沿着上臂向下滑动检查。在进行上述三组检查时均可同时在腋顶触摸中央组。③检查后侧组时，检查者位于患者的背后，患者前臂平举稍外展，检查者手指沿着肩胛下肌表面滑动触诊。

(3)锁骨上淋巴结：①检查者位于患者的身后，拇指放在患者肩上，用示指、中指和无名指对锁骨上窝进行触诊；②淋巴结检查主要注意有无肿大的淋巴结，如果有肿大淋巴结应注意淋巴结的数目、位置、大小、质地、表面状况及活动度等。

(4)注意事项：注意乳房肿块的质地、表面情况以及活动度等情况：肿块的体征不仅取决于肿块本身的生长特征，而且也受到肿块周围正常乳腺组织的影响，所以由于乳腺组织随患者年龄的变化而具有不同的特征,同一种疾病在不同年龄阶段会表现为不同的体征。以纤维腺瘤为例,肿块的质地往往具有弹性,表面光滑,有时有分叶,活动度非常大,根据这种典型的体征作出诊断并不困难。但是,这些体征往往发生于青年患者中,而老年患者由于乳腺组织的退化和纤维化,纤维腺瘤将丧失其典型的体征,这会给诊断带来困难,这时就需要依靠超声波检查来协助诊断。

囊肿的质地取决于其囊内的张力。其张力变化范围很大,从而使囊肿的体征具有多样性,张力较小时囊肿质地柔软,容易与正常乳腺组织混淆,张力大时囊肿的质地非常坚硬,很难与乳腺癌鉴别。所以囊肿的诊断单凭体检很难得出,但是借助超声波检查则能快速地对其作出诊断。

不同性质的肿块具有不同的活动度,根据其生长方式以及与周围组织的关系,可分为以下 3 类:①呈膨胀性生长,与周围乳腺组织没有粘连,活动度最大,如纤维腺瘤;②虽包块的界限清楚,形状规则,但其与周围乳腺组织有融合,活动度中等,如囊肿;③包块呈浸润性生长,边界像蟹足一样伸入周围乳腺组织,固定而活动度差,如乳腺癌。但有少数乳腺癌(如髓样癌和黏液腺癌)当在病灶较小时往往呈膨胀性生长,与周围乳腺组织分界清楚,存在一个假性"包膜",体检时肿块的活动度非常大,常被误认为良性肿块。另外,在年龄较大的患者中,正常乳腺组织由于退化而疏松,一些生长缓慢且肿块较小的乳腺癌病灶往往活动度非常好,也经常容易误诊。因此,在进行临床评价时应综合考虑患者的各方面因素。

纤维腺瘤好发于年轻妇女,在老年妇女中罕见,所以在给老年妇女体检时发现"纤维腺瘤"一定要提高警惕。另外,有一些交界性肿瘤以及间叶来源的恶性肿瘤也为膨胀性生长,肿块长到很大时也不会发生胸肌与皮肤的粘连,但这类病灶生长迅速,手术时如果切除不够彻底,术后容易复发,诊断时也需与纤维腺瘤鉴别。

触诊还需注意的问题是检查范围要广泛,不能有遗漏,特别是乳晕周围和腋尾部,如果被检查者存在副乳,副乳也要仔细检查,因为发生于乳腺的疾病同样也会发生于副乳。腋下和锁骨上也要详细检查,特别是怀疑恶性肿瘤的患者。

(二)乳房肿块的鉴别诊断

在乳腺科门诊中,最多见的"乳房肿块"其实是正常的乳腺结节,特别在育龄妇女中,乳腺组织伴随月经周期的改变往往被当作"乳房肿块"而就诊,其中尤以外上象限的增厚和疼痛为多见。所以,我们最常遇到的问题是如何鉴别正常的乳腺组织和真正的病灶,一方面避免不必要的手术,另一方面不能漏诊早期的乳腺疾病,特别是恶性疾病。当常规的体格检查无法鉴别正常乳腺组织和乳腺病变时,可以按以下的步骤来进行进一步检查:①同时检查对侧乳腺的同样部位,如果为对称,则为正常乳腺组织的可能性大;②在患者月经结束 5 天后进行体格检查,这时乳腺的生理性增生结节常会"消失";③对可疑部位进行超声波检查,大部分情况下可以鉴别正常乳腺和病变;④如果必要,可以应用细针穿刺或空心针穿刺以明确诊断;⑤可以在 2～3 个月后再次进行乳腺检查,如果仍然无法排除病变,则建议进行开放性活检以明确诊断。

(三)临床评价中的特殊问题

1.术后复发的临床处理　乳腺肿块术后复发原因复杂。很多乳腺疾病,例如纤维腺瘤和囊肿有可能为多发性,会导致手术后的"复发"。然而"复发"病灶也有可能为新发的恶性病灶,所以每个"复发"病灶都应作为原发病灶来重新评价,但由于既往接受过手术,所以也要考虑到与手术相关的因素。复发的纤维腺瘤往往由于原发病灶切除不彻底或多发性病灶而引起,再次切除时需要重新评价以明确手术的范围。叶状肿瘤往往会被误诊为"纤维腺瘤",由于手术范围不够而容易复发,所以对于复发的"纤维腺瘤"建议对原发病灶的病理切片进行复查以明确诊断。囊肿的多发性病灶较常见,术后复发如确诊仍为囊肿,可采取穿刺抽液或开放性手术。

良性乳房肿块手术后"复发"可以有以下几种情况:①活检伤口的边缘;②瘢痕;③线结引起的肉芽肿;④原发病灶的残余或复发;⑤新的病灶;⑥初次活检的病理诊断不明。上述①、②两种情况可通过影像学检查(B超等)确诊,避免不必要的活检。情况③通常无法通过穿刺细胞学检查来确诊,所以仍需进行开放性活检。情况④、⑤两种情况需要重新进行评价以决定是否再次手术以及手术方式。情况⑥常发生于外院转诊的患者,处理此类情况时尤其要谨慎,尽可能获得首次手术的病理切片,并详细了解手术到发的间期以综合考虑,通常都须接受再次手术。

2.年龄因素　不同年龄阶段乳房肿块的发病有其特点。青春期女性的乳房处于发育阶段,有研究者统计了数百例青春期的乳房肿块,发现70%为纤维腺瘤,5%左右为囊肿,10%左右为乳腺的小叶增生,其余为导管扩张和乳管内乳头状瘤等,乳腺癌在这一年龄阶段非常罕见。

妊娠期和哺乳期的乳房增大并组织致密,这给乳房肿块的诊断带来一定的困难。这一阶段显多见的乳腺疾病是乳腺炎症和脓肿,尤以哺乳期多见。在妊娠早期,纤维腺瘤有可能快速增大,这应与恶性肿瘤进行鉴别。妊娠期和哺乳期乳腺增生活跃,此时穿刺细胞学检查有可能出现假阳性结果。另外,该阶段进行乳房手术有可能会损伤乳腺导管并导致乳瘘,所以应酌情进行手术活检。

有研究者统计了500余例老年妇女(超过55岁)的乳房肿块,其中绝大多数为非特异性的乳腺组织,8%左右为囊肿,纤维腺瘤不到2%。该阶段良性乳腺疾病的发病率显著低于育龄妇女,但乳腺癌的发生率增高了。

3.影像学和病理学检查　过去体格检查往往是乳房肿块手术前唯一的诊断性检查,所以很多恶性肿瘤被漏诊。有研究发现,4名不同的外科医师通过体格检查诊断乳腺癌的准确率只有73%。所以,术前的影像学检查和病理学检查是非常重要的。目前,对于乳房肿块常用的影像学检查方法有超声和钼靶,年龄＜35岁者应用超声波,年龄＞35岁者应用超声波和钼靶。另外,MRI也越来越多地应用于乳房肿块的诊断,并显示出其独特的优势。

对于某些乳房肿块的病理学检查能避免开放性手术活检。常用的检查方法有细针穿刺活检术和空心针穿刺活检术,真空辅助切取活检技术(麦默通)的出现大大提高了微创活检术的准确率。

四、乳腺肿瘤的辅助检查

(一)近红外线检查

应用近红外波成像,这些较长的波易穿透软组织,其穿透程度与物质密度有关。血红蛋白对近红外线有一定的吸收作用,因而阴影范围和灰度将反映局部血红蛋白量的多少。近红外线穿透性和选择性成为近红外线成像的原理。近红外线可作为临床辅助诊断之用,但对鉴别良、恶性肿块有时尚有困难。

（二）超声波检查

因超声波检查具有简便、灵敏度较高、无创、可重复性强等优点，已成为乳腺检查的一项常规手段。与普通的腹部超声检查不同，乳腺超声检查必须配备高频、高分辨力的超声诊断仪及探头。乳腺肿块的高分辨力超声声像图可以显示肿块的形态、边界、包膜、内部回声、后方回声、微钙化等征象，为其良、恶性鉴别诊断提供了重要依据。近年来彩色多普勒血流显像、超声造影剂增强显像、超声弹性成像、三维超声等新技术不断应用于临床，为乳腺肿块的检测和鉴别诊断提供了更多有价值的信息。例如，超声造影增强技术可以清楚显示患者腋淋巴结状态，分辨出增大的腋淋巴结，并可提供淋巴结的形态、长与厚径之比、皮髓质厚度比、多普勒血流信号等诸多信息，直接影响到临床治疗。对于一些腺体组织较致密的女性，超声检查较其他影像学检查手段敏感性更高。超声的实时动态显像特点在乳腺疾病的治疗中亦显示出极大的优势，如乳腺纤维腺瘤微创旋切术、乳腺囊肿穿刺硬化治疗、乳腺隐匿性病灶细针穿刺定位切除等都离不开超声的实时动态引导。超声波检查的缺点是敏感性不够高，特别是对于临床的一些微钙化病灶，不易显示。此外，超声波检查的可靠性受经验影响较大。

（三）钼靶 X 线检查

目前，临床上广泛应用的钼靶 X 线检查技术，诊断乳腺良恶性肿瘤的正确率达 85％以上，且具有照片图像清晰、对比度适宜等优点，可清楚显示乳房内直径＜1cm 的结节性病灶，并可准确定位。亦可用于普查以及早期诊断。乳腺癌的钼靶片征象有因肿瘤本身所成的影像及肿瘤周围继发性改变所形成的影像，前者称直接征象。①肿块影：是乳腺肿瘤中最常见的征象，85％～90％的病例有肿块影。肿块边缘常不规则，有毛刺状，密度较正常周围腺体为高，X 线片上表现的肿块大小常较临床触及的肿块小。②钙化点：X 线表现为钙化点的占 30％～40％，乳腺癌的钙化点常为细小泥沙样的钙化点，钙化点可从几个到数百个不等，常聚集在一个区域内，在每平方厘米中有 15 个以上细小钙化点时常需考虑为乳腺癌。在普查时常因发现细小钙化点而发现早期乳腺癌。肿瘤周围继发改变所成的影像称为间接征象：①肿瘤的血供较多而引起肿瘤周围血管影的增粗增多；②肿瘤周围水肿、渗出而在肿瘤周围形成透亮环；③乳头受肿瘤牵连内陷，在 X 线片上形成“漏斗征”；④肿瘤侵犯皮肤及皮下淋巴管，引起皮肤充血、水肿、增厚而形成“橘皮征”；⑤乳腺导管变粗；⑥乳腺后间隙受累时造成后间隙透亮度消失；⑦乳腺的形态改变。乳腺摄片的结果与年龄、乳腺发育情况、是否已哺乳等有密切关系。年轻、乳腺发育良好者，乳腺组织较致密，即使有肿块，但与周围组织对比度不大，因而不易鉴别；同时由于射线对人体有一定危害，因而 35 岁以下者常不适合 X 线检查。

除作为普查外，X 线摄片常用于以下情况：①有乳腺肿块者；②有乳头溢液者；③有一侧乳腺癌者；④有家族乳腺癌病史者；⑤有良性乳腺肿瘤手术治疗史者；⑥月经初潮在 16 岁以前，停经于 55 岁以后，第一胎足月生产在 30 岁以后或未婚未育者。检查时应尽量避开经期，因此时乳房充血，影响摄片质量，也会加重患者疼痛；不建议年轻未婚育女性进行此项检查；2 次钼靶 X 线检查间隔时间应＞3 个月。

（四）CT 及 MRI 检查

乳腺的 CT 检查并不常用，原因是 CT 的检查费比较昂贵，虽有较高的密度分辨率，但所获得信息并不比钼靶X线片多。对微小钙化这一重要征象CT尚不如钼靶X线片明确可靠，但在致密型或有结构不良的乳房中，钼靶X线检查病变常被掩盖，而CT检查则有利于发现被隐蔽的病灶。CT检查还可以进行动态增强扫描，进一步区分良恶性肿瘤。位于乳腺高位、深位或腋尾部的病变，用加压钼靶X线摄影常难以使病灶被投影在胶片上，或仅有病灶部分边缘被投影在胶片上，造成诊断上的困难，此时宜行CT检查，可使病变被完整地显露。乳腺MRI检查具有较高的敏感性，可以发现多灶性或多中心的病灶，特别是对于一些致密型腺体，MRI的检出率高。研究表明，MRI检查可以使乳腺隐匿性病灶的检出率提高16%，但是，尚没有强有力的证据支持乳腺通过MRI检查可以改善患者的预后，昂贵的费用也限制了MRI检查的广泛开展。

（五）乳管镜检查

乳管内视镜对乳头溢液患者的检查始于20世纪80年代末，它对乳管内病变有较高的辅助诊断价值。以往检查方法不能直观病变部位，其阳性率低、敏感性较差，而乳管内视镜的临床应用，使术者能在电视屏幕上直观患者乳腺活体细微组织结构和各种乳管内病变部位及特征，解决了乳管内疾病不能直观诊断的难题，极大提高了乳头溢液病因诊断的准确性，更有利于提高T_0期乳腺癌和乳腺癌前期病变的诊断，尤其对无肿块乳头溢液诊断明显优于细胞学涂片、B超、乳管造影检查。在治疗上为需要手术的患者提供明确的病灶定位，修改了手术指征，使部分乳管炎或乳管扩张患者避免不必要手术，同时摒弃了单纯乳房切除和扩大范围的手术治疗，改变为精确小范围乳腺病变导管切除手术。对无肿块乳头溢液患者进行乳管内介入治疗，能改善乳管内病变的转机，降低乳腺癌发病率。总之，乳管镜是一种微小的内镜，它不仅用于乳头溢液病因诊断，也可用于导管炎、导管扩张症的介入治疗，有助于对乳管内病变发生、发展演变过程的动态观察，尤其对乳管内微小病变诊断率高，可反复检查，具有操作简单、微创、直观性强等特点，乳管镜的应用推动了乳腺疾病诊疗技术的发展。但在乳管镜治疗方面目前缺乏统一疗效标准，操作技术上存在局限性等，这些由乳管镜引出的临床和基础研究课题有待于进一步探索。

（六）^{18}F－FDG PET/CI显像

^{18}F－FDG是葡萄糖的类似物，可以反映体内葡萄糖的利用情况，绝大多数恶性肿瘤细胞具有高代谢的特点，其异常增殖需要葡萄糖的过度使用，导致肿瘤细胞内能大量聚集^{18}F－FDG，同时其转移灶与原发灶具有相似的代谢特点。因此，将患者注入该示踪剂并进行PET/CT扫描后，对肿瘤的诊断和治疗均有重要的临床应用价值。^{18}F－FDG对原发性乳腺癌灵敏度为80%～96%，特异度为83%～100%，PET－CT影像学是判断腋窝淋巴结分期一个较敏感和特异的检查方法，有助于术前判断是否需要行淋巴结清扫术和加用辅助治疗，同时对乳腺癌远处转移与局部复发，监测乳腺癌治疗效果具有临床价值。

（七）血清肿瘤标志物

以静脉血为标本，可做一种动态观察指标，在患者筛选、诊断、病情判断预后估计、监测治疗效果、复发与否、有无转移均具有潜在的临床价值。缺陷是灵敏度及特异性较低。它主要分3类：①肿瘤相关性抗原（TAA），例如癌胚抗癌（CEA）、组织多肽抗原（TPA）、黏蛋白抗原类（CA）、黏蛋白癌相关抗原（MCA）；②激素类：目前公认乳腺癌属于一种性激素依赖性肿瘤，在这方面研究得较早、较广泛，例如雌二醇（E2）、睾酮（T）、泌乳素（PaL）、孕激素（P）、降钙素（calcitonin）；③酶类及代谢产物，例如β2微球蛋白、铁蛋白、碱性磷酸酶。目前临床上常用的血清标志物有以下几种。

1. CEA　是位于细胞表面的糖蛋白，1965年由Gold和Freeman在人胎儿结肠组织中发现，应用于乳腺癌已近30年。CEA种酸性糖蛋白，基因编码于19号染色体上，相对分子质量为150000～300000。早期认为是结肠癌的标志物（60%～90%患者升高），但以后发现胰腺癌、胃癌、乳腺癌（60%）也有较高表达。CEA水平可反映乳腺癌的进展程度。Ⅰ、Ⅱ期乳腺癌阳性率为13%～24%，而Ⅲ、Ⅳ期乳腺癌阳性率则为40%～73%，有转移的患者尤其是有骨转移的乳腺癌，CEA明显升高。CEA水平尚可反映治疗效果但还没有形成常规。因其灵敏性和特异性不高，不适宜用于筛选和诊断。

2. TPA　是一种中相对分子质量糖蛋白，1957年由Bjork－lund从癌组织中发现。TPA水平可反映细胞的增殖活性，乳腺癌TPA的灵敏性在Ⅰ、Ⅱ期为0～57%，Ⅲ、Ⅳ期为35%～82%，与病程进展呈正相关。TPA与CA153联合应用于监测乳腺癌的病情。

3. CA153　为乳腺细胞上皮表面糖蛋白的变异体，并由癌细胞释放在血液循环中，相对分子质量400000的多形上皮黏蛋白，由抗人乳腺球膜、MeAbl15D8与抗转移乳腺癌膜成分的McAbDF3所识别，存在于多种腺癌中。乳腺癌患者Ⅰ、Ⅱ期阳性率为0～36%，Ⅲ、Ⅳ期阳性率为29%～92%，对乳腺癌特异性为85%～100%。总之，其血清水平与乳腺癌的进展呈正比，与治疗效果呈反比，可作为监测指标，因其灵敏性及特异性相对较高，有取代CEA的趋势。

4. CA125　1984年由美国学者Bast发现，是从卵巢癌中提出的一种高分子糖蛋白抗原对卵巢癌较为特异。CA125单独不能适用于早期诊断和反映病程，但与CA153联合，或再加上CEA显著提高灵敏性，但特异性下降，三者均阳性者可视为晚期乳腺癌，对选择必要的辅助治疗有应用价值。

5. CA549　是一种酸性糖蛋白，1987年被发现，对乳腺癌，Ⅰ、Ⅱ期阳性率为0～13%，Ⅲ、Ⅳ期阳性率为50%，术后复发患者阳性率为42%～88%，对乳腺良性疾病及正常女性，特异性为95%～100%。与CA153一样，CA549可反映乳腺癌的进展，对监测治疗及病情有一定应用价值。

6. CAM26和CAM29　这两种糖蛋白发现于1998年，Ⅰ、Ⅱ期乳腺癌阳性率CAM26为0～15%，CAM29为0～9%，Ⅲ、Ⅳ期阳性率CAM26为23%～75%，CAM29为29%～80%，复发病例CAM26为67%，CAM29为71%，说明均可反映治疗效果及病情进展。

7. MCA　发现于1985年，在乳腺癌早期阳性率为0～20%，晚期阳性率为35%～67%，在接受治疗的患者中，MCA阳性率可很好反映肿瘤进展及治疗效果。

（八）病理学检查

乳腺疾病的检查方法包括体检，乳腺X线片、超声波、乳腺导管内镜等都存在一定的假阳性和假阴性结果，所以病理学诊断依然是最终诊断的“金标准”，术前获得病理诊断最常用的方法包括细胞学诊断和活组织检查。①细针穿刺细胞学检查：细针吸取是利用肿瘤黏附力低的特点，利用细针将肿瘤细胞吸出做涂片检查，准确率较高，目前已被广泛采用；但细针吸取细胞学检查偶有假阳性和假阴性结果，而且不能进行病理分型，故不能代替组织学活检。对有乳头排液的病例，也可做溢液涂片细胞学检查，对导管内癌有时尚未扪及肿块时有乳头排液时，细胞学涂片的阳性率可达 50%。乳头糜烂时可做糜烂部位的刮片或印片做细胞学检查，阳性率为 70%～80%。②空芯针穿刺组织学检查：与细针穿刺活检比较，空芯针活检的优点是可以取到病理组织标本，其损伤比手术活检相对要小，并发症少，其诊断准确率较细针穿刺活检高，一般在 90%以上，是目前最常用的穿刺活检方法。③麦默通真空辅助乳腺微创旋切检查：是在超声定位引导下通过计算机控制的真空辅助装置高速旋切乳房组织的治疗性诊断设备，对乳腺可疑病灶可进行重复切割，以获取乳腺的组织学标本，为乳腺癌发现和诊断提供了更多更好的方法，而且一次进针可连续获得不同点的组织标本，不必多次进针，获得的标本量相对较多，病理诊断的准确率几乎达 100%；活检同时因有真空抽吸，不易形成血肿及瘢痕，对乳房外观影响小。麦默通活检针具有双管道，所切割下组织于管道包裹的情况下拉出体外，不会接触到针道以外组织，故理论上在活检过程中发生针道转移可能性极小，故具有较高的安全性。因麦默通活检装置及检查费用均较高，基层医院及患者的经济能力难以承担，故不易于广泛普及和开展。

（易军）

第二节　乳腺癌 TNM 分期系统

自 1958—1959 年 UICC 首次对乳腺癌进行 TNM 分期后，乳腺癌的 TNM 分期已走过 50 多年的历史。UICC 与 AJCC 密切合作，不断完善、修订乳腺癌 TNM 分期系统，于 2009 年发布了最新的乳腺癌 TNM 分期第 7 版，并于 2010 年 1 月起施行。作为女性高发肿瘤，乳腺癌临床病理研究进展迅速，如新辅助治疗、前哨淋巴结活检以及肿瘤标志物的运用等。第 7 版乳腺癌 TNM 分期以循证医学为基础，参考了近年来在临床和基础研究方面的新进展，分期较第 6 版有些变化，反映了目前乳腺癌临床诊断及治疗方面的广泛性共识，现将其简介如下。

一、乳腺癌 TNM 分期（第 7 版）概述

由于 AJCC 乳腺癌工作组一直注重保持 TNM 分期新旧版本的连续性，因此第 7 版乳腺癌分期在 TNM 的界定以及乳腺癌解剖分期/预后组别的划分上变动较小，而对新辅助治疗后的分期给予了加强。

1. ⅠA 期和ⅠB 期的设立　第 7 版分期将Ⅰ期肿瘤进一步划分为ⅠA 期和ⅠB 期肿瘤，具体变化是将 $T_1N_0M_0$ 肿瘤划为ⅠA 期，而将有淋巴结微转移（PN_{1mi}）的 T_0 和 T_1 肿瘤由ⅡA 期变更为ⅠB 期。传统上 AJCC 将淋巴结微转移（即 PN_{1mi}，转移灶＞0.20mm 但≤2mm）的预后价值等同于＞2mm 的淋巴结转移。美国 SEER 国家癌症数据库近期的分析显示，pT_0～$T_1N_{1mi}M_0$ 患者的 5 年和 10 年生存率较 $pT_1N_0M_0$ 患者仅低 1%，但优于 pT_0～$T_1N_{1a}M_0$，因此做出上述调整以便进一步研究。

2. 远处转移的分类　第 7 版分期在保留 M_0 和 M_1 的基础上增加了“cM_0(i+)”，取消了 MX。各 M 分期的定义更为细化。M_0 是指肿瘤患者缺乏远处转移的临床或影像学证据。如果缺乏远处转移的临床或影像学证据，但通过分子生物学方法或镜检在循环血液、骨髓或其他非区域淋巴结组织中发现不超过 0.2mm 的肿瘤细胞时即为 cM_0(i+)。M_0(i+)属于，肿瘤的解剖分期/预后组别不会因此发生变化。M_1 是指通过传统的临床和影像学方法发现的远处转移和(或)组织学证实超过 0.2mm 的远处转移。M 分期主要是基于临床和影像学检查，但推荐进行病理学确认，尽管后者可能因安全性等原因而无法获得。AJCC 声明没有“pM_0”的命名，M_0 只能是临床的概念。

3. 原发肿瘤大小的测量　第 7 版中要求原发肿瘤(T)大小的测量应精确到毫米，用于分期的肿瘤最大径的单位随之由厘米改为毫米。T 分期添加“c”或“P”的修饰前缀(即“cT”或“PT”)以显示其大小测量方法是基于临床(体格检查、乳腺摄片、超声或 MRI)或病理检查。一般而言，病理检查确定的原发肿瘤大小较临床测量准确。在确定“pT”分期时，如果浸润性癌可以用一个石蜡块全部包埋，镜下测量是最佳选择；如果浸润性癌需要多个石蜡块才能包埋，标本的大体测量更为准确。

4. 区域淋巴结转移的判定　第 7 版分期对于孤立肿瘤细胞簇(isolated tumor cell clusters，ITC)的定义更加严格。不超过 0.2mm 的小细胞簇，或在单张组织切片中不融合或接近不融合的细胞簇，其肿瘤细胞数量＜200 个属 ITC 范畴，仅含有 ITC 的淋巴结不计入 N 分期的阳性淋巴结数目中。第 7 版分期对于前哨淋巴结活检标志“sn”的使用进行了规范。如果前哨淋巴结大体检出的淋巴结数量≥6 枚，不应再使用“sn”标记。

5. 新辅助化疗后的分期　新辅助化疗、内分泌治疗甚至靶向治疗的应用促成乳腺癌工作组在第 7 版中增加(或增强)了新辅助治疗后的分期系统(postneoadjuvant systemic therapy staging system)，用于评估该组患者的预后，该系统的表述方式是在 TNM 前添加“yc”或“yp”的前缀，即 ycTNM 或 ypTNM。新辅助治疗后的 T 分期(yT)可依据临床或影像学检查得出(ycT)或依据病理学检查结果判定(ypT)。其中，ypT 规定为测量浸润性肿瘤中最大的一个病灶(尚存争议)，而添加下角标“m”表示多病灶(multiple foci)肿瘤。ypN 的分期参照 pN 分期。新辅助化疗后淋巴结的转移灶不超过 0.2mm 者被归入 ypN_0(i+)，但该患者不能被认为是获得了病理完全缓解(pathologic complete response，pCR)。新辅助化疗后的 ypM 取决于患者接受治疗前的临床 M。如果患者在新辅助化疗前已经发现远处转移灶(M_1)，无论其新辅助化疗的反应如何，仍被划分为 M_1(Ⅳ期)。因而，新辅助化疗不改变患者治疗前的临床分期。如果患者治疗前为 M_0，新辅助化疗开始后发现远处转移(ypM_1)则提示肿瘤进展。

另外，ypTNM 应记录患者对新辅助治疗的反应程度(完全缓解、部分缓解、无缓解)，而且需要说明判定反应程度的依据[体格检查、影像技术(乳腺摄片/B 超/磁共振)、病理检查]。

二、乳腺癌 TNM 分期的内容

AJCC/UICC 第 7 版 TNM 分期系统适用于乳腺浸润性癌或原位癌(伴有或不伴有微转移)。所有分期病例必须由病理组织学证实，同时应记录其组织学类型和组织学分级。TNM 分期类型包括临床分期、病理分期以及治疗后分期，三类分期均会在本节的 T、N、M 分期中进行阐述。

(一)T 分期

1. 原发肿瘤的临床/病理分期(cT/pT)　原发肿瘤的临床与病理分期均采用相同的 T 分类标准,测量应准确至毫米。对于略微超过 T 分类临界值者(如 1.1mm 或 2.01cm)可记录为 1mm 或 2.0cm。与第 6 版分期手册相比,T 分类标准没有变化。以"c"或"p"前缀(即 cT 或 pT)表明 T 分期是基于临床(体检或影像学检查)还是病理学检查得出;一般而言,病理确定的原发肿瘤大小较临床测量准确(表 4—4)。

表 4—4　乳腺癌 TNM 分期系统(第 7 版)

原发肿瘤(T) 临床/病理分期(cT/pT)	
T_X	原发肿瘤无法评估
T_0	无原发肿瘤证据
T_{is}	原位癌
T_{is}(DCIS)	导管原位癌
T_{is}(LCIS)	小叶原位癌
T_{is}(Paget's)	不伴实质内肿瘤(浸润性癌或原位癌)的乳头 Paget 病(伴有肿块时按肿瘤大小和特征进行分类,尽管仍需注明存在 Paget 病)
T_1	肿瘤最大直径≤20mm
T_{1mi}	微小浸润最大直径≤1mm
T_{1a}	肿瘤最大直径>1mm 而≤5mm
T_{1b}	肿瘤最大直径>5mm 而≤10mm
T_{1c}	肿瘤最大直径>10mm 而≤20mm
T_2	肿瘤最大直径>20mm 而≤50mm
T_3	肿瘤最大直径>50mm
T_4	不论肿瘤大小,直接侵犯胸壁和(或)皮肤(溃疡或皮肤结节);单纯侵犯真皮不作为 T_4
T_{4a}	侵犯胸壁[a],仅仅胸肌粘连/侵犯不包括在内
T_{4b}	乳房皮肤溃疡和(或)同侧乳房皮肤卫星结节和(或)皮肤水肿(包括橘皮样变),但不满足炎性乳癌的标准
T_{4c}	$T_{4a}+T_{4b}$
T_{4d}	炎性乳癌[b]

注:a"胸壁"概念详见本章节"补充说明";b 炎性乳癌的诊断要求典型的皮肤受累面积至少占据乳房皮肤面积的 1/3。组织学发现皮肤淋巴癌栓是支持诊断的证据,但并非必需,而且只有皮肤淋巴管受累的组织学证据而没有典型临床表现者也不足以诊断炎性乳腺癌。

2. 原发肿瘤的治疗后分期　新辅助治疗后的 ypT 的测量标准尚存在争议,目前规定以测量浸润性肿瘤中最大的一个病灶为准,添加字母"m"以表示多病灶(multiple foci)肿瘤。另外应该注意,对新辅助治疗前诊断为炎性乳癌患者,即便治疗后炎症表现完全缓解,仍然划归为炎性乳癌。

(二)N 分期

1. 区域淋巴结临床分期(cN)　在 N 分期中,第 7 版手册使用"clinically detected"替代了第 6 版中的“clinically apparent”，并将其定义明确为：通过影像学检查（不包括淋巴闪烁造影术）或临床检查而发现高度怀疑有恶性肿瘤的特征，或者在针吸活检细胞学检查基础上推测有病理性宏转移。

经过针吸活检而非切除活检证实的转移淋巴结，需要添加后缀“f”，如 cN_{3a}(f)；在缺乏“PT”时，淋巴结切除活检或前哨淋巴结活检的结果归入 cN，如 cN_1；确认淋巴结状态的方法需要加以注明，如临床检查、针吸活检、空芯针活检或前哨淋巴结活检；只有具有“pT”信息时，才将 PN 分期用于淋巴结切除活检或前哨淋巴结活检（表 4－5）。

表 4－5　乳腺癌 TNM 分期系统（第 7 版）

区域淋巴结临床分期(cN)	
N_x	区域淋巴结无法评估（例如既往已切除）
N_0	无区域淋巴结转移
N_1	同侧Ⅰ、Ⅱ级腋窝淋巴结转移，可移动
N_2	同侧Ⅰ、Ⅱ级腋窝淋巴结转移，临床表现为固定或融合；或缺乏同侧腋窝淋巴结转移的临床证据，但临床上发现＊有同侧内乳淋巴结转移
N_{2a}	同侧Ⅰ、Ⅱ级腋窝淋巴结转移，互相融合或与其他组织固定
N_{2b}	仅临床上发现＊同侧内乳淋巴结转移的临床证据，而没有Ⅰ、Ⅱ级腋窝淋巴结转移的临床证据
N_3	同侧锁骨下淋巴结（Ⅲ级腋窝淋巴结）转移，伴或不伴Ⅰ、Ⅱ级腋窝淋巴结转移；或临床上发现＊同侧内乳淋巴结转移伴Ⅰ、Ⅱ级腋窝淋巴结转移；或同侧锁骨上淋巴结转移伴或不伴腋窝或内乳淋巴结转移
N_{3a}	同侧锁骨下淋巴结转移
N_{3b}	同侧内乳淋巴结转移伴腋窝淋巴结转移
N_{3c}	同侧锁骨上淋巴结转移

注：＊“临床上发现”定义为：影像学检查（不包括淋巴闪烁造影术）或临床体检发现有高度怀疑为恶性转移的特征，或依据针吸活检细胞学检查推测有病理性宏转移。

2.区域淋巴结病理分期（pN）　在 pN 分期中，第 7 版对于孤立肿瘤细胞簇（isolated tumor cell clusters，ITC）的定义更加严格。其定义为：不超过 0.2mm 的小细胞簇，或散在单个肿瘤细胞，或在单张组织切片中＜200 个细胞的细胞簇。ITC 可通过常规组织学或免疫组化法（IHC）检测。仅包含 ITCs 的淋巴结在 N 分期时不计入阳性淋巴结，但应包括在总的评估淋巴结数中（表 4－6）。

表 4－6　乳腺癌 TNM 分期系统(第 7 版)

区域淋巴结病理分期(pN)[a]	
pN_X	区域淋巴结无法评估(例如淋巴结既往已切除或切除后未进行病理学检查)
pN_0	组织学检查无区域淋巴结转移
pN_0(i－)	组织学检查无区域淋巴结转移,IHC 阴性
pN_0(i＋)	区域淋巴结中的恶性细胞转移灶≤0.2mm(HE 或 IHC 方法确定,包括 ITC)
pN_0(mol－)	组织学检查无区域淋巴结转移,分子生物学检测(RT－PCR[b])阴性
pN_0(mol＋)	分子生物学检测(RT－PCR)阳性,但组织学或 IHC 检测无区域淋巴结转移
pN_1	微转移;1～3 枚腋窝淋巴结转移;和(或)前哨淋巴结活检发现内乳淋巴结转移,但临床上未发现[c]
pN_{1mi}	微转移[＞0.2mm 和(或)单个淋巴结单张组织切片中肿瘤细胞数量＞200 个,但≤2mm]
pN_{1a}	1～3 枚腋窝淋巴结转移,至少一处转移灶＞2mm
pN_{1b}	前哨淋巴结活检发现内乳淋巴结微转移或宏转移,但临床上未发现
pN_{1c}	1～3 枚腋窝淋巴结转移,目前哨淋巴结活检发现内乳淋巴结微转移或宏转移,但临床上未发现
pN_2	4～9 枚腋窝淋巴结转移,或临床上发现[d] 内乳淋巴结转移,但不伴腋窝淋巴结转移
pN_{2a}	4～9 枚腋窝淋巴结转移(至少一处转移灶＞2mm)
pN_{2b}	临床上发现内乳淋巴结转移,但不伴腋窝淋巴结转移
pN_3	≥10 枚腋窝淋巴结转移;或锁骨下(Ⅲ级腋窝)淋巴结转移;或临床上发现同侧内乳淋巴结转移,并伴有 1 枚或多枚Ⅰ、Ⅱ级腋窝淋巴结转移;或＞3 枚腋窝淋巴结转移,并且前哨淋巴结活检发现内乳淋巴结宏转移或微转移(但临床上未发现);或同侧锁骨上淋巴结转移
pN_{3a}	≥10 枚同侧腋窝淋巴结转移(至少一处转移灶＞2mm);或锁骨下(Ⅲ级腋窝)淋巴结转移
pN_{3b}	临床上发现同侧内乳淋巴结转移,并且有 1 枚或多枚腋窝淋巴结阳性;或多于 3 枚腋窝淋巴结转移,同时前哨淋巴结活检发现内乳淋巴结微转移或宏转移,但临床上未发现
pN_{3c}	同侧锁骨上淋巴结转移

注:a 区域淋巴结病理分类(pN):是基于腋窝淋巴结清扫(伴或不伴前哨淋巴结活检)。如分类仅依据前哨淋巴结活检,而其后无腋窝淋巴结清扫,那么分类结果应标记 sn(sentinel node),例如 pN_0(sn)。b RT－PCR(reverse transcription－polymerase chain reaction):逆转录—聚合酶链反应。c "临床未发现"定义为:影像学检查(不包括淋巴闪烁造影术)或临床体检未发现。d "临床上发现"定义为:影像学检查(不包括淋巴闪烁造影术)或临床体检发现有高度怀疑为恶性转移的特征,或在针吸活检细胞学检查基础上推测有病理性宏转移。

2. 区域淋巴结治疗后分期(yN)　新辅助治疗后的 ypN 的分期方法参照 PN 分期。如果新辅助治疗后未行前哨淋巴结活检或腋窝淋巴结清扫术,可以归类为 ypN_X。如果新辅助治疗后进行了前哨淋巴结活检,那么治疗后分期应该标记"Sn",没有标记"sn"者,默认为进行了腋窝淋巴结清扫术。

(三)M 分期

1. 远处转移临床/病理分期　M 分期主要是基于临床和影像学检查,但推荐进行病理学确认,尽管后者可能因方便性或安全性等原因而无法获得。第 7 版分期在保留 M_0 和 M_1 的基础上增加了"cM_0(i＋)",取消了 M_X。M_0(i＋)属于 M_0,肿瘤的解剖分期/预后组别不会因此发生变化。另外,AJCC 声明没有"pM_0"的命名,M_0 只能是临床的概念(表 4－7)。

表 4—7 乳腺癌 TNM 分期系统(第 7 版)

远处转移(M)	
M_0 *	无远处转移的临床及影像学证据
$cM_0(i+)$	无远处转移的临床及影像学证据,但分子生物学或镜下检查在循环血液、骨髓,或其他非区域淋巴结组织中发现不超过 0.2mm 的肿瘤细胞,患者没有转移的症状和体征
M_1	通过传统临床及影像学方法发现的远处转移,和(或)组织学证实超过 0.2mm 的转移灶

注:* M_0 是临床概念,没有"pM_0"的命名。

2.远处转移的治疗后分期 新辅助治疗后的 yM 取决于患者接受治疗前的临床 M_0 新辅助化疗不会改变患者治疗前的临床分期。如果患者在新辅助化疗前已经发现远处转移(M_1),无论其新辅助化疗的反应如何,即使完全缓解也仍被划分为 M_1。如果患者治疗前为 M_0,新辅助化疗开始后发现远处转移(ypM_1)则提示肿瘤进展。

(四)解剖分期/预后组别

1.乳腺癌 TNM 解剖分期/预后组别(第 7 版) 将 T、N、M 分期按照进展程度和预后进一步划分成 0～Ⅳ期的病期分组,七版分期手册将其称为"解剖分期/预后组别"(anatomic stage/prognostic groups)(表 4—8)。

表 4—8 乳腺癌 TNM 解剖分期/预后组别(第 7 版)

期别	T	N	M
0 期	T_{is}	N_0	M_0
ⅠA 期	T_r	N_0	M_0
ⅠB 期	T_0	N_{1mi}	M_0
	T_r	N_{1mi}	M_0
ⅡA 期	T_0	N_1^b	M_0
	T_r	N_1^b	M_0
	T_2	N_0	M_0
ⅡB 期	T_2	N_1	Mo
	T_3	N_0	M_0
ⅢA 期	T_0	N_2	M_0
	T_r	N_2	M_0
	T_2	N_2	M_0
	T_3	N_1	M_0
	T_3	N_2	M_0
ⅢB 期	T_4	N_0	M_0
	T_4	N_1	M_0
	T_4	N_2	M_0
ⅢC 期	任何 T	N_3	M_0
Ⅳ期	任何 T	任何 N	M_1

注:a. T_1 包括 T_{1mi}。b.有淋巴结微转移的 T_0 和 T_1 肿瘤不归入ⅡA 期,而归入ⅠB 期,M_0 包括 $M_0(i+)$;不存在 pM_0 的命名,任何 M_0 均为临床的概念;如果手术后的影像学检查显示存在远处转移,分期可以改变,前提是检查在诊断后 4 个月内进行,患者无疾病进展且未接受新辅助治疗;新辅助治疗后进行分期应加上"yp"或"yc"的前缀。应注意:新辅助治疗

后达到完全病理学缓解时没有相应的期别，如 $ypT_0ypN_0cM_0$。

2. 第 7 版解剖分期/预后组别与第 6 版的比较　第 7 版分期在第 6 版基础上对乳腺癌的病期分组进行了调整，将Ⅰ期肿瘤进一步划分为ⅠA 期和ⅠB 期肿瘤，将有淋巴结微转移的 T_0 和 T_1 肿瘤（即 $T_0 \sim T_1N_{1mi}M_0$）由ⅡA 期归入ⅠB 期（表 4－9）。

表 4－9　第 7 版与第 6 版乳腺癌 TNM 解剖分期/预后组别比较

期别	第 7 版	第 6 版
Ⅰ期	ⅠA 期：$T_1N_0M_0$	$T_1N_0M_0$
	ⅠB 期：$T_0N_{1mi}M_0$	
	$T_1N_{1mi}M_0$	
ⅡA 期	$T_1N_{1*}M_0$	$T_0N_1M_0$
	$T_1N_{1*}M_0$	$T_1N_1M_0$
	$T_2N_0M_0$	$T_2N_0M_0$

注：* 将淋巴结微转移（pN1mi）的 T_0 和 T_1 肿瘤分别归入ⅠB 期的 $T_0N_{1mi}M_0$ 期和 $T_1N_{1mi}M_0$ 期。

（五）组织学分级（G）

所有浸润性乳腺癌都应分级。推荐使用 Nottingham 联合组织学分级（Scarff－Bloom－Richardson 分级系统的 Elston－Ellis 修正版）。肿瘤的分级由形态学特点决定（包括腺管形成的程度、细胞核的多形性以及核分裂计数）。每项评分从 1 分（良好）至 2 分（差），然后将 3 类分数相加，评出 3 个等级：3～5 分为 1 级，6～7 分为 2 级，8～9 分为 3 级（表 4－10）。

表 4－10　组织学分级（推荐使用 Nottingham 联合组织学分级）

G_X	不能判断分化程度
G_1	综合评分为低分数（预后好）
G_2	综合评分为中度分数（预后中等）
G_3	综合评分为高分数（预后差）

（六）补充说明

1. TNM 分期中涉及的相关解剖部位

（1）胸壁：胸壁的概念包括肋骨、肋间肌、前锯肌，但不包括胸肌。因而，胸肌浸润不属于胸壁侵犯。

（2）区域淋巴结：乳腺的淋巴引流路径包括 3 个主要途径，分别是经腋窝、穿胸肌和经内乳淋巴途径。乳腺内淋巴结位于乳腺组织内，用于 N 分期时计入"腋窝淋巴结"。用于分期时，锁骨上淋巴结也属于区域淋巴结。而除此外的淋巴结转移：包括颈淋巴结、对侧内乳或腋窝淋巴结均为远处转移（M_1）。

乳腺的区域淋巴结分为下述 4 个部位：

A. 腋窝（同侧）：包括胸肌间（Rotter's）淋巴结以及沿腋静脉及其属支分布的淋巴结，根据引流方向分为 3 个水平：Ⅰ级（腋下组），位于胸小肌外缘外侧的淋巴结。Ⅱ级（腋中组）：位于胸小肌内外侧缘之间的淋巴结，胸肌间（Rotter's）淋巴结。Ⅲ级（腋上组）：位于胸小肌内缘之内至锁骨下缘的淋巴结，也称"尖淋巴结"或"锁骨下淋巴结"。这一水平的淋巴结转移意味预后不良，因而第 7 版分期系统以"锁骨下淋巴结"称谓这一水平的淋巴结以示区别。

B. 内乳(同侧):沿胸内筋膜胸骨边缘分布,位于肋间的淋巴结。

C. 锁骨上:位于锁骨上窝内,即在由肩胛舌骨肌及腱(外侧界和上界)、颈内静脉(内侧界)、锁骨及锁骨下静脉(下界)界定的解剖三角内的淋巴结。位于该解剖三角以外的毗邻淋巴结属于颈淋巴结,其转移属 M_1。

D. 乳腺内:位于乳腺组织内的淋巴结,用于 N 分类分期时归为腋窝淋巴结。

2. TNM 分期相关的大样本预后研究　乳腺癌 TNM 分期系统以循证医学为基础,根据近年来临床和基础研究的新进展,不断进行修正、调整,以符合临床乳腺癌治疗的实际情况,更好地指导临床医疗实践。

三、问题与展望

随着乳腺癌手术、放疗和药物治疗的迅速进展以及对肿瘤标志物的深入研究,以肿瘤 T、N、M 的解剖特征为主要分期依据的 TNM 分期系统已经面临挑战,乳腺癌的治疗和预后可能更多地受到其他因素的影响,如肿瘤切缘、病灶数目、肿瘤标志物状态、乳腺癌组织学分级以及多基因表达等。上述因素是否应该以及如何整合到新的分期系统中,已经成为乳腺癌 TNM 分期工作组的一项重要任务。事实上,某些肿瘤的分期系统已经引入了一些预后因素作为分期的评价因素,如 Gleason 评分和前列腺特异抗原(PSA)已经运用于前列腺癌的分期。经过充分的考虑和评价,AJCC 第七版乳腺癌 TNM 分期尚没有纳入前述任何一项指标,而是以单列的、以"预后因子"为标题的小节建议收集相关的预后因子,以便预测患者预后以及评价这些指标在未来 TNM 分期中可能起到的作用。这些预后因子包括:组织学分级、肿瘤标志物状态(ER、PR 和 HER2)及检测方法、淋巴结的评价方法(临床检查、针吸细胞学、空芯针活检、前哨淋巴结活检)、区域淋巴结的 IHC 染色情况及分子研究结果、远处转移的评价方法(临床、放射学、活检)、循环肿瘤细胞(CTC)及其检测法、播散肿瘤细胞(DTC)及其检测法、多基因标志评分(multigene signature score)和患者对新辅助化疗的反应程度(完全、部分或无缓解)及其确认方式等。随着临床以及基础研究的不断深入和进展,乳腺癌的生物学特征对患者治疗及预后的影响会日渐明朗,也许在不久的将来有望见到新的乳腺癌 TNM 生物学分期系统。

(易军)

第三节　乳腺癌的辅助化疗

Fisher 提出乳腺癌是一种全身性疾病,全身治疗可消灭亚临床的乳腺癌微小转移灶,提高乳腺癌的治疗效果。一系列临床试验证实,乳腺癌辅助化疗可以显著提高患者的无病生存率和总生存率。来自 EBCTCG 荟萃分析显示:经典的 CMF(环磷酰胺+甲氨蝶呤+氟尿嘧啶)化疗方案较不化疗可降低乳腺癌患者 4.3%的 10 年绝对死亡率;同样,含蒽环类药物的方案[CAF(环磷酰胺+多柔比星+氟尿嘧啶)、CEF(环磷酰胺+表柔比星+氟尿嘧啶)等],可在 CMF 治疗的基础上,进一步降低乳腺癌患者 4.3%的 10 年绝对死亡率;随着紫杉类药物的出现,蒽环类药物联合或者序贯紫杉类药物,可比含蒽环类药物的化疗方案继续降低 5.1%

的 10 年绝对死亡率，从而确立了辅助化疗在乳腺癌综合治疗中的地位与作用。

一、乳腺癌辅助化疗的适宜人群

对于 0 期的乳腺癌，如乳腺导管或小叶原位癌、Paget 病患者，无需进行术后辅助化疗。而对于浸润性乳腺癌患者，术后是否需要辅助化疗除了根据患者身体情况、月经状况、血常规、重要器官功能、有无伴发其他疾病等因素外，还需要了解乳腺癌的生物学行为。随着乳腺癌分子生物学相关领域研究的不断开展，我们对乳腺癌术后辅助化疗的适宜人群的认识也发生了很大的变化。在 2005 年的 St. Gallen 专家共识中，根据乳腺癌患者的淋巴结状态、肿瘤大小、HER2 状态、组织学分级、脉管癌栓以及年龄这六大因素，将乳腺癌患者划分为低、中、高复发风险三组（表 4－11），对于中、高复发风险的患者，术后需考虑辅助化疗。之后的 2007 年 St. Gallen 专家共识，在原先复发风险分组的基础上，加上 ER/PR 这个复发风险因素（表 4－12），同样，对于中、高复发风险的患者，术后推荐行辅助化疗。

表 4－11　2005St. Gallen 专家共识：乳腺癌术后复发风险的分组

危险度	判别要点		
	转移淋巴结	其他	
低度	阴性	同时具备以下 5 条：	
		标本中病灶大小（pT）≤2cm	且
		分级 1 级	且
		瘤周脉管未见肿瘤侵犯	且
		HER2/neu 基因没有过度表达或扩增	且
		年龄≥35 岁	
中度		以下 5 条至少具备 1 条：	
		标本中病灶大小（pT）＞2cm	或
		分级 2～3 级	或
		有瘤周脉管肿瘤侵犯	或
		HER2 基因过度表达或扩增	或
		年龄＜35 岁	
高度	1～3 个阳性	未见 HER2 过度表达和扩增	
		HER2 过度表达或扩增	
	≥4 个阳性		

表 4－12　2007St. Gallen 专家共识:乳腺癌术后复发风险的分组

危险度	判别要点		
	转移淋巴结	其他	
低度	阴性	同时具备以下 6 条:	
		标本中病灶大小(pT)≤2cm	且
		分级 1 级	且
		瘤周脉管未见肿瘤侵犯	且
		HER2/neu 基因没有过度表达或扩增	且
		年龄≥35 岁	且
		ER/PR 阳性	
中度		以下 6 条至少具备 1 条:	
		标本中病灶大小(pT)>2cm	或
		分级 2～3 级	或
		有瘤周脉管肿瘤侵犯	或
		HER2 基因过度表达或扩增	或
		年龄<35 岁	或
		ER 阴性、PR 阴性	
高度	1～3 个阳性	未见 HER2 过度表达和扩增	且
		ER/PR 阳性	
		HER2 过度表达或扩增	或
		ER 阴性、PR 阴性	
	≥4 个阳性		

2009 年的 St. Gallen 专家共识开始提出乳腺癌辅助化疗需考虑肿瘤对化疗的反应性，要综合考虑乳腺癌的复发风险和化疗的获益情况，提出绝大多数三阴型乳腺癌以及 HER2 阳性乳腺癌患者，需接受术后辅助化疗。而对于激素受体(ER/PR)阳性且 HER2 阴性的患者，是否需要辅助化疗，专家共识提到需参考临床病理因素、患者的意愿，以及多基因阵列的检测结果：对于 ER/PR 强阳性、淋巴结阴性、肿瘤小于 2cm、增殖指数低、脉管癌栓阴性以及多基因阵列为低复发风险的患者，可考虑单用辅助内分泌治疗；对于肿瘤大于 5cm、淋巴结转移≥4 个、组织学 3 级、增殖指数高以及 ER/PR 低表达的患者，需考虑术后辅助化疗；而对于淋巴结转移 1～3 个、肿瘤大小为 2～5cm，以及组织学分级为 2 级等的患者，这些临床病理指标并不能帮助我们很好地选择辅助化疗的适宜人群(表 4－13)。

表 4－13　2009 年 St. Gallen 专家共识：HR＋/HER2－患者辅助化疗的选择

	化疗联合内分泌治疗的相对适应证	不影响治疗手段选择的因素	单独应用内分泌治疗的相对适应证
临床病理因素 ER 和 PR	ER 和 PR 低表达		ER 和 PR 高表达
组织学分级	3 级	2 级	1 级
增殖指数	高 *	中 *	低 *
淋巴结	≥4 个淋巴结转移	1～3 个淋巴结转移	淋巴结阴性
脉管癌栓	脉管癌栓阳性		脉管癌栓阴性
肿瘤大小	＞5cm	2.1～5cm	≤2cm
患者意愿	积极应用各种治疗手段		避免化疗相关的不良反应
多基因检测基因阵列 * *	高分	中分	低分

注：* 传统的检测增殖的指标为 Ki－67（例如，低表达：≤15%；中度表达：16%～30%；高表达：＞30%）以及病理有关有丝分裂频率的描述。

* * 如多基因检测是可行的，可用于帮助传统指标无法确定是否加用化疗时作决定。

2011 年 St. Gallen 专家共识首次引入乳腺癌分子分型这个概念，并用于指导术后辅助治疗，该共识根据乳腺癌激素受体状态、HER2 状态以及增殖指数，将乳腺癌分为下述四型：Luminal A 型（HR＋/HER2－，Ki－67 低表达）、Luminal B 型（HR＋/HER2－，Ki－67 高表达或 HR＋/HER2＋）、三阴型（HR－/HER2－），以及 HER2 阳性型（HR－/HER2＋）。对于不同分子分型乳腺癌的辅助治疗共识推荐方案如下（表 4－14）：Luminal A 型乳腺癌患者从辅助化疗中的获益较少，除淋巴结转移较多等相关高危因素外，可考虑单独使用内分泌治疗；对于 HER2 阴性的 Luminal B 型乳腺癌患者，需考虑患者的具体复发风险、患者的意愿及激素受体的表达量，可考虑在内分泌治疗基础上联合辅助化疗，方案一般可选含蒽环类和紫杉类药物的方案；HER2 阳性的 Luminal B 型乳腺癌和 HER2 阳性型乳腺癌，可参考含曲妥珠单抗的辅助治疗方案；三阴型乳腺癌缺乏内分泌及靶向治疗等辅助治疗方式，绝大多数浸润性非特殊类型乳腺癌患者需要化疗，方案可考虑采用含蒽环类和紫杉类的化疗方案。同时，在 2011 年 St. Gallen 专家共识里也提到，对于部分三阴性、淋巴结阴性的特殊类型乳腺癌（髓样癌、腺样囊腺癌）患者，可考虑不使用辅助化疗。

表 4－14　2011 年 St. Gallen 专家共识：不同分子分型乳腺癌患者的辅助全身治疗

分子分型	治疗方案	备注
Luminal A	ET	很少需要 CT（如淋巴结转移较多或其他高危因素提示需要化疗等）
Luminal B（HER2－）	ET±CT	化疗及其方案的选择需根据患者的意愿、激素受体表达量以及复发风险
Luminal B（HER2＋）	CT＋抗 HER2＋ET	暂无不需化疗的数据
HER2 阳性（非 Luminal）	CT＋抗 HER2	极低危患者（$pT_{1a}N_0$）可能只需随访而无需全身治疗
三阴型（导管）	CT	
特殊组织学类型 *		
A. 内分泌反应型	ET	
B. 内分泌不反应型	CT	髓样癌和腺样囊腺癌可能不需任何辅助化疗（如果淋巴结阴性）

注：ET：内分泌治疗；CT：化疗。

* 内分泌反应型（筛状癌、小管癌和黏液癌）；内分泌不反应型（大汗腺癌、髓样癌、腺样囊

腺癌和化生性癌)。

另外,美国国立综合癌症网络(NCCN)治疗指南也对早期乳腺癌术后辅助化疗的适宜人群作了相应的说明,具体如下:

(1)在 ER 阳性、HER2 阳性的普通组织学类型(导管癌、小叶癌、混合型癌和化生性癌)的浸润性乳腺癌患者中,肿瘤>1cm 或者淋巴结转移的患者,推荐使用辅助化疗;而对于淋巴结阴性、肿瘤≤5mm 的患者,不推荐辅助化疗;在 $T_{1b}N_0$ 患者中,可考虑使用辅助化疗。

(2)在 ER 阳性、HER2 阴性的浸润性乳腺癌患者中,如淋巴结阳性,需行术后辅助化疗。对于淋巴结阴性、T≤5mm 的患者,推荐使用单独内分泌治疗。在 T>5mm 且淋巴结阴性的患者中,首先推荐行 21 基因复发分数(RS)检测:如 RS>30 分,则推荐辅助化疗;RS<18 分,则可单独使用内分泌治疗;而对于 RS 在 18～30 分之间或未行 21 基因 RS 检测的患者,可考虑使用辅助化疗。

(3)在 ER 阴性、HER2 阳性的浸润性乳腺癌患者中,除了淋巴结阴性且 T≤5mm 外,都推荐行术后辅助化疗。

(4)在 ER 阴性、HER2 阴性的浸润性乳腺癌患者中,除了淋巴结阴性且 T≤5mm 外,都推荐行术后辅助化疗。

(5)对于小管癌、黏液癌等组织学类型良好的乳腺癌患者,如 ER 和 PR 均阴性,则参考上述普通组织学类型患者的治疗。而对于 ER/PR 阳性的患者,淋巴结阳性的患者可考虑使用辅助化疗;而在淋巴结阴性患者中,不推荐辅助化疗(T<1cm 可不进行辅助治疗)。

二、乳腺癌辅助化疗方案的选择

乳腺癌术后辅助化疗疗程多为 4～8 个疗程,选用多药联合的方案,常用的辅助化疗方案有如下几种。

1. 可选择的辅助化疗方案

(1)TA(E)C,q3w,d1,共 6 个疗程:

多西他赛 75mg/m^2;

多柔比星 50mg/m^2 或表柔比星 60～75mg/m^2;

环磷酰胺 500mg/m^2。

(2)剂量密集型:A(E)C→紫杉醇,共 8 个疗程:

多柔比星 60mg/m^2 或表柔比星 90～100mg/m^2;

环磷酰胺 600mg/m^2,q2w×4。

序贯

紫杉醇 175mg/m^2,q2w×4。

(3)A(E)C→紫杉醇:

多柔比星 60mg/m^2 或表柔比星 90～100mg/m^2;

环磷酰胺 600mg/m^2,q3w×4。

序贯

紫杉醇 80mg/m^2,qw×12。

(4)TC,q3w,d1,共 4 个疗程:

多西他赛 75mg/m^2;

环磷酰胺 600mg/m^2。

(5)A(E)C,q3w,d1,共 4 个疗程:

多柔比星 60mg/m^2 或表柔比星 90～100mg/m^2;环磷酰胺 600mg/m^2。

2.其他辅助化疗方案

(1)CA(E)F,q3w,d1,共 6 个疗程:

多柔比星 50mg/m^2 或表柔比星 60～100mg/m^2;氟尿嘧啶 500mg/m^2;

环磷酰胺 500mg/m^2。

(2)A(E)C→多西他赛,共 8 个疗程:

多柔比星 60mg/m^2 或表柔比星 90～100mg/m^2;环磷酰胺 600mg/m^2,q3w×4。

序贯

多西他赛 75～100mg/m^2,q3w×4。

(3)$CE_{120}F$,q4w,共 6 个疗程:

环磷酰胺 75mg/m^2,口服,d1～14;

表柔比星 60mg/m^2,d1、d8;

氟尿嘧啶 500mg/m^2,d1、d8。

(4)FEC→多西他赛,共 6 个疗程:

氟尿嘧啶 500mg/m^2;

表柔比星 100mg/m^2;

环磷酰胺 500mg/m^2,q3w×3。

序贯

多西他赛 75～100mg/m^2,q3w×3。

(5)FEC→紫杉醇周疗:

氟尿嘧啶 600mg/m^2;

表柔比星 90mg/m^2;

环磷酰胺 600mg/m^2,q3w×4。

序贯

紫杉醇 100mg/m^2,qw×8。

(6)剂量密集型:A(E)→紫杉醇→C,共 12 个疗程:

多柔比星 60mg/m^2 或表柔比星 90～100mg/m^2,q2w×4。

序贯

紫杉醇 175mg/m^2,q2w×4。

序贯

环磷酰胺 600mg/m^2,q2w×4。

(7)CMF 方案,q4w,d1、d8,共 6 个疗程:

环磷酰胺 500mg/m^2;

甲氨蝶呤 40mg/m^2;

氟尿嘧啶 500mg/m^2。

根据 NCCN 乳腺癌治疗指南 2011 中文版的中国专家意见,其根据危险度推荐化疗方案的原则如下:建议根据患者情况和每个研究的背景合理选择乳腺癌术后化疗方案,如淋巴结阴性的激素依赖性患者化疗，可以选择 AC/CE[多柔比星(表柔比星)/环磷酰胺]或 TC(多西他赛/环磷酰胺)；淋巴结阴性的三阴性患者，可以选择 FAC(FEC)或 AC→T；HER2 阳性患者可以选择 AC→TH 或 TCH；HER2 阴性腋淋巴结阳性(St. Gallen 中、高危)患者，可以选择 AC→T(多西他赛 3 周疗)或 FEC×3→T×3 或 TAC(多西他赛/多柔比星/环磷酰胺)，或者剂量密集化疗，密集 AC(多柔比星/环磷酰胺)→密集紫杉醇 2 周疗。

三、乳腺癌辅助化疗的进展

(一)紫杉类药物在淋巴结阴性患者中的应用

紫杉类药物包括紫杉醇和多西他赛，EBCTCG 荟萃分析显示，含紫杉类药物的方案疗效显著优于含蒽环类药物的方案。CALGB9344 及 BCIRG 001 临床试验的结果奠定了紫杉醇和多西他赛在淋巴结阳性乳腺癌辅助治疗中的地位，紫杉类药物可以显著提高淋巴结阳性乳腺癌患者的无病生存率和总生存率；并且来自 BCIRG 001 的 10 年随访数据提示，其辅助化疗的获益可一直持续到术后 10 年。

对于淋巴结阴性的患者，紫杉类药物的疗效如何呢？来自 GEICAM 9805 的临床试验显示：在高危淋巴结阴性乳腺癌患者中，辅助化疗 TAC 方案显著优于 FAC 方案，6 个疗程 TAC 治疗可以显著提高无病生存率，其 7 年无病生存率(DFS)分别为 89%(TAC 组)和 84%(FAC 组)，HR=0.67，P=0.0181，从而直接证明了淋巴结阴性患者亦可从含紫杉类药物辅助化疗中获益。同样，来自 USO 9735 临床研究也提示，对于高危淋巴结阴性或者 1～3 个淋巴结转移的乳腺癌患者，含多西他赛的 4 个疗程 TC 方案优于经典的 4 个疗程 AC 方案，也提示淋巴结阴性患者可从含紫杉类药物的辅助化疗中获益。最新报道的 CALGB 40101 临床研究显示，在淋巴结 0～3 个转移的乳腺癌患者中，4 个疗程或 6 个疗程的每周紫杉醇方案与相同疗程的 AC 方案具有相似的疗效，并且 4 个疗程与 6 个疗程的 AC/紫杉醇辅助化疗的疗效相当，提示对于部分淋巴结阴性的患者，可考虑使用单药紫杉醇作为辅助化疗。目前对于淋巴结阴性的高危患者，特别是三阴型或 HER2 阳性型乳腺癌，推荐使用含紫杉类药物的辅助化疗方案。

(二)蒽环类与紫杉类药物的给药时序

蒽环类与紫杉类药物的给药方案包括联合(TAC)与序贯(AC→T)。在辅助化疗临床试验中，TAC 方案显著优于 FAC 方案；而 AC→T 也显著优于 4 个疗程 AC 或 6 个疗程 FAC 治疗。

那么，蒽环类与紫杉类药物以哪种给药时序更好呢？BCIRG 005 临床试验比较了在 HER2 阴性乳腺癌患者 6 个疗程 TAC 与 AC→T 方案，5 年的中位随访结果显示：联合组(TAC)与序贯组(AC→T)具有相同的无病生存率与总生存率，从而提示这两种给药方式是有效的，可用于临床实践中。

NSABP B—30 临床试验比较了 4 个疗程 TAC 与经典 AC→T 方案之间的疗效，结果显示：AC→T 疗效显著优于 4 个疗程 TAC，提示 4 个疗程的 TAC 不能作为联合方案的标准，如果考虑蒽环类与紫杉类药物联合，需考虑进行 6 个疗程的 TAC 治疗。

(三)紫杉醇或多西他赛的给药时间频度

紫杉类药物包括紫杉醇和多西他赛，两者在乳腺癌辅助化疗中都显示出非常好的效果，但哪种紫杉类药物效果更好呢？

ECOG 1199 临床试验比较了紫杉醇和多西他赛在乳腺癌辅助化疗中的疗效，将入组的患者在完成 4 个疗程 AC 方案后，随机分为四组：每周紫杉醇、每 3 周紫杉醇、每周多西他赛和每 3 周多西他赛。中位随访 60 个月的数据显示：紫杉醇治疗组与多西他赛治疗组具有相似的无病生存率与总生存率。但是，每周紫杉醇治疗组和每 3 周多西他赛治疗组的疗效显著优于每 3 周紫杉醇治疗组；而每周紫杉醇和每 3 周多西他赛治疗组间的疗效并没有显著差异，从而直接回答了哪种紫杉类药物效果更好的问题：两种紫杉类药物都是有效的乳腺癌辅助化疗药物，在使用紫杉醇时，应选择每周的给药方式：而使用多西他赛时，每 3 周方案是较为合理的给药方案。

（四）经典方案与剂量密集型方案的比较

CALGB 9741 临床研究首次证实了基于剂量密度和强度的密集型方案（密集型 AC→P）优于传统的 AC→P 每 3 周方案，但是与经典的 TAC 方案比较，哪个方案效果更佳呢？

2012 年 ASCO 大会公布了 NSABP B－38 临床研究的结果，该临床试验入组了近 5000 例淋巴结阳性的乳腺癌患者，将其随机分为三组：TAC 治疗组、密集型 AC→P 治疗组，以及密集型 AC→P＋吉西他滨治疗组。中位 5 年的随访结果显示：TAC 治疗组与剂量密集型 AC→P 治疗组的疗效相似，发生的事件数分别为 327/1610（TAC 组）和 294/1618（剂量密集型 AC→P 治疗组），两者比较无显著统计学差异。从而提示这两个方案都是非常有效的乳腺癌辅助化疗方案，需根据医师的用药经验及患者的具体情况，选用合适的化疗方案。

（五）基因组学在乳腺癌辅助化疗中的应用

2011 年 St. Gallen 专家共识首次将乳腺癌的分子分型作为辅助治疗的依据，利用 ER、PR、HER2 以及 Ki－67 等指标进行乳腺癌的分子分型，并根据不同乳腺癌分型选择不同的辅助治疗方案。而在 2009 年的 St. Gallen 专家共识中就提到，当常规的临床病理指标不能明确乳腺癌患者是否需要辅助化疗的时候，可以考虑选用多基因阵列来进一步明确该患者是否需要辅助化疗。目前较为成熟的多基因阵列包括 21 基因复发分数以及 70 基因预后分型。

基于 21 基因复发分数开发应用的 Oncotype DX 已被 FDA 批准用于乳腺癌术后辅助化疗的选择，尤其对于 ER 阳性、HER2 阴性的淋巴结阴性患者，NCCN 指南已推荐对于该类患者，如果 RS＜18，可不考虑使用辅助化疗；而对于 RS＞30 的患者，强烈推荐使用辅助化疗，目前正在进行前瞻性的Ⅲ期临床研究（TAILORx），科学性评估 RS 在辅助化疗中的应用价值。另外，来自 SWOG　8814 临床研究也显示，对于 ER 阳性、淋巴结阳性的乳腺癌患者，RS 也可预测辅助化疗的疗效，低 RS 组的患者从辅助 CAF 化疗中获益较少。而在欧洲进行的 MINDACT 临床研究，需要使用新鲜的临床组织标本，以评估 70 基因预后分型对于确定术后辅助化疗方案的价值，如 70 基因预后分型为预后好的患者，是否可考虑不使用辅助化疗；而对于 70 基因预后分型与 Adjuvantonline 预测有不一致时，进一步评估哪个模型的预测价值更高。

乳腺癌辅助化疗从最初的塞替派、CMF，到之后的蒽环类药物及紫杉类药物；治疗人群从最初的淋巴结阳性患者，到目前的淋巴结阴性的高危人群；给药时序包括联合给药和序贯给药；给药时间频度包括常规的 3 周方案、每 2 周的剂量密集型方案，以及目前正在进行研究的节拍化疗，都显著提高了乳腺癌患者的预后。随着对乳腺癌生物学行为以及基因组学的发展，我们需要针对不同分子分型的乳腺癌患者，选择合适的化疗方案，从而提高乳腺癌辅助化疗的疗效，降低其毒副作用，实现乳腺癌的个体化辅助化疗。

（易军）

第四节　乳腺癌的外科治疗

一、浸润性乳腺癌的外科治疗

浸润性乳腺癌的治疗中，手术是最重要的组成部分，按照治疗目标可分为预防性手术、诊断性手术和治疗性手术。后者又包括根治性手术、整形美容手术，以及以减少肿瘤负荷、缓解患者症状为目的的姑息性手术。除非存在明显的手术禁忌证，原发性乳腺癌患者的初始治疗均应包含外科治疗。对肿块较大的局部晚期乳腺癌，可先予新辅助治疗缩小肿瘤后再行手术。浸润性乳腺癌的根治性手术治疗包括乳房手术和腋窝手术两个部分，是本节讨论的重点内容。其中乳房的手术方式为保留乳房手术、全乳房切除术和全乳房切除加乳房重建手术三种。前哨淋巴结(SLN)活检可以准确地评估腋淋巴结的状况，SLN 阴性的患者不再需要进一步的腋窝处理。淋巴结清扫术目前仍作为 SLN 阳性患者的标准治疗手段。乳腺癌根治术(Halsted 手术)和扩大根治术目前已很少应用，在此不再介绍。

(一)适应证及手术方式的选择

1.保留乳房手术　保乳手术加放疗获得了与乳房切除术相同的生存率，已经成为早期(Ⅰ、Ⅱ期)乳腺癌患者外科治疗的首选。较低的同侧乳房复发率和较好的美观效果是保留乳房手术两个重要的目标。保乳手术中，切缘状况不明或切缘阳性是引起术后同侧乳房复发的重要原因。只有切除足量的乳腺组织，才能保证肿瘤的完全切除，达到切缘阴性。然而，过多地切除周围正常的乳腺组织会降低所保留乳房的美观效果。因此，肿块相对于患侧乳房而言体积较小是保留乳房手术最重要的先决条件。只有这样，才能在保证切缘阴性的同时，获得良好的术后美观效果。此外，患者有较强的保留乳房的愿望、有条件接受术后放疗和定期随访也是进行保乳手术的重要前提。而患者的年龄和肿瘤的生物学特征，如激素受体状况、组织学分级和有无淋巴结转移等并不影响选择保留乳房的手术方式。过去曾一度认为病灶中存在广泛导管内癌成分(EIC)时不宜保乳，而现有的数据显示，此类患者手术切缘阳性率较高，只要能够达到切缘阴性，EIC 本身并不增加保乳术后的局部复发率。

乳房内弥漫的微小钙化或经多次扩大切除后切缘仍为阳性是保乳手术的绝对禁忌证。多中心病灶因肿瘤位于乳房的不同象限，术后复发率较高且很难获得满意的美观效果，故不适合保留乳房手术。保留乳房手术的绝对禁忌证还包括患者不能接受术后放射治疗的情况，如既往因霍奇金淋巴瘤曾接受过乳房区域的斗篷野照射等。妊娠是乳房放疗的禁忌证，患者可于妊娠期后 3 个月行保乳手术，分娩后再行放疗。保留乳房的相对禁忌证为某些结缔组织疾病，如全身性硬皮病、系统性红斑狼疮、多发性肌炎和皮肌炎等，这些患者如接受放疗，发生后期并发症的风险加大。而已有研究显示，风湿性关节炎患者可以安全地接受放疗，并不在保乳禁忌证之列。

2.乳腺癌改良根治术　虽然多数的早期浸润性乳腺癌患者可以选择保留乳房，仍有部分患者更适合行全乳房切除手术。这部分临床Ⅰ、Ⅱ期的乳腺癌患者中，如果前哨淋巴结活检显示腋窝阴性，单纯乳房切除术加前哨淋巴结活检是最常见的手术方式；而前哨淋巴结阳性者则应接受改良根治术，即全乳切除加腋淋巴结清扫。此外，改良根治术同样适用于临床Ⅲ期的乳腺癌患者。

常规腋淋巴结清扫只需清除 Level Ⅰ和Ⅱ的淋巴结，通常选用同时保留胸大、小肌的 Auchincloss 手术。若出现术中肉眼下发现 Level Ⅱ淋巴结存在转移或者锁骨下(Level Ⅲ)淋巴结可扪及肿大的情况，则可采用切除胸小肌、保留胸大肌，从而使暴露更清晰的 Patey 术式或者分开胸大肌间沟，经前方锁骨下入路对 Level Ⅲ淋巴结进行清除。

3. 乳腺癌术后乳房重建术　对于因各种原因不适合行保乳手术的患者，在行全乳切除手术以后即刻或二期乳房再造多数是可行的。对行保留乳房手术的，如局部缺损大也可以进行乳房重建。乳房重建的方法包括假体植入及自体肌皮瓣移植，具体内容参见本章第 5 节。

4. 预防性对侧乳房切除　对于已患一侧浸润性乳腺癌的患者，预防性对侧乳房切除可减少对侧乳房癌症的发病率，其受益程度取决于患者的担心程度及所患疾病的因素。对已知携带 BRCA1 或 BRCA2 突变基因、存在高危家族史、多中心病灶或对侧乳房内高危病变，如不典型增生和小叶原位癌的患者，可以慎重考虑后实施。

(二)浸润性乳腺癌手术的基本步骤和注意事项

1. 乳腺癌改良根治术

(1)设计切口：尽量取横梭形切口，必要时根据肿瘤的大小和位置也可选择斜行或纵行切口。原则上切口距离肿瘤边缘应超过 3cm，并将原活检切口包含在拟切除的皮瓣内。切口的内侧缘不可超过前正中线，外侧止于腋前线。注意两面皮瓣宽度和皮缘长度应一致，皮肤张力适当，并可平缓对合。

(2)游离皮瓣：在保持皮瓣张力的情况下，直视下使用电刀于皮肤与浅筋膜层之间分离皮瓣。皮瓣的厚度应不留有任何乳腺组织，留下薄层的皮下脂肪和表浅的血管。游离范围内侧到胸骨缘，外侧达背阔肌缘，上至锁骨下，下达肋弓处腹直肌上缘。所留皮瓣上的脂肪层，从切口边缘向外 3～4cm 后依次增厚为斜形，避免形成“台阶”，以利于术后美观。

(3)切除乳腺及胸肌筋膜：皮瓣剥离结束后，自锁骨部暴露胸大肌筋膜，沿肌纤维走行方向切离筋膜，注意不要切入肌肉。用力牵拉乳腺组织，使筋膜保持张力，将电刀放平，易于操作。靠近胸骨侧，切除胸大肌筋膜时，常可见 2～3 条胸骨内动脉的穿通支，应妥善处理，必要时予以分离后切断和结扎。注意确保彻底切除癌床附近的筋膜，筋膜已被切破或怀疑存在肌肉浸润的，应盆状切除部分胸大肌。下方在肋弓附近不要损伤腹直肌前鞘和腹外斜肌，切离腹直肌筋膜后，由此将乳腺向上方牵拉，再向外侧进行剥离。于外下份第 4、5 肋间腋中线位置寻找到背阔肌前缘作为外侧边界的标志。

切除胸肌筋膜到达胸大肌外缘时，应将胸大肌外缘向正中侧牵引，避免损伤其下方的下胸肌神经和与其伴行的胸大肌外缘血管。当该血管周围淋巴结或胸肌间淋巴结有转移而不能予以保留时，需在胸大肌外侧缘血管和神经进入肌肉的部位切断结扎，中枢侧在腋动脉的高度切除。

(4)清扫胸肌间(Rotter)淋巴结：由助手使用两个肌肉拉钩向内上牵拉胸大肌外缘，分别沿胸小肌表面和胸大肌背面分离胸肌间的脂肪及淋巴组织后，用无齿镊子夹起，沿脂肪中的血管分两层进行分离廓清。注意保护穿过胸小肌，走行在胸大肌内面的 1～2 根神经即中胸肌神经。

(5)切除胸小肌清扫锁骨下淋巴结(限 Patey 术式)：分离胸小肌的内侧缘后，用示指伸入胸小肌的后方并挑起，在靠近喙突的附着部切断胸小肌。在中胸肌神经穿过胸小肌处辨认其末梢，切断胸小肌肌束游离出此神经。切断胸小肌的肋骨附着处，切断胸小肌。沿锁骨下动、静脉向下清扫锁骨下区的脂肪淋巴组织(即 Level Ⅲ淋巴结),包括锁骨下脂肪的胸骨侧及腋窝尖部组织。

(6)清扫腋淋巴结:将乳房向外侧牵拉,沿前锯肌表面筋膜向背侧胸壁分离,保护胸背血管和胸长神经向前锯肌的分支,显露此间隙背侧深处的胸长神经。在其表面锐性切开筋膜,将胸长神经主干释放回胸壁。继续向头侧进一步切开此间隙,充分游离胸长神经。

将胸大、小肌向内上牵拉,在喙肱肌下缘切开喙锁胸筋膜,显露腋静脉的前面和下缘。小心切开腋静脉鞘,向外解剖分离周围脂肪淋巴组织,确认肩胛下动静脉后,切断结扎经胸小肌外缘下行的较粗的胸外侧动、静脉及腋静脉下方其余小的血管分支。注意切断、结扎腋前小血管应在腋静脉的前、下方进行,不要在腋静脉的上方切断血管。

沿腋静脉向内侧分离,剥离胸小肌的背面,注意不要损伤胸小肌内侧的胸肩峰动静脉的胸肌支和伴行的上胸肌神经,廓清 Level Ⅱ腋淋巴结。在内侧经胸小肌后方,向深部继续解剖分离至腋静脉的高度,胸背神经和胸长神经以锐角相连接的腋窝顶部为止。

进一步显露旋肩胛动静脉,注意保护沿肩胛下肌向下斜行的胸背动静脉和胸背神经,显露大圆肌和肩胛下肌到胸壁侧。在肩胛下脉管束的主干外侧找到白色的背阔肌肌腱,在此处,保留肩胛下肌的筋膜,将腋窝深处的脂肪一并向下剥离。此过程中,除非腋窝多发淋巴结肿大而担心肿瘤的残余,否则原则上应尽量保留自胸小肌下方第 2、3 肋间发出至前臂下方横行的肋间臂神经。

注意辨认胸背动、静脉下份的“Y”形分支,主干进入背阔肌,而桥状血管分布到前锯肌。将外翻的乳房和腋淋巴结一并整块切除。

(7)创腔冲洗、止血、引流与缝合:42℃蒸馏水及生理盐水分别冲洗创腔,将创面上所有活动性出血点仔细结扎或电凝止血。创腔内胸骨旁和腋窝各置引流管一根,自手术切口外下方创腔的最低处另戳口引出。

将两侧皮瓣向中央牵拉,用 1 号丝线对位、间断缝合。皮下脂肪和表皮两层缝合,可预防皮缘张力过高而导致皮肤坏死和瘢痕形成。如张力过大,则植皮修复。关于植皮的来源,小的皮肤缺损可以取距肿块 5cm 以上的乳房皮肤,大的皮肤缺损则取下腹壁全厚皮片。缝合结束后,可用无菌胶条贴平切口缘。吸引器抽吸引流管,吸尽创腔内的空气和冲洗液,使皮瓣紧贴胸壁。用无菌纱布填压腋窝,弹力绷带加压包扎。

2.保留乳房手术

(1)乳房肿块切除:乳房上半部肿块可取平行于乳晕的横弧形切口,下半部则作放射状切口,一般不必切除乳房表面的皮肤。切开皮肤、皮下组织,切口两侧分别用纱布垫保护、固定。向两侧潜行分离皮肤至肿块周边正常组织处 1cm 以上,向下切开正常腺体组织至胸肌,将肿块及部分周围腺体组织、胸大肌筋膜整块切除。标本离体前,对标本的各个方向用不同的方式进行标记。术中对切缘行冰冻病理检查,如有癌细胞残留则再扩大切除,再次送检,直至无癌细胞残留。蒸馏水冲洗残腔并仔细止血后,根据残余乳腺腺体情况决定是否缝合或刊用腺体瓣技术进行局部乳房重建。创腔内放置钛夹,以利术后放射治疗时瘤床定位。缝合皮下组织和皮肤,一般不放置引流管。

(2)腋淋巴结清除:腋窝处沿皮纹走向作弧形切口切开皮肤、皮下组织,上达胸大肌外缘,下至背阔肌外缘,其余手术操作步骤同改良根治术。术毕,腋窝放置一根引流管。

3.浸润性乳腺癌外科治疗的注意事项　乳腺癌肿块切除术往往在行根治术之前施行,是以快速获取病理学诊断为目的的一种手术。肿块切除活检过程中，切口的大小与方向应兼顾根治性手术切口，包含在根治术切除的皮肤范围内。术中应注意无瘤原则，在周围正常乳腺组织中进行切割，避免切破腺体背面的胸肌筋膜，彻底止血，防止肿瘤脱落发生种植性转移。对拟行保留乳房手术的患者，肿瘤切除活检的手术操作应同保留乳房手术中的肿块切除部分。我们推荐术前通过粗针穿刺活检获得病理诊断。这样不仅可以缩短手术时间，亦可减少因肿块切除活检术中冰冻不能确诊病变性质而需二次手术的情况。

（三）浸润性乳腺癌外科治疗的进展与展望

1. 保乳术后局部复发率下降　保乳治疗取得了与乳房切除术相同的生存率，但根据早期临床试验的结果，保乳治疗组患者的局部复发率略高于乳房切除组。NSABP B－06 临床试验中，经过 20 年的随访，保乳手术加放疗组乳房内复发率为 14.3%，而全乳切除组胸壁复发率为 10.2%。同时，米兰试验随访 20 年的结果显示，保乳治疗组乳房内复发与全乳切除组的胸壁复发率分别为 8.8%和 2.3%。EBCTCG 荟萃分析了 4125 例参加随机对照临床试验患者的数据，提示保乳治疗组的局部复发率为 10 年（13%比 11%）和 15 年（17%比 12%）均略高于乳房切除组。

然而，根据近年来的资料，保乳术后的局部复发率已呈现了逐渐下降的趋势。M. D. Anderson 癌症中心 2005 年报告了其保乳治疗 1355 例浸润性乳腺癌的经验。分析发现，1994－1996 年间接受保乳治疗患者的 5 年乳房内局部复发率显著低于 1994 年以前的患者（1.3%比 5.7%，P＝0.0001）。NSABP B－06 后续的一系列临床试验中，保乳治疗以后的 10 年局部复发率已低于 8%，与全乳切除组相当。保乳治疗后局部复发率的降低，主要归功于术前影像诊断技术改进、放射治疗水平提高以及辅助性全身治疗的常规应用。

现有证据清楚的表明，切缘阳性，即镜下在墨汁染色区查见肿瘤细胞，是保乳术后局部复发的高危风险因素。近年来病理检查水平提高，能够准确的评估手术切缘，切缘阳性或切缘状态不明的病例明显减少，也是降低局部复发率的重要因素。关于保留乳房手术中切缘的安全距离问题一直存在争议。通常把在距离切缘 2mm 以内查见肿瘤细胞定义为切缘过近。此时应根据患者的年龄、肿瘤的分子分型、切缘附近残留肿瘤细胞的多少，以及是否进行化疗等进行综合评价，决定是否需要再次进行手术切除。值得注意的是，目前并无证据表明更远距离的切缘能够进一步降低局部复发。

2. 术后乳房的美观效果提高　乳腺癌发病率高，多数患者经规范化治疗后可长期存活。然而由于病损部位的特殊性，乳房手术本身对患者的精神心理层面容易产生不良影响，术后良好的美容效果可以部分地改善这种状况。除基本的乳腺外科技术以外，对于需要切除大量乳腺组织的患者，可应用肿瘤整形技术如局部乳房重建或带蒂肌皮瓣充填保乳手术导致的缺损以提高美观效果。对于乳房较大的患者，可通过对侧乳房缩乳术来实现双侧乳房对称。

肿瘤整形技术是肿瘤外科技术和整形技术的结合。当手术需要去除大面积的皮肤、预计会出现大块的组织缺损或肿瘤所在位置（如乳房下部）易导致切除以后美容效观不佳或者切除以后乳头发生移位等情况时，手术医师有必要根据患者的体型和乳房的大小、肿块的大小和位置来设计不同的手术切口和皮瓣。术中切除肿瘤及周围足够的正常组织来保证切缘阴性，然后利用所保留的乳房软组织，通过相应的皮瓣成形和转移进行局部乳房重建以达到双侧乳房的对称，术后不必再进行整形手术。

因可以切除比例高达 40%的乳腺组织来保证切缘的阴性，而不必担心术后乳房的美观效果，肿瘤整形手术扩大了保留乳房手术的应用指征。然而，截至目前并没有长期随访的数据清楚地显示，肿瘤整形手术是否增加或降低了局部复发的风险。此外，由于进行了局部乳房重建，常导致瘤床加量放疗时难以确定瘤床的位置；且一旦最终病理证实切缘阳性，再次进行扩大切除将变得非常困难，而不得不切除整个乳房。

保留皮肤的乳房切除术，是指在乳房切除手术中，保留尽可能多的乳房皮肤，以利于此后的乳房再造。保留乳头乳晕复合体的乳房切除术是保留皮肤乳房切除术的自然演变，有利于进一步改善术后乳房重建的美观效果。近年来有研究报道了乳头乳晕的癌侵犯率，显示只有1%的乳晕查见癌，而乳头累及率为10.6%。另一项研究在排除乳晕下病变和多中心病灶以后显示，在接受保留皮肤的乳房切除术的患者中，3%存在乳头乳晕复合体癌累及。在此发现的基础上，很多机构开展了保留乳头和(或)乳晕的乳房切除术，并取得了不错的效果。然而，这些数据大多来自单中心的回顾性分析，目前尚未就此开展前瞻性随机试验。

手术切口的选择为包括环乳晕切口向外侧延伸、横穿乳晕切口向内侧或外侧延伸或乳房下皱襞切口。存在下列情况之一者不适合此手术：肿块距离乳头乳晕复合体不超过1cm；从乳头乳晕复合体发出的区段钙化；肿块直径大于3cm或术中活检发现乳头乳晕复合体癌侵犯。

虽然目前关于乳头乳晕区复发的报道极少，乳头乳晕复合体坏死的比例却高达11%，且保留的乳头乳晕复合体感觉缺失在75%左右。迄今为止，保留乳头乳晕复合体的术式还远未达到理想的美观和功能效果，存在问题包括与对侧乳头位置不够对称、局部缺血、感觉缺失和乳头不能勃起等。未来需要选择更加适合的病例，针对此手术方法的安全性和乳头乳晕复合体功能的问题开展更多的研究。

3.多学科参与乳腺癌的外科治疗　乳腺癌外科治疗的多学科诊疗团队应包括外科、影像科、病理科、整形美容科，肿瘤内科、放疗科、核医学、统计学、遗传学和专业护理等。

保留乳房手术和乳房重建技术正逐渐成为早期乳腺癌术式的主流。保乳治疗成功的关键是手术切除足量的病变组织，达到病理切缘阴性的同时，保证良好的乳房美观效果。手术以前，外科医师与肿瘤内科医师、放疗科和整形美容科医师进行多学科讨论，可以最大限度地提高患者保留乳房的概率，使得手术方案最佳化。然而，目前只有不到1/3的乳腺癌患者在初始治疗前有机会接触到整形美容科医师，共同讨论最佳的手术选择方案。

对有高危乳腺癌家族史或怀疑存在基因(如BRCA1/2)突变的患者，遗传学家应参与患者的治疗，以协助确定合适的手术治疗方案，如是否需要行预防性对侧乳房切除等。放疗科应术前评估患者是否适合和耐受手术以后的放射治疗，与肿瘤外科医师共同决定患者是否适合保留乳房手术。新辅助治疗以后，并非所有的乳房肿块都是向心性退缩，外科医师需要与整形美容科、放射科、影像诊断科及肿瘤内科医师共同讨论新辅助治疗后保留乳房手术的可行性，或提供一个最佳的手术治疗方案。

多学科联合诊疗模式在患者有保留乳房意愿的小肿瘤治疗中发挥了重要的作用。如影像学术前钢丝定位下切除临床不可触及的病灶、术中术后乳腺X线摄影确定病灶是否已完全切除、病理科确定病变性质及是否存在切缘阳性、放疗科医师与外科医师合作实施术中部分乳房照射等。以上均有利于在保证疗效的前提下，尽可能地减少术后并发症和再次手术率。

对于乳房切除的患者而言，乳房重建是一项提高生活质量的重要手段。术后好的乳房美观效果需要很多专业的共同努力，而任何一个步骤都可能造成破坏性的后果。全乳切除以后的乳房重建手术应在术前由整形美容科和外科医师、放疗医师共同进行规划，充分考虑到放射治疗的情况，详细探讨最佳的肿瘤治疗方案以及即时再造和二期再造的优缺点，达到最佳的美观效果。比如保留皮肤的乳房切除术加乳房重建手术并未增加局部复发的风险或者阻碍局部复发的检出。然而，一期乳房再造以后，如接受放射治疗，可能会对乳房的美观效果产生明显的影响；而乳房重建手术本身也会引起照射野的设计困难，造成治疗剂量的不足。因而对需要放疗的患者，常建议局部治疗结束后行二期乳房重建手术。

二、原位癌的外科治疗

（一）小叶原位癌的外科治疗

小叶原位癌（lobular carcinoma in situ，LCIS）是一种有争议的组织学病变，有发展成浸润性乳腺癌的危险。

1941 年，Foote 和 Stewart 描述了 LCIS 是起源于小叶和末梢导管的非浸润性病变，因此在最初的 1950 年代被认为是癌前病变，所以，在以后的 30 年间，全乳腺切除成为临床治疗 LCIS 的标准方法。

随后的研究则对全乳腺切除治疗 LCIS 的理念提出了挑战。1978 年，Haagensen 等认为，LCIS 与小叶不典型增生（atypical lobular hyperplasia，ALH）类似，本质是良性疾病，他们报道了 211 例 LCIS 单纯切除病灶患者，其中 10％在同侧乳腺出现了另一癌灶，而 9％在对侧乳腺发现了癌灶，即有 LCIS 病变存在，双侧乳腺患乳腺癌的危险性相同。因此，多数研究者认为，LCIS 主要是乳腺癌的危险因素，而不是浸润性小叶癌的（invasive lobular carcinoma，ILC）的癌前病变，这意味着手术并不完全适合 LCIS。

但另一方面，Haagensen 等报道的这类患者，经过 21 年的随访，乳腺癌的风险不断增加，21 年随访的 99 例患者中，24％出现 DCIS 或 IBC。

目前，SEER、NSABP 及 AJCC 仍将 LCIS 划为 0 期非浸润性癌，与 DCIS 的分类相同。不完全认为 LCIS 是良性疾病的原因是：①LCIS 比 ALH 进展为浸润性癌的风险高。②有时 LCIS 会直接进展为浸润性癌，也许 LCIS 也像导管内癌那样在一些亚群中有癌前病变的特征。

1. LCIS 的临床特点　通常，LCIS 没有临床症状，隐匿存在，很少形成可触及的肿块，常常在因其他原因进行乳腺组织活检时偶然发现。

由于缺少与疾病相关的临床和乳腺 X 线摄影特征，对准确计算发病率造成了困难。既往基于良性疾病乳腺活检的数据显示 LCIS 相对较低的发病率（0.5％～4.3％）。而两个研究报道对于高危女性进行的预防性乳房切除标本病理检查中伴随 LCIS 的患病率较高（4％～25％）。亦有报道显示，198—1999 年，在 10499 例无法触及的乳腺 X 线摄影检查异常的患者中发生 LCIS 为 1.1％。

根据 SEER 的资料，Li 等报道了 LCIS 的发病率逐渐增加，1978－1980 年为 0.9/10 万人年，而 1996—1999 年为 3.19/10 万人年。大量增加的 LCIS 患者多见于 50～59 岁女性，可能的原因包括基于普查的活检数量增多，以及绝经后激素替代疗法应用的增加。

多中心性是指乳腺不同象限分别发生病变。多灶性是指在同一象限发现各不相连的癌灶。Rosen 等的数据显示，LCIS 患者中 48％（24/50）存在多中心生长。有关 LCIS 的双侧性，既往数据报道 LCIS 的双侧发生率在 9％～69％之间，Beute 等分析了 82 例 LCIS 患者行对侧乳腺对称部位活检或对侧全乳腺切除,50%(41/82)患者为双侧 LCIS。

研究显示,与无乳腺非典型性增生的普通人群的女性相比,具有 LCIS 的女性发展为乳腺癌的相对危险为 6.9~12,LCIS 切除后同侧乳腺癌发生率为 11%~22%(随访时间 14.7~24 年),而对侧发生乳腺癌的危险性相近。这些研究阐述了 LCIS 不需要手术的主要原因:LCIS 唯一合理的手术治疗是双侧乳腺切除,但这对 80%的患者是不必要的。

2.外科治疗　如上所述,LCIS 患者对于双侧乳腺癌的风险接近均等,任何一个合理的处理策略都应当针对这种双侧的风险,因此,处理原则应当包括观察、化学预防和预防性乳房切除。

(1)预防性乳房切除:资料显示,对于 LCIS 患者,双侧预防性乳房切除(乳房再造或不再造)可以减少高危女性(例如,广泛的家族史者)近 90%发展成乳腺癌的风险。但同时也有数据显示,实施观察的 LCIS 患者有 16.4%发展为乳腺癌,其疾病相关死亡率为 2.8%,与预防性双侧乳房切除的患者的死亡率相比,仅高 0.9%。

因此,一般来说,LCIS 不需要手术,唯一合理的手术方式是双侧乳腺切除,但相对于 LCIS 的轻度危险而言,这一治疗也许过于激进,所以在采取预防性手术切除时,应向患者充分告知并提供医疗及心理方面的咨询服务,并提供充足的时间让患者作出适合个人情况的决定。

(2)空芯针活检发现的 LCIS:空芯针活检发现非典型增生后切除活检已成为标准的做法,以便将遗漏共存的 DCIS 或浸润性癌的风险降到最小。

研究显示,空芯针穿刺诊断的 LCIS,切除活检发现恶性病灶的概率为 19%~33%。目前为止,最大例数的研究来自 Lewis 等,285 例空芯针穿刺诊断的小叶肿瘤(lobular neoplasia,LN),其中 99 例为 LCIS,80%(79/09)LCIS 患者接受手术切除,最终在 19%(15/79)的患者中发现 DCIS 或浸润性癌。以上数据均支持对于空芯针活检诊断的 LCIS 应常规行开放切除活检,以排除 DCIS 或浸润性癌的存在。

而对于切除活检发现的 LCIS,目前认为不需要进一步处理,通过广泛切除以获得切缘阴性是没有必要的。

(3)浸润性癌与 LCIS 共存的保乳治疗:LCIS 和浸润性癌共存并非保乳手术的禁忌证。相关试验表明,无论浸润性癌是否伴有 LCIS,局部复发率和生存率是相同的。Abner 等发现,110 例癌旁伴有 LCIS 患者保乳治疗后 8 年局部复发率为 13%,而 1062 例不伴 LCIS 者为 12%,没有显著差异。

另一项来自密歇根大学的研究更是证实了这一观点:伴发 LCIS 及其程度并不降低乳腺癌患者行保乳手术后的预后。Ben-David 等研究 64 例接受保乳手术与放疗且发生 LCIS 的乳腺癌患者(LCTG 组),对照组则为 121 例未发生 LCIS 的乳腺癌患者。平均随访 3.9 年,结果显示,LCTG 组患者行辅助激素治疗的比例更高(P=0.01)。除此以外,两组患者与临床、病理学和治疗相关的变量及乳房摄影表现的差异均无显著性。LCTG 组与对照组 5 年局部控制率没有显著性差异(LCTG 组 100%,对照组 99.1%,P=0.86),且手术切缘发生 LCIS 和多病灶 LCIS 及其大小并不影响局部控制率。

(4)多形性 LCIS 的处理:多形性 LCIS(pleomorphic lobular carcinoma in situ,PLCIS)是一种相对特殊的 LCIS,这种组织病理学类型与 DCIS 相似,仅由于 E-钙黏蛋白染色阴性,所以提示该病变起源于乳腺小叶上皮而不是导管上皮。与此同时,其临床特性也与普通型小叶原位癌有所不同。

据推测，多形性 LCIS 发展成为 ILC 的危险性高，尤其是多形性 ILC。而研究结果证实，伴有相应 LCIS 的多形性 ILC 预后较差。Bentz 等评估了 12 例多形性 ILC，其中 7 例伴有多形性 LCIS 存在，在有随访的 12 例患者中，中位生存时间为 2.1 年。Middleton 等分析了 38 例多形性 ILC，45%的病例伴有多形性 LCIS，在有随访的 19 例患者中，9 例因肿瘤死亡(2 个月至 9 年)，6 例出现了对侧乳腺癌。

这些结果提示，多形性 ILC 与 IDC 一样浸润性较强，而多形性 LCIS 可能是其前驱病变，与典型 LCIS 相比，需要采取不同的治疗方法。NCCN 指南建议，对于切除活检或空芯针穿刺诊断的 PLCIS，外科处理策略不同于普通型 LCIS，医师应考虑完整切除并达到切缘阴性。

迄今为止，唯一关于 PLCIS 的切缘情况及术后辅助治疗的数据来自于 M. D. Anderson 肿瘤中心的 Middleton 等人，研究入组 26 例切除活检诊断为 PLC1S 的患者，并根据其切缘情况分组，分组情况如下：23%(6/26)切缘阳性；27%(7/26)切缘距离≤1mm；15%(4/26)切缘距离为 1.1～2mm；35%(9/26)切缘距离>2mm。中位随访时间 46 个月(4～108 个月)，其间 6 例患者接受他莫昔芬(三苯氧胺)预防治疗，4 例进行了术后放疗，6 例既进行了放疗又接受了他莫昔芬预防治疗。结果显示，1 例来自切缘阳性组的患者在术后 18 个月复发，总复发率为 3.8%。

这是第一组关于 PLCIS 外科处理与切缘状况的研究，研究者建议对于 PLCIS，应完整切除病灶，并活检阴性切缘应该大于 2mm。

显然，对于多形性 LCIS，需要更多的结论性数据来指导其外科处理。但就目前的数据，可以推测 PLCIS 与普通型 LCIS 相比，临床特性更倾向于浸润性癌的癌前病变，因此，其临床处理策略应尤为谨慎。

(二)导管原位癌的外科治疗

1. 概述　导管原位癌(DCIS)是指原发肿瘤局限于乳腺导管内，主要是中小导管，未侵犯基膜和周围间质。DCIS 的细胞生长方式多种多样，不同类型 DCIS 的生物学行为明显不同，有的可长期保持“原位”，有的则可发展为浸润癌，并非所有的 DCIS 都进展为浸润性癌。Wickerham 等认为，仅 1/3 的 DCIS 会进展为浸润性癌。

20 世纪 80 年代 X 线摄影未广泛用于乳房普查以前，DCIS 只占全部乳腺癌的 5%以下，而且乳房切除即可治愈，所以未引起人们的重视。80 年代以来，在欧美，乳腺 X 线检查技术的普及使 DCIS 诊断率明显提高，在美国，DCIS 的发病率从 1975 年的 5.8/10 万人年升至 2004 年的 32.5/10 万人年，目前约占每年新发乳腺癌的 25%。但是在我国，DCIS 的发现率相对较低，数据显示，1988—1997 年天津肿瘤医院诊治 DCIS 占全部乳腺癌的 2.1%，1991—2003 年复旦大学附属肿瘤医院的 DCIS 占所有乳腺癌的 7.8%，而来自上海交通大学医学院附属瑞金医院乳腺中心数据则显示 DCIS 占同期乳腺癌的 9.6%。

在乳腺 X 线摄影广泛用于临床之前，DCIS 一般均是由体检发现的可触及的乳房包块，现在则多是经乳腺 X 线摄影发现的触不到肿块的病灶，多表现为簇状密集的微小钙化影。又因其病变位于导管内，部分病例会出现乳头溢液，随其发展会出现肿块。

目前 DCIS 组织学分类尚无统一标准。既往通常按组织结构类型分为粉刺型、中间型、筛状型、实质型、微乳头型五种亚型，粉刺型有核分级高、多型性和中心腔性坏死等恶性的细胞学表现，侵袭性强，更易发展为浸润性癌，其他对判断预后意义不大。近年来出现多种以组织结构与细胞核形态相结合的分类法，其中 van Nuys 分类法是较为公认的判断 DCIS 恶性较可靠的指标，其将 DCIS 分为 VN Ⅰ、VN Ⅱ、VN Ⅲ三级。Ⅰ级：核 1～2 级，无粉刺样坏死；Ⅱ级：核 1～2 级，伴有粉刺样坏死；Ⅲ级：核 3 级，无论有无粉刺样坏死。

DCIS 是一组异质性病变，不同类型的 DCIS 生物学行为有很大区别，部分可以长期停留在原位状态，而部分可以很快发展为浸润癌。因其自然病程、生物学行为多样，加之患者的个体情况复杂，没有一种术式适合所有的 DCIS 患者。DCIS 治疗的根本是提高治愈率，手术原则是保证局部控制不再复发。选择何种恰当的手术方式既能阻止自然病程的发展，又可避免过度治疗对患者的损害是外科医师面临的一个难题。

2. 导管原位癌的外科治疗　目前针对 DCIS 原发病灶的治疗手段包括乳房切除术、单纯肿瘤切除术及单纯肿瘤局部切除辅以放疗。

(1)乳房切除术：对于多数 DCIS 患者，乳房切除术通过切除了几乎所有可能发生乳腺癌的组织而提供了良好的局部控制率。大量研究结果显示，DCIS 患者乳房切除术后中位随访 6～11.5 年后，局部复发率在 0～2.1%。很好地证实了乳腺切除术对于 DCIS 的治疗是非常有效的。

应用乳房切除术治疗 DCIS 有一些普遍接受的适应证，包括：多灶性、多中心病灶、弥漫性微小钙化和多次手术切除后切缘阳性。肿瘤大小不是绝对的指征，但是对于乳房较小、肿瘤大于 4cm 的 DCIS 患者，保留乳房的手术后美观效果可能较差，可考虑乳房切除手术。

①多灶性、多中心性问题：多中心性是指乳腺不同象限分别发生 DCIS，各病灶间必须是正常乳腺组织所间隔。多灶性是指在同一象限发现各不相连的癌灶，往往是某一病灶的导管内播散。Yerushalmi 等收集了 25320 例乳腺癌患者的资料，其中病灶呈多灶性的患者有 1554 例，占 6%，而其中 DCIS 患者多灶性的发生率为 11%(460/4014)。可见，多灶性或多中心性生长的现象在 DCIS 患者中普遍存在。对于这部分患者，保乳手术很难达到局部的彻底清除。

然而近期的研究提示，真正为 DCIS 多中心病变患者少见，Holland 等通过对 119 例 DCIS 的全乳房切除标本进行 X 线检查，118 例的病变局限在乳腺的一个导管区域范围内，只见 1 例(0.8%)有多中心发生。NSABP B—06 试验表明，DCIS 治疗后的局部复发有 96%是在原发癌的同一象限内，故处理 DCIS 时，应以原发癌所在象限或导管系统作为设计治疗方案的基础，保乳治疗等局部治疗亦是基于这一发现。

②保留乳头－乳晕复合体的乳房切除术：随着乳腺癌新技术的发展，实施乳房切除术时美观效果变得重要起来。既往作为手术的一部分，乳头－乳晕复合物(NAC)总是被切除的，因为乳腺组织向心性淋巴引流至 Sappy 乳晕下丛，它可能被未检测到的肿瘤细胞累及。

Simmons 等研究显示，在 217 例保留 NAC 的乳房切除术中，23 例(10.6%)患者乳头受累，0 期患者中乳头受累的比例为 15.6%。而肿瘤的位置似乎是预测乳头受累的变量，当肿瘤位于中央区和乳晕后区时，NAC 受累的比例增高(27.3%)。

因此，对于保留 NAC 的乳房切除术，我们可以给予那些病变位于周围区且病变范围较小的患者相关建议。对于巨大多灶性病变、弥散性钙化、切缘持续阳性的 DCIS 患者，实施乳房切除术，缺乏相关的研究证明保留乳头乳晕会有很好的预后。

③保乳手术及术后放疗：乳房切除术对于 DCIS 的疗效是肯定的，但在保乳手术盛行的时代，即便浸润性癌都进行保乳手术，很难判断乳房切除是否正当。尤其有研究报道，与保乳手

术相比，乳房切除术在总生存率上差异无统计学意义。

(2)单纯肿瘤切除手术：已发表的关于 DCIS 单纯肿瘤切除治疗的临床研究，大多数的结果显示出高的局部复发率，特别是增加局部浸润性癌的复发风险。Wong 等设计了一项前瞻性研究，将入组标准定为：中低级别 DCIS，乳腺 X 线摄影示病变范围≤2.5cm，阴性切缘≥1cm 或再切除后无残留病灶，希望入组例数可达到 200 例，但由于局部复发率过高而被迫中止。最后入组共 158 例，中位随访时间 40 个月，13 例局部复发，5 年局部复发率为 12%，其中 9 例(69%)为非浸润性复发，4 例(31%)为浸润性复发。10 例为原发象限复发，3 例为同侧其他象限复发。

面对临床的争议，依据三个因素：肿瘤大小、手术切缘宽度和组织学分类建立的 van Nugys 预后指数(van Nuys prongnostic index，VNPI)，试图简化 DCIS 患者制定治疗决策。它根据不同分值界定了三个风险级别：3 分或 4 分为低危；5～7 分为中间级别；8 分或 9 分为高危。南加利福尼亚大学/van Nugys 预后指数(USC/VNPI)(表 4－15)则增加了第四个因素：患者年龄，并认为 4～6 分为低危，适合单纯肿块切除；7～9 分为中危，需要附加放射治疗；10～12 分为高危，需要进行乳房切除术。

但是，至今它未被前瞻性对照研究验证，因此，VNPI 至今仍不能被确定为对 DCIS 患者在接受乳腺局部治疗选择时的一个直接有效的评价及预测风险的工具。

表 4－15 南加利福尼亚大学/van Nugys 预后指数(USC/VNPI)

评分	肿瘤直径(mm)	手术切缘(mm)	组织学分级	年龄(岁)
1 分	≤15	≥10	核 1～2 级，无粉刺样坏死	>60
2 分	16～40	1～9	核 1～2 级，伴有粉刺样坏死	40～60
3 分	≥41	<1	核 3 级，无论有无粉刺样坏死	<40

保乳手术的切缘问题：DCIS 保乳手术中安全切缘的距离目前仍没有广为接受的标准。大量事实证明，切缘阳性会明显地增加保乳手术的局部复发率。但如果切除范围广，也会影响保乳手术的美观效果。

对于单纯行保乳手术的患者，Lagios 等报道了切缘 10mm 及以上的 DCIS 患者的局部复发率为 5%。同时，MacDonald 等的研究显示，当切缘不足 10mm 时，局部复发率为切缘 10mm 以上的 5.39 倍(95%CI 为 2.68～10.64)，因此认为，需要保证至少 10mm 的阴性切缘。

目前关于 DCIS 保乳手术加术后放疗的手术切缘研究证据级别最高的文章之一来自 Dunne 等的 Meta 分析，其研究了保乳手术加放疗的 4660 例患者的手术切缘情况，把患者的切缘距离分为四个组别：即染料标记的手术切缘无癌细胞组、切缘距离 1mm 组、切缘距离 2mm 组和切缘距离 5mm 组。同切缘距离 5mm 组相比，染料标记的手，术切缘无癌细胞组和切缘距离 1mm 组同侧乳腺的肿瘤复发风险均明显增高，分别为 OR＝2.56(95%CI 为 1.1～7.3)和(OR＝2.89(95%CI 为 1.26～8.1)；而阴性切缘为 2mm 时，单侧的复发危险度明显低于切缘不足 2mm 时(OR＝0.53；95%CI 为 0.26～0.96)，2mm 的手术切缘与 5mm 以上的手术切缘在单侧复发率上差异无统计学意义(OR＝1.51；95%CI 为 0.51～5.0；P>0.05)。研究者据此认为，对于保乳手术加术后放疗的患者，2mm 是一个适当的手术切缘。

(3)保乳手术辅以术后放疗：放射治疗是临床用于局部治疗的重要手段，三项重要的随机临床试验：NSABP B－17、EORTC 10853 及 UK 试验，评价了 DCIS 患者在局部切除术后联合放射治疗的益处。这些试验证实了:①DCIS 患者局部切除后联合放射治疗减少了 50%～60%的同侧乳腺肿瘤复发。②单纯局部切除复发的患者中,大约 50%为浸润性的,而 50%为 DCIS。③接受放疗后,局部浸润性癌复发率降至 0.5%～1%。④联合放疗未体现出总生存的优势。而最新的随访资料进一步加强了先前的结论,局部切除联合放疗组与单纯局部切除组 DCIS 患者同侧浸润癌或非浸润癌复发率降低分别为:45%(NSABP,HR=0.56,95%CI 为 0.44～0.73),47%(EORTC,HR=0.53,95%CI 为 0.40～0.70);10 年无复发生存率显著提高(EORTC,85%比 74%,P<0.0001)。

DCIS 治疗过程中最重要的问题之一就是:什么样的患者保乳术后需要放疗?在 Silverstein 等对 538 例保留乳房手术的患者的回顾性研究中,发现低 VNPI 评分的患者(4～6 分)无法从放疗中获益,并且只有切缘小于 1mm 的患者能从保乳术后放疗中获益。然而,在大型前瞻性临床研究 NSABP B-17 及 EORTC 10853 中,亚组分析并未发现无法从术后放疗中获益的亚组人群,放疗对切缘阴性或阳性患者均有益处。

显然,尽管所有的 DCIS 患者可以进行乳房切除治疗,但很多患者可以选择局部切除联合放疗,并且有一小部分低危患者可能适宜行单纯局部切除。当各种治疗方案不相伯仲时,患者的选择最重要。医师必须与患者讨论乳房切除(也许辅以乳房重建)与保乳术的利弊。最佳的治疗方案是由肿瘤特性、患者一般情况及个人意愿决定的。

2. 导管原位癌的前哨淋巴结活检　DCIS 患者由于病灶中没有浸润成分,理论上不应出现腋淋巴结转移,基于这种理论,前哨淋巴结活检与腋淋巴结清扫都属于过度治疗。但实践中仍然会遇到 DCIS 患者发生腋淋巴结阳性的情况。

研究显示,当开放手术术后最终病理诊断为纯 DCIS 者,进行前哨淋巴结活检,其前哨淋巴结活检的阳性率为 0.39%～12.5%,这也许是由于常规病理诊断的取样误差导致了肿瘤中可能存在隐匿性,即常规病理无法发现的浸润成分。

更常见的则是在术前对病灶进行空芯针活检病理诊断为 DCIS 患者发生组织学低估,有 13%～35%患者在术后病理升级为浸润性导管癌或微浸润,而前哨淋巴结活检阳性率在 4.8%～18.6%。使用真空辅助活检装置可以使这种“低估”降低约 15%。

但是,实际手术操作过程中,由于快速病理组织学检查不能完全排除微浸润的存在,当有微浸润存在时,前哨淋巴结的阳性率明显增高。对此,Ansari 等进行了一项 Meta 分析,搜集了已发表的 22 篇报道共 3166 例患者的资料,结论为术前诊断为 DCIS 的患者有 7.4%(95% CI 为 6.2～8.9)存在前哨淋巴结的转移,术后证实为 DCIS 的患者有 3.7%(95%CI 为 1.15～2.93)存在前哨淋巴结的转移。OR 值为 2.11(95%CI 为 1.15～2.93),差异有统计学意义。

目前仍缺乏大型随机临床研究证实 DCIS 患者进行前哨淋巴结活检对预后有益,因此没有一个能提供对那些术前诊断为 DCIS 患者须接受前哨淋巴结活检的预测模型。

对前哨淋巴结阳性者是否应行 ALND,目前尚无定论。Deurzen 等进行了一项小样本的回顾性研究,对 29 例前哨淋巴结阳性的患者行 ALND,没有新发现的淋巴结转移。

根据上述观点,显然 DCIS 患者行 SLN 活检的主要原因是空芯针活检在组织学上往往对浸润性癌成分估计不足,而另一方面则取决于拟定的手术方式,如果拟行保乳手术,则 SLNB 不是必须的,因为如果最终病理为浸润性癌,还可以再行 SLNB。而乳房切除术后,则无法再行 SLN 活检。

因此，对于由空芯针穿刺诊断的DCIS，或是拟行乳房切除术的患者，推荐行SLNB。另一方面，对于高度怀疑有浸润成分的DCIS患者应该建议前哨淋巴结活检，其中考虑的因素应包括年龄、钙化灶范围大小（>4cm）、高级别或粉刺型病灶。

（三）乳房佩吉特病的外科治疗

乳房佩吉特（Paget）病（Paget's disease of the breast）即乳头乳晕湿疹样癌，是一种较罕见的、预后较好的皮肤恶性肿瘤，以表皮内具有透明胞质的Paget细胞为特征。Paget病分为乳房Paget病和乳房外Paget病，前者常常伴有潜在的乳房浸润性癌或原位癌。其乳头乳晕皮肤的湿疹样改变是由Velpean于1856年首次描述的，但是直到1874年才由James Paget首次提出乳头乳晕区皮肤的改变与乳腺深部癌块的关系。

1. Paget病的临床特点　乳腺Paget病的发病率很低，约占乳腺原发恶性肿瘤的1%～3%。美国癌症协会监控流行病学结论（Surveillance，Epidemiology，and End Result，SEER）登记显示：在1973—1987年间，158621例浸润性乳腺癌中有1775例组织学证实是Paget病，占全部病例的1.1%。

Chen等对1738例乳腺Paget病患者进行回顾性分析发现，本病平均发病年龄为62.6岁，其中伴发浸润性导管癌的平均发病年龄为60.8岁；伴发原位导管癌的为63.8岁；单纯乳腺Paget病为66.2岁。而来自中国的数据，Zheng等的研究显示，本病占纳入统计乳腺癌的1.6%(68/4211)，平均发病年龄较国外数据年轻，为48.1岁。另外，本病在男性中也有报道。

乳房Paget病最早期的临床表现是乳头乳晕区持续刺痛、瘙痒，进而出现典型的表现，如乳头红斑、皮肤湿疹、结痂等。疾病进展后可出现皮肤破坏、乳头内陷、破坏等。约50%的患者临床可触及肿块，类似浸润性乳腺癌的表现。乳房肿块不是乳房Paget病的典型临床表现，但若触及肿块，常提示合并有乳腺癌。一项对15个研究的965例临床乳房Paget病患者的综合分析发现：454例（47%）有乳房肿块，511例（53%）无肿块；在有乳房肿块的患者中，93%有浸润性乳腺癌，7%有导管原位癌（ductal carcinoma in situ，DCIS），无肿块患者中，34%有浸润性乳腺癌，65%有DCIS。

患者乳头出现典型的湿疹样改变，临床医师应怀疑到乳房Paget病，并进一步检查有无其他乳房Paget病的典型表现。本病的辅助检查主要有乳腺X线摄影、B超、MRI及病理学活检。

乳房Paget病X线摄影的主要表现为乳头回缩，乳晕区皮肤增厚，乳晕下弥漫的恶性微小钙化等，但是部分Paget病患者可能X线摄影无异常表现。B超对乳房Paget病的诊断也有帮助，尤其在X线摄影阴性的患者，B超可以发现额外的乳腺癌。MRI也用于Paget病的诊断，有助于发现X线摄影阴性的Paget病患者，对于Paget病合并的浸润性乳腺癌或DCIS也有极高的敏感性，并且有助于术前病变范围的评估。对于合并乳房肿块的Paget病，应行常规乳房辅助检查评估肿块性质。Amano等曾报道，应用MRI确诊1例伴发导管原位癌的乳腺Paget病，该患者临床及X线摄影结果均为阴性，后经组织学证实为本病。

对于有典型临床表现的患者，建议行病理学检查，包括刮片细胞学检查、表皮刮取活检、楔形切除活检及乳头切除活检。诊断标准为镜下找到Paget细胞。活检取标本时应注意揭去乳头表面结痂，清除分泌物后涂片或切取活检，尽可能提高阳性率。

2. 外科治疗　目前对于乳房Paget病的手术方式选择尚未达成共识。历史上局部治疗Paget病的标准方式是乳房切除术，乳房切除术的倡导者的证据是术后标本证实了Paget病深面有极高的癌灶发生率。Kothari 的研究显示，70 例 Paget 病患者，41%有多灶性病灶，34%存在多中心病变。此外，在有记录的 55 例患者的影像学检查中，42%患者的术前乳腺检查低估了病变的范围。

然而，随着人们对浸润性和原位乳腺癌采用保乳手术的尝试得到令人欣慰的结果，Paget 病的保乳手术日益受到人们的关注。

(1)乳房切除术：乳房切除术一直以来是乳房 Paget 病的标准治疗方法。研究显示，Paget 病病灶可呈多灶性或多中心性分布，且 Paget 病合并的乳腺癌可以远离乳头乳晕区。Paone 与 Baker 的研究显示，12%的 Paget 病患者(6/50)在离乳头 2cm 或 2cm 以上的组织中发现了肿瘤的存在。而 Ikeda 研究了 11 例不伴乳腺肿块、乳腺 X 线摄影检查无阳性发现的 Paget 病患者，均施以乳房切除术，6 例在乳头远处发现了 DCIS，5 例呈多中心分布。

因此，对于 Paget 病患者，若手术仅切除乳头乳晕复合体，则外周的乳腺癌不可能被发现，常推荐采用乳房切除术。

若病理证实 Paget 病合并乳腺癌，应按照乳腺癌治疗标准进行腋淋巴结清扫或前哨淋巴结活检，若仅为单纯的乳房 Paget 病，可以仅行单纯乳房切除术或行乳房切除＋前哨淋巴结活检术。

(2)保乳手术：保乳手术＋术后全乳放疗也是乳房 Paget 病的治疗方法之一。相关方面最早的一份前瞻性研究来自 EORTC。研究发现，乳房 Paget 病患者接受保乳手术＋全乳放疗(50Gy，25 野)后 5 年的局部复发率为 5.2%，大部分患者(97%)临床未发现肿块，84%X 线摄影阴性，93%合并 DCIS。

Marshal 等研究了 36 例接受保乳手术＋放疗的乳房 Paget 病患者，所有病例术前均未发现乳房肿块或乳腺 X 线摄影异常，83%患者合并乳腺癌。随访 10 年发现，患者的局部复发率为 11%，无病生存率为 97%，总生存率为 90%。Chen 等对 1642 例乳房 Paget 病患者研究发现，对于合并 DCIS 或浸润性乳腺癌患者，保乳术后 15 年乳腺癌特异生存率为 92%及 87%，乳房切除术后为 94%及 60%，而且仅肿块大小与淋巴结状态是预后的独立预测指标。这里需要说明，该研究为回顾性研究，保乳组较乳房切除组较高的 15 年特异生存率也许来自于选择偏移，选择保乳手术更倾向于肿瘤较小的患者。以上研究结果提示，在有效的术前评估及选择性的个体化治疗前提下，保乳手术可以提供有效的局部控制。

研究发现，乳房 Paget 病患者单纯行保乳手术而不接受术后放疗的局部复发率较高。来自 Polgar 等的研究显示，33 例乳头 Paget 病患者，其中 30 例伴有 DCIS，3 例不伴 DCIS，行保乳手术未加放疗，中位随访 6 年，11 例(33%)局部复发，10 例为浸润性癌而 6 例有远处转移灶存在。而 Dixcon 等则发现，10 例 Paget 病不伴乳腺肿块、乳腺 X 线摄影阴性患者，对乳头乳晕复合体行锥形切除术，10 例皆有 DCIS，1 例伴有浸润性乳腺癌。中位随访 56 个月后，40%的患者局部复发。综合上述研究结果，单纯保乳手术并不推荐。

(3)前哨淋巴结活检(SLNB)：近两年来前哨淋巴结活检技术(SLNB)已经应用到 Paget 病的诊治过程中。数据显示，Paget 病的前哨淋巴结检出率为 97%～100%。Sukumvanich 等对 39 例 Paget 病患者行 SLNB，成功率为 98%，阳性率为 28%(11/39)，其中在无症状及影像学检查阴性的乳腺 Paget 病患者中阳性率为 11%；而在有症状及影像学检查阳性的乳腺 Paget 病患者中阳性率为 45%(9/20)。其中 19 例没有临床或放射学上的发现(单纯 Paget 病)，20 例有临床或放射学上的发现(Paget 病影像学阳性)，两组术后病理学均被证实伴有较高比例的深部浸润性癌（单纯 Paget 病组为 27%），伴临床或放射学上发现的 Paget 病组为 55%。

显然，若病理证实 Paget 病合并浸润性癌，应按照乳腺癌治疗标准进行前哨淋巴结活检或腋淋巴结清扫。对于这样的患者，如拟行保乳手术，则腋淋巴结评估可暂缓直到浸润性癌成分被确诊。但若准备实施乳房切除术，则建议同时行前哨淋巴结活检，因为乳房切除后的标本中存在浸润性癌可能，而此时已丧失了再进行前哨淋巴结活检的机会。但对于一个单纯 Paget 病并拟行保乳术的患者，是否手术时行腋淋巴结评估仍然有所争议。

（4）全身性治疗：对于合并乳腺浸润癌或原位癌的乳房 Paget 病患者，应按照乳腺浸润癌或原位癌治疗标准给予合适的辅助治疗。对于单纯乳房 Paget 病患者，全身性治疗的证据较少，一般认为适当的局部治疗已经足够。

（四）原位癌外科治疗的进展

乳腺原位癌（in situ carcinoma of the breast）是一类乳腺导管或小叶上皮细胞异常增生但不超过基底膜的病变。包括两大类：导管内癌（ductal carcinoma in situ，DCIS）和小叶原位癌（lobular carcinoma in situ，LCIS）。乳腺原位癌作为浸润性乳腺癌的前驱病变或者高危因素，人们对其自然病程知之甚少。更缺乏高级别循证医学证据的临床研究数据。导致在针对乳腺原位癌这特殊人群患者的治疗路径上，一直存在争议。故本节对争议最大的问题及外科治疗领域的相关进展作一介绍。

1. 多形性小叶原位癌的外科处理　多形性 LCIS（pleomorphic lobular carcinoma in situ，PLCIS）是一种相对特殊的 LCIS，这种组织病理学类型与 DCIS 相似，且临床特性也与普通型小叶原位癌有所不同。Bentz 等评估了 12 例多形性 ILC，其中 7 例伴有多形性 LCIS 存在，在有随访的 12 例患者中，中位生存时间为 2.1 年。而 Middleton 等分析了 38 例多形性 ILC，45%的病例伴有多形性 LCIS，在有随访的 19 例患者中，9 例因肿瘤死亡（2 个月至 9 年），6 例出现了对侧乳腺癌。这些研究结果显示，多形性 LCIS 发展成为 ILC 的危险性高，尤其是多形性 ILC，且伴有相应 LCIS 的多形性 ILC 预后较差。与典型 LCIS 相比，需要采取不同的治疗策略。

NCCN 指南建议，对于 PLCIS，外科处理策略不同于普通型 LCIS，医师应考虑完整切除并达到切缘阴性。迄今为止，唯一关于 PLCIS 的切缘情况及术后辅助治疗的数据来自于 M. D. Anderson 肿瘤中心的 Middleton，研究入组 26 例切除活检诊断为 PLCIS 的患者，并根据其切缘情况分组，分组情况如下：23%（6/26）切缘阳性；27%（7/26）切缘距离≤1mm；15%（4/26）切缘距离为 1.1～2mm；35%（9/26）切缘距离＞2mm。中位随访时间 46 个月（4～108 个月），其间 6 例患者接受他莫昔芬预防治疗，4 例进行了术后放疗，6 例既进行了放疗又接受了他莫昔芬预防治疗。结果显示，1 例来自切缘阳性组的患者在术后 18 个月复发，总复发率为 3.8%。研究者建议对于 PLCIS，活检切缘应该大于 2mm。

对于多形性 LCIS，需要更多的结论性数据来指导其外科处理。但就目前的数据，可以推测 PLCIS 与普通型 LCIS 相比，临床特性更倾向于浸润性癌的癌前病变，因此其临床处理策略应尤为谨慎。

2. DCIS 治疗中保乳手术的选择　大量研究结果显示，DCIS 患者乳房切除术后，局部复发率在 0～2.1%。乳房切除术通过切除了几乎所有可能发生乳腺癌的组织而提供了良好的局部控制率。但在保乳手术盛行的时代，即便浸润性癌都进行保乳手术，很难判断乳房切除是否正当。尤其研究报道，与保乳手术相比，乳房切除术在总生存率上差异无统计学意义。

而单纯肿瘤切除手术是否有效，目前研究结果显示出高的局部复发率，特别是增加局部浸润性癌的复发风险。Wong 等设计了一项前瞻性研究，原本希望入组例数可达到 200 例，但由于局部复发率过高而被迫中止。最后入组 158 例，中位随访时间 40 个月，13 例局部复发，5 年局部复发率为 12%。

Silverstein 等建立的南加利福尼亚大学/van Nugys 预后指数(USC/VNPI)，试图依据四个因素：肿瘤大小、手术切缘宽度、组织学分类及年龄，简化 DCIS 患者制定治疗决策。它根据不同分值界定了三个风险级别：4～6 分为低危，适合单纯肿块切除；7～9 分为中危，需要附加放射治疗；10～12 分为高危，需要进行乳房切除术。但是，至今它未被前瞻性对照研究验证，因此 VNPI 至今仍不能被确定为对 DCIS 患者在接受乳腺局部治疗选择时的一个直接有效的评价与预测风险的工具。

3. DCIS 保乳手术术后放疗的作用及地位　面对针对 DCIS 的单纯局部肿块切除治疗带来的可能的高复发率，21 世纪初期的三个里程碑式的前瞻性随机临床研究：NSABP B－17、EORTC 10853 及 UK 试验，给出了肯定的答案：尽管联合放疗未显示出总生存的优势，DCIS 患者术后应用放射治疗比单纯肿块切除治疗患者减少复发风险 50%～60%。而最新的随访资料进一步加强了先前的结论，局部切除联合放疗组与单纯局部切除组 DCIS 患者同侧浸润癌或非浸润癌复发率降低分别为：45%(NSABP，HR＝0.56，95%CI 为 0.44～0.73)，47%(EORTC，HR＝0.53，95%CI＝0.40～0.70)，10 年无复发生存率显著提高(EORTC，85%比 74%，P＜0.0001)。强有力的数据决定了，至今为止局部肿块切除联合放疗是 DCIS 患者最常选择的局部治疗方式。

DCIS 治疗过程中最重要的问题之一就是：什么样的患者保乳术后需要放疗？NSABP B－17 及 EORTC 10853 中，亚组分析并未发现无法从术后放疗中获益的亚组人群，放疗对切缘阴性或阳性患者均有益处。

4. DCIS 保乳手术切缘状况的研究　大部分研究都认为切缘状态与局部复发相关，对于行保乳手术的 DCIS 患者，0mm 的阴性切缘与大于 10mm 切缘相比，其局部复发率明显增高。然而，迄今为止没有一个前瞻性随机对照研究来明确在何种切缘宽度(例如：2、4 或 10mm)下，患者获益最大。

目前关于 DCIS 保乳手术加术后放疗的手术切缘研究证据级别最高的文章之一来自 Dunne 等的 Meta 分析，其研究了保乳手术加放疗的 4660 例患者的手术切缘情况，结果显示：阴性切缘为 2mm 时单侧的复发危险度明显低于切缘不足 2mm 时(OR＝0.53；95%CI 为 0.26～0.96)，2mm 的手术切缘与 5mm 以上的手术切缘在单侧复发率上差异无统计学意义(OR＝1.51；95%CI 为 0.51～5.0；P＞0.05)。研究者据此认为，对于保乳手术加术后放疗的患者，2mm 是一个适当的手术切缘。

5. DCIS 同侧腋淋巴结的处理策略　对于开放手术术后最终病理诊断为纯 DCIS 者，由于病灶中没有浸润成分，理论上不应出现腋淋巴结转移，然而进行前哨淋巴结活检，其前哨淋巴结活检的阳性率为 0.39%～12.5%，这也许是由于常规病理诊断的取样误差导致了肿瘤可能存在隐匿性，即常规病理无法发现的浸润成分。

更常见的则是在术前对病灶进行空芯针活检病理诊断为 DCIS 患者发生组织学低估，有 13%～35%患者在术后病理升级为浸润性导管癌或微浸润，使用真空辅助活检装置可以使这种“低估”降低约15％。而前哨淋巴结活检阳性率在4.8％～18.6％。

但是，实际手术操作过程中，由于快速病理组织学检查不能完全排除微浸润的存在，当有微浸润存在时，前哨淋巴结的阳性率明显增高。Ansari等的Meta分析搜集了已发表的22篇报道共3166例患者的资料，结论为：术前诊断为DCIS的患者有7.4％(95％CI为6.2～8.9)存在前哨淋巴结的转移，术后证实为DCIS的患者有3.7％(95％CI为1.15～2.93)存在前哨淋巴结的转移。OR值为2.11(95％CI为1.15～2.93)，差异有统计学意义。而Katz等汇报了109例纯DCIS及21例DCIS伴微浸润患者的前哨淋巴结活检情况，结果显示，两者前哨淋巴结阳性率分别为9.5％和7.2％。

根据上述观点，显然DCIS患者行SLN活检的主要原因是空芯针活检在组织学上往往对浸润性癌成分估计不足，而另一方面则取决于拟定的手术方式，如果拟行保乳手术，则SLNB不是必须的，因为如果最终病理为浸润性癌，还可以再行SLNB。而乳房切除术后，则无法再行SLN活检。

因此，对于由空芯针穿刺诊断的DCIS，或是拟行乳房切除术的患者，推荐行SLNB。另一方面，对于高度怀疑有浸润成分的DCIS患者应该建议前哨淋巴结活检，其中考虑的因素应包括年龄、钙化灶范围大小(＞4cm)、高级别或粉刺型病灶。而关于前哨淋巴结活检对于DCIS患者的预后影响，尚需要大型随机临床研究结果。

对前哨淋巴结阳性者是否应行ALND，目前尚无定论。Deurzen等进行了一项小样本的回顾性研究，对29例前哨淋巴结阳性的患者行ALND，没有新发现的淋巴结转移。

（易军）

第五节　乳腺癌放射治疗

一、早期乳腺癌保乳术后放射治疗

保留乳房治疗(breast conservation therapy，BCT)是以保留乳房外形的局部扩大手术为主，放射治疗为基础，辅以化疗、内分泌、靶向治疗等的综合治疗。EORTC 10801、NSABP－06、NCI等大型研究，通过长达20年以上的随访，其结果显示Ⅰ、Ⅱ期乳腺癌患者行保乳治疗可获得与全乳切除术相同的疗效。目前，保乳治疗已是早期乳腺癌的标准治疗方法。

(一)保乳治疗的患者选择

保乳治疗适用于有保乳意愿，乳腺肿瘤可以完整切除，达到阴性切缘，并可获得良好的美容效果的Ⅰ、Ⅱ期患者。一般要求肿瘤直径≤4cm，但更为重要的是肿瘤体积与乳房的比例，可允许肿瘤完整切除并且术后乳房外形无明显畸形。同时，需要排除治疗禁忌证。

保乳治疗的绝对禁忌证包括：既往曾接受乳腺或胸壁的放射治疗；正在妊娠且需在妊娠期放射治疗；乳腺X线片显示弥漫性可疑或恶性征象的微小钙化；病变广泛，不可能通过单一切口的局部切除就达到切缘阴性且不影响美观；切缘病理阳性。切缘病理阳性患者一般需进行再切除以获得阴性病理切缘；若切缘仍为阳性，则需要行全乳房切除术。

保乳治疗的相对禁忌证包括：累及皮肤的活动性结缔组织疾病(特别是硬皮病和狼疮)、肿瘤直径＞5cm、切缘病理局灶阳性。另外，≤35岁的年轻患者有相对较高的复发和再发乳腺癌风险，存在BRCA－1/2突变的绝经前妇女保乳治疗后同侧乳腺癌复发或发生对侧乳腺癌的风险增高，因此在选择保乳治疗时应向患者充分交代可能存在的风险。

近年来随着技术的进步，保乳治疗的适应证在逐步扩大，主要体现在：①新辅助化疗的应用提高了保乳手术率。新辅助化疗能使相当一部分肿瘤较大的局部晚期乳腺癌原发肿瘤缩小，肿瘤分期降低，使更多的患者实施保乳手术。NSABP B－18 研究显示术前化疗能提高保乳治疗的治疗率 12.2%，随访 6 年保乳术前化疗和术后化疗同侧复发率分别为 7.9%和 5.8%，两者差异无统计学意义。②区段切除术用于乳晕下中心部位的乳腺癌和 Paget 病。过去对中央区的乳腺癌，因其术后复发率较高和美容效果差而很少行保乳治疗，然而，目前对于中央单发，无弥漫性微小钙化点以及切缘阴性的乳晕下乳腺癌和 Paget 病也可行乳腺中央区段切除术。该类患者全乳放射治疗后可根据个人愿望施以乳头乳晕修复。③乳房肿瘤切除术用于多发性乳腺癌已不是手术禁忌证。以往的研究发现，多发性乳腺癌患者行肿瘤切除术后复发率超过 20%，因此认为多发性乳腺癌是保乳手术的相对禁忌证。然而，目前多项研究发现肿瘤切缘阴性的多发性乳腺癌施行保乳治疗效果显著。肿瘤切缘是该类乳腺癌手术方案最重要的参考指标。④对于乳腺癌合并广泛导管内癌成分的患者，切除范围宜适当扩大，若切缘阴性，仍可行保乳治疗。

（二）放射治疗在保乳治疗中的作用

放射治疗是乳腺癌保乳治疗的重要组成部分。大量的临床随机研究显示，术后放射治疗可降低肿瘤局部复发率，提高患者生存率。EBCTCG 进行的 Meta 分析，显示放射治疗使淋巴结阴性患者的 10 年局部复发风险从 26%降至 10%，淋巴结阳性患者从 47%降至 13%；15 年乳腺癌死亡风险在淋巴结阴性患者从 31%降至 26%，在淋巴结阳性患者从 55%降至 48%，15 年总死亡风险从 41%降至 35%。并且，多数临床研究表明无论是否接受全身化疗，放射治疗降低局部复发风险的作用相似。

然而，是否所有的保乳手术患者均需要行术后放射治疗？是否存在一部分预后较好的特殊亚群患者可以免除术后放射治疗？迄今为止，已对此开展了大量临床研究，绝大部分研究都显示保乳手术后未行放射治疗的肿瘤局部复发率较高，因此术后放射治疗应被视为乳腺癌保乳手术后的标准治疗。但有一个特殊亚群患者可能无需行术后放疗，即激素受体阳性且在保乳手术后接受了辅助内分泌治疗的Ⅰ期老年（70 岁以上）患者。CALGB 对具有以上临床特征患者进行了一项随机对照研究，肿块切除＋放射治疗＋他莫昔芬组的 5 年局部复发率为 1%，肿块切除＋他莫昔芬组为 4%。两组患者在总生存率、无病生存率方面无明显差异。该研究中位随访 10.5 年时的分析再次验证了以上结果。另一项设计相似的研究也得到了相似的结果。因此，目前认为对≥70 岁、临床淋巴结阴性、ER 阳性、T_1 期的乳腺癌患者可施行保乳手术（要求切缘病理学检查阴性）＋他莫昔芬或芳香化酶抑制剂治疗，而不行术后放射治疗。

（三）放射治疗的时序安排

1.单纯术后放射治疗　对无需行术后辅助化疗患者，理论上应在保乳术后残余肿瘤细胞明显增殖之前进行放射治疗，能更有效地杀灭残余肿瘤细胞，从而取得更大获益。多项研究显示，保乳术后开始放射治疗时间大于 8～12 周的肿瘤局部复发率增加。近期一项对 18050 例早期乳腺癌保乳术后未行辅助化疗患者的研究，显示术后开始放疗时间大于 6 周患者的局部复发风险也有轻微增加（HR＝1.19，P＝0.033），提示对保乳术后不行辅助化疗患者应尽早接受放疗。

2.术后放疗和化疗　放疗能降低局部复发率，而化疗虽然对降低局部复发的作用相对较弱，但同时可以降低远处转移率，从而提高生存率。目前认为，对于腋窝淋巴结阳性和其他高危患者，术后应先行辅助化疗，但放疗不应延迟到术后6～7个月以后。同步放化疗可以在不延迟放化疗的基础上保证疗效，但应选择有效低毒的化疗方案，以减少急性毒性和晚期并发症。如果手术切缘阳性或过近，放疗应尽早开始。

Benchalal等对来自法国辅助治疗组的1831例患者进行了回顾性分析，多因素分析结果显示手术一放疗间隔时间长短与局部复发率无关，未接受内分泌治疗的患者，其局部复发率显著增加，表明系统性的化疗和内分泌治疗也能够降低局部复发率。Recht等开展了一项随机临床研究，把244例患者随机分为先化疗后放疗和先放疗后化疗两组，随访5年结果发现，先化疗组和先放疗组的局部复发率分别为14%和5%(P=0.07)，远处和区域淋巴结转移率分别为20%和32%(P=0.05)。因此研究者建议，对有远处转移高危因素的患者如腋窝淋巴结转移数≥4个、有脉管瘤栓等，可先给予化疗；对有局部复发高危因素的患者，如手术切缘阳性，可先给予放疗。但对这组患者随访时间延长到11年后，研究者发现上述差异消失，即放化疗顺序对局部复发、远处转移和生存均无显著影响。Wallgren等报告了国际乳腺癌研究组的一项随机研究结果，共纳入718例患者，结果显示，绝经前患者术后4个月和7个月开始放疗的4年局部复发率分别为8%和9%；绝经后患者术后2个月和4个月开始放疗的4年局部复发率分别为3%和6%。上述结果表明，延迟放疗至术后7个月，对腋窝淋巴结阳性的保乳手术者无明显不良影响。Freedman等和Smitt等研究发现，手术切缘阳性患者，如果由于先开始化疗而使放疗延迟，会有较高的局部复发率。

为了兼顾放疗和化疗，研究者尝试对这些患者进行术后同步放化疗。一项法国研究将638例腋窝淋巴结阳性乳腺癌患者(其中2/3行保乳手术)随机分为同步放化疗组和先化疗后放疗组。为了减轻心脏毒性，同步放化疗组采用环磷酰胺、米托蒽醌和氟尿嘧啶(CNF)方案，序贯化放疗组用环磷酰胺、表阿霉素和氟尿嘧啶(CEF)方案。两组患者的手术一放疗中位间隔时间为32d和114d，对于保乳术后患者，两种治疗顺序的无瘤生存率和总生存率无明显差异，但序贯化放疗组患者的局部区域复发率显著高于同步放化疗组，复发危险增加了2.8倍(P=0.01)。但同步放化疗组的毒性增加，表现为白细胞降低引起的发热、左心室射血分数降低、2级放射性皮炎和晚期皮肤毛细血管扩张的发生率显著增加，但不影响放化疗的进行，未导致治疗相关性死亡。Toledano等将716例患者随机分为同步放化疗组和先化疗后放疗组，化疗方案为CMF。同步放化疗组患者的无局部区域复发生存率显著高于先化疗后放疗组(97% vs 91%，P=0.02)，同步放化疗可以使局部区域复发率下降39%，但两组患者的远处转移率和生存率无显著差异。其中有214例患者有晚期毒性的评估，同步放化疗组患者多2级晚期毒性(包括皮下组织纤维化、皮肤毛细血管扩张、皮肤色素沉着、乳腺缩小)比先化疗后放疗组显著增加。所以乳腺癌的术后辅助治疗中，在注重疗效的同时应该兼顾患者的美容效果和生存质量。因此，尽管有数据表明同步放化疗患者局部控制率较高，但保乳手术后的辅助治疗一般不推荐同步放化疗。已有证据表明同步使用CMF化疗和放疗是安全的，但目前乳腺癌治疗中最常用的化疗药物是蒽环类和紫杉类药物，已很少使用CMF方案。在使用含蒽环类和紫杉类药物方案的同时，同步放化疗的获益价值是否能超过毒性增加带来的风险是问题的关键所在。那些在传统的序贯放化疗后局部复发风险较高的患者，应是开展前瞻性临床试验评价同步放化疗获益的理想人群。

3.放疗和内分泌治疗　体外试验显示他莫昔芬和放疗可能具有拮抗作用，但尚未得到临床研究的证实。多项回顾性研究显示放疗同步他莫昔芬和放疗后序贯他莫昔芬在局部/区域复发、远处转移和总生存率上均无差异，然而放疗同步他莫昔芬的皮肤和肺毒性发生率增加，这可能与转化生长因子－β(TGF－β)浓度上升有关。因此，目前虽然还缺乏足够证据，部分学者推荐放疗结束后序贯他莫昔芬治疗。NCCN 指南建议他莫昔芬可选择与放疗同步及序贯。

体外试验表明芳香化酶抑制剂对乳腺癌细胞有放疗增敏作用，但目前与放疗联合的临床研究很少。法国一项随机研究将绝经后早期乳腺癌患者随机分为两组：放疗同步来曲唑和放疗序贯来曲唑，中位随访 26 个月显示，两组患者的 2 级及以上急性和迟发性反应均无明显差异。作者认为来曲唑同步放疗是安全可行的，但对于肿瘤疗效及心脏不良反应等有必要进行长期随访。目前 NCCN 指南推荐芳香化酶抑制剂可同步或放疗后序贯给予。

4.放疗和曲妥珠单抗治疗　体外试验提示曲妥珠单抗具有放射增敏作用。临床研究显示心功能正常患者采用曲妥珠单抗与放疗同时使用是安全可行的，但照射内乳区的患者，心脏毒性会有轻微增加。左侧乳腺癌结合赫赛汀靶向治疗的患者，应尽可能采用三维适形或调强放疗技术以降低心脏的照射体积，要更加注意心脏照射剂量的限制。

(四)保乳术后的放射治疗方法

1.照射靶区

(1)腋窝淋巴结清扫或前哨淋巴结活检阴性，照射靶区为患侧乳腺。

(2)腋窝淋巴结转移≥4 个，照射靶区需包括患侧乳腺、锁骨上/下淋巴引流区。

(3)腋窝淋巴结转移 1～3 个，应强烈考虑进行患侧乳腺、锁骨上/下淋巴引流区放疗，特别是对含有高危复发因素患者，如年龄≤40 岁，激素受体阴性，淋巴结清扫不彻底或转移比例＞20％，Her－2/neu 过表达等，照射靶区需包括患侧乳腺和(或)锁骨上/下淋巴引流区。

(4)腋窝未作解剖或前哨淋巴结阳性而未做腋窝淋巴结清扫者，照射靶区需包括患侧乳房、腋窝和锁骨上/下区域。

2.常规放射治疗技术

(1)乳腺/胸壁野照射技术

照射野设计：采用内切野和外切野照射全乳腺。内界和外界需要各超过腺体 1cm，上界一般在锁骨下缘，或者与锁骨上野衔接，下界在乳房皱褶下 1～2cm。一般后界包括不超过 2.5cm的肺组织，前界皮肤开放，留出 1.5～2cm 的空隙防止在照射过程中乳腺肿胀超过射野边界。同时各个边界需要根据临床上病灶的具体部位进行调整，以保证瘤床处剂量充分。

射线和剂量分割：原则上采用直线加速器 6MVX 线，个别身材较大的患者可以考虑选用 8～10MVX 线，但不宜使用更高能量的 X 线，因为皮肤剂量随着 X 线能量增高而降低。全乳照射剂量 50Gy，2Gy/次，5 次/周。在无淋巴引流区照射的情况下也可考虑“大分割”方案治疗，即 2.66Gy×16 次，总剂量 42.6Gy，或其他等效生物剂量的分割方式。对于正常组织包括心脏和肺照射体积大或靶区内剂量分布梯度偏大的患者，不推荐采用大分割治疗。

瘤床加量：早期乳腺癌保乳术后和/或放疗后的复发大部分发生在原瘤床附近，文献报道约为 44％～86％。EORTC 进行的随机对照研究，显示早期乳腺癌保乳术后放疗行瘤床加量和未行瘤床加量组的 10 年同侧乳房内复发率分别为 6.2％和 10.2％，特别是绝经前年轻患者的局部复发风险下降了 50％。瘤床加量放疗可选用合适能量的电子线，照射范围包括术腔金属夹或手术瘢痕周围外放 2～3cm，在瘤床基底深度超过 4cm 时建议选择 X 线小切线野以保证充分的剂量覆盖瘤床，并避免高能电子线造成皮肤剂量过高。标准剂量为 10～16Gy/5～8 次。

(2)锁骨上/腋顶野

照射野设计：上界为环甲膜水平，下界与胸壁野上界相接，一般位于锁骨下 1cm 左右。内界为体中线至胸骨切迹水平沿胸锁乳突肌的内缘，外界与肱骨头相切。治疗时为头部偏向健侧以减少喉照射，机架角向健侧偏斜 10°～15°以保护气管、食管和脊髓。必要时沿胸锁乳突肌走向作铅挡保护喉和脊髓。

射线和剂量分割：一般剂量为 50Gy/5 周，25 次，可应用电子线和 X 线混合线照射，以减少肺尖的照射剂量。

(3)模拟定位：采用模拟机或 CT 模拟定位。良好的体位固定是实施乳腺癌准确放疗的重要保障。在长达数周的放疗过程中，保持患者体位良好的重复性尤为重要。乳腺特制托架是保持患者良好体位重复性的常用装置。个体化的体位固定真空垫，也是舒适性和重复性均良好的固定装置。对于巨大或下垂的乳房，可以采用俯卧位或侧卧位固定技术。巴黎居里研究所报道了一种巨大或下垂乳房采用侧卧位的全乳放疗固定方式，而 Merchant 等则提出了采用俯卧位的照射方式。对巨大和下垂乳房的放疗而言，这两种固定方式可以明显降低心脏、肺和对侧乳房的照射剂量，同时也提高了患者乳房照射的剂量均匀性，减少了照射体积。我国乳腺癌患者巨大或下垂的乳房较为少见。浙江省肿瘤医院收治的 1 例巨大而下垂的乳腺癌患者，保乳术后使用乳腺托架仰卧位、特制托架下俯卧位、真空垫辅助侧卧位 3 种不同固定方式进行了体位重复性和治疗计划比较，发现侧卧位和俯卧位降低了患侧心脏及肺、对侧乳腺的照射剂量，患侧乳房的剂量分布均匀性良好。

(4)乳腺癌适形调强放疗技术：常规全乳切线野照射时采用楔形板校正剂量分布，由于乳房外轮廓的不一致，很难在三维方向上使乳腺受到均匀剂量照射，而且常规切线野照射时不可避免地照射到部分肺脏和心脏。从剂量学角度看，调强放疗不但提高了乳腺内剂量分布的均匀性，而且降低了肺脏、心脏、对侧乳腺受照射剂量和体积，为降低保乳术后放疗的急性和晚期放射反应奠定了基础。乳腺癌的调强适形技术一般多应用于保乳术后放疗的患者，年轻、乳腺大的患者可能受益更大。

Pignol 等报道 358 例保乳术后调强放疗与常规放疗急性放射反应随机分组对照研究结果，两者的湿性脱皮发生率分别为 31.2%和 47.8%，调强放疗组显著低于常规放疗组(P=0.002)。急性放射反应发生率下降对减少晚期放射反应具有直接的影响，如湿性脱皮发生率下降可减少毛细血管扩张症的发生。Harsolia 等报道 172 例保乳术后全乳照射加瘤床补量照射患者，其中调强放疗者 93 例，常规放疗者 79 例，中位随访 4.7 年，调强放疗组≥2 级的急性放射反应发生率显著低于常规放疗组，而≥3 级放射性皮炎的发生率分别为 6%和 1%(P=0.09)；调强放疗组患者≥2 级慢性乳腺水肿的发生率也显著低于常规放疗，如在大乳腺患者中两者分别为 3%和 30%(P=0.007)。McDonald 等报道了 121 例保乳术后调强放疗和同时期保乳术后常规放疗 124 例患者对比分析结果，随访 7 年，两组患者同侧乳房内复发率、对侧乳腺癌发生率及生存率均无差异，但调强放疗组 2、3 级急性放射性皮炎发生率显著低于常规放疗组，分别为 39%和 52%(P=0.047)。

在 CT 图像上逐层勾划靶区和危及器官，CT 扫描前要用铅丝标记全乳腺和手术瘢痕，以辅助 CT 确定全乳腺照射和瘤床补量的靶区。采用正向或逆向设计适形调强放射治疗计划，可采用多子野的 IMRT 技术即野中野技术(简化调强放疗)，即在切线野的基础上，再在内切和外切野方向上增加 6～8 个子野，来遮挡乳腺区高剂量区和心、肺。照射总剂量的 80％仍由两个切线野给予，与二维技术一样，两个基本切线野在乳腺皮肤方向上向上向外开放 1～1.5cm，以保证乳腺在照射过程中始终在野内；其余 20％剂量由子野给予，以降低高剂量区域，提高靶区剂量均匀。治疗过程中需要每周拍摄射野验证片以保证治疗的准确性。乳腺癌的 IMRT 放疗子野数一般不超过 10 个。

(五)保乳术后复发的影响因素

1.年龄　年轻被认为是保乳手术＋放疗后局部复发的主要危险因素。根据 JCRT 的报道，年轻与一些病理组织学特征相关，比如淋巴管浸润、组织学高分级、ER 阴性及广泛导管内癌成分(extensive intraductal component，EIC)。然而，当不同年龄组的这些病理特征经校正后，仍发现年龄与局部复发危险性相关。Jobsen 等研究了 1752 例保乳治疗病例，≤40 岁的患者 5 年原位复发率为 8.4％(切缘阴性者)和 36.9％(切缘阳性者)，5 年无病生存率为 74.5％(切缘阴性者)和 27.4％(切缘阳性者)，两指标均有显著性差异。＞40 岁的患者原位复发率为 2.6％(切缘阴性者)和 2.2％(切缘阳性者)，5 年无病生存率为 87.2％(切缘阴性者)和 84.3％(切缘阳性者)，均无显著性差异。说明≤40 岁的患者是乳腺癌的特殊族群，在行保乳术时必须取得阴性切缘以保证手术成功。EORTC 研究提示术后放疗中瘤床局部加量对年轻患者最为有效。

2.BRCA－1/BRCA－2 基因突变　美国耶鲁大学的一项研究显示 BRCA 基因突变患者的同侧乳腺复发率(49％ vs 21％，P＝0.007)和对侧乳腺癌发生率(42％ vs 9％，P＝0.001)显著高于无 BRCA 基因突变患者。然而，BRCA 基因突变与乳腺癌遗传易感性相关，相当部分同侧乳腺复发可能是新的原发肿瘤。行双侧卵巢切除术可显著降低乳腺复发率。一项多中心回顾性研究结果，显示双侧卵巢切除术后有、无基因突变患者的 10 年肿瘤复发率无明显差异(12％ vs 9％)，但未行卵巢切除术的基因突变患者肿瘤复发率显著高于无基因突变患者(HR＝1.99，P＝0.04)。

3.浸润性小叶癌和原位小叶癌　虽然大量回顾性和前瞻研究显示，浸润性小叶癌以及浸润性小叶癌与原位小叶癌共存的患者行保乳术治疗是成功的，但由于浸润性小叶癌具有显著多中心性特点，可能存在微小病变，而原位小叶癌分布广、具有双侧增殖活性，两者行保乳术后容易局部复发。Sasson 等 37 经过长时间的随访注意到这两类患者在保乳术后，新的乳腺癌病灶的发生率显著增加，用三苯氧胺辅助治疗后复发率降低。

4.切缘状况　手术切缘是影响肿瘤复发的最重要因素之一。很多临床研究显示切缘阳性和接近的患者肿瘤局部复发率增加。因此，对于切缘阳性患者应再次手术切除以获得阴性切缘；对于切缘接近的患者也需谨慎、个体化处理。切缘小于 2mm 的年轻患者或三阴性乳腺癌患者应再次手术切除。而对于老年、激素受体阳性且接受内分泌治疗的切缘接近的患者，也可以进行术后乳腺＋瘤床放疗。

5.广泛导管内癌成分(EIC)　EIC 被认为是导致术后原位复发的重要因素。Holland 等跟踪研究发现，EIC 是乳房内存在弥散微小癌变的标志，是获得阴性切缘的障碍，可降低术后放射治疗的成功率。但获得最佳切缘状况可以抵偿由 EIC 阳性引起的高复发率风险。Gage 等报道 181 例保乳术病例经过 86 个月随访的预后结果，发现 EIC 阳性患者 5 年复发率高达

20%，远高于 EIC 阴性患者的 7%。进一步分析 EIC 阳性病例发现，切缘阴性的病例均没有复发，而切缘阳性的 EIC 阳性病例复发率高达 50%。同样，在切缘处理得当的多变量分析中，Anscher 与 Smitt 等都发现，EIC 不是一个主要的原位复发因素。因此，通常认为只要切缘处理成功，EIC 阳性不会影响保乳术的安全性。

6. 肿瘤大小、分期、淋巴结、ER 及 PR 状态　很多研究显示保乳手术后局部复发与肿瘤大小、分期、淋巴结、ER 及 PR 状态等组织病理参数相关。Voogd 等对 1772 例乳腺癌病例进行了前瞻性研究，其中 879 例行保乳手术，其他行根治手术，结果显示保乳手术后局部复发 79 例，根治手术 80 例。肿瘤大小、淋巴结状态、高组织分级、血管浸润是保乳手术后发生远处转移的重要预测因素；≤35 岁、镜下切缘浸润是保乳手术后发生远处转移的独立预测因子；血管内癌栓是保乳手术后局部复发的高危因素。Mirza 等对 1153 例Ⅰ、Ⅱ期乳腺癌患者行保乳及放射治疗，临床观察指标有种族、肿瘤大小、分期、病理肿瘤切缘、腋窝淋巴结、ER 与 PR 状态、核分级、手术方式。结果显示肿瘤大小、阳性淋巴结状况是保乳手术后局部复发的独立预测指标。Ohsumi 等报告淋巴结状态、ER 状态为局部复发的独立预测指标。因此，临床实践中应根据肿瘤大小、分期、淋巴结、ER 及 PR 状态合理选择手术方式，术后进行规范的放疗、化疗和内分泌治疗以降低局部复发率。

（六）腋窝淋巴结 1～3 个转移的放疗

腋窝淋巴结 1～3 个转移的保乳术后患者是否需接受放射治疗及照射范围是否需要包括区域淋巴结，一直是乳腺癌治疗中有争议的问题。部分回顾性研究认为无需接受术后放疗，部分研究则认为需要接受术后放疗。Livi 等报告了 1980—2001 年在意大利佛罗伦萨大学保乳术后仅行全乳放疗而未行区域淋巴引流区照射的 4185 例 T_1～T_2 期乳腺癌患者，中位随访 8 年结果显示 1～3 个淋巴结转移患者与区域淋巴结转移危险性的增加并不相关。Grills 等分析了 1980—2000 年接受保乳治疗的 1500 例Ⅰ～Ⅱ期患者，其中 94%患者接受低位腋淋巴结清扫，255 例术后病理显示腋淋巴结 1～3 个转移，80 例腋淋巴结≥4 个转移；1309 例（87%）仅接受乳房照射，191 例（13%）同时接受了乳房和区域淋巴引流区照射；中位随访 8.1 年，腋淋巴结≥4 个转移者区域淋巴引流区照射者和未照射者的 10 年区域淋巴结复发率分别为 11%和 2%（P=0.024），而腋淋巴结 1～3 个转移者区域淋巴引流区照射并未影响腋窝或锁骨上区复发。Truong 等对比分析了 4433 例腋淋巴结阴性者和 1255 例腋淋巴结 1～3 个转移者的局部复发率、区域复发率和局部区域复发率（locoregional recurrence rate，LRR），以及腋淋巴结 1～3 个转移者中放疗和未放疗者 LRR 的差异。中位随访 8.6 年，腋淋巴结阴性组和 1～3 个转移组的 10 年局部复发率分别为 5.1%和 5.8%（P=0.04），区域复发分别为 2.3%和 6.1%（P<0.001），局部区域复发分别为 6.7%和 10.1%（P<0.001）；在淋巴结 1～3 个转移组患者中未行区域淋巴引流区放疗者（817 例）和接受区域淋巴引流区放疗者（438 例）的局部区域复发率分别为 11.2%和 7.5%（P=0.06）。多因素分析结果显示淋巴结 1～3 个转移显著增加了局部区域复发率，而淋巴引流区放疗显著降低了其局部区域复发率。

2011 年 ASCO 年会报告的多中心随机研究 NCIC-CTG MA.20 初步结果支持早期乳腺癌保乳术后进行区域淋巴引流区照射。该研究于 2000—2007 年间共入组 1832 例保乳术后的早期乳腺癌患者，腋窝淋巴结 1～3 个阳性或高危的腋窝淋巴结阴性（T≥5cm，或 T≥2cm、清扫淋巴结<10 个或 ER、病理分级 3 级、淋巴管侵犯）患者，随机给予全乳照射或全乳照射加区域淋巴结照射（锁骨下、锁骨上、内乳）。全乳照射剂量为 50Gy/25 次，局部瘤床加量

10Gy/5 次;区域淋巴结照射 45Gy/25 次。中位随访 62 个月结果显示,5 年无病生存率、无区域复发生存率及无远处转移生存率在全乳加区域淋巴结照射组分别为 89.7%、96.8%和 92.4%,而全乳照射组分别为 84%、94.5%和 87%(P=0.003、0.02 和 0.002);全乳加区域淋巴结照射组和全乳照射组的 5 年总生存率为 92.3% vs 90.7%(P=0.07)。然而,全乳加区域淋巴结照射组的不良反应发生率较高,如急性放射性皮炎、急性放射性肺炎和慢性淋巴水肿等。全乳加区域淋巴结照射组的 5 年美容满意率也低于全乳照射组。另外,EORTC 也进行了一项随机对照研究,4004 例保乳术后患者被随机分为乳腺照射和乳腺加区域淋巴引流区(锁骨下、锁骨上、内乳)照射,目前仍在随访中。

基于以上研究结果,NCCN 2012 版指南建议对于 1~3 个淋巴结转移的患者强烈考虑进行锁骨下区和锁骨上区的放疗(2B 类)。除此之外,还应考虑对内乳淋巴结进行放疗(3 类)。部分学者认为内乳淋巴结照射适应证为:有内乳淋巴结转移;肿瘤位于乳房内侧或中央且伴有腋窝淋巴结转移。

(七)前哨淋巴结活检和腋窝放疗

乳腺癌前哨淋巴结活检(sentinel lymph node biopsy,SLMB)是一项腋窝准确分期的微创活检技术,已成为目前早期浸润性乳腺癌的标准治疗手段。研究表明,相对于腋淋巴结清扫术(axillary lymph node dissection,ALND),SLNB 可使患者手臂、肩部并发症(如疼痛、淋巴水肿和感觉丧失)的发生率显著降低,而在发现腋窝淋巴结转移灶方面与Ⅰ/Ⅱ级淋巴清扫术无显著性差异。近年来,随着乳腺癌 SLNB 研究的不断深入,越来越多的相对禁忌证已逐渐转化为适应证。目前认为除炎性乳腺癌以外的所有临床腋淋巴结阴性乳腺癌都可作为 SLNB 的适应证。

前哨淋巴结活检术后病理组织学诊断的金标准是逐层切片病理检测,推荐将淋巴结沿长轴切分成 2mm 厚的组织块,对每个组织块进行逐层或连续切片 HE 染色病理检测,联合或不联合免疫组化染色,3 层切片间距为 200~500μm。不具备开展连续切片病理检测条件的医疗单位仍可采用传统的淋巴结评估方法,至少沿长轴分为两个组织块,每个组织块切一个层面 HE 染色病理检测。按 AJCC 第 7 版乳腺癌 TNM 分期标准,前哨淋巴结转移可分为 3 个类型:①宏转移:淋巴结内存在 1 个以上>2mm 肿瘤病灶、其他阳性的转移淋巴结至少微转移。②微转移:肿瘤病灶最大径>0.2mm 但≤2.0mm,或单张组织切片不连续,或接近连续的细胞簇>200 个细胞。③孤立肿瘤细胞(isolated tumor cells,ITC):单个细胞或最大径≤0.2mm 的小细胞簇;单张组织切片不连续或接近连续的细胞族≤200 个细胞,淋巴结不同纵/横切片或不同组织块不能累计计数。仅有 ITC 的淋巴结不作为 PN 分期阳性淋巴结,但应另外记录为 ITC。目前认为 ITC 对患者预后有不良影响,与微转移患者一样可从辅助全身治疗获益,但 ITC 患者无需接受腋窝治疗,因腋窝复发率并无显著升高。

对前哨淋巴结转移患者的标准治疗是 ALND。通过 ALND 进一步获得的预后资料可能改变治疗决策,研究显示约 50%宏转移患者和 20%微转移患者的腋窝非前哨淋巴结阳性。但如果预后资料不改变治疗决策或患者拒绝手术,则腋窝放疗可以作为替代治疗。文献报道对临床腋窝淋巴结阴性(cN_0)患者行腋窝放疗和 ALND 的局部复发率及长期生存率无显著性差异,腋窝放疗的治疗并发症如上肢水肿、活动功能障碍等较少。一项对临床腋窝淋巴结阴性患者进行保乳术后腋窝放疗和腋窝淋巴结清扫术的随机对照研究,显示腋窝放疗组的 15 年局部复发率、远处转移率和总生存率分别为 16.3%、24.9%和 73.8%,ALND 组分别为

17.2%、25.8%和75.5%，均无显著性差异。2001年EORTC对前哨淋巴结阳性患者开展了一项腋窝放疗和淋巴结清扫的Ⅲ期随机对照试验AMAROS研究。2013年美国临床肿瘤学会(ASCO)年会上，来自荷兰的Emiel J. Rutgers公布了AMAROS试验的研究结果。该项研究共纳入了4860例直径≤5cm、临床淋巴结转移阴性的乳腺癌患者。前哨淋巴结活检阳性的患者，随机分成腋窝淋巴结清扫ALND(744例)和腋窝放射治疗ART(681例)两组，中位随访时间6.1年。两组5年内腋窝淋巴结的复发率均较低，ALND和ART组分别为0.54%和1.03%；5年总体生存率(92.5%～93.3%)和5年无病生存率(82.6%～86.9%)均无显著性差异。两组患者的上肢淋巴水肿发生数量却有明显差距。在治疗后第1年内，ALND组有40%的患者出现淋巴水肿，而ART组仅有22%。在随后几年内，发生淋巴水肿的患者数量逐渐减少，但上述趋势仍然存在：在治疗后第5年时，两组患者淋巴水肿的发生率分别为28%和10%。结果表明，对于需要对腋窝淋巴结进行处理的患者来说，ART治疗是ALND较好的替代治疗方案，它可以降低淋巴水肿的发生率，但不会影响患者的生存率。

目前，对前哨淋巴结阳性患者进行腋窝放疗面临的一个挑战是靶区的确定。既往研究显示，腋淋巴结转移≥4个患者需行第3组腋淋巴引流区及锁骨上区放疗。而对前哨淋巴结阳性患者，也需要区别哪些患者需要第3组腋淋巴引流区及锁骨上区放疗，哪些患者可仅接受第1、2组腋淋巴引流区放疗。一项对402例前哨淋巴结阳性而接受腋窝淋巴结清扫术的分析，显示原发肿瘤大小、淋巴血管浸润，以及前哨淋巴结外侵、前哨淋巴结转移个数、前哨淋巴结转移病灶大小与腋淋巴结转移≥4个有显著相关性。与此相似，其他多项研究也显示对腋淋巴结转移状况有预测价值的指标有：前哨淋巴结转移数＞1个、前哨淋巴结转移病灶＞2mm、淋巴结节外侵犯、乳腺原发灶的淋巴血管浸润以及大小等指标。因此，具有以上临床病理特征的保乳术后患者需要接受乳腺及全腋窝和锁骨上区放疗，而没有以上高危因素的患者可考虑仅接受乳腺和第1、2组腋淋巴引流区放疗。

(八)局部晚期病变化疗降期后的保乳治疗

原发肿瘤直径＞4～5cm或有其他晚期表现的患者不适合进行直接的保乳治疗。一般情况下，T_3、T_4和较大腋窝淋巴结转移时为局部晚期乳腺癌(ABC)，可给予新辅助化疗，80%肿瘤经含蒽环类和紫杉类方案化疗后能取得客观缓解。局部晚期乳腺癌经新辅助化疗后降期的患者能否行保乳治疗？早期研究发现在排除了下列不利因素后保乳是可行的。这些因素包括：①持续的皮肤水肿；②残存肿瘤直径大于5cm；③治疗前活检标本中发现广泛淋巴浸润；④乳腺钼靶片发现多发病灶或弥漫微钙化；上述因素往往预示其他象限有隐匿病灶。

对于早中期乳腺癌患者，手术治疗能提供详细的肿瘤特征和病理学资料作为辅助治疗的决策依据，但新辅助化疗可使上述信息丢失。对于不能切除的局部晚期乳腺癌，在新辅助化疗前应进行详细的影像学检查，以对原发肿瘤和区域淋巴结做出准确评估，化疗过程中每6～8周应定期复查以评价化疗的疗效和手术切除的可能性。即使化疗后肿瘤能降期并达到完整切除，随后的放疗仍具有一定的挑战性。新辅助化疗前的详细情况有助于放疗计划制定，放疗医生据此确定放疗照射范围。照射范围除了全乳外应参照术前肿瘤情况决定是否包括锁骨上腋顶区、内乳链、全腋窝。全乳和胸壁照射50Gy后对瘤床推量10～16Gy，有残留的淋巴结病灶也应推量10～16Gy。由于靶区需要包括乳腺和胸壁及淋巴引流区，需采用多野照射计划，要考虑照射野衔接引起的剂量热点和冷点问题。

二、乳房切除术后放射治疗

(一)乳房切除术后放疗的意义

乳房切除术后放疗的应用已超过半个多世纪。早期的临床研究显示,术后放疗能够提高局部和区域肿瘤控制率,但未观察到对改善生存率的贡献。这主要与早期的放疗技术简单、正常组织损伤较大有关,特别是放疗后心脏相关死亡率上升相关。直至20世纪90年代,丹麦乳腺癌协作组DBCG 82b、82c等多个研究,显示术后放疗可在辅助化疗和内分泌治疗基础上提高总生存率,从而确立了术后辅助放疗的地位。

丹麦DBCG 82b研究将1708例改良根治术后高风险的绝经前患者随机分成CMF化疗组和CMF化疗+放疗组,高风险的定义为:淋巴结阳性、原发灶直径≥5cm、皮肤或胸肌筋膜受侵。中位随访114个月,放疗组较单纯化疗组在局部/区域复发(9% vs 32%)、10年无病生存率(48% vs 35%)和10年总生存率(54% vs 45%)方面均有显著优势。DBCG 82c研究将1375例改良根治术后高风险的绝经后患者随机分为他莫昔芬组和他莫昔芬+放疗组,高风险的界定同DBCG 82b研究。中位随访10年结果也显示,放疗组较单纯他莫昔芬组在局部/区域复发(8% vs 35%)、10年无病生存率(36% vs 24%)和10年总生存率(45% vs 36%)方面有显著优势。英国哥伦比亚研究入组318例绝经前腋淋巴结阳性患者,改良根治术后随机分为辅助CMF化疗+放疗组和单纯CMF辅助化疗组。中位随访20年,化放疗组和单纯化疗组的局部区域复发率分别为10%和26%,总生存率分别为47%和37%。EBCTCG 2007年荟萃分析则显示术后放疗不仅提高了pN_{4+}患者的生存率,而且提高了$pN_{1\sim3}$者的生存率。对pN_0、$pN_{1\sim3}$及pN_{4+}患者,放疗组的5年局部区域复发率分别比未放疗组降低2.8%、15.7%和22.3%;放疗组和未放疗组的15年乳腺癌死亡率分别为26.6%和26.0%(P>0.1),43.3%和50.9%(P=0.002),69.5%和年总死亡率分别为41.3%和37.4%(P=0.0005),50.9%和56.1%(P=0.05),72.8%和79.0%(P=0.003)。以上研究说明,对于具有较高局部区域复发风险患者,单纯全身治疗(化疗和内分泌治疗)是不够的,放疗可降低约2/3的局部和区域复发风险,并且可以提高总生存率。

(二)乳房切除术后辅助放疗的适应证

乳房切除术后,具有下列预后因素之一则符合高危复发,具有术后放疗指征(该放疗指征与全乳切除的具体手术方式无关):①原发肿瘤最大直径≥5cm,或肿瘤侵及乳腺皮肤、胸壁。②腋淋巴结转移≥4个。③淋巴结转移1~3个的T_1/T_2病变,建议积极考虑术后放射治疗。

目前,对淋巴结转移1~3个的$T_{1\sim2}$病变患者的术后辅助放疗存有一定争议。随机对照研究DBCG 82b和82c的亚组分析,显示$pN_{1\sim3}$患者中接受术后辅助放疗和未辅助放疗组的15年局部区域复发率分别为4%和27%(P<0.001),15年生存率分别为39%和29%(P=0.015)。EBCTCG 2007年荟萃分析结果也支持对者行辅助放疗,接受辅助放疗和未辅助放疗组的15年总死亡率分别为50.9%和56.1%(P=0.05)。然而,也有研究显示辅助放疗并不能提高这部分患者的生存率。显然,这是一个异质性的群体,可能需要根据其他指标包括临床、病理和分子标志物等进一步明确其复发风险,以鉴别哪些患者可从辅助放疗中获益。目前,研究显示具有≥1项下列因素的患者复发风险更高,术后放疗更有意义:年龄≤40岁、腋窝淋巴结清扫数目<10个、转移比例>20%、激素受体阴性和Her-2/neu过表达。

（三）乳房切除术后照射靶区

1. 胸壁和锁骨上区　由于胸壁和锁骨上是最常见的复发部位，约占所有复发部位的80%，所以该两个区域是术后放疗的主要靶区。但 T_3N_0 患者可以考虑单纯胸壁照射，因为其区域淋巴结失败率较低。

2. 内乳淋巴引流区　是否行内乳淋巴结照射的争议较大。部分学者认为应当进行内乳区放疗，因为证实辅助放疗具有获益的研究也进行了内乳区放疗。2011 年 ASCO 年会报告了多中心随机研究 NCIC－CTG MA. 20 的初步结果，支持早期乳腺癌保乳术后进行锁骨上下和内乳淋巴引流区照射。该研究共入组 1832 例保乳术后的乳腺癌患者（腋窝淋巴结 1～3 个阳性患者占 85%），随机分为全乳照射组和全乳加淋巴引流区（锁骨上下和内乳区）照射组。中位随访 62 个月结果显示，淋巴引流区照射组的无病生存率（HR＝0. 68，P＝0. 003，5 年无病生存率：89. 7% vs 84%）和总生存率（HR＝0. 76，P＝0. 07，5 年生存率：92. 3% vs 90. 7%）均高于全乳照射组。然而，部分学者认为没有必要进行内乳区放疗。虽然内乳淋巴结受侵率很高，但临床上内乳淋巴结复发较为少见，文献报道临床复发率约为 0. 1%～2%。EORTC 正在进行有关内乳淋巴区放疗的随机试验，其结果将对是否行内乳区放疗提供进一步指导。2012 年 NCCN 临床实践指南推荐，对内乳淋巴结临床或病理阳性患者应进行同侧内乳淋巴结区域放疗，强烈考虑对腋窝淋巴结阳性的患者的同侧内乳淋巴结区域放疗是 2B 类推荐。

3. 乳房切除术后放射治疗处方剂量　所有术后放疗靶区原则上给予 50Gy/25 次，5 次/周，对于影像学（包括功能性影像）上高度怀疑有残留者或复发病灶的区域可局部加量至 60Gy 或以上。

（四）乳房切除术后常规照射技术

1. 锁骨上/下野　上界为环甲膜水平，需包括所有的锁骨，下界与胸壁野上界相接，一般位于锁骨下 1cm 左右。内界为体中线至胸骨切迹水平沿胸锁乳突肌的内缘，外界与肱骨头相切。可采用 X 线和电子线混合照射以减少肺尖的照射剂量。治疗时可头部偏向健侧以减少喉照射，机架角向健侧偏斜 10°～15°以保护气管、食管和脊髓。必要时可沿胸锁乳突肌走向作铅挡保护喉和脊髓。

2. 胸壁切线野　上界与锁骨上野衔接，如单纯胸壁照射上界可达锁骨下缘，下界为对侧乳腺皮肤褶皱下 1～2cm。内界一般为体中线，外界：腋中线或腋后线，参照对侧腺体附着位置。另外，各边界需要根据原发肿瘤的部位进行微调，保证原肿瘤部位处于剂量充分的区域，同时需要包括手术瘢痕。

胸壁照射如果采用电子线照射，各设野边界可参照切线野。无论采用 X 线或电子线照射，都需要给予胸壁组织等效填充物以提高皮肤剂量至足量。

3. 内乳野　常规定位的内乳野需包括第一至第三肋间，上界与锁骨上野衔接，内界过体中线 0. 5～1cm，宽度一般为 5cm，原则上 2/3 及以上剂量需采用电子线以减少心脏的照射剂量。

4. 腋窝照射　锁骨上和腋窝联合野：照射范围包括锁骨上/下和腋窝，与胸壁野衔接。腋锁联合野的上界和内界都同锁骨上野，下界在第二肋间，外界要避开肱骨头。采用 6MV X 线，锁骨上/下区深度以皮下 3～4cm 计算，达到锁骨上区肿瘤量 50Gy/5 周，25 次后，腋窝深度根据实际测量结果计算，欠缺的剂量采用腋后野补量至 D_t 50Gy，同时锁骨上区缩野至常规锁骨上野范围，采用电子线追加剂量至 50Gy。

腋后野：作为腋锁联合野的补充，采用 6MV X 线，上界平锁骨下缘，内界位于肋缘内 1.5cm，下界同腋—锁联合野的下界，外界与前野肱骨头铅挡相接，一般包括约 1cm 肱骨头。光栏转动以使射野各界符合条件。

（五）乳房切除术后三维适形照射技术及靶区勾画

和二维治疗相比，基于 CT 定位的三维治疗计划可以显著提高靶区剂量均匀性和减少正常组织不必要的照射，提高射野衔接处剂量的合理性。即使采用常规定位，也建议在三维治疗计划系统上进行剂量参考点的优化，楔形滤片角度的选择和正常组织体积剂量的评估等，以更好地达到靶区剂量的完整覆盖和放射损伤的降低。

乳房切除术后的胸壁和淋巴引流区的靶区勾画原则及解剖学边界参见美国 RTOG 推荐的乳腺癌靶区勾画原则和共识。

RTOGⅢ期左侧乳腺癌改良根治术后照射的靶区勾画病例：左侧乳腺癌ⅢB（$T_3N_3M_0$），肿块大小 7cm，腋窝淋巴结转移 11/15（＋），乳房切除术＋腋窝淋巴结清扫术，放疗范围包括胸壁＋区域淋巴结，CT 定位扫描时需在乳房切除术后的手术瘢痕上及胸壁的下界、外侧界按临床规定范围放置金属体表标志，并在锁骨上区、胸壁腋窝野、内乳野的相应区域范围前后体位上放置临床金属标志参考。

（六）新辅助化疗与乳房切除术后的放射治疗

目前，对于如何根据新辅助化疗前临床分期和手术后病理分期来确定患者的局部及区域复发风险尚不明确，因此对于新辅助化疗及乳房切除术后的合理放疗还存在一定争议。大部分学者认为，应参考新辅助化疗前的临床分期来决定是否行放疗及如何放疗。一项美国安德森癌症中心的回顾性分析，显示与未行新辅助化疗患者相比，新辅助化疗虽然使患者的病理分期降级，但相同临床分期患者的局部和区域复发率并未明显下降。新辅助化疗临床试验 NSABP B－18 和 B－27 的多因素分析，显示局部和区域复发的预测因子包括：新辅助化疗前原发灶大小和淋巴结状况以及新辅助化疗后原发灶与转移淋巴结的病理缓解状况。另一项美国安德森癌症中心的研究则显示对于临床局部晚期患者，无论新辅助化疗的反应情况如何，未行辅助放疗的患者均具有较高的局部/区域复发率。McGuire 等报告对 106 例新辅助化疗后病理完全缓解患者随访 62 个月，临床Ⅰ、Ⅱ期患者的局部/区域复发率为 0（包括未行辅助放疗患者），而临床Ⅲ期患者中行辅助放疗和未行辅助放疗的局部/区域复发率分别为 7.3％和 33.3％（P＝0.040）。同时，术后辅助放疗还提高了临床Ⅲ期患者的无病生存率和总生存率。

基于以上研究结果，多数学者认为，对于临床Ⅲ期患者，无论新辅助化疗后是否取得病理完全缓解均需行术后辅助放疗。对临床Ⅱ期患者，若化疗后淋巴结阳性的也应该考虑进行术后放疗；而对于化疗后淋巴结阴性的患者，可考虑选择不进行术后放疗。对于有辅助化疗指征的患者，术后放疗应该在完成辅助化疗后开展；如果无辅助化疗指征，在切口愈合良好，上肢功能恢复的前提下，术后放疗建议在术后 8 周内开始。

三、导管内原位癌放射治疗

导管内原位癌（DCIS）是局限于乳腺导管系统的肿瘤，肿瘤细胞尚未突破基底膜累及周围的乳腺组织。随着乳腺钼靶摄片的广泛应用和病理科医师对DCIS病理学认识的加深，DCIS的检出率有了显著上升。95%的新发DCIS病例表现为乳腺X线片的异常，其中微小钙化是最典型的表现。DCIS是乳腺癌发展过程中的一个阶段，可分为5个亚型：粉型、实体型、筛状型、微乳头型和乳头型。隐匿性微浸润癌多见于病灶直径>2.5cm的DCIS患者。DCIS治疗目的是预防局部复发，尤其是预防浸润性癌复发。从认识DCIS是一个具有独特组织病理学特点疾病的40多年来，全乳切除术一直是DCIS标准的治疗方案。尽管全乳切除可使DCIS达到最大局部控制的效果，但全乳切除患者的长期生存率与保乳手术+全乳放疗相同，目前约有3/4的初诊病例进行了保乳治疗。

NSABP B－06研究首次确定了放射治疗在DCIS治疗中的地位，虽然该研究的目的是对比全乳切除术和肿块切除+放疗治疗早期乳腺浸润性癌的结果，但研究发现入组病例中有76例DCIS。经过83个月的中位随访期追踪，单纯行肿块切除术者的局部复发率高达43%，明显高于肿块切除+术后放疗者的7%（P=0.01）。NSABP在1985年开始了针对DCIS治疗中放疗作用的临床研究，随后EORTC联合英国、澳大利亚、新西兰设计了类似的随机临床研究，目的是明确在DCIS保乳治疗中放疗的作用。上述研究证实，对所有DCIS患者的放疗减少了同侧乳腺癌的局部复发率（包括浸润性和非浸润性复发灶）。DCIS肿瘤切除术后全乳腺照射45～50Gy，每天一次，每次180～200cGy，可考虑局部瘤床补量照射，特别是年轻的手术切缘接近的女性。DCIS全乳房切除术后不需行术后放疗，也不必行淋巴引流区域照射。目前肿瘤放疗协作组（RTOG）正在进行一项前瞻性研究以评估低危DCIS患者是否需要放疗。切缘≥3mm的肿瘤局部切除术后，根据年龄（≥50岁 vs <50岁）、肿瘤大小（≤1cm vs 1～2.5cm）、切缘情况（再切除阴性 VS 3～9mm vs ≥10mm）、病理分级、应用他莫昔芬治疗将患者分层，分层后对患者随机进行全乳腺放疗或观察比较。2013年RTOG启动了一项DCIS和Ⅰ、Ⅱ期乳腺癌的全乳照射与部分乳腺照射的Ⅲ期RTOG 0413研究，以比较DCIS、Ⅰ、Ⅱ期乳腺癌全乳房放疗和部分乳腺放疗后的肿瘤控制情况。

目前对DCIS初始治疗的选择和共识为：①肿块切除+放疗（1类）；②全乳切除±乳房重建（2A类）；③单纯肿块切除，临床随访观察（2B类）。单纯的肿块切除仅在患者和医师都认为个体风险低的情况下才考虑采用。

四、不明原发灶乳腺癌放射治疗

不明原发灶的腋窝淋巴结转移性腺癌在临床上是一类特殊类型，虽然肿瘤可来自甲状腺、肺、胃、结直肠等部位，但绝大多数来自乳腺，占全部乳腺癌的0.3%～1%。腋窝淋巴结转移原发灶不明患者的诊断程序首先应排除由其他位置的肿瘤转移的可能性。腋窝转移淋巴结应常规进行穿刺活检，以获取病理学诊断和ER、PR、Her－2、Ki－67等多项分子生物学指标检测结果。

乳腺改良根治切除术+术后放疗是原发灶不明的腋窝淋巴结转移癌传统的局部和区域治疗方式病理学检查发现乳腺内原发肿瘤的概率，不同的研究其结果差异明显。约2/3的病例术后病理检查时能在乳腺标本中发现浸润性癌。现在这类患者的治疗更多的是选择在切除腋窝转移病灶后对同侧乳腺和区域引流区进行放疗，因为有了放疗，切除临床上无瘤乳腺没有进一步的获益。对于乳腺内可能存在的隐匿病灶进行根治性放疗和相应淋巴引流区辅助放疗是较为合理的治疗方案。Whillis 等观察了 12 例行乳腺和淋巴结引流区放疗的结果，随访 4～89 个月未发现局部复发。MD Anderson 癌症中心评价了过去 47 年治疗的 45 例患者，13 例接受乳房切除术，32 例接受保乳治疗，两者的局部控制率、无病生存率、总生存率相似。中位随访 7 年，25 例保乳术后接受放疗的患者仅 2 例局部复发。

腋窝淋巴结不能手术切除患者的最佳治疗计划方案包括新辅助化疗＋腋窝淋巴结清扫＋全乳和淋巴引流区域的放射治疗，新辅助化疗后应重新进行影像学检查评估肿瘤情况。放疗方法：同侧乳腺用高能光子线切线照射 50Gy/25 次，锁骨上下区用单前野照射 50Gy/25 次。对于 N_2 病灶应照射腋窝 45～50Gy，并用腋后野提高腋窝剂量。

五、炎性乳腺癌放射治疗

炎性乳腺癌相对罕见，它是局部晚期乳腺癌的一个亚型。临床表现为乳房皮肤的红、肿、热、痛等症状，病情进展迅速，容易出现早期的全身播散，预后很差。目前，经过化疗、手术、术后放疗等多学科综合治疗后，局部控制率可达 70%～80%，5 年生存率为 30%～40%。炎性乳腺癌目前仍被确认为不可手术，首先需要新辅助化疗（Her－2 阳性可考虑赫赛汀治疗）。应仔细监测患者的治疗效果，达到最大临床缓解的患者应重新考虑乳腺全切术，大约 80%的炎性乳腺癌患者可达临床缓解并实施手术。所有患者均应行术后放疗，放疗范围包括患侧胸壁和淋巴引流区域。

放疗在炎性乳腺癌治疗中占有重要地位。对于炎性乳腺癌患者来说，肿瘤生长快速倍增时间短，因此全乳切除术后每天给予 2 次超分割的高剂量放疗可提高局部控制率、无瘤生存率和总生存率。除非不能耐受，超分割放疗方案是炎性乳腺癌的常用放疗方法。Barker 等对 11 例炎性乳腺癌治疗中尝试应用超分割放射治疗，1.35Gy/次，2 次/d，总剂量为 54Gy，40 分次，4 周完成；结果与常规照射相比，肿瘤控制率由 54%提高到 73%。Giannakakis 等对 11 例快速增长的不可手术乳腺癌 1.2Gy/次，3 次/d，54Gy 后休息 2 周继续照射至总量 90Gy；结果 2 例肿瘤全消，4 例在治疗后 1 年时无复发；同时急性放射反应较轻，12～18 个月之后尚未见严重晚期反应。Thoms 等报道，加速超分割治疗炎性乳腺癌 32 例，1.5Gy/次，2 次/d，总剂量 45Gy，然后再局部推量 15Gy，10 分次；常规分割 14 例，50Gy，25 分次后局部推量 10Gy，5 分次；加速超分割组局部控制率无明显提高（22% vs 21%），晚期反应减少，提示可以增加总剂量以提高疗效。

最近的研究集中在新辅助化疗后获得 CR 的炎性乳腺癌患者保乳治疗是否安全可行。有研究报道局部控制率满意，但 Swain 等报道，尽管患者新辅助化疗后获 CR 且放疗前多点活检均为阴性，但局部复发率仍高达 30%。Low 等报道，15 例新辅助化疗后活检证明达 CR 的炎性乳腺癌患者，单纯放疗的局部复发率高达 40%。另外，Brun 等尝试保乳治疗者局部失败率达 54%，Chevallier 等研究中新辅助化疗后达 CR 患者保乳术后局部复发率达 61%。因此，炎性乳腺癌新辅助治疗后获得临床 CR 的患者保乳治疗仍需谨慎。

六、乳腺癌姑息性放射治疗

对晚期转移性乳腺癌，可采用姑息性放疗。姑息性放疗一是减轻症状，如疼痛或乳房溃烂流液，二是控制肿瘤，以预防肿瘤生长压迫引起的并发症，脊髓压迫引起的瘫痪或承重骨骨皮质破坏引起的骨折等。选择姑息性放疗时，应该考虑患者在姑息性治疗后生存期的长短。如果治疗后生存期很短，就不一定要采用放射治疗，可以用其他更为简便的方法来治疗；避免因为治疗而产生不良反应，加重患者的痛苦；治疗期限应该尽可能地缩短，减少因往返医院给患者带来的不便和痛苦。照射剂量和剂量分割方式应该根据患者照射范围、周围正常组织的耐受性、患者的病情决定。一般来说，如果患者有相对较为长期的生存可能性，应该通过较小分次剂量给予较高总剂量；对于病情进展较快的患者，多采用较大分次剂量，争取在较短时间内完成治疗，总剂量达到姑息减症目的即可，尽量避免高剂量照射引起的不良反应。

累及乳腺、胸壁或臂丛神经的软组织病变，放疗可以止痛、缩小肿瘤、促进肿瘤创面的愈合。对于化疗无效而又无法手术的患者，放疗可能有很好的姑息效果。

骨转移的放疗疗效好。放疗可以缓解疼痛，预防骨转移引起的骨相关事件。单纯骨转移的乳腺癌患者有长期生存的可能，在选择放疗剂量分割方式和照射野设计时，要考虑到尽量减少放疗的晚期不良反应和以后再次放疗的可能性。如果是脊椎骨折引起机械性压迫，应该首选手术而不是放疗。如果是肿瘤压迫脊髓，应该尽早给予大剂量激素处理，同时尽早开始手术或放疗，以避免出现不可逆的神经损伤。放疗剂量为 30～45Gy，每次 3Gy，1 次/d。

脑转移时，肿瘤发展快，手术切除转移灶是可以较快缓解症状。转移灶单发或少发患者，也可以选用三维立体定向放疗（γ 刀或 X 刀）。全脑照射对控制小的多发转移灶和亚临床病灶可能会更有效。但全脑照射要考虑到放疗对正常组织可能引起的晚期损伤，单次的照射剂量不宜过大，以 2～3Gy 为宜，总量 30～40Gy 后，可以根据情况缩野或用立体定向放疗技术对个别残存病灶补量照射。

乳腺癌眼内转移率 9%～37%，多为葡萄膜转移，脉络膜是最常见转移部位。脉络膜转移癌中，乳腺来源的占 39%～49%。双侧脉络膜转移发生率较高，同期或先后发生可占 50%。脉络膜转移放疗有效率为 60%～90%，症状完全消失者占 25%，放疗可以改善视力、预防继发性青光眼和疼痛。脉络膜转移癌预后差，中位生存期为 10～32 个月。放疗可以采用体外照射或放射敷贴近距离治疗，体外照射总剂量可予 30～40Gy/3～4 周。放疗前需要检查是否同时有脑转移，如有脑转移，应该同时行脉络膜转移灶和全脑放疗，因为单纯脉络膜转移照射时无法完全避开额叶，如果初程放疗计划未包括全脑，在后续的全脑照射时，会增加额叶损伤。

肺、肝转移在多程化疗后有效残存或化疗无效但症状明显的情况下，也可以考虑用三维立体定向照射技术以控制肿瘤或缓解症状。

（由栋）

第六节　乳腺癌放射治疗新技术

一、全乳腺调强放疗

对大多数保乳治疗的患者来说，全乳腺的传统切线野技术，通过楔形板优化剂量分布后具有较好的肿瘤控制率，并发症的发生率也低。约 88%的患者可获得较好的美容效果，但美容效果评价为优秀者仅占 41%，美容效果失败者约占 12%～15%。影响美容效果的关键性因素是乳腺靶区内的剂量分布形式，如：①剂量不均匀；②全乳腺照射的总剂量和瘤床的补加剂量；③照射野的数目；④使用补偿物及其他有助于改善剂量均匀性的技术方法等因素。见表4－16。计划合理的调强放疗（IMRT）技术有助于改善患侧乳腺区域内的剂量分布，也有助于降低对周围正常组织包括对侧乳腺、心脏及肺等组织器官照射。

表4－16　与晚期纤维化和美容失败相关的放射因素（医生评估的美容结果）

研究机构	患者数	随访时间（年）	美容效果评价（%）				与美容效果差相关的放射因素
			优秀	好	一般	差	
Tufts 大学	234	4.2	41	47	9	3	剂量不均，加量照射，使用超过2个射野
Harvard/JCRT							
1981年之前	504	8.9	58	28	10	4	乳腺剂量＞50Gy，使用超过2个射野
1982－1985年	655	5.6	73	23	3.5	0.5	加量＞18Gy，插植加量
Washington 大学	458	4.4	38	44	15	4	乳腺剂量＞50Gy，使用超过2个射野，未使用补偿滤过器

（一）乳腺癌IMRT治疗的靶区勾画

根据CT图像和解剖边界勾画乳腺临床靶区（CTV）。早期乳腺癌患者的临床靶区CTV包括患侧乳腺及胸大肌筋膜，不包括皮肤、胸大小肌、肋骨、肋间肌等结构。计划靶区（PTV）为CTV外放形成，头脚方向1.0cm，胸骨、腋窝、肺方向外放0.5～1.0cm，但皮肤方向不外放（皮下0.5cm）。正常组织器官：双侧肺、健侧乳腺、心脏、冠状动脉左前降支（左乳腺癌患者）、脊髓（锁骨区照射）等。加量瘤床大体肿瘤靶区（GTV）根据术后渗出的血肿和金属标志勾画，瘤床CTV为GTV外放1cm形成，但不包括皮肤、胸大小肌、肋骨和肋间肌等部位（除非这些部位受侵）；瘤床加量PTV为CTV外放0.5～1cm，皮肤方向限皮下0.5cm。对于局部进展期（ⅡB～Ⅲ期）的乳腺癌患者，新辅助化疗后行保乳手术者应行患侧乳腺＋胸壁照射，CTV勾画应包括患侧乳腺、胸大小肌、肋骨和肋间肌等胸壁结构，并根据新辅助化疗前腋窝淋巴结情况决定是否需要照射锁骨上下区及内乳淋巴结引流区。

乳腺癌淋巴引流区CTV的勾画：

①锁骨上区：上界为环甲切迹，下界为锁骨头下缘，相当于第一肋间水平，前界为胸锁乳突肌，后界为斜角肌的前缘，内界为气管和甲状腺，上外界为胸锁乳突肌外缘，下外界为第一肋骨和锁骨交接处。

②锁骨下区：前界为胸大肌后缘，后界为肋骨和肋间肌，外界为胸小肌内侧缘，内界为胸廓入口，下界为腋窝血管与胸小肌内侧缘交界处。

③内乳区：位于内乳动静脉的周围，多数位于上3个肋间。内乳淋巴结靶区应包括内乳动静脉及其周围的脂肪和胸膜。上界为胸廓入口平面，下界为第四肋上缘，前界为胸骨后缘或内乳血管前5mm，后界为胸膜或内乳血管后缘5mm，内界为内乳静脉内侧5mm，外界为内乳动脉外侧5mm。参见表4－17、表4－18。

表 4－17　肿瘤放疗协作组(RTOG)乳腺和胸壁靶区勾画的解剖学边界共识

勾画解剖学	上界	下界	前界	后界	外侧界	内侧界
乳房	临床乳房上界范围同时结合参考第二肋骨水平[a]	临床乳房下界范围同时结合参考CT定位扫描到无乳房显示的层面	患侧乳房皮肤	不包括胸大小肌、胸壁肌肉和肋骨	临床乳房外侧界范围同时参考腋中线，不包括背阔肌[b]	胸肋关节[c]
乳房＋胸壁	同上	同上	同上	包括胸大小肌、胸壁肌肉和肋骨	同上	同上
胸壁	锁骨下缘	参考临床乳房原下界范围＋CT定位扫描到对侧无乳房显示的层面	患侧胸壁皮肤	肋胸交界界面(包括胸大小肌、胸壁肌肉和肋骨)	参考临床原乳房外侧界范围＋参考腋中线，不包括背阔肌[a]	胸肋关节[b]

注:①乳房照射:仅照射乳房只适合于早期保乳患者的 CTV。a:上界:根据患者乳房的大小和体位不同存在较大的差异性,尤其是外侧部分乳房的上缘。乳房的形状和患者的体位对乳房外侧部分上缘的影响和变异明显大于内侧部分的上缘。b:外侧界:因乳房大小和下垂程度不同,外侧界范围存在较大差异。c:内侧界:因乳房大小和下垂程度的不同,内侧界范围存在较大差异,勾画靶区时要参考临床检查范围,但不应该超越体中线。

②乳房＋胸壁照射:局部晚期乳腺癌保乳治疗患者的 CTV。主要包括局部晚期乳腺癌包括临床ⅡB、Ⅲ期新辅助化疗后保乳手术的患者和具有局部高危复发风险应行乳腺癌改良根治术而行保乳手术的患者。

③胸壁照射:乳腺癌改良根治术后患者 CTV。a:外侧界:参考原有乳房的外侧界边界范围,通常应超过胸大小肌的外侧界但不应该包括背阔肌。b:需要参考临床常规胸壁放疗的定位范围标志。胸壁内侧界不应该超出体中线。乳房切除术后的手术瘢痕应该被包括在照射范围内。

表 4－18　肿瘤放疗协作组(RTOG)淋巴结引流区域靶区勾画解剖学边界

勾画解剖学	上界	下界	前界	后界	外侧界	内侧界
锁骨上区	环状软骨下缘	头臂静脉和腋静脉的连接/锁骨下缘[a]	胸锁乳突肌内侧	斜角肌前缘	上界:胸锁乳突肌内侧 下界:第一肋与锁骨的关节	不包括甲状腺和气管
腋窝 Level Ⅰ	腋静脉穿过胸小肌的外侧界	胸大肌穿入肋骨处[b]	胸大肌和背阔肌前浅表	肩胛下肌前浅表	背阔肌内侧界	胸小肌内侧界
腋窝 Level Ⅱ	腋静脉穿过胸小肌的内侧界	腋静脉穿过胸小肌外侧界[c]	胸小肌前浅表	肋骨和肋间肌	胸小肌外侧界	胸小肌内侧界
腋窝 Level Ⅲ	胸小肌穿入肌软骨	腋静脉穿过胸小肌内侧界[d]	胸大肌后表面	肋骨和肋间肌	胸小肌内侧界	胸廓入口
内乳淋巴结区	第一肋间的浅表	第四肋骨上缘	_e	_e	_e	_e

注:a:锁骨上区的下缘与乳腺及胸壁放疗的上缘相衔接。b:腋窝 LevelⅠ的下缘即临床的腋前线的下端。c:腋窝 LevelⅡ的下缘即腋窝 LevelⅠ的上缘。d:腋窝 LevelⅢ的下缘即腋窝 LevelⅡ的上缘。e:内乳淋巴结:包括乳房内侧/胸廓静脉。

保乳术后乳房照射靶区勾画病例(RTOG):Ⅰ期左侧乳腺癌($T_{1c}N_0M_0$),行保乳手术+腋窝前哨淋巴结活检。照射范围为乳房,在外科手术时瘤床已放置6个银夹标志,模拟CT进行定位扫描时放置系列金属体表标志。模拟定位扫描时,常规在放疗切线野范围的上、下、内、外界放置4条金属标志物,乳房下皱褶3～9点钟及肿瘤切除的瘢痕上放置金属标志物。

Ⅲ期乳腺癌肿瘤切除术后的全乳房放疗病例(RTOG):右侧乳腺癌ⅢA($T_2N_2M_0$),肿瘤大小3cm,腋窝淋巴结转移4/18(+),肿瘤切除术+腋窝淋巴结清扫,放疗范围为乳房+胸壁+区域淋巴结。CT模拟定位时在肿瘤切除术后手术瘢痕、乳房下皱褶3～9点钟乳房弧线范围、胸壁的下界及外侧界、锁骨上区、胸壁腋窝野、内乳野的相应区域范围放置体表金属参考标志。

勾画乳腺癌的腋窝和锁骨上下区域的淋巴结放疗靶区在上肢的不同治疗体位下变异较大。2004年荷兰的Dijkema等在Radiotherapy and Oncology上发表了关于了“乳腺癌的上肢放置在治疗体位时的区域淋巴结勾画”,对乳腺癌区域淋巴结的靶区勾画起到了良好的指导作用。

2013年丹麦奥登塞大学放疗中心的Nielsen等根据DBCC临床试验中关于早期乳腺癌术后辅助放疗靶区和危及器官勾画的共识提出了一个国际勾画指南,发表在Acta Oncologica上。

(二)IMRT靶区勾画准确性的影响因素及解决方法

1.乳腺腺体的分辨率问题　年龄较大的绝经后患者,乳腺的腺体组织逐渐开始萎缩退化,CT图像上乳腺腺体密度较低,与脂肪组织的边界有时显示不清,这是造成医师之间勾画靶区存在明显差异的主要因素。在CT扫描时,沿着乳腺边界做好体表标志来指导靶区范围勾画可在一定程度上减小误差。

2.手术瘢痕与乳腺腺体的混杂因素　大部分的保乳患者都接受了腋窝淋巴结清扫,术后瘢痕的纤维化有时与腋尾部的腺体组织容易混杂,尤其在CT图像上乳腺的腋尾腺体组织边界与瘢痕纤维化组织有时难以分辨。与CT相比,MRT对乳腺的腺体组织、脂肪、纤维化组织有更好的分辨率,所以临床上可以参照MRI来更好地指导乳腺腋尾部的腺体组织和脂肪、纤维化组织的区分。随着今后MRI模拟机的诞生,有望借助MRI模拟机更准确地勾画乳腺的靶区。

3.瘤床范围的问题　当乳腺癌的原发肿瘤位于乳腺的边界部位时,瘤床也是医师勾画靶区时差异明显的因素所在。大多数医师对瘤床的CTV勾画不够充分,而瘤床照射的不充分易导致局部复发。利用传统的手术瘢痕标志确定瘤床的方法可在一定程度上减少这种误差,但仍有相当部分的患者存在靶区遗漏和剂量不足的问题,最主要的是对瘤床的深度和四周边界的估计不当。手术的银夹标志是提高瘤床定位准确性的最佳方法,在手术区域的浅、深、内外侧、头尾侧放置银夹6枚,以明确瘤床的各个边界后可充分勾画靶区CTV。

4.皮肤保护问题　保乳治疗的患者,皮肤不是高危复发的区域。根据乳腺癌靶区勾画推荐,在勾画全乳CTV时前界置于皮下0.5cm,可保持乳房皮肤与一定皮下区域不受过量的照射从而改善美观效果,同时也可避免因射线建成效应造成的低剂量区影响全乳CTV剂量均匀性的客观评估。

5.呼吸运动的影响　人体的呼吸运动对调强计划设计、治疗所产生的影响正在逐步引起学者的重视,尤其是在靶区的勾画和剂量学分布方面正在进行一些相关的研究和尝试,其中控制呼吸或使用呼吸门控是目前使用最多的方法。

（三）乳腺癌 IMRT 治疗计划的优化及美容效果

与二维计划相比，调强放疗 IMRT 改善了靶区的剂量分布。IMRT 的主要方法是以多个不同剂量强度的子野形成高度的剂量均匀性和适形性。IMRT 可以是正向计划，也可以是逆向计划。逆向计划是预先设定剂量分布参数，然后再由计算机自动安排射束并计算出等剂量分布。乳腺癌的放疗计划已经逐渐由二维计划过渡到以 CT 模拟为基础的三维计划，随后出现了多野设计、正向计划补偿、复杂的逆向计划线束调制等技术。许多临床试验报道：应用野中野和动态楔形板技术的正向调强可以较好地提高乳腺内的剂量分布均匀性。当区域淋巴结特别是内乳淋巴结包括在治疗靶区中时，三维计划的靶区覆盖优越性尤为明显。

有多项乳腺癌常规二维技术与 IMRT 调强放疗计划的比较研究。美国 William Beaumont 医院采用 6～8 个子野的简单调强计划可降低受量超过 110%的靶区体积。澳大利亚的一项研究则比较了多种调强技术的计划，包括电子补偿正向计划、逆向计划以及多野共面和非共面计划，与二维计划相比，所有调强计划都显著地改善了剂量分布。Barnett 等报告了剑桥乳腺癌 IMRT 治疗临床试验（Cambridge Breast IMRT Trial）的结果。该研究共随机入组 1145 例患者，所有病例均行 CT 模拟定位扫描并勾画靶区，使用 6～15MV X 线先设计简单的对穿切线野二维计划，对计划的 DVH 图进行评估，如果处方剂量 107%以上的靶区体积超过 $2cm^3$，则拒绝治疗计划的实施。以此作为标准，不符合条件的计划有 815 例，约占 71%，对这些病例应用 IMRT 技术重新制定计划，并比较前后两个计划的差异，结果显示 IMRT 技术能显著改善剂量分布的均匀性（表 4－19）。值得注意的是，该组患者的调强计划并不复杂，都采用了正向计划，其中包括了 2 个大的开放野和 4 个子野，大约在 75%的计划中在头脚方向上加用了楔形板。

表 4－19　剑桥乳腺癌临床试验：IMRT 与标准二维治疗计划比较

剂量指标	IMRT 计划（%）	2D 治疗计划（%）	P
乳腺体积（cm^3）	1349	1308	
＞107%处方剂量的体积（cm^3）	10.5（0.6）	44.5（2.9）	＜0.0005
＜95%处方剂量的体积（cm^3）	133（9.9）	181（13.8）	＜0.0005

改善放疗剂量的均匀性有助于提高治疗的美容效果，这在上述的剑桥随机试验等结果中已得到了肯定的回答。加拿大随机临床试验对 331 例保乳术后放疗的急性放射不良反应进行了评估。患者随机分为两组，一组使用楔形板二维计划，另一组是野中野正向调强，采用 4～7 个子野的 IMRT 计划，结果显示 IMRT 降低了皮肤毒性反应的发生率及严重程度，特别是湿性脱皮（P＜0.001）；多因素分析显示，湿性脱皮的改善主要与两个因素有关：较小的乳房体积（P＜0.001）和使用 IMRT 技术（P＝0.003）（表 4－20）。

表 4－20　加拿大多中心随机临床试验中急性皮肤毒性反应发生情况

观察终点	IMRT 计划（%）	2DRT 计划（%）	P 值
3～4 度皮肤毒性反应	27.1	36.7	0.06
湿性脱皮，全射野内	31.2	47.8	0.002
湿性脱皮，内乳皱褶处	26.5	43.5	0.001
2～4 度疼痛	23.5	25.5	0.68

英国皇家 Marsden 医院对 IMRT 在降低乳腺癌放疗晚期不良反应进行了研究。306 例患者随机分成二维放疗组及 IMRT 组，后者采用正向调强计划，包含 3～4 个子野。在治疗后

的第 1、2、5 年对乳房外观进行评价，发现随着随访时间的延长，两组的乳房外观都在逐步改善，但 IMRT 治疗的患者第 2、5 年发生乳房硬结的比例显著低于二维放疗组(表 4－21)；而两组患者的自我评价，包括乳房不适或硬化以及生活质量，无明显差异。

表 4－21　Royal Marsden 随机试验中乳腺晚期不良反应发生情况

部位	可触及的硬块(%)				
	第 2 年		第 5 年		P 值
	IMRT	2D	IMRT	2D	
乳腺中心	16	27	21	32	0.02
胸肌褶皱处	12	27	22	29	0.006
内乳褶皱处	16	29	17	24	0.009
加量区	37	54	37	61	＜0.001

多项大型回顾性研究的分析数据进一步增加了这些前瞻性研究结果的可信度。2009 年 Freedman 等报告了美国 Fox Chase 癌症中心的结果：与二维放疗计划相比，IMRT 能够降低急性不良反应的发生率。William Beaumont 医院的研究也显示包含中位 6 个(3～12 个)子野计划能明显降低皮肤的急性不良反应，如炎症、水肿、色素沉着等，晚期的皮肤水肿及色素沉着也减轻。美国 Emory 大学的研究随访时间长达 6～7 年，结果也证实了使用多叶准直器(MLC)及动态楔形板技术的简单 IMRT 计划能够降低 1～2 度皮肤反应的发生率。

(四)乳腺癌 IMRT 对危及器官的影响

1. IMRT 对心脏剂量的影响　IMRT 技术可以进一步降低邻近危及器官的照射剂量。Fong 等比较了乳腺放疗的 4 种不同 IMRT 技术：简单的野中野、切线野逆向计划、较复杂的共面多野 IMRT、非共面多野多子野的 IMRT。将这些调强计划与二维计划比较后发现，简单的 IMRT 计划不能有效降低心脏 V_{30}，但采用较为复杂的 IMRT 计划则有一定帮助。Caudell 等对比了乳腺简单正向计划野中野 IMRT、逆向计划 IMRT 和螺旋断层放疗三种方法，野中野 IMRT 技术对心脏的保护最好，心脏的 V_5 和 V_{30} 较其他两种方法更低。Lohr 等对 IMRT 计划和基于 CT 的三维计划进行了对比，DVH 图显示 IMRT 计划中≥30Gy 的心脏受量体积较小，心脏的最大剂量也从 49Gy 降低至 35Gy。因此，IMRT 计划设计所采用的方法(包括 IMRT 计划的复杂性)决定了对心脏保护的程度。可以预期某些患者将从 IMRT 治疗中获益，但到目前为止还无法确定临床疗效与降低心脏剂量之间的临床客观评估指标。

2. IMRT 对肺剂量的影响　上述几个 IMRT 技术研究对肺剂量降低方面的结论是不一致的。MSKCC 研究显示与二维技术相比，IMRT 技术仅略微地改善了乳腺癌术后放疗中的肺剂量。使用多种复杂 IMRT 技术的澳大利亚研究，肺部剂量的结果很不一致，复杂的共面多野 IMRT 技术造成的肺剂量甚至高于简单的野中野 IMRT。Caudell 等对螺旋断层放疗的研究显示该技术的使用可能会导致更高的肺部照射剂量，至少肺平均剂量及低剂量 V_5 会更高。因此，某些 IMRT 技术可能会潜在地增加肺部剂量，特别是较低剂量的辐射(表 4－22)。

表 4－22　使用不同 IMRT 方法时的肺剂量

作者	患者数	评价指标	IMRT 类型	结果		
				IMRT	2D	P 值
Chui	15	D_{05}	强度	97.9	95.3	0.07
		平均剂量(%)	投射	25.6	24.9	0.01
Fong	20	平均剂量(Gy)	E－IMRT	9.6	9.9	0.23
			T－IMRT	7.8		0.00003
			CP－IMRT	12.9		0.00006
			NCP－IMRT	8.2		0.0001
Caudell	10	平均剂量/V_5/V_{20}	FIF	2.3/7.3/3.9	—	—
			IP－DLC	2.5/8.4M.3	—	—
			TOMO	5.9/38/4.9	—	—

注：D_{05}：PTV 受量最高的 5%体积剂量；V_5/V_{20}：接受剂量≥5Gy 或 20Gy 体积；E：电子补偿器；T：切线照射；CP：共面多野；NCP：非共面多野；FIF：野中野；IP－DLC：逆向计划动态多叶光栅 IMRT；TOMO：断层螺旋治疗。

3. IMRT 对对侧乳腺剂量的影响　应用 IMRT 技术可以显著降低对侧乳腺所受的剂量。Bhatnagar 使用热释光剂量仪实际测量了对侧乳腺射野边缘 4cm 处的剂量，结果显示采用简单的野中野调强计划能够显著地降低对侧乳腺的剂量。

（五）乳腺癌 IMRT 临床治疗实施

在乳腺癌 IMRT 放疗技术的临床实施过程中，准确地定义治疗靶区与危及器官，选择合适的靶区适形照射技术，使用优化的计划制定方法以及利用客观的剂量限制条件对计划的评估至关重要。在全乳腺照射的同时，利用 IMRT 技术可以对瘤床区域进行同步加量照射。

1. 危及器官的定义　放射治疗过程中，准确地定义治疗靶区并选择合适的治疗方法以确保照射野与靶区的高度适形非常重要。只有准确地确定了治疗靶区和危及器官，剂量对靶区是否足够覆盖，是否有效地避开或保护了正常组织才能评价。RTOG 专家组推荐的乳腺癌照射靶区勾画建议前面已经详述(可参考 www.rtog.org)。乳腺癌放疗计划时，需要勾画心脏(包括左右冠状动脉降支)、肺、对侧乳腺、臂丛、甲状腺等危及器官，其中心脏(尤其是左侧冠状动脉降支)、臂丛的勾画较为复杂。

2013 年丹麦奥登塞大学放疗中心的 Nielsen 等对早期乳腺癌术后辅助放疗靶区和危及器官勾画的共识中，危及器官的限量见表 4－23。

表 4－23　早期乳腺癌术后辅助放疗危及器官剂量限制建议

组织器官	正常放疗剂量分割(2Gy/d，5 次/周)
冠状动脉前降支	$V_{20}=0$
心脏	V_{20}Gy＝10%，V_{40}Gy＝5%
患侧肺	V_{20}Gy＝25%(不包括锁骨区淋巴结照射时)，V_{20}Gy＝35%(包括锁骨区淋巴结照射时)，肺平均剂量＜18Gy
脊髓	最大剂量≤45Gy
臂丛神经	最大剂量≤45Gy
CTV 的最大剂量	107%＝53.5Gy
PTV 外最大剂量	54Gy

注：CTV：临床靶体积；PTV：计划靶体积

2. 运动控制及影像引导　乳腺癌放疗中是否需要应用呼吸门控或其他呼吸运动控制的方法呢？靶区的剂量梯度和边界，以及患者的解剖和呼吸运动生理特点决定着呼吸运动控制的必要性。随着照射野的增大和射野数的增多，治疗过程中的靶区运动越来越受到关注，特别是乳腺肿瘤切除术后部分乳腺照射的患者。呼吸运动的控制直接与肺、心脏等危及器官的保护有关，对那些重要的组织器官需要设定一系列的剂量限制条件。在制定放疗计划的过程中，如果心脏、肺等重要危及器官的限制剂量条件无法得到满足，尤其是左侧乳腺癌放疗的患者，合适地控制呼吸运动就显得更为必要。大多数患者在平静的状态下以腹式呼吸为主（而非借助胸壁或肋间肌肉），所以可能仅有一部分的乳腺癌患者（尤其是左侧乳腺癌）需要应用呼吸门控或深吸气屏气技术。对于部分乳腺加速大分割照射的患者来说，每次治疗时的影像引导很重要。

3. 剂量均匀性指南　目前尚未形成广泛认可的乳腺放疗靶区剂量均匀性的标准。美国威斯康星医学院的标准是：以≥95%的处方剂量覆盖≥95%的靶区。鉴于治疗毒性的原因，靶区内的最大剂量必须低于处方剂量的108%。乳房的大小不是限制最大剂量的因素，研究已经显示通过制定合适的治疗计划可以在靶区内获得均匀的剂量分布。

4. 乳房切除术后放疗　在CT模拟定位的基础上，MDACC对全乳切除术后的锁骨上区及腋窝淋巴结放疗的三种方法进行了比较腋窝后方加量、腋窝前方加量及TMRT，结果显示IMRT显著改善了靶区的适形指数、靶区 V_{105} 及肺的平均剂量。全乳切除术后的放疗靶区很大，因此这部分病例可能是IMRT治疗中获益最大的患者。

5. 瘤床同步加量放疗　全乳放疗时可利用IMRT技术对瘤床区域予以同步加量。2009年，Chadha等报道了纽约Beth Israel医学中心的同步加量技术：全乳总剂量40.5Gy，2.7Gy/f，瘤床区域45Gy，3Gy/f；中位随访2.3年后，乳腺内无复发，原有的急性皮炎已经非常轻微。同样的结果也见于其他的研究报告（表4－24），也表明了同步加量放疗的可行性。利用IMRT缩短全乳放疗的过程颇具吸引力，还可以发挥对乳腺癌术腔周围的高危组织行大分割照射的潜在优势。

表4－24　应用IMRT进行同步加量的治疗方案

研究机构	患者数	总剂量/分割剂量（Gy）	急性不良反应（%）		
			1度	2度	3度
Fox Chase癌症中心	75	WB－IMRT：45/2.25，L－PTV：56/2.8	65	2	0
Groningen大学	90	WB－3D－CRT：50.4/1.8，L－PTV：64.4/2.3	60	31	1.1
纽约大学	91	WB－IMRT：40.5/2.7，L－PTV：48/3.2	58.5	8.1	0.9

注：WB：全乳；L－PTV：肿瘤切除术后PTV。

RTOG 1005Ⅲ期随机临床试验将对两种全乳放疗的方案进行比较：①全乳大分割照射（2.67Gy×15f）＋同步瘤床加量（3.2Gy×15f）；②全乳常规分割放疗（2Gy×25f）＋序贯瘤床加量（2Gy×6f）。计划入组2300例患者，以进一步确定治疗靶区和危及器官合理的剂量标准，IMRT和三维适形放疗（3D－CRT）术语的标准化以及治疗中各种靶区定义的标准化。

（六）全乳放疗临床实践指南

1. 提高PTV靶区内放疗剂量分布的均匀性可以提高全乳放疗疗效，而采用IMRT技术能够达到改善靶区内的剂量分布均匀性。已经证明IMRT技术能降低与乳腺放疗相关的急性不良反应。美国威斯康星医学院采用的剂量标准是以≥95%的处方剂量覆盖≥95%的靶区。靶区内的最大剂量必须低于处方剂量的108%。

2. 包括IMRT在内的先进治疗计划能够降低正常组织所受的剂量，包括PTV外的同侧正常乳腺乳腺肿瘤组织、对侧乳腺、心脏和肺。剂量学上获益的程度与使用的计划方法有关，而且需要重视计划的具体细节。但是，正常组织剂量下降所带来的临床获益目前尚不明确，长远来看或许比较显著。

3. 准确定义CTV、PTV以及正常组织区域对于治疗和组织保护非常重要，同时对使用合适的治疗方法以确保照射野与治疗靶区的高度适形也非常重要。这方面3D－CRT方法较2D方法更具优势，但仍嫌不足。某些形式的IMRT技术能够为正常组织提供足够的保护，可能不是对所有的患者，但至少在某些患者中具有这样的作用。

4. 随着照射野的增大和射野数的增多，治疗过程中的靶区运动越来越受到关注，特别是在全乳切除术后局部放疗的患者中更为重要。

5. 在行全乳放疗时，可利用IMRT技术对肿瘤切除后的瘤床区域予以同步加量。利用IMRT缩短全乳放疗的过程颇具吸引力，可以发挥大分割治疗的潜在优势对乳腺癌术腔周围的高危区域予以治疗。

二、部分乳腺放疗

传统的全乳腺照射（WBI）总剂量5000cGy，瘤床加量10～16Gy，时间上一般需要长达6～7周。而保乳术后的瘤床及周围组织的部分照射可在1～2周内完成，明显缩短了放疗时间，故又称为加速部分乳腺照射（APBI）。保乳术后67%～86%的患者其复发部位均在瘤床周围。Vicini等研究结果提示：在早期乳腺癌保乳术后开展加速部分乳腺照射，能获得与全乳放疗同等的疗效，同时又有放疗时间短、不良反应更小的优点。随着放疗设备和技术的进步，部分乳腺照射的具体操作技术也有更简单化趋势，APBI在早期乳腺癌治疗中得到了越来越多的关注。

（一）APBI患者选择

多个单中心的Ⅱ期临床试验已经显示APBI治疗效果良好，2～8年随访中乳腺内复发率仅为3%～5%。但需要注意的是，这些早期APBI治疗研究的结果可能与所选择的是具有低复发风险因素的乳腺癌患者有关，这些因素包括：原发肿瘤大小平均约1cm、淋巴结阴性、ER/PR阳性、大多数患者年龄超过65岁。

目前有3个Ⅲ期临床试验正在开展，患者被随机分为APBI治疗组和标准全乳放疗组。入组标准（表4－25）较前宽松，研究目的是评估APBI治疗是否可获得与全乳放疗相同的乳腺内肿瘤控制率。尽管目前尚无这些临床试验的结果，但美国肿瘤放射治疗协会（ASTRO）建立的工作组对现有的APBI治疗数据进行了回顾性分析，已形成APBI治疗的患者选择标准共识及临床APBI治疗规范（表4－26）。低危的早期乳腺癌患者最适于接受APBI治疗，高危因素的患者应慎用或不适用APBI治疗（除非在临床试验内）。

表 4－25　早期乳腺癌肿瘤切除术后 APBI 与 WBI 治疗对照的Ⅲ期临床随机试验

Ⅲ期随机试验	开始时间	目标入组患者数	APBI 方法	入组标准
NSABP B－39/RTOG 0413	2005.3	4300	3D－CRT，MST，MCT	0～Ⅱ期，<3cm，N_0～N_1(LN＋)，年龄>18 岁
GEC－ESTRO	2004.11	1170	MCT	0～Ⅱ期，<3cm，N_0～N_{mic}，切缘阴性(2mm)，年龄>40 岁
RAPID OCOG	2006.1	2128	3D－CRT	0～Ⅱ期，<3cm，N_0，年龄>40 岁，不包括小叶浸润性病变

注：MCT：多导管近距离放疗；WBI：全乳放疗。

表 4－26　ASTRO 共识：临床 APBI 治疗的患者选择(无需进入临床试验)

因素	合适患者	需谨慎选择的患者	不合适患者
患者因素			
年龄(岁)	≥60	50～59	<50
BRCA－1/2 突变	不存在	NA	存在
病理因素			
肿瘤大小(cm)	≤2	2.1～3.0	>3
T 分期	T_1	T_0 或 T_2	T_3 或 T_4
切缘	阴性(至少 2mm)	阴性(<2mm)	阳性
分级	任何	NA	NA
LVSI	无	局限/灶性	广泛
ER	阳性	阴性	NA
多中心生长	仅限单中心	NA	可存在
多灶性	单灶，大小≤2cm	单灶，大小在 2.1～3.0cm	大小超过 3cm，或多灶
组织学	浸润性导管癌或其他预后较好类型	浸润性小叶癌	NA
单纯 DCIS	不允许	≤3cm	>3cm
EIC	不允许	≤3cm	>3cm
合并 LCIS	允许	NA	NA
淋巴结因素			
N 分期	$pN_0(i,i^+)$	NA	pN_1，pN_2，pN_3
淋巴结手术	SN Bx 或 ALND	NA	未进行
治疗因素			
新辅助治疗	不允许	NA	可应用

注：LVSI：淋巴血管侵犯；DCIS：导管原位癌；EIC：广泛导管内成分；LCIS：小叶原位癌；SN Bx：前哨淋巴结活检；ALND：腋窝淋巴结切除；NA：数据未知。

(二)APBI 方法的选择

APBI 的方法治疗目前主要可分为 4 种：组织插植、腔内照射、外照射、术中放疗。

1.组织插植　组织插植是 APBI 中最早应用和技术数据都比较成熟的方法，目前已有多个长期的临床观察结果。Vicini 等报道了包含使用低剂量率及高剂量率在内的 199 例患者的随访结果，5 年局部复发率为 1.2%，良好以上的美观效果占 98%。组织插植需根据患者的肿瘤情况在乳腺上插入多根导管，由于学习和操作过程相对比较复杂，因此影响了其在临床大范围的应用和推广。

2. 腔内放疗 2001年5月美国FDA批准了Mammosite气囊导管在APBI中的应用。Mammosite的历史不长，但由于使用方便，发展很快。Mammosite由一条直径6mm导管连接末端气囊构成，气囊可以充气膨胀至4～5cm或5～6cm。气囊可术中放置于瘤床术腔，导管可在肿块切除切口拉出，或在另外部位做小切口引出。这一技术避免了多管插植多个皮肤出入口，减少了瘢痕形成对美容效果影响。注入对比剂充盈气囊，影像检查确定气囊位置，通过后装将高剂量率放射源导入气囊中央，将气囊表面以下1cm处作为参考点计算剂量。Edmundson等报道了Mammosite治疗的43例患者，在得到较好局部控制的情况下88%患者获得了良好以上的美观效果，未观察到严重并发症。由于使用历史和时间不长，大样本的数据尚有待更长的时间观察和病例积累。采用Mammosite需要注意以下几个问题：①如何确认气囊在术腔的固定和对特定组织深度给予足够放射剂量；②注意气囊和放射源太接近皮肤而造成皮肤纤维化和组织坏死的可能性；③注意手术中留置银夹可能会刺破气囊的问题。

3. APBI术中放疗(IORT) IORT是利用肿块切除手术瘤床暴露时使用电子线对瘤床实行一次性的大剂量照射。意大利米兰的欧洲肿瘤研究所使用电子线照射靶组织，将皮肤屏蔽于照射野外，并将铝铅合金挡块放在乳腺与胸肌之间以保护胸腔内器官组织。Veronesi等32报道了237例T_1病例，手提式直线加速器3～9MeV电子线17～21Gy单次照射。中位随访19个月，4例发生乳腺纤维化，其中1例严重纤维化，同侧乳腺复发3例，对侧乳腺复发2例，锁骨上转移1例，远处转移1例。基于前期Ⅰ/Ⅱ期的临床研究结果，目前已有全乳腺放疗与一次性剂量21Gy瘤床IORT前瞻性的Ⅲ期临床研究开展。

4. APBI外照射 与近距离放疗相比，APBI外照射具有无手术创伤和患者易于接受、医师学习过程相对简单等优点。APBI外照射可以使靶区剂量分布较均匀，从而减少近距离放疗导致脂肪坏死等并发症，但周围的正常组织如心脏、肺和对侧乳腺仍会受到一定剂量的照射。与其他APBI治疗不同的是，外照射需要考虑放疗时患者的呼吸运动及每次摆位误差等因素，要在CTV的基础上外放一定边界形成PTV，因此如何保证放射剂量准确性，包括呼吸运动影响和定位准确性等都是对APBI外照射的挑战。按照ICRU报告，乳腺癌术后(肿块切除)已不存在靶区CTV，CTV是在肿瘤切除的瘤腔周围再加上一定的边界，这个边界从10～15mm不等。NSABP B－39/RTOG 0413随机临床试验中，约70%的病例采用3D－CRT技术，沿肿瘤切除术腔外放1.5cm形成CTV，PTV则在CTV的基础上再外放1cm。这个距离是基于呼吸运动的影响程度和各治疗中心的摆位精确性加以综合考虑来确定的。

(三)APBI调强放疗的优点

APBI外照射时，采用IMRT技术有助于进一步改善对正常组织的保护。美国拉什大学对15例APBI患者比较了3D－CRT、IMRT和MST三种方法的剂量分布结果显示三种方法都可获得良好的靶区剂量覆盖及相近的PTV覆盖水平(V_{90}、V_{95}、V_{100})(表4－27)，但以MST同侧乳腺最低，IMRT对PTV外乳腺组织的保护优于3D－CRT，对心脏和同侧肺组织的保护也更好。

表 4－27　美国拉什大学 APBI 治疗三种方法的剂量学比较研究
（Mammosite 近距离治疗 BRT，3D－CRT 和 IMRT）

指标	BRT	3D－CRT	IMRT
V_{90}	99.3(1)	99.9(0.1)	100.0(0)
V_{95}	97.9(1.6)	99.4(0.4)	99.9(0.1)
V_{100}	94.9(2.4)	92.3(2.2)	93.7(2.0)
V_{110}	84.2(4)	0.99(2.2)	0.8(1.4)
同侧乳腺 V_{50}	29.2(10.1)	55.8(12.4)	46.2(12.9)
最大皮肤剂量(cGy)	3543(1045)	3569(122)	3677(139.)
同侧肺 V_{30}	5.4(3.5)	6.47(4.6)	1.9(2.4)
对侧乳腺 v_3	0	0	0
心脏 V_5	11.6(8.7)	4.1(2.7)	1.2(2.0)
PTV 体积(cm3)	94.3(18.5)	184.3(54.6)	184.3(54.6)

注：表中所有数值均为平均数；括号内数值为标准差；未特别标注单位的数值均为百分数。

美国科罗拉多大学的研究比较了 56 例以 IMRT 或 3D－CRT 行 APBI 治疗的剂量分布和正常组织保护情况。3D－CRT－APBI 平均使用 4 个射野(3～7 野)，而逆向 IMRT 计划平均使用 6 个射野(4～9 野)。在对 PTV 的剂量覆盖方面，两种治疗方案的 V_{90} 都非常好，但 V_{95} 在 3D－CRT 中更优(3D－CRT：96％，IMRT：88％；P＜0.01)。对于 PTV 外乳腺组织，应用 IMRT 时同侧乳腺 V_{50} 更低(3D－CRT：47％，IMRT：42.1％；P＜0.01)。在 PTV 体积超过乳腺体积 25％的患者中，IMRT 对同侧正常乳腺组织的保护效果更明显。IMRT 能够更大程度地降低肺和心脏的剂量：肺 V_{20} 在 3D－CRT 和 IMRT 中分别为 2.3％和 1.2％(P＜0.01)；心脏 V_5 在 3D－CRT 和 IMRT 中分别为 1.7％和 0.6％(P＝0.04)。这些结果显示，APBI 治疗时应用 IMRT 方法可以减少周围正常组织所受剂量，降低的幅度虽小，但意义显著。

(四)APBI 调强放疗临床研究结果

应用 IMRT 技术进行 APBI 的临床数据非常有限。最近，美国科罗拉多大学报告了 55 例 IMRT－APBI 前瞻性试验的早期结果。所有患者均为Ⅰ期病变，淋巴结阴性，中位年龄 61 岁，肿瘤的中位大小为 9mm，雌激素受体阳性率为 94％。在术腔周围均匀外放 1cm 形成 CTV，在 CTV 的基础上继续外放 1cm 形成 PTV。治疗方案为总剂量 38.5Gy，2 次/d 照射，每次照射剂量为 3.85Gy，共 10 次。中位随访时间尚不到 1 年，1 度以上的不良反应发生率为 0。

意大利佛罗伦萨大学一项Ⅲ期临床随机试验，乳腺肿瘤切除术后患者随机分至常规全乳放疗组和 IMRT－APBI 治疗组(6Gy×5f)。目标入组患者总数为 520 例。最近研究组报告了首批 259 例患者发生急性皮肤不良反应和剂量学分布分析的结果。该试验中，CTV 为术腔周围统一外放 1cm，PTV 则在 CTV 基础上再外放 1cm。采用 4 个共面照射野，PTV 的 V_{95} 平均为 96％。尽管采用加速大分割放疗，IMRT－APBI 组中急性皮肤不良反应发生率仍很低，1 度和 2 度皮肤反应发生率在全乳放疗组分别为 22％和 19％，而在 IMRT－APBI 组中仅分别为 5％和 0.8％。

治疗体积对于美容效果非常重要。美国密歇根大学的前瞻性 IMRT－APBI 临床试验，治疗仅在患者深吸气后屏住呼吸时进行，该试验共纳入 34 例行保乳术后患者，术腔周围均匀外放 1cm 形成 CTV，在 CTV 的基础上继续外放 1cm 形成 PTV。采用逆向调强放疗计划，总剂量分割 38.5Gy/10 次，2 次/d 照射，中位随访 2.5 年，无乳腺内复发，但有 7 例(22%)患者乳房的美容效果不可接受，进而导致该临床试验提前终止。经分析，这种不良反应的发生与临床治疗体积有关(V_{50}和 V_{100})；在美容效果尚可接受的患者(34.6%)，平均 V_{50}同侧乳腺接受超过 19.5Gy 照射的体积)远低于美容效果不佳的患者(46.1%)。

MCW 报道采用俯卧位行 IMRT－APBI 治疗，可以更好地控制前胸壁的运动。MCW 对螺旋断层放疗技术在 APBI 治疗中的应用也进行了可行性研究。10 例患者俯卧位接受常规全乳放疗患者的剂量学研究证实，完全可以实现 NSABP B－39/RTOG 0413 对 APBI 的剂量分布要求：平均 V_{95}为 99.7%，同侧乳腺 V_{50}不可超过 39.2%；但对侧乳腺的最大剂量为 1.8Gy(1.2～2.0Gy)，要略高于规定的标准 1.2Gy。4 例采用螺旋断层放疗方法实施 IMRT－APBI 治疗的患者，采用的计划剂量条件与前述相同。但由于在 MV－CT 影像中肿瘤切除术后的术腔血肿和留置的手术夹仅能隐约看到，同时考虑到对侧乳腺剂量的问题，采用固定机架角度加速器和千伏在轨 CT 对 IMRT－APBI 治疗进行引导值得进一步研究。据此对该前瞻性试验中的另外 16 例患者重新设定治疗计划，平均 PTV/乳腺容积比为 16%(9%～34%)，中位随访时间 12 个月，无局部复发患者，在 95%～100%的病例中美容效果同时受到医生及患者的认可。

因此，在 APBI 治疗中 IMRT 技术具有应用前景。与 3D－CRT 相比，IMRT 具有多方面的优势，特别是能够进一步改善对正常组织的保护，包括 PTV 外的同侧正常乳腺组织、心脏和肺。目前许多治疗中心正积极采用这种方法，但鉴于在已有的研究中随访时间尚短，许多问题仍有待解决，因此在将这种方法作为标准化治疗之前还需要进行更多的研究。尤其是目前在勾画和定义 CTV 与 PTV 边界方面差异很大，需要逐步统一形成共识。此外，靶区体积越小和剂量梯度越高则要求对治疗中存在的运动进行更严格的控制，因此需进一步优化相应的控制策略，积累更多的临床应用经验。

(五)APBI 临床实践指南

1. 多个单中心的Ⅱ期临床试验已经显示 APBI 治疗效果良好，2～8 年随访乳腺内复发率仅为 3%～5%。ASTRO 指南中已经对适合直接进行临床 APBI 治疗的患者人群进行了定义，这些患者具有低危乳腺癌的特征，是目前绝大多数有关 APBI 治疗研究的主要对象。

2. 在 NSABP B－39/RTOG 0413 和 RAPID 试验中，沿肿瘤切除术腔外放 1.5cm 形成 CTV，PTV 则在 CTV 的基础上再外放 1cm。其他的一些研究者采用的外放边界更小。因此有必要为 APBI 治疗制定统一的技术术语、治疗体积和剂量限制条件。

3. 在 APBI 治疗中 IMFIT 技术具有应用前景。与 3D－CRT 相比，IMRT 具有多方面的优势，特别是能够进一步改善对正常组织的保护，包括 PTV 外的同侧正常乳腺组织、心脏和肺，但目前的临床治疗数据非常有限，与 3D－CRT 相比，IMRT－APBI 的相对治疗优势还有待明确。

三、乳腺癌术后大分割放疗

(一)保乳术后大分割全乳照射

大分割全乳照射(hypofractionated whole breast irradiation，HF－WBI)是近些年保乳术

后放疗研究的热点，目前在欧美已得到较为广泛的认可，有学者甚至提出 HF－WBI 可以替代常规分割全乳照射(conventional fraction whole breast irradiation，CF－WBI)而作为保乳术后常规的放疗方式。

1. HF－WBI 的理论依据　放疗的剂量分割方式是保乳治疗成败的关键性因素。在 CF－WBI 模式下，全乳 50Gy/25 次±瘤床补量 10～16Gy/5～8 次可以使局部复发率由 26%降到 7%，50Gy/25 次是 HF－WBI 生物等效剂量(BED)的参照标准。细胞动力学研究显示，乳腺癌具有高于平均值的潜在倍增时间，这是乳腺适合大分割照射的主要依据正常乳腺组织的 α/β 值约为 3，乳腺癌组织的 α/β 值约为 4，乳腺癌组织对分割剂量放射的敏感性类似于正常乳腺组织，因此较大分割剂量应该是安全的，还可能会获得较高的治疗比。

2. HF－WBI 合适的病例选择　HF－WBI 替代 CF－WBI 研究的出发点是在不牺牲美容效果和局部肿瘤控制的前提下缩短放疗疗程或减少照射次数，因此合适的病例选择是 HF－WBI 成败的关键性因素。年龄是影响 CF－WBI 疗效的重要因素，≤40 岁的年轻患者放疗后乳房内肿瘤复发率(IBTR)更高。但年龄对 HF－WBI 结果的影响目前还不清楚。目前多数研究选择≥50 岁患者人群中开展 HF－WBI 研究。Whelan 等对 HF－WBI 治疗组≥50 岁与<50 岁者局部复发率进行了比较，结果发现两者的差异并不显著。因 HF－WBI 的总疗程明显缩短，因此在老年患者中更受青睐，Lim 等调查发现，50～60 岁的患者选择 HF－WBI 的比例是<50 岁患者的 5 倍，≥60 岁的患者选择 HF－WBI 的比例是<50 岁患者的 10 倍。

已经发表结果的几项著名的 HF－WBI 研究入组病例几乎均为 T_1～T_2 患者。HF－WBI 在原位导管癌(DCIS)中研究相对较少，近几年也相继发表了几个研究报告。Constantine 等报道了 59 例 DCIS 实施 HF－WBI 的初步结果，随访 3 年未出现同侧或对侧复发。Vogelius 等回顾性分析了 266 例接受保乳术后放疗的 DCIS，其中 104 例接受 CF－WBI，162 例接受全乳照射 42.4Gy/16 次＋瘤床补量 12.5Gy 的 HF－WBI，两组患者 4 年累积复发率分别为 6%和 7%(P＝0.9)。从目前已报道的研究结果看，CF－WBI 和 HF－WBI 治疗 DCTS 是等效的，对 DCIS 患者推荐 HF－WBI 的证据目前还不充分，还缺乏随机分组研究结果的支持。随着新辅助化疗后保乳患者的增加，HF－WBI 在这些保乳患者治疗中的地位会成为一个必须通过研究回答的问题，但目前为止未见相关的报道。

目前报道的 HF－WBI 研究中多数入组患者无腋窝淋巴结转移。N_0 患者仅行全乳±瘤床补量无需区域淋巴引流区照射，以避免大分割照射有可能导致的心脏和肺的放疗损伤。利用现代放疗技术实施包括区域淋巴引流区在内的保乳术后大分割照射是否可避免放射性心、肺损伤发生率的增加目前不得而知，但有研究显示肺癌大分割适形放疗并没有增加放射性肺炎发生率。

化疗的患者是否适合 HF－WBI？保乳术后放化疗顺序的取舍必须基于患者的临床病理学特征予以个性化对待，在缺乏放疗必须为先的特征时(如切缘阳性)，倾向于待全部化疗结束后再行放疗或按化疗→放疗→化疗的顺序实施，保乳术后同步放化疗并没有优势。接受过化疗的保乳患者是否适合 HF－WBI 目前无足够的证据，但从 HF－WBI 急性和晚期不良反应考虑，目前不建议保乳患者在化疗后实施 HF－WBI。

3. HF－WBI 的剂量分割方式　HF－WBI 的剂量分割生要考虑以下因素：局部肿瘤控制、生存率和不良反应，究竟哪一种 HF 分割方案更合理则需要随机研究结合局部肿瘤控制和不良反应综合判断。目前已知的大样本 HF－WBI 随机分组研究主要包括 4 项。2002 年

Whelan 等首先报道了加拿大安大略临床肿瘤组（OCOG）随机分组研究（Ontario 研究）结果，Ontario 研究共入组 1234 例淋巴结阴性并切缘阴性的保乳术后患者，随机分为 HF－WBI 组和 CF－WBI 组，HF－WBI 组剂量分割方案为 42.5Gy/16 次，3.2 周，即 2.66Gy/次；CF－WBI 剂量分割方案为 50Gy/25 次，5 周。中位随访 5.8 年，HF－WBI 组和 CF－WBI 组 5 年局部复发率分别为 2.8%和 3.2%；随访 5 年者，两组患者乳房美容效果优良率均为 77%，两组患者皮下纤维化发生率分别为 7%和 5%。因此，从治疗后 5 年结果看，42.5Gy/16 次，3.2 周的 HF－WBI 剂量分割方案是合理的。2010 年 OCOG 发表了该研究的 10 年随访结果，HF－WBI 组和 CF－WBI 组 10 年局部肿瘤复发率分别为 6.2%和 6.7%，两组患者乳房美容效果优良率分别为 69.8%和 71.3%，这一结果奠定了 42.5Gy/16 次共 3.2 周作为 HF－WBI 临床应用剂量分割方案参照的地位。Yarnold 等 142 和 Owen 等分别于 2005 年和 2006 年从晚期不良反应和局部肿瘤控制两个侧面发表了由英国皇家马斯登医院（RMH）与格洛斯特郡肿瘤中心（GOC）共同完成的 HF－WBI 与 CF－WBI 随机分组研究结果，1410 例 $T_{1\sim3}N_{0\sim1}$ 期保乳术后患者随机分为 CF－WBI 50Gy/25 次，5 周组，HF－WBI 39Gy/13 次，5 周组，HF－WBI 42.9Gy/13 次，5 周（3.3Gy/次）组。中位随访 9.7 年，3 组患者的 10 年同侧肿瘤复发率分别为 12.1%、14.8%、9.6%，HF－WBI 39Gy 组和 HF－WBI 42.9Gy 组差异有统计学意义（P=0.027）。放疗后随访≥5 年时，3 组患者乳房外观评分发生变化者所占比例分别为 39.6%、30.3%、45.7%，发生显著变化者所占比例分别为 6.4%、3.9%、11.2%；3 组患者放疗后 5 年和 10 年乳房美容效果优良率分别为 60.4%，69.7%、54.3%和 46.6%，43.9%，42.0%。综合 Yarnold 和 Owen 报道的 RMH/GOC 研究结果，从局部肿瘤控制和乳房美容效果两方面考虑，39Gy/13 次，5 周的 HF－WBI 剂量分割方案更为合理。START 研究者协作组于 2008 年发表了 HF－WBI 与 CF－WBI 随机分组研究即 STARTA 试验结果。英国 17 个中心共 2236 例 $pT_{1\sim3a}N_{0\sim1}$，期乳腺癌术后患者随机分为 CF－WBI 50Gy/25 次，5 周组，HF－WBI 41.6Gy/13 次，5 周组，HF－WBI 39Gy/13 次，5 周组，其中保乳手术者 1900 例（85%）。中位随访 5.1 年，3 组患者 5 年局部区域肿瘤复发率分别为 3.6%、3.5%、5.2%，组间差异无统计学意义，晚期不良反应发生率 50Gy 组低于 41.6Gy 组，39Gy 组显著低于 50Gy 组。从 STARTA 研究结果看，若从局部肿瘤控制角度出发，两组 HF－WBI 剂量分割方案等效于 CF－WBI，而从晚期不良反应看，39Gy/13 次，5 周 HF－WBI 方案既优于 50Gy/25 次，5 周 CF－WBI，又优于 41.6Gy/13 次，5 周。START 研究者协作组同于 2008 年发表了他们的另一项 HF－WBI 与 CF－WBI 随机分组研究即 STARTB 研究结果，英国 22 个中心共 2215 例 $PT_{1\sim3a}N_{0\sim1}$，期乳腺癌术后患者被随机分为 CF－WBI 50Gy/25 次，5 周组和 HF－WBI 40Gy/15 次，3 周组，其中保乳术后患者占 92%。中位随访 6 年，两组患者的 5 年局部区域复发率分别为 3.3%和 2.2%，40Gy 组乳房外观变化发生率显著低于 50Gy 组（P=0.06）。从 STARTB 研究结果看，若从局部区域肿瘤控制角度出发，40Gy HF－WBI 等效于 50Gy CF－WBI，而从晚期不良反应看，40Gy/15 次，3 周 HF－WBI 方案优于 50Gy/25 次，5 周 CF－WBI 方案。从上述研究的随访结果看，Ontario 研究的 42.5Gy/16 次，3.2 周方案；KMH/GOC 研究的 39Gy/13 次，5 周方案，STARTA 研究的 39Gy/13 次，5 周方案，STARTB 研究的 40Gy/15 次，3 周方案，均可以被推荐用于临床 HF－WBI 治疗。要注意的是不同的剂量分割方案针对的是不同的患者目标群，如 Ontario 研究中患者均无瘤床加量照射，而 RMH/GOC、STARTA、STARTB 等 3 项研究中瘤床加量照射者分别占 74.5%、60.6%和 42.6%，因此，如果对不需瘤床加量照射的保乳术后患者实施 HF－WBI 可推荐 42.5Gy/16 次，3.2 周，这一方案已成为 ASTRO 专家共识；如果 HF－WBI 应用于需要瘤床加量照射患者，则推荐使用 39Gy/13 次，5 周方案，不过 ASTRO 专家共识中并没有将这一剂量分割方案作为需要瘤床加量照射患者的最佳方案。

在 ASTRO 专家共识形成之前，开展 HF－WBI 较早的国家如英国和加拿大的相关机构提出了一些 HF－WBI 剂量分割方案，如 1998 年加拿大放射肿瘤医生协会制定的早期乳腺癌保乳术后放疗临床实践指南认为 50Gy/25 次，5 周是最常用的分割方案，但如果患者切缘阴性并可免除瘤床加量照射，也可以采用 40～45Gy/16 次的大分割照射方式。2007 年的调查显示，在英国肿瘤放疗中心中，55％的住院患者采用 40Gy/15 次的分割照射，25％采用常规分割照射，另外 20％的患者采用 45Gy/20 次的分割方式。实际上，除了上述 4 项大样本研究所提出的剂量分割方案外，其他 HF－WBI 剂量分割方案也被用于临床研究，如 Kirova 等对 367 例≥70 岁的老年早期乳腺癌患者进行保乳术后 CF－WBI 50Gy/25 次，5 周与 HF－WBI 32.5Gy/5 次，5 周随机分组对照研究，而且两组患者均无瘤床加量照射。中位随访 93 个月，无论局部肿瘤控制还是晚期不良反应，两种方案都是等效的。

4. HF－WBI 的瘤床加量　上述 4 个大样本随机分组研究中关于 HF－WBI 后瘤床加量照射的有效性及不良反应的证据是有限的。在 Ontario 研究中，全部入组患者均未行瘤床加量照射，但 HF－WBI 组和 CF－WBI 组 5 年、10 年局部复发率分别达到 2.8％、3.2％和 6.2％、6.7％，已经达到相当理想的局部肿瘤控制率。RMH/GOC 研究中包含一个亚组研究，即接受 HF－WBI 者中 723 例随机分为加或不加 14Gy/7 次的瘤床加量照射，结果显示接受瘤床加量照射的患者其乳腺硬化和毛细血管扩张的发生率较高，但两组患者乳腺外观变化上没有差异。Romestaing 等对 1024 例肿瘤＜3cm 且切缘阴性的浸润性乳腺癌保乳术后患者实施 50Gy/20 次(2.5Gy/次)HF－WBI，并随机分为接受或不接受 10Gy/4 次瘤床加量；中位随访 3.3 年，瘤床加量组同侧乳腺肿瘤复发的危险较低，但毛细血管扩张危险较高，两组患者乳房美容效果无差异。

5. HF－WBI 的不良反应　理论上讲 HF－WBI 患者的急性不良反应发生率不会高于 CF－WBI，临床研究结果也支持这一点。在 STARTA 研究中，CF－WBI 组重度急性皮肤反应的发生率为 0.3％，而 HF－WBI 组则没有发生重度急性皮肤反应者。在 START B 研究中，HF－WBI 和 CF－WBI 组重度急性皮肤反应的发生率分别为 0.3％和 1.2％。START A 和 START B 研究结果说明，HF－WBI 并没有增加急性放射性皮肤损伤的发生率，而且两项研究结果还显示，CF－WBI 与 HF－WBI 两组患者中，影响乳房美容效果的晚期放射反应如乳腺水肿、硬化、皱缩、毛细血管扩张等的发生率也是相似的。Ontario 研究的 10 年随访结果，无论是 CF－WBI 组还是 HF－WBI 组均没有皮肤溃疡或皮下组织坏死发生，尽管 HF－WBI 组与 CF－WBI 组无皮肤毒性反应发生的患者比例相差 3.7％，但两组的差异无统计学意义；两组无皮下软组织不良反应发生患者的比例分别为 45.3％和 48.1％，HF－WBI 组较 CF－WBI 组低 2.8％。从 Ontario 研究 10 年随访乳房美容结果看，HF－WBI 组与 CF－WBI 组乳房美容效果优良率分别为 69.8％和 71.3％，大分割照射并没有对远期乳房美容效果带来不利影响。

奠定 HF－WBI 基础的 4 项大样本随机分组研究中，Ontario 和 RMH/GOC 研究没有给出 HF－WBI 与放射性肺炎、心脏损伤、肋骨骨折及臂丛神经损伤的关系，START A 和

START B 研究结果均显示，HF－WBI 组与 CF－WBI 组缺血性心脏病、症状性肺纤维化、症状性肋骨骨折的发生率均相当低，而且无明显组间差异。上述 4 项研究中或不涉及区域淋巴引流区照射，或仅有较低比例的患者接受了区域淋巴引流区照射，实际上缺乏大剂量分割与缺血性心脏病、放射性肺炎及臂丛神经损伤的关联性，但也有作者对此进行了观察。Galecki 等研究结果显示，臂丛神经损伤的发生率与分割剂量和总剂量都有关系，但当总剂量不超过 40Gy，分次剂量在 2.2～2.5Gy 时，发生率不超过 1%，当 BED 超过 55Gy 时，放疗引起的臂丛神经损伤明显增加。Marhin 等探讨了分割剂量对心源性死亡的影响，包括 1140 例 CF－WBI 和 6307 例 HF－WBI 患者，中位随访 7.9 年(最长随访时间超过 20 年)，与 CF－WBI 相比，HF－WBI 并没有增加心血管病的发病率。

(二)改良根治术后大分割放疗

乳腺癌大分割照射自 20 世纪 60 年代即探索性应用于临床，20 世纪 90 年代开始 HF－WBI 在英国广泛应用于临床，但由于对大分割照射晚期不良反应的担心，HF－WBI 并没有得到世界范围内的业界认可。随着 Ontario、RMH/GOC、START A、START B 等 4 项大样本随机分组研究结果的发表，特别是 Whelan 等在《新英格兰医学杂志》上发表的 HF－WBI 10 年随访结果，进一步消除了人们关于 HF－WBI 会增加晚期不良反应并影响乳房美容效果的顾虑，奠定了进一步开展保乳术后大分割照射研究甚或临床推广应用的基础。但应注意到，上述 4 项研究入组病例均为保乳术后患者，以低复发风险特征者占多数，仅少数病例涉及到区域淋巴引流区照射，因此目前的循证医学证据还不能将大分割照射应用于所有保乳术后患者，特别是需要区域淋巴引流区照射的患者。与保乳术后大分割放疗研究相比，乳腺癌改良根治术后大分割放疗的研究报道不多。1990 年法国的 Baillet 等随机研究比较了 45Gy/25 次，33d 和 23Gy/4 次，17d(5Gy 第 1、3d，6.5Gy 第 15、17d)的疗效，随机入组 230 例，其中 82%为 $T_{1\sim2}$，79%接受手术治疗(全乳腺切除和肿瘤切除各占 50%)，其中 21%为化疗后放疗。对于肿瘤切除患者外照射后组织间插植补量 20Gy，化疗后外照射后组织间插植补量 20～30Gy。两种分割方式放疗患者的肿瘤局部控制率为 5%和 7%，并发症(淋巴水肿、纤维化、毛细血管扩张)发生率分别为 23%(29/125)和 19%(19/105)。基于法国 Baillet 的研究经验，中国医学科学院肿瘤医院在 1987—1993 年间因机器设备紧张等原因也开展了早期乳腺癌根治或改良根治术后大分割放疗研究，吴君心等在 2003 年报道了该不同剂量分割方案放疗非随机研究的结果。367 例早期乳腺癌患者分别应用了 3 种剂量分割方案：149 例常规分割(50Gy/25 次，5 周)；177 例隔日照射 3Gy/次，3 次/周，总剂量 45Gy，15 分次，5 周完成；41 例快速照射，第 1、3d 各照射 1 次(5Gy/次)，第 15、17d 各照射 1 次(6.5Gy/次)，总剂量 23Gy，4 分次，17d 完成。中位随访 62.7 个月时，3 组的局部控制效果相似，总的局部区域复发率分别为 2.7%、2.8%和 2.4%，放射性肺纤维化发生率也无统计学差异。但这些都是回顾性研究，放疗病例的选择、放疗范围、放疗剂量、放疗设备均与现在相差甚远。2000 年印度、2009 年巴基斯坦、2012 年埃及等国家也相继报道了小样本乳房切除术后大分割放疗的随机或非随机研究报告结果显示肿瘤局部控制和不良反应两组相似。与国外相比，我国乳腺癌接受改良根治术的患者仍占大多数，因此卢冰、王淑莲等相继开展了改良根治术后的大分割放疗小样本的研究，结果显示无论是近期疗效还是安全性方面两者均相似，目前王淑莲等正在开展Ⅲ期改良根治术后大分割与常规分割放疗的前瞻性随机对照研究。

(张勇)

第七节 乳腺癌复发的再程放疗

对于曾经接受过术后辅助放疗的患者来说，无论是乳腺内复发还是胸壁复发，随后的治疗选择都是具有挑战性的。再次治疗的选择不仅与患者以前的治疗有关，也与目前疾病复发的状况及患者对治疗的选择相关。胸壁的再程放疗早在 1970 年就有报道，随后近距离放疗、适形外照射等也逐渐应用于乳房的再程放疗研究与治疗中。

一、保乳术后复发的再程放疗

乳腺癌保乳术加外照射治疗后的 5 年局部复发率为 2%～10%，10 年局部复发率为 5%～15%。被诊断为远处转移的患者中，有 5%～10%患者出现同侧乳腺内复发。远处转移的预测因素包括皮肤有无累及、复发肿瘤是否大于 10mm、淋巴结状态和原发肿瘤的分级。初诊到复发的间隔时间长是有利的预后指标。局部失败晚出现的患者与无局部失败者有相似的 5 年生存率。有接近 40%的局部复发可能是新的第二原发肿瘤而不是原有疾病的复发，而第二原发肿瘤的病程发展和治疗选择显然是不同的。

(一)同侧乳腺复发的挽救性乳房切除术

由于认为乳腺的再程放疗可能会影响到美容效果，因此一直以来挽救性乳房切除术是保乳术加术后辅助性放疗后同侧乳腺复发的标准治疗。挽救性手术的局部控制率为 51%～85%；5 年无病生存率为 52%～72%。

与肿瘤切除术相比，乳房切除术会给患者带来更多的心理压力，在体态形象和衣着方面影响也更明显，但生活质量和情绪评价在术后 1 年时评估则基本相近。与老年患者相比，年轻的乳腺癌患者对乳房切除更敏感也相应地有更大的心理压力，在＜40 岁的乳腺癌患者中，乳房切除术后有较大的心理压力者占 66%，而部分乳腺切除者仅为 13%（P＝0.027）；对性生活产生负面影响在乳房切除术患者占 45%，而肿瘤切除术者影响为 30%。

(二)单纯挽救性保乳手术

挽救性保乳手术对想保留乳房的患者来说是一种会优选的治疗，但这种处理方式文献报道的资料有限(表 4－28)。文献报道 50 例乳房内复发行挽救性再次保乳术，再次的局部复发率为 32%，中位生存时间为 33 个月。初始治疗 5 年后复发者行挽救性手术的局部控制率达 92%，而 5 年内复发者仅初次治疗局部复发出现迟的患者，挽救性保乳手术与乳房切除术后的局部区域控制上无显著性差异(96% vs 78%，P＝0.18)。切缘阳性或不确定者较切缘阴性者有更高的局部失败率(47% vs 24%，P＜0.01)。

表 4－28 保乳术后未行放疗研究结果

作者	病例数	随访时间(年)	局部控制率(%)
Alpert 等(2005)	30	13.8	93
Abner 等(1993)	16	3.25	69
Kurtz 等(1991)	50	4.25	62
Komoike 等(2003)	30	3.6	70
Salvadori 等(1999)	57	6.1	86
Dalberg 等(1998)	14	13	50
Voogd 等(1999)	16	4.3	62

Alpert 等用挽救性保乳手术治疗了 30 例乳房内复发患者，这些患者肿瘤直径<3cm，淋巴结阳性数≤3 个，没有侵犯皮肤及血管淋巴管。同期与挽救性乳房切除术组对照，中位随访时间 13.8 年，挽救性保乳手术组局部控制率达 93%。再次出现局部失败者采用乳房切除术挽救。两组的远处转移率、疾病特异性生存率、总生存率均无差异。对再次出现局部失败采用乳房切除挽救治疗的患者进行病理学回顾性分析，结果提示有 24%的患者存在多中心病灶。所有患者的多中心病灶在术前体检或乳腺影像学检查中均已被检测到。

Ahner 等回顾了 16 例拒绝乳房切除而只接受了复发肿瘤切除活检的患者，结果局部复发率为 31%。意大利米兰研究组回顾了再次保乳手术(n=57)和乳房切除术(n=134)，中位随访 73 个月单纯保乳术组的局部控制率及 5 年总生存率分别为 86%和 85%，而乳房切除术组分别为 97%和 70%，无病生存率两组无差异。另一项挽救性保乳手术(n=14)的回顾性分析结果提示局部失败率为 50%。

综上所述，挽救性保乳手术的局部复发率为 10%～50%，大部分文献报道的局部复发率在 30%～35%。因为乳腺影像学和切缘状态文献报道中的不一致，因此对这些结果的解读也受到局限。挽救性保乳手术者的局部控制率类似于前瞻性试验中初治乳腺癌行单纯保乳手术而未行辅助性放疗情况，挽救性保乳术后再加放疗可能会降低局部失败率有些类似于初治的患者。

(三)挽救性保乳术后再程放疗

尽管以前有曾经行乳房或斗篷野照射是保乳手术加再次放疗禁忌证的理念，但一些研究者已经报道了他们的临床经验或前瞻性试验的结果。常用的治疗方法是采用部分乳腺照射或加速部分乳腺照射。与标准的全乳房放疗相比，放疗技术的进步使得在一段较短的时间内照射一部分的乳腺成为可能。对再次乳房照射的病例来说，只照射部分乳腺可以减少乳房再次放疗带来的不良反应。部分乳腺照射技术有适形外照射、组织间插植、腔内近距离治疗、电子束或术中放疗。

Chadha 等报道一项前瞻性Ⅰ/Ⅱ期挽救性保乳术后部分乳腺低剂量率组织间插植的结果。初次外照射剂量为 60Gy，开始的 6 例患者接受了 30Gy 的照射，并至少随访 12 个月，未观察到不可接受的不良反应；随后的 9 例患者，保乳术腔及周围的 1～2cm 切缘再程放疗的剂量提高到 45Gy，皮肤剂量限制≤20Gy，中位随访 36 个月，总生存率 100%，局部无病生存率为 89%。1 例患者再程放疗后 27 个月时出现局部复发，接受了挽救性乳房切除术后无病生存；3 例患者出现引流管处皮肤色素沉着，但无 3～4 度纤维化，未见明显感染，后续的随访检查中，除了乳房不对称较再放疗前明显外，并无其他影响美容的不良后果。

Allegheny研究组发表了26例挽救性保乳手术后行再次近距离放疗的结果，再程放疗后的中位随访期38个月。初次治疗时放疗剂量45～60.4Gy，有1例行斗篷野放疗，其余患者行全乳放疗；22例患者瘤床外放1cm的范围内行低剂量率组织间插植放疗，剂量为45～50Gy；4例行腔内近距离放疗，34Gy/10次，2次/d；局部控制率为96%；根据美国乳腺与肠道外科辅助治疗研究组的美容标准评价美容效果，美容效果Ⅲ级2例，无Ⅳ级美容效果患者观察到。所有接受腔内近距离再程放疗者美容效果评价Ⅰ级。

在奥地利维也纳大学的一项前瞻性研究中，17例小的乳房复发灶(0.5～2.5cm)患者接受了再次保乳手术加再程放疗。初次治疗时乳房照射剂量为50～60Gy。在试验性研究阶段，有8例患者瘤床外2cm的范围内接受了30Gy外照射及12.5Gy脉冲式剂量率的近距离照射。后续的7例患者减少了外照射剂量相应地增加了近距离照射剂量。最后9例患者行单纯40.2～50Gy脉冲式剂量率近距离照射。中位随访59个月后，24%(4例)患者肿瘤局部复发，12例仍存活者局部无肿瘤复发征象，骨转移2例。1例患者再程放疗50个月后死于脑中风，无局部复发证据。毒性仅限于乳腺1～2度纤维化反应，没有出现影响切口愈合的问题，也没有出现不可接受的美容不良反应。

迄今为止病例数最大的一项研究是来自法国2个研究所的69例乳腺癌再程近距离放疗的报道。初次诊断乳腺癌后乳房的中位照射剂量为60.5Gy；第二次保乳术后，Marseilles和Nice治疗中心的患者分别接受了50Gy和30Gy的再程照射剂量，照射区域包括瘤床外加2cm范围。62例患者的前后2次乳房累积照射量超过100Gy，中位随访时间为50.2个月。5年时未再次复发者占77.4%，未出现转移者占86.7%。2度(需要内科处理)和3度(需要外科干预)晚期并发症发生率分别为11.6%和10.2%；累积照射剂量超过100Gy的患者，2度或3度晚期并发症发生率增加(4% vs 32.5%，P=0.005)。与再程放疗剂量<46Gy的患者相比，再程放疗剂量>46Gy者2/3度晚期并发症发生率增加(13.6% vs 6%，P=0.007)部分乳腺再程放疗的大多数报道是采用组织间插植放疗技术实施的。见表4－29。

表4－29　保乳术后再程放疗相关结果

作者	病例数	放疗技术	首程放疗剂量(Gy)	再程放疗剂量(Gy)	局部控制率(%)
Chadha等(2008)	15	LDR	60	30～45	89
Hannoun－Levi等(2004)	69	LDR	60.5	30～50	77
Maulard等(1995)	38	LDR	65	30～70	79
Resch等(2002)	17	EBRT/PDR	50～60	40～50	76
Trombetta等(2009)	26	LDR/HDR	45～60.4	40～50LDR；34HDR	96

注：LDR：低剂量率近距离放射治疗，HDR：高剂量率近距离放射治疗，EBRT：外照射治疗，PDR：脉冲剂量率近距离放射治疗。

Deutsch发表了一项39例患者(38例为乳房局部复发，8例为导管内原位癌)挽救性保乳手术后再程外照射放疗的回顾性分析结果。所有患者初治时全乳房照射剂量为45～50Gy，21例曾行瘤床加量(剂量未报道)。挽救性保乳术者有13%的患者切缘阳性，再次放疗采用瘤床区电子线外照射，剂量为50Gy/25f，局部控制率为79%，8例局部复发患者中有3例的再度局部复发部位位于同一象限；9例出现中等或较差的美容效果。

肿瘤放疗协作组(RTOG)已经开始了一项Ⅱ期挽救性保乳术后三维适形再程放疗的前瞻性试验。患者必须符合以下入组标准：复发肿瘤≤3cm，MRI及乳腺影像学显示无多中心病灶，无远处转移，无皮肤累及，在 3 个腋窝淋巴结转移。在入组前，第一次保乳手术及辅助性放疗必须超过 1 年以上，第一次的保乳手术及辅助性放疗间隔时间在入组时必须超过 1 年以上。治疗技术通常采用 3、4 或 5 野共面放疗来达到剂量限制条件。见表 4－30。

表 4－30　部分乳腺再程放疗的正常组织限量（参照 RTOG 1014）

正常组织	限量
未侵犯的正常乳腺	＞50%处方剂量的体积＜60%，且 100%处方剂量的体积＜35%
对侧乳腺	100%处方剂量的体积＜3%
同侧肺	30%处方剂量的体积＜15%
对侧肺	5%处方剂量的体积＜15%
心脏（右侧复发）	5%处方剂量的体积＜5%
心脏（左侧复发）	5%处方剂量的体积＜40%
甲状腺	最大剂量点不得超过 3%的处方剂量

目标靶区的定义如下：临床靶区（CTV）指瘤床区及均匀外放 15mm，CTV 离皮肤表面距离为 5mm，且不包括后面的胸壁结构。计划靶区（PTV）指 CTV 均匀外放 10mm，PTV 用来定义合适的挡块边界。PTV－EVAL 指 PTV 减去 PTV 中乳腺外组织、皮肤下 5mm、乳腺后组织，PTV－EVAL 用于评价 DVH 图。

在上述这项 RTOG 1014 临床试验中，PTV 45Gy，1.5Gy/次，2 次/d 的超分割放疗研究，研究终点包括不良反应、美容效果、局部控制、避免乳房切除术的比例、无病生存率和总生存率。这是第一项挽救性保乳手术和部分乳腺再放疗的多中心协作研究，其结果将为文献不多的乳腺再程外照射放疗技术提供数据。

二、胸壁复发的再程放疗

在根治性局部治疗（包括手术及术后放疗）后，胸壁和乳房是最常见的复发部位。经过了乳房切除术及术后放射治疗，局部区域的复发率是 5%～15%。在所有的局部区域复发中，胸壁和乳房内复发接近 60%～95%。在患者远处转移和死亡威胁出现之前，局部复发伴随出现的一些症状通常会明显影响患者生活质量，约 60%的局部未控患者将在病程中出现不适症状。在远处转移出现之前，未经治疗的局部复发灶已经被认为是出现播散性远处转移的源头。

无论以前是否接受过放疗，一旦胸壁出现复发就被认为是一个预后不良因素，总的 5 年生存率 20%～45%。以前未曾放疗目前也无远处转移但存在局部区域复发的患者，在挽救性治疗后影响无复发生存的因素包括：出现复发的间隔时间、复发病灶的数目和大小、是否切除活检、初诊时腋窝淋巴结侵犯程度和分期；单纯胸壁复发病灶的局部切除局控率低，局控失败率达 50%～76%，病灶切除加胸壁放疗显然能把局部失败的风险降低，约 25%～50%。华盛顿大学的研究结果，显示＜3cm 的复发病灶接受 60Gy 以上剂量的放疗后局控率达 100%，而低于 60Gy 组的局控率仅为 76%；把＜3cm 的复发病灶手术切除后再给予 45～59Gy 剂量的再程放疗，局控率也达 100%。

（一）单纯胸壁再程放疗

一项华盛顿大学早期发表的研究结果显示胸壁的再程放疗是可行的。根据这项包括 13 例患者在乳房切除加术后辅助放疗后给予胸壁再程放疗的结果，中位无病生存时间为 5.9 年，首程胸壁放疗剂量为 40～50Gy，其中有 4 例患者首程放疗资料不详；胸壁再程放疗剂量为 36～60Gy，每次剂量为 2Gy，累积的放疗剂量为 80～100Gy。中位随访 20 个月，局部无病生存率达 62%；除 1 例患者出现需要治疗的湿性脱皮外其余患者的急性不良反应均可以接受，晚期不良反应未见报道。

美国斯隆·凯瑟琳癌症中心报告了一项 13 例患者胸壁再程放疗的研究结果，12 例患者首诊接受保乳手术加术后辅助全乳放疗 45～50.4Gy，瘤床加量 6～20Gy；其中有 1 例患者保乳手术前接受了 22Gy/4 次放射治疗。距首次复发的中位无病生存时间为 46 个月，有 3 例患者接受了再程放疗，10 例患者在第 2 次局部复发时接受再程放疗。治疗采用电子线照射胸壁，放疗剂量为 7.5～64.4Gy（中位剂量为 50.4Gy）。从再程放疗开始后的中位随访时间为 20 个月，2 年局部无复发生存率为 85%，总生存率为 85%；3 度皮肤毒性反应发生率 46%，其中有 38%的患者需要中断放疗；晚期的不良反应中有 1 例肋骨骨折，1 例心包炎。

（二）胸壁再程放疗联合热疗或化疗

再程放疗后的疗效和局部无病生存率在文献报道中的差异较大，疾病完全缓解率为 20%～70%（表 4－31）。

表 4－31　胸壁再程放疗相关研究结果

作者	N	F/U(mo)	RT1(Gy)	RT2(Gy)	累积剂量(Gy)	HT	CR	LC
Laramore 等(1978)	13	20	40～50	36～60	80～100	No	62	62
Wagman 等(2002)	13	20	60.8	50.4	111.2	No	—	85
Jones 等(2005)	39	—	—	30－66	—	Yes	68	—
Van der Zee 等(1999)	134	21	45	32	77	Yes	71	74
Oldenborg 等(2010)	78	64	65	32	97	Yes	—	78
Dragovic 等(1989)，Dragovic 等(1989)	30	—	50	32	82	Yes	57	43
Phromratanapongse 等(1991)	44	—	59.7	29.4a	89.1	Yes	41	67
Wahl 等(2008)	81	12	60	48	108	54%	57	66
Li 等(2004)	41	—	58	43	101	Yes	56	—
Kouloulias 等(2002)	15	—	60	30.6	90.6	Yes	20	—

注：N 病例数，RT_1：首程放疗剂量，RT_2：再程放疗剂量，HT：热疗，LC：局部控制率，mo：月，F/U：随访，a：使用了不同的分割方案

再程放疗同步化疗±热疗可以增加肿瘤缓解率。一项放疗加或不加同步浅表肿瘤热疗的随机研究结果显示联合热疗组疾病完全缓解率有改善。该研究中大约 60%是乳腺癌患者，以前曾接受过放疗的患者在接受再程放疗同步热疗后，疾病完全缓解率可达 68%，明显要比以前未曾放疗的患者（24%）高。一项包含 5 个放疗联合热疗随机研究的荟萃分析，结果显示以前曾接受放疗的患者，再程放疗联合同步热疗较单纯再程放疗疾病完全缓解率有显著改善（57% vs 31%，OR＝4.7，95%CI：2.4～5.9）。一项胸壁再程放疗的多中心回顾性研究结果，也显示再程放疗联合热疗有提高有效率的趋势，但差异无统计学意义（67% vs 39%，P＝0.08）。尽管胸壁复发是一个不良的预后因素，但治疗后能完全缓解的患者生活质量提高，而热疗显然是一种能改善肿瘤局部有效率的手段。

荷兰报道了一项复发病灶不能手术或手术切缘阳性接受再程放疗的研究结果，再程放疗剂量 32Gy/8f，2 次/周，同时联合热疗，肿瘤微转移的患者疾病完全缓解率达 71%；在肿瘤完全缓解亚组，有 36%的患者出现了肿瘤野内复发。中位局控时间为 31 个月。共有 14 例患者发生了胸壁溃疡，但其中有 9 例患者是再程放疗前就有胸壁溃疡存在的，另外 5 例患者是属于无肿瘤顽固性溃疡。未观察到骨坏死、骨折及臂丛神经损伤发生。另有一项 30 例类似再

程放疗(32Gy/8f)联合热疗的前瞻性Ⅱ期临床研究报道，首程中位放疗剂量为50Gy，大约有57%的患者获得肿瘤完全缓解，复发肿瘤<5cm患者的肿瘤完全缓解率为81%，而≥5cm的患者仅29%(P<0.001)；局控率为43%，2年总生存率30%。其他的一些研究结果也显示复发肿瘤较小者有较高的治疗有效率。美国威斯康星大学回顾了44例胸壁再程放疗联合同步热疗的研究结果，提示再程放疗联合热疗总肿瘤缓解率为41%，复发病灶≤6cm的患者肿瘤完全缓解率达65%，而>6cm患者仅26%(P=0.013)。

虽然再程放疗联合同步化疗增敏可能有潜在的提高治疗反应率的可能，但只有少数数据支持应用再程放疗联合同步化疗的增敏作用。有一项胸壁再程放疗(30.6Gy)加热疗联合应用脂质体阿霉素化疗的研究报道，该研究的病例数少，所有病例的首程胸壁放疗剂量达60Gy，结果肿瘤安全缓解率为20%，要低于其他研究报道的数据。还有一项回顾性的胸壁再程放疗加用化疗增敏的研究报告，结果同样也未能证明加用化疗增敏后肿瘤完全缓解率提高，但再程放疗＋化疗增敏组中有86%的患者再程放疗时胸壁的复发病灶均肉眼可见，而未接受化疗组此比例只有53%(P=0.01)。总之，还需要有更多的同步化疗研究来进一步证实其作用。

(三)胸壁再程放疗技术

有各种胸壁再程放疗技术。大多数的文献报告采用电子线进行胸壁的再程放疗。为确保皮肤表面获得足够的剂量常需要加用填充物。对于较大的胸壁复发病灶或全胸壁照射患者，也可以使用兆伏级光子线的切线野照射。在一项多中心胸壁再程放疗的回顾性研究中，有80%的患者采用单纯光子线治疗，14%的患者采用单纯电子线照射，另有6%的患者则采用光子线和电子线混合照射。对那些预后极差的患者，可以采用仅针对肉眼肿瘤或亚临床病灶的局部照射，这样可以相应地减少并发症的发生。当然，与全胸壁照射相比，局限的照射野胸壁再次复发的概率会更高一些。若首程放疗时未包括区域淋巴结，则胸壁再程放疗时应包括这些区域。区域淋巴结再程放疗的资料很少，其潜在的毒性问题也更少有人探讨。根据已发表的文献数据，一般胸壁的累积放疗剂量(首程放疗剂量加再程放疗剂量)范围为90～110Gy，当两次放疗累积剂量超过120Gy时，其晚期不良反应似乎也可以接受，但是所观察的病例数较少，仅只有12例患者的资料。

(四)胸壁再程放疗的不良反应

胸壁再程放疗长期随访的数据资料有限，其毒性方面的结果报道也不一致。见表4－32。

表4－32　胸壁再程放疗的不良反应

作者	N	F/U(mo)	再程照射中位剂量	累积剂量(Gy)	两次照射间隔时间(mo)	不良反应
Wahl等(2008)	81	12	48Gy/24f	108	38	5%的患者出现3/4度迟发性不良反应
Oldenborg等(2010)	78	64	32Gy/8f	97	58	43%的患者出现3/4度迟发性不良反应
Van der Zee等(1999)	134	21	32Gy/8f	77	41	5例患者出现非肿瘤性溃疡
Li等(2004)	41	—	40～50Gy/20～25f	101	—	6例患者出现皮肤溃疡，2例患者溃疡久治不愈，1例死于溃疡
Dragovic等(1989)	30	—	32Gy/8f	82	—	11例患者出现皮肤溃疡，2例患者溃疡久治不愈

注：N：例数，mo：月，F/U：随访

Li 等对 41 例患者再程放疗联合同步热疗，采用常规放疗，剂量为 40～50Gy，皮肤溃疡发生率 14%，其中有 2 例患者的累积放疗剂量＞100Gy，1 例死于顽固性溃疡。一项 81 例再程放疗的回顾性研究，中位的累积放疗剂量为 106Gy(74.4～137.5Gy)，根据 CTC 3.0 的标准进行不良反应评价：3 度晚期不良反应发生率 4%，4 度晚期不良反应发生率 1%(皮肤毒性)，未发生治疗相关性死亡，未观察到严重的皮肤软组织坏死、骨坏死、骨折、臂丛神经损伤、肺炎及心包炎；其中 25 例患者随访时间超过 20 个月，未观察到 3/4 度的晚期不良反应；约有 35% 的患者发生了急性、非皮肤相关的不良反应，9% 的患者因毒性反应需要中断治疗；同步热疗者发生急性、与非皮肤相关的不良反应比例要更高一些。累积放疗剂量、再程放疗剂量、两次放疗的间隔时间、治疗模式以及同步化疗与晚期不良反应发生率的增加均无显著相关性。

一项累积放疗剂量 82Gy(再程放疗剂量 32Gy，每次 4Gy)联合热疗的研究，显示完全缓解患者中有 11% 发展为不可治愈的溃疡。另有一项研究，采用了上述相同的治疗方案，4% 的患者出现持续性无肿瘤胸壁溃疡。Oldenborg 等胸壁再程放疗(剂量 32Gy，4Gy/f)联合热疗的研究结果显示 3 度以上的晚期不良反应发生率为 40%；皮肤溃疡是最常见的不良反应，也可以看到骨坏死、肋骨骨折、心肌疾病及臂丛神经损伤等，但未见到治疗相关的死亡病例发生。在现有已发表的、随访时间较长的文献中，这是唯一的再程放疗随访时间长达 64 个月的研究。该研究中的不良反应发生率较其他研究高，可能与随访时间较长、生存率较高、大分割放疗的使用相关；另外，该研究还发现那些瘢痕未愈或术后皮肤感染的患者更容易发生皮肤不良反应。

胸壁的再程放疗有潜在的不良反应发生，因此再程放疗中适应证的选择显得非常重要。现有的研究资料大多是回顾性分析，随访时间短，研究人群的异质性明显，治疗模式也存在差异，所以对再程放疗的不良反应难以得出结论。对于广泛转移生存时间短的患者，局部姑息性再程放疗可以用来缓解复发病灶产生的恶臭、出血、疼痛等症状；对于只局限于首程放疗野内复发的患者，应谨慎地给予再程放疗。参考大多数胸壁再程放疗的文献报道，两程放疗的中位间隔时间为 38～58 个月，中位的累积放疗剂量为 80～110Gy；两程放疗间隔时间过短是晚期不良反应发生的不利因素。

(由栋)

第八节　乳腺癌术后乳房重建与放疗

近年来，乳房切除术后选择乳房重建的患者日益增多。研究已证实术后辅助和新辅助化疗对乳房重建无明显影响，但术后辅助放疗与乳房重建之间相互有影响这一点是明确的。乳房重建和术后放疗在时机选择上有讲究，不同的重建方式对放疗的影响程度不同，并发症也有差异。

一、乳房切除术后乳房重建时机选择

乳房重建的选择主要以患者的肿瘤治疗情况、身体状况、吸烟史、合并症、患者意愿为基础。乳房重建分假体重建和自体重建，最常用的自体组织包括背阔肌肌皮瓣、游离或带蒂的腹直肌肌皮瓣(TRAM)和腹壁下动脉穿支皮瓣(DIEP)。乳房切除后的乳房重建可以在乳房切除的同时进行(即刻重建)，也可以在肿瘤治疗结束后某个时间进行(延迟重建)。Langstein

等不少研究已经证实即刻重建不会掩盖皮下或胸壁的复发征象，采用 TRAM、扩张器/假体植入或背阔肌重建方式，术后患者的复发率无差异。在目前的医疗技术和治疗水平下乳房重建不会增加肿瘤复发率，也不会掩盖胸壁肿瘤复发征象，因此术后的即刻重建应用日益广泛。

即刻重建最适用于预期无术后放疗的患者，如广泛型的导管内癌。鉴于大部分患者在术前难以判断是否有放疗指征，即使是采用前哨淋巴结活检手术的患者，也需要最终的病理组织学结果，因此延期一即刻重建方法的应用也逐渐增多。在保留皮肤的乳房切除术后，胸部放置充满盐水的组织扩张器以维持被保留的乳腺皮肤的形状和张力，如果病理表明不需要术后放疗，则选择立即乳房重建；否则，则先完成术后辅助化放疗，再给予延期重建。这种重建方式的灵活性大，两次手术创伤小，对患者的美容效果最佳，是目前患者和医师比较乐于接受的一种方式。

乳房重建不是单纯的美容手术，必须在肿瘤控制前提下考虑美容效果，所以整体的综合治疗策略和时序安排至关重要。目前美国和中国版《乳腺癌临床实践指南》乳房重建时机明确强调：如果需要行乳房切除术后放疗，患者又选择自体重建乳房时，一般首选在放疗后进行延迟重建，因为放疗会在一定程度上影响重建乳房的美容效果。当使用假体重建乳房时，目前的首选是即刻重建而非延迟重建，以避免受照射皮瓣的组织肿胀。受照射皮肤组织肿胀可以使假体包膜挛缩、错位，美容效果下降，对于接受过放疗的患者，使用组织扩张器/假体是相对禁忌证。即刻乳房假体重建患者接受放疗后，假体包膜挛缩的发生率增加。将组织扩张器更换为永久性植入体手术可以在放疗前进行，也可以在放疗结束后进行。接受自体组织重建最好在放疗结束后 6 个月，因此时放疗引起的炎症反应会大大缓解。目前国内外一些经验丰富的乳腺癌团队已经建立了乳腺癌手术、重建、放化疗的固定流程，以确保患者取得良好的肿瘤控制疗效和最佳的功能美容效果。

二、术后放疗对乳房重建的影响

乳腺癌术后辅助化疗前通常有 3～4 周的间隔时间，这段时间对于重建术后的创口愈合及患者身体恢复是充足的，仅有 1%～2%的患者由于即刻乳房重建术的并发症(延迟愈合)而推迟辅助化疗。因此，研究已经证实即刻乳房重建不会耽误术后辅助化疗，辅助化疗也不会增加并发症发生。

新辅助和辅助化疗对乳房即刻重建的影响不大，但术后的辅助放疗确实会在一定程度上影响美容效果并潜在地影响着乳房重建的选择。对具有高危复发风险的乳腺癌患者来说，术后辅助放疗不仅能降低局部和区域的复发率，也能进一步提高患者的生存率，对许多乳房重建患者来说术后辅助放疗是必不可少的。

现有的资料显示，放疗在乳房重建之前还是之后实施对乳房重建的影响不同。放疗在乳房重建之前实施常见于两种情况：①保乳手术加放射治疗后出现乳房内复发，患者在接受全乳房切除术后加乳房重建术；②乳房切除术后延期重建的患者。进行假体重建的患者，组织扩张是乳房重建的一种常见而有效的手术方式。对乳腺癌经过术后胸壁放疗的患者来说，放疗后的皮肤、皮下组织纤维化粘连明显，扩张能力和扩张的程度严重下降，甚至会出现扩张受阻无法放置假体情况。扩张后的疼痛、肋骨胸廓骨笼变形及感染的概率也明显增加，也可能会出现假体重建的乳房质感硬、对称性差、缺乏饱满感、皮肤张力高导致假体变形的严重后果，假体移位的概率增加。文献报道胸壁放疗后假体植入并发症和美容效果差的发生率可高达60%。假体发生移位的患者需要再次手术取出假体或者用转移皮瓣覆盖假体等方法修复，如果出现移植物感染，也要取出移植物。因此，NCCN指南把乳腺癌术后胸壁放疗过的患者使用假体或组织扩张器列为相对禁忌证。

有报道胸壁放疗过的患者进行假体植入联合背阔肌肌皮瓣移植可以减少重建失败的概率。采用自体组织重建是胸壁放疗后患者乳房重建最安全可靠的方式，自体的健康组织取代放疗后的组织，自体组织重建克服了假体重建中组织扩张等一系列问题，重建后的乳房在外形和质地上相对比较接近于正常的乳房，长期的美容效果也较好，后续再次手术进行修复的可能性减少。对于带蒂的TRAM皮瓣重建患者来说，出于其血管蒂在重建前的胸壁放疗中受过照射，因此其脂肪和皮瓣的坏死发生率会有所增高。另外，放疗的后期放射损伤并不影响重建皮瓣存活，但还是会给重建后乳房的伤口愈合能力带来一定的影响，也使得术后更容易发生手术相关并发症。总之，接受过胸壁放疗的重建患者其美容效果要比既往未接受放疗的患者差。

乳房重建后的放疗常见于即刻重建后病理证实需要术后放疗的患者。假体重建加放疗的并发症包括假体挛缩、移位，乳房体积缩小、感染及皮瓣边缘坏死等。Spear等回顾了1990—1998年假体植入重建病例资料，发现接受放疗者并发症发生率为52.5%，同期不行放疗对照组仅为10%（P<0.001），其他研究者报道风险要低一些。从某种程度上讲，对于所有扩张器和假体乳房重建，放疗都会加重纤维包膜的挛缩。2005年Spear报道，尽管横行腹直肌皮瓣移植前、术后进行放疗的部分或整个皮瓣坏死率无统计学差异，但是放疗确实能够影响乳房形态、对称性、包膜挛缩率、色素沉着程度。Tran等报道TRAM皮瓣移植的患者，尽管没有发生皮瓣坏死，但34%患者发生脂肪坏死，78%的患者发生不同程度的萎缩和不对称，仅22%的患者保持了正常的乳腺体积，37%的患者皮肤色素沉着。Williams等报道有31.6%患者发生纤维化。在自体重建后放疗的患者，优良的美容效果也是很难维持的，但该技术仍然是需要术后放疗患者的最佳乳房重建术。

2010年ASTRO年会上，美国MSKCC的Alice对该中心的永久乳房假体的切除和更换的频率的10年数据进行了回顾性研究，只有2例患者复发，随访7年OS为93%，无瘤生存率为81%。151例患者年随后5年内，21例的假体被取代，17例被永久移除，8例发生包膜挛缩，15例因挤压、移位、泄露或破裂而感染，接近1/3乳房重建患者在随后5年里永久移走或替代假体。相比之下，自体重建后放疗的患者乳房美容效果优于假体重建，严重程度通常会低得多，但皮瓣、脂肪坏死和纤维化、乳房萎缩等并发症仍不可避免的。

Cordeiro等报道，放疗和未放疗两组的假体挛缩发生率为68%和40%（P<0.05），但患者可接受的美容效果比例分别为80%和88%，差异无显著性。放疗患者的假体挛缩程度比未放疗患者高，但总的对称性、美容效果尤其是患者满意度仍然很高，80%的患者表示愿意再次选择同样的重建术，这可能是医生与患者双方在评价假体挛缩的程度和美容效果方面不一致，与患者不愿意过分差评自己美容效果有关。

大多数即刻重建并接受术后放疗的患者在经过一系列的治疗后乳房外观效果会逐渐发生改变。通常情况下，假体乳房重建会伴随比较高比例的晚期乳腺收缩、纤维化、植入体固定等不良后果。这些变化一般在治疗后6个月开始出现，随着时间推移发生缓慢不易发觉。放疗可从多方面影响乳房重建的结果，如放射剂量增加会降低美容效果，乳房体积越大放疗后回缩越明显等。Clough等研究发现假体重建的乳房放疗后第2年美容效果的满意度很高，但到了第5年满意度下降，随着时间延长，重建的乳房与自然乳房的对称性会越来越差。

到目前为止，隆胸患者保乳放疗并发症和外观效果研究很少。Handel等报道17例有隆胸史乳腺癌患者保乳治疗，对15例进行了随访，10例(67%)患者在治疗后平均2周，照射乳房发生球状挛缩，其中4例患者接受了修正手术以纠正挛缩症状。作者认为，有隆胸史患者在乳房照射后瘢痕挛缩发生率高，且外观效果不良。但Guenther等对20例以前均做过隆胸的乳腺癌患者进行随访，患者均行局部肿瘤广泛切除并清扫Ⅰ、Ⅱ级腋窝淋巴结，全乳房照射剂量45～50Gy+瘤床加量14～21Gy。中位随访3.8年(6个月至9.3年)，未出现局部复发，2例出现远处转移，17例(85%)患者外观效果好或很好。

保乳治疗乳房内复发患者的标准处理是乳房切除术，第一次保乳术后接受过放疗的患者会影响假体植入。Forman等报道了10例乳腺癌保乳术后复发患者，乳房切除术后组织扩张并进行假体植入，6例发生严重并发症。自体组织重建的效果较好，但报道14例患者，乳腺癌复发二次乳房切除术后应用游离的腹直肌皮瓣重建乳房，血管蒂与胸背血管吻合，并发症发生率仅为14%，外观非常好。

三、重建乳房对术后放疗的影响

放疗会影响重建乳房的美容效果，同样重建乳房也会影响术后放疗的实施，但重建对放疗产生影响的问题还尚未引起学者们的足够重视。

乳房重建影响胸壁靶区的勾画，而且对放疗靶区的准确性照射也提出了挑战。膨胀的组织扩张器会显著影响着胸壁、内乳交界区及胸壁与锁骨上下区/腋顶交界区勾画。重建会改变患者胸壁的解剖结构，从而使放疗设野的几何学产生改变，容易导致放疗靶区的不足或超量等问题，因此有些医师反对术后需要放疗患者的乳房即刻重建。但Stralman等研究已证实了乳房切除术后即刻重建(假体或自体)放疗的100例患者中局部复发率6%，中位随访时间108±26个月，这提示即刻重建和放疗没有降低疗效及影响术后假体或自体重建。另外，Huang等比较了乳腺癌有或没有TRAM即刻重建的局部复发和远处转移率，结果显示有或没有TRAM重建患者局部复发和远处转移方面无显著性差异。

与常规改良根治术后单纯胸壁照射相比，乳房重建后的放疗靶区大，重建后皮肤和深层胸壁距离明显增加，心、肺的照射剂量也会增高，使放射治疗计划设计的困难增加，因此对乳房重建后的放疗靶区勾画需要重新定义，还要特别注意重建对放射治疗靶区设计上的要求。高危乳腺癌患者乳房切除术后的靶区常规包括胸壁和锁骨上下区，而内乳区的照射仍存在争议。内乳区要考虑照射的乳房重建患者在剂量优化上存在更大的困难，如果要达到满意的靶区覆盖和尽量低的心、肺照射剂量，在照射野设计方面有时需要作出一些妥协，尤其是左侧乳腺癌患者，由于心脏照射体积增加，不满意的治疗计划较右侧患者明显增加。

Motwani等评价了112例术后放疗计划中重建术对放疗照射野设计的影响，作者将1～3个肋间隙内乳区照射范围、胸壁覆盖的宽度、心脏照射的体积以及肺照射的最小限度作为4个指标半定量评价重建和未重建两组患者的治疗计划，不满意比例分别为52%和7%，差异有显著性；即使不考虑内乳区照射，重建组不满意的比例也增高。由于胸壁靶区的改变，治疗计划有时需要在覆盖复发的危险区域和保护危及器官两者之间平衡，其中52%的放疗计划需要对照射野设计作出妥协，而与之对照的接受切除术未行重建患者中，仅有7%的计划需要根据患者解剖结构作出一定妥协。MD Anderson癌症中心也进行了相关研究，他们对重建术后放疗进行量化评价，指标包括胸壁包含范围、IMC 照射是否充分、心肺受照体积，结果发现重建乳房明显影响了放疗质量。

乳房重建后靶区设计影响的另一值得关注的问题是填充物。乳房切除术后胸壁的放疗常用组织填充物以提高皮肤剂量。重建乳房的放疗如果不加用填充物可能会降低表面皮肤的剂量，尤其在局部晚期乳腺癌患者中可能会降低局控率。然而，全程使用填充物会导致皮肤损伤增加，影响以后的美容效果。Soong 等在治疗组所有患者隔日加用 0.5cm 填充物，使皮肤表面达到 81%的处方剂量，85%的患者取得了较好的美容效果。

2010 年 ASTRO 年会上，美国的 MSKCC 对该中心的 5 年数据进行了乳房假体对放疗(心脏和肺剂量)影响的回顾性分析：2004—2009 年，197 例Ⅱ～Ⅲ期乳腺癌患者行乳房切除＋即刻重建＋50Gy 的术后放疗，19%采用皮下组织扩张法，81%永久性植入假体。90%患者获得 95%～98%的临床靶区剂量覆盖，且没有增加心脏和肺部靶区剂量，说明乳房切除＋即刻重建＋放疗患者，乳房假体不会影响放射治疗效果。这个研究的提示是：如果对乳房重建后影响放疗因素加以考虑和妥善解决，重建乳房对放疗产生的影响是可以降到最低程度甚至避免。

(张勇)

第五章　肺肿瘤

第一节　肺癌的病理分型

目前肺癌的病理组织分类尚未统一。根据WHO1999年肺癌组织发生和细胞表型特征，将肺癌的组织病理类型分型为：鳞状细胞癌、小细胞癌、腺癌(临床与影像又分为肺泡癌)、大细胞癌、腺鳞癌。根据病理图像镜下所见：在癌灶组织内伴多形性、肉瘤样或肉瘤成分而言，又分为类癌(也称神经内分泌癌)及其他涎腺型癌，例如腺样囊性癌，或表皮样黏液癌。

根据肺癌发病部位的大体病理类型可分型为以下几类：

①中央型：是指肿瘤发生于肺门、支气管、段支气管起始部。瘤块向管腔内或沿管壁生长。有的肿瘤周围有卫星灶。

②周围型：是指肿瘤发生于段支气管以下部位，或临近胸膜，在肺内呈孤立结节状；多见于腺癌，也包括弥漫型肺泡癌。从组织发生讲属于腺癌范畴，但发生于周围肺野的肺泡内，肿瘤细胞沿肺泡壁，呈弥漫性分布。

③纵隔型：为发生于纵隔内的一种腺癌，既往无CT横断图像，仅靠胸部平片诊断，观察到前上纵隔增宽而诊断，目前肺癌的治疗依据病理类型，本型组织细胞类型已归属腺癌。

一、根据肺癌的组织病理类型分型

1.鳞癌　发病率约占所有肺癌组织细胞学的50%，发病年龄>50岁。男性多见，有长期大量吸烟史。肉眼可见源于较大支气管黏膜的肿块，剖面可见肿块向管腔内外生长。胸内直接侵犯和纵隔淋巴结转移。镜检：肿瘤细胞呈多边形，体积大，胞浆较多，核染色深。分化好者可见细胞间桥与角化珠，有时可见呈复层排列。

2.腺癌　起源于较小的支气管黏膜分泌黏液的上皮细胞。多位于肺的周围部分，大体呈球形或不规则肿块。邻近于胸膜，发现之际多伴有胸膜反应性增生，少量胸水。本型多见于女性，发病年龄小。与吸烟无关。部分病例可发生于肺纤维瘢痕病变的基础上。腺癌的肺外转移发生的早。腺癌对放疗不敏感。

3.细支气管肺泡癌　发病仅占3%，多见于女性。临床可见咳嗽，大量咳黏液样、泡沫样痰。病变位于肺野的周围，也可见于肺纤维瘢痕病变基础上，或出现局灶性肺炎，或慢性粟粒性结核的表现(图5—1)。

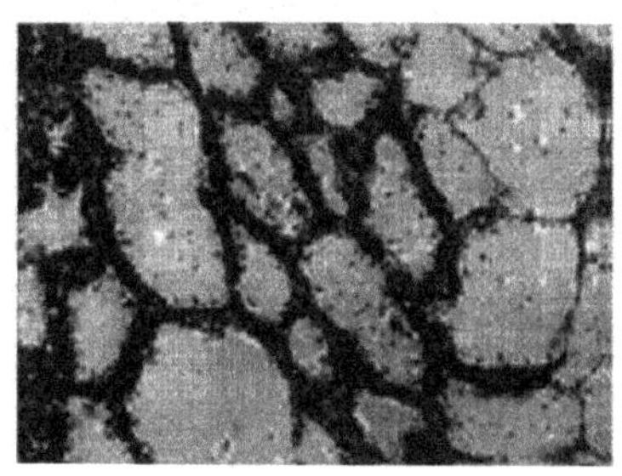

图5—1　细支气管肺泡癌病理图片

癌细胞生长于原有的肺泡壁上,肺泡结构基本保持,癌细胞分化良好,呈立方形,单层一致地分布在肺泡壁上

4.大细胞肺癌　多为肺周围型肿块,有分叶,边缘境界清楚,中央有坏死,但少见空洞(图5－2～5－4)。少数可见中心型肺癌的患者。

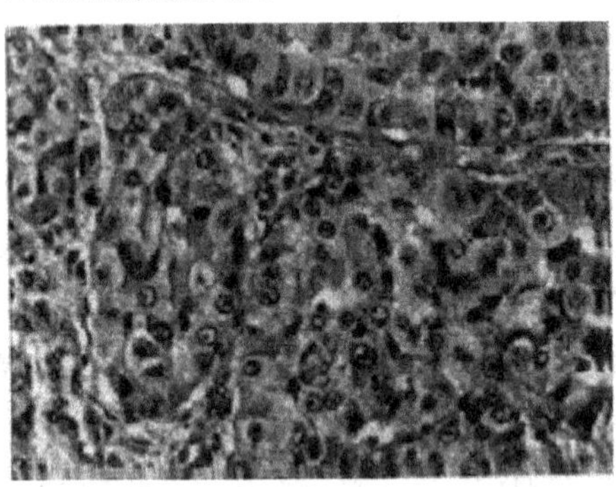

图5－2　肺癌(大细胞癌)病理图片

癌细胞弥漫呈片,缺乏像鳞状上皮、腺样结构或小细胞分化的特征,癌细胞较大,胞质丰富,核大,呈圆形或卵圆形,核仁明显,核分裂象易见

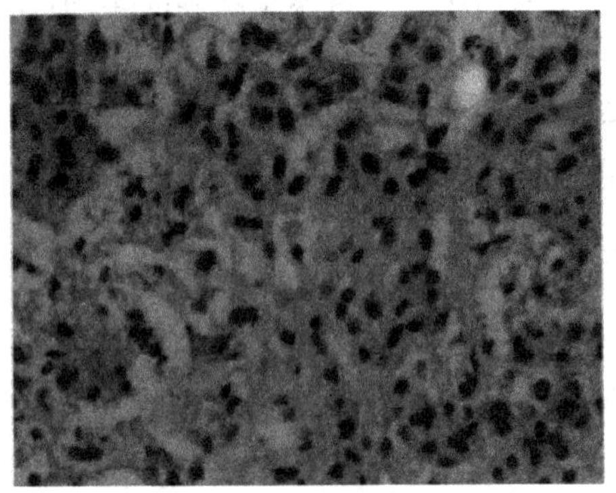

图5－3　类癌病理图片

可见器官样结构－薄壁血管围绕均匀一致的肿瘤细胞,呈瘤巢团样,肿瘤细胞均匀一致,胞浆丰富,有时胞浆内可见嗜伊红颗粒

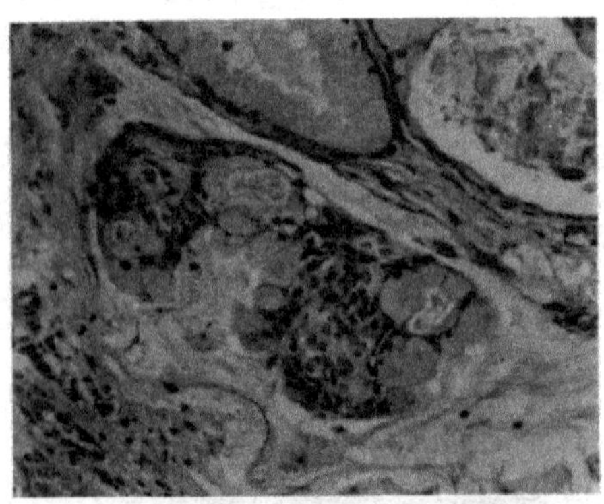

图5－4　右肺黏液性表皮样癌病理图片

镜下可见图片中即有黏液分泌细胞、鳞状细胞和表皮样细胞,过渡型细胞组成特征

5.涎腺型癌　又称腺样囊性癌,发生于气管与主支气管壁。支气管镜检可见气管前下壁息肉样肿物,受累及的支气管明显狭窄。肉眼所见:癌肿呈结节样,向管腔内生长,或沿管腔

长轴生长，早期发生淋巴结及邻近转移。影像学表现：局灶性支气管壁增厚。

与病理类型相关的肺癌转移：

(1)鳞癌：胸内直接侵犯和纵隔淋巴结转移。晚期可出现远隔转移，例如脑内孤立转移病灶，肺内或骨骼内多发转移。

(2)腺癌：腺癌转移发生的较早。约70%的病例在初诊时已有广泛转移，转移首先为脑，在脑内为多发、大小不一转移结节；其次为淋巴结、胸膜、骨内转移。

(3)小细胞肺癌：属于神经内分泌肿瘤，在电镜下具有神经内分泌和上皮双重特征。如果不具备内分泌表型则称为未分化小细胞肺癌。转移在病程中发生的早，发病率也高。以纵隔，肺门淋巴结肿大，肝、腹腔淋巴结，肾上腺，骨，脑，胸膜多见。

(4)涎腺型癌：早期发生淋巴结及邻近转移。

二、按肺癌的发病部位分型

1.中央型肺癌　发生于主支气管、叶支气管或近侧段支气管，其对气管、支气管树的侵犯程度和范围直接决定者治疗方案的选择及预后的判断。采用多螺旋 CT 扫描后，以 MPR、SSD、VR、VE4 种后处理方法对病变部位，气管、支气管树进行图像重组。

MPR 为冠状位、矢状位、横轴位显示肿瘤侵犯的长度、范围，弥补轴位成像的局限，为手术切除病灶术前提供依据(图 5—5，5—6)。

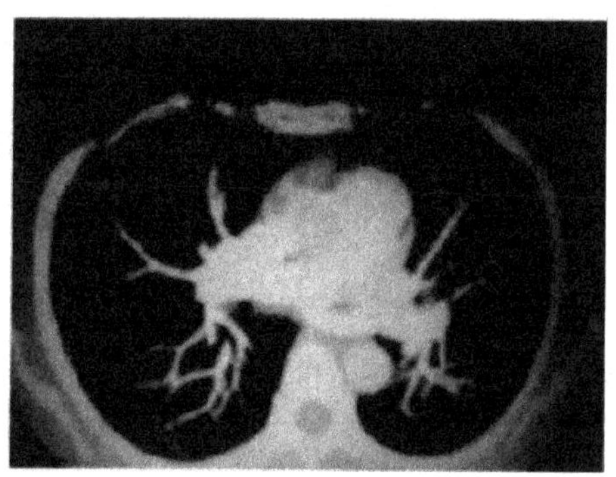

图 5—5　MPR 为横轴位

显示肿瘤原发灶位于右肺门及肺内转移灶形态、大小，范围

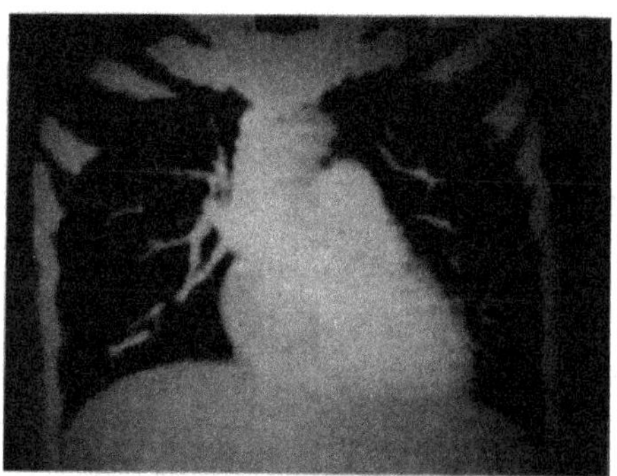

图 5—6　MPR 为冠状位

显示肿瘤原发灶及肺内转移灶的大小、形态、位置，弥补轴位成像的局限

SSD 为表面成像技术，在窗宽、窗位－1000HU 时三维重建技术，SSD 技术耗时较长，可直接显示肿瘤的大小、范围、表面形状，与气管、支气管的空间关系。这种支气管树与肿瘤的

共存像可对肿瘤立体定位，有助于适形放疗定位(图 5—7)。

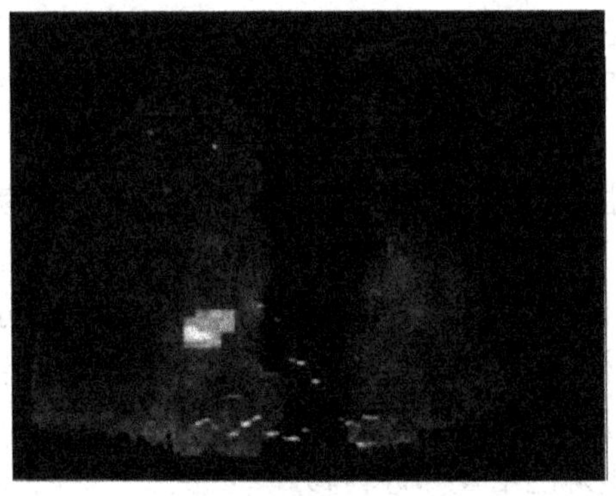

图 5—7　肺中心型肺癌 SSD 重建观

VR 技术是容积重建，可根据不同组织密度将不需要的组织透明，图像具有层次感，同时显示肿瘤与支气管树，显示肿瘤局部细微结构和黏膜侵犯，肺门肿瘤原发位累及周围支气管树及支气管分叉淋巴结增大。

VE 为一种仿内窥镜技术，可在气管、支气管腔内游跃，直接观察腔内结节、肿瘤表面破溃、管腔狭窄、闭锁等形态学表现。

2. 周围型肺癌　指发病部位位于段气管以下，肺的周边，或邻近胸膜组织。

(穆建平)

第二节　非小细胞肺癌的外科治疗

一、肺癌手术的适应证、禁忌证和肺癌的完全切除概念

单从肺癌角度考虑，肺癌外科手术的绝对适应证也即目前比较一致的手术指征是 $T_{1\sim3}N_{0\sim1}M_0$ 期的病变；肺癌的相对适应证也即目前为多数人接受的手术指征是部分 $T_4N_{0\sim1}M_0$ 凡期的病变；肺癌争议比较大的手术适应证是 $T_{1\sim3}N_2M_0$ 期的病变；肺癌探索性手术适应证包括部分孤立性转移的 $T_{1\sim3}N_{0\sim1}M_1$ 期病变。肺癌公认的手术禁忌证有：①术前分期超出手术适应证范围；②严重的、不能控制的伴随疾病持续地损害患者的生理和心理功能；③伴随疾病短期预后较差者；④全身状况差，卡氏评分低于 60%者；⑤6 周之内发生急性心肌梗死；⑥严重的室性心律失常或不能控制的心力衰竭者；⑦75 岁以上颈动脉狭窄大于 50%、75 岁以下颈动脉狭窄大于 70%以上者；⑧80 岁以上病变需要行全肺切除者；⑨心肺功能不能满足预定手术方式者；⑩拒绝手术者。虽然目前有少数文献报道肺段切除与标准的肺叶切除，或者纵隔淋巴结取样与系统性淋巴结清扫在肺癌外科治疗的远期生存上无显著性差异，但是目前绝大多数人主张肺癌的外科完全切除手术应该包括解剖性的肺叶切除术、支气管肺血管成形肺叶切除术、全肺切除术和系统性纵隔淋巴结清扫。NCCN 指南对于肺癌完全性切除进行了专门的定义。完全性切除(completely resection)：①所有切缘，包括支气管、动脉、静脉、支气管周围组织和肿瘤附近的组织为阴性；②行系统性或叶系统性淋巴结清扫，必须包括 6 组淋巴结，其中 3 组来自肺内(叶、叶间或段)和肺门淋巴结，3 组来自包括隆突下淋巴结在内的纵隔淋巴结；③分别切除的纵隔淋巴结或切除肺叶的边缘淋巴结不能有结外侵犯；④最高位淋巴

结必须切除而且是镜下阴性。只有同时满足这4个条件才能列为完全性切除。不完全性切除(incompletelyresection):①切缘肿瘤残留;②病理检查纵隔淋巴结或切除肺叶的边缘淋巴结结外侵犯;③淋巴结阳性,但不能切除(R2);④胸膜腔或心包腔积液癌细胞阳性。不确定切除(uncertain resection)为所有切缘镜下阴性,但出现下述4种情况之一者:①淋巴结清扫没有达到完全性切除;②最高位纵隔淋巴结阳性,但已切除;③支气管切缘为原位癌;④胸膜腔冲洗液细胞学阳性。肺癌的根治性切除指将肺原发癌及其转移淋巴结完全切除,无肉眼或显微镜下癌残留3现在文献比较一致地认为:肺癌切除的完全性是肺癌的独立预后因素。

二、肺癌手术切除方式及其选择

(一)全肺切除术

20世纪50年代初以前,全肺切除术曾一度被认为是肺癌外科的标准切除术式。目前,全肺切除术仅适用于即使应用了支气管成形和血管成形技术,由于解剖因素仍不能通过肺叶切除、双肺叶切除实现肿瘤完全切除,且通过仔细评估患者的心肺功能能够耐受该术式者。全肺切除术常见于以下情况:①肿瘤侵犯主支气管或支气管分叉部位,无法通过支气管成形技术完成肺叶切除者;②肿瘤侵犯肺动脉主干或分支,无法通过血管成形技术完成肺叶切除者;③肿瘤侵犯上、下肺静脉分叉及以上部位,必须一同处理者;④巨大肿瘤累及多个肺叶,各肺叶病变均不适合于局部切除者;⑤由于肿瘤性或非肿瘤性原因,致使肺叶血管或支气管无法解剖分离者;⑥术中因血管意外情况被迫行全肺切除者。

由于全肺切除手术创伤大、术后对患者的心肺功能影响大、发生手术并发症及死亡的风险大,而且影响患者术后其他辅助治疗的耐受性,因此作出全肺切除的决定必须慎重。要点:术前通过气管镜等检查或术中活检最好有明确病理诊断,术前心肺功能评估达到能够耐受全肺切除手术标准,术中判断最好能够达到完全性切除病变和转移淋巴结的要求,如不能达到完全切除,则只有在挽救生命的紧急情况下才能施行手术,如危及生命的大咯血和保守方法难以控制的症状严重的阻塞性肺炎等。

(二)肺叶切除术和复合肺叶切除

20世纪50年代初,Churchill报道周围型肺癌患者行肺叶切除术后获得长期生存,此后肺叶切除成为肺癌外科治疗首选的标准切除术式。

对于绝大多数周围型肺癌和支气管侵犯范围未超出叶支气管开口的中心型肺癌患者,在肺叶血管条件许可的情况下,应争取行肺叶切除。右肺中叶或下叶肺癌邻近或侵犯中下叶支气管间嵴、中间段支气管肺癌,或原发肿瘤或转移淋巴结侵犯中下叶肺动脉、原发肿瘤跨叶侵犯中下叶者,可以考虑右肺中下叶切除。右肺上叶或中叶根部肺癌累及上肺静脉根部,或原发肿瘤跨叶侵犯上中叶者,可以考虑行上中叶切除。对于肺癌跨叶侵犯上下叶者,行上下叶切除保留中叶在技术上可行,但是由于中叶体积较小且单独保留中叶容易发生肺叶扭转,一般采用全肺切除而不主张单独保留中叶。但个别情况下,如中叶体积较大,肺膨胀后胸内残腔不大者可以考虑保留中叶,但术后一定让患者注意咳嗽排痰,保持肺处于膨胀状态。对于肺癌原发肿瘤跨叶侵犯者,如肿瘤主体位于一个肺叶,跨叶侵犯另一肺叶的体积较小,为保留肺功能,可行主体肺叶切除并受累肺叶楔形或肺段切除。要点:无论开放或腔镜下肺叶切除,以先解剖肺裂和解剖血管相结合的方式行肺叶切除较为方便实用。这样对于淋巴结清扫可能更容易彻底。但在叶裂发育不全的情况下,可以考虑单向式肺叶切除,即先断肺静脉,然后再断动脉，最后断支气管。偶遇肿物或转移淋巴结侵及肺门血管的情况下，先用无创血管钳或弯头哈巴狗无创止血钳游离控制血管近心端和肿瘤以远的远心端，然后将肿瘤侵犯的血管壁予以侧壁切除或袖状切除，用 4－0 Prolene 血管缝合线缝合血管，必要时可以取部分心包做成血管片或先缝合成口径与离断血管口径相当的代血管进行间置吻合。

（三）肺段切除或楔形肺切除

解剖性肺段切除是指切除一个或多个支气管肺段，相应的肺段支气管血管结构单独处理；楔形肺切除则是指不考虑肺段间或肺叶间解剖平面，肺段支气管血管结构不单独处理的非解剖性切除方式。肺段切除或楔形肺切除适用于心肺功能不能耐受肺叶切除的周围型肺癌患者、开胸后因胸膜播散或淋巴结转移等原因不能行根治切除而行姑息切除或活检手术的肺癌患者、不同肺叶多原发肺癌为尽可能多地保留正常肺组织选择一个或多个病变行局部切除、作为部分早期周围型肺癌的首选术式。局部切除术，尤其是楔形切除术肺功能损失小，不足之处在于肺切缘较近和肺门淋巴结无法清扫。Ishida 等的研究发现，1.1～2cm 的肺癌，淋巴结转移率为 17%；2.1～3cm 的肺癌，有 38%出现淋巴管和淋巴结转移。所以如果肿瘤＞1cm，局部切除由于没有系统清除区域淋巴结，因而可能是一种不完全性手术，局部复发的机会增多。Ginsberg 等 1995 年报道周围型非小细胞肺癌行肺段切除或楔形肺切除术后，肿瘤的局部区域复发率较肺叶切除分别增加 2.5 倍或 3 倍。要点：肺段切除适合肿瘤＜2cm 的无淋巴结转移的早期肺癌或不典型腺瘤样增生，对于心肺功能差或多原发早期肺癌患者更为合适。但要求肿瘤距切缘 2cm 以上并且为阴性。另外一定要清除段支气管之间和附近肺门区域的淋巴结，纵隔引流区域淋巴结清扫目前有不同意见，部分学者认为单纯 GGO 病变或不典型腺瘤样增生或＜1cm 的早期肺癌前哨淋巴结无转移时可以考虑不清扫纵隔区域淋巴结，但肺癌纵隔淋巴结跳跃式转移较常见。因此，目前传统理念建议肺段切除患者做系统淋巴结清扫。楔形切除多用于术中活检或转移瘤的切除。

（四）支气管和血管成形肺癌切除术

1952 年 Allison 报道了肺癌手术肺动脉切除重建技术，1955 年 Paulson 和 Shaw 报道了支气管袖状切除技术，而支气管成形和肺动脉成形技术的联合应用称为支气管血管成形术。

鳞状细胞癌和低度恶性肿瘤常常沿支气管黏膜上皮扩展，如延伸至肺叶支气管起始部，最适合于应用支气管成形技术，而腺癌容易沿支气管黏膜向下播散，其镜下侵犯范围常常超出肉眼所见的支气管黏膜上皮肿瘤边缘，应用支气管成形技术时应注意支气管切缘肿瘤残存的问题。术前支气管镜检查所见的肿瘤侵犯范围和肿瘤的病理类型对于判断是否可以选择应用支气管成形技术非常重要，术中应常规行支气管切缘快速冷冻切片检查以保证切缘无肿瘤残存，如不能保证充分切缘，应在心肺功能允许的情况下毫不犹豫地改行全肺切除。研究显示，支气管袖状肺叶切除术后患者的肺功能与标准肺叶切除术后相当。

肺癌的原发肿瘤和转移性肺门纵隔淋巴结可以侵犯肺动脉，根据其受侵犯的范围不同，可以选取不同的肺动脉成形技术以避免因肺动脉血供原因行全肺切除，较局限的侵犯可以采用简单的肺动脉侧壁切除，直接缝合或自体及人工材料血管缺损修补技术，而更大范围的受累可能需要肺动脉袖状切除对端吻合技术或人工血管重建技术。对于主肺动脉受累的病例，血管重建有时需要采用体外循环技术辅助以保障手术的安全。对血管成形术后肺动脉血流、残余肺叶血液灌流和右心功能的研究也证实了该技术方法的安全性和可靠性。

支气管和（或）血管成形肺叶切除是最能体现最大限度切除肿瘤和最大限度保留生理功

能这一肿瘤外科基本原则的手术方式，尤其是对于心肺功能不能耐受全肺切除的患者，扩大了外科治疗的适用范围。文献报道，对于相同肿瘤分期的非小细胞肺癌，支气管和（或）血管成形肺叶切除可以取得同一般肺叶切除一样的远期生存结果。

（五）肺癌扩大切除手术

肺癌原发肿瘤局部生长超出脏胸膜，可以侵犯邻近的组织结构和器官，最常见的侵犯结构包括胸壁、椎体、气管和隆突、膈肌、主动脉、左心房、心包、食管、上腔静脉等。该期病变由于手术根治切除率低和术后远期效果差，传统上多被视为外科禁忌。近 20 年来，随着多学科综合治疗的进展和外科技术的提高，越来越多的这类患者经严格选择，可以通过扩大手术范围，将受累结构与原发肿瘤一并完全切除，称为肺癌扩大切除手术，从而获得改善生活质量和延长生命的效果。

据不完全统计，1980—2002 年，我国约有 20 个以上单位共进行扩大手术治疗侵及纵隔器官的 NSCLC 患者上千例，其中有记录的手术及术后早期死亡率为 0%～11%。有的单位连续百余例无手术死亡。国外近年有关局部晚期 NSCLC 扩大手术治疗的文献很多。这类非常规手术治疗从 20 世纪 70 年代开始，到目前已得到越来越普遍的认同，特别是在结合多学科综合治疗的基础上，受到了广泛的重视。影响局部晚期肺癌扩大手术治疗预后的主要因素有:受侵器官的不同、多寡和受侵的深度，淋巴结转移的程度、手术切除是否完全、肺癌的细胞类型、有无胸膜或心包恶性积液或扩散，以及不同方式方法的术前术后化疗和放射综合治疗的应用等。

目前公认的相对手术适应证为 $T_4N_{0\sim1}M_0$（包括侵犯胸壁的 $T_3N_{0\sim1}M_0$）。Costanzo A 等建议，对于该期病变，制订治疗计划时应更为积极，而且作者总结相关资料指出，侵犯胸壁的 T_3N_0 肺癌根治术后的 5 年生存率达 50%，侵犯隆突的长期生存率为 20%～40%，心包内侵犯肺动脉或左心房小于 1～1.5cm 的长期生存率为 20%～30%，侵犯食管、椎体（上沟瘤除外）、主动脉的预后最差，应视为手术禁忌。虽然局部晚期非小细胞肺癌的扩大手术治疗是肺癌外科研究最活跃的领域之一，但是目前可查及的文献普遍存在病例数少、综合治疗手段缺乏计划性和可比性、多为回顾性分析、治疗结果参差不齐的问题，所以开展符合循证医学规范的随机、多中心、对照研究正是这种发展的必然要求。

（六）肺癌的手术切缘

UICC 的切缘定义包括原发肿瘤切缘和切除转移灶的切缘。原发肿瘤切缘包括外科医师术中切断的所有切缘。包括支气管切缘、血管切缘、软组织切缘和与标本一同切除的淋巴结切缘等。还有人把上纵隔最高位淋巴结、肺韧带最低位淋巴结和最深的隆突下淋巴结作为切除淋巴结标本的切缘，也有人把淋巴结包膜不完整和脏胸膜受累定义为切缘阳性，但其预后意义尚不完全清楚。

在 UICC 分类中，支气管切缘原位癌定义为 R1(is)，对术后生存没有明显影响；支气管切缘侵袭性黏膜癌和支气管周围浸润定义为 R1、对术后生存有明显负面影响。

（七）术中胸膜腔灌洗细胞学检查

近年来，越来越多的胸外科医师把术中胸膜腔灌洗细胞学检查作为肺癌手术中的常规环节，在开胸后手术切除前、切除后关胸前分别检查一次。文献报道的细胞学阳性比例大约 10%，更常见于腺癌、N_2 病变、Ⅲ期肿瘤、脏胸膜受累、淋巴管或血管浸润者，常预示着局部复发和预后不良。UICC 把胸膜腔灌洗细胞学阳性者定义为 R1(cy+)。

三、肺癌的淋巴结清扫

纵隔和肺门淋巴结切除是肺癌手术不可或缺的一部分，以保证肿瘤切除的完全性和病理分期的准确性，对于肺癌患者的预后预测和术后辅助治疗决策至关重要。肺叶切除或全肺切除并系统性纵隔淋巴结解剖被认为是肺癌手术的标准术式。

不同国家、不同地区和不同单位的外科医师完成纵隔淋巴结解剖的手术入路、技术方法和切除范围差别较大，通过后外侧开胸、前外侧开胸、胸骨正中劈开、颈部领式切口的单独使用和不同组合，可以完成原发肿瘤同侧纵隔淋巴结、对侧纵隔淋巴结甚至颈部淋巴结的切除。淋巴结切除时应对每个淋巴结按照标准的肺引流淋巴结图进行标定，分别进行病理组织学检查，以保证临床科学研究的可重复性，目前国际上通用的肺癌引流淋巴结图是国际肺癌研究联盟的2009淋巴结图（表5－1）。

表5－1　IASLC－2009淋巴结图各个淋巴结站点的解剖定义

＃1下颈部、锁骨上、胸骨颈静脉切迹淋巴结	上界：环状软骨下缘；下界：双侧锁骨，中线处为胸骨柄上缘 1R和1L比分别表示右侧和左侧淋巴结，以气管中线作为两者分界
＃2上段气管旁淋巴结	2R：上界：右肺尖和胸膜腔顶，中线处为胸骨柄上缘；下界：无名静脉下缘和气管交叉处；左侧界：气管左侧缘 2L：上界：左肺尖和胸膜腔顶，中线处为胸骨柄上缘；下界：主动脉弓上缘
＃3血管前和气管后淋巴结	3a：血管前淋巴结 上界：胸顶；下界：隆突水平；前界：胸骨后面；右侧后界：上腔静脉前缘；左侧后界：左侧颈动脉 3p：气管后淋巴结 上界：胸顶；下界：隆突
＃4下段气管旁淋巴结	4R：包括延伸至气管左侧缘的气管前和右侧气管旁淋巴结；上界：无名静脉下缘和气管交叉处；下界：奇静脉下缘 4L：包括气管左侧缘左侧的淋巴结，位于动脉导管韧带内侧；上界：主动脉弓上缘；下界：左侧主肺动脉上缘
＃5主动脉下（主肺动脉窗）淋巴结	位于动脉导管韧带外侧；上界：主动脉弓下缘；下界：左侧主肺动脉上缘
＃6主动脉旁（升主动脉或膈神经）淋巴结	位于升主动脉和主动脉弓前外侧；上界：主动脉弓上缘切线；下界：主动脉弓下缘
＃7隆突下淋巴结	上界：气管隆突；下界：左侧下叶支气管上缘，右侧中间支气管下缘
＃8食管旁淋巴结（隆突下）	邻近食管壁，中线左侧或右侧’除外隆突下淋巴结；上界：左侧下叶支气管上缘，右侧中间支气管下缘；下界：膈肌
＃9肺韧带淋巴结	肺韧带内的淋巴结；上界：下肺静脉；下界：膈肌
＃10肺门淋巴结	包括紧邻主支气管和肺门血管（包括肺静脉和主肺动脉的近心段）的淋巴结；上界：右侧奇静脉下缘，左侧肺动脉上缘；下界：双侧叶间区域
＃11叶间淋巴结	叶支气管根部之间 ＃11s：右侧上叶支气管和中间支气管之间 ＃11i：右侧中叶支气管和下叶支气管之间
＃12叶淋巴结	邻近叶支气管
＃13段淋巴结	邻近段支气管
＃14亚段淋巴结	邻近亚段支气管

标准的纵隔淋巴结解剖技术要求整块切除纵隔淋巴结及其周围脂肪组织，也称为完全性纵隔淋巴结解剖或称根治性系统纵隔淋巴结切除。系统性淋巴结解剖包括两个步骤：①整块切除纵隔脂肪组织及其内含的淋巴结，要求完全暴露纵隔内所有的结构和器官侧壁，至少切除包括隆突下淋巴结在内的3个纵隔淋巴结站；②切除肺门和肺内淋巴结应当采取自中心向周边的方式。

1993年UICC推荐判断pN_0(没有区域淋巴结转移)时，组织学检查的纵隔淋巴结切除标本应包含不少于6枚淋巴结。1997年UICC的pN_0新定义修订为组织学检查的肺门和纵隔淋巴结切除标本应包含不少于6枚淋巴结，如淋巴结为阴性，但组织学检查的淋巴结数目未达到6枚，仍归为pN_0。

肺癌研究组(the Lung Cancer Study Group)在其临床研究中对淋巴结采样的范围作出了规定，要求采样气管旁淋巴结、隆突下淋巴结、肺门淋巴结和支气管肺淋巴结。淋巴结切除的数目也有重要意义，有研究显示，Ⅰ期非小细胞肺癌患者的术后生存与切除的阴性淋巴结数目相关，如果确定为pN_0的阴性淋巴结数目不少于6个，患者的生存明显较好。

在此基础上，考虑到原发肿瘤所在肺叶及其好发淋巴结播散途径，西班牙肺胸外科学会提出了pN_0判定的新标准：

1. 切除的肺门和纵隔淋巴结标本至少包含6枚淋巴结。
2. 对于所有肺叶的肿瘤，都要求组织学检查所有N_1淋巴结站(肺叶、叶间、肺门淋巴结)。
3. 对于右肺上叶和中叶肿瘤，要求切除检查上段、下段气管旁淋巴结和隆突下淋巴结。
4. 对于右肺下叶肿瘤，除了上段、下段气管旁淋巴结和隆突下淋巴结外，还要求切除检查食管旁和肺韧带淋巴结。
5. 对于左肺上叶肿瘤，要求切除检查主动脉弓下、隆突下和前纵隔淋巴结。
6. 对于左肺下叶肿瘤，要求切除检查隆突下、食管旁和肺韧带淋巴结。

四、可手术肺癌的综合治疗

(一)早、中期肺癌的综合治疗

由于肺癌治疗失败的主要原因是远处转移，学术界希望通过术后辅助化疗提高治愈率的尝试自20世纪60年代以来一直在探索中，经历了烷化剂、植物类和含铂类药物的方案的发展阶段。早期的术后辅助化疗往往病例数不足，用药方法、化疗方案、周期数等也不尽相同，且不少研究同时包括Ⅰ、Ⅱ、Ⅲ期患者，结果难以说明早期肺癌术后辅助化疗的作用。1995年《英国医学杂志》(BMJ)报告了52个随机对照研究(9387例)荟萃分析的结果，用烷化剂辅助化疗无益，反而降低了5%的5年生存率，增加15%的死亡危险($P=0.005$)；含铂类辅助化疗5年生存率提高5%，但结果没有统计学意义($P=0.08$)。

2003年ASCO年会法国Le Chevalier等报告了IALT协作组的研究结果。该研究纳入33个国家148个肿瘤中心的Ⅰ～Ⅲ期行根治性手术切除的NSCLC患者1867例。将患者随机分为两组，一组在根治性手术后接受4个疗程含铂方案(顺铂＋依托泊苷或顺铂＋长春瑞滨或顺铂＋长春碱或顺铂＋长春地辛)化疗，病例数为932例；另一组作为对照组只接受单纯手术治疗，病例数为935例。随访结果显示，术后化疗组5年生存率、5年无疾病进展生存率、中位生存期、中位疾病无进展时间分别为44.5%，39.4%，50.8个月、40.2个月，单纯手术组分别为40.4%、34.3%、44.4个月、30.5个月；术后化疗组5年生存率和5年无疾病进展生存率显著优于单纯手术组（P＜0.03 和 P＜0.003）。这是目前最大样本的关于术后化疗在NSCLC 中作用的多中心随机对照研究，结果首次证实了Ⅰ～Ⅲ期根治性手术切除的 NSCLC 行术后化疗可给患者带来有统计学意义的生存优势。

2004 年 ASCO 年会报告了美国组织的 CALGB9633 试验的结果。该研究评估了紫杉醇联合卡铂方案作为辅助化疗治疗ⅠB 期（$T_2N_0M_0$）非小细胞肺癌患者的疗效。344 例患者（34～81 岁）被随机分为化疗组（紫杉醇联合卡铂）和对照组（手术切除 4～8 周内）。第 3 年时的总生存率分别为 79％和 71％，P＝0.043，结果显示化疗组较佳。第 5 年的随访结果未能显示出两组间的差别（59％vs57％，P＝0.375）。分层分析发现肿瘤＞4cm 的患者从化疗中受益。作者建议对ⅠB 期非小细胞肺癌术后辅助化疗进行进一步的研究。同时报告了 NCIC CTG JBR.10 试验的结果，比较了早期 NSCLC 患者予长春瑞滨联合顺铂辅助化疗与观察组的疗效。482 例ⅠB 期（T_2N_0）或Ⅱ期（T_1N_1 或 T_2N_1）完全切除术后的 NSCLC 患者（ECOG PS 评分 0 分或 1 分）被随机分为长春瑞滨联合顺铂组（242 例）和观察组（240 例）。两组的中位年龄均为 61 岁。化疗的毒性反应可接受。与观察组相比，辅助化疗显著延长了总生存期，5 年生存率分别为 69％和 54％（P＝0.03）。该研究的主要受益人群为Ⅱ期患者。同期另一项长春瑞滨联合顺铂涉及ⅠB 期（T_2N_0）、Ⅱ期或ⅢA 期 NSCLC 的 ANITA（诺维本辅助治疗国际试验者组织）试验：840 例（中位年龄 59 岁）患者被随机分为辅助化疗组（NP）和观察组（OBS）。中位随访期目前已超过 70 个月。NP 组Ⅰ、Ⅱ、ⅢA 期患者的 5 年生存率分别为 62％、52％、42％；OBS 组Ⅰ、Ⅱ、ⅢA 期患者的 5 年生存率分别为 63％、39％、26％。辅助化疗显著提高了Ⅱ期和ⅢA 期完全切除术后 NSCLC 患者的 5 年生存率，而在ⅠB 期患者中未观察到益处。

上述大样本Ⅲ期临床研究的结果确定了含铂方案在非小细胞肺癌完全切除术后辅助化疗的地位。对于早、中期肺癌，术后 3～4 个周期的含铂方案辅助化疗已经成为治疗规范。但是患者的整体获益率不高是目前辅助化疗面临的主要难题。对于肿瘤＜4cm 的 N_0 期 NSCLC 的辅助化疗仍然没有循证医学的证据。

（二）可手术切除的ⅢA－N_2 期非小细胞肺癌的综合治疗

ⅢA－N_2 期非小细胞肺癌的异质性非常大，预后差异很大，所以结果的可比性较差。有学者将 N_2 期进一步分为 N_{2a}期、N_{2b}期、N_{2c}期。临床上又通常分为可手术和不可手术，但是划分的主观性较大。由于临床诊断的ⅢA－N_2 期病变单一手术的 5 年生存率约 10％（7％～16％），所以人们一直在探索不同的治疗模式：从单一手术，到手术＋术后辅助化疗，到新辅助化疗（术前诱导化疗）＋手术，再到术前同期放化疗＋手术，直到提出是否还需要手术切除，抑或根治性放化疗能否取得相当的结果。

近年来多项随机临床研究结果提示，术前新辅助化疗或术前同期放化疗有可能明显提高术后 5 年生存率，欧美国家已将新辅助化疗作为部分ⅢA－N2 期非小细胞肺癌的标准治疗，但尚有待进一步积累病例，获得更好的证据。

1994 年 Roth 等发表了 60 例随机分组的ⅢA 期非小细胞肺癌的治疗结果，术前化疗组（28 例，3 个周期术前化疗，然后手术，化疗有效者术后另行 3 个周期化疗）和单一手术组，两组的中位生存期分别为 64 个月和 11 个月，3 年生存率为 56％和 15％，P＜0.008。同时，Rosell 等也发表了类似的 60 例随机分组的ⅢA 期非小细胞肺癌治疗结果，该组患者术后接受了放疗，术前化疗组和手术组的中位生存期分别为 26 个月和 8 个月，无疾病进展期分别为

10 个月和 5 个月，$P<0.001$。这虽然为两组小样本的临床试验，却能相互印证，明确提示术前诱导化疗（新辅助化疗）有可能较大幅度地提高肺癌的治愈率，所以吸引了所有人的关注。2002 年 DepierreA 等发表了第一个关于新辅助化疗的多中心Ⅲ期临床研究结果，355 例患者随机分为术前化疗组和手术组，术前化疗组首先行 2 个周期化疗，然后手术，化疗有效者术后另行 2 周期化疗，两组所有 pT_3 或 pN_2 病变给予术后放疗，虽然术前化疗组 4 年生存率提高了 8.6%（43.9%vs35.3%），中位生存期提高了 11 个月（37 个月 vs26 个月），但生存分析表明，只有 $N_{0\sim1}$ 期的病变才有显著性差异，提示在ⅠB、Ⅱ期的患者更可能从术前化疗中获益。2010 年 ASCO 年会该研究发布的 10 年随访结果提示，术前化疗组仍有约 8%的生存优势，但是获益组主要是Ⅱ期而非Ⅲa 期。

EORTC08941 是第一个试图解答手术在ⅢA 期肺癌中地位的大组Ⅲ期临床试验。该试验的目标人群是潜在不可切除的ⅢA 期病例，共 579 例，3 个周期诱导化疗后，对有治疗反应的 299 例随机分为手术切除组和根治放疗组，虽然两组的总生存率、无病生存期无显著差异，但分层分析行肺叶切除者对比放疗组中位生存期有显著提高（25.4 个月 vs13.4 个月，$P=0.009$）；降期为 $pN_{0\sim1}$ 的手术组对比放疗组中位生存期有显著提高（22.7 个月 vs14.9 个月，$P=0.009$）。2009 年发表的另一项Ⅲ期临床试验 IntergrouP0139（RTOG9309）则将目标人群定位在可切除的 396 例ⅢA 期肺癌患者，经同步放化疗后病情稳定的随机分为手术切除组和巩固放疗组，两组均给予另外 2 个周期的辅助化疗，手术组与放疗组的总体 5 年生存率分别为 27.2%和 20.3%，无统计学差异。但是在行肺叶切除的亚组，手术切除明显提高了 5 年生存率。该结果被 2010 年 ASCO 年会评为 2010 年肺癌临床主要进展之一。

我国周清华等发表了 724 例非小细胞肺癌新辅助化疗的随机分组对照研究。NSCLC 被随机分为 A、B 两组，A 组 414 例患者术前给予 2 个周期新辅助化疗，在化疗结束后的 4 周内手术，B 组 310 例患者单纯手术治疗。两组中 N_1 期和 N_2 期的患者接受剂量为 50～55Gy 的胸内放疗。A 组患者 5 年和 10 年生存率为 34.39%和 29.34%，B 组患者分别为 24.19%和 21.64%，A 组长期生存率显著高于 B 组（$P<0.01$）。

五、肺癌孤立性转移的外科治疗

肺癌非常容易发生血行转移，最常见的转移部位是大脑、骨骼、肝脏以及肾上腺。在所有肺癌发生转移的患者中，大约有 7%仅出现单发转移。国内外均有学者通过回顾性分析报道，手术切除此类患者的转移瘤可以明显提高患者的长期生存。对于有孤立性转移病灶的非小细胞肺癌的手术治疗是肺癌外科的探索性手术适应证，目前主要集中在同时或异时的孤立肺转移、脑转移和肾上腺转移。同时一般要求肺部病灶为期。NCCN 指南通常将其列为Ⅱb 类或Ⅲ类证据。

（一）单一肺转移

IASLC 第 7 版指南中认为，同一肺叶内的转移瘤应为 T_3；如转移灶位于原发灶同侧，但不同肺叶，则应为 T_4；如转移灶位于原发灶对侧肺叶内，则应为 M_{1a}。根据 IASLC 的研究，在最新的组织学诊断、分期以及治疗下，同侧肺叶发生卫星转移灶的非小细胞肺癌患者 5 年生存率可以达到 28%。如果是对侧肺叶出现肿瘤转移结节，患者的预后则不良，其 5 年生存率大约只有 5%。

然而，Voltolini 等最近发表文章报道，回顾性总结手术完全切除同时发生的肺癌伴单侧和双侧肺转移，其术后5年生存率达到了27%和43%。Leyn等也报道，其手术完全切除肺癌伴双侧肺转移的66名患者，其中位生存期达到了25.4个月，5年生存率则达到了38%。

所以对侧肺或同侧肺其他肺叶的孤立结节，可分别按两个原发瘤各自的分期进行治疗。对于肺癌同时并发对侧肺叶孤立转移的患者，可以选择双侧开胸手术同时治疗。术中可根据患者的肺功能情况选择开胸顺序。对于转移病灶，应尽量选择肺段或楔形切除，减少患者肺功能的损失。目前有学者报道这类手术的死亡率只有0%～2.5%。在可预期的未来，随手术技法的提高和经验的积累，此类手术的术中死亡率将会更加降低。

(二)单一脑转移

如未接受有效治疗，肺癌患者一旦被发现出现脑转移瘤，其中位生存期仅为1～2个月。目前治疗肺癌脑转移的一线治疗方案仍是全颅放疗。然而，由于大剂量全颅放疗后极易出现慢性神经损伤，且接受治疗后其中位生存期也仅有3～6个月，全颅放疗给患者带来的生存受益实际有限。

随着神经外科学手术器械的进展，目前，对于某些浅表位置的转移瘤，手术已经成为可能。值得关注的是，目前已经有两个随机临床试验证明，对于原发病灶已经控制的肺癌脑转移患者，接受手术加全颅放疗与单独接受全颅放疗相比，前者可以明显提高患者的临床受益。根据这两个试验的结果，接受手术加全颅放疗的患者中位生存期为9.2个月和10个月，而单纯接受全颅放疗的患者中位生存期则为3.5个月和6个月。凯特林肿瘤中心的一项126名肺癌脑转移患者的回顾性分析也指出，如能接受脑转移灶切除，则其38名肺癌同时伴发脑转移的患者中位生存期可达到12.4个月；同时，后发的脑转移患者中位生存期也可达到19.2个月。Bonnette等也报道，在回顾了103名接受了肺癌脑转移瘤切除术的患者，其中位生存期可达到12.4个月，其5年生存率可达到11%。更有学者指出，如果患者在诊断肺癌时同时伴发脑转移，无论转移瘤切除早于肺癌原发灶，或与原发灶同时切除，都可以较为明显的提高患者的中位生存期。

(三)单一肾上腺转移

肾上腺是肺癌常见的转移位置，其尸检的发生率可达18%～42%。由于即使使用MRI扫描或PETCT扫描都很难对其良恶性定性，因此目前认为对于可疑的肾上腺肿块应在肺手术前进行组织病理学分析。Feliciotti等认为，由于腹腔镜可以较好的暴露肾上腺及其周围组织，腹腔镜肾上腺手术在诊断肺癌肾上腺转移的同时，也为其治疗提供了很好的机会，因此对于可疑肾上腺肿块的定性，其价值远超过细针穿刺。

目前关于手术治疗肺癌肾上腺转移瘤的回顾性分析，国内外报道较多。Beitler等在回顾了11篇论文后发现，接受手术切除肾上腺转移瘤的患者中位生存期达到了24个月，其中大约有1/3的患者获得了5年生存。Tanvetyanon等在回顾了10篇论文后发现，在全部接受手术的114名患者中，有48名患者同时并发肺癌及肺癌肾上腺转移，剩余66名则是原发肺癌接受治疗一段时间后才出现肾上腺转移。前组患者的中位生存期较短，为12个月，后组患者的生存期则较长，达31个月。但两组患者的5年生存率则基本一致，可达25%左右。Downey等则针对肺癌肾上腺转移进行了为数不多的前瞻性Ⅱ期随机研究。他们指出，手术联合化疗并不比单纯手术治疗转移瘤效果好，而且患者接受化疗的耐受性较差。

根据以上结果，即使考虑到目前大多数回顾性分析报道的局限性，仍可认为手术切除肺癌的孤立肾上腺转移的患者预后明显较好。因此，如果能够完整切除转移瘤，肾上腺切除术应该成为目前治疗的一种较好选择。

根据目前的医疗诊治现实，很难进行针对肺癌孤立转移瘤治疗方法的大型前瞻性随机研究。仅能依靠局限性很大的回顾性分析得到影响患者长期生存的预后因素，对于手术治疗有孤立转移的肺癌，目前仍难得出最让人信服的结论。但无论如何，手术治疗仍可能是此类疾病未来可行的治疗方式。

（高炜）

第三节　早期非小细胞肺癌的放疗

早期非小细胞肺癌（non－small cell lung cancer，NSCLC）约占 NSCLC 的 30％，手术治疗是其首选治疗，但对拒绝手术治疗或者由于医学原因不适合手术治疗的患者，放射治疗是主要治疗方式。尤其是近十年来，随着影像学和放射治疗技术的提高，体部立体定向放射治疗（stereotactic body radiotherapy，SBRT）已逐渐成为不适合手术早期 NSCLC 的标准治疗手段。

一、常规分割根治性放射治疗

Smart 最早报道单纯放射治疗早期 NSCLC，5 年生存率为 22.5％，这个结果与那个年代的外科手术治疗疗效相当。1963 年，Morrison 等报道了第一个也是仅有的一个随机试验，他们比较手术和放射治疗早期 NSCLC 的疗效，4 年生存率手术为 23％，放射治疗为 7％，虽然放射治疗剂量 45Gy/4w 在今天看来是不足的，但这个试验确立了手术治疗早期 NSCLC 的地位。此后直到 20 世纪 80 年代，有关单纯放射治疗 NSCLC 的报道极少；80 年代中期，随着放射治疗技术的改进，单纯放射治疗早期 NSCLC 的报道逐渐增多，但绝大多数为单个医疗机构的回顾性研究。

（一）单纯放射治疗早期 NSCLC

单纯放射治疗早期 NSCLC，2、3、5 年总生存率分别为 22％～72％、17％～55％、6％～42％，2、3、5 年肿瘤特异性生存率分别为 54％～93％、22％～56％、13％～39％；11％～43％的患者因其他非肿瘤原因死亡；完全缓解率为 33％～61％，局部复发率为 0～70％，单独区域淋巴结复发率为 0～7％，远处转移率接近 25％。

虽然早期 NSCLC 放射治疗疗效不如手术治疗，但两者不存在可比性。首先，接受放射治疗的患者中，60％～90％是由于伴有心肺疾病禁忌手术治疗或者高龄预计心肺功能差不能耐受手术治疗者，非肿瘤性疾病死亡率高。其次，放射治疗临床分期为Ⅰ期和Ⅱ期的患者实际病理分期比临床分期晚。Rocha 等对 109 例临床分期为Ⅰ、Ⅱ期的 NSCLC 患者行手术治疗，术后病理证实 35.8％的病例存在分期错误，仅 1 例为临床分期偏高；术后确诊为晚期者（ⅢB 或Ⅳ期）占 8.3％。

（二）重要的预后因素

1.照射剂量　在大多数的研究中照射剂量的影响均被评价。比较一致的结果是高剂量往往治疗效果较好。许亚萍等报道照射剂量≥65Gy 组放射治疗有效（CR＋PR）率明显高于＜65Gy 组。Low 等报道中位生存时间高剂量放疗组（＞63.9Gy）明显长于低剂量放疗组（＜63.9Gy）（P＝0.03）。Dosoretz 等也报道了高剂量对总生存率和无病生存率的影响，照射剂量≥70Gy、60～70Gy及50～60Gy的2年无病生存率分别为50%、33%和22%。对于T_1期患者，照射剂量≥65Gy2年无病生存率为73%，而当照射剂量<65Gy时，2年无病生存率仅为43%。T_2期患者有类似趋势，但同时警告用常规方法高剂量(>80Gy)照射可能带来严重的不良反应。根据大多数研究的结果，对于不能或拒绝行手术治疗的Ⅰ期和Ⅱ期NSCLC患者，常规分割放射治疗剂量需达到65Gy或以上。

2. T分期和肿瘤大小　大多数的研究表明肿瘤小、分期早则肿瘤局部控制好，患者生存率高，常通过直径<3cm、<4cm的肿瘤与更大的肿瘤相比较，或者T_1与T_2相比较而发现。Dosoretz等报道T_1N_0期肿瘤的4年局部复发率为30%，T_2N_0期则高达80%。而Kupelian等的研究提示T分期和肿瘤大小之间存在着冲突，T_1N_0期和T_2N_0期肿瘤的3年复发率分别为11%和39%，两者无统计学差异；而分析肿瘤大小时，却发现直径<5cm的肿瘤有更好的肿瘤特异性生存率，直径<4cm的肿瘤则有更好的局部控制率，两者均为独立预后因素。此结果可能与T分期和肿瘤大小存在交叉有关。T分期和肿瘤大小通过影响肿瘤局控而起作用，局部控制率影响肿瘤无复发生存，从而最终影响总生存率。肿瘤局控是否明显影响生存，这一点在NSCLC中已得到公认。最近Ball等研究国际肺癌研究协会(International Association for the Study of Lung Cancer，IASLC)数据库资料的结果则提示，对于接受根治性放疗或放化疗(最低放射治疗剂量50Gy)的NSCLC患者，肿瘤直径<3cm是影响预后的独立因素，而当肿瘤直径>3cm时则肿瘤大小对预后的影响减弱。

3. 放射治疗范围　关于早期NSCLC的“最佳”放射治疗范围，目前仍存在争议，焦点主要集中在是否行区域淋巴结的预防性照射上。早期NSCLC存在隐匿性的区域淋巴结转移，根据CT诊断的临床分期最后经外科证实，T_1N_0期和T_2N_0期肿瘤的淋巴结转移率分别达25%和35%，尤其是分化较差的肿瘤，过去几十年病理分期比临床分期增加的事实证明了相同的结果。理论上，区域淋巴结的放射治疗有可能提高肿瘤完全缓解率和生存率，并且降低远处转移率。然而，Dosoretz等和Jeremic等的研究认为区域淋巴结的照射对治疗结果无影响。Cheung等用累及野单纯放射治疗102例早期NSCLC，5年总生存率和肿瘤特异性生存率分别为16%和26.8%，68.9%的患者局部复发，49.2%的患者局部复发不伴区域淋巴结和远处转移，孤立的区域淋巴结复发仅占6.6%。美国Memorial Sloan－Kettering癌症中心报道累及野放疗后，野外区域淋巴结复发率为6.1%。Bradley等比较了选择性区域淋巴结(包括同侧肺门及纵隔)预防性照射45～50Gy和未行区域淋巴结照射对患者生存的影响，两者无统计学差异。Rowell等分析了26个非随机试验2003例早期NSCLC根治性放射治疗的结果，发现最主要的失败模式仍然是局部复发，孤立的区域淋巴结复发很少见。Emami等根据美国放射治疗肿瘤协作组(Radiation Therapy Oncology Group，RTOG)4个试验(78－11、79－17、83－11和84－07)，包括1705例NSCLC患者单纯放射治疗的资料，分析了区域淋巴结照射与否对生存率及区域淋巴结复发的影响。区域淋巴结照射与否对生存率无明显影响；对同侧肺门淋巴结的预防性照射可显著降低其复发，且与照射剂量有关。在分析区域淋巴结照射的重要性时，另外一个需要考虑的问题是不管是常规放射治疗还是三维适形放射治疗(three dimensional conformal radiotherapy，3D－CRT)，对非计划性照射的区域淋巴结均有一定的剂量贡献。在许多常规放射治疗中，有部分患者使用各种联合照射野(如斜野和侧野)照射可见肿瘤，肺门和纵隔不可避免地受到照射，由于缺乏对照射野大小和剂量的详细记录，这种方式给区域淋巴结所提供的剂量和作用均不明确。在Kepka等的3D－CRT研究中，发现纵隔第

5、6、3A 和 3P 组淋巴结区域，无论是用累及野照射还是用扩大野照射，两者接受 40Gy 放射治疗剂量的体积相似。不同亚群的肿瘤其生物学行为也不相同，Suzuki 等发现肿瘤大、分化差，则区域淋巴结转移率高；多因素分析显示，血清癌胚抗原抗体水平高、组织学类型为腺癌均与发生纵隔淋巴结转移独立相关。综上所述，肺门和纵隔淋巴引流区是否需要行预防性照射还没有统一的观点，但倾向于减少预防性照射的范围。设定照射野时应结合临床资料、病理结果以及生物学指标等，对于一般状况评分较差、肿瘤小、周围型、分化好、血清癌胚抗原抗体水平低的患者行累及野放疗认为更为合理。

（三）不良反应和对生活质量的影响

一些文献未提及不良反应，另有一些文献提到严重不良反应少见。在提到的资料中评价标准和方法也不一致，通常为放射性食管炎和放射性肺炎，3 级或以上的不良反应即使在超分割放射治疗中也比较少见。1、2 级的放射性食管炎见于约 2/3 的患者，1、2 级放射性肺炎见于约 1/5 的患者。没有发现年龄大者更容易发生严重不良反应的报道，与放射治疗相关的并发症发生率在所有年龄段相似，治疗相关性死亡率高龄组（5%）和年轻组（4%）相似，均发生在高剂量（80Gy）放射治疗时。

随着医学模式由传统的单纯生物医学模式向生物－心理－社会医学模式转变，肿瘤患者生存期的生活质量（quality of life，QOL）日益受到重视。提高 QOL 和延长生存期同样是早期 NSCLC 的主要治疗目的，但是评价早期 NSCLC 单纯放射治疗 QOL 的报道极少，没有随机试验比较诊断后立即放疗和出现症状后再放疗哪个对提高 QOL 更为有利。Langendijk 等报道单纯放射治疗 NSCLC 的 QOL 研究提示，患者治疗前的功能状态评分（performance status，PS），体重下降和年龄均明显影响综合 QOL，用欧洲癌症研究和治疗组织的生活质量核心量表（EORTC QLQ－C30）评估，呼吸困难以及治疗过程中呼吸困难症状的改变与综合 QOL 明显相关，但没有单独分析早期 NSCLC。Langendijk 等又联合应用肺癌特异性量表（EORTC QLQLC13）第一次前瞻性评估了常规分割单纯放射治疗因内科原因不适合手术的Ⅰ期 NSCLC 的 QOL，发现放射治疗可引起呼吸困难加重、乏力、食欲下降和角色功能减退，并发现这与治疗前的伴发疾病、阻塞性肺炎的出现以及放射治疗所致并发症的发生有关；观察 3 年，虽然预防性淋巴引流区照射组与仅照射原发灶组均无区域淋巴结复发，但预防性淋巴引流区照射组急性和晚期放射性食管炎、肺炎、肺纤维化症状均加重，QOL 下降。

二、体部立体定向放射治疗（SBRT）

近十年来，随着影像技术、精确定位技术及立体定向放射治疗技术的发展，SBRT 技术已经被越来越多地应用于不适合手术的早期 NSCLC 患者的治疗，甚至已经有在可手术的早期 NSCLC 患者中进行 SBRT 与手术的随机对照研究。尤其是人口老龄化造成的不可手术病例的逐年增加，使得更有效、安全且创伤较小的 SBRT 地位越来越重要。

（一）SBRT 的放射生物学理念

Wolbarst 等描述了一种三维模型的概念：其中正常组织由许多个功能单元（function subunits，FSUs）组成，在每个 FSU 中，有一小部分再生克隆细胞和已分化的功能细胞，克隆细胞可以补充那些受损或死亡的已分化功能细胞。FSUs 在肺和肝中可以从组织结构角度予以定义，而在脊髓、气管和食管中则无法从组织结构上予以定义。例如肺脏，肺是一个并联组织，也就是说，肺是由许多相互平行的 FSUs 组成，如果一部分 FSUs 遭到破坏，并不会损害其他 FSUs 的功能。此外,在每一个 FSU 结构内部,经过低于阈值的照射之后,损伤区域可以由 FSU 内的克隆细胞移行修复,但若 FSU 接受了超过阈值的照射,所有的克隆细胞都会被杀死,整个 FSU 将变为无功能。由于 FSUs 结构位于肺实质内,基底膜的阻碍使克隆细胞无法从一个 FSU(即一个肺泡)移行至另一个。肺功能的最终损伤与超阈值照射后功能性肺野的损失有关。根据这一模型,对于同一肺野,无论超标多少剂量,所损失的肺功能都不会再继续增加。

传统的方法采用线性二次方程(linear quadratic,LQ)模型来预测分割放疗所造成的细胞杀伤。虽然它能准确地描述较低单次照射剂量(如常规分割剂量)下的辐射效应。但有人提出,在 SBRT 治疗剂量下,LQ 模型可能过高地估计了细胞杀伤。所以其并不适合达到消融剂量的 SBRT 治疗方式(单次剂量≥8～20Gy),常高估消融剂量范围内的辐射效应,因此在临床制定和选择剂量分割方案时,不能简单套用以往的 LQ 模型。Park 等将 LQ 与多靶标模型结合构建了通用生存曲线(universal survival curve,USC)模型,其描述的结果与实际效应更为接近。

SBRT 杀伤肿瘤细胞的机制可能与常规分割放疗不同。常规分割放疗模式照射后,肿瘤细胞杀伤主要通过细胞凋亡来实现;随着分割剂量的递增,肿瘤细胞以肿胀为基础的坏死明显增强,即出现胀亡。胀亡是一种与凋亡完全不同的死亡方式,具有细胞膜通透性增加、细胞膜完整性破坏、DNA 裂解为非特异性片段、细胞核溶解并伴有炎症反应的特殊形态学特征。而且作用 1～6h 后可发生快速的血管内皮细胞凋亡,之后 2～3d 内结构完整的细胞也出现死亡。另外,SBRT 与常规分割放射治疗的分子水平损伤机制也有所不同。组织微血管在调节肿瘤对放疗的反应中具有一定作用,将鼠 MCA129 纤维肉瘤细胞与 B16 黑色素瘤细胞经 15～20Gy 单剂量照射后,1～6h 后血管内皮开始凋亡,2～3d 后黑色素瘤细胞死亡;该过程为经鞘磷脂酶途径介导。此外,15～25Gy 的治疗照射剂量可以增加照射野局部的 T 淋巴细胞聚集,通过促进 CD8T 细胞等免疫细胞增殖分化导致原发肿瘤或者远处转移病灶的缩小或消失。

(二)SBRT 的前瞻性研究

20 世纪 90 年代早期,瑞典和日本的研究团队几乎同时开始应用 SBRT 治疗胸部肿瘤初期的报告多为回顾性研究,然而肿瘤早期的显著反应表明,与传统的放射治疗相比,SBRT 具有独特的放射生物学特征。根据报道,SBRT 治疗后肿瘤的完全缓解率可达 50%以上远超过单纯常规放射治疗的 20%左右。

SBRT 能够如此迅速地在学术方面得到认可并且进入临床实际,充分说明了新技术的进步和整合可以创造出更为有效的治疗策略。在审慎假设的基础上,经过周密设计的一些前瞻性试验已经获得了令人鼓舞的临床结果。

1. 不适合手术早期 NSCLC 行 SBRT 的临床试验研究　RTOG 0236 是北美第一个针对临床上不适合行手术切除的早期 NSCLC 行 SBRT 治疗的多中心试验。该试验始于 2004 年,2006 年完成患者入组。按等效水计算剂量,肿瘤的处方剂量予 20Gy×3＝60Gy。如果结合考虑组织异质性,上述剂量等同于 18Gy×3＝54Gy。RTOG 0236 共入组 59 例患者,55 例可评估疗效。临床结果相当不错:3 年的原发肿瘤控制率达 97.6%,3 年生存率为 55.8%,中位生存时间为 48.1 个月。RTOG 0236 对 SBRT 实施的技术流程进行了严格的规范,对正常组织设置了严格的剂量控制,并且建立了包括治疗中心资格认证在内的一系列质量管理体系因此，该试验还扮演了为许多治疗中心提供培训的重要角色，即如何根据 RTOG 的临床治疗指南建立 SBRT 治疗项目。随着试验结果逐步成熟，18Gy×3 次的治疗剂量模式已成为对不适合手术切除周围型肺癌 SBRT 治疗的 RTOG 临床试验所采用的标准模式。RTOG 0236 试验开展前，美国印地安那大学报道了中央型肺癌患者采用 SBRT 治疗时其并发症发生率较高的结果，因此 RTOG 0236 排除了中央型肺癌患者的入组。随着 SBRT 治疗的日益成熟，人们已逐渐认识到体内的管状结构如气管、肺门血管、食管等在接受消融性剂量治疗时更易出现毒副反应的特点。

RTOG 0813 试验正在对中央型早期 NSCLC 开展临床Ⅰ/Ⅱ期的剂量递增试验。该研究目的是寻找对于早期中央型 NSCLC 安全可行的放疗时间剂量分割方式，并对增加放疗分割次数可降低不良反应的设想进行验证，为将来的临床试验制定出一套行之有效的剂量分割方案。RTOG 0813 的总分割次数为 5 次，隔日照射，单次剂量从 10Gy 开始，每次递增 0.5Gy 到 12Gy，总放疗剂量为 50～60Gy。这项由美国印第安纳大学主持的临床试验是证明肺癌局部控制方面存在剂量一效应关系的最早研究之一，而且可能较其他类似的前瞻性研究随访时间更长，数据更丰富，其结果显示虽然局部控制率随剂量增加而提高，但生存率却无明显差异；而对于接受手术切除的患者，局部控制率的提高通常伴随生存时间的延长。回顾性数据分析显示，在未经治疗的不可手术 NSCLC 患者中，几乎半数患者最终的死亡原因为其他并发疾病，而并非肿瘤本身。因此印第安纳大学的治疗结果也许反映了选择接受 SBRT 进行治疗患者的特征，即存在导致不适合手术的疾病，较手术治疗组患者体质更弱。

什么是 SBRT 的最佳时间剂量方案？目前常见的 SBRT 时间剂量分割主要有北美临床研究的 60Gy/3 次和亚洲临床研究的 48～50Gy/4 次两种。近年来，也有一些临床中心报道单次大分割 SBRT 治疗Ⅰ期周围型 NSCLC 的疗效，结果同样也显示是有效和安全可行的。到目前为止，尚无比较不同的时间剂量分割 SBRT 治疗Ⅰ期 NSCLC 的疗效差异的Ⅲ期临床研究。RTOG 0915 是一项探索 SBRT 治疗Ⅰ期 NSCLC 的最佳时间剂量分割方式的Ⅱ期随机临床试验，它比较了 34Gy/1 次和 48Gy/4 次 SBRT 治疗周围型肺癌的疗效差异，34Gy/1 次和 48Gy/4 次是两种已有研究结果发表的 SBRT 方案，其所使用的剂量均低于 RTOG 0236 的标准剂量方案 20Gy×3＝60Gy。RTOG 0915 试验研究的主要终点是毒副反应，待该研究完成后，下一步工作是将其中毒性较小的一组与 RTOG 0236 标准剂量方案进行对比的一项Ⅲ期临床试验。RTOG 0236 的标准剂量方案 20Gy×3＝60Gy 已获得了 97.6%的 3 年局控率，因此很难期望 RTOG 0915 方案能进一步改善肿瘤局控，但从毒副反应方面考虑，该试验对体质较弱的 SBRT 患者可能更为适用。对于无法手术治疗的早期 NSCLC 患者，影响患者生存的因素中哪个更为重要：避免患者死于 NSCLC 抑或其他合并疾病/并发症？RTOG 0915 在探讨这个问题的答案方面迈出了第一步。

2. 可手术切除早期 NSCLC 行 SBRT 的临床试验研究　SBRT 在不适合手术切除早期 NSCLC 的治疗结果显示其能有效地消灭原发肿瘤，而且耐受性也较好。鉴于此，SBRT 在可手术 NSCLC 患者中应用的可能性也受到了关注。据已有研究报道，只要予以合理的照射剂量，SBRT 治疗可获得与亚肺叶切除甚至是肺叶切除相当的疗效。2007 年 RTOG 发起了一项 RTOG 0618 临床预试验，旨在评估应用 RTOG 0236 的剂量方案对可手术早期 NSCLC 行 SBRT 治疗的效果。在 RTOG 0618 试验中，足够的放疗剂量是治疗成功的关键，因为早期可手术 NSCLC，作为对照的手术治疗手段已经非常成熟，肺叶切除的局部控制率可达 90%以上。该试验的主要预期终点 2 年肿瘤局部控制率达 90%，次要终点为生存率及不良反应。这些患者中，局部控制率是最重要的预后因素；采用相同的剂量分割方案治疗后，如果 RTOG 0618 所获得的局控率能与 RTOG 0236 的局控率相近，即满足了上述试验的要求。目前另有数项临床试验也正在进行中，把可手术的早期 NSCLC 患者随机分为手术组或 SBRT 治疗组，其结果同样也值得拭目以待。

（三）临床治疗结果

1. 回顾性研究结果　Uematsu 等治疗了 50 例 NSCLC 患者（21 例无法手术），SBRT 50～60Gy/5～10 次。18 例患者在 SBRT 之前还接受了 40～60Gy 的胸部常规分割放疗。中位随访时间为 36 个月，局部疾病控制率约为 94%。3 年总生存率和病因特异性生存率分别为 66%（29 例可手术患者为 86%）和 88%。Nagata 等使用 SBRT，10～12Gy×4 次（40～48Gy），治疗 40 例肺癌患者（31 例为 $T_{1\sim3}N_0M_0$ 期原发性 NSCLC）。经中位 19 个月的随访，16 例 $T_1N_0M_0$ 期的 NSCLC 接受了 12Gy×4 次的照射，局部肿瘤均得到良好控制。Onishi 等的一项回顾性研究，汇总了日本 13 个研究机构的 245 例 SBRT 治疗的早期 NSCLC 患者（T_1 期 155 例，T_2 期 90 例），剂量分割方案为 18～75Gy/1～22 次，中位生物等效剂量（biologic effective dose，BED）为 108Gy（范围为 57～180Gy）DBED≥100Gy 的患者局部肿瘤进展率为 8.1%，BED<100Gy 者为 26.4%，BED≥100Gy 和 BED<100Gy 可手术患者的 3 年总生存率分别为 88.4%和 69.4%。Zimmermann 等报道了 SBRT 治疗 30 例无法手术的Ⅰ期 NSCLC 的初步研究结果，剂量方案为 24～37.5Gy/3～5 次（多数为 12.5Gy×3 次经中位 18 个月随访，肿瘤局部控制率约为 93%。Baumann 等报道了 206 例Ⅰ期 NSCLC（81%不适合手术）SBRT 治疗的结果，方案为 20Gy×3 次、12Gy×5 次、7.5Gy×8 次，31%的患者有病理诊断结果，7 例（3.5%）局部复发，1 例（1%）其他部位出现复发。经中位 12 个月的随访，1、2 年生存率分别为 81%、64%，中位总生存时间为 34 个月；区域复发率约为 9%（4%为另外出现的复发病灶），1、2 年疾病无远处转移生存率分别为 85%和 77%。Ng 等报道了 20 例不适合手术的Ⅰ期 NSCLC 患者 SBRT 治疗结果，剂量为 45～54Gy/3～4 次。经中位 21 个月随访，2 年肿瘤局部控制率和肿瘤特异性生存率分别为 94.7%和 77.6%。总之，大多数的 SBRT 回顾性研究结果均显示了较高的肿瘤局部控制率。

2. Ⅰ期剂量递增试验结果　印第安纳大学对不适合手术的 NSCLC 患者进行了 SBRT 剂量递增Ⅰ期研究，共入组 47 例 $T_{1\sim2}$ 患者，初始剂量为 8Gy×3 次（24Gy），选择了每次治疗增加 2Gy 的 7 个级别的递增剂量。直径<5cm 的 $T_{1\sim2}$ 肿瘤即便处方剂量增加至 20～22Gy×3 次（60～66Gy）也未达到最大耐受剂量（MTD）；但直径 5～7cm 的肿瘤，当剂量增加至 24Gy×3 次（72Gy）时，不良反应则比较明显。47 例患者中有 10 例在 SBRT 后的 3～31 个月间出现局部复发，10 例复发患者中有 9 例接受了在 16Gy×3 次的放射治疗。在Ⅰ期试验结果的基础上该中心又进行了Ⅱ期 SBRT 试验，T_1 肿瘤为 20Gy×3 次（60Gy），T_2 肿瘤为 22Gy×3 次（66Gy）。70 例患者中位随访 50.2 个月，3 年肿瘤局部控制率为 88.1%。区域淋巴结复发率和远处转移率分别为 8.6%和 12.9%，3 年生存率和中位总生存时间分别为 42.7%和 32.4 个月，3 年肿瘤特异性生存率为 81.7%，T_1 和 T_2 肿瘤患者的中位生存时间分别为 30.7 个月和 24.5 个月；周围型和中央型患者的总生存并未见明显差异。

3. Ⅱ期临床试验结果　日本的 Nagata 等报告了Ⅰ期 NSCLC 的临床Ⅰ/Ⅱ期 SBRT 试验，使用方案为 12Gy×4 次（48Gy），有 32 例ⅠA 期、13 例ⅠB 期入组，包括了可手术和不适合手术的患者;局部控制率约 90%,16%的患者肿瘤 100%完全缓解,Ⅰ A 期、Ⅰ B 期区域淋巴结复发分别为 3 例和 0 例,5 例Ⅰ A 期、4 例Ⅰ B 期患者发生了远处转移;未发现 3 级以上的肺毒性反应。Koto 等在日本进行的另一项Ⅰ期 NSCLC 的临床Ⅱ期 SBRT 研究中,招募了 31 例患者(T_1 期 19 例,T_2 期 12 例),其中 20 例为不可手术患者;对于肿瘤位置靠近危及器官的患者,选择的放疗方案为 15Gy×3 次(45Gy)、7.5Gy×8 次(60Gy);T_1 与 T_2 期肿瘤的 3 年局部肿瘤控制率分别为 77.9%和 40%,3 年总生存率和肿瘤特异性生存率分别为 71.7%和 83.5%。Baumann 等的Ⅱ期临床研究报告了 57 例不适合手术的Ⅰ期 NSCLC 的 SBRT 结果,予 15Gy×3 次(45Gy)放射治疗;3 年肿瘤局部控制率为 92%,1、2、3 年总生存率分别为 86%、65%和 60%,肿瘤特异性生存率分别为 93%、88%和 88%。Ricardi 等报道了意大利Ⅱ期 SBRT 试验的最终结果,62 例Ⅰ期 NSCLC 患者参加了该试验,T_1 期 43 例,T_2 期 19 例;放疗方案为 15Gy×3 次(45Gy),经中位 28 个月的随访,3 年肿瘤局部控制率、肿瘤特异性生存率和总生存率分别为 87.8%、72.5%和 57.1%;20 例死亡患者中,8 例为非肿瘤相关性死亡。美国 MD Anderson 癌症中心进行的一项研究,13 例Ⅰ期中央型或周围型 NSCLC 患者在 SBRT 的Ⅰ/Ⅱ期试验里接受了 10~12.5Gy×4 次(40~50Gy)的照射,经中位 17 个月的随访,照射 50Gy 的所有患者局部疾病均得到了控制;7.7%和 15.4%的患者则分别出现了纵隔淋巴结转移和远处转移。

(四)SBRT 患者的选择

接受 SBRT 治疗的肺部肿瘤必须是 CT 上可见肿瘤,一般肿瘤最大径应≤5~7cm。由于 SBRT 的照射靶区仅包括局部肿瘤,所以临床的准确分期就显得非常重要,要尽量避免低估 NSCLC 的临床分期。据最近的研究报道,CT 诊断纵隔淋巴结转移的灵敏度和特异性仅分别为 55%和 81%,而 PET 诊断纵隔淋巴结精确性优于 CT,其灵敏度和特异性分别可达 77%和 86%,气管镜超声(endobronchial ultrasound,EBUS),食管镜超声(esophageal endoscopic ultrasound,EUS)或两者联合引导下的针吸活检灵敏度分别为 89%、89%和 91%。FDG-PET 已被用于 NSCLC 的分期,在 SBRT 治疗前进行 PET/CT 检查以确认纵隔淋巴结转移状态和排除远处转移至关重要。纵隔镜检查虽然目前仍然是纵隔淋巴结病理分期的金标准,但是临床上接受 SBRT 治疗的大部分是因为有内科疾病或者年龄过大难以耐受全身麻醉及手术的患者,所以纵隔镜检查对于他们而言一般难以实施,因此目前 PET-CT 检查仍通常被用来进行纵隔淋巴结的分期。CT 检查显示>1cm 的肺门或纵隔淋巴结应予排除淋巴结转移可能,除非已有淋巴结活检证实所有异常的淋巴结为阴性或该淋巴结在 6 个月内未发生变化。

(五)SBRT 的流程与实施

伽玛刀是立体定向放射外科治疗的代表性设备,通过聚合多束射线在靶区形成很高的治疗剂量,因每束射线的剂量很低,因此每束射线通路上的组织造成的损伤非常有限。SBRT 也参照此治疗模式,为了准确地击中肿瘤靶区,利用外照射在目标靶区聚焦以达到局部高剂量。同时尽可能避免对正常组织的高剂量照射,同时结合采用复杂的影像引导和运动控制技术以确保照射的准确性。对于治疗团队而言,为了确保 SBRT 所需生物等效剂量的准确投照,选择合适的患者、严格的治疗计划设计以及严谨的设备操作均非常重要。以下对目前浙江省肿瘤医院执行的 SBRT 治疗流程作一简要介绍。

1.患者的固定　对肺癌患者实施 SBRT 治疗的第一步是有效地固定患者。目前浙江省肿瘤医院采用真空垫仰卧位固定技术。必须让患者选择一个舒适的体位固定以保证治疗期间靶区定位和照射的准确性及重复性，无论使用何种固定方法，必须要保证患者在较长的治疗过程中感觉体位舒适，而且摆位必须具有高度的可重复性，要求患者在分次内的运动范围小于3mm，从而避免治疗期间可能出现的较大的几何误差以及由此引起的不确定性。患者在真空气垫上可自行调整位置直到形成最为舒适的体位。在气垫完全抽成真空的过程中，应从各个方向紧密包绕患者，形成铸型固定，从而实现对患者的良好固定。在患者体表及真空袋仔细做好相应标记，并将相应的位置参数记录于病历中，以便于在随后的治疗中准确地进行对照摆位。

2.运动评估及处理　准确地评估治疗靶区的呼吸动度，并据此决定是否需采取相应的运动控制干预措施是必不可少的步骤，这对于尽可能地缩小治疗边界极其重要。浙江省肿瘤医院利用实时透视对呼吸动度先行初步评估。随后进行4D－CT扫描，影像按10个时相进行重建，对CT扫描，一般不强制要求增强扫描，如果需要使用增强扫描，那么必须同时有平扫的CT图像用来进行剂量计算，尤其是当肿瘤位于大血管附近的情况更要注意，全肺范围内童建CT的层厚必须≤3mm，当肿瘤运动范围＞1.0cm时，必须采取呼吸门控等特殊的手段来减少器官运动。浙江省肿瘤医院采用加速器门控技术以控制肿瘤运动，每次治疗前的肿瘤初始位置都常规进行图像引导下的位置校准。

根据4D－CT影像的10个呼吸时相数据可对肿瘤的运动特征加以评估。例如，在肿瘤随呼吸运动沿头脚方向移动时，在肿瘤位置的最高点与最低点处分别画一条线(图5－8)，此即代表了呼吸周期内肿瘤随呼吸运动的位置变化幅度。利用4D－CT影像可以进行图像重建，形成最大密度投影图像，从而实现在一个影像序列上显示肿瘤的全部运动幅度信息。此外，利用4D－CT影像还可以对不同结构的相对运动进行评估。图2－2－3中所示肿瘤的动度远小于横膈的运动幅度，显然，横膈不能作为评估肺内肿瘤动度的可靠参考物，但是在评估肿瘤呼吸相位特征时可以以横膈作为参照。

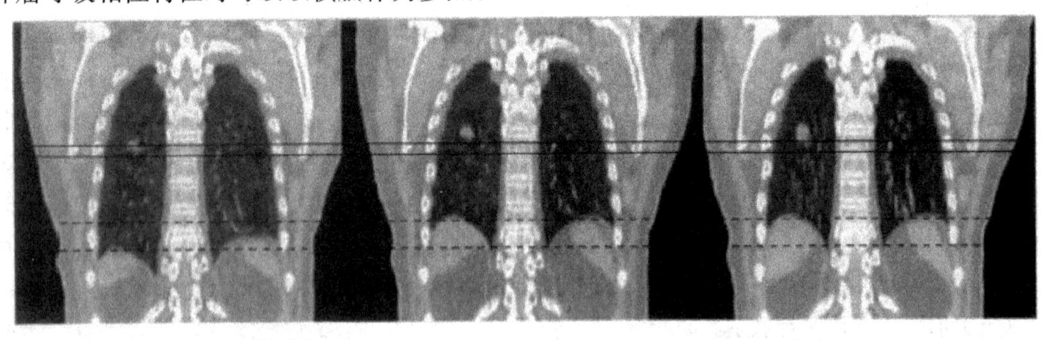

吸气相　　　　呼气相　　　　最大密度投影

肿瘤运动　　　　横膈运动

注：图中线条代表吸气和呼气时肿瘤及膈肌运动的边界。

图5－8　利用4D－CT影像进行图像重建

3.靶区及危及器官的勾画　合理的靶区勾画至关重要。应在CT肺窗影像上勾画大体肿瘤靶区(gross tumor volume，GTV)。为了尽可能准确地勾画靶区GTV，理想条件下，应使用最佳质量的CT影像和融合图像。在SBRT治疗中，临床靶区(clinical target volume，CTV)紧靠GTV。CTV随呼吸而运动，其运动轨迹则形成内靶区(internal target volume，ITV)。最后，考虑到治疗的不确定性因素如摆位误差等因素，应在ITV基础上再外放一定边界形成计划靶区(planning target volume,PTV)。每一次的边界外扩务必合理,不宜过大,实际治疗靶区 PTV 通常较 GTV 大许多,随着 PTV 的增大,最终的治疗容积将以其半径三次方的倍数而增大,从而将显著增加潜在的不良反应。因此,准确地确定 GTV 和 PTV 的范围对尽可能地降低治疗的不良反应和改善肿瘤的局部控制极其重要。

4.常用剂量分割及危及器官的剂量限制　Daly 等 2012 年调查了美国 50 个州胸部 SBRT 的临床实践情况,首选剂量分割方案见图 5－9。

2013 版 NCCN 推荐的常用剂量及分割方案见表 5－2,危及器官剂量限制见表 5－3。

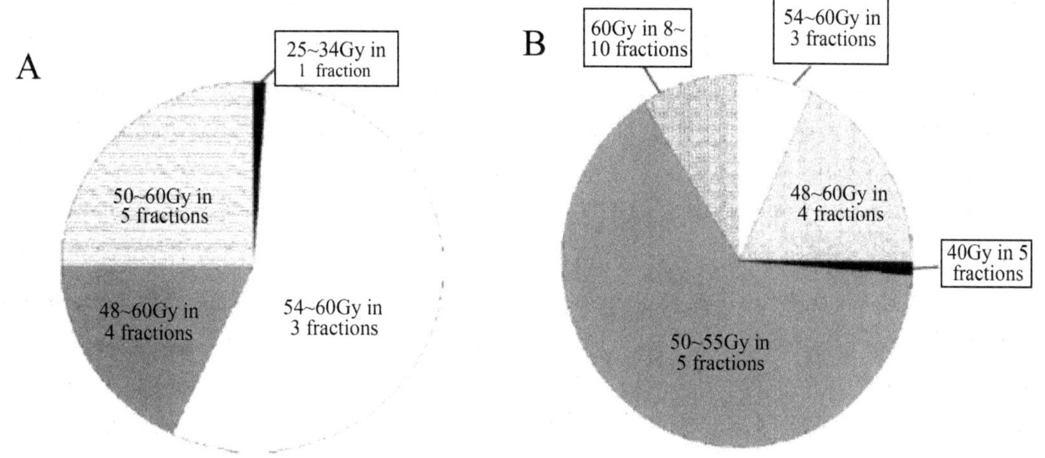

图 5－9　美国 2012 年调查胸部 SBRT 临床实践周围型肿瘤(A)与中央型肿瘤(B)首选的剂量分割方案统计结果

表 5－2　NCCN 推荐的 SBRT 常用剂量及分割方案

总剂量(Gy)	分割次数	适应证
25～34	1 次	周围型小肿瘤(<2cm),尤其是距离胸壁>1cm。
45～60	3 次	周围型肿瘤,且距离胸壁>1cm。
48～50	4 次	中央型或周围型<4～5cm 的肿瘤,尤其是距离胸壁<1cm。
50～55	5 次	中央型或周围型肿瘤,尤其是距离胸壁<1cm。
60～70	8～10 次	中央型肿瘤

表 5－3　NCCN 推荐的 SBRT 危及器官最大剂量限制

危及器官	1 次	3 次	4 次	5 次
脊髓	14Gy	18Gy(6Gy/次)	26Gy(6.5Gy/次)	30Gy(6Gy/次)
食管	15.4Gy	30Gy(10Gy/次)	30Gy(7.5Gy/次)	32.5Gy(6.5Gy/次)
臂丛神经	17.5Gy	21Gy(7Gy/次)	27.2Gy(6.8Gy/次)	30Gy(6Gy/次)
心脏/心包	22Gy	30Gy(10Gy/次)	34Gy(8.5Gy/次)	35Gy(7Gy/次)
大血管	37Gy	39Gy(13Gy/次)	49Gy(12.25Gy/次)	55Gy(11Gy/次)
气管/近端支气管	20.2Gy	30Gy(10Gy/次)	34.8Gy(8.7Gy/次)	32.5Gy(6.5Gy/次)
肋骨	30Gy	30Gy(10Gy/次)	30Gy(7.5Gy/次)	32.5Gy(6.5Gy/次)
皮肤	26Gy	30Gy(10Gy/次)	36Gy(9Gy/次)	40Gy(8Gy/次)
胃	12.4Gy	27Gy(9Gy/次)	30Gy(7.5Gy/次)	35Gy(7Gy/次)

注:危及器官剂量限制根据最近以及正在进行的 RTOG SBRT 临床试验(RTOG 0618、0813、0915)。

为了确保SBRT计划的剂量分布安全可靠,需要对各种正常组织制定合理客观的剂量限制。虽然在常规分割放疗中已经建立和验证了各种组织的剂量限制,但类似的剂量限制条件尚未在SBRT治疗中形成,这方面的数据正在积累过程中。本章所列2013 NCCN推荐的有关正常组织的剂量限制参考值来自于最近以及正在进行的RTOG中SBRT临床试验(RTOG 0618,0813,0915数据),需说明的是这些数据尚未完全获得长期随访的验证,因此在应用时仍需谨慎。

SBRT正常组织剂量限制与器官的关键性容积概念相关。关键性容积(critical volume)的概念最早出现在20世纪80年代中期,其对于SBRT治疗尤为重要。关键性容积是指为了防止一个器官在治疗后出现功能不全,在治疗时必须予以保护的最小绝对容积。该概念的证据源于行外科手术切除转移病灶的临床经验,切除病灶时,必须保留足够多的功能正常组织以维持患者的正常生存所需,此即为该器官的关键性容积。在肝脏,约2/3的肝组织可被切除,但如果超过此范围,将无法维持基本的肝脏功能。

关键性容积的概念在放疗中主要应用于并联器官。这些组织的主要特征是包括大量功能相同的亚单位,如肝脏和肺实质。这些亚单位在器官门(如肝门、肺门等)部位连接汇聚形成一个器官整体,内含淋巴管、血管及神经。重要的是,与并联器官相关的关键性容积概念所描述的是该组织容许被损伤的亚单位的数目或容积,而并非损伤的程度。事实上,导致并联器官丧失功能的剂量阈值通常非常低,因此机体通过储备大量的亚单位以确保这些器官功能的完整性,而非依赖其自身的修复能力。当然,每个器官的剂量限制同时还受其他许多因素的影响,如放射治疗的分割次数、综合治疗方案、器官的功能状况等。

SBRT治疗计划的策略根据治疗是否涉及并联或串联器官而有异。对于并联器官,无论是SBRT还是常规放疗,不良反应主要取决于受治疗的器官容积,而非接受的剂量强度。在并联器官中,SBRT的治疗计划目标是确保关键性容积的组织所受剂量低于其阈值。而串联器官,如食管、神经和气管,其损伤主要取决于所接受的最大放疗剂量,由于即使是很小的节段性的损伤也可能对整个串联器官的功能带来潜在的灾难性损伤,因此,对于串联组织最安全的治疗计划方法是在治疗过程中尽可能将其避开。否则,治疗时必须避免予以超过这些组织修复能力的剂量,即便是受照射体积非常小也不允许。与并联组织不同,可以通过限制中高剂量区内的最大剂量对串联组织予以保护。

表5－4、5－5所列为美国德克萨斯大学西南医学中心(UTSW)推荐使用的SBRT治疗时各器官与组织的剂量限制也是对之前其所发表数据的补充和更新,在计划计算时也可参考这些剂量限制。然而,有时由于正常组织与治疗靶区非常接近,可能无法制定出满足所列所有剂量限制条件的治疗计划。在这种情况下,首先须确保剂量分布具有高度的均匀性及靶区周边剂量梯度陡峭,然后决定在此特定的临床情况下对哪些剂量限制可以作适当放宽,但脊髓剂量限制除外,特别是在预后相对较好的患者中应严格遵守脊髓的剂量限制。作者指出,表5－4、5－5所列剂量限制可视为治疗时的参考指南,而非绝对要求;随着长期随访数据的增加,这些剂量限制参数将被进一步修改和验证。

表5—4 UTSW推荐使用的SBRT治疗时串联器官与组织的剂量限制

分割次数	容积(cm^3)	容积最大剂量,Gy(Gy/f)	最高点剂量,Gy^b(Gy/f)	观察终点(≥3度)
单次				
视神经	<0.2	8.0	10.0	神经炎
耳蜗			9.0	听力丧失
脑干(不包括延髓)	<0.5	10.0	15.0	颅神经病
脊髓、延髓	<0.35	10.0	14.0	脊髓炎
	<1.2	7.0		
脊髓亚容积(治疗水平上下5~6mm)	<10%的亚容积	10.0	14.0	脊髓炎
马尾	<5	14.0	16.0	神经炎
骶丛	<5	14.4	16.0	神经病变
食管*	<5	11.9	15.4	狭窄/瘘
臂丛	<3	14.0	17.5	神经病变
心脏/心包	<15	16.0	22.0	心包炎
大血管	<10	31.0	37.0	动脉瘤
气管、主支气管*	<4	10.5	20.2	狭窄/瘘
细支气管—小气道	<0.5	12.4	13.3	狭窄伴肺不张
肋骨	<1	22.0	30.0	疼痛或骨折
皮肤	<10	23.0	26.0	溃疡
胃	<10	11.2	12.4	溃疡/瘘
十二指肠*	<5	11.2	12.4	溃疡
	<10	9.0		
空肠*	<5	11.9	15.4	肠炎/肠梗阻
结肠*	<20	14.3	18.4	结肠炎/瘘
直肠*	<20	14.3	18.4	直肠炎/瘘
膀胱壁	<15	11.4	18.4	膀胱炎/瘘
阴茎球	<3	14.0	34.0	阳痿
股骨头(双侧)	<10	14.0		坏死
肾门/血管主干	<2/3体积	10.6		恶性高血压
3次				
视神经	<0.2	15.3(5.1)	17.4(5.8)	神经炎
耳蜗			17.1(5.7)	听力丧失
脑干(不包括延髓)	<0.5	18.0(6.0)	23.1(7.7)	颅神经病变
脊髓、延髓	<0.35	18.0(6.0)	21.9(7.3)	脊髓炎
	<1.2	12.3(4.1)		
脊髓亚容积(治疗水平上下5~6mm)	<10%亚容积	18.0(6.0)	21.9(7.3)	脊髓炎

（续表）

分割次数	容积(cm³)	容积最大剂量,Gy(Gy/f)	最高点剂量,Gy[b](Gy/f)	观察终点(≥3度)
马尾	<5	21.9(7.3)	24.0(8.0)	神经炎
骶丛	<5	22.5(7.5)	24.0(8.0)	神经病变
食管*	<5	17.7(5.9)	25.2(8.4)	狭窄/瘘
臂丛	<3	20.4(6.8)	24.0(8.0)	神经病变
心脏/心包	<15	24.0(8.0)	30.0(10.0)	心包炎
大血管	<10	39.0(13.0)	45.0(15.0)	动脉瘤
气管、主支气管*	<4	15.0(5.0)	30.0(10.0)	狭窄/瘘
细支气管一小气道	<0.5	18.9(6.3)	23.1(7.7)	狭窄伴肺不张
肋骨	<1	28.8(9.6)	36.9(12.3)	疼痛或骨折
皮肤	<10	30.0(10.0)	33.0(11.0)	溃疡
胃	<10	16.5(5.5)	22.2(7.4)	溃疡/瘘
十二指肠*	<5	16.5(5.5)	22.2(7.4)	溃疡
	<10	11.4(3.8)		
空肠*	<5	17.7(5.9)	25.2(8.4)	肠炎/肠梗阻
结肠*	<20	24.0(8.0)	28.2(9.4)	结肠炎/瘘
直肠*	<20	24.0(8.0)	28.2(9.4)	直肠炎/瘘
膀胱壁	<15	16.8(5.6)	28.2(9.4)	膀胱炎/瘘
阴茎球	<3	21.9(7.3)	42.0(14.0)	阳痿
股骨头(双侧)	<10	21.9(7.3)		坏死
肾门/血管主干	<2/3 体积	18.6(6.2)		恶性高血压
4 次				
视神经	<0.2	19.2(4.8)	21.2(5.3)	神经炎
耳蜗			21.2(5.3)	听力丧失
脑干(不包括延髓)	<0.5	20.8(5.2)	27.2(6.8)	颅神经病变
脊髓、延髓	<0.35	20.8(5.2)	26.0(6.5)	脊髓炎
	<1.2	13.6(3.4)		
脊髓亚容积(治疗水平上下 5～6mm)	<10%亚容积	20.8(5.2)	26.0(6.5)	脊髓炎
马尾	<5	26.0(6.5)	28.0(7.0)	神经炎
骶丛	<5	26.0(6.5)	28.0(7.0)	神经病变
食管*	<5	18.8(4.7)	30.0(7.5)	狭窄/瘘
臂丛	<3	23.6(5.9)	27.2(6.8)	神经病变
心脏/心包	<15	28.0(7.0)	34.0(8.5)	心包炎
大血管	<10	43.0(10.75)	49.0(12.25)	动脉瘤
气管、主支气管*	<4	15.6(3.9)	34.8(8.7)	狭窄/瘘
细支气管一小气道	<0.5	20.0(5.0)	28.0(7.0)	狭窄伴肺不张

（续表）

分割次数	容积（cm^3）	容积最大剂量，Gy（Gy/f）	最高点剂量，Gy[b]（Gy/f）	观察终点（≥3 度）
肋骨	<1	32.0(8.0)	40.0(10.0)	疼痛或骨折
皮肤	<10	33.2(8.3)	36.0(9.0)	溃疡
胃	<10	17.6(4.4)	27.2(6.8)	溃疡/瘘
十二指肠*	<5	17.6(4.4)	27.2(6.8)	溃疡
	<10	12.0(3.0)		
空肠*	<5	18.8(4.7)	30.0(7.5)	肠炎/肠梗阻
结肠*	<20	24.0(6.0)	33.2(8.3)	结肠炎/瘘
直肠*	<20	24.0(6.0)	33.2(8.3)	直肠炎/瘘
膀胱壁	<15	17.6(4.4)	33.2(8.3)	膀胱炎/瘘
阴茎球	<3	26.0(6.5)	46.0(11.5)	阳痿
股骨头（双侧）	<10	26.0(6.5)		坏死
肾门/血管主干	<2/3 体积	21.0(5.25)		恶性高血压
5 次				
视神经	<0.2	23.0(4.6)	25.0(5.0)	神经炎
耳蜗			25.0(5.0)	听力丧失
脑干（不包括延髓）	<0.5	23.0(4.6)	31.0(6.2)	颅神经病变
脊髓、延髓	<0.35	23.0(4.6)	30.0(6.0)	脊髓炎
	<1.2	14.5(2.9)		
脊髓亚容积（治疗水平上下 5～6mm）	<10%亚容积	23.0(4.6)	30.0(6.0)	脊髓炎
马尾	<5	30.0(6.0)	32.0(6.4)	神经炎
骶丛	<5	30.0(6.0)	32.0(6.4)	神经病变
食管*	<5	19.5(3.9)	35.0(7.0)	狭窄/瘘
臂丛	<3	27.0(5.4)	30.5(6.1)	神经病变
心脏/心包	<15	32.0(6.4)	38.0(7.6)	心包炎
大血管	<10	47.0(9.4)	53.0(10.6)	动脉瘤
气管、主支气管*	<4	16.5(3.3)	40.0(8.0)	狭窄/瘘
细支气管一小气道	<0.5	21.0(4.2)	33.0(6.6)	狭窄伴肺不张
肋骨	<1	35.0(7)	43(8.6)	疼痛或骨折
皮肤	<10	36.5(7.3)	39.5(7.9)	溃疡
胃	<10	18.0(3.6)	32.0(6.4)	溃疡/瘘
十二指肠*	<5	18.0(3.6)	32.0(6.4)	溃疡
	<10	12.5(2.5)		
空肠*	<5	19.5(3.9)	35.0(7.0)	肠炎/肠梗阻
结肠*	<20	25.0(5.0)	38.0(7.6)	结肠炎/瘘
直肠*	<20	25.0(5.0)	38.0(7.6)	直肠炎/瘘

（续表）

分割次数	容积（cm^3）	容积最大剂量，Gy(Gy/f)	最高点剂量，Gy^b(Gy/f)	观察终点（≥3 度）
膀胱壁	<15	18.3(3.65)	38.0(7.6)	膀胱炎/瘘
阴茎球	<3	30.0(6.0)	50.0(10.0)	阳痿
股骨头（双侧）	<10	30.0(6.0)		坏死
肾门/血管主干	<2/3 体积	23.0(4.6)		恶性高血压

表 5—5　UTSW 推荐使用的 SBRT 治疗时并联器官与组织的剂量限制

分割次数	关键性容积（cm3）	关键性容积最高剂量，Gy(Gy/f)	观察终点（≥3 度）
单次			
肺（双侧）	1500	7.0	基本肺功能
肺（双侧）	1000	7.4	肺炎
肝脏	700	9.1	基本肝功能
肾皮质（双侧）	200	8.4	基本肾功能
3 次			
肺（双侧）	1500	10.5(3.5)	基本肺功能
肺（双侧）	1000	11.4(3.8)	肺炎
肝脏	700	17.1(5.7)	基本肝功能
肾皮质（双侧）	200	14.4(4.8)	基本肾功能
4 次			
肺（双侧）	1500	11.6(2.9)	基本肺功能
肺（双侧）	1000	12.4(3.1)	肺炎
肝脏	700	19.2(4.8)	基本肝功能
肾皮质（双侧）	200	16.0(4.0)	基本肾功能
5 次			
肺（双侧）	1500	12.5p.5)	基本肺功能
肺（双侧）	1000	13.5(2.7)	肺炎
肝脏	700	21.0(4.2)	基本肝功能
肾皮质（双侧）	200	17.5(3.5)	基本肾功能

5.放疗计划设计　总则：邻近危及器官的靶区剂量，在满足危及器官剂量的前提下，应当争取靶区剂量最大化。为达到这一要求，计划设计时可以同时采取共面和非共面的照射野。基于 CT 图像的治疗计划系统其剂量计算必须进行组织密度不均匀性校正。剂量计算必须基于自由呼吸状态下的三维 CT 扫描重建图像进行。处方剂量必须包绕 95%的 FTV 体积且 90%的处方剂量线必须包绕 99%的 PTV 体积，处方剂量必须包绕 99%的 ITV 体积和 100%的 GTV 体积。处方剂量的 105%区域必须位于 PTV 内，不允许存在于 PTV 外的正常组织中，累积大于 105%处方剂量的体积应≤PTV 体积的 15%。80%(75%～85%)等剂量线包绕靶区表面。内靶区(ITV)内允许存在剂量热点，但最高剂量值必须控制在处方剂量的 130%以内。

在 SBRT 的计划设计过程中应用正确的剂量异质性算法非常重要。在之前的报道中已经发现组织异质性可能对剂量计算造成影响。随后的研究结果也证实,笔形线束和 Clarkson 算法在低密度材料中可造成 10%~20%(甚至可达 40%)的剂量误差,这是因为计算中未能充分考虑到二次散射效应对剂量的影响。即使采取如 RTOG 0236 试验中的方法,按照水的密度进行剂量计算,所得 PTV 边缘区的剂量结果也较这些有缺陷的算法更加准确。而蒙特卡罗(Monte Carlo)算法、卷积超级迭代算法(convolution superposition,CS)和 AAA 算法都充分地考虑了二次散射和电子平衡的因素,其剂量计算准确性都大大提高。浙江省肿瘤医院针对平均密度投影数据使用筒串卷积剂量算法(collapsed cone convolution,CCC)计算剂量,并用体模验证剂量计算的准确性。

在制定计划时,需要获得高水准的剂量/靶区均匀性。利用现有的计划系统,在靶区内达到上述目标较为容易,较为困难的是降低靶区周边的中剂量区,使得剂量梯度尽可能地陡峭,这是 SBRT 计划制定过程中最具挑战性的部分,也是区分计划理想与否的标准之一,因为中剂量溢出有可能发生在任意方向上,其中的关键步骤在于将剂量溢出控制在可能引起较少不良反应的方向或区域内。最后需要指出的是,立体定向模式的原则是以较大的体积接受较低的剂量换取相对较小的体积接受中高剂量。

评价 SBRT 计划的最重要参数为适形指数、高剂量溢出和低剂量溢出。PTV 的适形指数定义为处方剂量包绕体积与 PTV 体积的比值,比值小于 1.2 是理想的,从而限制处方剂量之内的肺组织体积,减少对肺实质的放射性损伤,这一点至关重要。高剂量溢出考虑的是正常组织接受治疗剂量放射的位置和体积,这对于串联器官,如脊髓和食管,应该予以避免。低剂量溢出对器官的影响与常规放射治疗所致的正常器官损伤相似。

6.治疗验证与实施　肺癌 SBRT 治疗的最后一步是验证照射野的准确性及治疗实施。锥形束 CT(cone－beam CT,CB－CT)影像可以为治疗提供丰富的影像引导信息,尤其是对于肺内靶区,可以充分地利用实体肿瘤和含气肺组织之间的巨大密度差异获得更好的显示。通过采集治疗前的 CB－CT 图像,根据影像相应地调整治疗床位置,有助于彻底消除不同分割治疗间的误差。而且在每次治疗后记录位置偏移值将有助于量化治疗照射过程中的误差,据此可以定期评估本单位所设的 PTV 外放范围是否合理。

那么,什么是最好的影像验证方法呢?对于较大的照射野,需要对身体的多个区域进行对位匹配,千伏正侧位影像具有相当的优势,因为利用正侧位影像可以快速地完成对大野的评估。此外,透视模式下还可获得局部区域的动态影像。断层成像,如 CB－CT 或其他室内 CT 系统,在观察三维软组织结构上具有优势。在临床治疗中经常遇到肿瘤在平面影像上显示不清,此时断层影像非常重要。但是,断层影像的时间分辨率较差,因此影像上通常存在明显的运动伪影。

浙江省肿瘤医院所有患者治疗时,常规在治疗前获取肿瘤中心点或参考点位置的二维图像(正、侧位)。再进行 CB－CT 扫描,CB－CT 的 ITV 需与计划 CT 的 ITV 相比较,如果治疗前根据图像引导位移超过 3mm,则治疗后需继续进行 CB－CT 图像验证并记录患者体位的精确性。放射治疗开始后可以用动态的电子射野影像系统(electronic portal imaging device,EPID)图像来确保照射野的准确性。

(六)复发的评估

胸部 CT 是监测 SBRT 患者病情的主要方法。SBRT 之后肺实质的改变与常规分割放射治疗不同。放射诱导的肺损伤表现为片状致密影或密集的纤维化影,与肿瘤残留或复发较难鉴别。Matsuo 等 66 报道 SBRT 剂量达 10～12Gy×4～5 次(40～60Gy)中位治疗 5 个月(2～9 个月)时,68%的肺癌患者可见片状致密影,通过进一步随访,89%的片状致密影被认为是放射诱导的肺损伤,因为这些病变在 12 个月乃至更长的时间之后没有进一步扩大。这与局部复发不同,后者的片状致密影随着时间改变会继续扩大。Takeda 等报道早期 NSCLC 患者经 10Gy×5 次(50Gy)SBRT 治疗后,50 例患者中 20 例(40%)出现了异常的致密影,疑为复发,但是,仅 3 例(6%)最终证实为复发,14 例(28%)为纤维化病灶。

对于早期 NSCLC,FDG－PET 已被用于监测 SBRT 患者病情。除了评估 SBRT 治疗的原发灶局部复发以外,同时也用于评估区域淋巴结复发及远处转移情况等与 CT 相比,PET－CT 具有更好的灵敏度和特异性。但基于一些研究结果的观察,对于Ⅰ期 NSCLC 患者 SBRT 治疗后常规使用 FDG－PET 进行随访并不推荐在一项使用 FDG－PET 评估 SBRT 的回顾性研究中,28 例 SBRT 治疗的 NSCLC 患者,有 4 例在原发肿瘤位置出现高代谢,但最后未确诊为局部复发在印第安纳大学进行的Ⅱ期前瞻性研究 14 例 SBRT 治疗的 NSCLC 患者使用 20～22Gy×3 次(60～66Gy)的照射方案,并通过 FDG－PET 随访,经中位 30.2 个月的随访,无患者发生局部复发;平均肿瘤最大标准摄取值(SUV_{max})在 SBRT 前、后 2 周、6 个月和 12 个月分别为 8.70、6.04、2.80 和 3.58,SBRT 之前 SUV 较低的患者可能在最初 2 周出现 SUV 升高,SBRT 之前 SUV 较高的患者常常在治疗后 2 周出现 SUV 降低;13 例原发肿瘤在 SBRT 治疗 12 个月后 $SUV_{max}>3.5$ 的患者中有 6 例在进一步随访中并没有发现局部复发的证据。而日本 Nakajima 等研究则提示根据 FDG－PET 的摄取模式和 SUV_{max} 可以区别肿瘤复发和放射性纤维化,SBRT 治疗 12 个月后的 SUV_{max} 复发灶明显高于纤维化病灶(8.0±3.2vs2.1±0.9,$P<0.001$)。

可见,早期 NSCLC 行 SBRT 治疗时,复发的检测仍然是目前临床的一个难题。SBRT 是治疗早期 NSCLC 的有效手段,但其放射诱导的肺损伤所致的炎症和纤维化改变常常导致与肿瘤复发相混淆。目前有多个正在进行的 RTOG 多中心随机研究(RTOG 1021、RTOG 3502)比较可手术Ⅰ期患者亚肺叶切除或肺叶切除与 SBRT 的疗效,由于这些患者相对来说一般情况较好,年龄也较轻,对 SBRT 治疗后复发的早期检测显得尤为重要,从而使患者能及时获得挽救性外科手术的机会。MD Anderson 癌症中心对 128 例 SBRT 患者行 PET 随访的研究,建议 SBRT 治疗后 6 个月,PET 检查 $SUV_{max}>5$ 时应及时活检以排除复发,尽管基于这一临界值阳性预测值只有 50%。

(七)不良反应

总体而言,SBRT 耐受性较好,即便是慢性阻塞性肺疾病(chronic obstructive pulmonary disease,COPD)患者也是如此。基础肺功能较差并不预示着 SBRT 之后的预后差或治疗相关性肺功能恶化。各种类型的不良反应已经为许多回顾性和前瞻性早期 NSCLC 的 SBRT 治疗研究所报道。在一项周围型与中央型肺癌的Ⅰ期剂量递增研究,对于肿瘤直径>5cm 者最大耐受剂量(maximum－tolerated dose,MTD)达到了 24Gy×3 次(72Gy),5 例患者中 3 例(60%)发生了 3 级或以上的不良反应,包括放射性肺损伤和气管狭窄。一项印第安纳大学的Ⅱ期临床试验早期报告,不适合手术的 NSCLC 患者使用 SBRT 治疗,剂量为 20～22Gy×3 次(60～66Gy);不良反应观察结果提示 83%的患者发生了 1～2 级的不良反应,包括疲劳、肌肉与骨骼不适和放射性肺损伤,多发生于 SBRT 后的 1～2 个月,一般 3～4 个月时好转;11.4%的患者发生了 3～4 级不良反应,主要表现为肺功能下降、肺炎、胸腔积液、窒息和皮肤毒性反应，一般多发生于 SBRT 后 1.1～25.1 个月。单因素和多因素分析均显示肿瘤部位（中央型 vs 周围型）是不良反应发生的独立相关因素（P＝0.004），与周围型肺癌患者相比，中央型肺癌患者发生严重不良反应的风险明显增加。鉴于印第安纳大学的研究结果，中央型肺癌患者被从 RTOG 0236 试验中排除，该试验中使用的剂量方案为 20Gy×3 次（60Gy）。基于目前所获得的材料，应避免将 20Gy×3 次的方案用于中央型肺癌患者。

食管和大血管位于纵隔/肺门区域，当治疗中央型肺癌时，损伤这些结构的概率较高，在治疗计划时，食管和大血管的位置应该予以勾画。皮肤反应、慢性胸壁疼痛和肋骨骨折多发生于周围型肺癌患者，胸壁疼痛和/或肋骨骨折与胸壁承受 30Gy 分割 3～5 次的照射体积及所受最大剂量有关。一种减少风险的方法是将胸壁作为危及器官，在治疗计划时将其所受剂量最小化。对于发生于肺尖部的肿瘤，同侧臂丛神经受累的风险较高，常规分割根治性剂量放疗发生臂丛损伤的风险约 12%～16%。在 Amini 等的报道中，独立的损伤相关因素为臂丛放疗剂量＞69Gy、放射治疗前伴有臂丛神经病变等。文献中关于臂丛神经对 SBRT 耐受的剂量范围报道极少，印第安纳大学的一项回顾性研究分析了不适合手术的Ⅰ期肺上沟癌患者接受 SBRT 治疗后的臂丛损害情况，当剂量超过 26Gy/3～4 次时，臂丛神经损伤的风险明显增加。

（吴小进）

第四节　手术无法切除的局部晚期非小细胞肺癌的放化疗

手术无法切除的局部晚期非小细胞肺癌主要是指局部病灶太晚期不适合手术切除，或者患者心肺功能差不能耐受手术切除的Ⅲ期 NSCLC，此类患者约占就诊 NSCLC 的 1/3 以上。

一、无法切除的定义

（一）医学上无法切除

NSCLC 确诊的中位年龄在 71 岁左右，很多患者往往伴有严重的其他内科疾病，如慢性阻塞性肺疾病、冠心病、某些结缔组织疾病或糖尿病等。伴有这些基础疾病的患者对于全身麻醉、手术、术后恢复、切除邻近的功能肺等的耐受性往往很差，上述情况被认为是医学上无法切除。

（二）外科无法切除

对局部晚期 NSCLC 患者行手术切除，纵隔淋巴结转移与否是决定手术治疗的重要因素。如果病理学证实纵隔淋巴结有转移，患者即为Ⅲ期，应该采取由肿瘤内科医师、放疗科医师、胸外科医师共同参与制定的多学科综合治疗方案进行治疗。仅从外科医师的观点来看，N_2 淋巴结是可以切除的，因为它们处在开胸或胸腔镜手术的可切除范围之内。而 N_3 淋巴结是无法切除的，因为它们在对侧纵隔或在锁骨上区域，这两个区域都在手术可切除范围之外。一些学者认为，肿瘤侵及椎体、心脏或大血管也是解剖学上无法切除的。

二、多学科综合治疗进展

（一）同步放化疗是手术无法切除局部晚期 NSCLC 的标准治疗

既往的治疗以单纯放疗为主，5 年生存率约 5%；20 世纪 80 年代后，全身化疗和放疗的序贯联合使5年生存率提高到10%左右;20世纪90年代后,系列随机对照研究和荟萃分析均证明同步放化疗较序贯放化疗有更好的生存受益。

CALGB 8433研究是第一个提示放化疗联合治疗较单纯放疗可使患者生存获益的研究,试验随机将155例Ⅲ期NSCLC分成2组:78例接受顺铂/长春花碱化疗,随后接受60Gy胸部放疗;77例仅接受60Gy胸部放疗;两组中位OS分别为13.7个月和9.6个月(P=0.012)。RTOG 8808临床试验比较:联合化放疗(长春花碱/顺铂2个周期+放疗60Gy/30f,152例),单纯常规分割放疗(60Gy/30f,152例),和单纯超分割放疗(69.6Gy/58f,154例)治疗不可手术切除的Ⅱ、Ⅲ期NSCLC的疗效,3组的中位OS分别为13.2个月、11.4个月和12个月,3年生存率分别为8%、5%和6%(P=0.04),联合化放疗疗效优于单纯放疗,进一步证实了CALGB试验的结果。

随后的研究提示同步放化疗疗效优于序贯放化疗。在一项日本的Ⅲ期临床研究中,320例不能手术切除的Ⅲ期NSCLC随机分为同步接受2个周期顺铂/长春地辛/丝裂霉素联合同步放疗56Gy组和先2个周期顺铂/长春地辛/丝裂霉素化疗随后接受56Gy放疗组。同步放化疗组比序贯放化疗组有更长的中位OS(16.5个月vs13.3个月,P=0.04)。2、3、4、5年生存率同步放化疗组较序贯放化疗组高(分别为34.6%、22.3%、16.9%、15.8%vs27.4%,14.7%,10.1%,8.9%)。该研究同时还证明了对于不能手术切除的Ⅲ期NSCLC同步放化疗较序贯放化疗肿瘤客观有效率更高。

CALGB 39801试验比较了诱导化疗后同步放化疗与单纯同步放化疗的疗效。共366例Ⅲ期NSCLC患者被随机分为2组:即刻同步每周卡铂/紫杉醇方案化疗联合66Gy胸部放疗组和先卡铂/紫杉醇3周方案诱导化疗2个周期再同步每周卡铂/紫杉醇方案化疗联合66Gy胸部放疗组。即刻同步放化疗组和诱导化疗后再同步放化疗组中位OS分别为12.0个月和14.0个月,无统计学差异。该临床试验证明在同步放化疗之前先诱导化疗生存受益并未较单纯同步放化疗组增加;另外,还提示诱导化疗后同步放化疗增加了中性粒细胞减少和总的与化疗相关的其他不良反应发生的概率。

TROG 9410试验随机将610例不能手术切除的Ⅱ、Ⅲ期NSCLC患者分为3组:序贯长春花碱/顺铂化疗+60Gy放疗组,同步长春花碱/顺铂化疗+60Gy放疗组,同步顺铂/口服足叶乙甙化疗+超分割69.6Gy放疗组。随访11年,3/4/5级急性非血液性不良反应同步放化疗组高于序贯放化疗组,但晚期不良反应两组相似;1次/d同步放化疗组、2次/d超分割同步放化疗组和序贯放化疗组中位OS分别为:17.0个月、15.6个月和14.6个月,提示1次/d同步放化疗组中位生存时间更长。5年生存率分别为16%、13%和10%,1次/d同步放化疗组高于2次/d超分割同步放化疗组和序贯放化疗组。

总之,对于不能手术切除的局部晚期NSCLC,推荐同步放化疗为标准治疗方案。但目前尚存在两个方面的问题:第一,目前的研究显示同步放化疗疗效的提高以治疗相关不良反应增加为代价;在O'Rourke的综述中,总结了近年同步放化疗和序贯放化疗比较的6个临床研究结果,发现同步放化疗使治疗相关的死亡风险成倍增加(3%vs1.7%),放射性食管炎的发生概率6倍于序贯放化疗(19%vs3%)。第二,即使采用同步放化疗,患者长期生存仍差,中位OS仅16~17个月。因此,如何选择合适的放化疗方案提高局部晚期NSCLC同步放化疗疗效,降低治疗相关不良反应仍是目前研究的热点之一。

（二）同步放化疗中化疗方案的选择

2013 版 NCCN 指南推荐的同步放化疗方案有：①顺铂 $50mg/m^2$，$d_{1,8,29,36}$；Vp－16 $50mg/m^2$，$d_{1\sim5,29\sim33}$；同步胸部放疗总剂量 61Gy。②顺铂 $100mg/m^2$，$d_{1,29}$；长春花碱 $5mg/(m^2 \cdot w) \times 5w$；同步胸部放疗总剂量 63Gy。③非鳞癌患者：卡铂 AUC＝$5mg/(ml \cdot min)$，d_1；培美曲塞 $500mg/m^2$，d_1；3 周方案，4 个周期；同步胸部放疗总剂量 70Gy。③非鳞癌患者：顺铂 $75mg/m^2$，d_1；培美曲塞 $500mg/m^2$，d_1；3 周方案，3 个周期；同步胸部放疗总剂量 66Gy。

培美曲塞是第一个能足量与胸部放疗同步联合的第三代细胞毒药物，使局部晚期 NSCLC 患者同步放化疗后中位生存时间延长到了 22 个月。Seiwert 等首先进行了培美曲塞和卡铂同步胸部放疗治疗局部晚期或转移性 NSCLC 和食管癌的Ⅰ期临床研究，结果令人鼓舞。随后，CALGB 在局部晚期 NSCLC 中设计了开放性的Ⅱ期临床试验该研究中，患者随机分 2 组，第 1 组：胸部放疗 70Gy，同时在放疗第 1d 予培美曲塞 $500mg/m^2$，卡铂 AUC＝5 化疗，3 周方案，共 4 个周期。第 2 组：在第 1 组同步放化疗的基础上再联合西妥昔单抗（首次剂量 $400mg/m^2$，l 周以后予每周 $250mg/m^2$，共 6 周）。所有患者均继续接受培美曲塞单药方案巩固化疗 4 个周期（$500mg/m^2$，3 周方案）。除联合西妥昔单抗组皮疹和过敏反应增加外，其他不良反应两组相似。中位随访 32 个月，101 例可评价疗效的患者中，中位无失败生存时间分别为 12.6 个月和 12.3 个月；主要终点 18 个月的生存率分别为 58％和 54％；中位 OS 分别为 22.2 个月和 22.4 个月，两组治疗方案均达到了起初设定的中位 OS 20.9 个月，值得进一步研究。基于 Seiwert 等报道的足量培美曲塞/卡铂联合同步胸部放疗患者耐受性好的Ⅰ期临床研究结果，Brade 等对培美曲塞/顺铂联合同步胸部放疗也进行了Ⅰ期剂量爬坡试验，主要目的是观察局部晚期 NSCLC 给予足量培美曲塞/顺铂方案化疗联合胸部放疗的耐受性及疗效。共 16 例局部晚期 NSCLC 患者入组，4 个剂量级别的研究（剂量级别 1、2、3 分别为培美曲塞 $300mg/m^2$、$400mg/m^2$、$500mg/m^2$，$d_{1,8,29,36}$，DDP $25mg/m^2$，$d_{1\sim3}$；剂量级别 4 为培美曲塞 $500mg/m^2$，d_1，DDP $20mg/m^2$，$d_{1\sim5}$），每 21d 为 1 个周期，共 2 个周期，同步行胸部放疗总剂量 61～66Gy；随后继续培美曲塞 $500mg/m^2$，d_1，DDP 75mg/m2，d_1，每 21d 为 1 个周期，共 2 个周期作为巩固治疗。4 个剂量级别的研究均未观察到急性剂量限制性毒性，总的客观有效率为 88％，1 年总生存率为 81％。研究的结论是足量培美曲塞联合足量顺铂同步胸部放疗患者耐受性好，再次证明在局部晚期 NSCLC 的同步放化疗中，培美曲塞是一个可足量耐受的有效的第三代细胞毒药物。Ⅱ期和Ⅲ期临床研究均证实对组织学为非鳞癌的转移性 NSCLC 患者培美曲塞可提高疗效，可能由于鳞癌患者胸苷酸合成酶的表达较高，从而对培美曲塞的反应较非鳞癌差。在我们 2011 年报道的培美曲塞/卡铂联合同步胸部放疗治疗局部晚期 NSCLC 的Ⅱ期临床研究中，全组患者总的客观有效率达 85.7％，中位疾病无进展生存时间非鳞癌优于鳞癌（12 个月 vs8 个月，P＝0.068）。PROCLAIM 研究是针对非鳞癌Ⅲ期 NSCLC 患者进行随机培美曲塞/顺铂与依托泊苷/顺铂联合同步胸部 66Gy 放疗相比较的全球性临床试验，目前此研究已完成入组，结果值得期待。

（三）巩固化疗

同步放化疗后是否需行巩固化疗尚无定论。SWOG 9504Ⅱ期临床研究令人鼓舞的结果（中位 OS 26 个月），提示多西他赛巩固化疗可改善Ⅲ期 NSCLC 患者的生存，尤其是其长期随访结果 5 年生存率达 29％，远远高于其历史对照组 SWOG 9019 的 17％。然而，HOG LUNG 研究发现Ⅲ期 NSCLC 患者顺铂/依托泊苷联合同步胸部放疗后，接受多西他赛巩固化疗组与观察组患者的中位生存时间无统计学差异(21.2 个月 vs23.3 个月,P=0.883),此研究对巩固化疗的作用提出了质疑最近与同步放化疗后巩固或观察之间相比较的报道也未能证实巩固化疗可提高患者的中位生存时间或无进展生存,包括一项对Ⅱ/Ⅲ期临床研究的汇总分析和一项同步放化疗后予以顺铂/长春瑞滨巩固化疗或观察的Ⅲ期临床研究。巩固化疗作为铂类为基础的同步放化疗后的标准治疗尚缺乏依据,其作用有待进一步验证。

然而,令人费解的是,在Ⅲ期 NSCLC 患者中,仅行 2 个周期的足量化疗(联合同步放疗)似乎对于治疗微转移病灶就足够了,而 4～6 个周期化疗甚至继续维持化疗是治疗Ⅳ期 NSCLC 的标准方案。鉴于这样的矛盾,同步放化疗后的巩固化疗并未在临床实践中被彻底放弃。当每周低剂量卡铂/紫杉醇方案联合胸部放疗治疗时,常常给予足量的巩固化疗以期进一步治疗全身微转移灶。研究证实紫杉醇/卡铂方案的巩固化疗有提高生存率的趋势,也有报道提示有统计学意义上的生存改善为进一步提高疗效,一些新的研究正在进行中,如根据组织学类型对非鳞癌患者行培美曲塞巩固化疗(NCT 01336543)或用疫苗治疗作为巩固治疗手段(NCT 01015443)等。

(四)一般体能状况较差、体重下降及老年局部晚期 NSCLC 患者的同步放化疗

对于一般体能状况较差、体重下降超过 5%、伴随其他内科疾病及老年的 NSCLC 患者同步放化疗的研究也在探索之中尽管老年患者常常被归为高危患者,但是对于部分选择性的老年患者,与单纯放疗或序贯放化疗相比,前瞻性研究及回顾性研究均证明同步放化疗能改善其生存,但同时也增加 3/4 级不良反应上述结果在最近一项Ⅲ期研究中得到进一步证实该研究对每日一次卡铂 30mg/m^2 联合同步放疗 66Gy 与单纯放疗 66Gy 两种方案进行了比较,发现前者提高了中位 OS(22.4 个月 vs16.5 个月)及 3 年生存率(34.6%vs14.3%)。尽管有一些患者无法耐受更高强度的治疗方案,但这些数据表明对于部分合适的老年 NSCLC 患者,年龄因素不能单独作为同步放化疗的排除标准。

对于一般体能状况较差或伴随其他内科疾病无法耐受标准同步放化疗的患者,为了进一步增加放射治疗增益比,其他包括应用生物制剂及靶向药物联合同步放疗的研究近年来也有报道。一项Ⅲ期研究提示胸部放疗联合 β一干扰素治疗有生存获益,但急性及迟发性不良反应也相应增加。有报道塞来昔布(200～400mg,2 次/d)联合 45～66Gy 放疗,中位生存时间为 10 个月(2 年生存率 20%)。近年来,有较多的研究集中在表皮生长因子受体(epidermal growth factor receptor,EGFR)抑制剂与放疗的联合治疗方面,西妥昔单抗联合放疗应用于老年及一般体能状况(performence status,PS)评分差的患者,中位 OS 达 15～20 个月,2 年生存率达 20%～35%。此外,表皮生长因子受体一酪氨酸激酶抑制剂(epidermal growth factor receptor tyrosine kinase inhibition,EGFR－TKI)联合放疗也有较好的疗效,CALGB30106 研究中高危组患者接受 2 个周期的卡铂/紫杉醇化疗后继续予吉非替尼联合同步 66Gy 胸部放疗,中位 OS 达 19 个月。

(五)靶向药物联合放化疗治疗局部晚期 NSCLC

分子靶向药物联合胸部放疗治疗局部晚期 NSCLC,目前研究较多的分子靶向药物主要包括 EGFR 抑制剂和血管生成抑制剂。在晚期 NSCLC 中所获得的成功提示这些抑制剂与胸部放射治疗联合有可能提高局部晚期 NSCLC 的治疗疗效。近年来,已有越来越多的临床研究报道这种结合的可行性。

1. EGFR 抑制剂联合放化疗　由于 EGFR 突变及过度表达与肿瘤增殖、侵袭、血管形成、

转移及放射耐受等相关，EGFR 靶向药物不仅与放疗联合使用，而且也与细胞毒药物联合使用或在放化疗及巩固化疗后作为维持治疗使用。针对抑制 EFGR 的单克隆抗体和 EGFR－TKI 的研究已经发现对选择性患者使用上述任一方法进行 EGFR 阻滞有明显的生存获益。临床前的数据也支持可使用 EGFR 抑制剂作为放疗增敏剂。

(1)EGFR－TKI＋放化疗：目前，关于 EGFR－TKI 联合同步放化疗的数据有限(表 5－6)。对于 EGFR 分子状况不明确的患者使用 EGFR－TKI 需谨慎。我们曾综述了 EGFR 抑制剂联合胸部肿瘤放疗治疗局部晚期 NSCLC 的结果，目前的Ⅰ、Ⅱ期临床试验由于样本量均较少，且缺少长期随访结果，故除了进行进一步的临床试验外尚不支持临床常规应用。SWOG 0023 研究将Ⅲ期 NSCLC 患者随机分为 2 组，在顺铂/依托泊苷联合同步 63Gy 放疗及多西他赛巩固化疗后给予吉非替尼 250mg(1 次/d)或安慰剂治疗，结果吉非替尼治疗组中位生存时间为 23 个月，而安慰剂组为 35 个月(P＝0.013)。该项研究结果不支持对未经选择的患者在同步放化疗及巩固化疗后继续使用 EGFR－TKI 作为维持治疗。在 EGFR 突变的患者中，由于目前尚缺乏临床研究数据的支持，EGFR－TKI 与放疗联合使用的作用仍不明确。

表 5－6　EGFR－TKI 联合同步放化疗的Ⅰ/Ⅱ期临床研究

研究/项目	病例数	同步方案	EGFR抑制剂	放疗(Gy)	诱导/巩固方案	3～4 级不良反应(%)		RR(%)	OS			
						食管炎	中性粒细胞减少症		中位(月)	1 年(%)	2 年(%)	3 年(%)
芝加哥大学医学中心	16	顺铂/依托泊苷	厄洛替尼 MTD：150mg/d	66	巩固：多西他赛	19	50	65	11			20
	15	卡铂/紫杉醇	厄洛替尼 MTD：150mg/d	66	诱导：卡铂/紫杉醇	40	20	59	15			16
CALGB 30106	39	卡铂/紫杉醇	吉非替尼 250mg/d	66	巩固：卡铂/紫杉醇	31	38	81	13	53		
苏黎世大学医院	14	顺铂(可选)	吉非替尼 250mg/d	66	诱导：顺铂为基药	22	11	21	12.5		NS	
安德森癌症中心	48	卡铂/紫杉醇	厄洛替尼 150mg/d	63	巩固：卡铂/紫杉醇	NS	NS	80	26	84		
北卡罗来纳州大学	23	卡铂/紫杉醇	吉非替尼 250mg/d	74	诱导：卡铂/紫杉醇	19.5	19	NS	16		20	

注：CALGB(Cancer and Leukemia Group B)，癌症与白血病协作组 B；EGFR(epidermal growth factor receptor)，表皮生长因子受体；MTD(maximum－tolerated dose)，最大耐受剂量；NS(not stated)，未分析；RR(response rate)，有效率；OS(overall survival)，总生存。

Ⅰ期研究证实足量的 EGFR－TKI 可以与标准的放化疗联合应用。然而，在随后的 EGFR－TKI 联合放化疗的相关研究中却发现，大多数研究均未达到预期的结果。CALGB

30106 研究评估 66Gy 胸部放疗同步卡铂和紫杉醇化疗以及吉非替尼治疗的可行性。共 63 例Ⅲ期 NSCLC 患者入组，根据体重减轻和 PS 评分状况分层。令人惊奇的结果是，高危患者（体重下降超过 5%和 PS 2 分）中位生存时间显著高于低危患者（体重下降小于 5%和 PS 0～1 分）（分别为 19 个月和 13 个月）。最近的一项Ⅱ期临床试验评估联合厄洛替尼和同步 66Gy 胸部放疗随后继续厄洛替尼维持治疗 6 个月治疗 30 例不可切除局部晚期 NSCLC 的疗效，食管、皮肤及肺部毒性在厄洛替尼组均较单纯放疗组低（23%vs40%，50%vs8%，8%vs20%），与厄洛替尼相关的不良反应主要为皮疹（62%）和腹泻（23%）。厄洛替尼组有效率明显高于单纯放疗组（83%vs56%），该研究是现在惟一明确的 EGFR－TKI 联合放射治疗提高疗效的临床试验。非同步地进行联合治疗的研究正在进行中：每周卡铂/紫杉醇化疗 1d，剩下给予厄洛替尼 150mg 治疗，同时联合同步放疗总剂量 63Gy，早期结果令人鼓舞，中位生存时间达 26 个月，更进一步的结果令人期待。

对于未经选择的患者使用 EGFR 抑制剂联合放疗或放化疗是否获益，相关的研究结果提示，伴有肿瘤 EGFR 隐匿性突变的患者更能从中获益，这些结果与在转移性 NSCLC 患者的研究中所得到的结果相似。Mak 等的研究表明，EGFR 突变的局部晚期 NSCLC 患者使用 EGFR 抑制剂联合胸部放疗可提高肿瘤局部控制率（82.2%vs58.3%，P＝0.005）。最近关于西妥昔单抗和 EGFR－TKIs 的研究均提示 EGFR 突变的患者在接受 EGFR 抑制剂联合治疗后获益。此外，EGFR 治疗后痤疮样皮疹的发生，也与疗效提高相关。

（2）西妥昔单抗＋放化疗：对 NSCLC 进行西妥昔单抗联合同步放化疗的研究见表 5－7。RTOG 0324Ⅱ期临床试验评估了西妥昔单抗联合卡铂/紫杉醇化疗同步胸部 60Gy 放疗的不良反应及疗效，共入组 93 例不可手术切除的Ⅲ期 NSCLC 患者，3/4 级的血液学毒性、食管毒性和肺毒性发生率分别为 20%、8%和 7%，与既往不伴西妥昔单抗治疗的报道相似；有效率 62%，中位生存时间 22.7 个月，24 个月总生存时间 49.3%，这是在 RTOG 局部晚期 NSCLC 的Ⅱ期临床研究中最好的结果。在一项 CALGB 30407 随机Ⅱ期研究，卡铂/培美曲塞及 70Gy 放疗联合或不联合西妥昔单抗后再行 4 个周期培美曲塞巩固化疗，发现两种方案 18 个月生存率相似（联合或不联合西妥昔单抗分别为 58%和 54%），中位生存时间也相似（联合或不联合西妥昔单抗分别为 22.4 个月和 22.2 个月），但均超过了预先设定的 20.1 个月。另一项随机Ⅱ期研究中得出相似的结果。总之，西妥昔单抗联合同步放化疗治疗局部晚期 NSCLC 的疗效值得进一步研究。RTOG 0617 研究是与之相似的目前已完成患者入组的Ⅲ期随机研究，患者随机分为标准（60Gy）或大剂量（74Gy）放疗联合/不联合西妥昔单抗治疗，该研究的结果有可能进一步验证西妥昔单抗联合同步放化疗的真正受益情况。

2.抗血管生成与放化疗的联合治疗　到目前为止，血管生成抑制剂与放疗联合治疗 NSCLC 的临床研究很少。美国莱恩伯格综合癌症中心（Lineberger Comprehensive Cancer Center，LCCC）的一项临床试验（LCCC 0511），用贝伐单抗及厄洛替尼联合同步放化疗治疗局部晚期 NSCLC，患者先接受卡铂/紫杉醇和贝伐单抗诱导治疗，随后接受胸部适形放疗 74Gy 继续联合贝伐单抗和同步每周卡铂/紫杉醇化疗，同时联合不同剂量组厄洛替尼治疗，共 45 例患者入组。29%的患者发生 3 级以上食管炎，1 例患者发生气管食管瘘；总的客观有效率为 60%，诱导阶段的客观有效率为 39%；中位 PFS 和 OS 分别为 10.2 个月和 18.4 个月。该研究结果不支持同时用贝伐单抗和厄洛替尼联合同步放化疗治疗局部晚期 NSCLC。最近，Hoang 等报道了同步放化疗加和不加血管生成抑制剂沙立度胺治疗Ⅲ期 NSCLC 的Ⅲ期临床研究结果，沙立度胺联合紫杉醇/卡铂方案放化疗未提高局部晚期 NSCLC 的疗效。沙立度胺组和无沙立度胺组中位 OS 分别为 15.3 个月和 16.0 个月(P=0.99)，中位 PFS 分别为 7.8 个月和 7.4 个月(P=0.96)，总有效率分别为 38.2%和 35.0%(P=0.47)；且沙立度胺明显增加了血栓形成的发生。所以，到目前为止血管生成抑制剂联合同步放化疗治疗局部晚期 NSCLC 的疗效仍不肯定。

表 5—7　NSCLC 西妥昔单抗联合同步放化疗的Ⅱ期临床研究

研究	病例数	同步方案	EGFR 抑制剂	放疗 (Gy)	诱导/巩固方案	3～4 级不良反应(%)		RR (%)	OS			
						食管炎	中性粒细胞减少症		中位(月)	18 月(%)	1 年(%)	2 年(%)
RTOG 0324	87	卡铂/紫杉醇	西妥昔单抗	63	巩固：卡铂/紫杉醇	7	20	62	22.7			49.3
CALGB 30407	53	卡铂/培美曲塞	西妥昔单抗	70	巩固：培美曲塞	13	53	72	22.4	54		
	48	卡铂/培美曲塞	无	70	巩固：培美曲塞	16	50	77	22.2	58		
NKI	51	顺铂(每天)	西妥昔单抗	66	无	NS	NS	NS	NS		76	
	51	顺铂(每天)	无	66	无	NS	NS	NS	NS		72	

注：RTOG(Radiation Therapy Oncology Group)，肿瘤放射治疗协作组；NKI(Netherlands Cancer Institute)，荷兰癌症研究所。

3. 其他靶向药物/疫苗联合放化疗　其他在临床试验中研究的靶向药物包括乙丙昔罗—一种人工合成的血红蛋白变构调节剂，可增强氧扩散到乏氧肿瘤组织的能力，克服肿瘤乏氧所导致的放疗抵抗。在 Choy 等的研究中，2 个周期紫杉醇/卡铂诱导化疗后该药与放疗联合使用，中位生存时间达 20.6 个月，这一疗效与现代对局部晚期 NSCLC 标准疗法治疗的疗效相似。其他如针对哺乳类动物的 mTOR 通路、环氧化酶通路、MEK 及其他通路的靶向药物研究目前正在进行中。

L—BLP25 是一种靶向于黏蛋白—1(MUC—1)抗原的抗 NSCLC 疫苗的脂质体制剂。MUC—1 是一种在多种腺癌中均有表达的肿瘤生物学标志物，具有高度表达、非 MUC 限制性活化细胞毒 T 淋巴细胞等免疫学特性，可作为超抗原与 T 细胞受体多价结合而活化 T 细胞，该制剂还含有免疫佐剂单磷酸脂 A，可促进疫苗的吸收，并引发非特异性免疫系统反应。一项Ⅱ期随机研究显示，对于ⅢB 期 NSCLC 患者，L—BLP25 可显著延长其中位生存时间(30.6 个月 vs13.3 个月，HR=0.548，95%CI：0.301～0.999)和 3 年生存率(49%vs27%，P=0.070)。目前 2 个大型的Ⅲ期临床研究 START(NCT01015443)和 IN—SPIRE(NCT00409188)是针对放化疗后无进展局部晚期 NSCLC 患者用 L—BLP25 是否提高其总生存的研究。START 研究即 L—BLP25 治疗不可切除Ⅲ期 NSCLC 的Ⅲ期临床研究结果已在 2013 年的 ASCO 会议上报道，尽管 L—BLP25 没有达到显著改善 OS 的主要终点，但在同步放化疗亚组(N=806)，观察到 L—BLP25 的 OS 获益高达 10.2 个月(治疗组与对照组中位

OS分别为30.8个月和20.6个月，HR=0.78，95%CI：0.64～0.95），最终结果值得期待。此外，一项针对Ⅲ期NSCLC同步放化疗后应用GV1001（一种端粒酶疫苗）治疗的Ⅱ期研究，提示有免疫应答的患者PFS显著优于免疫无应答患者（分别为19个月vs3.5个月，P<0.001）。目前一项以OS作为主要终点的Ⅲ期临床研究（NCT01579188）正在不可手术Ⅲ期NSCLC患者中进行。

三、放射治疗及其技术改进

（一）常规放射治疗

1.靶区勾画　大体肿瘤靶区（gross tumor volume，GTV）：①影像学所见的原发肿瘤及转移淋巴结区域。GTV应在CT影像上勾画，PET作为参考。②如有阻塞性肺不张，应考虑将不张的部分置于GTV以外。CT、MRI及PET均可作为排除不张的依据。经过2～3周的治疗，不张的肺可能已经张开，这时应重新进行模拟定位并进行CT融合，重做放射治疗计划。③纵隔淋巴结阳性的标准：最短径大于1cm，或虽然最短径不足1cm但同一部位可见淋巴结数目多于3个。④化疗后放疗的患者，GTV应以化疗后的肺内病变范为依据，加上化疗前的受侵淋巴结区域。如果化疗后肿瘤达完全缓解，则应将化疗前的纵隔淋巴结受侵区及肺内病变的范围勾画为临床靶区，最少给予50Gy。如果化疗期间病变进展，GTV则应包括进展的病变范围。

临床靶区（clinical target volume，CTV）：GTV外放鳞癌6mm，腺癌8mm。除非确有外侵存在，CTV不应超出解剖边界。目前大多数学者不赞成行预防性淋巴结照射（elective nodal irradiation，ENI），不行ENI可以提高靶区的照射剂量，使正常组织损伤最小，从而达到提高局控和延长生存的目的。

计划靶区（planning target volume，PTV）：PTV为CTV加上肿瘤的运动范围（内靶区，internal target volume，ITV），再加上摆位误差。运动范围确定方法：模拟机下测量肿瘤的活动范围，作为确定ITV的依据或由4D－CT的不同呼吸时相下勾画的GTV合并而来。PTV＝CTV＋ITV＋外放4mm摆位误差（浙江省肿瘤医院用CB－CT进行图像引导放射治疗时采用）；或PTV＝CTV＋ITV＋外放5mm摆位误差（浙江省肿瘤医院其他加速器治疗时采用）。建议各单位根据自己单位实际测量的情况，确定摆位误差。

2.危及器官的勾画及剂量限量　危及器官勾画：包括脊髓、肺、心脏、食管、臂丛神经及其他需评价的正常器官（注意正常组织需勾画所有的层面）。

2013版NCCN推荐的危及器官剂量限制见表5－8。

表5－8　常规分割根治性放疗（60～74Gy/30～37f，6～7.5w）正常组织限制剂量

组织器官	剂量限制
脊髓	最大剂量≤50Gy
肺	V_{20}≤35%；V_5≤65%；MLD≤20Gy
心脏	V_{40}≤80%；V_{45}≤60%；V_{60}≤30%；MLD≤35Gy
食管	MLD≤34Gy；最大剂量≤105%处方剂量
臂丛神经	最大剂量≤66Gy

注：MLD(mean lung dose)，肺平均剂量。①肺和心脏的剂量限制需根据患者放射治疗的选择方式（如同步放化疗、序贯放化疗还是单纯放疗），是否伴有其他的肺和心脏内科疾病以及心肺功能等具体确定。②如果肝脏和肾脏在靶区范围

内，则也应该扫描和进行剂量限制。

3.放射治疗技术 三维适形放疗（3D－conformal radiation therapy，3D－CRT）及调强放疗（intensity modulated radiation therapy，IMRT）流程：

先模拟机下透视：①确定治疗靶区的大致中心；②观察平静呼吸时肿瘤活动度，确定ITV。

（1）体位及固定：治疗体位一般采用仰卧位。肺上叶癌或肺上沟肿瘤可用头颈肩罩；其余用热塑胸部体罩固定，双手抱肘上举过头顶。并将患者的姓名、病案号、头枕型号记录在体罩上。

（2）CT扫描：包括可评价的正常器官，层厚在5mm，扫描范围从环甲膜至肝脏下缘。CT扫描时进行静脉增强可以更好地显示区域淋巴结转移的范围。

（3）患者身上画出中心点，体膜上粘贴中心标志（此中心点为虚拟中心，治疗前须进行校位移至射野中心）。

（4）CT扫描上传计划室。

（5）靶区及危及器官的勾画。

（6）填治疗计划申请单。

（7）物理师进行照射野的设计、计算和优化。

（8）物理师完成计划设计后，主管医师、副主任医师以上确认并评价计划，评估包括靶区和危及器官的剂量体积直方图（dose volume histograms，DVH）和逐层评价，包括靶区适形度、高低剂量区及DVH等。靶区的评估至少95％的PTV满足靶区处方剂量，PTV接受＞110％的处方剂量的体积应＜20％，PTV接受＜93％的处方剂量的体积应＜3％，PTV外任何部位不能出现＞110％的处方剂量。

（9）最后由物理室主管确认后，打印计划图并签字。

（10）医师拿到计划图后，至CT模拟室校位，将体膜上的虚拟中心移至靶区治疗中心，同时填写治疗单。

（11）计划实施（放射治疗）：①首次照射时主管医师、物理师及技师一起摆位；②首次治疗要摄验证片，以后每周摄验证片；③IMRT：要求物理师验证；④图像引导放射治疗（image guided radiation therapy，IGRT）：建议开始5d连续进行，以后每周1次。

（二）放射治疗技术的改进

放射治疗技术的改进已经广泛应用于目前的临床实践，如体位固定、呼吸运动控制、图像引导下的放射治疗等以提高肿瘤靶区照射剂量，减少周围正常组织损伤。

1.PET与放疗 随着PET/CT扫描的常规使用，放疗靶区的确定以及患者分期的准确性均得到了进一步提高。我们曾对3例1期的NSCLC患者放疗前用PET/CT进行模拟定位，其中8例（35％）患者经PET/CT检查后改变了TNM分期；12例（60％）患者融合PET图像后改变了放疗靶区，对伴有肺不张的患者，靶区改变尤其明显。PET－START随机研究提示，PET扫描的使用可以选择出更加合适的患者予根治性治疗脚。RTOG0515研究提示，与CT相比，根据PET－CT所勾画的GTV体积明显缩小（98mlvs86.2ml，P＜0.001），从而使得肺平均剂量（mean lung dose，MLD）随之下降（17.8Gyvs19Gy，P＝0.06）。目前，在同步放化疗过程中根据PET的反应来修正放射治疗体积的临床试验正在进行中（NCT01207063）。此外，RTOG正在启动一项随机Ⅱ期临床研究（RTOG1106），比较常规放疗和根据在放疗过程中 PET 扫描进行自适应放疗对疗效和不良反应的影响(NCT01507428)。

2. 放疗剂量递增　由于标准剂量的放化疗对肿瘤局部控制效果较差，目前一系列关于放疗剂量递增联合同步化疗的研究正在开展。多个Ⅰ/Ⅱ期研究将放疗剂量增加至 74Gy 以上同时联合卡铂/紫杉醇化疗，中位生存时间达 20～26 个月然而，在 RTOG0617Ⅲ期随机研究中，患者随机分为标准剂量(60Gy)或大剂量(74Gy)放疗，两组均同步给予卡铂/紫杉醇化疗，在 2013 年 ASCO 会议上的结果报道未能提示放疗剂量增加有益处。因此，目前对局部晚期 NSCLC 患者同步放化疗的标准放疗剂量仍建议为 60Gy。

放疗剂量分割方案的改变有可能提高 NSCLC 的放射治疗疗效。超分割放疗(每天多次小剂量照射，总累积剂量更高)及加速放疗(每周 10Gy 以上的剂量)，这两种方法都已经在局部晚期 NSCLC 患者中得到研究。超分割同步放化疗与常规分割放化疗相比较的随机研究未显示明显生存获益而美国及英国的随机研究则提示患者接受加速超分割放疗(hyperfractionated accelerated radiation therapy，HART)较常规分割放疗疗效提高。连续加速超分割(continuous hyperfractionated accelerated radiotherapy，CHART，12d 内照射 36 次，每次 1.5Gy，总剂量 54Gy)，与常规分割放疗相比生存明显提高，尤其是鳞癌患者 2 年生存从 19%提高至 33%。ECOG2597 研究结果与之相似，患者在 2 个周期卡铂/紫杉醇化疗后随机分至 HART(每次 1.5Gy，3 次/d，共 2.5 周)组和常规分割放疗组，HART 组中位生存时间(20.3 个月 vs14.9 个月，P=0.28)及 3 年生存率(24%vs14%)均有所提高。

另一种提高胸部照射剂量强度的方法是低分割放疗。低分割放疗照射次数更少、单次剂量更大(>2Gy)。中等剂量的低分割照射(2.4～4.11Gy/次)对早期 NSCLC 患者有较好的疗效(局部控制率达 93%，中位生存时间达 38.5 个月)。低分割放疗对局部晚期 NSCLC 的研究非常少。两项前瞻性的Ⅱ期研究评估了以铂类为基础的化疗同步联合每天 2.4～2.75Gy 放疗治疗不可切除Ⅲ期 NSCLC 的疗效，中位 OS 达 20 个月以上。

3. 质子治疗　与光子治疗相比，质子治疗的优势在于在质子 Bragg 峰外的剂量很低，从而显著降低了患者整体所接受的照射剂量。相较于任何外照射光子治疗技术，质子治疗患者的整体受量降低约 60%。

美国 MD Anderson 癌症中心比较了Ⅲ期 NSCLC 光子 IMRT 和质子治疗的结果，显示即使对肿瘤组织进行推量照射(质子组 74Gy RBE，光子组 63Gy)，质子治疗仍然能够降低正常组织受量。如表 5－9 数据所示，质子治疗时评估正常肺组织受量的 V_5、V_{10} 和 V_{20} 均较低。

表 5－9　光子 3D 放疗和 IMRT(60～663Gy)以及质子放疗 74Gy RBE 的 V_5、V_{10} 和 V_{20}

照射方式	V_5(%)	V_{10}(%)	V_{20}(%)
63Gy 3D 光子	54.1	46.9	34.8
74Gy RBE 质子	39.7	36.6	31.6
60～63Gy IMRT 光子	58.5	45.3	34.5
74Gy RBE 质子	44.0	39.3	33.3

目前英国皇家 Marsden 医院和美国 MD Anderson 癌症中心正在对接受同步放化疗的局部晚期 NSCLC 进行Ⅱ期随机临床试验(NCT00915005)。将 3D－CRT 计划或 IMRT 计划满足正常肺组织剂量限制条件的患者随机分组接受 74Gy 的光子照射或质子照射；对于正常肺剂量超过限制条件的患者，则视肺剂量的情况对放疗方案予以调整，降低总照射剂量，随机分

组接受 66Gy 或 60Gy 的光子，或质子照射的研究。

综上所述，局部晚期 NSCLC 是一种全身性疾病，理论上，在放疗的同时联合全身系统性治疗是合理的，可以在增加肿瘤局部控制的同时杀灭全身微转移灶。一线治疗晚期 NSCLC 的一些个体化治疗经验值得在局部晚期 NSCLC 中尝试，根据肿瘤的不同病理组织学类型、不同分子生物学特征等进行个体化治疗也是局部晚期 NSCLC 以后研究的方向，一些正在进行的临床试验结果值得期待。尽管还没有具有说服力的随机Ⅲ期试验数据来支持分子靶向药物结合放疗或放化疗治疗局部晚期 NSCLC 可提高患者生存，但是针对机体功能状态较差或老年患者的Ⅱ、Ⅲ期临床研究的结果提示可考虑首选同步联合治疗。尽管通过现代放射治疗技术增加放射治疗剂量一强度的研究是近年来的一个研究热点，但最近的研究结果提示增加放疗剂量未能提高同步放化疗疗效。现代化疗及放疗的新进展有可能彻底改变目前治疗 NSCLC 的临床实践，如何最优化地将这些进展整合到 NSCLC 不同分期患者的临床实践中尚需要进行更多的临床试验。

（吴小进）

第五节 转移性及复发性非小细胞肺癌的放疗

一、转移性非小细胞肺癌的放射治疗

晚期 NSCLC 常常出现远处转移症状，包括脑转移、骨转移等，除了一般的对症处理外，放疗的参与可以显著减轻转移性非小细胞肺癌（metastatic non－small cell lung cancer）引起的相应并发症，对提高患者生活质量有较大帮助。尤其是对 NSCLC 寡转移患者（转移灶≤4个），据报道对转移病灶较小的患者行大分割图像引导下放射治疗，其中位生存时间达 23 个月以上，长期疾病控制达 17％，显著延长了患者的生存时间。

（一）脑转移的放射治疗

肺癌患者脑转移的发生率为 17％～57％，占颅内转移瘤的 40％～70％。70％～80％的肺癌患者为 NSCLC，其最常见的远处转移部位是脑。而一旦发生脑转移就意味着肿瘤已经广泛播散，预后往往很差。既往研究显示，出现神经系统症状的 NSCLC 脑转移患者中位自然病程约 1 个月；20 世纪 50 年代，采用肾上腺皮质激素治疗后中位生存时间为 2～3 个月；20 世纪 70 年代，全脑放射治疗（whole brain radiotherapy，WBRT）成为标准治疗方案，使中位生存时间延长至 3～6 个月。由于缺少有效的治疗手段，NSCLC 脑转移患者的生存时间非常短，既往的研究多围绕如何提高患者生活质量和减轻患者临床症状。近年来，随着 NSCLC 临床研究的深入、放射治疗技术的提高和临床新药的开发利用，在提高 NSCLC 脑转移患者生活质量和延长生存方面均取得了较大进展。

1. 全脑放射治疗　NSCLC 多发性颅内转移的标准治疗是 WBRT，近期有效率为 80％左右，1 年生存率为 10％～20％。美国 RTOG 一系列关于 WBRT 不同时间剂量分割与疗效的Ⅲ期临床试验见表 5－10，30Gy/2 周与 40Gy/4 周疗效相似，增加放射治疗剂量未明显增加疗效，各组中位生存时间为 3～6 个月；RTOG7916 试验中研究了放射增敏剂的疗效，30Gy/3 周 WBRT 加米索硝唑增敏与单纯 WBRT 组相比，两组疗效相似；在 RTOG9104 中研究了加速超分割放疗的情况，54. 4Gy/（34f・3w）（1. 6Gy，1 天 2 次）与 30Gy/2 周相比，中位生存时

间和1年生存率均相似。

表5－10　RTOG NSCLC脑转移随机临床试验

RTOG试验	治疗方案	中位生存时间(周)
6901	30Gy/2w	21
	30Gy/3w	18
	40Gy/3w	18
	40Gy/4w	16
7361	20Gy/1w	15
	30Gy/2w	15
	40Gy/3w	18
7606	30Gy/2w	18
	50Gy/4w	17
7916	30Gy/2w	20
	30Gy/2w＋MISO	17
	30Gy/3w	18
	30Gy/3w＋MISO	14
9104	30Gy/2w	18
	54.4Gy/3w(1.6Gy,Bid)	18

MISO：misonidazole，米索硝唑。

WBRT的不良反应主要包括嗜睡和迟发的神经功能障碍、痴呆。放射诱导的脑白质病发生率约11％，与放射治疗剂量分割相关，主要发生在单次放射治疗剂量增加到3～6Gy时。

关于WBRT的剂量分割方案，2013NCCN指南推荐的剂量分割范围为20～40Gy/5～20f，标准方案为30Gy/10f或37.5Gy/15f。对于体能状况较差的患者建议缩短放射治疗时间，可选择20Gy/5f的剂量分割方案放疗。

2.立体定向放射外科治疗　立体定向放射外科治疗(stereotactic radiosurgery，SRS)具有照射部位高度精确、可大剂量集中在照射病灶区、靶区边缘剂量陡降的特点，尤其适用于肿瘤位置较深无法行外科手术切除的患者。SRS不良反应很少，并发症包括肿瘤周围脑水肿、瘤内出血和坏死，约4％的患者需要行外科手术处理，坏死并发症的发生与放射治疗容积以及先前是否曾行WBRT有关。SRS局控率高达85％～96％，可改善80％以上患者的神经功能障碍，中位生存时间为3.3～13.9个月相关的预后因素包括肺部原发病灶是否控制以及是否伴有其他颅外转移灶等。

由于SRS只是局部治疗，假如单独应用，仍有出现新的脑转移灶的可能。据报道，脑转移性肿瘤SRS后靶区外脑部复发率高达26％～39％。目前关于SRS后是否需加WBRT的研究结果并不一致。在日本进行的前瞻性随机对照试验(JROSG 99－1)中，患者随机分为SRS和SRS＋WBRT两组，6个月无新脑转移灶出现的概率分别为48％和82％(P＝0.003)，1年脑转移灶局控率分别为70％和86％(P＝0.019)。Pirzkall等报道SRS联合WBRT可以延长患者生存，尤其是对不伴有已知颅外病灶的患者，中位生存时间可从8.3个月延长到15.4个月。而最近的研究则提示增加WBRT后生存受益的患者主要为递归分割分析(recursive partitioning analysis，RPA)预后较好的Ⅰ级患者。RTOG 9508多中心研究对伴与不伴颅外病灶以及单个和2～3个部位受累的脑转移患者进行分层随机研究，发现联合WBRT生存受益患者主要为单独脑转移患者(中位生存时间6.5个月vs4.9个月，P=0.04)，RPA预后分级Ⅰ级患者(中位生存时间11.6个月vs9.6个月，P=0.05)，年龄<50岁患者(中位生存时间9.9个月vs8.3个月，P=0.04)和鳞状细胞癌患者(中位生存时间5.9个月vs3.9个月，P=0.05)。另外，治疗后3个月和6个月进行Karnofsky功能评分(Karnofsky performance score，KPS)分析，发现在联合WBRT组中，KPS评分状态稳定和提高的患者明显多于对照组：3个月，50%vs33%，P=0.02；6个月，43%vs27%，P=0.03。而在Aoyama等的研究中，132例伴有1～4个脑转移灶的患者予SRS或SRS+WBRT，总生存时间两组相似。在对其92例患者的亚组分析中，至疾病恶化的时间，SRS+WBRT组优于单纯SRS组，分别为16.5个月和7.6个月(P=0.05)。然而，也有研究发现，与单纯SRS组相比，尽管SRS+WBRT后神经系统转移的发生率下降，但患者神经认知功能明显变差甚至有研究者建议以SRS代替WBRT以降低神经认知功能问题的发生。

到目前为止，尚没有随机对照试验比较SRS与外科手术切除孰优孰劣。根据所报道的资料分析，两者在局部控制和生存方面的差异均无统计学差异。SRS可快速控制颅内转移灶，对于预后较差、不可能因生存时间较长而出现其他颅内转移灶的患者，以及局部已晚期无其他有效全身治疗方法的患者，行单纯SRS以快速缓解神经系统症状是可行的。同时，SRS也是WBRT后颅内复发患者的理想选择。对于有较好预后因素而又无法行外科手术切除的患者，建议选择SRS联合WBRT。

根据RTOG 9005研究的建议，SRS的剂量根据转移灶直径在20mm、21～30mm和31～40mm分别为24Gy、18Gy和15Gy。

3.放化疗联合治疗　化疗联合WBRT疗效肯定的报道相对较多。对于初治NSCLC同期出现脑转移患者，Kim等报道WBRT加化疗疗效明显优于WBRT联合最佳支持治疗，中位生存期分别为58.1周和19周。Kong等也报道初治NSCLC同期出现脑转移患者行WBRT时是否加全身化疗是其重要预后因素。

近年来，关于替莫唑胺(temozolomide，TMZ)治疗脑转移性肿瘤的研究结果报道较多。TMZ是一种口服起效的二代烷化剂，咪唑四嗪类衍生物，有广谱抗肿瘤活性，可透过血脑屏障，在中枢神经系统达到有效药物浓度，临床上主要用于治疗脑胶质瘤。多项临床研究均提示TMZ对复发和进展的脑转移性肿瘤有一定疗效。体外实验还提示TMZ能增加肿瘤放射治疗敏感性20。多个临床随机Ⅱ期试验也证明TMZ与WBRT联合应用耐受性好，与单纯WBRT组相比明显提高治疗有效率。

4.放疗与靶向药物联合治疗　分子靶向药物吉非替尼(gefitinib，ZD1839，iressa)对NSCLC脑转移有一定的抗肿瘤效果，临床前研究显示吉非替尼对裸鼠脑肿瘤有显著的抑制作用。多个研究提示吉非替尼对NSCLC患者颅内转移灶治疗有效。吉非替尼治疗NSCLC的另一个优点是有相对较快速的肿瘤治疗反应，IDEAL2临床试验结果显示，68%的NSCLC患者在第4周即达到客观反应的标准台北荣民总医院用吉非替尼治疗NSCLC脑部转移的研究结果进一步证实了这一结论，据估计约75%的患者在治疗第2周即达到客观反应标准，这个特性对在临床上是否使用吉非替尼作为伴有颅内病灶患者的治疗有极其重要的参考价值。临床前研究还提示，吉非替尼对结肠癌、卵巢癌、NSCLC及乳腺癌细胞系均有放射增敏作用。另外，放射治疗有破坏血脑屏障的作用，放疗不仅可以杀死肿瘤细胞，而且还可以开放血脑屏障，促进化疗药物进入颅内。吉非替尼与 WBRT 联合疗效如何，也是很多临床工作者感兴趣的议题。瑞士临床癌症研究组（Swiss Group for Clinical Cancer Research，SAKK）报道了吉非替尼或 TMZ 与 WBRT 联合治疗 NSCLC 脑转移的Ⅱ期临床试验结果（SAKK70/03），中位生存时间分别为 6.3 个月（95%CI：2.1～14.6 个月）和 4.9 个月（95%CI：2.3～5.6 个月），尽管两组生存均不理想，但从数值上看，吉非替尼联合 WBRT 组生存略延长。

另一种表皮生长因子受体酪氨酸激酶抑制剂厄洛替尼（erlotinib，OS1774，tarceva），Lai 等的个例报道提示厄洛替尼单药治疗 NSCLC 脑转移达完全缓解。最近的研究提示厄洛替尼对治疗 NSCLC 脑转移有效。在 Kim 等的研究中，23 例 NSCLC 脑转移患者接受厄洛替尼治疗，颅内肿瘤的总有效率为 74%，中位生存时间达 18.8 个月，其中 11 例接受 WBRT 联合厄洛替尼治疗的患者，中位生存时间达 19.3 个月。

（二）骨转移的放射治疗

转移性骨肿瘤的发生率大约占全身转移性肿瘤的 15%～20%，仅次于肺转移和肝转移，居第 3 位。原发病灶以乳腺、肺、前列腺、肾及甲状腺等恶性肿瘤最为常见，约占所有病例的 80%。肺癌骨转移的发病率现有的报道差异较大，国内有报道为 30%～40%，国外为 22%～64%。早期一般无明显不适症状，晚期主要表现为局部持续性进行性刺痛和明显的压痛、病理性骨折、椎体转移的脊髓压迫、高血钙及一般机体功能状况下降等。转移多见于椎体、肋骨、盆骨和四肢骨等。骨质破坏常呈溶骨性，由于骨膜破坏或侵犯神经，常造成难以忍受的疼痛，并易发生病理性骨折。放疗的目的包括止痛、维持正常肢体活动功能以及预防病理性骨折的发生。放疗常可取得较为满意的疗效，经过姑息性放疗，大约有 80%～90%的患者疼痛可得到缓解，其中有 50%～62%的患者疼痛可得到完全缓解。

1. 局部放射治疗　局部放射治疗的作用在于抑制局部肿瘤细胞生长，从而缩小肿块、减轻压迫、缓解生物性和机械性骨疼痛。放疗缓解骨痛的生物学机制尚不完全清楚，除了杀灭肿瘤细胞、缩小肿块之外，可能还与杀伤正常细胞从而抑制痛觉化学物质的产生有关。局部放疗主要用于缓解疼痛症状和预防恶性骨相关事件的发生，往往需要和外科手术或者全身化疗配合使用。病理性骨折内固定术后加局部放射治疗是许多癌症中心的标准治疗方案。一组包括 860 例患者的研究结果显示，低剂量长周期治疗和高剂量短周期治疗效果无明显差异。有意义的是，当重新分析研究结果时，把止痛作为其中一个变量因素考虑进去，可以发现长周期治疗具有较好的止痛效果。另有研究显示，单一高剂量（8Gy）和小剂量分次（30Gy/10 次）治疗比较，前者需要再治疗的频率约为后者的 2 倍。高剂量单次治疗适用于预计生存时间较短患者的疼痛控制，对预期生存时间较长的患者应采用长周期治疗。

关于骨转移的外照射剂量分割方案，2013NCCN 指南建议：①伴有软组织肿块的骨转移，予总放疗剂量 20～30Gy，每次 3～4Gy，1～2 周内完成。②不伴软组织肿块的骨转移，予总放疗剂量 8～30Gy，每次 3～8Gy，1 天～2 周内完成。

2. 全身放射性核素内照射　广泛多部位的骨转移是内照射的适应证。静脉注射核素内照射治疗是通过静脉注射，将某种亲骨性强，能发射 β 射线且半衰期适宜的放射性核素引入体内，使骨转移部位出现高度选择性的放射性核素浓聚，利用该核素不断发射的 β 射线对转移灶进行照射以达到止痛和杀死肿瘤细胞的目的。目前常用的主要为放射性核素标记 ^{153}Sm（钐）－乙二胺四甲叉磷酸（^{153}Sm－EDTMP）和 ^{89}Sr（锶）。^{153}Sm－EDTMP 和 ^{89}Sr 对肺癌骨转移止痛疗效的比较差异无显著性，疼痛在治疗后 3h～4w 开始缓解，完全缓解时间约为 2～

4w，但后者效果维持时间较长。对广泛性骨转移患者，需要以全身治疗为主，首选化疗，可联合全身放射性核素内照射，必要时局部放疗和外科干预。注射放射性药物的早期不良反应为血液学毒性。在注射放射性药物的患者中有30％～50％表现为血小板减少症，一般为轻度(2级或更低)。单独使用放射性药物与其联合化疗相比，中性粒细胞减少症的不良反应并不常见，其他常见的不良反应包括一过性的胃肠道不适、发热、皮疹及过敏、骨髓抑制。

二、复发性非小细胞肺癌的放射治疗

复发仍然是肺癌初始治疗(手术、放疗、化疗或联合治疗)后出现的主要事件。复发的原因大致可分为三类，局部(如肺实质、支气管残端或胸壁)复发、区域(如纵隔淋巴结)复发和远处转移(脑、肝、肾上腺、骨或对侧肺)。同一患者可能出现多种复发情况，一旦发生，都是致命性事件。另外，复发性非小细胞肺癌(recurrent non－small cell lung cancer)会导致很多临床症状的出现，需要进一步对症支持治疗，同时会出现生活质量急剧下降和治疗增益比的下降。

单纯肺实质内出现的复发(同侧或对侧肺)，应当与异时性肺内第二原发肿瘤区别对待。异时性第二原发肺癌在原发肺癌治疗后出现，其有特殊的诊断标准以区别于复发或转移性肺癌。第二原发肿瘤有以下特征：①组织学不同；②组织学与原发肺癌相同，但距原发肿瘤发生至少2年，或者第二肿瘤位于不同肺叶或对侧肺，且确诊时无淋巴管癌栓及肺外转移。虽然本文不涉及第二原发肿瘤的讨论，对早期(Ⅰ～Ⅱ期)NSCLC和Ⅲ期NSCLC的研究发现，随着时间的推移，肺癌幸存者罹患第二原发肺癌的风险增加。

复发后到底是治疗还是不治疗？最近Hung等再次证实积极的治疗优于单纯支持治疗。下一个问题是采用根治性治疗还是姑息性治疗？更多的会选择根治性方法，特别是手术和放疗。许多研究由于样本量过小而无法获得对治疗决策有意义的预后指标，然而复发后疾病分期以及患者体力状况评分影响着治疗方式的选择。

是否考虑外科(再次手术)治疗复发性肺癌，既往完全切除与否是主要影响因素，同时还需考虑有无其他复发灶，有无伴随疾病。肿瘤复发部位及分期对治疗决策也起着重要作用。已进行了一系列大型的外科研究6000多例局部复发患者，1％～1.7％患者接受了根治性手术，大多数再手术患者为肺内复发。据报道，大多数再手术患者的预后不佳，2年生存率仅23％，中位生存时间7～26个月。分期较早的复发性肺癌在肺全切术后具有更高的局部控制率和总生存率，Ⅰ期患者5年生存率约50％，Ⅱ期患者达40％。最近的2例来自日本的个例报道显示Ⅰ期NSCLC患者采用三维适形放疗或立体定向放射治疗后复发采取肺叶切除术，无瘤生存时间超过12个月。

放疗可以治疗手术后胸腔内各个部位的局部或区域复发性肺癌。胸腔内局部或区域复发分为胸壁/胸膜、肺实质、支气管残端和纵隔淋巴结复发，单一或合并出现。许多报道显示了其有效性。这些研究显示，与复发部位一样，剂量强度尤其是高剂量对治疗效果具有重要影响。支气管残端复发预后好于胸壁/胸膜或纵隔淋巴结复发。Jeremic等对仅有支气管残端复发而无胸内其他部位复发的有关文献进行分析，发现中位生存时间近28.5个月，5年生存率为31.5％。该研究明确了外照射可作为这类复发患者的治疗选择。在Jeremic等一个早期(如Ⅰ期T_2N_0)支气管残端复发的小样本亚组研究中(n＝7)，使用高剂量外照射(≥60Gy)，5年生存率达57％，几乎接近NSCLC首诊后单纯手术治疗的效果。Law等对气管、支气管广泛复发进行了研究，结果也支持外照射在支气管残端复发治疗中的有效性。患者中位生存时间达19个月，1、3年生存率分别为75%和12.5%。结果表明，尽管病灶广泛，只要仍是局部疾病（无淋巴结转移），仍然能从放射治疗中获益。一旦残端合并其他部位复发，例如区域淋巴结，则生存率显著下降

（一）外照射治疗既往曾接受放疗的局部或区域复发

外照射也可用于治疗既往曾接受放疗的胸腔内局部或区域复发性肺癌，尤其是NSCLC。据报道，局部晚期NSCLC放化疗后，复发率高达85%。尽管文献报道对于胸部疾病可采用放疗进行再次治疗，但到底哪部分原先接受胸部放疗的患者可进行再程放疗仍不明确。Estall等研究了接受多次放疗的肺癌患者，首程放疗应用于大部分胸内病灶局限的病例（79%），二程、三程放疗患者比例分别为22%和21%。治疗疗程增加，各疗程之间的时间间隔缩短，总剂量以及分割次数同样减少，反映了终末期患者体力状况和预后变差。

一些观点认为，应用再程放射治疗具有极大的挑战性。首先，极少的数据能证实再程放疗的有效性，难以确定达到根治性或姑息性治疗的剂量和疗程，同时不能忽略再程放疗导致的不良反应，尤其是既往曾接受高剂量的根治性放疗。然而，早期较多研究报道了复发性肺癌再程放疗的可行性和有效性。这些回顾性研究偏向于手术后复发以及术后辅助放疗后转移或第二原发肺癌的病例。首程放疗剂量范围25～80Gy，复发时照射剂量6～70Gy，累积剂量43～150Gy。几乎没有患者接受第三程放疗。首程放疗或多或少对未累及的淋巴结进行预防照射，而再程放疗时治疗靶区明显限制在可见的复发区域，安全边界1～2cm。为防止过多的不良反应发生，尤其是肺和脊髓，应控制再程放疗的总剂量和照射范围。再程放疗的主要目的是缓解症状，2000年Gressen等综述了与此相关的报道，再程放疗对咯血控制率为83%，咳嗽控制率为65%，呼吸困难和胸痛的控制率分别为60%和64%，再程放疗引起的并发症发生率低于预期，仅为5%。最常见的并发症为放射性肺损伤，发生率为3%，放射性脊髓病及肋骨骨折罕见。另外，研究发现70岁以下和70岁以上的患者其治疗疗效无差异意味着外照射在复发性肺癌的治疗中具有更广泛的适应证，尤其是姑息性治疗或可忽略发生严重远期不良反应时。Kramer等的研究证实了这一观点，研究采用8Gy分2次照射，1周完成。中位生存时间为5.6个月，71%的患者获得1个/I个以上症状部分或完全缓解。呼吸困难、咯血和咳嗽的缓解率分别为35%、100%和67%。45%的患者治疗后KPS评分增加，症状缓解时间达4个月。

与Kramer等的研究不同，Tada等采用根治性再程放射治疗，19例Ⅲ期NSCLC患者接受50Gy/25次，1次/d照射，有1例接受60Gy/30次，1次/d照射，5例患者未完成处方的再程照射剂量。首程放疗与再程放疗之间的时间间隔为5～60个月（中位16个月）。再程放疗照射野平均大小为$64cm^2$（30～$204cm^2$）。结果总缓解率为43%，1、2年生存率分别为26%和11%，中位生存时间为7.1个月。研究发现患者体力功能状况影响生存，PS 0～1、2、3组生存时间分别为12.6个月、7.1个月和1.1个月。有14例患者完成处方剂量照射，其中位生存时间为10.5个月。除了1例胸痛患者，其余所有患者症状均得到改善，1例患者发生3级放射性肺损伤，2例患者发生2级放射性食管炎。Jeremic等综述了包括共11个研究行常规分割再程放疗治疗复发NSCLC的结果，发现高剂量组总生存较低剂量组有所提高，但2～3级的放射性肺炎和食管炎也相应增加。2003年Wu等首次报道了外照射后局部复发肺癌患者行再程放疗的前瞻性Ⅰ/Ⅱ期临床研究结果。研究共入组23例患者，9例鳞癌，7例腺癌，7例小细胞癌。原分期Ⅱ期7例，Ⅲ期16例。首程放疗与复发间隔时间6～42个月（中位13个

月)。首程放疗中位总剂量为66Gy(30～78Gy),再程放疗使用三维适形技术,常规分割,靶区主要为可见复发区域,中位总剂量为51Gy(46～60Gy)。再程放疗后,中位生存时间14个月,2年生存率21%,2年局部无进展生存率42%。9%的患者发生1～2级食管炎,22%的患者发生1～2级肺炎,中位随访15个月未发生3级以上不良反应。这一研究使用了新的适形放射治疗技术,适用于局部区域复发的患者,未考虑首程放疗的影响,但远期不良反应尚需要更长时间的观察。

近年来,有报道采用体部立体定向放射治疗(stereolactic body radiotherapy,SBRT)治疗复发性NSCLC。Poltinnikov等首程应用SBRT治疗17例放疗后复发患者,所有患者首程治疗为同步放化疗,中位放疗剂量52Gy(50～66Gy)。首程放疗完成至再程放疗开始的中位间隔时间为13个月(2～39个月)。大分割中位总剂量为32Gy(4～42Gy),中位分割剂量为4Gy(2.5～4.2Gy),每周3～5次照射。5例患者进行同步化疗。再程放疗后,5例(29%)患者影像学证实肿瘤缓解,5例(29%)疾病稳定,中位生存时间为5.5个月(2.5～30个月)。11/13例(85%)患者症状缓解,2例(15%)患者症状未缓解,研究未观察到3级以上不良反应。Peulen等报道再程SBRT出现4～5级不良反应主要发生在中央型复发的患者。Chang等采用SBRT治疗14例孤立性复发肿瘤,给予40～50Gy的剂量照射,这些患者既往已接受根治性放疗,或联合化疗以及手术。中位随访时间17个月(6～40个月),治疗区域接受50Gy照射的局部控制率为100%,其中3例(21%)患者出现纵隔淋巴结转移,5例(36%)出现远处转移。4例(29%)患者出现2级放射性肺损伤。Coon等报道了类似的分次SBRT技术,采用赛博刀治疗,共入组复发病例12例,总剂量60Gy,分3次照射,大部分患者使用PET/CT来勾画肿瘤。所有患者通过CT或PET－CT进行疾病随访。结果总缓解率为75%,17%的患者疾病稳定,9例(75%)患者出现局部、区域复发或远处转移,中位疾病进展时间3个月(2～7个月)。中位随访时间11个月,局部控制率92%,总生存率67%。SBRT等新技术的应用为肺癌再程放疗带来了曙光。

关于首程放疗与再程放疗间隔时间重要性的研究来自于Tada等的研究,除了患者体力功能状况,两次照射之间的间隔时间也是影响疗效的重要因素。间隔时间在12个月以下、12～18个月和18个月以上患者的中位生存时间分别为2.1个月、7.1个月和11.5个月。Cetingoz等的研究采用多变量分析进一步证明,间隔时间是影响患者总生存的惟一独立预后因子。这些发现意味着间隔时间长者可能肿瘤侵袭性较低,更偏向于使用更高剂量来治疗这类患者。

综合目前相关文献,尤其是最近的研究使用了高度精确的放疗计划和先进的放疗技术,如下问题仍然应当考虑:①由于使用不同的照射技术导致照射参数存在较大差异,尤其是照射总剂量、分割剂量和处方剂量的差异,以及剂量不均匀性是否得到修正的问题;②目前的趋势是肿瘤外放边界尽量小,是否是适用于所有患者的常规技术要求;③应用不同的不良反应评估系统报告再程放疗期间及结束后出现的不良反应事件;④近期的研究对首程放疗与再程放疗的间隔时间进行了详细描述,对于首程放疗与再程放疗间隔时间的研究对理解自然病程、潜在的预后因素以及减少两次照射期间预期发生的不良反应的严重程度具有重要作用。

(二)支气管内(腔内)近距离放疗在肺癌复发中的应用

除了外照射,支气管腔内近距离放疗经常应用于治疗局部复发的支气管癌,尤其是既往接受外照射治疗的患者。最早的报道在20多年前,不同的支气管腔内放射治疗方式如铯

137、金198和铱192等放射源与低剂量外照射结合治疗复发支气管癌，获得了满意的姑息性治疗疗效。这20年来见证了使用不同剂量率进行腔内近距离放疗的研究成果。大多数的研究使用了高剂量率(high dose rate，HDR)近距离放疗。大多数研究的外照射中位剂量在54～58Gy。大多数的研究采用每周2～3次的分割方式，分次剂量6～15Gy。而两项德国的研究采用5Gy/次，共2～4次照射，有效率为66%～94%。通过支气管镜评价客观有效率为72%～100%，影像学评价客观有效率为64%～88%。缓解时间4.5～6.4个月。治疗相关并发症发生率也较高，最严重的是致命性出血。早期报道严重肺出血发生率为25%～32%，而近十年来报道有显著下降，发生率为0～7%。大多数研究都关注致命性咯血的发生，而最近Hauswald等的研究详细分析了这种治疗模式的其他不良反应，如组织坏死、气胸导致呼吸困难、气管纵隔瘘或无需输血的轻度咯血。尽管存在这些弊端，对于有症状的支气管腔内复发肺癌患者来说，支气管腔内放疗仍然是一种重要而有效的姑息性治疗手段。

结论

总之，无论首次采取何种治疗，复发在肺癌的病程中很常见。尽管晚期转移性患者化疗后复发提示不能治愈，然而对于早期或局部晚期NSCLC首次治疗后局部复发的患者，目前的再程治疗结果还是令人鼓舞的。因此需要在首程治疗结束后，更好(早)地诊断局部复发以进行有效治疗。这意味着需要进行密切随访，在治疗后对复发进行早期诊断，以及早期检查异时性第二原发肺癌的发生。这样能够使更早期的复发或异时性原发肺癌更容易得到局部控制，这是治疗成功的先决条件。

另外，新技术如SBRT的应用，能够为需要接受再程放疗(联合或不联合同步化疗)的局部复发肿瘤患者提供必要的放疗条件和进行剂量递增。对以前曾接受高剂量、小野和同步化疗的局部复发肿瘤患者，应考虑根据既往是否曾接受放疗、疾病分期和患者体力功能状况确定行根治性放疗还是姑息性放疗。对于不适合行根治性放疗的局部复发患者需选择其它不同的治疗手段，包括姑息性放疗和/或最佳支持治疗。由于首程放疗参数、首程放疗计划及再程治疗特点(包括再程放疗技术)均各不相同，而且也无明确的预后因素，故目前暂未建立再程放疗指南。现有的知识体系需要根据治疗目的来谨慎地选择现有的放疗技术。尤其需要强调的是应用支气管内高剂量率近距离放疗进行再程放疗的病灶必须是范围局限的小病灶。

最后，和其他实体肿瘤一样，在临床中提出重要问题和获取答案的最佳途径是开展前瞻性临床研究。在治疗既往曾接受放疗的局部复发肺癌患者的过程中，有必要进行将疾病的生物学特性与再程放疗技术联合的个体化治疗研究。近十年来，国内肺癌的发病率在逐年上升，预期将来局部复发肺癌患者会继续增加，如何更好地治疗这类患者，是胸部肿瘤医师尤其是胸部肿瘤放疗医师需要优先考虑的问题之一。

(吴小进)

第六节　小细胞肺癌

神经内分泌肿瘤约占肺癌的20%，其中小细胞肺癌(small cell lung cancer，SCLC)约占全部肺癌的15%。SCLC发病年龄35～68岁，平均发病年龄60岁，男性多于女性。90%以上的SCLC患者有吸烟史。有关SCLC发生的分子机制研究显示，SCLC的发生可能包含多种基因的参与。有研究认为抑癌基因p53、RB基因(视神经母细胞瘤基因)、癌基因Bcl－2基因、Myc基因，p13K/AKT/mTOR信号转导途径等均与SCLC发生有一定关系。与非小细胞肺癌（NSCLC）比较，SCLC具有恶性程度高，早期即易出现纵隔淋巴结转移和血行转移。确诊时，仅约1/3患者为局限期小细胞肺癌（limiled stage small cell lung cancer，LS－SCLC），而约2/3患者为广泛期小细胞肺癌（extensive disease small cell lung cancer，ED－SCLC）。

20世纪70年代以前，SCLC和NSCLC的临床治疗没有区别，无论是外科治疗或放射治疗，其生存率均非常之低。直到70年代才将肺癌的临床研究分为SCLC和NSCLC。这一突破是由于在60年代末认识到SCLC对化疗药物比NSCLC敏感。此后，全身化疗局部治疗成为SCLC的标准治疗。

一、局限期小细胞肺癌

（一）LS－SCLC手术及术后辅助治疗

有关手术治疗SCLC的研究大多来自回顾性研究。

1964年，英国医学研究委员会（medical research council，MRC）进行了一项标志性的试验，该研究对适合手术的144例SCLC患者随机分为手术组和根治性放疗组，5年后（1969年）和10年后（1973年）发表的试验结果均表明，放疗组患者生存率优于手术组。因此，认为SCLC不适合手术治疗。但是许多研究表明手术对于早期局限型的SCLC患者有益，特别是$T_{1\sim2}N_0$的患者，同时手术治疗能够防止其局部复发。但临床分期超过T_2N_0的患者，手术无益于患者的长期生存。具有代表性的研究是美国肺癌研究组的一项前瞻性随机对照研究，该研究对以环磷酰胺、阿霉素、长春新碱化疗5个周期后有反应的146例患者随机分为手术组（70例）和非手术组（76例），所有患者都接受了胸部放疗和预防性脑照射，结果两组患者生存曲线相同。这项研究指出只有Ⅰ期患者适合手术治疗，因为Ⅰ期患者（孤立性肺结节，solitary lung nodules）术前获得病理往往是经胸廓细针穿刺获得的，然而细针穿刺获得的细胞学往往无法区分类癌和小细胞癌，也难以区分包含小细胞成分的其他肺癌，因而Ⅰ期患者适合手术，故作者认为临床分期超过T_2N_0不适合手术。对已知的SCLC，在手术之前，所有的患者都应该行纵隔镜或者其他的外科手段来排除纵隔隐匿性淋巴结转移的可能。在英国Royal Brompton Hospital，术前纵隔镜检查确认为真正Ⅰ期的患者行手术治疗获得了非常好的远期生存率气真正的Ⅰ期SCLC仅占5%左右，因此，临床上适合接受根治性手术治疗的SCLC约占5%，故确诊为SCLC的患者，手术应非常慎重。

化疗始终是SCLC多学科治疗中不可或缺的部分，故所有SCLC患者术后需接受辅助化疗，对有淋巴结转移者，术后应行辅助放疗，化放疗后应接受脑预防照射。Ⅰ、Ⅱ、Ⅲ期患者手术加术后化疗的生存率分别为26%～64%、14%～54%和0～24%。

（二）胸部放射治疗在LS－SCLC中的作用

SCLC约占肺癌的15%～20%，与NSCLC比较，早期即易出现纵隔淋巴结转移和远处转移，仅30%～40%的SCLC确诊时为LS－SCLC。因此，化疗一直以来是SCLC治疗的主要手段。但单纯化疗3年生存率很少超过10%。局部复发和远处转移成为治疗失败的主要原因。其实，从20世纪80年代开始，就有研究者探索化疗基础上增加胸部放射治疗能否改善预后。尽管结果存在争议，但胸部放疗可显著降低胸内局部复发率，大部分研究还显示化疗基础上增加胸部放疗可降低患者死亡风险。化疗合并胸部放疗的病例局部和区域复发率为

30%～60%，而单纯化疗的病例为75%～80%。1992年发表的两个荟萃分析为LS－SCLC标准治疗模式的最后确定提供了强有力的依据。Warde的荟萃分析包括11个随机研究，与单纯化疗比较，胸部放疗2年生存率提高5.4%(95%CI:1.1%～9.7%)，胸部放疗2年生存优势比(odds ratio,OR)是1.53(95%CI:1.30～1.76,P<0.001)，局部控制率提高25.3%(95%CI:16.5%～34.1%)。同年，Pignon等对13个随机研究共2140例SCLC进行了荟萃分析，其中433例ED－SCLC被排除在分析之外，可评价患者2103例，中位随访时间43个月，化疗方案基本上是基于CTX或ADM的方案。结果显示，与单纯化疗比较，放化疗联合组2年局部复发率下降25%(23%vs48%)，3年生存率提高5.4%(8.9%vs14.3%)，死亡相对危险度(RR)为0.86(95%CI:0.78～0.94,P=0.001)。浙江省肿瘤医院胸部放疗组回顾分析2005年3月至2010年12月间接受化疗或化放疗综合治疗的399例LS－SCLC，单纯化疗组和化放疗组中位生存时间分别为19.1个月和28.8个月(x^2=9.769,P=0.002)，对8个变量的多因素分析显示，胸部放疗仍是独立预后因素(HR=0.661,95%CI:0.463～0.945,P=0.023)(表5－11)。化放疗综合治疗已经成为LS－SCTX标准的治疗模式。一项前瞻性多中心随机研究显示，LS－SCLC同步化放疗期间使用GM－CSF可显著增加危及生命的血小板减少症的发生率和持续时间(P<0.001)，GM－CSF可显著增加毒性死亡率(P<0.01)、非血液学毒性，延长住院时间，增加静脉抗生素使用率，更多患者需接受输血。因此，LS－SCLC同步化放疗期间不建议使用集落刺激因子。

表5－11　局限期小细胞肺癌预后的多因素分析

因素	β	HR	x^2	P
年龄(<65岁vs≥65岁)	0.097	1.101	0.956	0.328
性别(男vs女)	－0.096	0.908	0.133	0.715
ECOG PS评分(0～1vs2)	0.300	1.349	0.498	0.480
体重下降(<5%vs≥5%)	－0.066	0.936	0.047	0.829
吸烟(无vs有)	0.329	1.390	3.816	0.051
胸部放疗(无vs有)	－0.413	0.661	5.163	0.023
化疗周期数(<4vs≥4)	－0.056	0.945	0.031	0.860
PCI(无vs有)	－0.423	0.655	8.337	0.004

(三)LS－SCLC同步化放疗优于序贯化放疗

同步化放疗可减少肿瘤细胞加速再增殖，最大限度杀灭耐药克隆%。JCOG 9104是一项前瞻性Ⅲ期临床研究，比较化放疗同步与序贯在疗效和不良反应上的差异。共纳入231例LS－SCLC。全部患者均接受化放疗综合治疗，放疗采用加速超分割放疗：45Gy/1,5Gy,bid，化疗为4个周期EP方案。同步组于化疗开始第2d开始胸部放疗，序贯组在第4个周期化疗后再行胸部放疗。结果显示，两组中位生存时间分别为27.2个月和19.7个月(P=0.097)，2年、5年生存率同步组分别为54.4%和23.7%，序贯组为35.1%和18.3%。严重食管炎同步组(9%)高于序贯组(4%)，3度以上血液学毒性两组分别为88%和54%。这项研究结果与来自NSCLC、头颈部肿瘤的前瞻性随机研究结果非常吻合，再次证实同步化放疗在肿瘤治疗中的疗效，但同步化放疗正常组织损伤也相应增加，对接受同步化放疗的患者应有非常严格的筛选，如大肿瘤及一般状况欠佳的患者可能不适合进行同步化放疗。

(四)同步化放疗中化疗方案的选择

SCLC 对化疗敏感,化疗是 SCLC 综合治疗中一个非常重要的环节。多种化疗药物可用于 SCLC 一线化疗,如 CTX、ADM、DDP、Vp－16、CPT－11 等。

多项研究显示,以 CTX 或 ADM 为基础的化疗方案不适合与放射治疗同步进行。EP 方案因其耐受性好、疗效高,故仍是同步化放疗中标准的化疗方案。一项包括 19 个随机研究(其中 9 项研究比较含铂和不含铂化疗方案)4000 例患者的荟萃分析显示,与不含铂化疗比较,含铂化疗 6 个月和 1 年死亡风险比(HR)分别为 0.87(95%CI:0.75～0.98,P＝0.03)和 0.80(95%CI:0.69～0.93,P＝0.002),相当于 6 个月和 1 年生存率提高了 2.6%和 4.4%;Sundstrom 等将 436 例 SCLC 随机分为 5 个周期 EP 方案化疗和 5 个周期 CEV 方案化疗,其中 LS－SCLC 214 例,两组均于化疗第 3 个周期同步胸部放疗,结果显示,两组中位生存时间分别为 14.5 个月和 9.7 个月(P＝0.001),EP 方案 2 年、5 年生存率分别为 25%和 10%,CEV 方案为 8%和 3%。EP 方案优于 CEV 方案。另一荟萃分析纳入 7 项随机研究共 1514 例 LS－SCLC 患者,主要目的是评价早放疗(胸部放疗在起始化疗开始后 30d 内进行)是否优于晚放疗,其中 6 项研究化疗采用含铂化疗。结果显示,两组 2 年、5 年生存率均没有统计学差异(P＝0.42),但如果剔除不含铂的这项研究,结果显示,2 年死亡风险比(HR)为 0.73(95%CI:0.5～1.03,P＝0.07),5 年死亡风险比(HR)为 0.64(95%CI:0.44～0.92,P＝0.02),5 年生存率分别为 20.2%和 13.8%。因此,如果采用不含铂方案,则同步化放疗中早期胸部放疗不会带来增益。

EP 方案基础上增加化疗药物是否会进一步提高疗效?RTOG 9606 的研究报道每日两次放疗联合足叶乙甙、顺铂和紫杉醇三药的结果,放疗与第 1 个周期化疗同步进行,可评价患者 53 例,研究报告的中位生存时间 24.7 个月,2 年生存率 54.7%,结果和 Turrisi 等结果相似。3～4 级血液学毒性发生率 44%,3、4 级食管炎分别为 17%和 2%。LS－SCLC 似乎含铂两药联合可能就足够了。

基于 IP 方案对 ED－SCLC 的不俗表现,故有多项研究对 IP 方案同步放射治疗进行了研究。Fukuda 等报道了一项Ⅱ期临床研究,患者接受 4 个周期 IP 方案化疗(irinotecan 40mg/m^2,$d_{1,8,15}$＋cisplatin 60mg/m^2,d_1),4 周重复一次。化疗第 2d 开始分段胸部放疗(第一程为 26Gy/2.0Gy,qd,第二程为 24Gy/2.0Gy,qd),可评价例数 34 例。结果显示,总有效率 100%(CR8 例,PR26 例),中位生存时间和 2 年、5 年生存率分别为 44.5 个月、66.7%和 46.1%。4 级白细胞减少、中性粒细胞减少症、3～5 级肺炎、腹泻和食管炎发生率分别为 24%、38%、6%、3%和 0。另一项Ⅱ期临床研究中,20 例符合条件的患者接受最大 6 个周期 IP 方案化疗,4 周重复一次。化疗第 2d 开始胸部放疗(50.4Gy/1.8Gy,qd)。放疗结束后 irinotecan 剂量改为 60mg/m^2,结果显示,总有效率 85%(CR6 例,PR11 例),中位无进展生存期为 12 个月(95%CI:6.2～18.1),1 年无进展生存率(PFS)为 36%。主要血液学毒性为中性粒细胞减少(60%)、白细胞减少症(55%)、贫血(20%)和血小板减少(10%)。非血液学毒性为恶心/呕吐(55%)、腹泻(35%)、吞咽困难(15%)。Saito 等的Ⅱ期临床研究,比较 1 个 EP 方案化疗同步超分割胸部放疗(45Gy/1.5Gy,bid)后 3 个 EP 方案化疗和 3 个 IP 方案化疗的疗效及不良反应。可评价患者 49 例,总有效率和完全缓解率分别为 88%和 41%。中位生存时间为 23 个月,2 年、3 年生存率分别为 49%和 29.7%,中位无进展生存期为 11.8 个月。主要观察到的毒性为中性粒细胞减少(4 级 84%)、发热性中性粒细胞减少(3 级 31%)、感染(3～4 级

33%)、电解质失衡(3～4 级 20%)、腹泻(3～4 级 14%)。

上述研究显示,IP 方案化疗疗效与 EP 方案相当,但具有一定的不良反应,特别是重度白细胞减少、肺炎等。目前的临床研究局限于Ⅱ期,有待进行一项前瞻性随机对照研究,比较 IP 与 EP 同步化放疗毒性及疗效。

(五)胸部放射治疗剂量

SCLC 是对放射治疗敏感的恶性肿瘤,那么,SCLC 是否较低剂量即可获得较高的肿瘤控制率?是否像 NSCLC 一样存在剂量一效应关系?SCLC 的最佳放射治疗剂量是多少?随着更多的有效的化疗药物的出现和肿瘤内科学的发展,全身治疗在控制亚临床转移灶方面取得显著疗效,SCLC 患者的生存期得到延长,局部失败变得显著和重要,需要有效的方法降低局部复发风险。这些问题是放射治疗首先必须回答的。

LS－SCLC 放射治疗剂量的研究仅有一项Ⅲ期临床研究。NCIC 将接受 3 个周期化疗有效的病例,随机分为 25Gy/2.5Gy,qd(SD)和 37.5Gy/2.5Gy,qd(HD)两组。可分析病例 168 例两组 2 年局部未控率分别为 80%和中位无进展生存期分别为 38 周和 49 周(P＝0.05);总生存率两组无显著性差异 MGH 回顾性分析 1974—1986 年收治的 154 例 LS－SCLC,放射治疗剂量从 1974—1977 年的 30～40Gy 提高到 1978—1986 年的 44～52Gy。分析照射剂量与局部复发率的关系,50Gy、45Gy、40Gy、35Gy、30Gy 组的 2.5 年局部和区域失败率分别为 37%、39%、49%、79%、84%。50Gy 组与 35Gy 组比较差异有显著性(P＜0.05)。50Gy 组与 40Gy 组比较差异无显著性。该研究结果显示局部控制率随剂量增加而有提高的趋势。

Arriagada 等系统评价了法国癌症中心肺癌研究组 4 项Ⅱ期临床试验,放疗剂量在 4500cGy 到 6500cGy 范围内,局部控制率无显著差异。Tomita 等回顾分析 1997—2007 年间在 Aichi Cancer Center Hospital 诊治的 127 例 LS－SCLC,所有患者接受化放疗综合治疗,达 CR 或 PR 患者接受脑预防性照射(PCI)。放射治疗采用常规分割放疗(SF)或加速超分割放疗(AHF),按总剂量不同分为 3 组:AHF45Gy 组、SF＜54Gy 组和 SF≥54Gy 组。3 组基线特征相似。中位随访 33 个月,3 组 3 年局部控制率分别为 81.3%(95%CI:67.2%～95.5%)、27.7%(95%CI:5.0%～50.4%)和 61.2%(95%CI:44.8%～77.6%),AHF45Gy 组及 SF≥54Gy 组明显优于 SF＜54Gy 组(P＝0.0016,P＝0.011),AHF 45Gy 组优于 SF≥54Gy 组,但无统计学差异(P＝0.096);3 组 3 年 PFS 分别为 37.5%(95%CI:21.5%～53.5%),7.5%(95%CI:0～17.5%)和 33.2%(95%CI:19.7%～46.7%),AHF 45Gy 组及 SF≥54Gy 组明显优于 SF＜54Gy 组(P＝0.015,P＝0.013);中位生存时间分别为 30.0 个月(95%CI:16.3～43.7)、14.0 个月(95%CI:6.6～21.4)和 41.0 个月(95%CI:33.9～48.1),AHF 45Gy 组及 SF≥54Gy 组明显优于 SF＜54Gy 组(P＝0.0018,P＝0.00036),但 AHF 45Gy 组和 SF≥54Gy 组两组 PFS 和 OS 无显著差异。提高剂量或改变分割方式可以改善局部控制率,进而转化为生存优势,提示常规放疗剂量应＞54Gy。

尽管 Turrisi 的前瞻性随机研究确定了加速超分割放疗在 SCLC 中的地位,但其研究结果 1999 年在 NEJM 上发表以后,加速超分割由于较高的 3 度以上食管炎发生率以及一天多次的超分割放疗具体实施的不便,在临床实践中并未成为治疗的常规。一项调查性研究显示,目前仅不到 10%患者接受这种治疗,而 80%以上患者仍接受每天一次的常规放疗。但常规放疗 45Gy 局部失败率达到 52%,提示常规分割放疗 45Gy 剂量可能是不够的 SCLC 常合并 NSCLC 成分,这可能也是低剂量放疗局部控制率低的原因之一。从新近报道的剂量递增研究结果看，提高剂量有可能改善预后。CALGB8837 进行了放射治疗剂量爬坡研究，患者接受总共 5 个周期化疗(先 2 个 EP，后 3 个 PCE)，胸部放疗于第 4 个周期化疗时同步进行，起始剂量 40～40.5Gy，以 7%到 11%的总剂量递增，发现常规分割组的最大耐受剂量为 70Gy，加速放疗组最大耐受剂量为 45Gy，食管炎是主要的剂量限制性毒性。常规组和超分割组中位生存时间分别为 29.8 个月和 24 个月，两组治疗后生存 6 年以上患者分别为 36%和 20%。尽管是一项Ⅰ期临床研究，但常规高剂量放射治疗取得了 20 个月以上的中位生存时间，说明 SCLC 提高剂量有可能改善生存。CALGB 39808 评价了 70Gy 常规胸部放疗同步化疗的可行性。患者先接受 2 个周期 paclitaxel($175mg/m^2$，d_1)＋topotecan($1mg/m^2$，$d_{1\sim5}$)诱导化疗，无进展患者随后接受 3 个周期 EP 方案化疗，同步 70Gy/2Gy，qd 的胸部放疗。化放疗后达 CR 或接近 CR 患者接受 PCI。放射治疗分两个靶区剂量，小靶区包括化疗后原发肿瘤＋化疗前纵隔淋巴结＋肺门淋巴结＋纵隔 5、6 区(如为左侧病变)，大靶区包括小靶区＋纵隔须包括 3、4、7 组淋巴结，大靶区照射 44Gy 剂量后，小靶区加量 26Gyc；63 例患者入组，57 例患者接受放射治疗。3/4 度吞咽困难为 16%/5%，3/4 度粒缺性发热为 12%/4%。诱导化疗有效率 78%；化放疗后有效率 92%。中位生存时间和无复发生存时间分别为 22.4 个月和 13.4 个月，2 年生存率 48%。显示每天一次常规放疗 70Gy 同步 EP 方案化疗是可行的，重复了 CALGB8837 研究中 20 个月以上的中位生存数据，而且，食管炎发生率低于加速超分割同步化疗。

RTOG97－12 也进行了剂量递增研究，先予大野(ENI)照射 36Gy/1.8Gy，qd，然后累及野照射剂量按 1.8Gy，bid 进行递增，放射治疗开始同步 EP 方案化疗 4 个周期。可评价患者 62 例，发现最大耐受剂量 61.2Gy，CR 率为 68%，PR 率为 19%，18 个月生存率 82%。

尽管 SCLC 高剂量放疗在Ⅰ期临床研究中获得了较好的疗效，但正如在 NSCLC 剂量递增研究中走过的路程一样(RTOG 0617)，在 SCLC 中剂量提高是否会带来增益，需有前瞻性随机对照研究加以证实。两项正在进行的旨在比较常规放射治疗不同剂量梯度(60～70Gy)与经典的加速超分割放疗(45Gy/1.5Gy，bid)不良反应及疗效的前瞻性多中心对照研究(CONVERT 和 CALGB 30610/RTOG0538)也许能够最终回答这个问题。2012NCCN 推荐 LS－SCLC 根治性放射治疗剂量：常规分割放疗应 60～70Gy，加速超分割 45Gy。

(六)胸部放射治疗分割

SCLC 增殖快，照射后细胞存活率曲线的肩区不明显，化放疗后肿瘤细胞加速再增殖，因此，理论上应用加速超分割照射能够提高治疗增益。

Turrisi 等开展了一项前瞻性随机对照研究，将 417 例 LS－SCLC 患者随机分为 4 个周期 EP 同步每天 1 次常规放疗组(45Gy/1.8Gy，qd)和 4 个周期 EP 同步每天 2 次加速放疗组(45Gy/1.5Gy，bid)，放射治疗与第 1 个周期化疗同步进行，放射治疗野为选择性淋巴结照射(elective nodal irradiation，ENI)化放疗后达 CR 患者进行 PCI。中位随访近 8 年，两组局部复发率分别为 52%和 36%(P＝0.06)，两组中位生存期分别为 19 个月和 23 个月，2 年生存率分别为 41%和 47%，5 年生存率分别为 16%和 26%(P＝0.04)。3 级食管炎分别为 11%和 27%(P＜0.001)。分析显示生存获益来自于胸内局部控制率提高，但该项研究中，常规放疗使用剂量偏低，并不能说明加速放疗是否优于更高剂量的常规分割放疗。另外，加速超分割放疗同步化疗可明显增加 3 度以上食管炎发生率。

另一项前瞻性随机研究将 310 例符合入组条件的 LS－SCLC 先接受 3 个周期 EP 方案化

疗,261 例诱导化疗后无进展的患者随机分为常规分割放疗组(50.4Gy/1.8Gy,qd)和加速超分割分段放疗组(两个疗程 24Gy/1.5Gy,bid,中间休息 2.5 周)。两组放疗期间同步 EP 方案化疗 2 个周期,化放疗结束后再接受 1 个周期 EP 化疗。全部患者于化放疗结束后接受脑预防性照射(prophylactic cranial irradiation,PCI)。放射治疗靶区按化疗后病变范围,纵隔淋巴结放疗采用 ENI。中位随访 7.4 年,中位生存时间均为 20.6 个月,5 年生存率分别为 21%和 22%(P=0.68),5 年无进展生存率(19.8%和 21%,P=0.68),胸内复发率(40%和 36%,P=0.45),野内复发率(34%和 32%,P=0.62)和远处转移率(37%和 36%.P=0.82)均无显著差异。3 度以上食管炎分别为 5%和 12%(P=0.05),3 度以上血小板减少发生率分别为 59%和 45%(P=0.03),4 度以上血小板减少发生率分别为 23%和 20%(P=0.65)。与 Turrisi 等研究设计不同,放射治疗与第 4 个周期化疗同步进行,加速放射治疗采用分段放疗,在常规分割放疗组总剂量较高。

目前的证据表明,超分割方案似乎要优于常规方案,但分段加速超分割与常规放疗比较疗效并未提高,这个结果在 NSCLC 中也得到了印证。关于加速超分割放疗在 LS-SCLC 中的应用,急性放射性食管炎始终应引起足够重视,此外,采用加速超分割放疗,正常组织如何限量也还没有一个统一一标准,而且在生物剂量等效的情况下,较高剂量的常规放疗与超分割放疗的疗效是否有差异也不清楚。

(七)胸部放疗照射体积

SCLC 对放疗相对敏感,中等剂量的照射能够获得较好的局部效果,SCLC 也较易出现纵隔淋巴结转移,因此,起初的放射治疗野常常包括原发灶、全纵隔、双侧锁骨上(所谓的 ENI)。但大的照射野阻碍了放射治疗剂量的提高,因此,缩小照射范围成为研究的热点缩小照射范围主要涉及到两个问题:①原发肿瘤照射是按化疗前还是化疗后?②淋巴引流区照射是 ENI 还是累及野照射(involved field radiation therapy,IF-RT)?

1.原发肿瘤照射是按化疗前还是化疗后　来自 SWOG 的一项Ⅲ期临床研究将 191 例接受 4 个周期不含铂诱导化疗后达到 PR 或 SD 的 LS-SCLC 在随后接受放射治疗时随机分为原发肿瘤按化疗后病变设野和化疗前病变设野。两组局部复发率分别 32%和 28%,中位生存时间分别为 51 周和 46 周(P=0.73)。然而,威胁生命的和致命的毒性在按化疗前设野组更为常见(17/93vs8/98)。但该项研究定位技术较老(普通模拟定位机),化放疗未同步进行,化疗方案采用非铂类方案,放射治疗技术也是老的二维放射治疗。

Arriagada 等进行了一项Ⅱ期临床研究试图评价不同放射治疗剂量对局控率、生存率的影响。采用交替化放疗(化疗一放疗一化疗)。通过对 72 例的回顾分析时发现,按化疗前肿瘤范围设野和按化疗后肿瘤范围设野,两组局部复发率无明显差异(33%vs36%)。

Liengswangwong 等(Mayo Clinic)回顾性分析 59 例接受化放疗综合治疗的 LS-SCLC 患者,以 CTX 为基础方案化疗 2～3 个周期后开始胸部放疗,其中 28 例原发肿瘤按化疗后体积设野,31 例按化疗前肿瘤体积设野。两组野内复发率均为 32%(9/28 和 10/31),无野周围复发,提示按化疗后肿瘤范围设野是可行的。

Hu 等进行了一项前瞻性随机非劣效性研究,患者共接受 6 个周期 EP 方案化疗,在 2 个周期化疗后患者开始接受胸部放疗,根据原发肿瘤靶区勾画不同随机分为按化疗后设野组(研究组)和按化疗前设野组(对照组)。放射治疗采用三维适形放疗,两组均不做 ENI,放疗剂量:45Gy/1.5Gy,bid。化放疗后达 CR 者行 PCI。研究纳入 85 例患者,两组局部复发率分别为31.6%(12/38)和28.6%(12/42)(P=0.81)。1年、3年总生存率分别为80.6%、36.2%和78.9%、36.4%(P=0.54)。该项研究采用目前先进的放射治疗技术(三维适形放疗)及标准的放射治疗剂量分割,采用与第2个周期化疗同步进行的早期胸部放疗,化疗采用标准的EP方案,化疗后达CR患者进行PCI。因此,其结果对临床实践具有非常大的指导价值,但该项研究样本量仍偏少,如果扩大样本量,其结果将更具说服力。

上述研究显示,原发肿瘤按化疗后范围设野是可行的,并不会显著增加局部复发,而且,按化疗后范围设野可显著降低正常组织受量。

2.纵隔淋巴结照射是选择性淋巴结照射(ENI)还是累及野照射(IF-RT) 在NSCLC中,回顾性和前瞻性的临床研究显示,基于CT的淋巴结累及野照射并不会明显增加野外区域淋巴结复发(isolated nodal failure,INF)(一般不超过7%)。但SCLC临床特点、放射治疗敏感性、复发形式均有别于NSCLC,这样的改变是否会对预后产生影响,需临床研究加以验证。历史上,具有影响力的前瞻性随机对照研究所使用的照射野大多为ENI(Perry 1987)或改良的ENI(limited elective nodal radiation,双侧锁骨上区不常规照射,仅包括受累的锁骨上淋巴结)。

Inoue等对67例SCLC进行术前CT诊断和术后病理诊断准确率的比较研究,发现CT诊断纵隔淋巴结转移的准确率仅66.7%,30.6%患者CT分期低于病理分期,1.6%患者CT分期高于病理分期。

来自荷兰的一项前瞻性Ⅱ期临床研究,共纳入27例经常规检查为LS-SCLC患者,患者接受基于CT勾画的累及野加速超分割放疗(45Gy/1.5Gy,bid)同步5个周期EP方案化疗,化放疗后没有进展的患者行PCI。中位随访时间18个月,7例患者(26%,95%CI:19.5%~42.5%)出现局部复发,其中3例(约11%,95%CI:2.4%~29%)为INF,均发生在同侧锁骨上窝,且所有锁骨上窝复发的患者治疗前纵隔淋巴结分期均为N3。中位生存期为21个月(95%CI:15.3~26.7),中位无进展生存期16个月(95%CI:6.5~25.5)。8例患者出现急性、可逆的3级(CTC3.0版)放射性食管炎(30%,95%CI:14%~50%)。该研究显示,基于CT的IF-RT具有较高的INF,且累及野照射并未明显减少3度以上食管炎发生率,但该研究的样本量偏少。

来自荷兰的另一项多中心Ⅱ期研究,三药联合化疗(carboplatin+paclitaxel+etoposide)同步(第2或第3个周期化疗)累及野胸部放疗,9例野内复发,尽管化放疗后达CR/PR患者进行了PCI,但脑转移仍然是主要的治疗失败形式,INF仅为5.4%(2/37),其中1例发生在锁骨上区。5年生存率达到27%,3度以上食管炎37%。

一项单中心随机Ⅱ期临床研究,其研究设计与CONVERT基本相似,入组患者计划接受4个周期EP方案化疗,于第2个周期化疗同步进行胸部放疗(随机分为加速超分割放疗组和常规高剂量放疗组),放射治疗均采用累及野照射(PTV=GTV+2cm)。共38例患者入组,可评价患者31例。中位随访时间16.9个月,未发现INF。3度以上食管炎和肺炎发生率分别为23%和3%。

Han等回顾性分析80例接受化放疗的LS-SCLC患者,中位随访时间27个月,累及野照射(IF-RT)和选择性淋巴结区放疗(ENI)两组INF分别为6%和0。亚组分析显示,对未行PET分期检查的患者,ENI组OS(29.3%vs56.3%,作0.022)和PFS(11.0%vs50.0%,P=0.040)均优于IF-RT组。IF-RT组中出现INF的患者在治疗前均未接受PET检查。

Xia 等回顾分析接受化放疗综合治疗的 108 例 LS－SCLC 患者。放射治疗野仅包括基于 CT 确定的原发肿瘤和转移淋巴结(累及野照射)，中位随访时间 21 个月 JNF5 例(4.6％)，且均在同侧锁骨上区。

Giuliani 等回顾分析 70 例接受化放疗综合治疗的 LS－SCLC 患者局部复发空间位置分布，放疗是基于 CT 的累及野三维适形放疗，16 例患者局部区域复发，其中野边缘和野外复发占 70％，INF 为 5.7％(4/70)。Hu 等的一项前瞻性随机非劣效性研究中，根据原发肿瘤靶区勾画不同随机分为按化疗后设野组(研究组)和按化疗前设野组(对照组)，INF 分别为 2.6％(1/38)和 2.4％(1/42)(P＝1.00)。所有 INF 均发生在同侧锁骨上窝。纵隔 N_3 是预测 INF 的惟一因素(P＝0.004，OR＝29.33，95％CI：2.94～292.38)。

从上述临床研究看，基于 CT 的累及野照射 INF 发生率并不高(仅 1 项研究报告大于 10％)，但评价 INF 时需注意：①INF 检出率可能受到诊断手段灵敏度、随访间期等影响。研究显示，CT 纵隔淋巴结诊断灵敏度和准确率均较低，基于 CT 的随访可能低估 INF。②不同的研究对 INF 的定义有差异，如 De Ruysscher 的研究定义 INF：在排除野内复发情况下，出现 CTV 外区域淋巴结复发，而 van Loon 研究对 INF 的定义是：在排除野内复发和远处转移情况下，出现 CTV 外区域淋巴结复发，如果不排除远处转移，INF 为 11.7％。③SCLC 治疗后远处转移发生率较高，生存期相对较短，掩盖了实际 INF 发生率。

此外，尽管未行预防性淋巴结照射，但累及野照射时高转移危险的区域淋巴结可能意外受到了较高剂量照射，这在二维放疗技术中尤其明显，所以，累及野变成了实际上的高选择区域淋巴结放疗(只不过受到的是亚临床剂量照射)。随着放射治疗技术进展，特别是高精度适形调强放疗越来越多应用于临床，任何不适当地减少放射治疗范围都有可能使原本可以治愈的肿瘤失去治愈机会。在新的放射治疗技术下，应由高级别循证医学证据(目前尚无随机研究比较 EM 与 IF－RT)来回答这个问题。而且，累及野照射是否会明显降低重度放射性食管炎也不清楚。目前正在进行的两项大的多中心随机研究(CONVERT 和 CALGB30610/RTOG0538)采用的放射治疗野均为累及野照射，我们期待着其研究结果的报道。

基于 CT 的累及野照射，INF 大多发生在锁骨上区，而且 N_3 患者是锁骨上区复发的高危险因素(De Ruysscher 2006，Hu 2012)，因此，有作者建议 $eN_{2\sim3}$ 患者应扩大照射野上界，另有作者建议常规颈部 B 超检查以提高锁骨上淋巴结转移检出率。

PET 在诊断 NSCLC 纵隔淋巴结中的价值已经得到肯定，在 SCLC 中，PET 检查能否提高基于 CT 勾画的靶区准确率？

Kamel 等回顾分析 42 例经常规检查确诊为 LS－SCLC 患者，进一步经 PET 检查发现 19％患者因此而改变放射治疗(其中 3 例取消辅助放疗)，12％患者因此而改变放射治疗野，5 例 LS－SCLC 经 PET 检查而发现新转移灶(1 例肺转移，1 例对侧纵隔淋巴结转移，2 例对侧锁骨上淋巴结转移，1 例对侧颈部转移)。

来自荷兰的一项前瞻性Ⅱ期研究，60 例 LS－SCLC 患者接受基于 PET 勾画的累及野加速超分割放疗(45Gy/1.5Gy，bid)同步 EP 方案化疗。发现 30％患者治疗前 PET 和 CT 在定位受累纵隔淋巴结时存在差异，基于 PET 勾画的累及野照射，2 例患者出现 INF(3％，95％CI：1％～11％)。作者认为，FDG－PET 在评价锁骨上区淋巴结转移时具有一定价值，而 CT 灵敏度较低。

Shirvani 等回顾分析 2005—2008 年间在 MD Anderson Cancer Center 接受治疗的 60 例

LS—SCLC 患者，大部分患者接受含铂化疗，放射治疗采用基于 PET 的累及野 IMRT 放疗。中位随访 21 个月，中位 OS 和 PFS 分别为 58%和 43%，30 例患者出现复发，23 例为远处转移，7 例局部复发，未发现 INF。

PET 在 LS—SCLC 诊断中最大的价值是排除远处转移，PET 在指导放射治疗靶区勾画中的价值尚未完全得到肯定。上述研究大多只能说明 PET 可以改变基于 CT 勾画的靶区范围，但尚缺乏纵隔淋巴结 PET 检查与病理学检查的对照研究，也缺乏基于 PET 勾画的累及野照射后局部区域复发形式的大样本量分析，目前也还没有基于 PET 的放射治疗计划和基于 CT 的放射治疗计划对预后影响的头对头研究。

（八）化放疗综合治疗中放射治疗时间问题

这也是 LS—SCLC 放射治疗的研究焦点之一。

JCOG—9104 是一项前瞻性 DI 临床研究，纳入 231 例 LS—SCLC。全部患者均接受化放疗综合治疗，放疗采用加速超分割放疗：45Gy/1.5Gy，bid，化疗为 4 个周期 EP 方案。同步化放疗组于化疗开始第 2d 开始胸部放疗，序贯组在第 4 个周期化疗后再行胸部放疗。两组中位生存时间分别为 27.2 个月和 19.7 个月（P=0.097），2 年、5 年生存率同步组分别为 54.4%和 23.7%，序贯组为 35.1%和 18.3%。严重食管炎同步组（9%）高于序贯组（4%），3 度以上血液学毒性两组分别为 88%和 54%。

该项研究表明 LS—SCLC 同步化放疗优于序贯化放疗。但同步化放疗中放射治疗在化疗的哪个阶段介入？多项前瞻性随机对照研究试图比较胸部放疗早介入和晚介入在不良反应及疗效上的差异。

CALGB—8083 研究比较早放疗（与第 1 个周期化疗同步）和晚放疗（与第 4 个周期化疗同步）疗效。共纳入 270 例患者，化疗以 CTX 和 ADM 为基础的方案，放疗剂量 50Gy/2.0Gy，qd。早放疗组和晚放疗组中位生存时间分别为 13 个月和 15 个月，3 年生存率分别为 7%和 14%，晚放疗组反而优于早放疗组 1481。该研究同步化疗疗效欠佳，而且得出阴性结果，可能与采用非铂类方案有关，研究已显示 CTX 和 ADM 不适合与放疗同步进行。

加拿大国家癌症研究院（national cancer institute of Canada，NCIC）开展的一项前瞻性随机研究，将 308 例 LS—SCLC 随机分为早放疗组（第 2 个周期化疗开始）和晚放疗组（第 6 个周期化疗开始），放射治疗剂量：40Gy/（15f・3w），化疗方案为 CAV 与 EP 交替，共 6 个周期。结果显示，两组局部复发率无差异（HR=1.0，95%CI：0.64～1.56），2 年、5 年生存率早放疗组明显优于晚放疗组，HR 分别为 0.77（95%CI：0.49～1.23）和 0.50（95%CI：0.26～0.95），早放疗组和晚放疗组 5 年生存率为 20%和 11%。进一步分析显示，早放疗组生存获益归因于脑转移率减少但该项研究放疗剂量偏低，同步化疗采用 CAV 方案。在随后的伦敦研究中也未重复出相同结果。来自伦敦的研究纳入的患者例数 311 例，方案与 NCIC 相同，但结果显示，早和晚放疗组中位生存时间分别为 13.7 个月和 15.1 个月（HR=1.16，95%CI：0.91～1.47，P=0.23），中位无进展生存期分别为 10.6 个月和 11.3 个月（HR=1.18，95%CI：0.93～1.49，P=0.17），但早期胸部放疗可显著减少胸内复发（P=0.03），同时非血液学毒性却明显增加（P=0.001），后者可能与 CAV 同步胸部放疗有关，提示 CAV 不适合与放疗同步进行。而且，该研究早放疗组化疗强度不够。

Jeremic 等将 107 例 LS—SCLC 随机分为早放疗组和晚放疗组。所有患者接受加速超分割放疗（54Gy/36 次，3.5 周）同步每天低剂量 CBP/Vp—16（各为 30mg）化疗，序贯 4 个周期

EP 方案化疗。早放疗组先进行同步化放疗后序贯 EP 化疗，晚放疗组先进行 EP 方案化疗 2 个周期，于第 6 周开始同步化放疗，结束后再行 2 个周期 EP 化疗。结果显示，早放疗组局部控制率明显优于晚放疗组（P=0.011），两组中位生存时间分别为 34 个月和 26 个月，单因素（P=0.052）和多因素（P=0.027）分析显示早放疗组生存明显优于晚放疗组。

Work 等将 199 例 LS－SCLC 随机分为早放疗组（第 1 个周期化疗开始）和晚放疗组（第 4 个周期化疗开始），共接受 9 个周期化疗（3 个 EP，6 个 CAV）。两组 2 年生存率分别为 20％ 和 19％，中位生存时间为 10.5 个月和 12.0 个月（P=0.4），4 度白细胞下降在早放疗组更常见。

来自希腊的研究将 81 例 LS－SCLC 随机分为早放疗组（与第 1 个周期化疗同步）和晚放疗组（与第 4 个周期化疗同步），放疗范围包括化疗前原发肿瘤及纵隔淋巴引流区（ENI），放疗剂量 45Gy/1.5Gy，bid。化疗采用 6 个周期 EP 方案化疗。化放疗后达 CR 患者接受 PCI。两组中位疾病进展时间（TTP）分别为 9.5 个月和 10.5 个月（P=0.6），中位生存时间分别为 17.5 个月和 17 个月（P=0.65）。但该研究仅仅是一个Ⅱ期临床研究，样本量偏少。

上述研究显示，如果采用不含铂方案化疗，早期胸部放疗没有任何优势，如果使用含铂化疗，V 期胸部放疗有可能改善预后，这些结论在荟萃分析中也得到了验证。

Spiro 对 8 项随机研究进行荟萃分析，发现如果接受总化疗周期数相同，则早放疗组生存明显优于晚放疗组（中位生存期绝对获益 5～8 个月，P<0.001），如果采用超分割放疗和含铂化疗，早放疗组也优于晚放疗组。因此，早放疗组可能更适合于那些治疗耐受性较好，能够顺利完成预期治疗计划的患者，选择化疗方案应选择 EP 方案

De Ruysscher 等对 7 项随机研究共 1514 例患者进行荟萃分析，其中 6 项化疗均为含铂化疗，早期胸部放疗定义为胸部放疗在起始化疗开始后 30d 内进行。对 CR 患者（部分 PR）均接受 PCI。结果显示，两组 2 年、5 年生存率均没有统计学差异（P=0.42），但如果剔除不含铂的这项研究，结果示，2 年死亡风险比（HR）为 0.73（95％CI：0.51～1.03，P=0.07）；5 年死亡风险比（HR）为 0.64（95％CI：0.44～0.92，P=0.02），5 年生存率分别为 20.2％和 13.8％。但早放疗与晚放疗局部控制率无差异（P=0.49）。如果总的胸部放疗时间小于 30d，早放疗生存优势更明显：5 年死亡风险比（HR）为 0.56（95％CI：0.37～0.85，P=0.006）。但早放疗组食管炎（HR=1.50，95％CI：1.03～2.20，P=0.04），严重白细胞减少（HR=2.45，95％CI：1.49～4.04，P=0.0004）的风险明显增加，肺炎发生风险也有一定程度增加（HR=1.95，95％CI：0.96～3.94，P=0.06）。

Pijls－Johannesma 等也进行了一项类似的荟萃分析，纳入的 7 项随机研究中有 6 项研究与 De Ruysscher 等的荟萃分析相同。早期胸部放疗定义为胸部放疗在起始化疗开始后 30d 内进行。结果显示，两组 2 年、5 年生存率均没有统计学差异，但如果剔除不含铂的这项研究，结果显示，2 年死亡风险比（HR）为 0.73（95％CI：0.57～0.94，P=0.01）；5 年死亡风险比（HR）为 0.65（95％CI：0.45～0.93，P=0.02），早放疗与晚放疗局部控制率无差异。如果总的胸部放疗时间<30d，早放疗 2 年生存优势更明显。早放疗组严重放射性肺炎发生率增加（OR=2.02，95％CI：1.01～5.05，P=0.05），严重放射性食管炎发生率增加（OR=1.49，95％CI：1.02～2.16，P=0.04），严重白细胞减少发生率也增加（OR=2.56.95％CI：2.00～3.27，P<0.00001）。

有些作者认为，由于不同研究之间有关早放疗与晚放疗的划分标准不同，很难对不同研

究之间早与晚放疗疗效和不良反应进行直接比较，因此建议使用 SER(The time from the first day of chemotherapy to the end of thoracic radiotherapy)这个概念。这对增殖较快的 SCLC 尤其适合，还有助于设计更合理的综合治疗方案。

De Ruysscher 等对 4 项随机研究共 1056 例 LS－SCLC 患者进行荟萃分析，除了有一项研究采用 CAV 与 EP 交替方案，其余的化疗均采用 EP 方案，化疗与放疗同步。发现低 SER 组 5 年生存率明显高于高 SER 组(RR＝0.62，95％CI：0.49～0.80，P＝0.0003)，SER 小于 30d，5 年生存率超过 20％，相当于 ESR 每延长 1 周，5 年生存率减少 1.83％±0.18％(95％CI)；低 SER 组和高 SER 组局控率无显著差异(RR＝0.81，95％CI：0.64～1.02，P＝0.07)；低 SER 组放射性食管炎发生率明显增加(RR＝0.55，95％CI：0.42～0.73，P＜0.0001)。

Sas－Korczynska 等回顾分析 2000～2007 年间接受化放疗综合治疗的 LS－SCLC21 例，所有患者接受 4～6 个周期 EP 方案化疗，放疗剂量 54Gy/1.8～2.0Gy，qd。中位 SER 121d (57～337d)。结果显示，SER 与 OS(P＝0.00630)及 PFS(P＝0.00460)间具有显著相关性，相当于 SER 每增加 1d，死亡危险性增加 0.28％，复发危险性增加 0.31％。

综上所述，早期胸部放疗适合于那些一般情况较佳，预计能顺利完成治疗计划的患者，使用化疗方案应该是铂类为基础化疗方案，放射治疗最好在起始化疗后 30d 内进行最好的结果来自与起始化疗同步进行的加速超分割放疗，如果采用分段加速超分割放疗，早放疗和晚放疗并无多大差异对肿瘤靶区较大，一般情况欠佳难以耐受高强度治疗的患者，序贯或化疗后期胸部放疗可能更为适合，因为 SCLC 对化疗敏感，诱导化疗后引起的肿瘤缩小可降低放射性肺炎的风险，另外，肿瘤缩小后患者一般状况也将得到明显改善，治疗耐受性也将得到提高。

2012 年 ASCO 会议上来自韩国的一项前瞻性随机研究结果很好地阐述了上述问题。该项研究入组 222 例初治的 LS－SCLC 患者，化疗方案是 EP 方案。这些患者被随机分组，一组患者在第 3 个周期化疗时开始胸部放疗和另一组则在第 1 个周期化疗开始接受放疗，放疗剂量 52.5Gy/2.1Gy，qd。结果显示，两组 PFS 分别为 11 个月和 12 个月(HR＝1.10，95％CI：0.37～1.84)。两组中位生存期分别为 27 个月和 26 个月(P＝0.69)。5 年生存率均为 24％。并且，推迟放疗并没有降低完全缓解率(38％vs36％，95％CI：11％～15％)。而推迟放疗可以减少一些 3 或 4 级的副反应发生率。

(九)LS－SCLC 脑预防性照射

脑是 SCLC 常见的转移部位，长期生存者 2 年累计脑转移的发生率高达 50％。多药联合化疗和放射治疗的应用，长期生存率提高，脑转移的发生也随之增加。治疗后生存 5 年以上的病例中枢神经系统转移率高达 80％。而且，脑转移有时成为惟一复发部位。研究显示，脑转移患者中位生存时间 4.6 个月，1 年、2 年生存率分别为 7％和 1％。

脑预防性照射(prophylactic cranial irradiation，PCI)能够降低 SCLC 的脑转移率在临床上已被证实。Pedersen 等报道 PCI 组中枢神经系统复发率为 6％，而对照组为 22％。直到 Auperin 的荟萃分析结果报道之前，PCI 对生存的作用一直存在争议。PCI 综合分析协作组对 SCLC 化疗完全缓解病例 PCI 的随机对照研究资料进行荟萃分析，结果显示，SCLC 完全缓解病例脑预防照射能够提高生存率和无病生存率。PCI 组 3 年生存率提高了 5.4％(20.7％vs15.3％)。与对照组比较，PCI 组死亡的相对危险性为 0.84(95％CI：0.73～0.79，P＝0.01)，DFS 提高(RR＝0.75，95％CI：0.65～0.86，P＜0.001)。脑转移率降低(RR＝0.46，

95%CI:0.38～0.57,P<0.001)。化放疗后PCI已经成为标准的治疗。

有关PCI给予的时间问题研究较少。在Auperin的荟萃分析中,亚组分析显示早PCI(起始化疗后6个月内)有降低脑转移的趋势(P=0.01)。发表在1981年的一篇前瞻性随机研究显示早PCI(PCI与起始化疗同时进行)和晚PCI(起始化疗后6周进行)脑转移率无明显差异。而最近发表的一项Ⅱ期临床研究显示,早PCI(与化放疗同步)脑转移率7.3%,晚PCI(化放疗后进行)脑转移率20%(P=0.00901),而且早PCI不会显著增加神经系统毒性但早期研究显示,化疗期间进行PCI有可能增加远期神经系统毒性。因此,PCI一般选择在全身化疗结束后。浙江省肿瘤医院胸部放疗组回顾分析2005年3月至2010年12月间接受化疗或化放疗综合治疗的399例LS－SCLC,其中185例在化放疗结束后接受PCI,中位起始化疗开始到进行PCI的时间为6个月,对起始化疗开始到PCI开始不同时间点(16周、20周、24周、28周、32周、36周)进行分析发现各时间点早PCI与晚PCI累计脑转移发生率无显著差异,但化放疗期间有发生脑转移的风险,2例患者化疗期间出现脑转移,而7例患者胸部放射治疗期间出现脑转移。因此,建议PCI应该在全身化疗结束后尽快进行。

有关PCI剂量问题,预防性脑放疗协作组于2009年在Lancet Oncol发表了一项多中心随机研究,该研究将720例化放疗后达CR患者随机分为标准剂量组(25Gy/2.5Gy,qd)和高剂量组(36Gy/2Gy,qd或36Gy/1.5Gy,bid)。主要终点是2年脑转移发生率。在中位随访36个月后,有20%(145/720)患者出现脑转移,标准剂量组和高剂量组2年累计脑转移发生率分别为29%和23%(HR=0.80,95%CI:0.57～1.11,P=0.18)。2年生存率分别为42%和37%(HR=0.20,95%CI:1.00～1.44,P=0.05)。25Gy/2.5Gy,qd已经成为LS－SCLCPCI的标准剂量。

关于PCI的神经毒性问题,尚缺乏大宗随机试验的资料,早期的一些研究认为,PCI对脑功能有负面的影响。但Meyers等进行了一项试验,认为LS－SCLC患者在PCI之前就存在认知功能障碍,而在PCI前后,患者的认知功能无明显变化。预防性脑放疗协作组对标准剂量放疗组和高剂量放疗组生活质量(quality of life)和神经认知功能(neurocognitive functions)评价发现PCI对神经认知功能的某些项目有影响,PCI剂量对生活质量和神经认知功能无明显影响。由于LS－SCLC是潜在可治愈的肿瘤,PCI有可能影响长期生存者的生活质量和神经认知功能,故在行PCI前应充分告知患者利弊。对PS评分较差,PCI前就有精神心理功能受损的患者不推荐PCI。

PCI后仍有约1/3患者出现颅内复发,对选择性颅内复发患者可行立体定向放射治疗,但总体疗效欠佳,生存时间短。

二、广泛期小细胞肺癌

(一)胸部放疗在广泛期小细胞肺癌(ED－SCLC)中的作用

化疗是ED－SCLC主要的治疗手段,中位生存时间约10个月,5年生存率1%,临床研究显示化疗后超过50%患者胸内复发,而维持治疗缺乏循证医学证据。尽管ED－SCLC几乎无治愈可能,但尽可能延长生存期、改善生活质量是主要的治疗目标。有计划性的放射治疗(与姑息放疗不同)能否改善ED－SCLC预后?

1987—1993年间,共有4个随机研究比较化疗后巩固胸部放疗和单纯化疗疗效,均未发现增加胸部放疗可以带来益处。但这4项研究采用的化疗方案不理想,放射治疗技术非常落后,不能代表当今的化放疗水平。

1999年Jeremic等在JCO上发表了一项前瞻性随机研究，206例ED－SCLC患者（脑转移除外）接受3个周期EP方案后转移灶达CR胸内病变达PR以上的65例患者随机分为同步化放疗组（放疗剂量54Gy/1.5Gy，bid）和继续EP方案化疗组，两组中位生存时间分别为17个月和11个月，5年生存率分别为9.1％和3.7％（P＝0.041）。局部控制率化放疗组优于化疗组，但无统计学差异（P＝0.062），两组无远处转移生存率无差异，而严重的急性不良反应（食管炎除外）在化疗组更常见。显示对选择性的ED－SCLC患者（全身化疗有效），胸部放疗介入有可能改善预后。但该项研究放射治疗与化疗同步，这在姑息治疗中很难被接受。

中国医科院肿瘤医院回顾性分析2003年1月至2006年12月间119例ED－SCLC，其中60例患者接受化放疗，放疗剂量40～60Gy/1.8～2.0Gy，qd，其余59例患者接受单纯化疗。化疗方案为CE或PE。全组中位生存期为13个月，2年和5年总生存率分别为26.1％和6.5％。化放疗组中位生存期17个月，2年和5年生存率分别为35％和7.1％，化疗组中位生存期9.3个月，2年和5年生存率分别为17％和5.1％（P＝0.014）。多因素分析显示，接受4个周期CHT（P＝0.032）和TRT（P＝0.005）为OS的良好预后因素。在所有毒性反应中，只有3度以上白细胞减少在化放疗组更常见。

全身化疗后脑和胸部是最主要的复发部位，随机研究已经证实PCI在ED－SCLC中的价值，由此推断，胸部放射治疗也有可能改善ED－SCLC患者预后，最近的临床研究给我们带来一些惊喜。但ED－SCLC主要治疗目的是延长生命、减轻患者痛苦，任何不恰当地添加一种治疗均有可能增加患者痛苦和花费，因此，在未来的研究中须回答哪些ED－SCLC患者能从胸部放疗中获益，胸部放疗何时介入，最佳放射治疗剂量一分割等等一些问题。目前由Dutch Lung Cancer Group牵头的一项Ⅲ期临床研究（RESTNTR1527）正在进行中，该项研究将化疗有效的患者随机分为胸部放疗组（30Gy/10f）和未放疗组，两组均接受脑预防照射（PCI）。该项研究结果可以回答上述部分问题。

（二）ED－SCLC脑预防性照射

脑预防性照射（PCI）的方法用于临床始于20世纪60年代，当时主要针对白血病的中枢神经系统复发，而针对实体瘤，特别是已基本无治愈希望的ED－SCLC进行PCI确实是一个非常大胆的设想。但ED－SCLC具有其特有的疾病特点：生存期短（中位生存时间2个月），鲜有长期生存者（5年生存率1％）；高脑转移率（累计脑转移率80％）；全身化疗有效（有效率80％），但由于血脑屏障，化疗对颅内亚临床病灶疗效不佳；出现有症状脑转移后预后极差；治疗后随访不积极，往往较难早期发现转移灶。以上一些因素促使EORTC进行了一项前瞻性随机研究：286例4～6个周期化疗有效的ED－SCLC患者化疗结束后4～6周随机分为PCI组和无PCI组，PCI剂量20Gy/5f或24Gy/12f或25Gy/10f或30Gy/10～12f。主要终点是有症状脑转移发生率，次要终点是OS、QOL不良反应。结果显示，PCI组有症状脑转移发生率低（HR＝0.27，95％CI：0.16～0.44，P＜0.001），两组1年累计脑转移发生率分别为14.6％和40.4％。中位PFS延长2.7周（12.0周vs14.7周），（HR＝0.76，95％CI：0.59～0.96，P＝0.02），OS延长1.3周（5.4周vs6.7周）（HR＝0.68，95％CI：0.52～0.88，P＝0.003）DPCI对患者生活质量无明显影响。

基于上述高级别循证医学证据，NCCN推荐ED－SCLC起始化疗有效者应进行脑预防性照射，推荐剂量20Gy/5f。

（吴小进）

临床肿瘤疾病诊疗应用

（下）

王丽萍等◎主编

吉林科学技术出版社

第六章　胃肿瘤

第六章　胃肿瘤

第一节　胃肿瘤的分子病理学

一、概述

由于当前分子肿瘤学的迅速发展，像其他肿瘤一样，胃肿瘤在分子水平上，如脱氧核糖核酸(DNA)、核糖核酸(RNA)和蛋白质水平等方面的研究已经非常广泛和深入。研究发现，许多基因异常在癌变过程中起着关键作用。虽然详细的机制还不太清楚，原癌基因功能的获得和抑癌基因功能的丢失，被认为是肿瘤产生的两个主要原因。

原癌基因的改变涉及基因扩增、突变和易位等，而抑癌基因的改变通常与基因缺失、突变和甲基化有关。这些基因的改变不仅与肿瘤的发生发展有关，而且在临床中是非常有用的生物标志物，可用于肿瘤诊断、预后和疗效的预测；未来肿瘤的个体化治疗也将取决于个体的基因特征。

90％以上的胃肿瘤为上皮细胞起源的癌，原发性胃淋巴瘤居胃恶性肿瘤的第二位，而间叶性肿瘤和神经内分泌肿瘤则较少见。

基因改变的分布和模式在癌和肉瘤或淋巴瘤中各异。同一种癌可以有多种基因改变，例如胃癌可以出现E钙粘附蛋白基因突变、表皮生长因子受体(EGFR)基因扩增和/或多体性及p53基因缺失和/或甲基化改变等。相反，单一基因改变也可在不同的癌中看到，如p53突变可以发生在乳腺癌、结肠癌、肺癌及胰腺癌等。此外，在癌中基因改变的频率通常较低(一般＜50％)。正因为缺少器官特异性和发生频率较低，所以基因改变很少被用于癌的诊断，不过可用于预测肿瘤预后和疗效。例如，伴有CND1基因突变的胃癌通常为弥漫型胃癌且预后不良。

与癌不同，软组织肉瘤的基因改变通常更为特异，且发生频率也更高。例如，＞95％的滑膜肉瘤有特异的染色体易位t(X;18)(p11;q11)和独特的SYT－SSX1或SYT－SSX2融合基因。尽管肉瘤并不像癌那样常见，但与易位相关的融合基因却是诊断软组织肉瘤理想的生物标志物。

与肉瘤一样，淋巴瘤和白血病通常也有一些特殊的染色体易位。例如，套细胞淋巴瘤具有特征性的染色体易位t(11;14)(q13;q32)，该易位导致IGH－CCND1基因融合，其频率＞90％。该易位为一理想的生物标志物，不仅可用于诊断，而且也可用于预测预后及疗效。

最近的研究表明，癌与肉瘤或淋巴瘤同样存在基因融合。例如与染色体易位或缺失相关的TMPRSS2基因融合已被发现在前列腺癌中，并有较高的特异性，其发生频率约为60％。但目前尚不清楚胃癌是否也有特定的融合基因。

本章将讨论遗传性肿瘤综合征的遗传学改变、散发性胃肿瘤的遗传学改变、临床实验室中常用的分子生物学技术及其未来的发展趋势。

(一)遗传性肿瘤综合征的遗传学改变

胃是常见的多种遗传性肿瘤综合征累及的器官之一。本部分论及的遗传性肿瘤综合征包括:幼年性息肉病综合征(JPS)、Peutz－Jeghers 综合征(PJS)、遗传性弥漫型胃癌(HDGC)、家族性腺瘤性息肉病(FAP)及遗传性非息肉病性结直肠癌综合征(HNPCC)(表 6－1)。

表 6－1　遗传性肿瘤综合征概览

综合征	发病率	遗传方式	累及基因(染色体定位)	常见的遗传学改变	检测方法
JPS	1/100000～1/160000	常染色体显性遗传	SMAD4(18q21.1)BMPR1A(10q22.3)PETN(10q23.3)	缺失,插入,错义及无义突变	DNA 测序,MLPA
PJS	1/29000～1/120000	常染色体显性遗传	STK11/LKB1(19p13.3)	插入,错义突变和剪切变异	DNA 测序,MLPA
HDGC	约占胃癌总数的 10%	常染色体显性遗传	CDH1(16q22.1)	移码突变和错义突变	DNA 测序
FAP	2～3/100000	常染色体显性遗传	APC(5q21)	移码突变,错义突变和无义突变,缺失和复制	蛋白截断,连锁分析,DNA 测序
HNPCC	占结肠癌的 1%～3%	常染色体显性遗传	MLH1MSH2,MSH6,PMS2,MSH3	缺失和复制	免疫组化,MSI,MLPA 和 DNA 测序

DNA,核糖核酸;HNPCC,遗传性非息肉病性结直肠癌综合征;MLPA,多重连接依赖探针扩增技术;MSI,微卫星不稳定性

1.幼年性息肉病综合征　JPS 是一种常染色体显性遗传疾病,息肉常发生于胃或结肠中,发病率为 1/100000～1/160000。发生在婴儿期 JPS 其病变往往累及整个消化道,预后很差。虽然有些 JPS 患者直到 30 岁以后才被诊断出来,但大多数 JPS 患者 20 岁时就有明显症状。常见的症状包括消化道出血、贫血、腹泻和腹痛。临床上符合以下任一条件即可诊断为 JPS:

(1)结直肠幼年性息肉>5 个。

(2)上下消化道存在多个幼年性息肉。

(3)存在任意数量的幼年性息肉并有幼年性息肉病家族史。

JPS 的息肉通常为错构瘤性息肉(幼年性息肉),源于正常存在于该部位中的组织成分的异常集聚 JPS 显示为上皮组织形态正常,间质致密伴炎性浸润,固有层内见充满黏液的囊性腺体。大约 30%的 JPS 患者可伴有上皮的异型增生,其终身恶性肿瘤发生率为 9%～50%不等。有胃息肉的 JPS 患者胃癌的发病率为 21%。早期检测 JPS 基因突变有助于提供更好的息肉治疗方法及对高危个体进行监测。JPS 患者中基因 SMAD4(18q21.1),BMPR1a(10q22.3)和 PTEN(10q23.3)改变的发生率分别为 22%,25%和 5%。

伴有 SMAD4 突变的 JPS 患者通常比伴有 BMPR1A 突变或没有已知基因改变的 JPS 患者更有可能存在上消化道息肉的家族病史。有 SMAD4 或突变的个体其下消化道息肉常常>10 个,且更可能有胃肠道癌家族史。目前一些三级医疗中心或商业实验室已开展 SMAD4 和 BMPR1a 基因改变检测以利于 JPS 患者获得更好的治疗。有报道发现,在同时有遗传性出血性毛细血管扩张症(HHT)伴 JPS 的综合征患者存在 SMAD4 基因特定外显子的突变。对 JPS/HHT 综合征和/或伴已知 SMAD4 突变的家族中,其家庭成员预测性的基因检测以 15 岁前检测为宜,这有助于预防通常发生在儿童期 HHT 潜在的并发症。

2.Peutz－Jeghers 综合征　PJS 是一种伴有皮肤黏膜色素过多沉着和错构瘤样息肉综合

征的常染色体显性遗传疾病。Peutz—Jeghers 错构瘤样息肉最常见于小肠；息肉密度以空肠最大，其次是回肠、胃和大肠。PJS 的相对发病率估计在 1/29000～120000 之间。PJS 患者从 10 岁左右开始其恶性肿瘤发生的风险增加。据估计，PJS 患者一生总的患癌风险＞90％，至 65 岁时的风险为 50％；其中患结肠癌、胃癌和小肠癌的风险分别增加了 84 倍、213 倍和 520 倍。

约 75％～90％的巧 3 患者有 SRK11（LKB1）基因胚系突变，该基因系位于染色体 19p13.3上的抑癌基因，编码丝氨酸/苏氨酸激酶；而 PJS 患者的肿瘤发生通常伴有 STK11 另一等位基因的体细胞突变、缺失或失活。遗传学检测可进一步确诊 PJS 或识别一级亲属中隐性患者；如果已有先验的家族性突变，则在高危亲属中进行分子遗传学检测，通过早期诊断、适当监测并合理治疗可以有效减少发病率和降低死亡率。STK11 全基因测序为目前 PJS 患者遗传检测最为常用的方法之一。

对于 PJS 患者或潜在的 PJS 高危人群而言，青春期后最好每 1～2 年行常规内镜检查 1 次以监测息肉恶性转化。不过尽管推荐使用，但内镜检查的有效性尚未见正式报道。

3.遗传性弥漫型胃癌　2004 年国际胃癌联盟（International Gastric Cancer Linkage Consortium，IG—CLC）颁布了 HDGC 的临床诊断标准：

（1）家族中存在≥2 例胃癌患者，其中至少 1 例弥漫型胃癌确诊时年龄＜50 岁。

（2）家族中存在≥3 例胃癌患者，确诊时年龄不拘，但至少有 1 例医疗文书明确记载为弥漫型胃癌患者。

（3）家族中出现单例弥漫型胃癌患者并确诊年龄＜45 岁。

（4）家族中出现单例弥漫型胃癌合并小叶性乳腺癌患者（无需符合其他诊断标准）。

（5）家族中既有弥漫型胃癌患者，并有小叶性乳腺癌患者（无需符合其他诊断标准）。

（6）家族中既有弥漫型胃癌患者，并有结肠印戒细胞癌患者（无需符合其他诊断标准）。

大约 10％～15％的胃癌患者有家族史。HDGC 是一种常染色体显性遗传病，其外显率高达 80％，平均发病年龄在 30 岁以后。CDH1 基因的胚系突变（主要是移码突变和错义突变）已被证实与 HDGC 相关。胃癌主要包括弥漫型胃癌（35％）和肠型胃癌（50％）两种组织类型，而 CDH1 突变只存在于弥漫型胃癌中。据 Cisco 等报道，约 4/5 的女性和 2/3 的男性 CDH1 基因突变携带者在 80 岁时将发展为 HDGC。

CDH1 基因位于染色体 16q22.1，所编码的 E 钙粘附蛋白属钙依赖性细胞黏附分子的钙黏附蛋白超家族成员。E 钙黏附蛋白的下调在许多人类上皮源性癌中可观察到，其通过降低上皮细胞间附着力来促进癌细胞的浸润。大约 40％的 HDGC 家族成员存在 CDH1 基因胚系突变，而因启动子甲基化以及转录和转录后水平调控等相关机制导致的蛋白表达下调则在遗传性和散发性弥漫型胃癌的发生发展中起“二次打击”的作用。携有 CDH1 基因改变的患者也易患小叶性乳腺癌和结肠癌，有 CDH1 基因突变的女性患小叶性乳腺癌的风险为 39％。

早期胃癌（仅限于黏膜层和黏膜下层）患者 5 年生存率＞90％，而即使行根治性手术的晚期胃癌患者其 5 年生存率也仅为 10％～20％。临床诊断为 HDGC 患者可进一步行 CND1 基因突变检测；在对有 CND1 基因突变患者进行更经常的内镜检查和病理活检的同时，对他们的子女和/或亲属亦应进行 CND1 基因携带状态检测，籍以进行适当的临床干预。虽然有作者提议应对携有肿瘤易感 CND1 基因突变的个体进行常规胃癌筛查，但由于对监测体系的效果尚存疑虑，故对肿瘤高危人群应采取怎样的干预措施仍存在争议。

4.家族性腺瘤性息肉病　FAP是一种常染色体显性遗传疾病，人群发病率约为2～3/100000。FAP患者全结肠的旺炽性息肉病将使得在16岁时会有50%转变为腺癌，36岁时恶变为腺癌的患者会高达95%；而几乎所有未经治疗的FAP患者在约50岁时都将发生结肠癌，约占全球范围内结肠癌患者的1%。虽然大多数家族性腺瘤性息肉好发于结肠和直肠，但也可发生在上消化道。和结肠息肉不同，FAP的胃息肉可分为两种类型：基底腺息肉（占50%）或腺瘤性息肉（占10%）。在胃内，FAP的两型胃息肉恶变为胃癌的风险均较低。

Goodman等发现在一群患结肠外FAP日本患者中，100%有十二指肠腺瘤和/或息肉，50%的人有胃窦腺瘤和/或息肉。然而，在北美FAP患者中，只有33%有十二指肠腺瘤和2%有胃腺瘤和/或息肉；该研究同时还发现FAP患者中大部分的胃息肉为“基底腺息肉”。人们普遍认为基底腺息肉恶性转化的可能性很低，但实际的恶变率可能更高。Lakshman等发现在一组FAP患者中，64枚基底腺息肉就有16枚（25%）出现异型增生改变；相反，另一项研究报道认为，非FAP的基底腺息肉既不会发生异型增生也不会发生癌变。因此，FAP患者中的基底腺息肉病也可能不是一个完全的良性过程。

FAP与APC基因（5q21）的高度异质性突变有关，包括移码、错义和无义突变。正常的APC基因产物作为肿瘤抑制蛋白主要参与细胞周期调控，并通过和连环蛋白相互作用以维持正常水平的细胞凋亡。目前已发现数百种不同的APC基因突变。这些突变最常见的结果是APC编码蛋白质的早熟性截断。一些典型的息肉病通常有上千枚息肉，这种息肉病与密码子1250和1393之间的突变有关，其中最常见的是位于第1309密码子的一个5－碱基对缺失；衰减型的FAP（息肉数量一般<100枚）与APC基因的5和3末端突变有关；大约6%的德裔犹太人存在APC基因1307位密码子突变（即I1307K突变），由此可产生部分FAP表型；密码子1554和1556则为胃息肉的突变热点。除APC基因突变外，其他的体细胞突变或表观遗传学改变在癌变过程中也属必须。高达30%的FAPs与APC基因的新生突变有关，因而可无FAP家族史。

对FAP患者进行基因突变检测是FAP处置的标准方法，籍以确诊FAP患者、建立家族FAP基因型、识别家族成员中高风险的无症状或发病前的突变基因携带者；同时基因突变检测还有利于FAP患者的治疗，对高危家族成员的筛查而言，其成本效益也明显优于反复的内镜检查。

APC基因突变可以通过蛋白质截断分析、连锁分析和/或直接DNA测序进行检测。蛋白质截断分析可以检测出大约80%的由高度异质性基因突变引起的APC编码蛋白的结构性缺陷，但该检测不能显示特定的基因突变，也无法提供藉以判断家庭成员突变基因携带状况的遗传连锁信息。

连锁分析需要受累和非受累的家庭成员的同时参与，该方法可应用于无法通过蛋白质截断分析或直接DNA测序来识别的APC基因改变。通过家族中FAP特定单体性的连锁分析，其识别携带者的准确率高达95%。

鉴于APC基因突变的高度异质性，在进行DNA直接测序检测时，PCR扩增反应需要采用能覆盖大范围的引物。据报道，DNA测序的灵敏度在90%～99%之间。许多患有息肉病而APC基因突变检测却呈阴性的患者，可能属于另一种由MYH胚系突变所致的常染色体隐性遗传疾病。因此，有必要同时对MYH和APC进行检测。

对于一个典型的FAP家族来讲，通常建议儿童在≥10岁开始进行基因突变检测，10～12

岁后可开始行内镜筛查。

5. Lynch 综合征(HNPCC)　HNPCC,也被称为林奇综合征(Lynch syndrome),是一种常染色体显性遗传综合征,结肠癌患者中 HNPCC 发生率为 1%～2%。HNPCC 患者对多种恶性肿瘤易感,患结直肠癌(CRC)的终生风险高达 80%,子宫内膜癌的风险为 20%～60%、而胃癌风险为 11%～19%。HNPCC 患者的肿瘤易感性与任何错配修复(mismatch repair,MMR)基因的突变相关,这种突变能增加 DNA 的微卫星不稳定性(MSI)。约 90%源自有胚系突变的 HNPCC 患者的肿瘤和 10%～15%散发性癌患者中都可以检测到 MMR 的遗传学异常。迄今已发现,至少有 5 个错配修复相关基因的突变可以导致 HNPCC,其中 MLH1 和 MSH2 基因突变占 90%,MSH6 基因突变为 7%～10%;而 PMS2 基因突变出现的机率较低(<5%),PMS1 基因突变则鲜有报道。MSH6 基因和 PMS2 基因的突变往往会弱化 HNPCC 并推迟癌症的发病年龄。

与 HNPCC 相关的胃癌主要是肠型胃癌,且很少与幽门螺杆菌感染有关。发病年龄<60 岁的胃癌患者需注意鉴别是否与 HNPCC 有关。由 HNPCC 引起的 CRC 患者的预后比散发性结直肠癌患者的预后要好。

鉴于确认 MMR 相关的遗传学改变在诊断、筛查和 HNPCC 预防方面有着重要的临床意义,因而阿姆斯特丹临床标准Ⅱ(Amsterdam Clinical CriteriaⅡ)被广为应用以决定是否有必要对患者进行分子检测:

(1)≥3 个家族成员患有与 HNPCC 有关的癌症,其中至少 1 个家族成员必须是其他 2 个成员的一级亲属。

(2)连续两代受累。

(3)≥1 个 CRCs 患者确诊时年龄<50 岁。

然而,高达 39%有 HNPCC 基因突变的患者家族史无法符合阿姆斯特丹标准。通过 PCR 检测 MSI 和/或免疫组化法(1HC)检测异常 MMR 蛋白,可以对 HNPCC 做出初步的分子诊断。虽然肿瘤标本中存在 MSI 并不一定表明存在特定的基因缺陷,且也都不能藉 MSI 和 IHC 以区分散发性和 HNPCC 相关肿瘤;但可资 IHC 确定缺失的具体 MMR 蛋白,为后续基因突变分析靶标的选定提供依据。

对 MSH1、MSH2 和 MSH6 基因进行全面的突变分析被推荐用于 HNPCC 的分子诊断,其他方面的临床应用还包括筛查和前植入诊断,但不提倡用于产前和未满 18 岁个体的分子诊断。识别携带者有助于提高结直肠镜对早期 CRC 患者的检出率,从而预防>60%CRC 的发生和降低 60%的死亡率。对 MMR 突变基因携带者的常规监测包括对 20～25 岁的患者每 1～2 年进行一次的结肠镜检查、或者在家族中最年轻发病个体发病年龄的前 10 年开始行每 1～2 年一次结肠镜检查,二者相比取其先。

MMR 相关基因的遗传学分析有两种方法,一种是完全的 DNA 直接测序法检测相关基因的未知突变,而对有家族史且受累基因突变的患者则可行 MLS1、MSH2 或 MSH6 基因特定突变的检测。然而在与 HNPCC 关系密切的胃癌中,MSI、MMR 蛋白表达以及基因突变的检测技术及其临床应用还不像其在结直肠癌中那么完善。目前已有一种关于胃癌 MSI 检测的标准方法被推荐,但是否能付诸实施仍然未知。此外,HNPCC 家族中相对较低的胃癌发病率使人们对使用内镜监测的成本效益也心存疑虑。

6. 其他胃部罕见的遗传性肿瘤综合征　虽然不常见,但是胃癌也可能只是其他一些遗传性肿瘤综合征的部分病症，例如 Li－Fraumeni 综合征、Cowden 综合征、家族性乳腺癌和 MEN－1 等，这些综合征分别与 p53 基因、PTEN 基因、基因和 MEN－1 基因的遗传学异常有关。

（二）散发性胃肿瘤的基因改变

1. 胃肠道间质瘤　胃肠道间质瘤（GIST）是胃肠道最常见的间叶性肿瘤，这种肿瘤起源于 Cajal 间质细胞或其前体细胞。GIST 最常见的发生部位为胃（60%～70%），也见于小肠（20%～30%）、结肠直肠和食管（共约<10%）。通过免疫组化法检测 GISTs 的特征性分子标志物 CD117（c－kit 蛋白）的表达，大约 95%的 GIST 病例可获得诊断。GISTs 中表达 CD117 的细胞通常形态学为梭性细胞或上皮样细胞，CD117 的表达也被作为是否可以使用酪氨酸激酶抑制剂（TKI）（如伊马替尼）来治疗 GIST 的判断标准。免疫组化发现 GISTs 也表达 CD34 和巢蛋白，但特异性相对较低。CD117 弱阳性或阴性表达的 GISTs 通常有 PDGFRA 基因异常，而且形态学上一般表现为上皮样细胞型（图 6－1，6－2）。

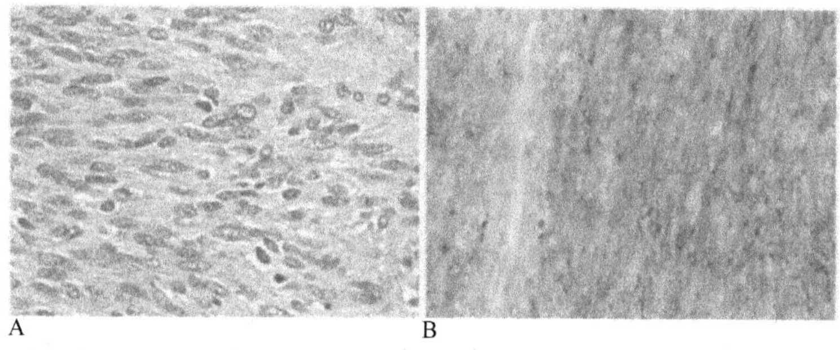

图 6－1　A. 胃肠道间质瘤（病例 1）。形态学上显示梭形细胞。B. 胃肠道间质瘤（病例 1）免疫组化 CD117 染色显示瘤细胞胞浆阳性

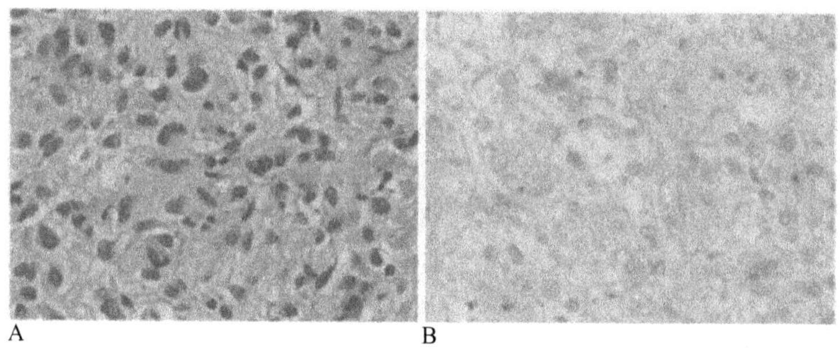

图 6－2　A. 胃肠道间质瘤（病例 2）。形态学上显示上皮样细胞。
B. 胃肠道间质瘤（病例 2）免疫组化 CD117 染色显示弱阳性表达。该例存在 PDGFRA 基因第 18 外显子（D824）突变

虽然在 GISTs 中发现了各种基因改变，但是 KIT 和 PDGFRA 基因突变才是最重要和最具临床意义的。KIT 和 PDGFRA 基因都位于染色体 4q12，而且编码高度同源受体酪氨酸激酶蛋白。KIT 突变和 PDGFRA 突变通常二者仅居其一，突变引起酪氨酸激酶受体的持续性激活导致细胞的生长增殖和存活能力增强。大约 80%的 GISTs 患者能检测到 KIT 突变：66%在外显子 11，13%在外显子 9，1.2%在外显子 13 和 0.6%在外显子 17。大约 8%的 GISTs 患者存在突变：5.6%在外显子 18，1.5%在外显子 12 和 0.3%在外显子 14。KIT 和 PDGFRA 的基因改变包括框内缺失突变、点突变、复制和插入。任何 KIT 和/或 PDGFRA 的突变都与高风险/恶性 GISTs 密切相关。

GIST 的突变类型可能与不同的临床病理特征以及对 TKI 治疗反应不同有关。有 PDGFRA 突变的 GISTs 常见于胃并呈上皮样组织形态。一般说来，KIT 外显子 11 突变的患者相对于外显子 9 突变或野生型的患者生存期更长，对 TKI 治疗亦更敏感。相反，外显子 17 突变和 PDGFRA 外显子 18 突变则对 TKI 治疗耐受。

KIT 和 PDGFRA 基因及其表达产物的分子分析已经应用于 GIST 的临床治疗和诊断中。尽管用免疫染色法检测 CD117 的表达 GIST 极具诊断价值，但大约 5%的 GISTs CD117 表达阴性，这部分病例的诊断面临挑战。研究表明，大多数 CD117 阴性的 GISTs 通常 PDGFRA 表达为阳性，这有助于 CD117 阴性 GIST 的诊断。KIT 和 PDGFRA 基因突变的检测通常并不用于诊断，但可用于预测患者的预后以及对 TKIs 治疗的反应。对于 KIT 和 PDGFRA 突变检测可采用直接 DNA 测序方法。

2. 胃黏膜相关淋巴组织淋巴瘤　原发性胃淋巴瘤定义为源于胃及其毗邻淋巴组织的淋巴瘤。大多数胃淋巴瘤为高级别 B 细胞淋巴瘤，其中一些是从 MALT 这类低级别淋巴瘤发展而来的。虽然各种各样的淋巴瘤，如弥漫大 B 细胞淋巴瘤、Burkitt 淋巴瘤和 T 细胞淋巴瘤均可为胃原发或继发，但是 B 细胞 MALT 这类低级别淋巴瘤几乎都来源于胃，并且已在分子水平上得到充分研究。

在 MALT 淋巴瘤，已确定存在的染色体易位包括 t(11;18)(q21;q21)、t(1;14)(p22;q32)、t(14;18)(p32;q21)和 t(3;14)(p14.1;q32)，它们分别导致 API2－MALT1、BCL10－IGH、IGH－MALT1 和 IGH－FOXP1 基因融合。其中，染色体易位 t(11;18)(q21;q21)和 t(1;14)(p22;q32)仅见于 MALT 淋巴瘤，分别存在于 22%和 4%的 MALT 病例中。API2－MALT1、BCL10－IGH、IHG－MALT1 基因融合可导致 NF－κB 结构性激活，这可能是 MALT 淋巴瘤发生的最常见信号通路。

在 70%～90%的低级别 MALT 淋巴瘤和 25%～35%的高级别淋巴瘤中可以见到 Hp 感染。在临床上，根除 Hp 感染能导致 60%～80%胃 MALT 淋巴瘤完全缓解。然而，有 API2－MALT1 或 BCL10－IGH 融合基因的 MALT 淋巴瘤几乎与 Hp 感染无关，因此对 Hp 根治疗反应欠佳。此外，伴有 APG－MALT1 的 MALT 淋巴瘤通常表现为一种低级别的组织学形态并呈现稳定的临床过程，而且很少向高级别淋巴瘤发展。

采用 PCR 进行 T 细胞和 B 细胞基因重排检测可以确定淋巴瘤单克隆起源，但无法区别淋巴瘤亚型。鉴于 MALT 淋巴瘤基因重排的频率很低，PCR 法不适于该类淋巴瘤的诊断。然而，因 API－MALT1 和 BCL10－IGH 基因融合与 MALT 淋巴瘤的 Hp 根治治疗耐受相关，因此检测有助于此类淋巴瘤治疗方案的确定。基因融合可以采用逆转录聚合酶链反应(RT－PCR)、荧光原位杂交(FISH)或者 Southern 印迹来检测。新鲜组织和石蜡组织都可以用于 RT－PCR 和 FISH，而 Southern 印迹检测只能使用新鲜组织，该方法需要 DNA 量大而且耗时，因而不太适用于临床检测。

3. 散发性胃癌　在散发性胃癌中也已检测到多种基因改变，涉及的基因包括 Tp53、E－钙粘附蛋白(CDH1)、c－erbB－2、DCC 和 c－met，MSI 和染色体片段的缺失或获得(3P，4，5q，6q，9p，17p)。肠型和弥漫型胃癌呈现出不同的基因改变；肠型胃癌以高 MSI、Tp53 突变和 APC 缺失为特征，而弥漫型胃癌则多表现为高 CDH1 突变和 c－met 表达。其中一些基因突变可能与环境因素有关，如幽门螺杆菌感染和硝酸盐高摄入。

虽然前面提到的一些遗传学改变与胃癌发生有关，但它们几乎也都可以在其他器官的肿瘤中发现，如乳腺癌中也有Tp53、c－erb－2和CDH1异常。此外，这些遗传学改变的发生频率较低，通常＜50％。因此，就诊断目的而言，这些遗传学改变因其特异性和敏感性不足还不甚理想，而作为临床上肿瘤预后和对治疗反应的预测性标记分子也有待进一步的研究。常见的散发性胃肿瘤的遗传学改变总结于表6－2。

表6－2 常见的散发性胃肿瘤的遗传学改变概览

肿瘤	发病率	涉及基因	常见的遗传学改变	检测方法
胃癌	人群发病率约60/100000	p53，CDH1，c－erbB－2，c－met，MLH1，MSH2，MSH6，PMS2，MSH3，染色体片段3p，4，5q，6q，9p，17p的缺失或获得	点突变，缺失，复制，插入和获得	PCR，DNA测序和FISH
胃肠道间质瘤(GIST)	约占胃恶性肿瘤的2.2％	KIT(4q12)、PDGFRA(4q12)	基因缺失，点突变、重复和插入	免疫组化检测c－Kit和PDGFAR蛋白表达，DNA测序检测和PDG-FRA基因异常
MALT淋巴瘤	约占胃恶性肿瘤的8％	基因融合：API2－MALT1、IGH－BCL10、IGH－MALT1和IGF－FOXP1	t(11;18)(q21;q21)，t(1;14)(p22;q32)，t(14;18)(q32;q21)和t(3;14)(p14.1;q32)	RT－PCR，DNA测序和FISH

4.临床实验室常用的分子生物学技术　肿瘤中常见的遗传学改变包括基因缺失、突变、染色体易位和基因扩增等。PCR可以用来检测基因重排、突变、缺失和染色体易位，而FISH可以用于检测基因缺失、染色体易位和基因扩增。其他先进技术，如DNA/RNA微阵列、比较基因组杂交(comparative genomic hybridization，CGH)和蛋白质组学，虽然有很大的临床应用潜力，但离常规应用尚有距离。

5.聚合酶链反应　常规PCR可以用来检测B或T细胞的基因重排、点突变和缺失；RT－PCR技术可用于检测染色体易位引起的基因融合。Real－time PCR是一个封闭的系统，可以像其他PCRs一样发挥作用，但效率更高而污染机会更少。多重连接依赖探针扩增(multiplex ligation－dependent probe amplification，MLPA)技术是一种PCR的变异形式，仅利用一对引物即可实现多个靶序列的扩增。每个探针由两个寡核苷酸组成，它们分别识别DNA上的邻近序列。其中一个含有正向引物可识别的序列，另一个则含有反向引物识别的序列。只有当两个寡核苷酸探针均与各自的靶序列结合时，它们才能被连接成一个完整的探针。把探针分成两部分的优点是可以确保只有正确连接的寡核苷酸探针才能被扩增。PCR产物可以用于DNA直接测序以识别点突变、小缺失和插入。

6.FISH　FISH是一种基于形态学的简便而可靠的检测技术，可用于基因缺失、染色体易位和基因扩增的检测。与PCR技术类似，FISH检测只需要少量无污染或交叉污染的组织(＜200个细胞)。FISH探针已被成功用于检测与染色体易位有关的基因分裂改变，但该方法本身需要一个比较长的孵育时间，所以耗时相对较长，且不能用于点突变的检测。

随着分子生物学技术的不断改进(包括DNA/RNA微阵列、CGH、蛋白质组学和DNA测序等技术)，许多新的与肿瘤相关的遗传学改变相继被发现，其中一些已被应用于临床肿瘤诊断、预后和治疗反应的预测。虽然染色体易位引起的肿瘤特异性基因融合通常见于肉瘤和淋巴瘤，但最近通过采用更为先进的分子生物学技术，发现60％的前列腺癌组织中含有TM-

PRSS2 与 ETS 转录因子家族融合基因，而在相应的正常前列腺组织中则不存在。

医学科学家已经首先证明，基因融合也见于上皮源性癌中，因此同样可以推测也可能存在于包括胃癌在内的其他类型的癌中。此外，随着近年来分子生物学技术(包括 DNA/RNA 微阵列、PCR 和 FISH 等)成本的急剧下降，肿瘤分子诊断学有望在未来几年中得到更迅速的发展，无疑这将极大地提升未来临床医生对胃癌的综合诊治水平。

二、胃癌的表观遗传学异常

(一)概述

表观遗传学(epigenetics)是指与 DNA 序列改变无关的机制所引起的基因表型(表现)或基因表达的改变。肿瘤细胞 DNA 甲基化会出现三种异常变化：(1)DNA 甲基转移酶的活性或表达增加；(2)全基因组水平的低甲基化；(3)肿瘤相关区域启动子基因 CPG 岛新的甲基化。低甲基化即基因中 5－甲基胞嘧啶含量的减少，与肿瘤的发生发展密切相关。CpG 序列中胞嘧啶甲基化是迄今已知唯一可使人类肿瘤中抑癌基因静默的 DNA 修饰，它和基因突变和等位基因缺失一样都是基因沉默的一种有效机制。研究发现多种基因如 von Hippel－Lindau(VHL)，人类 mutL 同源基因 1(hMLH1)和 p16 等抑癌基因都存在因 CpG 甲基化而失活的现象。虽然关于 DNA 甲基化在进化上的生物学意义尚未完全明确，但目前占主导的一种假说认为 DNA 甲基化主要目的在于沉默和抑制病毒和 DNA 重复序列的不良生物学效应。正常生理条件下，如衰老、X 染色体失活和印迹等也可看到因 CpG 岛中的胞嘧啶甲基化导致转录抑制，从而引起相应蛋白的表达缺失。CpG 岛通常指富含胞嘧啶－鸟嘌呤二核苷酸长约 500～2000 个碱基的 DNA 区域，这些区域可见于约人类半数基因 5'区。由 CpG 岛甲基化引起抑癌基因的表观遗传沉默是目前公认的肿瘤发生最重要机制之一，也被认为在癌变的早期阶段就开始发挥作用。CpG 岛甲基化所引起的基因沉默部分由组蛋白乙酰化或甲基化状态改变所介导，因组蛋白去乙酰化引起染色体失活所导致的抑癌基因转录抑制也可能在肿瘤发生的早期起重要作用。

胃癌发病率虽然有所下降，但仍是一个主要的医学难题，是全球癌症相关性死亡第二大常见的原因。胃癌发生在很大程度上取决于环境而非遗传因素，世界卫生组织(WHO)明确地将 Hp 感染界定为胃癌的Ⅰ型致癌因素，这对人们认识和了解胃癌的病因学具有里程碑式的意义。胃癌的发生发展历经一系列各具特征的形态学改变，由最初的胃炎到早期的癌前病变再到肠上皮化生和异型增生，并最终进展至腺癌。胃黏膜的最早期改变即涉及 DNA 高甲基化等表观遗传改变所致的基因失活。本章主要介绍与胃癌发生发展密切相关的表观遗传改变和环境危险因素。

(二)胃癌和非肿瘤黏膜中抑癌基因的 CpG 岛甲基化

研究发现，含一些抑癌基因在内的许多基因在非肿瘤黏膜、癌前病变和胃癌中存在甲基化现象这些基因包括结肠腺瘤性息瘤病(APC)基因、Cox－2 基因、死亡相关的蛋白激酶基因、谷胱甘肽硫转移酶 p1 基因、E 钙黏附蛋白基因、hMLH1 基因、O^6 甲基化鸟嘌呤甲基转移酶基因、p14 基因、p16 基因、RAS 相关家族 1A 基因、血小板反应蛋白 1 基因和金属蛋白酶 3 组织抑制子基因等。研究还表明，这些基因的甲基化在胃癌多步骤的进展过程中存在与 DNA 甲基转移酶 1 的表达持续增加密切相关的累积现象。

CpG 岛是否发生甲基化取决于所涉及的基因、患者年龄、潜在的炎症情况以及肿瘤或非肿瘤病灶的位置和组织学形态。除胃癌外，类似与年龄相关和肿瘤特异性的基因甲基化模式也可在其他上皮源性恶性肿瘤中观察到。有些基因，如死亡相关蛋白激酶等，在非肿瘤黏膜、癌前病变和侵袭性癌中甲基化的发生率相似；而其他基因如 E 钙黏附蛋白（E－Cadherin）、p16 和 hMLH1 等抑癌基因，其甲基化的发生率会随着疾病进展（从正常黏膜逐步进展为浸润性癌）逐渐增高。某些基因，如 E－cadherin 基因和 p16，在胃癌患者中其甲基化发生率高于非肿瘤患者，而甲基化程度在非肿瘤黏膜中会随患者年龄的增加而增加；相比之下，其他基因，如 hMLH1 等，在非肿瘤黏膜中其甲基化状态则不会随年龄的增加而明显改变。

（三）胃的 E－cadherin 基因甲基化

在胃癌发生发展过程中起至关重要作用的众多基因中，E－cadherin 作为一种介导细胞间粘附的跨膜糖蛋白，人们对其编码基因的研究还是较为清楚的。研究发现半数以上胃癌存在 E 钙粘附蛋白基因甲基化，其中尤以弥漫型胃癌更为常见。在胃癌患者中，存在肠上皮化生及浸润性癌的患者，其 E－cadherin 的表达因基因甲基化而明显降低，提示 E－cadherin 表达缺失导致的细胞之间粘附功能丧失可能是胃癌发生的早期分子事件。胃癌患者的非肿瘤性胃黏膜也存在 E－cadherin 基因甲基化。

有趣的是，有 1/3 单纯消化不良患者胃黏膜中（无肠上皮化生）存在 E－cadherin 基因甲基化并与幽门螺杆菌（Hp）感染相关。目前已发现约一半 Hp 感染患者胃黏膜（没有肠上皮化生）中存在 E－cadherin 基因甲基化，当 Hp 感染得到根治后，至少有 2/3 的患者甲基化得以逆转。相反，其他基因的甲基化并不会因 Hp 消除而得到逆转。由此推测，Hp 感染可以诱导 E－cadherin 基因的表观遗传发生可逆性的改变。

（四）慢性炎症所致甲基化与胃癌发生

有慢性炎症状态的患者其 CpG 岛的甲基化水平常增高，而这种增高常与肿瘤的发生相关。胃的 Hp 和 EB 病毒感染与非肿瘤黏膜的甲基化程度增加密切相关，并且研究也表明，在受感染的胃非肿瘤性黏膜中 CpG 岛甲基化程度增加可能是胃癌发生的前兆。由此可知，这种基因和癌前病变依赖的 DNA 甲基化可能是胃癌和炎症状态下胃癌癌前病变发生的主要分子事件之一，因而对胃炎患者发生胃癌具有一定的预示作用。

Hp 感染同样会导致正常胃黏膜和癌前病变中除 E－cadherin 基因以外的其他一些基因或位点的甲基化。研究发现，受 Hp 感染的健康志愿者胃黏膜或无 Hp 感染的胃癌患者的癌旁黏膜中有 8 个 CpG 位点的甲基化水平显著高于无 Hp 感染的健康志愿者。进一步分析发现，有 Hp 感染的胃癌患者其非肿瘤性黏膜的 DNA 甲基化模式与 Hp 感染的正常个体存在较大的差异；不过，上述 8 个位点中只有其中 1 个位点的甲基化模式在正常人和胃癌患者中有明显差异。一项群体研究显示，受 Hp 感染的浅表性胃炎、慢性萎缩性胃炎、肠上皮化生、异常增生患者中 p16 甲基化水平，除异常增生为不确定外，其余高于存在类似样病变但没有 Hp 感染的患者。同样，Hp 感染是胃癌患者非瘤性黏膜中甲基化的一个独立危险因素。另有研究显示，Hp 感染与 E－cadherin 基因、大肠腺瘤样息肉病（APC）基因、Cox－2、p16 和 hMLH1 等基因的启动子甲基化相关；如果说在 Hp 诱发胃炎过程中 E－cadherin 基因甲基化是较早期的分子事件的话，hMLH1 基因甲基化通常在较晚期发生并伴随肠化生。更重要的是，Hp 的根除治疗可有效降低基因甲基化水平，并延缓甚或逆转 Hp 感染所致的胃的癌变。

虽然迄今 Hp 感染的患者出现 E－cadherin 和其他基因甲基化的具体机制尚不明了，但有研究显示，炎症因子可能是重要的 DNA 甲基化介导因子。如存在 Hp 感染和白细胞介素

—1β 基因多态性的胃癌患者因体内细胞因子含量增加，导致包括 E—cadherin 基因在内的 4 个基因的甲基化率明显增高。进一步研究显示，当白细胞介素—1β 或白细胞介素—1β 联合 Hp 共同刺激可诱导胃癌细胞 E—cadherin 基因的甲基化，而上述现象可被白细胞介素—1β 的特异抑制剂所逆转。类似的研究也表明，Hp 或脂多糖可刺激巨噬细胞产生一氧化氮，并进一步诱导胃细胞系 RUNX3 基因甲基化，而一氧化氮抑制剂能逆转上述基因甲基化。

目前全球大约有 10%的胃癌与 EB 病毒感染相关，且年轻患者(<60 岁)、男性、白种人和西班牙裔患者中 EB 病毒感染发生率更高。EB 病毒相关性胃癌好发于胃贲门或胃体，组织学上表现为以瘤内和瘤周淋巴细胞浸润为特征的“淋巴上皮样”癌。此外，大多数 EB 病毒相关性胃癌中 CpG 岛甲基化的发生率较高。

(五)胃癌中的 CpG 岛甲基化表型

与结直肠癌类似，大约有 30%～50%的胃癌存在以多基因或多位点甲基化为特征的 CpG 岛甲基化表型(CpG—island methylator phenotype，CIMP)，称之 CIMP 高表型。其中包括 p16 和基因及肿瘤特异性 CpG 岛(MINT1、MINT2、MINT12、NIMT25 和 MINT31)，这些基因和位点在结直肠癌中都曾被发现有重新甲基化现象。研究发现胃癌的癌前病变中也存在 CIMP 高表型，即约有 15%的肠上皮化生和 50%伴或不伴胃癌的胃黏膜异型增生或腺瘤患者中存在 CIMP 高表型。据此推测 CIMP 高表型可能是胃癌发生的早期事件之一。有研究显示，胃癌中 CIMP 高表型与肿瘤分期越晚相关；但另有研究却发现，CIMP 高表型同肿瘤好发于近端胃、类型为弥漫型癌和胃癌分期较早相关。

大约 30%的胃癌患者存在以微卫星标记的 30%～40%的等位基因变化为特点的高微卫星不稳定性表型，通常由甲基化诱导的 hMLH1 沉默所引起，尤其在 CIMP 高表型胃癌中常见 AMLH1 基因启动子的甲基化。这些肿瘤大多包含有简单重复序列的改变，而这些序列包含于大量与细胞生长增殖、凋亡或 DNA 错配修复相关的靶基因内，如转化生长因子 βⅡ型受体基因、Bcl—2 相关 X 基因(Bax)、hMSH3 和 E2F—4 基因等。不过研究发现 hMLH1 启动子甲基化存在于伴微卫星不稳定性高表型胃癌的非肿瘤性癌旁上皮中。由于多原发胃癌中也存在微卫星不稳定性高表型，因此这种甲基化的缺陷也会增加患同时性的或异时性肿瘤的风险。

(六)甲基化与胃癌预后

同其他肿瘤相似，研究发现 CpG 岛甲基化和 CIMP 同胃癌的预后存在相关性。胃癌术后患者中，存在 MINT31 位点甲基化患者较无该位点甲基化患者的预后为好；同样，CIMP 高表型的预后好于 CIMP 低表型或 CIMP 缺如患者；但 MINT31 甲基化及 CIMP 高表型均不是与胃癌患者生存相关的独立预后因素。不过另有研究显示，胃癌患者癌旁黏膜中的原钙黏附蛋白—10 基因的甲基化却是预后不良的独立因素。

(七)组蛋白乙酰化

DNA 甲基化系通过改变染色质状态来影响基因表达，而直到最近其分子机制方得以揭示。一项极具影响意义的研究发现，密集型 DNA 甲基化通过招募包含组蛋白去乙酰化酶和其他一些染色质修饰因子在内的蛋白复合体致局部组蛋白发生去乙酰化；该蛋白质复合体通过甲基结合蛋白介导靶向至高甲基化的启动子区。业已阐明，DNA 从非甲基化到甲基化经历的一系列分子事件可导致组蛋白序贯修饰，包括去乙酰化、甲基化及与染色质调节蛋白如 HP1 等的结合，最终导致基因沉默。

研究表明，组蛋白去乙酰化和组蛋白 H3 和 H4 中一些赖氨酸残基的甲基化所导致的染色质失活与一些抑癌基因如 p21WAF1/CIP1 的转录抑制密切相关。染色质免疫共沉淀法检测发现，>50%的胃癌组织样品中可观察到 p21WAF1/CIP1 启动子区中的组蛋白 H3 和 H4 低乙酰化；采用抗乙酰化组蛋白抗体对胃癌组织标本进行免疫组化分析可以总体了解肿瘤的乙酰化状态。约 70%的胃癌组织中乙酰化组蛋白 H4 表达水平低于癌旁黏膜，提示胃癌组织中普遍存在组蛋白低乙酰化。此外，乙酰化组蛋白 H4 的低表达还与肿瘤进展至晚期、肿瘤深部浸润和淋巴结转移存在良好的相关性。事实上，一种组蛋白去乙酰化酶抑制剂曲古抑菌素 A 已被证实可显著诱导胃癌细胞系的生长停滞和细胞凋亡，并抑制其侵袭。另有研究则显示，组蛋白 H3 的第 9 位赖氨酸(H3K9)三甲基化和肿瘤分期以及复发呈正相关，且高水平的 H3K9 三甲基化是胃癌患者存活的独立预后因素。

(八)临床应用

胃癌组织及其癌前病变中存在表观遗传学改变，这使得基于甲基化的评估方法有望应用于胃癌预防、风险评估、早期诊断、预后判断、治疗靶点的识别及疗效评估等方面。就早期诊断而言，DNA 甲基化已被认为可能是预示疾病活动一个很好的早期生物标记；具体到胃癌，可通过对非肿瘤性黏膜、胃灌洗物或血清等进行甲基化检测以评估胃癌发生风险或进行胃癌的早期诊断。诚然，上述方法虽已得到认可，但其敏感性与特异性仍有待进一步的深入研究。

当然，表观遗传研究最激动人心之处还在于靶向表观遗传改变很可能可作为胃恶性肿瘤治疗的新措施，因而具有实际临床意义。研究已经发现，DNA 甲基转移酶抑制剂可重新激活体外试验中不同胃肠道(GI)恶性肿瘤细胞中的基因表达，组蛋白去乙酰化抑制剂可进一步增强这种效果。5－氮杂脱氧胞苷就是一个极强的 DNA 甲基化抑制剂，体内研究也发现其对血液系统恶性肿瘤具有令人振奋的疗效。

对胃恶性肿瘤进行表观遗传改变的研究已为我们打开了一扇极具吸引力的窗口，透过它，使我们有望对肿瘤的病因学和分子发病机制有更全面深入的了解。表观遗传改变与遗传改变并行或在同一通路中协同以驱动肿瘤的克隆选择这一概念在肿瘤流行病学和临床上均具有深远意义，靶向表观遗传改变也必将为未来胃癌的治疗带来广阔的前景。

三、胃腺癌的分子生物标志

(一)概述

胃癌是一种发病率和死亡率都很高的全球性疾病，在癌症相关死亡原因中居第二位，据估计全球每年有将近 700000 人死于胃癌。不过，不同国家的发病率大相径庭。Lauren 分类是目前应用最广泛的胃癌组织学分类方法，1965 年 Lauren 将胃癌分为肠型和弥漫型两种亚型，其中肠型与幽门螺杆菌(Hp)感染密切相关，常发生于慢性胃炎、胃腺体萎缩和肠上皮化生的基础上。而弥漫型腺癌则相反，通常呈现弥漫性胃壁增厚，而表现为非肿块特征。

虽然胃癌在美国和西欧国家中的发病率有所下降，但在发展中国家中仍较为常见。传统上胃癌的预后很差，主要是在确诊时已属晚期，5 年生存率不足 5%。不过很早期的胃癌是可以治愈的，手术治疗后 5 年生存率可达 90%～95%。因此，寻找确认胃癌早期阶段的分子标志物具有重要的临床意义。最近的研究显示，许多因素与胃肿瘤的发展有关，如遗传学与环境因素(如 Hp 感染、饮食和吸烟)、易感病变，等等。进一步研究证实，贲门腺癌和 Barrett 相关性食管腺癌也存在类似的背景、时间趋势、分子模式及生物学行为模式。本章重点介绍非贲门性/远端胃癌的分子遗传学及其潜在的分子诊断标志。

（二）胃腺癌的分子模型

处于高发病率区域的肠型胃癌，以老年患者（>65 岁）居多，多由胃黏膜异型增生和肠上皮化生等癌前病变发展而来。而弥漫型胃癌的发病率相对恒定，以年轻患者居多，通常为多灶性，肿瘤既没有明确的癌前病变，也很少与肠上皮化生相关。最近研究发现，大量的基因改变参与了胃癌的发生与发展。即肠型和弥漫型胃腺癌（GAC）的发生涉及多种遗传学信号通路改变。1992 年，Correa 提出了肠型 GAC 发生的多步骤、多因素模型的假说，涉及由慢性胃炎，胃黏膜萎缩，肠上皮化生，异型增生，并最终发展为 GAC 的过程。许多分子异常已经被确认，如微卫星不稳定性（MSI）、肿瘤抑制基因失活、癌基因激活及端粒酶重激活等。基于从预防性胃切除标本上的发现，Carneiro 等提出了 E 钙粘附蛋白基因（CDH1）突变携带者的弥漫型 GAC 发生模型，包含非萎缩性胃炎，原位印戒细胞癌、印戒细胞癌派杰样播散及浸润 GAC 组织学改变。据认为，在第 2 个 CDH1 等位基因被多因素灭活前，CDH1 基因突变携带者的胃黏膜组织学都可以是正常的。

（三）有前景的癌前病变评估标志物

通常情况下肠型 GAC 的发生都有慢性胃炎的背景。从萎缩性胃炎、肠上皮化生，异型增生到 GAC 的过程都与持续存在的慢性炎症有关。研究发现，肠上皮化生中几种伴 p16 基因甲基化的基因异常改变同胃癌前病变中 Hp 感染存在相关性。Murata－Kamiya 等发现，与对照组相比，Hp 感染的胃黏膜中 E－cadherin 表达下降。另外，由 CDH1 和 CaGA 相互作用诱导产生的 β－连环蛋白在细胞质和细胞核内的积累，与肠上皮化生的发生有一定关系。Zavros 等人发现，Hp 诱导 Sonic hedgehog（Shh）的下调表达可引起胃腺体结构的破坏，并通过上调肠相关基因，如 CDX2、MUC2、villin 等，获得更多的肠表型。在小鼠模型中，胃的肠上皮化生可由 Cdx2 异位表达诱导产生。Wang 等研究发现 Shh 的过表达与癌前病变和癌密切相关，Shh 表达与肿瘤临床分期、肿瘤的直接浸润和肿瘤细胞的分化有关。这些研究证实，Shh 表达参与了胃癌的发生。肠上皮化生和癌前病变的遗传学与表观遗传学改变可以作为评估 GAC 风险和潜在临床恶性进展潜能的替代性标志物。

（四）MSI、高甲基化和靶基因

MSI 指因 DNA 错配修复（MMR）缺陷引起 DNA 复制时出现一些简单重复的微卫星序列异常。MMR 蛋白包括 MutS 蛋白（hMSH2、hMSH3 和 hMSH6）和 MutL 蛋白（hMLH1、hpMS1、hPMS2 和 hMLH3）两大类。肿瘤以微卫星标志物检查中存在 30%MSI 为界限分为高 MSI（MSI－H）和低 MSI（MSI－L）。而任何基因位点均未出现不稳定性被认为属于稳定（MMS）。研究发现不论是家族性 GAC，还是散发性 GAC 都存在 MSI，GAC 患者 MSI 发生率大约为 20%～30%。MSI 发生在慢性胃炎阶段，通常在 GAC 确诊前几年即已经存在。因此，MSI 分析是判断癌发生风险的一个有价值、有前景的标志物。

结肠癌的 MSI 分析显示，MSI－H 的肿瘤同 hMLH1 的失活密切相关。虽然已认识到全基因组低甲基化和选择性 DNA 序列的高甲基化是人类癌症的特征标志，但最近的研究发现，基因启动子高甲基化的发生是沿着慢性胃炎－肠上皮化生－腺瘤－GAC 的变化通路的。基因启动子甲基化伴 hMLH1 表达丢失是胃腺瘤，早期胃癌，乃至晚期胃癌中发生 MSI 的基本机制。Baek 等采用免疫组化染色，发现约 87%～88%MSI 阳性的胃腺瘤和 GAC 存在 hMLH1 表达缺失或低表达，并且所有这些肿瘤均存在 hMLH1 基因启动子的甲基化。据 Carvalho 等报告，在散发性 GAC 中，大约 30%的 COX2 和 hMLH1 基因启动子以及大约 50%～60%的 CDH1 和 MGMT 基因启动子可检出高甲基化。这些结果表明，由高甲基化引起不同基因启动子失活在 GAC 的发生中发挥了重要作用。MSI－H 的 GAC 与肿瘤位于胃窦部、肠型分化、患者相对年龄偏大以及预后较好有关。在一项关于 GAC 的大型系列研究中，约有 16%的病例可检测到 MSI，并且与较长期存活有关。因此，MSI 分析可作为临床预后判断的指标。

由于基因的不稳定性，有 MSI 的肿瘤病例中存在成百上千的基因突变。研究发现在 GAC 中，大约有 70%的Ⅱ型转化生长因子 β－受体（TGFβRⅡ）基因，25%的胰岛素生长因子受体 II（IGFIIR）基因以及 30%的 BAX 基因发生了突变。TGF－β 家族成员参与细胞增殖、分化、迁移和凋亡的调节。TGF－β 发挥功能是在 TGF－β 以隐性蛋白复合体形式分泌到细胞外基质之后，TGF－β 信号最初通过 TGF－β 配体同 TGFβRⅡ相结合。TGFβRⅡ一旦与 TGF－β 结合会还原并磷酸化Ⅰ型 TGF－β 受体（TGFβRⅠ），从而激活了 TGFβRⅠ蛋白激酶。

高频率的 TGFbRⅡ基因突变提示，在胃癌发生过程中，TGFβRⅡ基因突变的发生早于 IGFⅡR、BAX 和 TCF－4 等基因，且与肠型 GAC 相关。TGF－β 丝氨酸/苏氨酸激酶受体有两种类型：Ⅰ型和Ⅱ型，两型激酶受体都是下游信号转导所必须的。Ⅱ型受体的突变能阻断信号转导通路，从而促进细胞生长。在一项研究中，有 38%的 MSI－H 腺瘤可检出 TGFbRⅡ的移码突变，但尚未检出 hMSH6 和 IGFⅡR 移码突变。Kim 等报道，那些与癌共存的 MSI 阳性腺瘤 TGFbRⅡ基因突变率较单纯胃腺瘤更高，表明存在 TGFbRⅡ基因突变的胃腺瘤更有可能转变为癌。

IGFⅡR 是一种多功能蛋白，在溶酶体酶运输、内吞和 TGF－β 的激活中都有重要作用。大约 30%MSI 的胃肿瘤中可检出 IGFⅡR 的多聚鸟苷酸－8 的突变，与低频率的淋巴结转移和浆膜浸润明显相关。这些发现提示 IGFⅡR 突变有望成为 GAC 的一种预后标志物。

（五）抑癌基因失活

约有 60%的肠型胃癌和 25%的胃腺瘤存在 APC 基因突变和/或杂合性缺失（LOH），不过上述异常很少见于弥漫型 GAC。同样 β 连环蛋白突变仅见于肠型胃癌而非弥漫型胃癌。Abraham 等报道，91%的肠型胃腺瘤至少可检测到一种基因异常，如 APC 突变、MSI－H 或 K－ras 突变。其中 APC 突变中的终止码突变和移码突变在胃腺瘤中占 46%，5q 等位基因缺失占 33%。此外，67%的胃腺瘤/异型增生伴 MSI－L 表型的病例可检测到 APC 基因突变，而伴 MSI－H 表型的病例均未检测到 APC 基因突变。这些数据表明，MSI－H 和 MSI－L 肿瘤可能有不同的分子通路。

肿瘤蛋白 53 基因（p53）是人类肿瘤发生中突变率最高的抑癌基因，在诱导细胞生长停滞或凋亡过程中发挥着至关重要的作用。可想而知，p53 的功能性变化，生物功能也随之发生变化，并可能影响由正常组织发展为恶性肿瘤的各个阶段。有研究发现，38%的肠上皮化生、58%的异型增生和 67%的 GAC 中可检测到 p53 基因改变。Lee 等进行的一项研究显示，74%的单纯异型增生、77%的腺瘤和 45%的 GAC 中存在 APC 突变。在这些病例中，71%的突变发生在外显子 5～8，形成 G：C 到 A：T 易位。这些资料表明，p53 基因突变是胃癌发生过程中的早期事件。

（六）原癌基因激活

1. KRAS和BRAF突变　K－ras和B－raf均为MAPK－ERK通路中的成员，参与介导多种调节细胞生长、分化和程序性细胞死亡的细胞信号反应。K－ras基因突变会导致基因的失活，引起细胞生长失控。部分人类恶性肿瘤包括肺癌、结肠癌和前列腺癌常可检测到K－ras基因突变，而胃癌中K－ras基因突变报道甚少。Hunt等研究发现，在14％的萎缩性胃炎活检标本中可检测到K－ras突变。不过K－ras基因突变对癌前病变或恶性肿瘤的发展没有任何预测价值。另外，在＜10％胃腺瘤、单纯异型增生和癌中可检测到K－ras基因突变。

与K－ras一样，B－raf是丝氨酸/苏氨酸激酶的RAF家族成员，因此，B－raf的激活也可促进细胞增殖。不过BRAF突变与KRAS突变呈负相关。与KRAS截然不同，BRAF突变不发生在MSI－H的GAC中，并且罕见于MSS GAC中。一项研究显示，在124例MSS GAC中仅发现1例(0.8％)存在BRAF V600E突变。这些发现表明，GAC发生过程中存在KRAS突变，而非BRAF突变。

2. PIK3CA　磷脂酰肌醇激酶3(PI3K)/AKt信号通路在细胞生长、增殖和存活的调控中发挥着重要作用，并参与了人类肿瘤的发生。PI3Ks由异源性p85调节亚单位和几个p110催化亚单位构成。在几个催化亚单位的异构体中，只有a型异构体被证实在其基因(PIK3CA)中存在原癌基因的突变或扩增。4％～25％的GAC和19.2％的MSI中可见PIK3CA基因突变，而在MSS中则罕见。另外，不论是早期还是晚期胃癌标本均可发现PIK3CA突变，进一步说明其在GAC的发生、发展过程中起重要作用。据报道36.4％的GAC有PIK3CA基因组的扩增，与PIK3CA转录表达增加和phophor－AKT升高密切相关。因此PIK3CA有可能成为肿瘤早期诊断和监测肿瘤进展有希望的分子标志，同时也可能成为p110a亚单位特异性抑制剂潜在的治疗靶点。

（七）端粒酶重激活

端粒酶是一种特殊的逆转录酶，通过TTAGGG的重复维持端粒长度。端粒酶的主要成分包括人类端粒酶RNA(hTR或TERC)、端粒酶相关蛋白1及催化亚单位(hTERT)。以TERC为模板，hTERT能添加6个核苷酸的重复序列TTAGGG到染色体的3′尾端，从而使端粒延长。研究发现，85％～90％的恶性肿瘤中存在端粒酶表达，但正常的体细胞中缺乏端粒酶表达。此外，hTERT核表达与结肠癌、肺癌、胃癌和尿路上皮癌的预后存在相关性。hTERT诱导的Mac－2结合蛋白(Mac－2BP)在胃癌患者血清中的含量明显升高，并且与肿瘤远处转移(p＝0.05)和高分期(P＝0.04)有关，表明hTERT诱导的Mac－2BP可能成为判断转移性胃癌恶性进展的一个有效标志。

（八）E钙粘附蛋白，第二次撞击失活和EGFR激活

CDH1基因位于染色体16q22.1上，编码钙依赖性跨膜细胞粘附蛋白。该细胞粘附蛋白通过连环蛋白与细胞骨架肌动蛋白纤丝相互作用来调节细胞内信号转导，并经Wnt信号通路促进肿瘤生长。E－cadherin是由胞外结构域中5个钙粘附蛋白重复序列(EC1－EC5)、1个跨膜结构域和1个结合了p120连环蛋白和β连环蛋白的胞内结构域组成。胞内结构域中含有一个对β连环蛋白结合，乃至影响E－cadherin功能至关重要的高磷酸化部位。而E－cadherin功能或表达的缺失势必引起肿瘤的进展和转移。据估计，大约30％～40％遗传性弥漫型胃癌(hereditary diffuse gastric cancer，HDGC)家族成员存在E－cadherin胚系突变，且

早期发生弥漫型胃癌的易感性很高。另外，40%～83%散发性弥漫型 GAC 中存在体细胞 E－cadherin 基因突变。这些结果表明 CDH1 在弥漫型胃癌中起肿瘤抑制作用，其功能的缺失可能导致胃癌的发生。

CDH1 基因胚系突变的杂合性携带者至少在 20 岁之前是无症状的，因为此阶段 E－cadherin 的野生型等位基因均处于失活状态。对 HDGC 家族的研究发现，E－cadherin 突变存在于整个基因序列中，并无明显的优势热点；其中 80%的突变为无义密码子，累及部分位点和移码突变，而 20%为错义突变。

Machado 等对 16 例散发性弥漫型 GACs 和 7 例肠型 GACs 标本进行检测后发现，散发性弥漫型 GACs 中有 9 例(56%)检测到 E－cadherin 基因突变，而 7 例肠型 GACs 中均未检测到 E－cadherin 基因突变。其中 67%E－cadherin 突变患者存在启动子高甲基化。相反，散发性弥漫型 GAC 中少存在 LOH。上述资料表明，E－cadherin 启动子高甲基化很可能是伴 E－cadherin 基因突变的散发性弥漫型 GAC 的二次撞击失活机制。对 HDGC 病例的研究显示，大约 40%的 HDGC 患者发生 E－cadherin 启动子高甲基化，其 LOH 的频率亦较散发性弥漫型 GAC 相对为高。因此有必要进行更多的研究来阐明 E－cadherin 失活的二次撞击机制，以及去甲基化药物用于弥漫型 GAC 靶基因治疗的可能性。

E－cadherin 作为膜受体，可与大量的酪氨酸激酶受体(receptor tyrosine kinases，RTKs)相互作用。基于许多结构域的缺失，E－cadherin 与 EGFR 的相互作用需要一个完整的细胞外 E－cadherin 结构域。对 HDGC 患者 E－cadherin 基因突变的研究支持这一观点。Mateus 等报道，EGFR/E－cadherin 异源二聚体的稳定性受细胞外区域的点突变(T340 和 A634V)所影响，而不受细胞内 E－cadherin 改变影响。EGFR/E－cadherin 异源二聚体的不稳定会引起 EGFR 失活，进而导致细胞增殖和迁移。

(九)RTKs，EGFR 和 ERBB2

EGFR 和 ERBB 均为包含细胞外结构域、跨膜区域和细胞内结构域的糖蛋白，当配体与细胞外结构域与结合，细胞内结构域即带有酪氨酸激酶活性。据报告，多种恶性肿瘤包括肺癌、乳腺癌、膀胱癌和前列腺癌等，均发现有 EGFR 的过表达或异常激活。大约 3%的 GACs 存在 EGFR 突变，与 EGFR 基因拷贝数增加、肿瘤大小和浸润行为有关。这些发现为治疗干预提供了有价值的靶点。

据报道，许多恶性肿瘤，如乳腺癌、肺癌、卵巢癌和胃癌等存在 ERBB2 的过表达。通过免疫组化和荧光原位杂交技术检测 GAC 中 ERBB2 的过表达率在 8%～23%之间，过表达与肿瘤侵袭行为有关。由此可见，GAC 中 ERBB2 的过表达具有临床应用前景。

(十)胃癌的遗传易感性

根据不同区域胃癌发病率不同这一特点，不难推测胃癌是一种基因－环境相互作用的疾病。比如，即使在 Hp 感染高发地区，也只有一小部分的感染个体发展成胃癌，这表明遗传易感性在胃癌发病中起重要作用。胃癌的遗传易感性可以通过常见的遗传变异，如单核苷酸多态性(single nucleotide polymorphisms，SNPs)来确定，因为 SNPs 存在于调节多条生物学通路的不同基因中。人们发现，胃癌发生的易感性可通过调节环境危险因素的作用对特定风险人群产生较大的影响。

GSTM1 是 GST 家族成员，能促进谷胱甘肽(GSH)，一种亲核三肽与致癌物结合，引起几种已知化合物的解毒。由于普通人群中存在 GSTM1 基因的一种遗传纯合子的丢失，因此

GSTM1 基因表达的减少或缺失可增加患癌的风险。这是因为上述携带者不能对几种外源性毒性物质进行解毒，从而导致抗细胞损伤作用的下降。体外研究发现 Hp 感染会引起胃上皮细胞的氧化损伤，而 GSTM1－零基因型(null genotype)可能促进 Hp 感染引起的氧化损伤而被视为胃癌的危险因素之一。一项对 25 个关于 GSTM1 基因研究的荟萃分析显示，GSTM1－零基因型胃癌风险增加了 1.33 倍。GSTM1－零基因型与胃癌风险提高在中国人(OR＝1.58，95％CI＝1.01～1.36)和其他亚洲国家人群(OR＝1.17，95％GI＝1.01～1.36)具有相关性，但与白种人(OR＝1.03，95％CI＝0.88～1.21)无相关性。

尽管不同候选基因对胃癌的易感性和潜在功能的多态性的类似研究还在进行中，不过结果却不尽吻合。因此，未来进一步的研究，应着眼于设计严谨的大型多中心人群的研究来验证当前的研究结果，为识别胃癌高危人群并进行初步预防提供理论依据。

DNA 测序和相关的分子分析检测技术的快速发展已经揭示了 GAC 发生发展过程中存在体细胞突变。目前在 GAC 中已发现大量的分子异常，如 MSI、抑癌基因失活、原癌基因激活和端粒酶重活化等。同时，遗传易感性在胃癌发生中亦占据重要地位。虽然肠型 GAC 中存在多个分子异常变化，但这些分子变化在胃癌发生过程中的意义还有待进一步阐明。弥漫型 GAC(遗传性和散发性)与 E－cadherin 表达缺陷存在相关性。确认遗传性弥漫型 GAC 中 E－cadherin 突变对决定相关遗传咨询，包括预防性胃切除手术等都有重要作用。E－cadherin 失活中二次撞击的分子机制的进一步研究将有助于确定潜在的治疗靶点。关于肠型和弥漫型胃癌之间不同的分子异常改变归纳于表 6－3。到目前为止，采用单个生物标志物对 GAC 进行诊断或处理显然是不够的，寻找更多的生物学标志物用于 GAC 的诊断和指导临床治疗刻不容缓。

表 6－3　肠型胃癌和弥漫型胃癌不同的分子异常

分子异常	肠型胃癌	弥漫型胃癌
TGFbRⅡ基因突变	常见	罕见
APC 基因 LOH	常见	罕见
β连环蛋白突变	常见	不常见
Tp53 基因异常	常见	不常见
Her－2/neu 扩增	部分	罕见
K－ras 突变	部分	罕见
B－raf 突变	罕见	罕见
E－cadherin 突变	罕见	常见
E－cadherin 启动子高甲基化	罕见	常见

(艾尼瓦尔·艾木都拉)

第二节　胃癌临床表现与诊断

一、胃癌临床表现

(一)症状

胃癌的早期常无特异的症状,甚至毫无症状,随着肿瘤的扩展,影响胃的功能时才出现较明显的症状。但此种症状也并非胃癌所特有,常与胃炎、溃疡病等胃慢性疾患相似,有时往往直至出现明显的梗阻,腹部扪及肿块或出现转移淋巴结时始被诊断。少数患者也可出现恶心、呕吐、呕血、黑便等症状。因此,临床医师应在症状不明显时给予重视,警惕有胃癌的可能。

进展期胃癌上述症状比较明显,上腹部不适和疼痛是最早出现的症状。初起时为上腹胀满,以后出现隐痛。无一定规律,但进食后能加重。服用制酸解痉药物可能得到暂时缓解,但疗效不能持久。随着病情的加重,上腹痛转为持续性,并逐渐加重。

梗阻好发于增生型及浸润型胃癌。肿瘤位于贲门附近者,可能引起进食不畅和吞咽困难,靠近幽门的胃癌则可因幽门梗阻而引起恶心、呕吐等症状,呕吐物多是腐败发酵气味的残留宿食。

上消化道出血的发生率约为30%,表现为黑便或呕血,多数为小量出血。当肿瘤侵及较大血管时,可发生大量呕血或黑便,大出血的发生率为7%～9%。有大出血者不一定意味肿瘤已属晚期,因胃壁的黏膜下层具有丰富的血供,侵及黏膜下层的早期胃癌,如病灶范围较大,黏膜下层血供受到广泛浸润破坏时亦可发生大出血。

进展期胃癌常伴有胃酸低下或缺乏。约有10%的患者出现腹泻,多为稀便,每日2～4次。当肿瘤侵及胰腺或后腹壁腹腔神经丛时,上腹部呈持续性剧痛,并放射至腰背部。

全身性症状如疲乏无力、食欲减退、消瘦等症状渐次出现和加重,晚期患者还可有发热、贫血、营养不良、下肢水肿和恶病质等表现。

各种主要症状的发生比例为上腹痛或不适(84.8%),其次为消瘦(73.8%)及食欲减退(58.5%)。而400例早期胃癌的症状也为上腹不适或疼痛(83.8%)、食欲减退(39.5%)及消瘦(35.8%)。

(二)体征

胃癌早期一般无明显体征,部分患者有上腹部轻度压痛,有时伴有轻度肌抵抗感,常是唯一值得注意的体征。肿瘤增大后位于幽门窦或胃体的进展期胃癌有时可扪及肿块,肿块常成结节状,质地较硬,稍可移动。当肿瘤向邻近脏器或组织浸润时,肿块常固定而不能推动,提示手术切除之可能性较小。在女性患者中于中下腹扪及可推动的肿块时,常提示为卵巢转移瘤(Krukenberg瘤)的可能。当胃癌发生肝转移时,有时能在肿大的肝脏中触及结节块状物。当肝十二指肠韧带、胰十二指肠后淋巴结转移或原发灶直接浸润压迫胆总管时,可发生梗阻性黄疸。有幽门梗阻者上腹部可见扩张之胃型,并可闻及震水声。胃癌通过圆韧带转移至脐部时在脐孔处可扪及质硬之结节;通过胸导管转移时可出现左锁骨上淋巴结肿大。晚期胃癌有盆腔种植时,直肠指检于膀胱(子宫)直肠窝内可扪及结节。有腹膜转移时可出现腹水。小肠或系膜转移使肠腔缩窄可导致部分或完全性肠梗阻。癌肿穿孔导致弥漫性腹膜炎时出现腹肌板样僵硬、腹部压痛等腹膜刺激症状，亦可浸润邻近腔道脏器而形成内瘘。如胃结肠瘘者食后即排出不消化食物。凡此症状和体征，大多提示肿瘤已届晚期，往往已丧失了治愈的机会。

二、胃癌症状学临床意义

（一）上腹痛

上腹痛是胃癌最常见的症状，超过80％的患者可以出现。这也是最无特异性而易被忽视的症状。初起时仅感上腹部不适或有膨胀、沉重感，有时心窝部隐隐作痛，常被认为是胃炎、溃疡病等，而予以相应的治疗，症状也可暂时缓解。尤其是胃窦部胃癌也常可引起十二指肠的功能改变，而出现节律性疼痛，类似溃疡病的症状，易被忽视。所以必须重视胃部疼痛这一常见而又不特异的症状，尤其是当经过治疗症状缓解后，短期内又有发作者，就要予以注意，不要一味等待出现所谓“疼痛无节律性”、“进食不能缓解”等典型症状，才考虑胃癌的可能，此时往往已丧失了最佳治疗时机。如出现疼痛持续加重且向腰背部放射则常是胰腺受侵犯的晚期症状。有人认为腹痛也与胃癌发生的位置有关，肿瘤发生于胃小弯时较易出现疼痛，而发生于胃体、胃大弯的癌肿，有时虽已出现远处转移，如左锁骨上淋巴结转移，亦无明显消化道症状。

（二）食欲缺乏、消瘦、乏力

这是另一组常见而又不特异的胃癌症状，出现率约40％，可作为胃癌的首发症状，且可不伴有胃部痛症状，当与胃痛症状同时出现又能排除肝炎时，尤应予以重视。开始时患者常因饱食后出现饱胀、嗳气而自动限制饮食，以后出现厌食，尤其是肉类食物，以致出现体重下降。在晚期胃癌，80％以上的患者体重下降超过10％，体重下降者生存期明显低于无体重下降者。

（三）恶心、呕吐

早期可能仅有食后饱胀及轻度恶心感，此症状常可因肿瘤引起梗阻或胃功能紊乱所致。尽管临床上早期饱胀感的主诉作为胃癌的症状并不常见，但它却可能是弥漫浸润性肿瘤而已导致胃失去顺应性。贲门部肿瘤开始时可出现进食不顺利感，以后随着病情进展而发生吞咽困难及食物反流，当胃癌在黏膜下浸润到食管时，出现与贲门失迟缓完全相同的临床表现。胃窦部癌引起幽门梗阻时可呕吐有腐败臭味的隔宿饮食。

（四）出血和黑便

此症状也可在早期出现，不论肿瘤生于何处，当生长到一定程度发生破溃、糜烂时，就有消化道出血。小量出血时可仅有大便隐血阳性，当出血量较大时可以有呕血及黑便。凡无胃病史的老年患者一旦出现黑便时必须警惕有发生胃癌的可能。

（五）其他症状

患者有时可因胃酸缺乏胃排空加快而出现腹泻，有的可有便秘及下腹部不适，也可有发热。某些病例甚至可以先出现转移灶的症状，如卵巢肿块、脐部肿块等。有些患者可因肝脏或腹膜转移出现腹水而感到腹胀，因贫血或转移性腹腔积液而出现呼吸短促。30％左右的进展期病例可以触及上腹部肿块，肿块多在剑突下，较硬，呈结节性，有轻度压痛，可随呼吸移动。如肿块固定，多表示肿瘤已侵及邻近器官。但贲门胃底部的癌肿，虽已生长至相当程度，亦很难触及肿块。幽门梗阻时，上腹部可见蠕动波，并可闻及震水声。

胃癌发生远处转移的证据包括魏尔啸淋巴结（锁骨上淋巴结，尤其是在左边）、左腋窝前淋巴结(Irish 淋巴结)、直肠膀胱或直肠子宫窝的肿块(直肠指诊时可触及),或仅表现为脐部淋巴结(Sister Joseph 淋巴结)浸润。盆腔检查可发现有增大的卵巢转移瘤,并且常为双侧性。胃癌皮肤表现不常见。如果怀疑患者患有胃癌,这些部位应仔细检查,因为这些体征可以帮助确定肿瘤是否能够通过手术切除而治愈。

三、胃癌诊断

(一)实验室常规检查

早期胃癌患者血象检查结果多为正常,中、晚期胃癌可有不同程度的贫血。胃液分析常呈酸性过低,但亦有部分患者胃酸分泌正常。胃液中脱落细胞检查可查见癌细胞。粪便隐血试验在早期胃癌可达 20%,中、晚期者达 80%以上。

(二)X 线检查

X 线诊断始终是诊断胃癌的重要方法之一。X 线诊断能确定肿瘤的位置、大小、周围的侵犯程度,对肿瘤性质的分析、估计手术切除的可能性及预后等均有重要的意义。

1. 胃钡餐造影法　现已逐渐为胃双重对比造影所取代,但由于此法应用广泛、技术简便,仍为许多医院选用。胃钡剂造影胃癌的 X 线征象主要有龛影、充盈缺损、黏膜皱襞的改变、蠕动异常及梗阻性改变等。

龛影是由于钡剂充填在溃疡内而形成不透光的阴影,一般说来癌性龛影的龛影大而浅,边缘不规则,龛影周围环堤也不规则,切线位时龛影常在胃轮廓之内。

充盈缺损是由于胃癌肿块凸出腔内使造影剂在局部不能布满而形成透亮的充盈缺损区,其表面不规则,基底较宽,切线位检查时可见胃轮廓不连续,说明充盈缺损突出在胃腔内。

胃癌病例尚有黏膜改变,可见黏膜破坏,皱襞消失,常在肿瘤充盈缺损或龛影周围见到突然中断的黏膜,由于有肿瘤浸润,有的黏膜呈紊乱或黏膜消失。

蠕动的变化:胃癌时由于肿瘤的局部浸润致使胃壁僵硬而蠕动消失,其范围较充盈缺损或龛影的范围大,这对手术范围及预后的估计均有一定的帮助。

梗阻性改变常因胃癌发生在贲门、幽门或其附近而不同,贲门处产生阻塞致上方食管扩张,钡剂通过贲门困难;若肿瘤在胃窦部造成幽门梗阻可见胃内有多量滞留液,上部蠕动增强,有时还可见逆蠕动。

2. 不同部位的胃癌 X 线所见略有不同

(1)贲门癌:吞钡检查时可见到钡剂受阻,常可见食管壁有黏膜破坏,轮廓不整,由于肿瘤侵犯食管壁弹性消失,因此不仅有滞留,也有少部分钡剂因贲门闭锁不全而流入胃部。贲门癌向胃底蔓延时,直立位透视下可在含气的胃泡内见到软组织肿块影,胃底边缘不规则,有充盈缺损,贲门癌向胃小弯侧蔓延则可见胃体上部胃小弯边缘不整,胃壁僵硬,蠕动消失。

(2)胃体癌:常可见胃体部充盈缺损,边缘不规则,常可在充盈缺损的中心见龛影、周围黏膜破坏、中断等。蠕动在病变周围消失,有时充盈缺损不明显而以龛影为主,环形浸润的胃癌使胃呈葫芦状,狭窄部分边缘不整齐,压迫像可见黏膜破坏。

(3)胃窦癌:常呈环形生长形成局部狭窄,胃窦可呈漏斗状或管状狭窄,或呈锥形;胃壁僵硬,分界尚清,当病变近端有强胃蠕动波通过时可引起"肩胛征"或称"袖口征",如同袖套样套入狭窄段。局部可见钡剂充盈缺损边缘不整,蠕动消失有钡剂滞留,狭窄严重者常造成胃扩张。

(4)幽门癌:肿瘤沿幽门管生长,钡餐可见局部胃壁僵硬,蠕动消失,早期常不造成钡剂滞留,因为癌组织浸润而使幽门闭锁不全,癌瘤很大时产生幽门梗阻。

(5)全胃癌:胃癌广泛浸润,胃壁丧失弹性,胃体缩小,但常保留胃的形态,边缘有时很整齐但僵直,黏膜消失,压迫检查困难,最突出的征象是钡剂依靠其重力而通过,蠕动消失,如革袋状。当病变累及幽门时,则胃迅速排空,使胃腔不能充满。

(6)胃溃疡癌变:当良性溃疡的口部有结节状增生,个别黏膜皱襞到达溃疡边缘呈杵状、中断;有小段环堤形成,溃疡变浅、变大时,应考虑有良性溃疡恶变的可能,需及时做进一步检查或手术探查。

3.早期胃癌的X线表现　早期胃癌系指肿瘤局限于黏膜或黏膜下层,而不论其范围大小或有无淋巴结转移。胃低张双重对比造影的X线检查结合纤维胃镜检查对发现早期胃癌具有很大的价值。

早期胃癌按病理形态和X线类型可分4型:

(1)隆起型(Ⅰ型):肿瘤呈圆形或椭圆形隆起,向胃腔内突出,隆起高度超过0.5cm,基底一般较宽,很少带蒂,边界较明确,但稍不规则。在双重造影时,有适当钡剂涂布后加压检查,可见到环形充盈缺损,轮廓可呈分叶状,有时表面凹凸不平,使病灶呈斑片状,切线位可显示病灶向胃腔内凸出,广基和界限清楚的小充盈缺损。

(2)浅表型(Ⅱ型)可分3个亚型

1)浅表隆起型(Ⅱa型):隆起高度不超过0.5cm,以压迫法显示较佳,病灶表现为颗粒状突起。此型需要与息肉样腺瘤、小平滑肌瘤、迷走胰腺等鉴别。

2)浅表平坦型(Ⅱb型):无明显隆起或凹陷,双重造影检查表现为病变区胃黏膜失去其正常均匀影像,胃小区和胃小沟破坏与消失,但有一定的边界可见。此型最难与局限性胃炎或良性溃疡愈合之瘢痕相鉴别,必须做胃镜活检以获得病理诊断。

3)浅表凹陷型(Ⅱc型):其凹陷深度不超过0.5cm,呈浅在性龛影,其周围黏膜纠集或中断,或呈杵状增生,龛影边缘可见指状压迹,病灶周围胃小区和胃小沟破坏、消失,不达溃疡边缘;有时也可见到胃轮廓的局限性僵硬感。

(3)凹陷型(Ⅲ型):其凹陷深度在0.5cm以上,边缘呈锯齿状,形态不一,大多为稍不规则形。在双重对比和适当加压后可见到较浅的存钡区。由于病灶糜烂区尚有残留零星的正常黏膜,使钡剂涂布不均匀,呈"沼泽地"样改变。切线位显示在胃轮廓上出现小的突起,但与良性溃疡不同。在接近龛影处的黏膜皱襞表现为突然中断、杵状、变尖或呈融合状等恶性溃疡的X线特征。Ⅱ型在早期胃癌中最多见,也较易发现。当鉴别困难时,应及早做纤维胃镜检查。

(4)混合型:具有上述3型中两型以上的特征,以Ⅱc+Ⅲ型较多见,其次为Ⅱa+Ⅱc型。

(5)微小胃癌的X线表现:手术切除预后极好,但亦有少数癌肿已侵及黏膜肌层,可引起转移。微小胃癌的X线征象大致有以下几种:

1)星芒状或不规则形的钡斑影。

2)在Ⅱc型微小凹陷性病灶中可见到5mm以下的小颗粒状隆起。

3)网状凹陷性改变。

4)小的息肉样病灶。

5)浅小的三角形龛影,此与良性溃疡愈合的瘢痕性改变难以区别。

4.进展期胃癌的X线表现　不同类型的进展期胃癌X线变形亦各有特征：在息肉样及蕈伞样胃癌可在充钡的胃腔内有充盈缺损，外形不规则，伴有黏膜皱襞中断，病变部位边界清楚。在溃疡型胃癌胃腔内出现龛影，龛影口部可有指压征，周围有不规则的环堤，其外黏膜皱襞不规则，并有中断现象。浸润型胃癌在钡餐透视检查时可查见胃腔狭窄，蠕动消失，黏膜不规则，胃壁僵硬等现象。进展期胃癌的X线表现与大体病理分型有密切关系，大致亦可分为4种类型：

(1)增生型：又名蕈伞型、息肉型、肿块型，在大体形态上，肿瘤向胃腔内生长为主，表面高低不平，与正常胃之间有明确的分界，故X线以充盈缺损表现为主，即在充钡的胃腔内出现不规则缺损区，黏膜破坏、中断，病灶边界较清楚。

(2)浸润型：肿瘤沿胃壁生长为主，常侵犯胃壁各层，使胃壁僵硬，黏膜表面平坦而粗糙，病变区与正常胃之间分界不清。X线表现为黏膜破坏、胃腔狭窄、蠕动消失，病变广泛时呈典型的“革袋胃”。

(3)溃疡型：肿瘤向胃壁生长为主，深达肌层形成大而浅的盘状溃疡，其边缘有一圈隆起。X线表现为不规则龛影，主要位于腔内，周围有不规则环堤，边缘常伴有指状压迹和裂隙征；在胃小弯角切迹部的溃疡型胃癌，可出现典型的“半月征”及周围黏膜皱襞不规则纠集，双重对比下还可见到“双边征”。在鉴别良恶性溃疡时应注意以下几点：

1)龛影的形态：恶性溃疡形态不规则，扁平状，有多个尖角；良性溃疡多呈圆形或椭圆形，边缘光滑整齐。

2)龛影的位置：恶性溃疡为腔内溃疡或部分腔内溃疡，即龛影位于胃轮廓之内；良性溃疡为腔外溃疡，即龛影突出于胃轮廓外。

3)溃疡口部及周围改变：恶性溃疡口部不规则，有指压迹征、裂隙征及息肉样充盈缺损，溃疡周围的黏膜纹突然中断、破坏，近口部处有杵状增生，无口部黏膜线征、狭颈征及项圈征，溃疡边缘有环堤征。良性溃疡则相反，其口部光整，无指压迹征及裂隙征象，而有口部黏膜线征、狭颈征、项圈征，周围无环堤征，黏膜皱襞呈纠集状，较规则，越近口部处越细，无杵状增生表现。

4)附近胃壁情况：恶性溃疡可见胃壁局限性僵硬；陡直，正常胃壁的蠕动至病变区突然消失，引起“肩胛征”、“袖口征”等；良性溃疡者则胃壁柔软，有蠕动波通过。

(4)混合型：常以溃疡型为主，伴增生、浸润型的改变；也有以广泛浸润为主，伴有浅表溃疡或颗粒状增生改变。

5.胃双重对比造影　过去由于技术性原因，胃癌的诊断准确率仅为76%左右。采用双重对比造影等项改进技术后，诊断准确率已提高到90%以上，直径0.5～1mm的早期胃癌也能发现。胃双重造影剂法是以低稠度高浓度的硫酸钡和气体（空气或CO_2）两种不同性质的造影剂同时注入胃内进行透视摄片的一种检查法。由于它能清楚地显示胃黏膜的细微结构即胃小区的情况，对于胃癌的诊断，特别是早期胃癌的诊断有独特的效果。用于双重造影的硫酸钡必须是细颗粒，一般在1μm(微米)左右，浓度在100～250ω/ν%。利用空气作为阴性造影剂现已不太使用，现常用发气药（发泡剂）来代替，发气药主要成分为碳酸氢钠（小苏打）、枸橼酸、酒石酸，需用少量水送入，否则对钡剂的浓度有一定的影响。它不但用于诊断，也可用作胃癌的普查。

良好的胃双重对比造影使观察胃小区、胃小沟成为可能。根据国内资料，正常胃小区大小 1～2mm 者占 77%，2～3mm 者占 23%，较均匀一致，一般有圆形、椭圆形、长条形和多角形 4 种，大多混合存在。窦部以多角形者最多，体部及底部以圆形、椭圆形者居多。正常胃小沟呈网状，宽 0.4～0.7mm，一般不超过 1mm，较浅淡而均匀。胃体小沟较胃窦部者宽，深度（造影表现为影像浓度）不均，清晰度差，可呈粗斑点状或镶嵌状，各沟间距离（小区大小）较大。胃底小沟介于窦部与体部两者之间，窦部小凹常较体部者深。

由于胃癌起源于胃黏膜，癌发生后，作为黏膜状态主要标志的胃小区最早出现异常。当胃小沟破坏，胃小区不易辨别时，提示糜烂，黏膜破坏则需考虑恶性病变可能。此时应做进一步检查，如内镜检查，以获得明确诊断。

（三）肿瘤标记物检测

CEA 在约 1/3 的原发性胃癌患者增高。CEA 的敏感性低，但如果升高，则测定值确实同分期相关。CEA 同其他标记物结合，如 CA19－9 或 CA50 等，敏感性超过单一的 CEA。大量的研究评价了血清 CEA、AFP、人绒毛膜促性腺激素（HCG）、CA19－9 和 CA125 水平的预后意义，在一份多因素分析中表明，只有血清 β－HCG≥4IU/L 和 CA125≥350IU/ml 有预后价值。化疗前血清 β－HCG 和 CA125 的升高不仅反映肿瘤负荷大小，还反映其生物学活性，当然，这个发现还必须同其他的术前肿瘤分期方法如超声内镜检查的 T 和 N 分期相比较。

有人报道，在可切除的胃癌患者中只有 15%病例的血清 CEA 水平＞5.0μg/ml，而在不能被切除的胃癌患者中则有 48%CEA 水平＞5.0μg/ml。大部分有肝脏转移的患者都有 CEA 明显升高，而早期胃癌患者却很少有 CEA 水平升高（约占 4.5%）。因此，血清 CEA 水平在诊断胃癌，尤其是早期胃癌方面价值不高。但连续测定对疗效及预后判断有一定价值。如胃癌术后随访发现 CEA 升高到术前水平则有重要的临床意义。

（四）胃镜检查

上消化道内镜检查对胃癌的诊断具有很重要的意义。可以发现早期胃癌，对良恶性溃疡进行鉴别，确定胃癌的类型和病灶浸润的范围，并可对癌前期病变进行随访检查。现已常规地用于胃癌的初步诊断及分期和任何胃内局部病变而准备手术的患者。大量的报道证明进展性病变在多块活检后的诊断准确性超过 95%。肿瘤的大小、部位和形态，包括近端和远端扩展的范围，以及其他的黏膜异常，都可仔细地评估。胃扩张性的下降、不正常的蠕动和幽门功能失常都意味着癌肿黏膜下的广泛浸润和壁外迷走神经的累及，对于黏膜的可疑病变，内镜下某种染料的喷洒，对早期癌肿的诊断起到帮助作用。以下分别就早期胃癌和进展期胃癌的胃镜下表现做简要叙述。

1.早期胃癌的分型　早期胃癌为癌组织浸润深度仅限于黏膜或黏膜下层，而不论有无淋巴结转移，也不论癌灶面积大小，如符合以上条件癌灶面积为 5～10mm^2 者为小胃癌，＜5mm^2 者为微小胃癌。原位癌系指癌灶仅限于腺管内，未突破腺管基底膜者。"一点癌"即胃黏膜活检时诊断为癌，而手术切除的胃标本连续切片却找不到癌组织，内镜下主要表现为局部黏膜色泽的改变，呈结节或点状的增生隆起以及浅表的点状糜烂等改变，仅凭肉眼很难诊断为癌，主要由病理活检诊断发现。

（1）Ⅰ型（隆起型）：此型临床较少见，内镜下表现为息肉样隆起，表面结节状或凹凸不平，隆起的顶部可有浅表溃疡坏死组织覆盖。隆起的形状可呈坡度缓而界限不清楚的丘状隆起，或呈坡度陡峭界限明显的半球状隆起，也可为亚蒂状或带蒂隆起。病变表面呈结节状或颗粒状，边缘不整齐，隆起程度明显（高于 5mm）。

(2)Ⅱ型(浅表型):此型可分为3个亚型。

1)Ⅱa型早期胃癌(浅表隆起型):内镜下通常病灶稍高于正常黏膜,一般不超出正常黏膜的2倍(低于5mm)。表面粗糙或凹凸不平,被覆有浅表糜烂或溃疡,边缘不规则。

2)Ⅱb型(浅表平坦型):局部黏膜粗糖,呈颗粒状,颜色较正常稍深或稍淡,边界不清,与周围黏膜比较,无明显的隆起或凹陷。

3)Ⅱc型(浅表凹陷型):此型在内镜下主要表现为浅表的凹陷,表面有浅表的糜烂或溃疡,病灶的边缘不规则,呈锯齿状或虫咬状改变。

上述的3种亚型有时交叉混合为混合型,临床最常见的是Ⅱa+Ⅱc型。内镜下主要表现为病灶稍高出胃黏膜面而病灶中央呈浅表凹陷,表面有浅表糜烂或溃疡坏死物覆盖。

2.进展期胃癌的分型　进展期胃癌指癌组织已侵入胃壁肌层、浆膜层或浆膜外,不论癌灶大小或有无转移,进展期胃癌一般外观改变明显,胃镜下容易识别。

(1)隆起型胃癌(BorrmannⅠ型):呈息肉状、蕈伞样或不规则隆起,内镜下表现为半球状或草莓样肿块突入胃腔,表面呈结节或分叶状,有浅表糜烂、溃疡或有污秽的苔覆盖。

(2)溃疡局限型胃癌(BorrmannⅡ型):内镜下主要表现为局限性溃疡,溃疡边缘有不规则堤岸状增生隆起,与正常黏膜分界清楚,周围黏膜无明显的浸润感。此型与良性巨大型溃疡较难鉴别,尤其是在真菌感染后良性巨大溃疡酷似溃疡型癌,有时要取决于病理活检的诊断。

(3)溃疡浸润型癌(BorrmannⅢ型):内镜下主要表现为溃疡比较弥漫,病灶常占据胃的两个分区。溃疡的一方边缘通常有不规则堤岸状增生隆起,而另一方边缘没有明显的边界。周围黏膜僵硬有浸润感。皱襞不规则。溃疡表面有岛状增生凸起。

(4)局限或弥漫浸润型癌(BorrmannⅣ型):内镜下主要表现为胃腔扩张差,胃壁黏膜消失,呈粗糙和僵硬的改变,有浸润感,黏膜表面明显水肿或浅表糜烂;如位于胃一个分区为局限浸润型癌。如胃壁弥漫性增厚和僵硬,胃体腔狭小或扩张差,蠕动减少,则为弥漫浸润型癌。典型病例似皮革制成的囊袋,故有"革袋胃"之称。

3.内镜下病理活检的方法　早期胃癌,尤其是微小胃癌、Ⅱa或Ⅱb型早期胃癌,在内镜下单凭肉眼很难确诊为癌。

要重视胃黏膜微小的非正常的变异,如点状增生、糜烂、凹陷或溃疡等病变,不能主观臆断而忽视胃黏膜的活组织检查。

(1)重视首块的活检:早期胃癌病变范围较小,第1次钳取选点最为重要,首块活检如未准确咬取病变部位,活检后引起的局部出血将掩盖病变部位,影响再次活检的准确性。如果怀疑有深层病变,第1次钳取不能达到病变部位,可在原处进行第2次钳取。

(2)取活检的部位和方法:内镜下活检咬取的部位,应根据病变形态的不同有所区别。黏膜粗糙增生改变,应取增生隆起部位;如为凹陷性病变伴点状增生,应取点状增生处;如为凹陷性病变伴有浅表糜烂,应取正常与糜烂交界处而且应偏糜烂处;如为溃疡性病变,应取坏死与增生交界处偏溃疡处组织。如所取坏死组织太多则无法制片诊断。浸润性病变,应在同一部位连续向下取3～4块,有利于取到黏膜下浸润的癌组织。取材应多个方向,每一块活检物应制成一张病理切片。

(五)CT检查表现

CT检查前先口服一定量的1%泛影葡胺,使胃扩张,CT检查可显示胃癌累及胃壁向腔内和腔外生长的范围、邻近的解剖关系以及有无转移等如肝、胰、脾脏、胆囊、结肠、卵巢、肾上腺，可以判断胃癌浸润转移的范围。当胃适当扩张，其内充以气体或阳性造影剂，CT 可测量胃壁的厚度，正常为 2～5mm。胃癌 CT 表现大多为局限性胃壁增厚（>1cm）。增生型胃癌可显示胃壁广基的分叶状软组织肿块；浸润型胃癌则为胃壁广泛侵犯，造影 CT 上常有增强表现；溃疡型胃癌在 CT 上可见到溃疡形成。各型胃癌在 CT 上均可见胃内外缘轮廓不规则，胃和邻近器官之间脂肪层面消失。观察 CT 片时，尚需注意腹部淋巴结肿大，如小网膜、大网膜、脾门、幽门下区，尤其是肠系膜根部、腹腔动脉周围及肝十二指肠韧带处。一般说来，淋巴结越大，则转移的可能性越大。

胃癌通过血道转移亦较常见，如肝、肺、肾上腺、肾、卵巢等，均可在 CT 上清楚地显示。

1981 年，美国胃肠道协会对胃癌 CT 分期如下：

Ⅰ期：腔内肿块，没有胃壁增厚，胃壁厚度<1cm，肿瘤未超出胃本身，无转移。

Ⅱ期：胃壁厚度>1cm，肿瘤无直接扩散和转移。

Ⅲ期：胃壁增厚，伴有直接侵犯至邻近器官，但无远处转移。

Ⅳ期：胃壁增厚伴远处转移，不论有无肿瘤对邻近器官的直接侵犯。

（六）正电子发射 X 线断层显像检查

^{18}FDG（^{18}F－脱氧葡萄糖）全身正电子发射断层显像（positron emission tomography，PET）在诊断胃肠道恶性疾病中的应用正在不断增加。^{18}FDG 是正电子放射性核素^{18}F 标记的 2－脱氧葡萄糖类似物，它可迅速被细胞表面的Ⅰ型或Ⅱ型已糖转运体转移到细胞内。

一旦进入细胞内，该葡萄糖类似物即经磷酸化降解为 6－磷酸－FDG，后者不能被肿瘤组织细胞进一步降解。肿瘤细胞大量积聚 FDG 已被成功地应用于人体肿瘤显像。多项研究证明其在发现结直肠癌复发和肝脏肿瘤（原发和转移）部位方面是有效的，敏感性 92%～100%，准确率 90%～96%。一项对食管癌的研究表明 PET 可以发现 CT 漏诊的转移病灶中的 20% 病例。FDG－PET 有效地用于胃癌诊断方面的资料不多。Sloan－Kettering 纪念医院的资料是肯定的，初步的结果显示，FDG－PET 敏感性是 60%，特异性是 100%，在鉴别胃癌时，准确率达到 94%。在原发性肿瘤治疗中，PET 对疗效的判断和肿瘤分期方面显示出一定作用。

（七）超声内镜检查

超声内镜检查（endoscopic ultrasonography，EUS）是在内镜顶端安装一个高频（7.5 或 12MHz）转换器，在内镜下观察胃肠道黏膜表层病变的同时，进行超声扫描，广泛地被用于了解可切除病灶者的浸润深度和可能的周围淋巴结扩散情况。这样可以扩大胃镜检查的范围，更全面地了解胃癌形态大小、浸润深度和转移范围。对原发病灶的深度精确地判断（T 期），较 CT 对 T 期和 N 期状况判断更精确。它能较清晰地显示胃壁的 5 个层次，因此可以区分早期或进展期癌。黏膜内的早期胃癌（T_{im}）可见限于胃壁第 1 层及第 2 层的低回声图像。如低回声图像达第 3 层则是黏膜下早期胃癌（T_{ism}），T_2 胃癌低回声图像延伸至肌肉层或浆膜下。T_3 期胃癌可见肿瘤的低回声图像穿透肌层直达浆膜。如果图像穿透胃壁全层至邻近组织或器官，则为 T_4 期胃癌。尽管它在发现胃周淋巴结转移方面似乎比 CT 检查更有用，但其判定的准确性仍不能令人十分满意。因为 CT 检查可以分辨远处的转移如肝脏、卵巢和腹膜，CT 和 EUS 最好相互作为补充检查。EUS 检查在确定早癌患者而为做内镜下黏膜切除术的候选人选择方面有很高的价值。尽管超声内镜对判断临床分期有一定帮助，但它不能区别肿瘤周围的炎性浸润及肿瘤浸润，也不能区分淋巴结转移及其他异常。

（八）腹腔镜检查

20 世纪 80 年代早期光学纤维和电视显像辅助的腹腔镜检查直接用于腹腔，而避免了剖腹手术所造成的损伤。CT 和腹腔镜检查的比较研究明确地显示腹腔镜检查可以提供更多而在术前 CT 成像中未能提供的信息。在一份连续 103 例胃癌腹腔镜检查的研究报告中，经手术探查证实，准确率达 94%。CT 检查漏诊的病例主要是腹膜转移灶。而用腹腔镜检查的方法发现病变 13%～37%不等。由于患者尚未出现明显的出血或梗阻就发现了无法治愈的转移病灶，这样就可以从更切合实际的治疗方案中得到益处。由于 CT 检查可以鉴别远处（肝、肾上腺和卵巢）转移，从而避免了手术，因此，CT、EUS 和腹腔镜是互为补充的检查。腹腔镜超声探头提供了三维的腹腔镜检查，带有腹腔镜超声探头的腹腔镜尽管较 EUS 检查带有创伤性，但在发现尚未被怀疑的肝脏和淋巴结转移方面更优越。由于对无法切除的病例避免了剖腹手术，并发症更少、住院期更短。

（蒋志强）

第三节　胃癌的外科治疗

一、胃癌手术适应证和禁忌证

胃癌患者经全面检查无远处转移，各重要脏器无严重器质性病变，全身情况许可，均应采用手术为主综合治疗。有时即使有远处转移，如锁骨上淋巴结、肝、肺等之一转移者，经术前化疗等综合治疗后病灶缩小，患者全身情况尚能耐受手术时，应争取进行姑息性切除。尤其是伴有贲门、幽门梗阻，癌出血、穿孔等并发症时。术后再给予综合治疗达到缓解症状、减轻痛苦、延长生存期。如有重要脏器疾病，应先进行积极治疗，控制病情后，再进行手术治疗。

有下列情况时不宜采用手术治疗：①全身广泛转移的晚期胃癌。②胃癌侵犯肝、胰、结肠、周围大血管形成冰冻状块。③胃癌已有腹腔广泛种植转移、腹水。④重要脏器有严重病变，经积极治疗无法控制，如近期患过心肌梗死；高血压心脏病、冠心病并发心衰；严重老慢支、肺结核引起毁损肺造成重度肺功能减退；重度肝、肾功能障碍。

二、胃癌手术的基本要求和准则

1. 要有足够大皮肤切口，保证有开阔的手术野，便于施行合理胃和淋巴结的切除。常用为上腹正中切口，从剑突始绕过脐达脐下 3～4cm。如剑突较大，切除剑突，用腹壁扩开器扩开腹腔，操作方便。胃上部癌，特别是贲门癌，侵犯食管，采用左胸腹联合切口或胸骨纵切开径路，也可采用上腹部横切口（倒 V），加悬吊拉钩，切开膈肌裂孔充分暴露食管。如术前判断胃癌侵润深达 S_1 以上者；伴胃周淋巴结较多转移；腹主动脉周围淋巴结有转移，拟行 D_4 手术时，除上腹正中切口外，也可采用上腹部横切口（倒 V），也可采用左侧胸腹联合切口。

2. 开腹后应进行全面探查，了解胃癌生长部位、大小、侵犯深度；尤其是观察浆腹面是否受浸润和浸润程度；淋巴结转移程度；胃癌与周围脏器关系：十二指肠、食管侵犯情况。腹腔内有无腹水、腹水颜色、量。了解腹腔内有无种植转移结节。探查顺序由直肠窝开始，行下腹腔、中腹腔、上腹腔探查。同时了解肝、胰、横结肠及系膜、脾、卵巢等有无转移，如探查过程中遇到转移灶，立即冲洗手套后，再继续探查。

3. 手术操作要轻柔，避免对病灶的机械性刺激，防止癌细胞流入淋巴管和血管内。癌病灶侵及浆膜层者，采用 TH 胶封闭或用 4 层纱布遮盖缝合保护，防止术中癌细胞脱落种植腹腔。

4. 切除前先缝扎胃网膜左、右血管和胃右、胃左血管，防止术中操作引起血行转移和淋巴结转移。

5. 根据胃癌肿瘤大小、侵犯深度、病理组织学和生物学特性进行合理的胃和淋巴结切除。胃窦癌尤其是近幽门区，行远侧胃大部切除时，远侧端的十二指肠切除一般不能少于 3cm，原则上切除越长越好。近侧端的胃切除线距癌上缘越长越好，浸润型胃癌＞6cm，局部型＞3cm。胃体癌除局限型癌上缘离贲门＞7cm 时，行近全胃切除，否则应行全胃切除术。胃贲门癌除局限型行近侧胃大部切除外，原则上应行全胃切除术，局限型癌食管切除离癌上缘＞3cm，浸润型癌食管切除离癌上缘＞5cm。行近侧胃大部切除术时，食管切除线同全胃切除术，远侧胃切除线局限性胃癌＞3cm；浸润型胃癌＞6cm。淋巴结清除是根治手术的重要组成部分，一般Ⅰ、Ⅱ期胃癌，术中探查无明显淋巴结转移时，行 D_2 根治术，Ⅲ、Ⅳ期胃癌发现有淋巴结转者，应行选择性 D_3 或 D_3 根治术。如 N_2、N_3 站有淋巴结转移或 16 组淋巴结有转移(但无远处转移)；BorrmannⅣ型胃癌；年龄＜70 岁；全身情况良好者，应考虑行 D_4 根治术。如已出现的转移灶无法用手术切除干净时，尽可能切除胃原发灶和转移灶，减少癌负荷量，为术后综合治疗创造条件。

6. 侵犯浆膜层和有淋巴结转移胃癌患者，手术时用塑料腹腔隔离器保护伤口。术毕用 43℃消毒蒸馏水 4000ml，加抗癌药物[顺铂、卡铂或丝裂霉素(MMC)]冲洗腹腔 15min，术后腹腔化疗。关腹前更换手套和手术器械，防止医源性种植转移。

7. 除 D_1 术式外，其余手术根据具体情况在合适位置放置若干引流管，保证创面渗出及时引流出体外，对减少腹腔感染至关重要。

8. 胃癌患者年龄偏大，营养状态差，手术创伤大，伤口愈合能力差，术中必须放置张力缝线，术后营养支持，防止伤口裂开。

三、胃癌根治切除术

(一)胃癌根治Ⅰ式切除术(D_1 术式)

1. 术式特点　远端胃切除术清除 1、3、4sb、4d、5、6、7 组淋巴结，近端胃切除 1、2、3a、4sa、4sb、7 组淋巴结。手术简易、创伤小。

2. 手术操作步骤和要点

(1)切除前后工作见胃癌手术基本要求和准则。

(2)助手将大网膜提起，横结肠向下牵引，使大网膜呈紧张状态，术者用电刀在横结肠无血管区切除大网膜，从结肠中部开始向左、右两侧切除大网膜直至脾曲、肝曲处。分离横结肠系膜前叶直至胰腺上缘(见图 6－3)，消瘦患者横结肠系膜前后叶之间有疏松结缔组织间隙，容易分离。肥胖患者脂肪肥厚有时炎性粘连，分离较困难，易引起横结肠系膜分支血管撕裂，特别是胃结肠静脉断裂造成大量出血，此时应用纱布垫压迫，待暂时不出血时，用细缝针缝合止血。

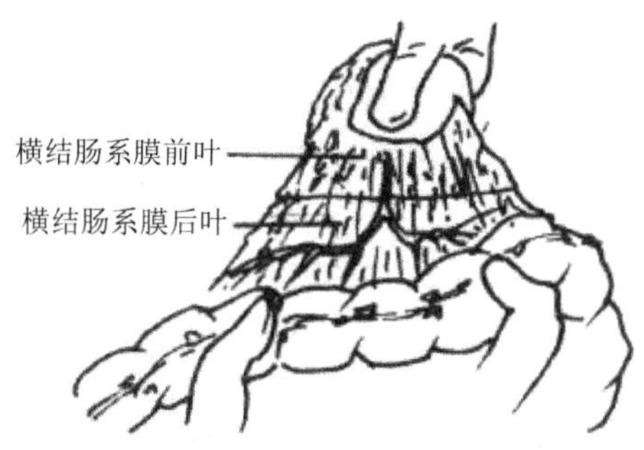

图 6—3　分离横结肠系膜

(3)沿胰头下缘向右上方分离，在胃网膜右静脉根部(胃网膜右静脉与前下胰十二指肠静脉吻合处)切断并缝扎。胃网膜右动脉也在根部切断缝扎，此时第⑥组淋巴结已完全切除(见图 6—4)。

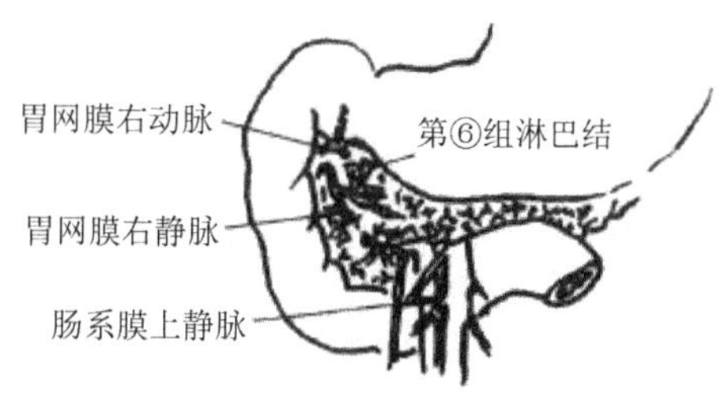

图 6—4　清扫第⑥组淋巴结

(4)将胃拉向下方，沿肝下缘切除小网膜，胃右动脉在根部切断缝扎，切除第⑤组淋巴结(见图 6—5)。

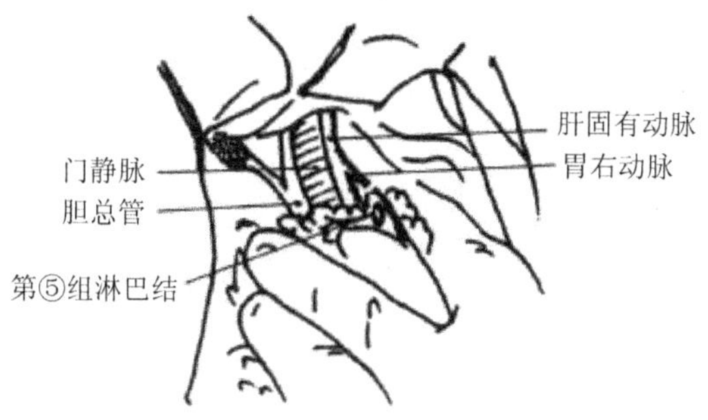

图 6—5　清扫第⑤组淋巴结

(5)切断十二指肠，胃向左侧翻转，在胃左动脉根部切开被膜，清除胃左动脉根部周围淋巴结暴露胃冠状静脉和胃左动脉根部切断并缝扎(见图 6—6)。

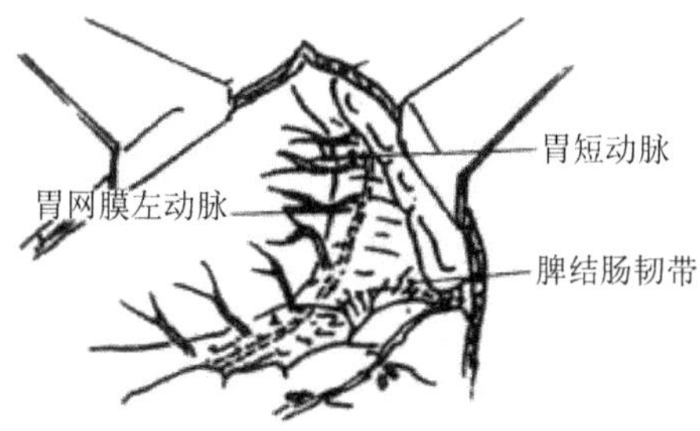

图 6—6　切断胃短动脉、离断脾结肠韧带

(6)在网膜左动脉起始部切断结扎并清除 4sb 淋巴结。离断腺结肠韧带，切断胃短动脉 1

～2 支(见图 6－6)。

(7)在食管右侧切除和网膜连续部,沿胃壁向下分离肝胃韧带直至胃切除线止。

(8)胃切除的近侧和远侧切断线根据胃癌手术的基本要求和准则进行。此时胃周 1、3、4d、4sb、5、6、7 组淋巴结和周围结缔组织连同胃整块切除。切除足够胃和十二指肠后,游离十二指肠后,胃与十二指肠吻合无张力,可采用 BillrothⅠ式吻合术,否则应采用 BillrothⅡ式吻合术。近端胃切除术清除 1、2、3a、4sa、4sb、7 组淋巴结,采用倒 BillrothⅠ式重建＋幽门成形术。

3. 手术适应证　适用于 T_{1a}肿瘤不适合做 EMR/ESD 时,且 $cT_{1b}N_0$ 期肿瘤组织学分化良好、直径≤1.5cm 早期胃癌。

(二)胃癌根治扩大Ⅰ式手术(扩大 D_1 术式)

1. 术式特点　远端胃切除术,清除 1、3、4d、4sb、5、6、7、8a、9 组淋巴结。近端胃切除术切除 1、2、3a、4sa、4sb、7、8a、9、11p 组淋巴结。手术创伤小。

2. 手术操作步骤和要点

(1)切除前后工作见胃癌手术基本要求和准则。

(2)助手将大网膜提起,横结肠向下牵引,使大网膜呈紧张状态,术者用电刀在横结肠无血管区切除大网膜,从结肠中部开始向左、右两侧切除大网膜直至脾曲、肝曲处。分离横结肠系膜前叶直至胰腺上缘。

(3)沿胰头下缘向右上方分离,在胃网膜右静脉根部切断并缝扎。胃网膜右动脉也在根部切断缝扎,此时第⑥组淋巴结已完全切除。

(4)将胃拉向下方,沿肝下缘切除小网膜,胃右动脉在根部切断缝扎,切除第⑤组淋巴结。

(5)切断十二指肠,胃向左侧翻转,由右向左切开胰腺上缘,肝总动脉前皱襞,分离肝总动脉的前上淋巴结、脂肪结缔组织直至肝总动脉根部,保护胃十二指肠动脉支,其余小支切断结扎,胃冠状静脉切断结扎。在胰腺上缘继续向左切开胰上缘皱襞则可看到脾动脉根部。继续向上方剪开腹腔动脉被膜,清除腹腔动脉周围淋巴结、脂肪结缔组织。在其左前方即可见到胃左动干根部。至此,腹腔动脉分出肝总动脉干、胃左动脉、脾动脉已完全暴露在眼底下。切断胃左动脉并缝扎。此时已完全清除第⑦⑧组和第⑨组淋巴结(见图 6－7)。向左侧清除脾动脉近端 11p 淋巴结。

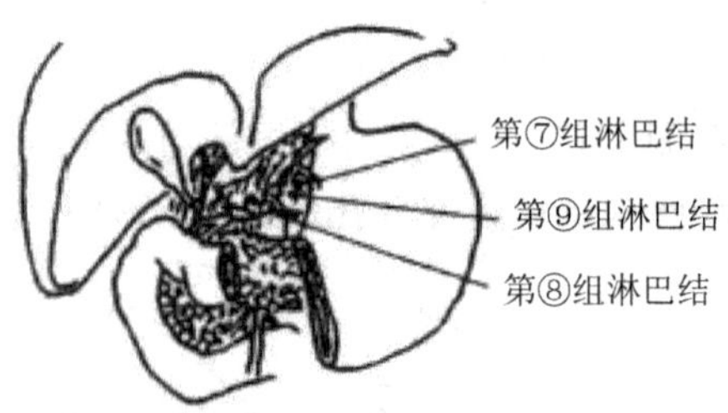

图 6－7　清扫第⑦⑧⑨组淋巴结

(6)在食管右侧切除小网膜的连续部,沿胃壁向下分离肝胃韧带直至胃近侧胃切除线止,一般 3～4cm。此时贲门右侧(第 1 组)淋巴结及其周围的结缔组织已切除,而附着于切除的胃壁上。此时第①③⑦⑧⑨组淋巴结及周围脂肪结缔组织已整块切除。

(7)在已切除大网膜的基础上,切断胃脾韧带和脾结肠韧带,在胃网膜左动静脉根部切断缝扎,切断胃短血管第 1 支和第 2 支。

(8)近侧胃切除线见胃癌手术基本要求和准则,如切除足够的胃和十二指肠,进行吻合无张力,早、中期胃癌采用 BillrothⅠ式吻合。其余进展期胃癌采用 BillrothⅡ式吻合,以结肠前为首选(如癌肿复发,再手术较为容易)。近端胃切除术,清除 1、2、3a、4sa、4sb、7、8a、9、11 组淋巴结,采用倒 BillrothⅠ重建术+幽门成形术。如肿瘤侵犯食管时,应清除 110 组淋巴结。

3.手术适应证　适用于除 D_1 术式适应证以外的 T_1N_0 期胃癌。

(三)胃癌根治Ⅱ式手术(D_2 术式)

1.术式特点　清除 1、3、4d、4sb、5、6、7、8a、9、11p、11d、12a 组淋巴结,10、13、14v 组淋巴结消除根据肿瘤侵犯情况而定。

2.手术操作步骤和要点

(1)切除前后工作见胃癌手术基本要求和准则。

(2)助手将大网膜提起,横结肠向下牵引,使大网膜呈紧张状态,术者用电刀在横结肠无血管区切除大网膜,从结肠中部开始向左、右两侧切除大网膜直至脾区、肝区处。分离横结肠系膜前叶直至胰腺。

(3)沿胰头下缘向右上方分离,在胃网膜右静脉根部切断并缝扎。胃网膜右动脉也在根部切断缝扎,此时第⑥组淋巴结已完全切除。如第⑥组明显转移时,应同时清除第 14v 淋巴结。肿瘤侵犯十二指肠时,应同时切除第⑬组淋巴结。

(4)助手将胃拉向下方,在肝下缘切除小网膜,向右切开肝十二指肠韧带前面被膜和疏松结缔组织,钝性向十二指肠方向剥离,此时可清楚地暴露胃右动、静脉根部,在根部切断结扎。清除 12a 淋巴结。

(5)游离十二指肠第 1 段,近幽门癌应尽可能多切除十二指肠,至少>3cm。关闭十二指肠。做 BillrothⅡ式吻合。

(6)将胃翻向左侧,由右向左切开胰腺上缘的肝总动脉皱襞(即胰皱襞),分离肝动脉前淋巴结、脂肪结缔组织直至肝总动脉根部整块切除 8a 淋巴结。

(7)继续剪开肝总动脉根部被膜,在胰腺上缘向左继续剪开胰上腺皱襞,则可见到脾动脉根部。再向上方剪开腹腔动脉干被膜,清除第 9 组淋巴结,在左前方即可见到胃左动脉干根部。此时腹腔动脉干分出肝总动脉、脾动脉、胃左动脉已完全暴露在眼前。根部切断胃左动脉,结扎加缝扎。此时已完全清除第⑦组和第⑨组淋巴结。在脾动脉根部胰腺上缘继续向脾门清除脾动脉干淋巴结直至脾门,此时 11p 和 11d 组淋巴结已清除。

(8)T_2～T_4 期肿瘤侵犯近端胃大弯,如需要清除第⑩组淋巴结时,切断脾结肠韧带,在脾外后侧切开脾肾韧带。脾膈韧带直至胃底贲门左侧,钝性分离脾、胰体尾部后面疏松结缔组织,将脾胰体尾部托至切口外在胰尾上缘切断脾动、静脉,分离缝扎。分离胰尾和脾脏之间相连组织,在胰尾下缘清除第⑱组淋巴结和结缔组织。此时脾门第⑩组淋巴结和脾与胃连在一起整块切除。

(9)在食管右侧切除小网膜连续部,沿胃壁向下分离肝胃韧带直至胃切除线止。

(10)胃切除的近侧和远侧切断线根据胃癌手术的基本要求和准则进行。此时 1、3、4d、4sb、5、6、7、8a、9、10、11、12a、18 组淋巴结和周围结缔组织连同胃整块切除。重建采用 BillrothⅡ式吻合术。

3.手术适应证　适用于胃癌 T_1 淋巴结转移,可治愈性 T_2～T_4 期胃癌。

（四）胃癌根治Ⅲ式手术（D_3 术式）

1.术式特点　清除 1、2、3、4、5、6、7、8、9、10、11、12、13、14、15、18、19、20 组肿瘤侵犯食管加扫 110，111，112 组淋巴结。

2.手术操作步骤和要点

（1）切除前后工作见胃癌手术基本要求和准则。

（2）助手将大网膜提起，横结肠向下牵引，使大网膜呈紧张状态，术者用电刀在横结肠无血管区切除大网膜，从结肠中部开始向左、右两侧切除大网膜直至脾曲、肝曲处。分离横结肠系膜前叶直至胰腺上缘，消瘦患者横结肠系膜前后叶之间有疏松结缔组织间隙，容易分离。肥胖患者脂肪肥厚有时有炎性粘连，分离较困难，易引起横结肠系膜分支血管撕裂，特别是胃结肠静脉断裂造成大量出血，此时不应盲目止血，采用纱布垫压迫 5min，多数患者出血停止，此时再用血管钳夹住结扎止血。接着清除结肠中动静脉进出肠系膜上动静脉周围的第⑮组淋巴结。同时清除横结肠系膜血管旁的第⑮组淋巴结，在清除过程中要防止损伤肠系膜血管分支（见图 6－8）。

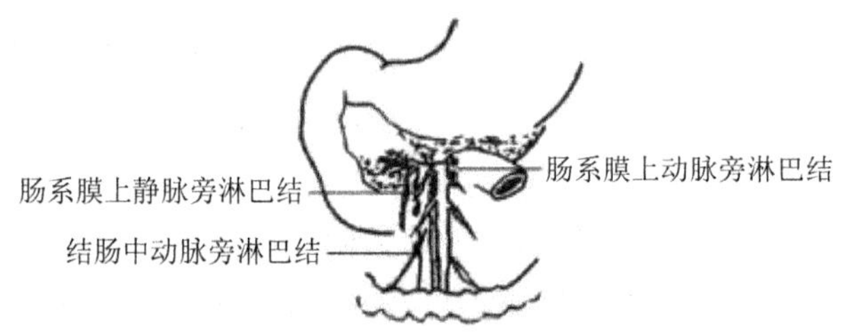

图 6－8　清扫第⑭⑮组淋巴结

（3）在胰头下方向右上方分离第⑥组淋巴结和周围脂肪结缔组织，在胃网膜右动、静脉根部切断结扎，此时第⑥组淋巴结和周围脂肪结缔组织与胃壁连在一起整块切除。

（4）助手将胃拉向下方，在肝下缘切除小网膜，向右切开肝十二指肠韧带前面被膜和疏松结缔组织，钝性向十二指肠方向剥离，此时可清楚地暴露出胃右动静脉根部，在根部切断结扎。清除韧带内⑫组 h 淋巴结，切开十二指肠外侧腹膜，充分游离胰头十二指肠后，并向左翻转在胰头融合筋膜下胰十二指肠后动脉弓旁可见到胰后上、下淋巴结（⑬组 a、b），先在胰十二指肠后动脉弓外侧游离淋巴结，后游离胆总管下段进入胰腺的外缘淋巴结，并切除（见图 6－9）。接着直视下清除胆总管旁和肝固有动脉旁的两⑫组 a、b 组淋巴结，同时清除门静脉后⑫组 P 淋巴结（见图 6－10）。如无肿大淋巴结，可以不予以清除。

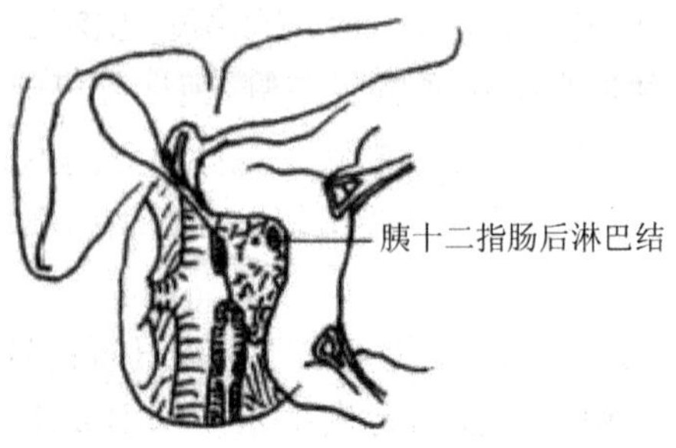

图 6－9　清扫第⑬组淋巴结

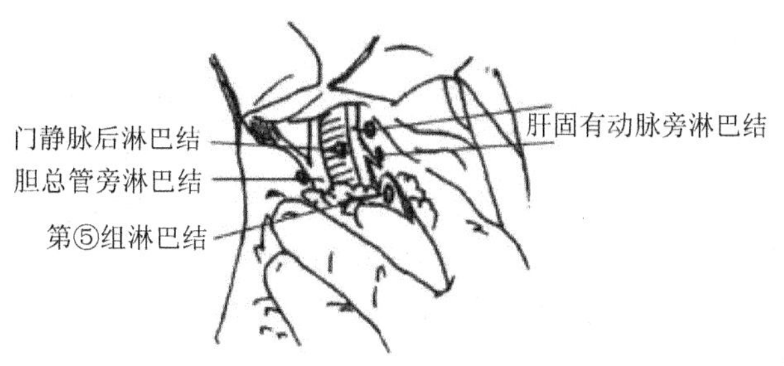

图 6－10　清扫第⑫组淋巴结

(5)游离十二指肠第 1 段，近幽门癌应尽可能多切除十二指肠，至少>3cm。如做 Billroth Ⅱ式吻合，关闭十二指肠。

(6)将胃翻向左侧，由右向左切开胰腺上缘的肝总动脉前皱襞(即胰皱襞)，分离肝总动脉上、前、后淋巴结、脂肪结缔组织直至肝总动脉根部，此时第⑧组淋巴结整块切除，分离过程中除胃十二指肠动脉分支予以保护，其余从肝总动脉分出进入胰腺小分支给以切断结扎。胃冠状静脉切断结扎。

(7)继续剪开肝总动脉根部被膜，在胰腺上缘向左继续剪开胰上皱襞，则可见到脾动脉干根部，再向上方剪开腹腔动脉干被膜，清除第⑨组淋巴结，在其左前方即可见到胃左动脉干根部。此时腹腔动脉干分出肝总动脉、脾动脉、胃左动脉已完全暴露在眼前下。根部切断胃左动脉，结扎加缝扎。此时已完全清除第⑦组和第⑨组淋巴结。在脾动脉根部胰腺上缘继续向脾门清除脾动脉干淋巴结直至脾门。

(8)在已切除大网膜的基础上，切断胃脾韧带，脾结肠韧带，沿脾下极切开脾肾韧带、脾膈韧带直至胃底及贲门左侧，切断结扎膈下动脉贲门支，钝性分离脾和胰体尾部后面疏松间隙，将脾胰尾部托至切口外，在胰尾上缘切断脾动静脉，分别缝扎，分离胰尾与脾脏间相连组织，脾和脾门第⑩组淋巴结与胃连在一起整块切除。在胰腺下缘清除第⑱组淋巴结和周围结缔组织。

(9)切开食管前面被膜，游离食管，切断左右迷走神经干，清除贲门周围①②组淋巴结、膈肌下⑲组和食管裂孔周围⑳组淋巴结(见图 6－11)。离癌上缘 3～6cm 切断食管。此时①②③④⑤⑥⑦⑧⑨⑩⑪⑫⑬⑭⑱⑲⑳组淋巴结和全胃连脾已切除完毕。全胃切除术后消化道重建见消化道重建节。

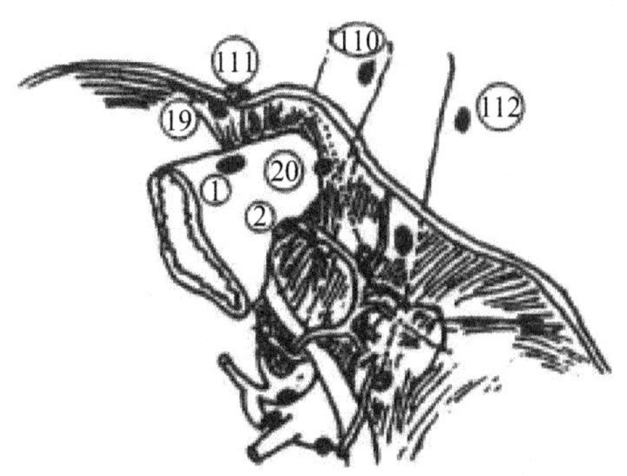

图 6－11　清扫第⑲⑳组淋巴结

3. 手术适应证　适应于进展期胃癌Ⅲ期和部分Ⅳ期患者。

（五）选择性Ⅲ式胃癌根治术（选择性 D_3 术式）

1. 术式特点　清除胃周相应第 1 站、第 2 站淋巴结，同时清除第 3 站转移率高的几组淋巴结，避免了部分不必要全胃切除，创伤较以术式小。胃远侧大部切除清扫 1、3、4d、4sb、5、6、7、8a、8p、9、11p、11d、12a、12b、12p、13、14v 淋巴结，如 T_2～T_4 肿瘤侵犯胃大弯，同时清扫 10 组淋巴结（切脾或保脾均可以）。近端胃大部切除清扫 1、2、3a、4sa、4sb、7、8a、8p、9、10、11p、11d、18、19、20 淋巴结，如肿瘤侵犯食管时，应同时清除 110、111、112 淋巴结。

2. 手术操作步骤和要点

（1）切除前后工作见胃癌手术基本要求和准则。

（2）助手将大网膜提起，横结肠向下牵引，使大网膜呈紧张状态，术者用电刀在横结肠无血管区切除大网膜，从结肠中部开始向左、右两侧切除大网膜直至脾曲、肝曲处。分离横结肠系膜前叶直至胰腺上缘。消瘦患者横结肠系膜前后叶之间有疏松结缔组织间隙，容易分离。肥胖患者脂肪肥厚有炎性粘连，分离较困难，易引起横结肠系膜分支血管撕裂，特别是胃结肠静脉断裂造成大量出血，此时不应盲目止血，采用纱布垫压迫 5min，多数患者出血停止，此时再用血管钳夹住结扎止血。接着清除结肠中动静脉进出肠系膜上动静脉周围的第⑭组淋巴结。同时清除横结肠系膜血管旁的第⑮组淋巴结，在清除过程中要防止损伤肠系膜血管分支。

（3）在胰头下方向右上方分离第⑥组淋巴结和周围脂肪结缔组织，在胃网膜右动、静脉根部切断结扎，此时第⑥组淋巴结和周围脂肪结缔组织与胃壁连在一起整块切除。

（4）助手将胃拉向下方，在肝下缘切除小网膜，向右切开肝十二指肠韧带前面被膜和疏松结缔组织，钝性向十二指肠方向剥离，此时可清楚地暴露胃右动静脉根部，在根部切断结扎。清除韧带内⑫组 h 和⑫组 a、b 淋巴结，切开十二指肠外侧腹膜，充分游离胰头十二指肠后，并向左翻转，在胰头融合筋膜下胰十二指肠后动脉弓旁可见到胰后上、下淋巴结（⑬组 a、b），先在胰十二指肠后动脉弓外侧游离淋巴结，后游离胆总管下段进入胰腺的外缘淋巴结，并切除。接着直视下清除胆总管旁和肝固有动脉旁的两侧⑫组 a、b 组淋巴结，同时清除门静脉后⑫组 p 淋巴结。如无肿大淋巴结，可以不予以清除。

（5）游离十二指肠第 1 段，近幽门癌应尽可能多切除十二指肠，至少＞3cm。如做 Billroth Ⅱ式吻合，关闭十二指肠。

（6）将胃翻向左侧，由右向左切开胰腺上缘的肝总动脉皱襞（即胰皱襞），分离肝总动脉上、前、后淋巴结、脂肪结缔组织直至肝总动脉根部，此时第⑧组淋巴结整块切除，分离过程中除胃十二指肠动脉予以保护，其余从肝总动脉分出进入胰腺小分支给予切断结扎。胃冠状静脉切断结扎。

（7）继续剪开肝总动脉根部被膜，在胰腺上缘向左继续剪开胰上缘皱襞，则可见到脾动脉干根部，再向上方剪开腹腔动脉干被膜，清除第⑨组淋巴结，在其左前方即可见到胃左动脉干根部。此时腹腔动脉干分出肝总动脉、脾动脉、胃左动脉已完全暴露在眼前。根部切断胃左动脉，结扎加缝扎。此时已完全清除第⑦组和第⑨组淋巴结。在脾动脉根部胰腺上缘继续向脾门清除脾动脉干淋巴结直至脾门。

（8）在食管右侧切除小网膜连续部，沿胃壁向下分离肝胃韧带直至胃近侧胃切除线止，一般 3～4cm，此时贲门右侧淋巴结（第①组）及其周围结缔组织附着于切除的胃壁上。此时第①③⑦⑧⑨组淋巴结及周围结缔组织已整块切除。

(9)在已切除大网膜的基础上，切断胃脾韧带，在胃网膜左动静脉根部切断缝扎，分离切断胃短动静脉第1分支和第2分支。

(10)胃窦癌的近侧胃切除线按胃癌手术基本要求和准则进行。进展期胃癌采用BillrothⅡ式吻合，以结肠前为首选。

(11)胃体癌在清除腹腔动脉周围淋巴结后，在脾动脉根部沿胰上缘继续向左侧清除脾动脉干周围的第⑪组淋巴结直至脾门，切断胃后动脉结扎。切断脾结肠韧带沿脾下极，在脾外后侧切开脾肾韧带、脾膈韧带直至胃底和贲门左侧，切断结扎膈下动脉的贲门分支。钝性分离脾、胰体尾部后面疏松结缔组织，将脾胰体尾部托至切口外，在胰尾上缘切断脾动静脉分别缝扎。分离胰尾与脾脏之间相连组织，在胰尾下缘清除第⑱组淋巴结和结缔组织。此时脾门第⑩组淋巴结和脾与胃连在一起整块切除。如为局限型胃体癌上缘离贲门＞7cm，可行次全切除(但需保留膈下动脉贲门分支)BillrothⅡ式吻合术。浸润型胃体癌，切开食管前面被膜，游离食管，切断左右迷走神经干，清除贲门周围①②组淋巴结；隔肌下⑲组和食管裂孔周围⑳组淋巴结。离癌上缘＞5cm切断食管。如肿瘤侵及食管时，应同时清扫110、111、112淋巴结。此时①②③④⑤⑥⑦⑧⑨⑩⑪⑫⑬⑭⑮⑱⑲⑳组淋巴结连脾全胃全部切除。这时改做D_3术式。

(12)局限型胃贲门胃底癌，可以行近侧胃大部切除术。先切除大网膜和横结肠系膜前叶和胰被膜，①②、3a、4sa、4sb、⑦⑧⑨⑩⑪⑱⑲⑳组淋巴结清除同上述。食管切断线：局限型癌＞3cm；浸润型癌＞5cm。胃切除线局限型胃癌下缘＞3cm；浸润型癌下缘＞5cm。重建方法可采用食管残胃吻合加幽门成型术，情况许可时带血管蒂空肠间置于食管和残胃之间加做幽门成型术。

3.适应证　进展期Ⅲ期和部分Ⅳ期胃癌。

(六)保留胰腺清除脾动脉干淋巴结胃癌根治术(保胰法)

1.术式特点　保留胰实质清除胰被膜和脾动脉干周围淋巴结、脂肪和结缔组织。

2.手术操作步骤和要点

(1)切除前后工作见胃癌手术基本要求和准则。

(2)助手将大网膜提起，横结肠向下牵引，使大网膜呈紧张状态，术者用电刀在横结肠无血管区切除大网膜，从结肠中部开始向左、右两侧切除大网膜直至脾曲、肝曲处。分离横结肠系膜前叶直至胰腺上缘，从胰腺下缘向上缘剥离胰腺前面被膜时，可见从胰腺实质分出4～5支小动脉进入横结肠系膜前叶，分别给予电灼或切断结扎。

(3)清除结肠中动静脉进出肠系膜上动静脉区域的第⑭组淋巴结。

(4)在胰头下方向右上分离，胃网膜右动静脉在根部切断缝扎。此时第⑥组淋巴结和周围脂肪结缔组织已与胃壁连在一起切除。

(5)将胃向下拉，在肝下缘切除小网膜，向右切开肝十二指肠韧带前面被膜和疏松结缔组织，钝性向十二指肠方向分离，此时可清楚地暴露出胃右动脉根部，并在根部切断和缝扎。清除韧带内⑫组h和⑫组a、b淋巴结，切开十二指肠外侧腹膜，充分游离胰头十二指肠后，并向左翻转，在胰头融合筋膜下胰十二指肠后动脉弓旁可见到胰后上下淋巴结(⑬组a、b)，先在胰十二指肠后动脉弓外侧游离淋巴结，后游离胆总管下段进入胰腺的外缘淋巴结，并切除。接着清除胆总管旁和肝固有动脉旁的两侧(⑫组a,b)淋巴结。同时清除门静脉后⑫组p淋巴结。如无肿大淋巴结可不予清除。

(6)游离十二指肠第1段,离癌肿下缘>3cm处切断十二指肠。

(7)将胃翻向左侧,由右向左切开胰腺上缘的肝总动脉前皱襞,分离肝总动脉上、前、后淋巴结和脂肪结缔组织,直至肝总动脉根部,此时第⑧组淋巴结已整块切除。分离过程中肝动脉进入胰腺小分支予以结扎或电灼,胃十二指肠动脉予以保护,胃冠状静脉切断缝扎。

(8)继续剪开肝总动脉根部周围被膜,在胰腺上缘向左继续切开胰腺上缘皱襞,则可见到脾动脉根部,继续向上方剪开腹腔动脉干被膜,清除第⑨组淋巴结,在其左前方则可见到胃左动脉干根部,切断结扎加缝扎。至此,腹腔动脉、肝总动脉、胃左动脉、脾动脉根部已完全暴露在眼前。

(9)在食管右侧切除小网膜连续部,沿胃壁向下分离肝胃韧带,直至胃近侧切除线,一般3~4cm。此时贲门右侧第①组淋巴结及其周围结缔组织附着于切除的胃壁上。

(10)在已切除大网膜的基础上,切断胃脾韧带和脾结肠韧带,在胃网膜左动静脉根部给予切断结扎,分离胃短动脉第1、2分支。

(11)切开脾肾韧带并向上延伸至胃底及贲门左侧,如做远侧胃大部切除,保留最上端一支胃短血管和从左隔下动脉分出到贲门的贲门食管支和从肾上腺右上方分出到后腹膜的细小分支。做全胃切除或近侧胃大部切除时应结扎这些血管。提起脾脏,沿腹膜后间隙完全游离胰体尾部(此操作是在胚胎期胃肾侧系膜形成愈着间隙内进行,因而不损伤任何血管和组织),在胰尾切断脾动脉和脾静脉,双重结扎,切除脾脏;如癌肿未侵入胰腺,即可采用保胰法清除脾动脉干淋巴结。为了保证胰体尾的良好血运,必须保留胰背动脉,如胰背动脉从脾动脉第1部分分出,此时应在胰背动脉左侧结扎脾动脉,否则可在脾动脉根部结扎(见图6—12)。术者换位于患者左侧,随后助手将胰体尾部托出切口,并向右侧翻转,仔细清除胰腺后面结缔组织。胰腺后面结缔组织甚薄,一般无淋巴结。将脾静脉被膜切开,暴露出脾静脉,在肠系膜下静脉汇入脾静脉处的左侧切断脾静脉。轻轻牵引脾动、静脉断端,向远侧边分离边切断从脾动脉发出进入胰实质的分支,其中胰大动脉和胰尾动脉须结扎。同时切断从胰实质汇入脾静脉的多个分支,直至脾动、静脉,胰被膜和周围淋巴、脂肪、神经、结缔组织从胰体尾游离出来(见图6—13)。在实践过程中,笔者发现若从胰腺远侧开始向近侧边分离边切断脾动脉进入胰实质的分支和胰实质汇入脾静脉的分支,直至脾动、静脉、胰被膜和周围淋巴、脂肪、结缔组织从胰体尾游离出来(见图6—14),这样不但节省手术时间,而且又不易损伤胰背动脉和肠系膜下静脉。注意不要损伤胰实质,如损伤胰实质,细针缝合数针。同时发现脾静脉与胰腺之间无淋巴结,只须将脾静脉上的结缔组织完全切除,保留较长脾静脉,有利于胰腺的静脉反流。

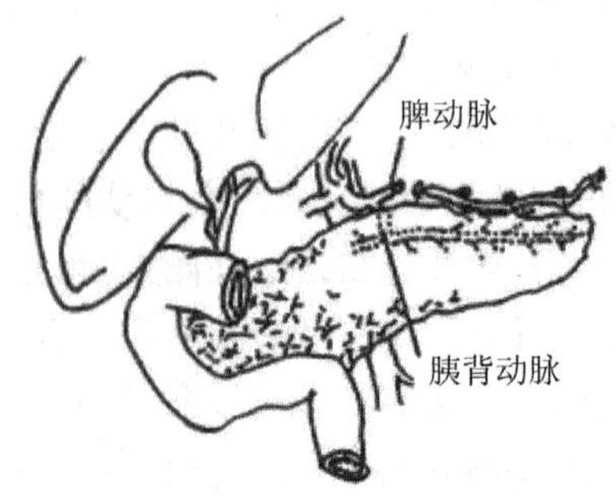

图6—12　在胰背动脉左侧切断脾动脉

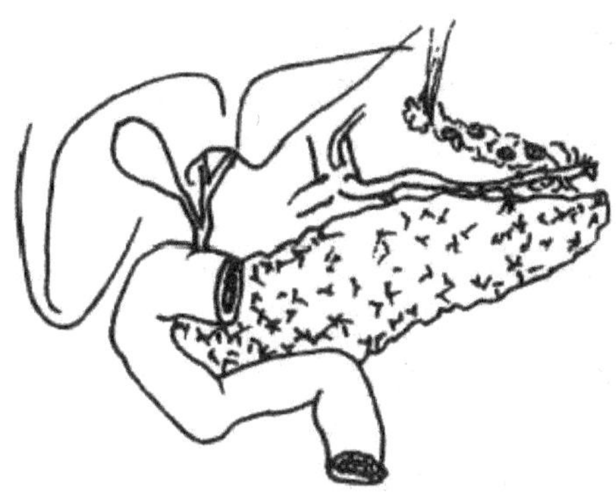

图 6－13　从近端向远端清扫第⑪组淋巴结

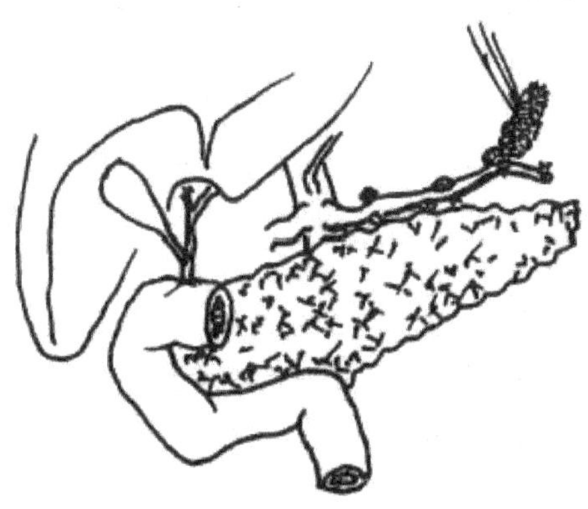

图 6－14　从远端向近端清扫第⑪组淋巴结

(12)胃近侧切除线按胃癌手术基本要求进行操作，采用 Billroth 式Ⅱ吻合，以结肠前为首选。如为全胃切除，切开食管被膜，游离食管下段，切断左右侧迷走神经，清除贲门左侧第②组淋巴结和周围结缔组织、膈肌下⑲组和食管裂孔⑳组淋巴结。食管切除长度按胃癌手术基本要求进行。此时，①②③④⑤⑥⑦⑧⑨⑩⑪⑫⑬⑭⑮⑲⑳组淋巴结连同全胃整块切除，全胃切除消化道重建见消化道重建节。如为近侧胃大部切除，则⑤⑥组近幽门侧③(4d)组淋巴结予以保留，食管切除线和远侧胃切除线按胃癌手术基本要求进行操作，采用食管残胃端侧吻合或空肠间置于食管与远侧残胃之间。

3. 手术适应证　需要清除脾动脉干淋巴结的胃贲门、胃体癌和一部分浸润型胃窦大弯癌，癌肿未侵及胰腺者；脾动脉干周围转移淋巴未穿出包膜；特别是术前有糖尿病或糖尿病倾向者，更是本手术的绝对适应证。当癌或转移淋巴结已侵及胰腺，转移淋巴结已穿出被膜；或 BorrmannⅣ型胃癌，应行胰脾联合切除术。

(七)保留脾胰清除脾门和脾动脉干淋巴结的胃癌切除术(保脾胰法)

1. 术式特点　保留脾、胰实质清除脾门和脾动脉干淋巴结和脂肪结缔组织。

2. 手术操作步骤和要点

(1)切除前后工作见胃癌手术基本要求和准则。

(2)将大网膜提起，横结肠向下牵引，使大网膜呈紧张状态，术者用电刀在横结肠无血管区切除大网膜，从结肠中部开始向左、右两侧切除大网膜直至脾曲、肝曲处。分离横结肠系膜前叶直至胰腺上缘，从胰腺下缘向上缘剥离胰腺前面被膜时，可见从胰腺实质分出 4～5 支小动脉进入横结肠系膜前叶，分别给予电灼或切断结扎。

(3)清除结肠中动、静脉进出肠系膜上动、静脉区域周围的第⑭组淋巴结和结肠系膜血管旁的第⑮组淋巴结，在清除过程中要防止损伤肠系膜血管分支。

(4)在胰头下方向右上分离，胃网膜右动静脉在根部切断缝扎。此时第⑥组淋巴结和周围脂肪结缔组织已与胃壁连在一块切除。

(5)将胃向下拉，在肝下缘切除小网膜，向右切开肝十二指肠韧带前面被膜和疏松结缔组织，钝性向十二指肠方向分离，此时可清楚地暴露出胃右动脉根部和胃右静脉，并在根部切断和缝扎。如为浸润性胃窦癌需清除⑫⑬组淋巴结同保胰法。

(6)游离十二指肠第 1 段，离癌肿下缘＞3cm 处切断。

(7)将胃翻向左侧，由右向左切开胰腺上缘的肝总动脉前皱襞，分离肝总动脉上、前、后淋巴结和脂肪结缔组织，直至肝总动脉根部，此时第⑧组淋巴结已整块切除。分离过程中肝动脉进入胰腺小分支予以结扎或电灼、胃十二指肠动脉予以保护，胃冠状静脉切断缝扎。

(8)继续剪开肝总动脉根部周围被膜，在胰腺上缘向左继续切开胰腺上缘皱襞，则可见到脾动脉根部，继续向上方剪开腹腔动脉干被膜，清除第⑨组淋巴结，在其左前方则可见到胃左动脉干根部，切断结扎加缝扎。至此，腹腔动脉、肝总动脉、胃左动脉、脾动脉根部已完全暴露在眼前。

(9)在食管右侧切除小网膜连续部，沿胃壁向下分离肝胃韧带，直至胃近侧切除线，一般 3～4cm。此时贲门右侧第①组淋巴结及其周围结缔组织附着于切除的胃壁上。

(10)在已切除大网膜的基础上，切除胃脾韧带和脾结肠韧带，在胃网膜左动静脉根部给予切断结扎，分离胃短动脉第 1、2 分支。

(11)切开脾肾韧带、脾膈韧带，向上延伸至胃底及贲门左侧，如做远侧胃大部切除，保留最上端一支胃短血管和从左隔下动脉分出到贲门的食管贲门支和从肾上腺右上方分出到后腹膜的细小分支，做全胃切除或近侧胃大部切除时应结扎这些血管。如癌肿未侵入胰脾时；脾门转移淋巴结不多，脾门和脾动脉干转移淋巴结未侵出包膜时，又非 BorrmannⅣ期胃癌，可以做保留脾胰清除脾门和脾动脉干淋巴结的胃癌切除术。提起脾脏，沿腹膜后间隙完全游离胰体尾部，将脾胰体尾托出切口外，先清除胰体尾部下缘⑱组淋巴结和脂肪结缔组织，贴近脾脏切开脾门前面被膜，暴露出脾动静脉进出脾脏分支，切开血管鞘膜，由脾门的脾动静脉分支逐步向脾动静脉主干清除血管前面和周围淋巴、脂肪、结缔组织，直至脾动、静脉根部(见图 6－15)，胃后动、静脉切断结扎。接着清除脾门和胰尾后面淋巴、脂肪结缔组织。把切开脾肾韧带间断缝合 3 针，重新将脾脏固定于原来位置。

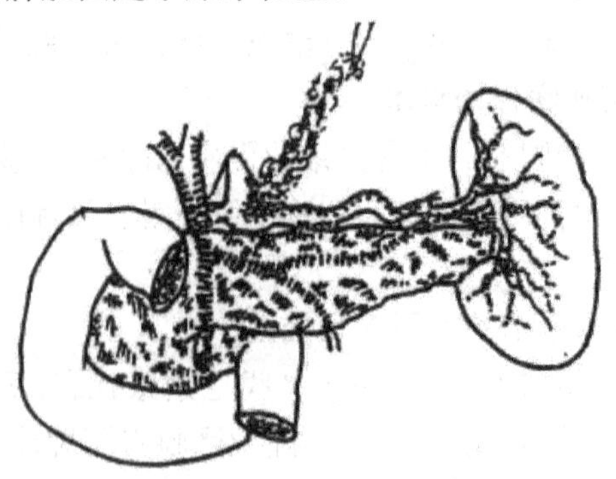

图 6－15　保留脾、胰清扫第⑩⑪组淋巴结

(12)做近全胃切除时，采用 BillrothⅡ式吻合，以结肠前为首选。做全胃切除时，切开食

管被膜，游离食管，切断左右迷走神经，清除贲门周围①②淋巴结、隔肌下⑲组和食管裂孔周围⑳组淋巴结。离癌上缘 3～6cm 处切断食管。消化道重建见消化道重建节。做近侧胃大部切除；则⑤⑥组和胃窦部 3a 和(4d)组淋巴结予以保留，食管切除线和远侧胃切除线见胃癌手术基本要求和准则。采用食管残胃吻合或空肠间置于食管和远侧残胃之间。

3. 手术适应证　需要清除脾门和脾动脉干淋巴结的贲门癌、胃体癌和一部分浸润型胃窦大弯癌，癌肿未侵及脾脏和胰腺者，脾门转移淋巴结不多，脾门和脾动脉干转移的淋巴结未穿出被膜。特别是有糖尿病和糖尿病倾向者，更是本手术的绝对适应证。当癌肿或转移淋巴结侵及脾胰时，或转移淋巴结穿出被膜，BorrmannⅣ期胃癌，应行胰脾联合切除术。

（八）胃癌合并脏器联合切除术

1. 术式特点　施行胃癌根治切除同时切除被侵犯周围脏器，如横结肠系膜及结肠，胰、十二指肠，胰体尾部，脾脏，部分肝脏等。或 BorrmannⅣ型胃癌往往需同时行胰脾联合切除或左上腹内脏全切除术。

2. 常见几种脏器联合切除术

(1) 胃癌合并胰脾联合切除术：①本手术适用于胃癌侵及胰或脾脏时，脾门、脾动脉干淋巴结有较多转移或转移淋巴结已侵出被膜，BorrmannⅣ型胃癌应采用胃癌合并脾胰联合切除术。②切除前后工作见胃癌手术基本要求。③根据胃癌分期选用 D_2、选择性 D_3、D_3、D_4 术式进行根治术，不再赘述。做近侧胃大部切除术时，⑤⑥⑫⑬组淋巴结不需要清除。④组切断脾胃韧带、脾结肠韧带，从脾下极剪开侧腹膜切断脾肾韧带，脾膈韧带直至胃底和贲门左侧，行远侧胃大部切除时，保留胃短血管最上支和从左膈下动脉分出到贲门食管支和从肾上腺右上方分出到后腹膜的细小分支。做全胃切除或近侧胃大部切除术时，应结扎这些血管。提起脾脏，沿腹膜后间隙完全游离胰体尾部，将脾胰体尾部托至切口外，先在脾动脉根部切断、缝扎，随后在肠系膜下静脉左侧切断脾静脉、缝扎。在胰腺切断线上下缘各缝一针，结扎止血和牵引用，胰腺楔形切断，结扎胰管、胰腺断面间断缝合。切断肝左叶三角韧带，把切断的胰体尾、脾连同胃向下牵引，切开食管前面被膜，游离食管 5～8cm，切断左右迷走神经，清除贲门周围①②组淋巴结，膈肌下⑲组和食管裂孔周围⑳组淋巴结。食管切除方式和消化道重建见 D_3 术式。如做近侧胃大部切除，食管切除线同 D_3 术式，行食管残胃吻合加幽门成形术或空肠间置于食管和残胃之间加做幽门成形术。

(2) 胃癌合并胰十二指肠切除术：①本手术适用于胃窦癌直接侵入胰头部实质内，淋巴结转移局限于 1、2 站内，无远处转移，患者全身情况良好者。②切除前、后工作见胃癌手术基本要求。③根据胃癌分期选用 D_2、选择性 D_3、D_3 术式进行根治术，不再赘述。④切断胃结肠韧带和肝结肠韧带，游离结肠肝曲，将结肠压向下方，暴露十二指肠第 2 段和胰头部。在胰腺下缘剪断横结肠系膜与胰头间疏松组织，切断结扎肠系膜上静脉走向胰头部的分支，沿结肠中静脉寻找暴露肠系膜上静脉，切开肠系膜上静脉血管鞘膜，纯性分离胰腺后面肠系膜上静脉，直至胰腺上缘。沿十二指肠降部外侧切开侧腹膜，向下延至十二指肠第 3 段，向上延至肝十二指肠韧带及肝肾韧带右侧(Kocher 切口)，纯性分离十二指肠和胰头后方的疏松结缔组织，暴露出下腔静脉、右肾静脉和腹主动脉。下腔静脉与腹主动脉周围和之间有淋巴结转移，给予切除。在肝下缘切开肝十二指肠韧带前叶，向下剥离至十二指肠上缘，清除前面淋巴结，暴露出胆总管和肝固有动脉，在清除肝总动脉旁淋巴结时，暴露出胃右动脉和胃十二指肠动脉，在根部切断缝扎。清除胆总管和肝固有动脉侧面淋巴结，暴露出门静脉，在门静脉后面有淋巴结时应予以清除，结扎切断胆囊动脉和胆囊管，切除胆囊，缝合胆囊床，游离胆总管，切断远端胆总管缝扎，近端待用。清除⑧⑦⑨组淋巴结和胃切除线见 D_2 或选择性 D_3 术式。离癌肿侵犯胰腺的左侧 3～4cm 处胰腺上、下缘各缝合一针结扎止血和牵引用，楔形切断胰腺，胰管离断面 0.5cm 结扎切断。游离十二指肠空肠曲，距屈氏(Treitz)韧带 10cm 切断空肠，缝扎空肠近侧端，空肠远侧端留作备用，继续游离近端空肠和十二指肠第 3 段、第 4 段，将切断空肠近侧端在肠系膜上动、静脉后面拉向右上方。接着分离、切断，结扎从肠系膜上动、静脉分出至胰腺钩状突的血管，将肠系膜上静脉轻轻拉向左侧，分次切断钩状突处胰腺并缝扎，同时清除肠系膜上动、静脉周围淋巴结。此时胃、胰十二指肠已完全切除。消化道重建最常用为 Child 法(胰腺、胆管、胃肠)。胰肠吻合多采用胰空肠套入法吻合，也可采用胰管空肠植入法等吻合。⑤关腹前在肝下缘胰空肠、胆总管空肠吻合口附近放置引流管。

(3)胃癌合并横结肠系膜或横结肠切除术：①本手术适用于胃癌侵及横结肠系膜或横结肠时。②切除前后工作见胃癌手术基本要求。③根据胃癌分期选用以、选择性 D_3、D_3、D_4 术式进行根治切除术，不再赘述。④术中发现癌肿侵及横结肠系膜根部，离癌肿浸润区 2～3cm 处切除系膜，如横结肠系膜血管等无法保留，连同横结肠同时切除(横结肠及系膜连同整块切除)，横结肠行端端吻合术，其他切除步骤同胃癌切除术。

(4)胃癌合并部分肝切除术：①胃癌直接侵入肝脏或肝孤立转移灶，如胃癌能根治切除时，应同时切除转移的肝脏。②切除前后工作见胃癌手术基本要求。③根据胃癌分期选用 D_2、选择性 D_3、D_3 术式进行根治切除术，不再赘述。④肝转移灶靠近肝脏边缘时，行肝楔形切除。如转移灶位于肝左叶外侧段行肝左叶外侧段切除。位于肝左叶行肝左叶切除。肝右叶表面孤立性转移也可行局部肝切除。如肝表面散在小转移灶，可用电凝固。肝段、叶切除多采用肝门暂时阻断法进行。⑤肝段、叶切除断面需放置引流管引流。

(九)胸骨纵劈开，经纵隔入路近侧胃大部切除或全胃切除术

1.本术式特点　不需进胸，则可游离切除足够长食管，一般可达 8～10cm，能切除足够长食管(＞6cm)，因而能防止食管切端癌残留。

2.手术步骤及要点

(1)切除前后工作见胃癌手术的基本要求。

(2)取仰卧位，先做上腹正中切口进腹探查。如胃癌能根治切除时，行全胃切除，先切除大网膜和横结肠系膜前叶，淋巴结清除范围见选择性 D_3 术式，如行近胃大部切除。切断十二指肠，在肝下缘切除小网膜，胃向左翻转。切断胃脾韧带和脾结肠韧带，从脾下极剪开侧腹膜、脾肾韧带、脾膈韧带直至贲门左侧，切断肝左叶三角韧带，肝左外侧段向右翻转，切开食管被膜，游离食管，如癌肿侵犯食管长度＞3cm，则改为经胸骨纵形切开经纵隔入路手术。切口向上延长，沿胸骨左缘弧形切至第 2 肋软骨处，在第 3 肋间或第 4 肋间用电刀将胸骨骨膜向右横形切开，再沿胸骨正中纵形切开骨膜，用电锯沿此线将胸骨切开，骨髓出血用骨蜡止血。用胸骨张开器将胸骨拉开，分离心包与膈肌中心腱部结缔组织粘连，继续分离食管下段与心包后结缔组织，清除膈肌下⑲组淋巴结、贲门旁①组和②组淋巴结、膈肌食管裂孔周围⑳组淋巴结、膈肌上 111 组淋巴结，后纵隔 112 组淋巴结和胸下部食管旁 110 组淋巴结，从贲门向上游离食管 8～10cm，浸润型胃癌离癌上缘＞5cm 和局限型胃癌离癌上缘＞3cm 切断食管。如 BorrmannⅣ型胃，癌侵及胰腺时或脾门和脾动脉干淋巴结较多转移时，应采用胰脾联合切除，否则可采用保留胰脾清除脾门和脾动脉干淋巴结的胃癌切除术或保留胰腺清除脾动脉干淋巴结的胃癌切除术。胸骨后心包下，左膈下、右肝下放置引流管引流。

3. 手术适应证　贲门癌或全胃癌侵犯食管＞3cm，患有陈旧性重度肺结核、老慢支、严重胸膜粘连等引起呼吸功能减退。本术式已基本被腹部切口经膈肌切开所代替。

（十）左侧上腹部内脏全切除术

1. 术式特点　将胃及引流淋巴区，大小网膜、横结肠及其系膜、脾、胰体尾等所构成的网膜囊呈包裹样切除，必要时将肝、肾、肾上腺、部分食管、膈肌合并切除。

2. 手术步骤和要点

（1）切除前后工作见胃癌手术基本要求。

（2）在脾外侧剪开后腹膜，切断脾肾韧带和脾膈韧带，向上直至贲门左侧，游离胰体尾部直到肠系膜下静脉脾静脉入口处，接着游离横结肠脾曲和肝曲，提起横结肠，在横结肠系膜根部将结肠中动、静脉在根部切断结扎，在肠系膜上静脉与脾静脉汇合处的左侧切断结扎脾静脉，脾动脉也在根部切断缝扎，在横结肠系膜根部切断结肠右动脉和系膜，清除幽门下⑥组淋巴结。在肝下缘切断小网膜向左延至食管贲门处，向右至肝十二指肠韧带，游离肝十二指肠韧带前叶，清除⑫组 h 和⑫组 a、b 淋巴结，切开十二指肠外侧腹膜，充分游离胰头十二指肠后侧，并向左翻转，清除胰头后⑬组 a、b 淋巴结，再清除胆总管和肝固有动脉旁⑫组 a、b 淋巴结，同时清除门静脉后⑫组 p 淋巴结，离幽门 3cm 处切断十二指肠并关闭，接着清除⑧⑨⑦组淋巴结，切断胃冠状静脉并结扎。在脾动脉根部水平，切断胰腺，胰管结扎，胰残端缝合。膈下切开食管前被膜，游离食管，清除贲门旁①②组淋巴结、膈肌下⑲组和食管裂孔旁⑳组淋巴结。离癌上缘 3～6cm 处切断食管至此左上腹内脏切除已完成。

3. 手术适应证

（1）BorrmannⅣ型胃癌或胃后壁浸润转移局限于大小网囊内。本术式疗效存在争议。

（2）胃癌伴有胃周围播散种植转移。

（十一）Appleby 手术

1. 术式特点　腹腔动脉在根部切断，同时行远侧 2/3 胰、脾、全胃以及所属淋巴结与原发灶“整块”切除。

2. 手术步骤及要点

（1）术前应做腹腔动脉和肠系膜上动脉造影，了解腹腔动脉与肠系膜上动脉有无变异。患者有无糖尿病。

（2）切除前后工作见胃癌手术基本要求。

（3）切除大网膜和横结肠系膜前叶，清除⑭组⑮组⑥组⑬组淋巴结，切除小网膜，游离肝十二指肠韧带前叶，切断胃右动脉，清除⑫组和⑤组淋巴结，上述方法同 D_3 术式。但在清除胆总管淋巴结时不要损伤胰十二指肠上、下动脉弓向肝走行分支，同时应切除胆囊。

（4）充分暴露肝总动脉和胃十二指肠动脉，肝固有动脉，在胃十二指肠动脉分支左侧 1～2cm 处用动脉钳夹住肝总动脉，用手指触摸肝固有动脉和胃十二指肠动脉有无搏动，有搏动者说明肠系膜上动脉通过胰十二指肠上、下动脉侧支与胃十二指肠动脉相交通，代替了肝总动脉的血液供应。此时，肝总动脉在胃十二指肠动脉分支前（左侧）0.5cm 处切断、缝扎。

（5）分离十二指肠时，不要损伤胃十二指肠动脉与胰十二指肠上、下动脉弓的交通支，切断十二指肠将胃向左侧翻转。在胰上缘暴露门静脉前面和左侧面，胃冠状静脉进入门静脉处切断结扎，在胰下缘暴露肠系膜上静脉，在胰腺后面纯性分离肠系膜上静脉直至胰腺上缘门静脉处，在肠系膜上静脉水平处切断胰腺，胰管结扎，缝合胰断端。在胰腺后侧背面分离脾静脉，切开腹腔动脉被膜，切开周围坚韧的神经组织向上游离，暴露出腹腔动脉分出左、右膈下动脉。在腹腔动脉根部用钳子钳夹，再次触摸肝固有动脉有搏动时，离腹腔动脉 1～2cm 先结扎后，再用血管缝合线进行缝合。在肠系膜上静脉左侧切断脾静脉并缝扎。将腹腔动脉、肝总动脉、脾动脉根部和周围淋巴、脂肪结缔组织整块切除。

(6)分离胃脾韧带和脾结肠韧带，沿脾外侧剪开侧腹膜，切断脾肾韧带和脾膈韧带，直至贲门左侧，结扎左膈下动脉分出的贲门左支和左肾上腺支，游离脾和胰体尾部。

(7)切断肝左叶三角韧带，将肝左外侧段翻向右侧，切开食管前面被膜，游离食管，切断左右迷走神经干，清除贲门旁①②组淋巴结膈肌下⑲组和食管裂孔旁⑳组淋巴结，离癌上缘 3～6cm 处切断食管，至此 Appleby 手术全部完成。

(8)左膈下、右肝下、胰腺断端各放置引流管一根。

3. 手术适应证　胃癌腹腔动脉周围较多淋巴结转移且已融合。本术式的疗效存在争议。

(十二)腹主动脉周围淋巴结清除术(D_4 术式)

1. 术式特点　清除从膈肌下至髂动脉分叉之间的腹主动脉周围的 a_1、a_2、b_1、b_2 各区域淋巴结。手术创伤大于 D_3 术式，但淋巴结清除较彻底，能提高Ⅲ、Ⅳ期胃癌的 5 年生存率。

2. 手术步骤和要点

(1)采用上腹正中切口绕过脐向下腹延长，若术前疑有浆膜面侵出明显即 PS(＋)时，也可采用上腹横切口，疑有食管受侵犯行左胸腹联合切口，无论采用何种切口，均应使手术野充分暴露，以利于腹主动脉周围淋巴结的彻底清除。

(2)切除前、后工作见胃癌手术基本要求。

(3)切除大小网膜、横结肠系膜前叶，清除⑥⑤⑫组淋巴结，切断十二指肠，清除⑧⑦⑨组淋巴结，如保留胰腺清除⑪组淋巴结至脾脏旁。

(4)右后腹膜径路：切开升结肠、十二指肠外侧腹膜，再切开盲肠到十二指肠空肠曲的后腹膜，游离十二指肠，胰头后面、升结肠到腹主动脉左缘，将其翻向左前方，清除⑬组淋巴结。纵形切开下腔静脉与腹主动脉前面组织，从下腔静脉右侧 1～2cm 外游离下腔静脉，用血管带牵引，同时游离腹主动脉，也用血管带牵引，注意勿损伤右输尿管、腰动脉和右侧精索(卵巢)动、静脉。游离右肾静脉，用血管带牵引。从肠系膜下动脉向上，将下腔静脉右侧的脂肪组织和淋巴结通过其后方向左侧剥离，达腹主动脉左侧缘，整块切除(见图 6－16)。游离左肾静脉和右肾动脉同时清除周围淋巴结。在清除⑦⑧⑨⑪组淋巴结后沿腹主动脉向上清扫腹主动脉周围淋巴结至膈肌下。也可以在食管切断后胃向下翻转时清扫⑯组 a_1 淋巴结。在胰腺下缘，结扎肠系膜上静脉分支，清除右侧周围淋巴结和脂肪组织，在结肠中动静脉根部切断缝扎，暴露肠系膜上动脉左侧，清除周围淋巴结和脂肪组织，此时⑭组淋巴结已完全切除，并清扫⑮组淋巴结。不做胰体尾切除时，将胰颈体与后腹壁分离，用吊带将胰腺向上方吊起，清除⑯组 a_2 淋巴结。做次全胃切除时，在胃网膜左动、静脉根部结扎、切断，切断结扎第 1、2 胃短血管，离癌上缘 3～5cm 处切断胃，完成胃肠道重建术。如做全胃切除时，在食管裂孔处，游离食管、清除贲门①②组、膈肌下⑲组和食管裂孔旁⑳组淋巴结，离癌上缘 3～6cm 处切断食管，胃向下翻转，暴露下腔静脉和腹主动脉，清扫腹腔动脉以上⑯组 a_1 淋巴结。剪开脾下极侧腹膜、脾肾韧带，在胰腺后面游离脾、胰体尾部，做胰体尾联合切除时，在肠系膜上静脉左侧切断胰腺，近侧胰断面胰管结扎，断面缝合。远端胰体尾、脾连同全胃整块切除。此时将胰颈后面与后腹壁分离，清扫⑯组 a_2 淋巴结。完成消化道重建后，从小肠系膜根部开始缝合后腹膜直至盲肠下缘。术毕左膈下右肝下胰腺断面旁、盆腔各放置引流管一根，术后充分引流十分重要。

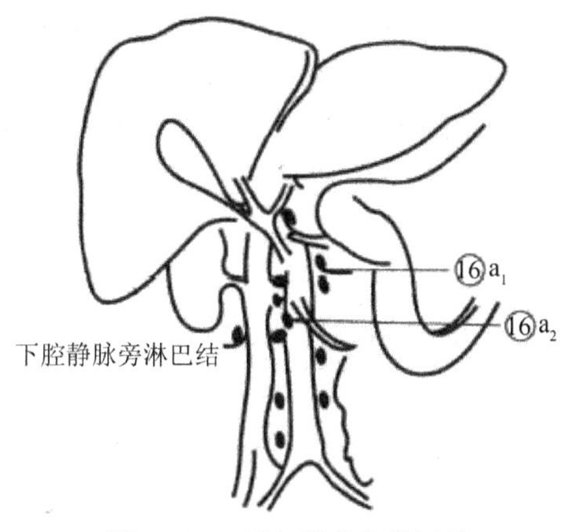

图 6-16 清扫第⑯组淋巴结

(5)左后腹膜径路:切开左肾、脾的后侧腹膜,游离左肾后面、脾、胰体尾达腹主动脉及肠系膜上动脉根部左侧。暴露腰方肌,清除⑯组侧方后区,从膈肌左脚下后下方清扫脂肪和淋巴组织,达左肾动脉,左肾外缘纵形切开肾周围脂肪组织,向肾门剥离,暴露左肾静脉尾侧缘,将左精索静脉(卵巢)切断结扎,继续向下清除左肾门周围脂肪组织和淋巴结,接着清除⑯组侧面、前面、左侧以及⑭组左侧淋巴结,同时结扎切断左肾上腺静脉做左肾上腺尾侧及内侧区域清扫。如需行胰体尾部切除时,在肠系膜上静脉水平切断胰腺,根部切断脾动、静脉缝扎,切断胃冠状静脉结扎,此时可见到胰钩状突、肠系膜上动脉、腹腔动脉间坚韧组织(胰头神经丛),切断胰头神经丛,清除腹腔动脉、肠系膜上动脉和腹主动脉周围淋巴结和脂肪组织(⑯组 a_2 淋巴结)。如不需切除胰体尾时,将胰颈体与后腹壁分离,将胰腺向上方吊起清除⑯组和淋巴结。游离腹主动脉用血管带牵引,清除腹主动脉左侧、后面,与下腔静脉之间以及下腔静脉后侧和右侧脂肪组织和淋巴结,直达肠系膜下动脉部位。做全胃切除的其他步骤与右后腹膜径路同。如做近侧胃大部切除,⑥⑤⑫⑬组淋巴结不需要切除,其余同全胃切除,胃远侧切除线离癌下缘 3~5cm 处切断,重建消化道。如做远侧胃大部切除,切断十二指肠,离癌上缘 5~6cm 切断胃。完成消化道重建后,修补后腹膜缺损处,术后充分引流十分重要。

3. 手术适应证 手术适应证如下:①胃癌侵出浆膜者;②第 2 站、第 3 站淋巴结转移者;③浸润型贲门胃底癌;④年龄<70 岁,全身情况良好者。(备注:预防性主动脉旁淋巴结清扫术的获益已被日本随机对照试验 JCOG9501 否决。存在治愈性因素的主动脉旁淋巴结转移虽有可能获得 R_0 切除,但是这组患者的预后差。)

(十三)胃癌微创手术

1. 术式特点 手术采取经食管或腹壁戳孔入路方式,手术操作范围局限,创伤性小,术后脏器功能恢复迅速,疼痛轻微。避免了开放性手术外源性因素的影响。

2. 手术方法

(1)胃镜下微创手术分切除性和破坏性两种:①切除法:有 EMR 和 ESD。EMR 法在病灶处黏膜下注射液体使病灶隆起,再将圈套置于隆起处边缘,将病灶及周围套入收紧,用高频电流切除。也有采用负压吸收的方法,也有采用结扎器的方法等。ESD 法在病灶区黏膜下层注射含靛胭脂和肾上腺素的生理盐水切开病变周围黏膜沿黏膜下层剥离病灶。②破坏性切除采用激光、电凝动力等方法。此法为上述切除法无法进行,或切除后有残留病灶进行辅助性补救措施,较少单独应用,单纯应用易造成病灶残留。切除的组织标本常规进行病理组织学检查,完全性切除标准是:病灶周围均为正常黏膜,病变浸润深度至切缘距离至少 2mm。

由于切除范围有限，在根治性上没有绝对保证。术后必须密切随访。

(2)腹腔镜下微创手术：腹腔镜下经腹壁胃部分切除和腹腔镜下经胃腔胃黏膜切除两种。腹腔镜下微创手术切缘充分，病理组织检查全面，同时对胃周围淋巴结进行切除或活检。比胃镜下切除有较高根治性。但在临床上受到器械、人员培训、费用等限制，推广存在困难，而且长期疗效有待进一步观察。

3. 手术适应证

(1)胃镜下微创手术适应证：①胃黏膜癌，隆起病灶直径<2cm，凹陷病灶 1cm。②分化较好。③没有溃疡。

(2)腹腔镜下微创手术适应证：①胃黏膜及黏膜下层癌。②隆起型，直径<2.5cm，凹陷型，直径<1.5cm。③无溃疡。

四、全胃切除术后消化道重建

全胃切除丧失了胃的储存、搅拌食物及分泌消化液的功能，加上反流性食管炎、倾倒综合征、进食困难等后遗症，影响了食物的摄入及消化吸收，导致术后营养不良，丧失工作和生活能力，严重者可危及生命。因此，百余年来各国外科学家研究设计各种消化道重建术，多达 50 余种。

(一)全胃切除术后消化道重建的基本原则

引起全胃切除术后营养不良主要是食物储器的丧失、进食困难和反流性食管炎等后遗症引起食物摄取不足。其次是胃消化酶丧失、原发性或继发性胰腺外分泌功能不全、胆胰失同步化、上段小肠排空过快和细菌过度繁殖等原因所致消化道吸收不良。因而全胃切除术后消化道重建须考虑以下几点：①建造一个有充分储存功能的代胃储袋，减慢食糜进入小肠速度，为短期内恢复和增加体重创造条件；②防止十二指肠内胆、胰碱性分泌液反流入食管；③保持摄入食物通过十二指肠，刺激十二指肠分泌促胰酶素(secretin)和胆囊收缩素－促胰酶素(CCK－P2)，促使胆囊收缩、胆汁排入肠道，以及胰液胰酶分泌，并使之与食糜充分混合，有利于消化和胰岛分泌，促进碳水化合物吸收。④手术操作简便，减少手术创伤，减少手术并发症和手术危险性。

(二)全胃切除术后消化道重建术式的演变(见图 6－17)

1897 年，Schlatter 首次为一女性胃癌患者行全胃切除，并行结肠前食管与空肠襻端侧吻合术。1898 年，Brigham 施行全胃切除术后，并用食管与十二指肠端端吻合，由于无胃综合征和反流性食管炎等后遗症，1947 年，Orr 将输入肠襻中的碱性消化液转流至输出肠襻的 Roux－en－Y 肠襻食管空肠吻合术，减少刺激性碱性液体流入食管。1956 年，Scott 和 Weidner 通过实验认为 Roux－en－Y 术式中输出空肠襻长度必须超过 40～45cm 时，碱性消化液转流更趋完善。1951 年，Lee 等用结肠间置于食管与十二指肠之间，因回盲瓣可以防止碱性液反流，但因并发症多，当时很难得到推广。1952 年，Longmire 和 Beal 采用一段空肠间置于食管和十二指肠之间，此术式保持食物经过十二指肠，可能对食物的消化吸收更合乎生理。同年，Hunt 将 Roux－en－Y 术式的远侧空肠支折叠做成囊袋。1956 年，Lima－Basto 采用钡餐检查，观察到空肠输出襻处有“类幽门”作用，证实 Hunt 空肠袋有储存功能，1973 年，Paulino 在距食管空肠吻合口下方 25cm 处，空肠输出襻与近侧空肠之间行侧侧吻合做成肠袋。1979 年，Kigota ou－uti(大内清太)以 Roux－en－Y 的长臂 15cm 空肠做成希腊 P 形袋，其顶点与食管行侧端吻合术，屈氏韧带下空肠切断端与离食管空肠吻合口 40cm 处与长臂空肠行端侧吻合。1981 年，Lygidakis 用 40cm 长输出襻空肠对折，做两个长 4cm 侧吻合口，5cm 长空肠近端与食管行侧端吻合，两个侧侧吻合口距离长 5cm，使储器成“8”字形，离食管空肠吻合口 40cm 输出空肠襻与近端空肠行侧端吻合。随后林言箴改良 Lygidakis 方法，将空肠输出襻肠段断端与十二指肠断端行端端吻合，屈氏韧带下空肠与空肠行端端吻合，使食物经过十二指肠。1987 年，Herfath 采用空肠折叠术改良 Hunt－lawrence 食袋，使吻合口夹在空肠输入和输出肠襻中。

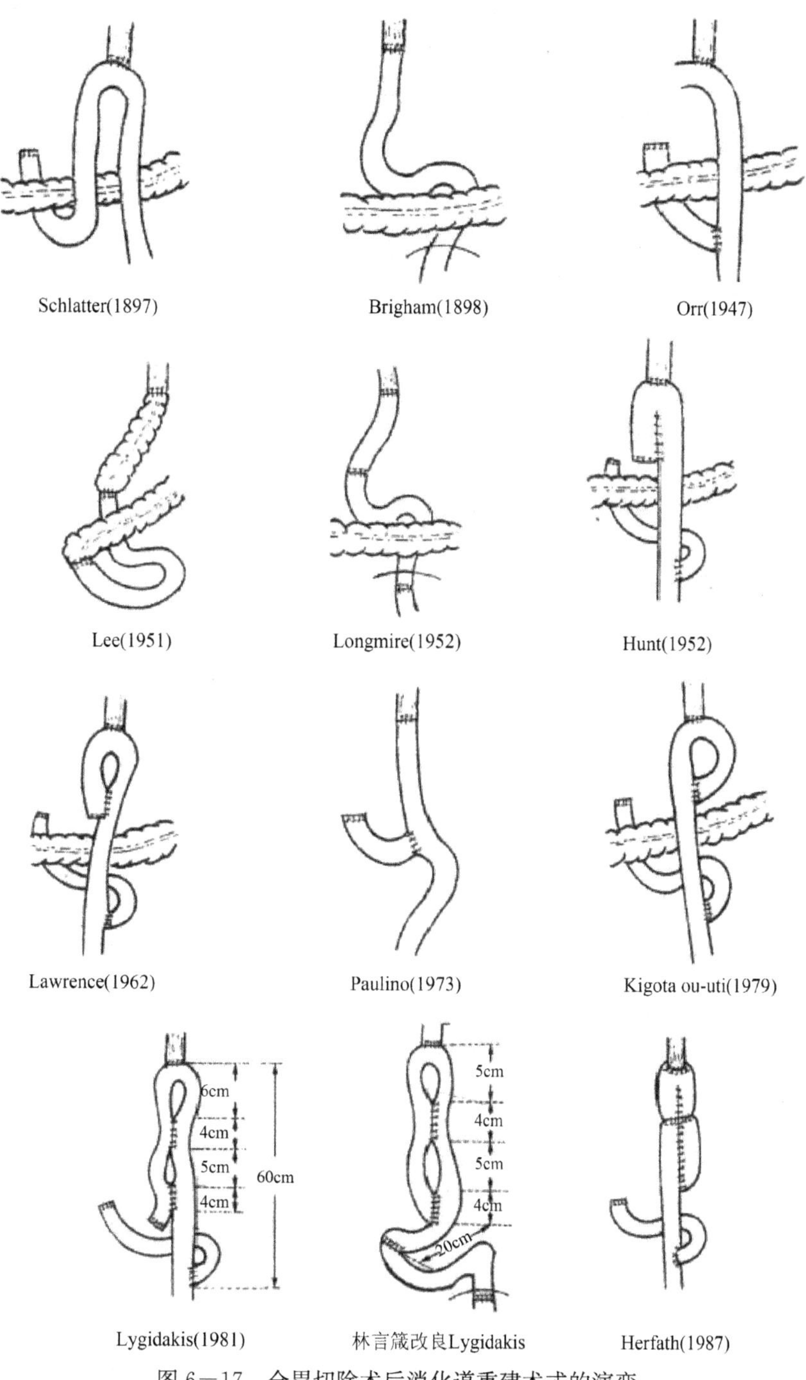

图 6－17　全胃切除术后消化道重建术式的演变

(三)全胃切除术消化道重建的常用术式(见图 6－18)

1. Roux－en－Y 吻合术(RY)　全胃切除后,关闭十二指肠近端,在屈氏韧带下 20cm 处切断空肠,将远端空肠经结肠后或结肠前提起,与食管下端吻合(端端或侧端),近段空肠在距食管空肠吻合口下 40cm 处与远段空肠行端侧吻合。优点是手术简便,减少碱性肠液的反流,缺点是代胃的单腔空肠容量小,食后易饱胀且排空较快,且食物不经过十二指肠。

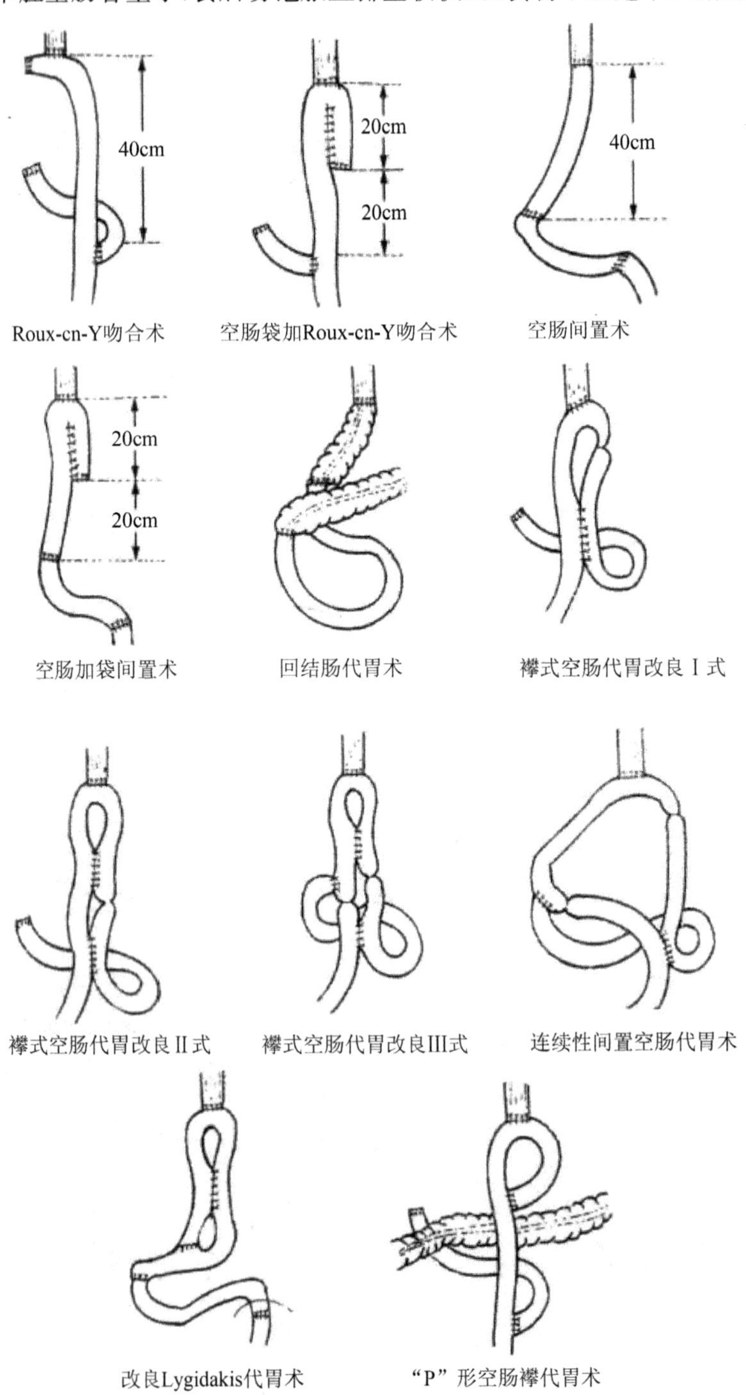

图 6－18　全胃切除术后消化道重建常用术式

2. Roux－en－Y 加袋术(RYP)　全胃切除后,关闭十二指肠切断,在屈氏韧带下 20cm 切断空肠,远段空肠断端关闭,经结肠后或结肠前提起,距断端 20cm 处将空肠对折,行侧侧吻合,由此形成 Hunt－lawrence 袋。食管切端与空肠袋顶部吻合。离吻合口下方 40cm 处将近段空肠与远端空肠行端侧吻合,此术式稍复杂。优点是增加食物储器容量,延缓食物的排空时间,缺点是食物不经过十二指肠。

3. 空置间置术(JI)　全胃切除后,在屈氏韧带下 20cm 起,取一段带血管蒂长 40cm 空肠,穿过横结肠系膜孔按顺蠕动方向间置于食管和十二指肠之间,再将近段空肠与远段空肠行端端吻合。优点是食糜流经十二指肠,使食糜与胆汁、胰液充分混合,缺点是食物储器容量较少。

4. 空肠间置加袋术(JIP)　全胃切除后,在屈氏韧带下 20cm 起,取一段带血管蒂长 60cm 空肠,穿过横结肠系膜孔,将带蒂空肠近端关闭,距近端 20cm 处对折,行侧侧吻合,远侧断端与十二指肠行端端吻合,食管与近侧空肠袋顶点吻合,再将近段空肠与远端空肠行端端吻合。优点是食物储器容量大,保持食物经过十二指肠。缺点是术式较为复杂。

5. 回结肠代胃术　全胃切除术后,游离一段带血管蒂回盲升结肠,距回盲瓣 7cm 处切段回肠,离回盲瓣 15cm 处切断升结肠,提上回肠与食管行端端吻合(也可行侧端吻合),升结肠与十二指肠行端端吻合(也可行侧端吻合)。再将切断的回肠断端与结肠断端行端端吻合(也可行端侧吻合)。优点是食物储器容量大,保持食物经过十二指肠,而且利用回盲瓣阻止胆汁、胰液反流入食管。缺点是术式较为复杂。

6. 襻式空肠代胃改良Ⅰ式

全胃切除术后,在屈氏韧带下 40cm 处空肠提上与食管行侧端吻合,离吻合口下 35cm 处将空肠与空肠行侧侧吻合,在其上方空肠升支近食管空肠吻合口处用粗丝线结扎阻断。优点是手术简便省时,不需切断肠管,减少污染,能阻止胆汁胰液反流。缺点是食物储器容量小,食物不经过十二指肠。

7. 襻式空肠代胃改良Ⅱ式　全胃切除术后,在屈氏韧带下 80cm 处空肠提上与食管行侧端吻合,离吻合口下 15cm 处行近段空肠与远段空肠侧侧吻合。吻合口 4cm 在其吻合口下方 15cm 处再做一个近段空肠与远段空肠侧侧吻合,吻合口长 4cm,在两吻合口之间升支空肠用粗丝线结扎阻断。优点是增加食物储器容量和功能,延缓了排空时间,防止胆汁胰液反流。缺点是食物不经过十二指肠。

8. 襻式空肠代胃改良Ⅲ式　全胃切除术后,在改良Ⅱ式基础上,在第一个空肠空肠侧侧吻合口下方 10cm 输出襻用粗丝线结扎阻断,其上方与十二指肠断端行侧端吻合。优点除上述改良Ⅰ、Ⅱ式优点外,还有食物经过十二指肠。

9. 连续空肠代胃术　全胃切除术后,在屈氏韧带下 40cm 处空肠提上与食管行侧端吻合,输出襻离吻合口 35cm 处与十二指肠行侧端吻合,在该吻合口下方 5cm 处与屈氏韧带下 20cm 处空肠行侧侧吻合,分别在食管空肠吻合口下方 5～7cm 的输入襻肠管和空肠十二指肠吻合口下方 2cm 输出襻肠管用粗丝线予以结扎阻断,其优点是建成一个一定容量的食物储器,保持食物经过十二指肠,有效地阻止胆汁、胰液反流入食管,不需切断肠管,因此术中污染少,肠管血供良好。

10. 改良 Lygidakis 代胃术　全胃切除后,在屈氏韧带下取一段 60cm 空肠,两端切断,提起对折,其顶端空肠与食管行侧端吻合,在吻合口下方 5cm 处再做输入襻与输出襟肠段侧侧吻合，吻合口长 4cm，在吻合口下方 5cm 处再做输入肠段与输出襻肠段端侧吻合，输出襻肠段断端与十二指肠断端行端端吻合，屈氏韧带下空肠与空肠行端端吻合。优点是食物储器呈“8”字形，容量大，有效地延缓食物排空时间，且食物经过十二指肠，有效地阻止胆汁、胰液反流入食管；缺点是手术较复杂费时。

11. P 形空肠襻代胃术　全胃切除后，以 Roux－en－Y 的长臂空肠襻做成希腊字母 P 形(长 15cm 空肠弯曲，行空肠端侧吻合而成 P 形)，食管与 P 形空肠襻顶点行端侧吻合，屈氏韧带下近段空肠与食管空肠吻合口下 40cm 处空肠行端侧吻合。优点是手术简单，延缓食物排空时间(30～90min)，减少胆汁胰液反流；缺点是食物储器容量较小，不经过十二指肠。

(四)全胃切除术后消化重建术式的选择

全胃切除术后消化道重建术式的选择必须考虑以下几个因素：①胃癌病期的早、晚；②手术切除的彻底性(根治或姑息)；③患者年龄、全身情况和对手术的忍受情况；④代胃器官解剖条件，则空肠、结肠系膜的长度、脂肪厚薄、血管解剖情况；⑤手术者手术熟练程度等。因此，笔者认为Ⅰ、Ⅱ、Ⅲ期胃癌；手术切除比较彻底；患者全身情况佳；空肠或结肠系膜长，血管解剖条件好，应将选择建立一个有充分储存功能的代胃袋，防止十二指肠液反流入食管，保持摄入食物通过十二指肠的回盲结肠代胃术、空肠间置加袋术(JIP)。如空肠回盲结肠系膜短，肥厚应选择襻式空肠代胃的改Ⅲ式或连续性空肠代胃术。Ⅳ期胃癌、姑息性切除患者全身情况差，或高龄患者，应选择简便的襻式空肠代胃改良Ⅱ式或襻式空肠代胃的改良Ⅰ式术式。

五、胃癌姑息性手术

近年来，胃癌治疗取得显著成绩，手术切除率、根治切除率以及 5 年生存率均有显著提高。然而仍有一部分晚期胃癌无法行根治性切除，只能做姑息性手术。胃癌姑息性手术包括：姑息性胃切除、改道手术和解除梗阻等手术。

(一)姑息性胃切除术

1. 适应证

(1)胃癌伴有肝散在转移(H_2 以上)或腹膜广泛种植转移(P_2、P_3)者。

(2)胃癌伴有腹腔以外远处转移者。

(3)全身情况许可。

(4)胃原发灶切除不甚困难。

2. 切除范围　根据胃癌生长部位行胃远侧或近侧胃大部切除，甚至行近全胃切除。全胃切除需持慎重态度。淋巴结转移，切除不困难的应尽量切除。使肿瘤负荷量减至最少程度，为以后综合治疗创造条件。

(二)改道术

1. 适应证　晚期胃癌合并幽门或贲门梗阻，无法进行切除者。为了解除梗阻，解决进食和营养问题。

2. 胃空肠吻合术　适用于胃癌合并幽门梗阻，无法进行切除患者。上腹正中切口，一般行结肠前胃空肠吻合。将屈氏韧带下 40～50cm 处空肠提起，在离病灶 5cm 的胃大弯侧壁，空肠输入襻对贲门、输出襻对幽门与胃大弯平行行顺蠕动吻合，吻合口 8～10cm，另在吻合口下方 15cm 行输入襻空肠与输出襻空肠行侧侧吻合，防止输入襻及十二指肠内容物淤滞。

3. 食管空肠吻合术　适用于晚期贲门癌引起贲门梗阻无法切除患者。上腹正中切口，如侵犯食管下段，可行左胸腹联合切口。切开食管被膜游离食管 7～8cm，按 Roux－en－Y 法行结肠前食管空肠侧端吻合，输入襻空肠切断端与吻合下 40cm 处输出襻空肠行端侧吻合。由于手术较复杂，创伤大，已为食管贲门插管术或经内镜下行食管贲门腔内置管术所取代。

（三）食管贲门插管术

适用于晚期贲门癌引起梗阻患者，经鼻腔插入 Levin 管或胃管到达胃内，上腹正中切口，在胃体前壁切开 5cm 长切口，找到 Levin 管或胃管前端，用粗丝线缝合其前端后，将 Levin 管或胃管从鼻腔拉出，丝线跟着拉到鼻腔外，丝线的另一端留在胃内用血管钳夹住，防止缩入食管内，再将丝线从 Levin 或胃管前端取下，由口腔内拉出，用缝针与备好漏斗状食管内留置管末端缝合两针固定，接着把留在胃内丝线用力缓慢向下牵拉，留置管随着进入食管，并通过癌肿狭窄部，当在胃内见到留置管下段，而且无法再往下拉时，此时留置管上段膨部分已到达狭窄上缘。剪去过长留置管下段，用丝线缝合留置管下缘管壁一针固定于胃前壁，胃切口缝合。笔者曾在 1963 年开始采用此法治疗晚期食管癌或贲门癌 50 例，取得较好解除梗阻效果，但有 3 例因留置通过癌灶引起出血，经保守治疗出血停止，近年来采用经内镜下放置钛合金弹簧管解除梗阻法，代替了食管贲门插管术。

六、胃癌手术方法和综合治疗的选择

外科手术切除至今仍是胃癌治疗的主要手段，彻底切除肿瘤原发灶和转移灶后，消除了肿瘤抑制因子，机体免疫功能逐渐恢复，有利于消灭亚临床转移灶，必要时配合化疗、放疗、包括中医中药等治疗，使患者达到根治目的。若切除范围不够，必然造成癌残留。若病期太晚伴广泛转移，机体免疫功能低下，勉强做超负荷的大手术，仍无法达到彻底切除时，必然进一步损害机体本身应激能力，结果适得其反。同样应用化疗、放疗时也要考虑患者的耐受能力。在用什么药、用药剂量、同药时间、用药途径等的不当会影响患者治疗效果。因此，胃癌的治疗，应根据肿瘤生长部位、病期早晚、病理类型、生物学行为、患者全身情况以及医疗条件等，选用最佳治疗方案。

Ⅰ期胃癌，局限于黏膜层的Ⅰ、Ⅱ型隆起病灶直径＜2cm，包陷病灶＜1cm，分化好，无溃疡，可在内镜下进行电切，局限于胃黏膜癌，隆起型直径＜2.5cm，凹陷直径＜1.5cm 可考虑在腹腔镜下行胃部分切除，或经胃腔下胃黏膜切除术。其他局限于胃黏膜层早期胃癌，采用保留迷走神经肝支和腹腔支的 D_1、D_1^+ ↑胃大部切除。侵犯到胃黏膜下层早期胃癌采用 D_2 胃大部切除。多发性早期癌必要时采用 D_2 全胃切除术。有淋巴结转移或血管内癌栓时，应配合适当化疗。

Ⅱ期胃癌，采用 D_2 胃大部切除术，有条件者行术中放疗，化疗，免疫治疗，中医中药等治疗。

Ⅲ期胃癌多侵出胃周围组织和淋巴结广泛转移，一部分患者采用选择性 D_3 手术，一部分采用 D_3 手术，一部分采用 D_4 手术，术中合并放疗、化疗，术后再辅以化疗、免疫和中医中药等治疗。若肿瘤较大、细胞分化差，有浆膜严重外侵时，也可采用术前化疗（全身或区域性动脉介入）、放疗，术中放、化疗和术后化疗、免疫和中医中药治疗。

Ⅳ期胃癌为晚期胃癌，其中一部分患者肿瘤侵及周围脏器或有⑫⑬⑭⑮⑯组某些组的淋巴结转移，无远处转移的Ⅳ期胃癌，采用选择性 D_3、D_3 或 D_4 手术，或合并受侵周围脏器切除术，术前、术中和术后合并化疗、放疗、免疫治疗和中医中药治疗，一部分患者能生存 5 年以上。其余有广泛转移Ⅳ期胃癌，一般采用非手术综合疗法，其中有并发梗阻、出血、穿孔等才考虑施行适当姑息性手术。

七、缝、吻合器在胃外科手术中的应用

(一)缝、吻合器的简要历史

1908年，匈牙利 Humer Hultl 制成第一只缝合器械。1921年，匈牙利 Aladar von Petz 制成较简易使用直线形缝合器。1934年，德国 H. Friedrich 制成可置换钉仓缝合器。1950年，苏联科学研究所研制缝合器。1958年，美国 Mark Ravitch 博士访问苏联。1960年，美国外科公司 Leon Hirsch 发明残端缝合器械。1967年，美国外科公司制成可重复使用的缝合器。1970年，美国外科公司制成Ⅱ型残端缝合器。1978年，爱惜康公司制成第一只一次性使用皮肤缝合器。1980年，美国外科公司制成一次性使用圆形吻合器。1982年，上海医疗器械六厂制成可换钉仓圆形管状吻合器和 XF 直线缝合器。1984年，美国外科公司制成新一代残端缝合器。同年美国外科公司制成一次性使用弯形圆形吻合器。同年爱惜康公司制成一次性使用直线形缝合器。同年美国外科公司制成一次性使用残端缝合器。1985年，爱惜康公司制成可换钉仓直线形缝合器。同年美国外科公司制成多种式样残端缝合器。1988年，美国外科公司制成可转动直线形缝合器。同年美国外科公司制成新一代弯型圆形吻合器。1989年，爱惜康公司制成普路善美直线形切割吻合器。1989年，常州新能源医卫器材总厂制成可换钉仓圆形管状吻合和 XF 直线缝合器。1991年，爱惜康公司制成普路善美弯型圆形吻合器系列。1993年，爱惜康公司内镜外科制成内腔镜用圆形吻合器。同年美国外科公司制成新一代多种式样残端缝合器。同年爱惜康公司内镜外科制成薄组织直线形切割器。1996年，常州新能源医卫器材总厂制成弯形圆形可拆装和一次性使用两种吻合器，同时制成可折弯轴圆形吻合器，用于颈部吻合。2002年，派尔特医疗(Panther Healthcare)公司(北京)研制缝、吻合器，型号齐全。专业的24、26型号为手术提供更精确的选择，管型吻合器一内外置双重保险，为不同厚度的组织提供不同角度缝钉，确保每次缝钉的完美成型。弹跳帽的设计为方便退出吻合口，减少吻合口损伤。肛肠管型吻合器内外置双重保险，防止任何情况误击发。

(二)缝、吻合器原理

匈牙利 Humer Hultl 设计缝合器原理是采用双排交错缝合钉缝合成见图 6－19。这样不但止血效果好，能防止渗漏，组织愈合良好。

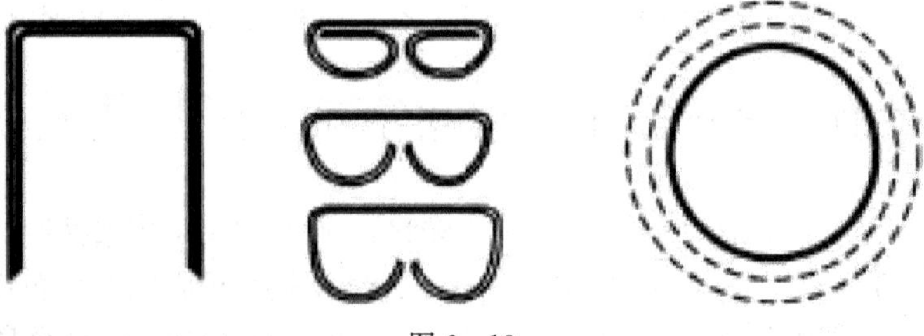

图 6－19

(三)缝吻合器的类型、规格和适用范围

1. 圆形吻合器

(1)普路善美圆形吻合器系列：具有很大内腔，不仅吻合后容易退出，且能有效地减少手术后吻合口狭窄(见表 6－4、图 6－20 和图 6－21)。优点是一次性使用，操作简便，质量可

靠;缺点是费用较贵。

表 6－4　普路善美圆形吻合器

类别		吻合器外径	吻合口内径	吻合器钉数	色标	适用范围
弯型	直型					
CDH21	SDH21	21mm	12.4mm	16	浅绿	适用于消化道重建术中各种吻合
CDH25	SDH25	25mm	16.4mm	20	白色	
CDH29	SDH29	29mm	20.4mm	24	蓝色	
CDH33	SDH33	33mm	24.4mm	28	深绿	

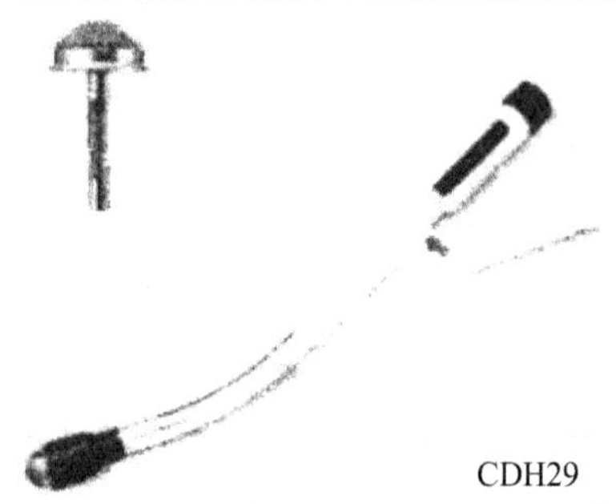

图 6－20　CDH29 型圆形吻合器

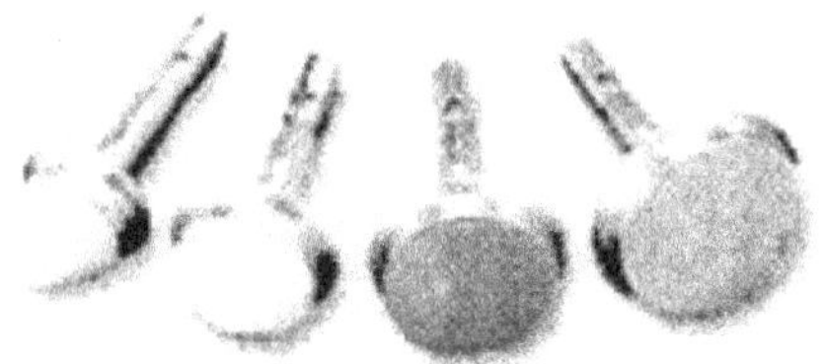

图 6－21　各种型号抵钉座

(2)金竹 WGW 弯管型吻合器系列:具有很大内腔,吻合后可以退出,减少手术后吻合口狭窄。可折弯轴可用于高位颈部吻合手术。类型有 24、26、29、32 型号。优点可多次更换钉仓,价格低廉,缺点是多次使用质量有时较难保证。

2. 直线形缝合器

(1)普路善美直线形缝合器系列:平行关闭组织,可适用不同组织厚度调节。优点是一次性使用,操作简便,质量可靠;缺点是费用较贵(见表 6－5、图 6－22 和图 6－23)。

表 6－5　普路善美 TL 直线形缝合器

型号	缝合长度	缝合厚度	色标	适配钉仓	适用
TLV30	30mm	1.0mm	红色	TRV30	薄组织,一般组织,厚组织缝合
TL30	30mm	1.5mm	灰色	TR30	
TLH30	30mm	2.0mm	黄色	TRH30	
TL60	60mm	1.5mm	灰色	TR60	
TRH60	60mm	2.0mm	黄色	TRH60	
TL90	90mm	1.5mm	灰色	TR90	
TLH90	90mm	2.0mm	黄色	TRH90	

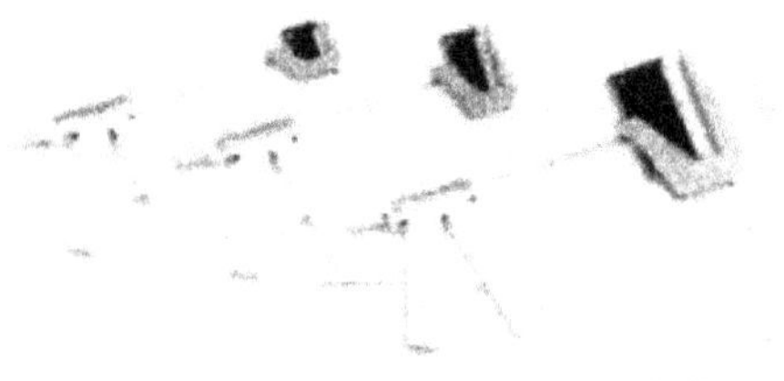

图 6－22　TL30/60/90 直线形缝合器

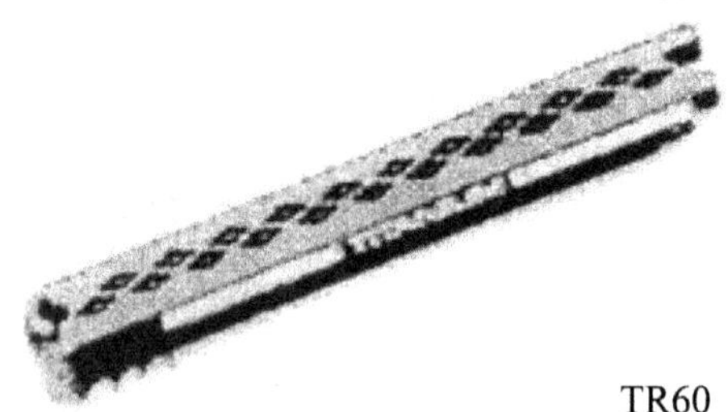

图 6－23　直线形缝合器钉仓

(2)金竹 XF 型直线形缝合器：平行关闭组织，可适用不同组织厚度调节。优点是可多次更换钉仓，价格低廉；缺点是多次使用质量较难保证(见图 6－24)。

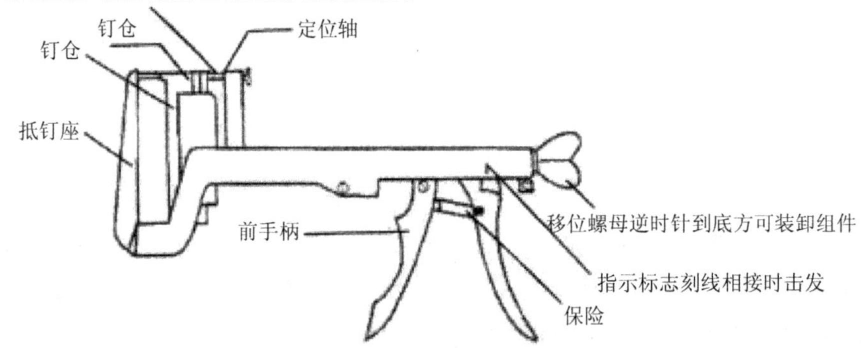

图 6－24　金竹线形缝合器主要结构

3. 外科缝合辅助系列　外科缝合辅助系列适配各种圆形吻合器进行消化道吻合(见表 6－6、表 6－7)。

表 6－6　外科缝合辅助系列

产品名称	型号
荷包缝合器	EH40
钉钻把持钳	EH41
荷包缝合线	EH7625

表 6－7　口径测量器

产品名称	型号	适用范围
口径测量器	EH91	21mm 口径
口径测量器	CSS	25mm，29mm，33mm 口径

（四）消化道缝、吻合器使用注意事项

必须遵循机械吻合的基本原则。

1. 吻合口处组织无炎症、损伤、水肿和残癌组织。

2. 吻合口处血供良好。

3. 吻合口处无张力。

4. 吻合处系膜、脂肪垂分离干净，使吻合处组织厚度均匀，避免吻合的两端之间夹进系膜和脂肪垂等组织。

5. 吻合口的选择避开较大血管，无法避开，应用细丝线缝扎血管。

6. 吻合端荷包离切端距离约 3.0mm，针距要求均匀，不要太密或脱针，结扎紧凑。过小荷包影响吻合口愈合，过大荷包会形成夹层，影响吻合质量。

多次使用弯管型吻合器拆装的操作原则：①钉仓组件的安装：先将垫刀片安装在抵钉座上，凹槽面朝内，平面朝外，以平面正对着环形刀，起到类似“砧板”的作用。②在安装钉仓组件时，刀头朝外，凹槽面朝内，平推到底后，顺时针旋紧，确认安装正确紧固后，以防止钉仓组件脱落。③调节螺母与器身上的两个三角形，尖端相对或稍旋过一点。同时器身尾部应见到指示接杆端面与调节螺母端相平，具备这个条件时，抵钉座与钉仓组件之间的距离为 2.0mm，才可以保证缝合钉的形状。

（五）缝、吻合器在胃手术中的应用

1. 胃切除后胃十二指肠重建（Billroth Ⅰ式）

（1）夹住十二指肠并切断。用 TLC75 直线切割吻合器在胃切除线处进行缝合切割，将残胃大弯剪去一角，口径与十二指肠切端口径一致。残胃后壁与十二指肠后壁上、下角及中间处用丝线各全层缝一针，向上牵引用 TL30 直线缝合器缝合，切去缝合器上多余组织。同样在残胃前壁与十二指肠前壁上、下角及中间处各全层缝合一针，先提起上角和中部缝线用 TL30 直线缝合器缝合，再提起下角和中部缝线，用 TL30 直线缝合器缝合另一部分前壁，切去多余组织，此时完成残胃十二指肠端端吻合。

（2）用荷包缝合器夹住十二指肠，做好荷包缝合后，在荷包缝合器上切断十二指肠，将 CDH25 或 CDH29 或金竹 WGW26 或 29 圆形吻合器抵钉座放入十二指肠内，收紧荷包缝线打结。用 TLC75 直线切割缝合器在胃切除线处进行缝合切割。在残胃前壁离胃残端 3cm 处与胃大弯平行做两针牵引缝线向上牵引，用电刀切开胃前壁 3cm，将吻合器器身通过该口在残胃后壁（离残胃残端 3cm），逆时针旋转尾部调节器，旋转至套针杆穿过残胃后壁，到套针杆黄色区露出胃壁外，将抵钉座与套针杆销上，将调节器顺时针旋转至抵钉座与器身距离刚好是胃肠壁靠拢，此时器身尾部指示器调至后 1/3 处，即可“击发”吻合，此时可听到一“咔嚓”声，尾端调节器逆时针旋转 3 圈，即可将吻合器顺方向慢慢拔出，检查吻合口无出血、钉合良好。如用金竹 WGW 多次使用弯管型吻合器吻合，具体操作见第 4 项，附多次使用弯管型吻合器拆装操作原则第 3 条实施。胃前壁开窗处上、下胃壁在两角和中间全层各缝合一针，提起用 TL30 直线缝合器缝合，切去缝合器上多余胃壁组织。至此残胃十二指肠已吻合完毕。

（3）用荷包缝合器夹住十二指肠第一部分，做好荷包缝合线后，在荷包缝合器上切断十二指肠，将 CDH25 或 CDH29 或金竹 WGW26 或 29 圆形吻合器抵钉座放入十二指肠切端，收紧荷包缝线打结。离胃切除线远侧 2cm 处沿胃横轴电刀切开胃前壁全层，吻合器器身由此窗口伸入在离胃切除线残胃后壁 3cm 处大弯侧，通过器身尾部调器逆时针旋转至套针杆穿出残胃后壁，等到套针杆黄色区露出胃壁外，将抵钉座与套针杆销上。接着调节器顺时针旋转至抵钉座与器身距离刚好是胃肠壁靠拢，此时器身尾部指示器已调至后1/3处，即可“击发”吻合即可听到一声“咔嚓”声，尾部调节器逆时针旋转3圈，即可将吻合器顺方向慢慢拔出，如用金竹WGW多次使用弯管型吻合器吻合，具体操作见第4项，附多次使用弯管型吻合器拆装操作原则第3条实施。在胃切除线用TL90直线缝合器缝合，在缝合器上切去要切除胃，或用TLC75直线切割、缝合器进行切割缝合。

2. 胃切除后胃空肠重建(BillrothⅡ式)

(1)在胃切除线用TL90直线缝合器缝合，将空肠提起近端对胃小弯远端对胃大弯与残胃后壁(离残端3.0cm处)用TLC75直线切割吻合器行侧侧吻合术。残胃与空肠开口处用TL60直线缝合器缝合，切去多余组织。

(2)在胃切除线用TL90直线缝合器缝合，将空肠通过横结肠系膜开口处提上与残胃后壁中部做残胃空肠吻合。先在空肠壁系膜对侧做一荷包缝合，在荷包线中间剪去一块圆形肠壁，将抵钉座插入此口，收紧荷包缝合线打结，另在残胃前壁离残端3.0cm处做一纵开2.5cm切口，吻合器器身由此孔伸入残胃后壁中部(离残端3.0cm处)，通过吻合器器身尾部调节器逆时针旋转至套针杆穿出残胃后壁，等到套针杆黄色露出胃后壁外，将抵钉座与套针杆销上，接着尾部调节器顺时针旋转至抵钉座与器身距离刚好使胃、肠壁靠拢，此时器身尾部指示器已调至后1/3处，即可“击发”吻合，并可听到一声“咔嚓”声，尾部调节器逆时针旋转3圈，即可将吻合器顺方向慢慢拔出，残胃前壁切开处上、下角和中央部用丝线各缝合一针做牵引，用TL30直线缝合器缝合，切去多余胃组织。如使用金竹WGW弯管型吻合器进行残胃空肠吻合具体操作见第4项附多次使用弯管型吻合器拆装操作原则第3条实施。

(3)在提上空肠吻合处先做荷包缝线，中间剪去一块圆形肠壁，将抵钉座插入此口，收紧荷包缝线打结，另在胃切除线远侧2.0cm处沿胃横轴电刀切开胃前壁全层，吻合器器身由此口伸入，在离胃切除线残胃后壁3.0cm处中部，通过器身尾部调节器逆时针旋转至套针杆穿出残胃后壁，等到套针杆黄色区露出胃壁外，将抵钉座与套针杆销上，接着调节器顺时针旋转至抵钉座与器身距离刚好使胃肠壁靠拢，此时器身尾部指示器已调至后1/3处，即可“击发”吻合，可听到一声“咔嚓”声，尾部调节器逆时针旋转3圈，即可将吻合器顺方向慢慢拔出。如用金竹WGW多处使用弯管型吻合器吻合，具体操作见第4项附多次使用弯管型吻合器拆装操作原则第3条实施。在胃切除线用TL90直线缝合器缝合。在缝合器上切去要切除胃，或用TLC75直线切割缝合器进行切割缝合。

3. 全胃切除术后消化道重建

(1)食管空肠Roux－Y吻合术：十二指肠用TLC55直线切割缝合，食管用荷包钳夹住进行荷包缝合，在荷包钳下方切断食管，用CDH25圆形吻合器抵钉座放入食管内，收紧荷包缝线打结。距屈氏韧带下方15cm处用TL30mm缝合器缝合空肠两道，在中间切断空肠，远端空肠的近端通过横结肠系膜开窗口提上与食管吻合(也可在横结肠前提上)。在远端空肠约40cm左右处做空肠造口，CDH25cm吻合器器身(或金竹26mm可拆装弯管状吻合器器身)，由空肠造口处伸入直至空肠闭合端，尾部调节器逆时针旋转待套针杆穿出空肠闭合器，直至套针杆上黄色区露出肠壁外，将食管端抵钉座与套针杆销上，接着调节器顺时针旋转至抵钉座与器身距离刚好使食管肠壁靠拢，此时器身尾部指示器已调至后1/3处，即可“击发”吻合，可听到一声“咔嚓”声，尾部调节器逆时针旋转3圈，即可将吻合器顺方向慢慢拔出。如用金竹 WGW 多次使用弯管型吻合器吻合，具体操作见第 4 项附多次使用弯管型吻合器拆装操作原则第 3 条实施。近端空肠末端与远端空肠造口处用 TLC55 切割缝合器行空肠与空肠侧侧吻合。用 TL60 直线缝合器关闭空肠缺口。另一方法在食管切断近端和空肠切断近端各做荷包缝合，放入 CDH25 抵针座，收紧荷包缝线打结。从切断远端空肠断端放入吻合器器身至 40cm 处将空肠屈曲，将器身顶住空肠壁，逆时针旋转器身尾部调节器，套针杆穿出肠壁，直至套针杆上黄色露出肠壁外，将近端空肠端抵钉座与器身上套针杆销上，接着调节器顺时针旋转至抵钉座与器身刚好使肠壁与肠壁靠拢，此时器身尾部指示器已调至后 1/3 处，即可“击发”吻合，尾部调节器逆时针旋转 3 圈，退出吻合器。再在空肠远端切端处放入吻合器器身约 3.0cm，屈折空肠，逆时针旋转尾部调节器待套针杆黄色区穿出肠壁外，将食管端抵钉座与器身套针杆销上，接着调节器顺时针旋转至抵钉座与器身刚好是食管与肠壁靠拢，此时器身尾部指示器已调至后 1/3 处，即可“击发”吻合。远端空肠断端用 TL30mm 缝合器缝合关闭。

(2)其他消化道重建，同样可以用吻合器与缝合器进行缝合重建。

八、胃癌的腹腔镜手术治疗

目前，腹腔镜技术正越来越多地应用于胃肠道肿瘤患者的治疗当中，也逐渐形成了胃肠道肿瘤外科手术的一种新的发展趋势。腹腔镜手术用于胃良性肿瘤的切除完全可以达到剖腹手术相同的要求，而又具有腔镜手术的许多优点，已为大家所接受。然而，对于胃肠道恶性肿瘤病例是否能够施行腹腔镜手术，以及腹腔镜手术能否达到与剖腹手术同样的疗效曾经存有一定分歧，其关键在于胃肠道腹腔镜手术的根治性问题。人们担忧微创外科手术虽然创伤小，是外科的发展趋势，但是，如果应用不当可能会影响胃肠道恶性肿瘤患者的预后。然而，随着腹腔镜技术的不断进步及胃癌治疗理念的不断进展，腹腔镜手术正越来越多地应用在胃癌的外科治疗中，并取得了良好的效果。

腹腔镜在胃癌的诊断和治疗中，主要可以用于以下三个方面：①进行肿瘤的分期。②进行肿瘤的根治性手术。③作为姑息性治疗手段，对已不能根治的病例进行姑息性治疗。事实上，尽管争论仍存在，但不可否认的是，腹腔镜手术在胃癌的诊治方面已经取得了十分巨大的成就。

腹腔镜手术能否达到根治取决于诸多因素，如肿瘤的因素、设备条件以及术者技术条件等。目前为大多数医师所肯定的腹腔镜手术适应证就肿瘤自身情况来讲有：①肿瘤不超过 T_2 期；②未穿透浆膜层；③无远处转移；④细胞分化程度呈高度或中度分化；⑤癌外表现少。理论上讲，腹腔镜手术与传统手术在胃癌的切除方法和淋巴结清扫范围方面没有太大的差异，所以不应影响患者的固有生存率。如果有差异，差异则归结于设备条件和手术技术上。

随着腹腔镜技术的不断进步及腹腔镜外科医生技术的逐步提高，如今腹腔镜手术不仅应用于早期胃癌的根治性手术，而且也逐步应用于进展期胃癌的手术治疗(在有良好设备和熟练技术的腹腔镜中心)。甚至对于晚期胃癌患者，腹腔镜的胃引流术以及胃肠造瘘术等也使患者大大受益。

胃癌腹腔镜手术器械系统要求：①全套的腹腔镜设备：包括 30°腹腔镜、摄像机、冷光源、气腹机和监视器等。②能源：可以选用超声刀及钩状电凝器(电钩)。③器械配置：除了常规的气腹针、穿刺套管、腹腔镜分离钳、腹腔镜剪刀、施夹器等外，还要有 Babcock 钳、无损伤抓钳、持针器、三爪或五爪拉钩等。④直线切割闭合器：拟用切割闭合器直接进行胃肠切除、吻合者，需备腹腔镜下直线切割闭合器(如强生的“爱惜龙”、美外的“Endo－GIA”)。

(一)腹腔镜远端胃次全切除的胃癌根治术

1.麻醉　采用气管插管全身麻醉。

2.患者体位、术者站位、穿刺孔位置　一般是患者仰卧，取头高脚低分腿位，术者立于患者两腿之间，于肚脐置入10mm Trocar作为观察孔，左右上腹部各置入一枚10mm Trocar作为主操作孔，剑突下置入一枚10mm Trocar留给五爪拉钩拨开肝脏以辅助暴露。穿刺孔的位置可根据主刀医师的操作习惯、助手的熟练程度及患者的自身情况进行适当调整。如主刀及助手各站在患者左右两侧协同操作，而扶镜医师站在患者两腿之间等。

3.手术操作　用电刀或超声刀自横结肠中部开始沿横结肠上缘无血管区游离大网膜，向右至结肠肝曲，向左至结肠脾曲，结扎切断胃网膜左动静脉，游离胃大弯至胃短动脉第2支。紧贴胰头表面分离暴露胃网膜右动静脉，在根部结扎切断，清扫第6组淋巴结。剥离胰腺被膜至胰腺上缘。在肝固有动脉的起始部双重结扎或用钛夹夹闭切断胃右动脉，清扫第5组淋巴结。打开肝十二指肠韧带，暴露肝固有动脉，清扫12a组淋巴结。在小网膜无血管区靠近肝切开小网膜直至贲门右侧，再向下沿胃小弯游离至肿瘤上方3～5cm，清扫1、3组淋巴结。游离十二指肠球部至幽门下2～3cm，用内镜下直线切割闭合器离断十二指肠。在胰腺上缘切开后腹膜，暴露肝总动脉，沿肝总动脉鞘分离，清扫第8组淋巴结。继续向左切开胰上缘皱襞，暴露冠状静脉，在基底部结扎离断，继续向左切开胰上缘皱襞，则可见到脾动脉干根部，再向上方剪开腹腔动脉干被膜，在其左前方可见到胃左动脉干根部。在根部结扎切断胃左动脉，清扫7、9、11p组淋巴结。分离靠近胃大、小弯中部的网膜组织和血管，将胃用直线切割闭合器切断。在上腹部正中做一长约5cm的纵切口，安放切口保护圈后，先将胃拉出，采用常规手术使用管状吻合器的方法完成胃十二指肠或胃空肠吻合，然后切除胃。若是全腹腔镜下的手术，可利用直线切割闭合器行腔镜下胃十二指肠或胃空肠的侧侧吻合，再将切除的标本装入标本袋中，待后取出。临床上通常采用有辅助切口的手术方法，一是可以减少直线切割闭合器的使用，大大节约了手术费用，二是缩短了手术时间。况且，即使是全腹腔镜下手术时，为取出标本也必须要做一个差不多大小的切口。

(二)腹腔镜全胃切除和近端胃次全切除的胃癌根治术

1.麻醉　亦采用气管插管全身麻醉。

2.切口　腹腔镜下全胃切除和近端胃次全切除术需要辅助切口，或者采用手助的腹腔镜手术。切口一般选择在上腹部正中，长4～5cm左右。

3.患者体位、术者站位、穿刺孔位置　患者体位、术者站位、穿刺孔位置等参见腹腔镜远端胃次全切除的胃癌根治术。

4.手术操作　近横结肠的大网膜游离和小网膜离断同远端胃次全切除的胃癌根治术。但在做近端胃次全切除的胃癌根治术时，分离至胃十二指肠交界处后不离断胃网膜右血管，而是在血管弓外切除大网膜直至胃大弯的中部，继续向上离断所有的胃短血管及胃膈韧带，清扫4sa淋巴结，将胃底拉向右下方，暴露左膈肌脚，清扫第2组淋巴结。再向左切开隔食管膜，并与小网膜的分离部位会合。游离末端食管，切断迷走神经前后两干。同法完成胃左和胃冠状静脉的离断。清扫1、3a、7、8、9淋巴结方法同远端胃次全切除的胃癌根治术。沿脾动脉向左清扫11p、11d淋巴结。将胃向上抬起，分离胃底和贲门部后方的粘连。通过辅助切口，用荷包钳和荷包线在食管下端做一个荷包缝合。在荷包钳下方切断食管，移去荷包钳，将管状吻合器的抵钉座放入食管,荷包线结扎牢固。将胃从保护的辅助切口提出腹壁外。近端胃次全切除者在体外做一个"香蕉胃",塞入吻合器,还纳腹腔后与抵钉座对接,击发吻合。

辅助切口腹腔镜近端胃次全切除的胃癌根治术的具体过程如下:①紧贴横结肠用超声刀游离大网膜。②大网膜游离的范围向左超过结肠脾曲后,向上继续分离脾胃韧带。③较小的胃短血管可以直接用超声刀凝固切断,较粗者则在其近脾脏一侧双重夹闭,近胃侧也夹闭,再用超声刀凝固切断。④大网膜向右分离的范围应超过幽门静脉,达胃网膜右血管后则于网膜血管弓外分离。⑤在胃网膜血管弓外分离大网膜,胃网膜血管弓的右半部分得以完整地保留。⑥剪开食管前方的隔食管膜,游离食管。⑦经食管后方穿过一根牵引带,以方便进一步的游离以及以后的操作。⑧迷走神经的前后干均较粗,分别分离后切断。⑨小网膜的分离紧贴肝脏完成,然后在胃的中部穿过一根牵引带将胃向上牵开。⑩牵开胃后,在器械的辅助下可以明确地看到胃左血管皱襞。⑪用腔镜下分离钳仔细分离胃左静脉及胃左动脉,一般先看到静脉,然后是动脉。⑫在血管的根部,将胃左动脉和胃左静脉分别分离,胃左静脉可以于近端上一枚铁夹,远侧直接用超声刀凝固切断。⑬胃左动脉的近侧用钛夹双重夹闭,远侧用钛夹夹闭后剪断。⑭在上腹部正中做一长 4～5cm 的纵切口,经该切口置入荷包钳于食管下端将其夹闭。⑮经过荷包钳的针孔穿人荷包线。⑯将荷包针旋转拉出,完成荷包缝合。⑰在食管末端上一把直角钳,在荷包钳的下方将食管剪断。⑱将圆形吻合器的抵钉座经食管断端置入,收紧荷包缝线并结扎固定。⑲将近端胃自切口提出,用直线切割闭合器切除胃的近端,稍多保留胃的大弯侧。在残胃上用电刀做一长 1～2cm 的操作孔,自操作孔置入管状吻合器,中心杆自残胃断端穿出后,伸入腹腔后与抵钉座对接。⑳击发吻合完成后将吻合器退出。㉑残胃上操作孔的关闭可以采用手工缝合或直接使用切割闭合器。冲洗检查后于吻合口旁放置引流管。

腹腔镜全胃切除胃癌根治术,大网膜切除右侧至结肠肝曲,左侧至结肠脾曲,清除①、③、④、⑤、⑥、⑦、⑧、⑨、⑫a 组淋巴结方法同远侧胃次全切除的胃癌根治术,清扫 2、11 组淋巴结方法同近端胃次全切除的胃癌根治术。

全胃切除时要做食管－空肠 Roux－en－Y 重建。此时自腹腔提出近端空肠,选择合适血管弓后用直线切割闭合器离断空肠。先用直线切割闭合器完成空肠近侧断端与离断处下方 40cm 处空肠的侧侧吻合,体外手法缝合关闭系膜裂孔。将肠管送入腹腔,仅留空肠的远侧断端在体外。经该处空肠断端塞入吻合器,还纳腹腔后与食管处的抵钉座对接,击发吻合。空肠断端用直线切割闭合器关闭。

食管残胃吻合或食管空肠 Roux－en－Y 吻合需要在位置较高的食管上行荷包缝合,并将抵钉座置入食管。由于位置深、视野差,无论采用全腹腔镜还是腹腔镜辅助的方式,有时完成手术非常困难,甚至需要大切口的辅助。故在这里介绍一种用经口腔放置倾斜的圆形抵钉座(OrVil™装置)进行腹腔镜胃切除后食管残胃或食管空肠吻合的方法。

OrVil™系统包含 2 个部件,一个是连接有特殊抵钉座的胃管,即 OrVil™装置;另一个是圆形加长吻合器(EEA25 或 EEA21),用于食管残胃和食管空肠吻合。建立气腹后,首先在腹腔镜下完成根治性全胃切除或近端胃次全切除＋淋巴结清扫术:将胃大弯侧游离并清扫第②、④、⑥、⑩组淋巴结,然后将胃体向头侧掀起并清扫第⑭组淋巴结,再沿着胃十二指肠上动脉向上游离并清扫第⑤、⑧组淋巴结,将胃体放平后再沿胃小弯清扫第③、⑦、⑨、⑪、①组淋巴结,同时清扫肝十二指肠韧带内第 12a 组及 12p 组淋巴结。显露膈肌脚,然后分别切断左、右迷走神经干，再进一步游离食管下段>5cm。用头部可旋转的线型切割缝合器从右往左置入腹腔，于贲门或肿瘤上方3～4cm处切断食管。然后，从纵隔内牵出食管断端，在腹腔镜监视下于食管断端的中间或一侧切开直径为3～4mm的小口。同时，麻醉师将含OrVil™装置的胃管经口腔插入，使其头端正好从此小口穿出，随后用抓钳缓慢牵引胃管，直到胃管末端的抵钉座出现在视野中，略微抽紧胃管使抵钉座卡牢就位后，剪断胃管和抵钉座之间的连接丝线，将抵钉座前半部分的胃管拔出与抵钉座分离，并露出抵钉座的柄，至此完成了抵钉座的放置。纵向延长剑突下穿刺孔，长4～5cm，将切口保护圈套在腹壁辅助切口中。行近端胃次全切除＋食管残胃吻合术时，从辅助切口取出全胃标本，修剪残胃。同时，将吻合器穿过手套中指，并用丝线将吻合器与手套固定；然后，切开残胃前壁，置入吻合器，用丝线将残胃与手套固定，再将残胃与吻合器通过辅助切口进入腹腔，手套边翻转套在切口保护圈上，重新建立气腹。行全胃切除＋食管空肠Roux－en－Y吻合术时，首先横断十二指肠球部，移除全胃标本。然后在屈氏韧带下方15cm处切断空肠，并将近端空肠与远端空肠于远端空肠断端下方约60cm处行端侧吻合。同样，先将吻合器穿过手套中指，并用丝线将吻合器与手套固定；然后，自远端空肠断端处置入吻合器，用丝线将空肠与手套固定；再将空肠与吻合器通过辅助切口进入腹腔，手套边翻转套在切口保护圈上，重新建立气腹。先用丝线将吻合器与手套固定，再用丝线将残胃或空肠与手套固定，使吻合器－手套－残胃或空肠襻连成一体。气腹建立后，重新开始在腹腔镜监视下，完成抵钉座与吻合器的对接。检查两侧膈肌脚没有被嵌入吻合器中后，激发并松开吻合器。剪断残胃或空肠与手套的固定丝线，然后退出吻合器。用一只新的手套套在切口保护圈上，重新建立气腹。再次开始在腹腔镜下完成放置胃管、关闭残胃切口或空肠断端以及放置腹腔引流管等操作。

由于整个过程不需要进行任何荷包缝合，而且抵钉座是通过胃管引导置入的，因此该方法明显降低了腹腔镜下操作难度；从而也间接缩短了手术时间。更重要的是，如果肿瘤位置较高，采用这种方式并使用头端可旋转式内镜下切割吻合器还可以获得比荷包缝合更高的切缘，从而避免开胸手术。

（三）围术期处理

术后予以禁食、胃肠减压，监测血压、脉搏。根据患者的情况决定补液的种类和液体量，预防性使用抗生素。注意同时使用抑制胃酸的药物。

患者一般在术后48～72h恢复胃肠蠕动功能，出现肛门排气，即可拔除胃管，开始进流质饮食。进食2d后，观察引流管引流液的量和性质无异常后，可逐步拔除腹腔引流管。嘱患者注意饮食控制，逐步缓慢增加进食量，避免进大块或是较硬的食物。

（四）常见并发症及预防

1.腹腔内出血　腹腔内出血是腹腔镜胃癌手术最严重及最常见的并发症之一，最常见原因是在清扫淋巴时误伤相关血管。另外，造成术中出血的常见原因还有是在离断脾胃韧带时撕裂损伤脾脏包膜或胃短血管。此外，术中较小血管超声刀或是电凝止血时已凝血，而在后续的操作中可能碰到这些组织，导致继发出血，因出血量小，术毕探查时未发现。有时则可能是钛夹所夹的组织较少而滑脱导致血管出血。提高手术技巧，谨慎、确切地处理血管，以及术毕的仔细探查可以减少相关情况的发生。同时，使用超声刀解剖分离组织时，应给予超声刀充足的作用时间，切忌暴力撕扯导致组织出血。对于手术中发现的明确出血点，在可能的情况下应尽量予以钛夹钳夹止血，这较为确切。对于脾脏包膜或胰腺实质表面的渗血，可予以纱布按压或用电凝棒止血，效果较好。对于网膜组织的渗血，可用分离钳接电电灼处理。

2.吻合口并发症　与开腹手术类似，吻合口出血、吻合口瘘和吻合口狭窄也是腹腔镜胃癌手术后最常见的并发症。近年来随着胃肠吻合器及腹腔镜下直线切割闭合器的不断改进，越来越多的吻合都是通过器械来完成的，这更加稳定而可靠，故这些并发症的发生率略有降低。当然，正确应用吻合器及切割闭合器是防止吻合口并发症发生的最重要环节。对于吻合口吻合不满意者，应果断行腔镜下或辅助口下手工加强缝合。确保吻合口充足的血供和没有张力也是预防吻合口并发症发生的重要措施。

3.十二指肠残端瘘　十二指肠残端瘘是全胃手术后的常见并发症。由于大量消化液从残端漏出，腐蚀周围重要血管及组织，较为危险。手术中在游离十二指肠球部时避免误伤肠壁，应用切割吻合器关闭十二指肠残端时避免张力过高，必要时行残端加强缝合，是避免此类并发症的重要措施。

4.胰漏　腹腔镜胃癌手术后胰漏的发生与手术中损伤胰腺组织直接有关。在分离胃胰间隙时超声刀误伤胰腺，分离暴露胃十二指肠动脉时误伤胰腺实质，器械按压胰腺辅助暴露时不慎误伤，均是可能的原因。胰漏虽然少见，但是其可以造成严重感染和腹腔大出血，非常危险。细致、仔细的操作仍然是避免其发生的最重要方法。

此外，腹腔镜下胃癌手术亦有其他一些容易发生的并发症，如小肠梗阻、残胃动力障碍等，值得注意。

总之，腹腔镜胃癌手术仍然是一项技术要求较高的微创手术。手术者不断积累胃癌手术的经验、不断提高腹腔镜手术的技巧，对于提高腹腔镜手术疗效和降低腹腔镜手术并发症发生率仍是最大的关键。此外，腹腔镜下器械的不断创新和改进也有效提高了腹腔镜外科手术的安全性，并大大降低了手术并发症的发生率。

（蒋志强）

第四节　胃癌的化学治疗

胃癌首选手术治疗。早期胃癌不伴任何转移灶时单纯手术切除可获治愈。但目前仍不易对胃癌早期发现、早期诊断。对有转移的早期胃癌和进展期胃癌，化疗与免疫治疗仍有重要作用。晚期胃癌以化疗为主，以期获得缓解症状、改善生存质量、延长生存期的姑息治疗。

一、胃癌化学治疗适应证及禁忌证

（一）适应证

1.早期胃癌　早期胃癌根治术后原则上不辅助化疗，如有下列情况可酌情辅助化疗：

（1）病理类型恶性程度高。

（2）术后标本病理检查发现有脉管内癌栓或有淋巴结转移（$T_1N_1M_0$）。

（3）浅表广泛型早期胃癌面积大于 $5cm^2$。

（4）多发孤立病灶。

2.进展期胃癌　术前或术后辅助化疗。

3.晚期胃癌　不能手术切除、原发性肿瘤姑息性切除、有肉眼观察到残瘤病灶或切缘阳性，手术切除后局部复发和（或）远处转移的患者均可施行姑息性化疗。

(二)禁忌证

1. 骨髓抑制。白细胞总数<4×10^9/L、血小板计数<80×10^9/L、血红蛋白<80g/L。

2. 肝肾功能异常。肝转移患者血清转氨酶等高于正常值 1.5 倍,可酌情调整化疗药物剂量。

3. 肠梗阻,包括不完全性肠梗阻。

4. 身体一般状况差,卡洛夫斯基行为表现状态(KPS)<60,恶病质。

5. 合并严重感未控制。

6. 其他 ①心功能不全不宜选用蒽环类药物。②过敏体质患者慎用化疗药物。

二、胃癌化疗的种类与方法

(一)化疗药物

胃癌常用的化疗药物有胸苷酸合成酶抑制剂,抗癌抗生素及铂类、蒽环类、紫杉醇类、喜树碱类等药物,分述如下:

1. 氟尿嘧啶(5－fluarouracil,5FU) 5－FU 是胸苷酸合成酶抑制剂。5－FU 进入体内后活化成氟尿嘧啶脱氧核苷酸(Fdump),抑制胸腺嘧啶核苷酸合成酶,阻止脱氧尿嘧啶核苷酸转变成脱氧胸腺嘧啶核苷酸,从而抑制 DNA 合成。此外,5－FU 在体内可转化成三磷酸氟尿苷(FUTP),以伪代谢产物掺入 RNA 干扰 RNA 合成。5－FU 口服吸收不完全。静脉注射 5－FU 15mg/kg,一次给药后血浓度达 0.1～1mmol/L,以后迅速廓清,$t_{1/2}$ 为 20min 左右。5－FU 主要经肝脏分解代谢,大部分分解成二氧化碳经呼吸道排出,11%～15%从尿排出,连续 24h 静脉用药时尿中排泄仅 4%。5－FU 的不良反应有骨髓抑制,主要表现为白细胞和血小板计数下降,一般发生于用药后 7～10d,2 周以后逐渐恢复。消化道反应为食欲缺乏、恶心、呕吐,一般剂量对此不良反应多不严重。偶有腹泻、口腔溃疡。5－FU 与亚叶酸联合应用时腹泻发生率增高。腹泻每日 3～5 次,伴口腔溃疡时应立即停药。色素沉着常见。急性可逆性小脑综合征发生率为 3%～7%,症状有嗜睡、共济失调等。5－FU 可引起急性或慢性结合膜炎,造成泪管狭窄。5－FU 会引起心肌坏死,极其罕见。

2. 卡莫氟(carmofur、HCFU、Mifurol、嘧福禄) HCFU 是氟尿嘧啶的潜型衍生物,口服后经肠道迅速吸收,在体内缓慢释出氟尿嘧啶。HCFU 及中间代谢产物对培养的肿瘤细胞显示抑制作用,表明其无须肝脏代谢成 5－FU。肿瘤患者口服 HCFU 100mg 后 1～2h 达血浆峰浓度,$t_{1/2}$ 1h。HCFU 组织分布以胃、膀胱、肾、肝、肺及小肠中浓度高。HCFU 48h 内尿排泄约 80%,粪中排泄约 1%。HCFU 骨髓抑制较轻。消化道反应有食欲缺乏、恶心、呕吐等。偶可引起精神、神经症状,如言语、行走、定向障碍及记忆力下降,需严密观察。部分患者有尿频尿急,尿频是药物中间代谢产物刺激脑干的排尿反射中枢所致。少数患者可有明显热感。偶见药疹。

3. 替加氟呋喃氟尿嘧啶(futorarur、tegafur、FT－207) FT－207 是 5－FU 衍生物,进入体内经肝脏活化后转变成 5－FU,抗肿瘤谱与 5－FU 一致。FT－207 口服吸收较好,口服 400mg 后 30～80min 可吸收 85%～92%。吸收后 FT－207 均匀分布于肝、小肠、脾、肺、肾和脑组织。肝、肾中浓度最高,维持时间最长达 12h。FT－207 的不良反应低,常见的是消化道反应与骨髓抑制,严重程度及发生率与 5－FU 相似,偶见皮疹、头晕。

4. 优福定(UFT) UFT 是 FT－207 和尿嘧啶以 1∶4 比例组成的复方制剂。尿嘧啶能延迟5－FU的降解，使肿瘤组织中5－FU浓度提高，其抗肿瘤机制与FT－207相同。口服UFT后4～5h施行手术，并测定血、正常胃壁与胃癌组织中5－FU的浓度，其浓度分别为(0.011±0.0011)g/ml、(0.026±0.023)g/g、(0.090±0.061)g/g。UFT骨髓抑制较轻，消化道反应有食欲缺乏、恶心、呕吐、口干、腹部不适等。偶有头晕、头痛等不适。

5.去氧氟尿苷(doxifluridine、氟铁龙、furtution、5－DFUR) 5－DFUR进入体内后由嘧啶磷酸化酶活化后转变成5－FU起作用，与肝脏药物代谢酶无关。嘧啶核苷磷酸化酶在肿瘤组织中活性高，能选择性地将5－DFUR转换为5－FU，致肿瘤细胞内5－FU高浓度。临床研究发现，术前口服5－DFUR，术后标本测定组织中5－FU浓度，肿瘤组织中5－FU浓度较正常组织中高4～10倍。5－DFUR的不良反应有恶心、呕吐、腹泻、口腔炎、食欲缺乏、腹痛、腹胀。骨髓抑制发生率＜5％。偶有定向、听力、感觉障碍。肝肾功能损害、心电图异常、皮肤色素沉着、皮疹、乏力等反应均不严重。

6.卡培他滨(capecitabine、xelod) 卡培他滨为口服5－FU前体药物，吸收后首先在肝内经羧酸脂酶水解，生成5'－DFCR(脱氧氟胞苷)，再通过肝脏和肿瘤组织中的胞苷脱氨酶生成5'－DFUR(脱氧氟尿苷)，最后由5'－DFUR经胸苷酸磷酸化酶(TP)催化成5－FU，从而具有细胞毒性。由于胃癌细胞内TP酶的活性明显高于正常组织，催化成5－FU的水平高于正常组织，因此卡培他滨具有抗肿瘤靶向性，且针对正常组织的毒性小。卡培他滨不良反应与脱氧氟尿苷相似外，有手足综合征，10％的患者发生Ⅲ度以上手足综合征。

7.替吉澳(S－1) 替吉澳(S－1)是以5－FU口服前药替加氟(tegafu，FT－207)为主体的复方胶囊。替加氟通过抑制胸苷酸合成酶，阻止脱氧尿苷酸转变为脱氧胸苷酸，从而干扰DNA的合成，其中的吉莫斯特(CDHP)通过抑制胃肠道的氟尿嘧啶降解酶，达到延长药物的作用时间；而其中的氧嗪酸钾(OXO)是胃黏膜保护剂起到减毒作用。比例为FT1∶CDHP 0.4∶OXO1，口服剂量以FT－207每胶囊含量计，CDHP及OXO量不计在内。

8..顺氯胺铂(cisplatin，DDP) DDP在化学上是顺二氯二氨铂，是一无机络合物。DDP腹腔给药时腹腔器官药物浓度较静脉给药高2.5～8倍。DDP的主要不良反应是肾毒性及呕吐。肾毒性是DDP的剂量限制性毒性，主要损伤肾小管，肾小球的病变较轻。肾毒性的发生率及严重程度与剂量有关，一次静脉注射DDP 50mg/m^{2}后，20％～30％的病例出现氮质血症，但程度轻且可逆，高剂量或多疗程后毒性更严重，甚至引起肾衰竭。尿素氮及肌酐升高常见于给药后2周内，肌酐清除率对监测早期肾损伤更敏感。同时使用对肾功能有影响的药物，如氨基糖苷类抗生素可增加肾衰竭的危险。为预防肾毒性，在DDP化疗前后采用大量输液水化疗法，以降低DDP血浆浓度，增加肾脏清除率，也可应用甘露醇等利尿药，加速肾排泄功能。用药期间尿量维持在100～150ml/h。用DDP后第1天β_2微球蛋白及尿酶升高提示早期肾小管损伤。DDP的胃肠道反应比较严重，恶心、呕吐的发生率为17％～100％，一般发生在用药后1～6h，24～48h后缓解。目前采用的5－羟色胺拮抗剂可获得较好的止吐效果。骨髓抑制程度较轻，白细胞计数下降的发生率为25％，血小板计数下降发生率为9％～27％，标准剂量的DDP产生贫血的有29％。DDP的耳毒性表现为耳鸣和高频区耳聋，多为可逆性。偶见过敏反应，在给药后数分钟后发生，表现为颜面水肿、心动过速等，应及时给予抗组胺药、肾上腺皮质激素或肾上腺素。神经毒性多见于总量大于300mg/m^{2}的患者，表现为感觉异常、运动失调、肌痛等周围神经损伤。

9..奥沙利铂(oxaliplatin，草酸铂，L－OHP) L－OHP是水溶性的钴类化合物，其细胞毒作用与 DDP 一样，是由于铂化合物与 DNA 鸟嘌呤碱基结合，形成 DNA 链间和链内连接，致 DNA 合成抑制。由于 L－OHP 的 DACH－铂复合体较顺式二氨基－铂复合体体积大，疏水性更强，因此能更有效地抑制 DNA 合成，有更强的细胞毒作用。体外研究发现 L－OHP 对许多 DDP 耐药的细胞株极少或无交叉耐药，与 5－FU 合用有极好的相加作用，与 DDP 合用也有相加作用。L－OHP 130mg/m^2 2h 滴注后，50％的铂蓄积于红细胞，50％仍停留于血浆中（约 67％与血浆蛋白结合，33％处于超滤状态）。L－OHP 表现为分布容积大（582L），$t_{1/2}\alpha$ 0.28h，$t_{1/2}\beta$ 16.3h，$t_{1/2}\gamma$ 273h。5d 内 53.8％铂在尿中回收，约 2.1％在粪中回收。L－OHP 不良反应主要是外周神经毒性。急性表现为暂时性肢端感觉减退或感觉异常，遇冷加重。偶见可逆性急性咽喉感觉异常。蓄积性感觉神经病变随累积药物剂量的增加感觉异常或减退的程度会加重，个别患者会发生精细动作困难（如书写、扣纽扣），停止治疗会逐渐缓解，平均恢复时间为 12～13 周。用药时应注意不接触冷物、不吃冷食。L－OHP 的胃肠道反应，骨髓抑制一直均为轻、中度。L－OHP 无耳毒性、肾毒性，可用于有肾功能损害的患者。

10.阿霉素或多柔比星（adriamycin、doxorubicin、ADM） ADM 是由 Streptomyces peucetius caesins 菌株中提出的抗生素，其结构类似于柔红霉素，仅在后者的第 14 碳位上的氢原子被羟基所取代。ADM 进入人体后通过主动运转透过细胞膜进入细胞内，其在细胞内浓度较血浆可高出数倍。药物最高浓度在心、肝、脾、肺、肾中，不能透过血－脑屏障。静脉用 ADM 后呈三相血浆衰减曲线，半衰期分别为 0.5h、3h 及 30h，主要在肝内代谢，经胆汁排泄，50％以原型排出，23％以有活性的多柔比星醇排除，当有胆道梗阻或肝功损伤时应减量。ADM 与柔红霉素、长春新碱、长春花碱有交叉耐药，但与环磷酰胺、甲氨蝶呤、5－FU、MMC、亚硝脲类无交叉耐药。骨髓抑制是 ADM 最常见的不良反应，白细胞计数减少比贫血、血小板计数减少更常见，给药后 10～14d 为最低点，3 周后恢复。90％的患者有不同程度的脱发，停药后头发生长恢复正常。消化道反应有恶心、呕吐、口腔溃疡。注射时药物溢出静脉外可引起红肿疼痛、局部坏死。放射回忆反映是严重的局部毒性，应用 ADM 后原放射野内皮肤出现放射时的皮肤反应，此种现象也可呈现于心、肺、食管及肠黏膜中。本品具有心脏毒性，急性表现为暂时性心电图异常，心肌病及充血性心力衰竭是心脏毒性最严重的表现，心肌病的发生与药物累积量密切有关。肢导联 QRS 波在治疗过程中减少 30％提示发生心力衰竭的危险，应立即停药。左室射血指数（LVEF）下降也提示心脏毒性发生。ADM 总量一般为 550mg/m^2，但纵隔曾经放疗或曾用大剂量环磷酰胺患者 ADM 总量应减少至 450mg/m^2。

11.表阿霉素（epirubicin、表柔比星、4^1－epidoxorubicin，EPI） EPI 是 ADM 的差向异构体，与 ADM 的区别仅在于氨基糖第 4 位碳原子的羟基由顺式变为反式。这种立体结构的细微变化导致 ADM 心脏毒性及骨髓毒性明显下降。EPI 与 ADM 抗肿瘤作用机制相仿。EPI 较 ADM 在体内代谢快。排泄快、血浆半衰期为 30h（ADM 43h）。EPI 的剂量限制性毒性是骨髓抑制，表现为白细胞计数下降和血小板轻度下降，一般在用药后第 10 天为最低点，第 21 天恢复。消化道反应、脱发和心脏毒性都明显低于 ADM。

12.依托泊苷（etoposide、VP－16－213、VP－16） VP－16 是鬼臼毒的半合成衍生物，其作用于 DNA 拓扑异构酶Ⅱ（TopoⅡ），间接诱导 DNA 断裂，使细胞分裂停止于 S 期末及 G2 期。VP－16 呈二室模型代谢 $t_{1/2}\alpha$ 1.4h，$t_{1/2}\beta$ 5.7h。VP－16 进入体内 74％～90％与血浆蛋白结合，用药后 72h 后 45％从尿排泄，其中 2/3 以原型排出，其余从胆道排出。VP－16 口服胶囊的生物利用度为 50％（15％～75％）。VP－16 与 DDP 有协同作用，被广泛应用于实体瘤的治疗。VP－16 的不良反应主要是骨髓抑制，约 80％患者接受 VP－16 后出现程度不同的白细胞计数下降，长期用药后可见血小板计数下降和贫血。VP－16 的消化道反应有食欲缺乏、恶心、呕吐、口腔炎等，多为中轻度。约 75％的患者用 VP－16 后出现脱发。快速静脉滴注可致变态反应、喉痉挛、直立性低血压等，故稀释液体须＞250ml，缓慢静滴。VP－16 药液漏出血管外可致局部肿胀，甚至溃疡。

13. 伊立替康(irinotecan，别名 CPT－11)　抗肿瘤药 CPT－11 是半合成水溶性喜树碱衍生物，拓扑异构酶Ⅰ(TopoⅠ)抑制剂。CPT－11 与 TopoⅠ－DNA 形成复合物，使断裂的 DNA 单链不能连接，从而抑制 DNA 复制、抑制 RNA 合成。体外研究发现 CPT－11 与 DDP、FU、TopoⅡ抑制剂、阿糖胞苷等有协同或相加作用，动物研究发现 CPT－11 很少被表达多药耐药基因的肿瘤识别。CPT－11 代谢呈三室模型，$t_{1/2}\alpha$ 6min，$t_{1/2}\beta$ 2.5h，$t_{1/2}\gamma$ 16.5h。其分布容积 150L/m^2，胃肠道、肝、肾及分泌腺中浓度较高。CPT－11 主要从胆道排泄，粪便排出＞60％，尿中约 20％以原型排出。CPT－11 的剂量限制性毒性是延迟性腹泻，其中Ⅲ°～Ⅳ°腹泻达 20％左右，发生腹泻的中位时间是 6d。延迟性腹泻经及时服用大剂量洛哌丁胺可控制。慢性结肠炎、盆腔曾接受过放疗、不全性肠梗阻、中性粒细胞增高的患者不宜使用 CPT－11。用 CPT－11 之后患者出现大便变软、次数增多、肠蠕动增快即应服用洛哌丁胺，首剂 2 片，以后每 2h 1 片，用至腹泻停止后 12h 为止。腹泻时间大于 48h 应及时补液、服用喹诺酮类药物，必要时加用生长抑素。CPT－11 另一不良反应是乙酰胆碱能综合征，其发生于用药后的 24h 内，用阿托品即能缓解症状。CPT－11 治疗后发生Ⅲ°～Ⅳ°骨髓抑制约 30％，白细胞计数下降最低点在用药后 8d，2 周后逐渐恢复。

14. 紫杉醇(paclitaxel)　紫杉醇是一抗微管药物，其促使微管蛋白装配成微管并抑制微管的解聚，导致微管束排列异常，形成星状体，使纺锤体失去正常功能。本药代谢呈三室模型，血浆蛋白结合率 89％～90％，主要从肝脏代谢，仅 5％从肾脏排出。紫杉醇的不良反应有骨髓抑制，Ⅲ°～Ⅳ°中性粒细胞下降 19％～47％不等，血小板计数减少少见。紫杉醇用药后过敏反应表现为低血压、血管神经性水肿、呼吸困难，严重过敏反应发生率 2％。用紫杉醇前必须用地塞米松、抗组胺等药物预防性用药。肠胃道反应一般为中轻度的恶心呕吐。脱发发生于 80％以上的患者。高剂量时可出现感觉异常和运动障碍、腱反射减弱。紫杉醇与 DDP 联合化疗时，先用 DDP 会减少紫杉醇的清除率 33％，故会使骨髓抑制更严重。

15. 多西紫杉醇(docetaxel)　本药作用机制与紫杉醇相仿。多西紫杉醇代谢呈三室模型 $t_{1/2}\alpha$ 4min，$t_{1/2}\beta$ 36min，$t_{1/2}\gamma$ 11.1h。血浆蛋白结合率＞95％。多西紫杉醇主要在肝脏代谢，仅 6％从肾脏排出。多西紫杉醇骨髓抑制多发生于用药后第 8 天左右，粒细胞下降 5％～75％不等，贫血与血小板降低少见。过敏反应多发生于首次或第 2 次用药，表现为低血压、支气管痉挛、皮疹等。体液滞留体重增加与累积剂量有关，服用地塞米松可减轻此反应。用多西紫杉醇前一天始应连续 5d 用地塞米松 8mg，每日 2 次。

(二)化疗方法

1. 口服用药　胸苷酸合成酶抑制剂(5－FU 类药物)是治疗胃癌的主要药物，其中不少药物可口服给药，但由于部分患者胃肠吸收不规则，致药物血药浓度难以到达有效治疗水平，其疗效得不到保证。故对有必要口服给药的患者，可先检测药物口服后的血浓度，以便对口服吸收较好，能达到有效血浓度的患者予以口服用药。亚硝脲类药物既往也是胃癌化疗中较常用的口服药物，但前瞻性随机临床试验发现此类药物对胃癌患者的疗效、生存期均无益处。

目前许多辅助化疗或新辅助化疗中都不含亚硝脲类药物。

2.静脉给药　静脉给药是临床实践中应用最多的给药途径。对于胃癌的治疗，5－FU类药物的静脉注射和缓慢静脉滴注疗效和不良反应均不同，缓慢静脉滴注对造血系统毒性较低。5－FU是时相特异性药物，静脉注射一次给药后5－FU $t_{1/2}$仅20～30min，药物有效血浓度维持时间过短，会使药物对尚未处于敏感时相的肿瘤细胞无法产生疗效。实验研究也证明延长5－FU暴露时间可增强其对癌细胞的杀伤力，支持5－FU疗效的高低与用药时间长短相关。

3.动脉灌注　动脉给药特别适合于不能手术、比较局限的肿瘤。动脉灌注的目的是使药物很快直接作用于肿瘤和邻近组织，提高局部药物浓度，以期望增加疗效，减少全身反应。在肝转移患者中，经肝动脉插管灌注化疗较全身化疗效果好。

4.腹腔内化疗　腹腔转移是胃癌治疗失败最常见的原因之一，尸检和二期剖腹探查手术报道，大于50％胃癌患者有腹腔转移。腹腔内化疗的药代理论是腹腔内药物浓度较口服或静脉给药高5～500倍，腹腔内药物清除率远低于体循环，而使腹腔内化疗后腹腔肿瘤局部的药物浓度和持续时间明显超过全身静脉给药。与腹腔内化疗疗效有关的相关因素有：①肿瘤大小：肿瘤小者疗效较好。Howell等发现以腹腔内肿瘤直径为2cm和大于2cm做比较，中位生存期分别为＞49个月和8个月；②腹腔化疗的容量：腹腔内化疗要求药物能均匀分布于整个腹膜表面。Dunnick应用放射性技术估测腹腔的液体动力学，需要1800～2000ml液体才能克服腹腔内液体自由流动的阻力，使液体在腹腔内平均分布；③腹腔内环境：腹腔内肿瘤本身以及腹部手术常常可导致腹腔粘连，可影响化疗药物的腹腔内分布。故腹腔内化疗应在术后几天内即进行；④抗肿瘤药物对肿瘤组织的渗透能力：实验研究表明，抗肿瘤药物渗透肿瘤组织的能力各不相同且有限，如ADM可渗透4～6细胞层，DDP可渗透50个细胞层(3mm)。

(三)单一药物化疗

胃癌对化疗中等度敏感。目前认为比较有效的药物有5－FU类、MMC、蒽环类、铂类、紫杉醇、多西紫杉醇、伊立替康等单药有效率如表6－8所示。

表6－8　胃癌单一药物化疗有效率

药物	有效率(％)	药物	有效率(％)
氟尿嘧啶(5－FU)(静脉)	3～46(19)	EPI	21
氟尿嘧啶(连续静滴)	31	CDDP	19
优福定(UFT)	25.4～30.6(28)	MECCNU	8
卡莫氟(HCFU)	20～27.5(27)	VP－16	12
呋喃氟尿嘧啶(FT－207)	19	CPT－11	18.4(14～43)
卡培他滨(CAPE)	24～28	PCT	20～23
S－1	24～54	DCT	17～24
MTX	18	CPT	40
MMC	30	HCPT	46.9
ADM	17		

5－FU是应用最广的单一药物，推注或短时间滴注的客观有效率为19％。5－FU是细胞周期特异性药物，而肿瘤细胞仅3％处于增值期，故对其持续静脉滴注进行了研究。5－FU持续静脉滴注疗效优于推注，有效率可达31％左右，并未明显增加不良反应。另一提高疗效

的方法是生物调节剂应用。最广泛应用的是亚叶酸(CF)。CF 能稳定胸腺嘧啶核苷酸合成酶(TS)、细胞内活性型叶酸(CH_2 THF)、5－FU 活性型脱氧氟尿苷单磷酸盐(FDUMP)三重复合物,从而延长了对 TS 的抑制时间,抑制了 DNA 的合成。CF 与 5－FU 联合应用使口腔炎、腹泻的不良反应增加。氨甲蝶呤作为 5－FU 生物调节剂,疗效为 18%。MMC 也曾广泛应用于胃癌尤其是在日本应用广泛,总的客观有效率近 30%。主要毒性是延迟性、累积性骨髓抑制。常每 4～8 周间隔给药。ADM 为另一类用于胃癌的药物,总有效率为 17%,主要毒性为累积剂量有关的心肌病变。DDP 的研究受到关注,单药治疗有效率达 19%,其中包括复治的患者。一些新的抗肿瘤药物在晚期胃癌中证实有活性。紫杉类药物的Ⅱ期临床试验显示紫杉醇 3h 或 24h 滴注每 3 周重复的客观有效率 20%,但 2 种输注方法间的疗效差别不清楚。在复治患者中亦见到紫杉醇同样的效果。多西紫杉醇在胃癌治疗中大多采用了 3 周重复的方法,疗效达 17%～24%。CPT－11 是治疗结、直肠癌的新药,在胃癌的治疗中也看到肯定的疗效。除了新药之外,氟尿嘧啶类口服药物日益受到关注,其特点是给药方便,又能达到模拟缓慢静脉持续滴注的效果,UFT、CAPE、S－1 是其中之一,有效率 20%～30%。

单一药物化疗现主要用于研究目的,以便证实一些新药的确切活性后,将其结合入有效的联合化疗方案之中。

(四)联合化疗

1. 两药联合治疗胃癌(AGC)　ML17032 国际多中心Ⅲ期随机临床研究中,认为 XP 方案治疗 AGC 是 FP 方案有效的替代方案。2008 年,Ridwelski 等多中心Ⅲ期随机临床研究认为 DC 方案和 FLC 方案治疗 AGC 均有效。但 DC 方案的Ⅲ、Ⅳ度中性粒细胞减少发生率明显高于 FLC 方案(41.1% vs 12.2%),其中 5.5%患者出现了粒细胞减少性发热,FLC 方案组Ⅲ、Ⅳ度恶心、呕吐的发生率高于 DC 方案组。2006 年,A1－Batran 德国 AIO 的Ⅲ期随机临床研究,采用 FLO 和 FLP 方案治疗 AGC,中位疾病进展时间和中位生存期两组均无统计学差异。总有效率 FLO 组高于 FLP 组,分别为 34%和 25%(P＝0.0072)。亚组分析发现年龄大于 65 岁患者采用 FLO 组的 RR、MTTP 和 MST 等方面均优于 FLP 组[分别为 41.3% vs 16.7%(P＝0.012)、6.0 个月 vs 3.1 个月(P＝0.029)、13.9 个月 vs 7.2 个月(P＜0.01)],FLO 非血液学毒性和血液学毒性均低于 FLP,认为 FLO 方案治疗 AGC 比 FLP 更有效,且毒性反应轻,尤其是对老年患者更有生存获益。Wasaburo Koizumi 等 SPIRITS 研究显示 S－1＋CDDP 组比 S－1 组,RR 有效率为 54.0% vs 31.1%(P＝0.001),MPFS 6.0 个月 vs 4.0 个月(P＜0.01),OS 13.0 个月 vs 11.0 个月(P＝0.036),但合并疗法的Ⅲ～Ⅳ度血液学和食欲缺乏和恶心毒性较单用 S－1 组显著增大。最后认为 S－1＋顺铂治疗进展期胃癌具有可接受的益处风险比,可作为一线治疗 AGC 方案。

2. 三药联合、治疗胃癌(AGC)　FAM 方案治疗 AGC 由 5－FU、ADM、MMC 组成,MacDOnald(1980)首报,以后各国验证,至 1997 年共治疗 AGC 755 例 RR 28%(25%～31%),其中 CR 2%(1%～3%),生存期(6～10 个月)。国内验证 RR 33%(12%～61%)。主要毒性为中度骨髓抑制,Ⅲ～Ⅳ级不良反应在 5%～10%,脱发可达 20%以上。由于 RR 较低,2000 年以后很少有治疗 AGC 报道。EAP 方案治疗 AGC 由 VP－16、ADM、CDDP 组成,由德国 Preusser(1987)首次报道,10 年中各国验证 Preusser 综合 582 例,RR 42%(38%～46%),CR 8%(6%～10%),田口(1990)报道 RR 33%,中国 1999 汇总 171 例 RR 59%。ESMO(2000) RR 31%,ASCO(2001 年)RR 39%。虽然 DDP 与 VP－16 有协同作用,有助于克服多药耐

药，但 VP－16 成为用量大、次数多的主药，单药 RR(20％)，不及 5－FU、CDDP、EPI 等药，而且血液毒性大，与 ADM 组合更重，化疗相关死亡 3％，生存期不及毒性低的其他方案，近年来国际上已放弃这种方案治疗 AGC。FAMTX 由 5－FU、ADM、MTX 及 LV 组成，1986 年由 Klein 设计，1992 年 Kelsen 验证，RR 59％，CR 12％。以后 1996 年 Shipper 综合 637 例，RR 32％。国内金懋林统计 7 篇：RR 29.0％(5％～47％)，均未达到原报道水平，本方案已被众多新方案所取代。ECF 方案由 EPI、CDDP、5－FU 组成，近年来验证 RR 稳定在 57.0％(45％～71％)之间，总生存期(OS)达 7～10 个月，生活质量(QOL)改善，被称为当前较好治疗 AGC 的方案。PELF 由 EPI、CDDP、5－FU、LV 组成，治疗 AGC 疗效 54.0％(43％～66％)，由于采用每周给药需用 G－CSF 预防血液毒性。ELFP 方案由 LV、5－FU、依托泊苷(VP－16)、CDDP 组成。CDDP 无论一次大剂量 80mg/m^2 或多次小剂量 20～30mg/m^2 ×3～5d，治疗 117 例，RR 54％、CR 11％、中位生存期(MDS)9～11 个月。ELFP 方案成为治疗胃癌常用方案之一。卡莫氟(HCFU)＋AM 方案由 HCFU、MMC、ADM 组成，HCFU 胃肠道吸收迅速，体内不经肝脏直接缓慢释放 5－FU，由于 5－FU 释放缓慢，血液、淋巴液、腹水及肿瘤组织的药物高浓度长时间维持。国内外报道 HCFU 单药 RR 在 20％～27.5％之间，联合化疗国内采用 HCFU 口服替代 5－FU 的 FAM 方案，所以疗效与 FAM 方案相同或稍高。但 HCFU 的代谢物 CPEFU 刺激湿热中枢出现过一时性腹部、肛门部、颜面潮红及热感，可用抗过敏药减轻反应。刺激脑干排尿反射中枢引起尿频，两者发生率 10％～20％。该方案可用于对 5－FU 及 FT－207 耐药者和肝损害者的胃癌患者。LV，5－FU 与 LV/5－FU 均由 LV、5－FU 组成。LV，5－FU 主要给药方法采用 LV 200mg/m^2 静脉 2h 后推注 5－FU 400mg/m^2，接着 5－FU 600mg/m^2 持续静脉滴注(civ)，22h 连续滴注。LV5FU 给药为 LV 200mg/m^2 静滴 d1－5 先入，5－FU 375mg/m^2 d1－5 q4 周。随机对照 RR 43.5％ vs 20％，CR 8.7％ vs 5％。本方案可与 CDDP 或 OXA 联合用药提高疗效。

3.常用联合化疗方案

(1)FUP 方案

DDP　75～100mg/m^2　iv　第 1 天　q4w

5－Fu　1000mg/(m^2·d)　civ24h　第 1～5　q4w

(2)PTX＋DDP＋5－Fu 方案

PTX　175mg/m^2　iv　第 1 天　q4w

DDP　20mg/m^2　iv　第 1～5 天　q4w

5－Fu　750mg/m^2　civ 24h　第 1～5 天　q4w

(3)FOLFOX4 方案

OXA　85mg/m^2　iv 2h　第 1 天　q2w

5－Fu　400mg/m^2　iv 推注　第 1、2 天　q2w

　　600mg/m^2　civ 22h　第 1、2 天　q2w

LV　200mg/m^2　iv　第 1、2 天　q2w

(4)XELOX 方案

OXA　130mg/m^2　iv　第 1 天　q3w

Capecitabine　1000mg/m^2　po bid　第 1～14 天　q3w

(5)IF 方案

CPT－11　80mg/m^2　iv　每周1次　共6周为1周期

LV　500mg/m^2　iv　每周1次　共6周为1周期

5－Fu　2000mg/m^2　civ 22h　每周1次　共6周为1周期

(6)IC方案

CPT－11　200mg/m^2　iv　第1天　q4w

DDP　60mg/m^2　iv　第1天　q4w

(7)LV5Fu2－CPT－11方案

5－Fu　400mg/m^2　iv推注　第1、2天　q2w

600mg/m^2　civ22h　第1、2天 q2w

LV　200mg/m^2　iv　第1、2天　q2w

CPT－11　180mg/m^2　iv　第1、2天　q2w

(8)DCF方案

DXT　75mg/m^2　iv　第1天　q3w

DDP　75mg/m^2　iv　第1天　q3w

5－Fu　750mg/(m^2·d)　civ24h　第1～5天　q3w

(五)化疗应用方式

1.姑息性化疗　当前胃癌尚不易早期发现和早期诊断。胃癌患者可行手术者仅2/3左右,其中70%～80%可切除癌肿,其中仍有半数不能治愈。不能进行手术治疗,或手术不能切除局部病变,或原发肿瘤姑息切除而尚有肉眼残留或切缘阳性,以及切除后局部复发和(或)远处转移的患者均为姑息化疗对象。姑息化疗的目的是控制原发或转移病灶,缓解症状,改善生存质量,延长生存时间。对于一般状况尚可,KPS评分≥60分或ECOG评分≤2分者应考虑接受化疗。

2.辅助化疗　胃癌的预后很大程度上取决于诊断时疾病分期,早期胃癌或(T_{is},$T_1N_0M_0$或$T_2N_0M_0$)预后好,单用手术治疗治愈率达70%～80%。但局部晚期无淋巴结转移($T_3N_0M_0$)即使施行根治术后,5年内50%患者死亡。淋巴结有转移提示预后更差。故除了早期患者之外,应及早应用系统、合理的综合治疗。

辅助化疗是综合治疗的一部分,其目的是防止根治手术后微小残余肿瘤的复发转移,或减少肿瘤负荷,提高手术切除率。按治疗的顺序有术前、术中和术后辅助化疗,按用药的途径可分全身给药或局部给药。

(1)胃癌术前化疗:术前化疗,即新辅助化疗(neoadjuvant chemotherapy,preoperative or primary chemotherapy)用于估计根治手术切除局部病灶有困难或不可能、且有远处转移倾向的局部晚期肿瘤。目的是使肿瘤病灶局限,以利于手术彻底切除;抑制肿瘤细胞活性,以利于减少术中播散;消灭亚临床病灶,以利于减少术后复发。

胃癌术前动脉介入化疗是根据胃癌所在部位选择供血的动脉注入抗癌药物进行化疗。胃癌术前动脉介入化疗比单纯手术不但手术切除率高而且能提高术后生存期(见表6－9)。

表 6—9　术前动脉介入化疗与单纯手术疗效比较

作者	术前动脉介入(例)	组织学改变(例)				手术切除率(%)	生存期(%)			单纯手术(例)	组织学改变(例)				手术切除率(%)	生存期(%)		
		0	1	2	3		1年	3年	5年		0	1	2	3		1年	3年	5年
李学灿	48					79.2	79.2	68.7	52.1	48				62.5	6.7	5.4	7.1	
张成武	33								59.3	47								7.6
郁丰荣	35					82.9	68.6	37.1	14.3	41					68.3	3.4	9.5	3
李深洋	61	8	10	19	24		52个月			61	57	3	1	0		38个月		
徐幼龙	76	25	30	19	2	78				60	52	8	0	0	68			

胃癌术前动脉的介入化疗比静脉全身化疗的疗效好。药代动力学研究表明，静脉化疗时，药物进入人体后其分布是由局部血流量决定的，器官供血量大时局部药物分布就多，药物经静脉注入后经漫长的循环达靶器官时，已有相当数量的药物与血浆蛋白结合，具有生物活性的游离药量减少而达不到有效药物浓度。动脉内给药，经供血动脉给药，药物首先达到靶器官，瞬间的药物浓度可提高数倍或数十倍。数分钟至数小时药物还可以再分布至全身。与蛋白结合的药物也较静脉给药低得多。药物效价提高 2～22 倍，疗效可提高 4～10 倍。动脉灌注化疗以周期非特异性药物与周期特异性药物相互配合，可以避免药物之间相互拮抗，相互耐药达到增加疗效减低毒性的目的。临床实践提示胃癌术前动脉介入化疗，在组织学改变、手术切除率和生存期优于静脉化疗(见表 6—10)，毒副反应比静脉化疗轻(见表 6—11)。

表 6—10　术前动脉介入化疗与术前静脉化疗疗效比较

作者	动脉介入(例)	组织学改变(例)				手术切除率(%)	生存期(%)			静脉化疗(例)	组织学改变(例)				手术切除率(%)	生存期(%)		
		0	1	2	3		1年	3年	5年		0	1	2	3		1年	3年	5年
傅文杰	40	3	13	23	1	95				42	7	20	14	1	78.57			
彭兵	23	1	1	2	19					24	14	10	0	0				
菖来增	63					100	93.65	90.9	37	56					55.36	87.2	72.41	11.1

表 6—11　动脉介入与静脉化疗毒副反应比较

组别	例数	骨髓抑制	消化道反应	脱发	肝脏损害	其他
动脉介入	40	5(12.50)	7(17.50)	6(15.00)	5(12.50)	6(15.00)
静脉组	42	14(33.33)	16(38.10)	8(19.05)	6(14.29)	2(4.75)
χ^2		4.995	4.306	0.237	0.056	2.439
P		0.025	0.038	0.626	0.813	0.118

(2)胃癌术中化疗：进展期胃癌术中常发现癌灶已浸出浆膜面，有淋巴结转移及腹膜播散，术中局部用药可使高浓度的化疗药物直接杀伤残留癌细胞，防止术中肿瘤扩散。

术中化疗主要是局部治疗，在关腹前腹腔内或经动脉给药。近年开展的腹腔内温热化疗能明显减少腹膜复发率。

(3)胃癌术后化疗：胃癌手术后的化疗通常是为防止超越外科手术范围的显微水平的腹膜种植和远处转移等，其实施对象是已行肿瘤彻底切除但术后复发可能性较大的病例，如进展期胃癌。

术后辅助化疗以下列肿瘤化疗原理为基础：①经手术时麻醉和手术创伤，机体免疫防御功能暂趋低下，而出现不利肿瘤控制的条件；②由于手术减负，可促使残存体内的癌细胞分裂及增殖速度相应加快，但同时对化疗药物的敏感性也增加；③化疗对游离散在的癌细胞及微小癌灶因药物较易进入，肿瘤细胞产生耐药较少，而杀伤作用较肿瘤体积大时为强。术后早期应用辅助化疗既可弥补机体防御功能暂时性薄弱，又可对残留癌细胞及亚临床远处转移较好地发挥细胞毒作用。如果过于延迟开始化疗，届时肿瘤负荷增加，瘤体增大，生长比率减低，化疗敏感度下降，肿瘤耐药率上升，化疗疗效也会降低。术后的辅助化疗一般不必早于1周，但亦不宜迟于3周才开始。需反复施行，为期1年左右。

术后辅助化疗多以静脉全身化疗为主，也可同时进行术后早期腹腔内化疗；也可采用腹腔动脉、肠系膜上、下动脉介入化疗。

（王梅）

第五节　胃癌的腹腔化疗

近30年来，由于胃癌淋巴转移的深入研究，淋巴结的彻底清除，术后淋巴结复发已明显减少，患者术后生存率有了较大提高。然而腹腔内复发（切除部位、腹膜、肝转移等）是胃癌术后导致患者死亡的主要原因。过去传统的术后周围静脉全身化疗，疗效差且全身不良反应大，术后门静脉和（或）肝动脉插管化疗不能兼顾防治腹腔内复发，而理想的术后辅助化疗方法，应包括切除部位、腹膜和肝脏等转移灶的治疗。

腹腔化疗是根据腹腔解剖学特点设计的一种新化疗途径，是针对胃肠道癌术后腹腔内复发和肝转移等行局部区域性辅助化疗。有鉴于此，北美、欧洲、日本以及中国相继开展了术中腹腔温热化疗（IPHC）和术后早期腹腔化疗等技术，以期积极有效地防治胃肠道癌术后腹内复发和肝转移等。

一、腹腔内温热化疗原理

（一）腹膜屏障

由于存在腹腔－血浆屏障，腹腔内化疗允许使用大剂量化疗药物。药代动力学研究表明，腹腔内给药后，主要经门静脉系统入肝脏，由肝脏代谢成无毒形式后人体循环。通过腹膜廓清人体循环，仅占全身廓清力的1/10，且廓清入血液的速度缓慢。Speyer和Dedrick等发现腹腔内直接注入抗癌药物后数小时，腹腔内药物和腹膜表面浓度为血浆浓度的400倍和300～2200倍。卿三华、冯国光等发现腹腔内注入高剂量大容积5－FU后240min内，腹腔液5－FU浓度最高，其峰值浓度和平均浓度分别是股静脉血浓度的288倍和145倍；门静脉血5－FU浓度次之，其峰值浓度和平均浓度分别是股静脉血浓度的13.8倍和6.8倍；肝静脉血5－FU浓度是股静脉浓度的3.7倍。腹腔液、门静脉血5－FU浓度曲线在240min内的递减趋势不显著，维持时间长，浓度恒定。腹腔给药后5－FU在组织中浓度，以肝脏最高，其次是胃、结肠、肺，肾最低。动物实验腹腔内注入5－FU能有效消除腹膜表面转移灶；延长动物生存时间，且无不良反应，不影响肠吻合口愈合，不引起腹腔粘连。王娟等术前对10例可切除进展期胃癌进行腹腔卡铂（300mg/m^2加生理盐水750ml）快速注入，160～180min取腹腔液、门静脉血以及外周血;240～270min 取癌组织、癌旁正常组织、大网膜、阴性淋巴结测定铂浓度。结果表明,腹腔液浓度最高;门静脉血次之;分别是外周血的 8 倍和 1.6 倍。组织中以腹膜浓度超出其他组织浓度,癌组织含量高于正常组织。

由于腹腔化疗在腹腔内、门静脉和肝脏提供恒定、持久、高浓度的抗癌药,使腹腔内游离癌细胞和(或)微小癌灶直接浸泡在高浓度的抗癌药物中,提高药物对肿瘤细胞的杀伤能力。为门静脉和肝脏提供了高浓度的抗癌药物,有利于防治肝转移等。由于进入体循环的药量少,全身不良反应轻,因而腹腔化疗优于周围静脉全身化疗。

(二)肿瘤细胞诱陷假说

Sugarbaker 等提出"肿瘤细胞诱陷(tumor cell entrapment)假说",认为腹腔内脏器癌肿术后腹膜种植的高发原因与下列因素有关:①癌肿浸润至胃浆膜外脱落造成腹腔内游离癌栓。②肿瘤细胞从切断淋巴管内溢出。③术中解剖分离造成肿瘤细胞的播散。④腹腔或盆腔残留血凝血中含有活性的肿瘤细胞。⑤在纤维蛋白的作用下,腹腔内癌栓易种植于受创伤的腹膜表面。⑥创伤愈合过程中相关的生长因子可促进种植的肿瘤细胞增殖。此外,术后患者免疫防御功能减弱,手术解剖区域有大量的纤维素样渗出物形成了所谓的"隔离层",保护着床肿瘤不易被体内免疫活性细胞所吞噬。

(三)温热效应

温热效应是术中腹腔内温热化疗作用机制中甚为重要因素。温热效应使癌细胞膜上的蛋白质变性,使维持细胞内自稳状态的某些多分子复合物如受体、转导或转录酶等功能失调,并可干扰蛋白质的合成,可直接导致对温热特别敏感的 S 期和 M 期癌细胞死亡。癌组织受温热效应作用后,导致肿瘤内微小血管栓塞,造成癌细胞缺氧、酸中毒或营养障碍,最后导致癌细胞变性、坏死。

温热效应能提高肿瘤细胞对某些化学药物敏感性,如在 43℃条件下,肿瘤细胞对丝裂霉素 C 的摄取量可增加至 78%,药物的细胞毒作用也从 30%提高至 50%左右。

(四)机械清除作用

术中、术后大量温热化疗药液进行腹腔内反复灌注,对腹腔内游离癌细胞起到机械性清除作用,亦可减少种植复发的机会。

二、腹腔化疗种类和实施方法

(一)术前腹腔化疗

通过腹腔穿刺注入大量化疗药液进行腹腔化疗。如需反复进行腹腔化疗,可以通过腹腔穿刺放置导管进行。

(二)术中温热腹腔化疗

1.封闭式　关腹前,在全麻状态下,患者头枕冰袋和背垫冰袋,使体温降至 31～32℃(避免因腹腔内温度升高对大脑中枢造成不良影响)。分别在 Douglas 窝和左、右膈下置无菌硅胶管(内径 0.8cm、外径 1.0cm)3～5 根,连接于一恒温灌洗驱动装置,然后关腹,使灌洗驱动装置通过管道及腹腔组成一个封闭的循环系统。常用的灌洗液包括 EL－Reffac 液或生理盐水,并加入丝裂霉素 C 10～20μg/ml。整个疗程所需灌洗液总量为 3000～5000ml,持续 1～2h 进行循环性灌洗,腹腔内灌洗液的温度通常维持在 42～43℃。另一种方法采用非循环性灌注系统,注入腹腔内液体不予重复应用,经输出管弃之。输入端液体温度为 44～45℃,以每分钟 100～120ml 之速度进行，持续 1～2h，总量达 8000～10000ml，灌注液中加入不依赖于细胞增殖周期的抗癌药物如丝裂霉素 C（8～10mg/L，总量 64～100mg）、顺铂、依托泊苷等，输出端液体温度为 40～42℃。在灌洗过程中，必须保持灌洗液与腹膜面足够的接触面积，以充分发挥腹腔内温热灌注疗法的表面效应。为此，近年来有人提倡应用腹腔扩容器，并采用开放式灌洗。在灌洗过程中，应加强对患者的监护：①分别监测输入端、输出端、Morison 和 Douglas 窝以及结肠脾曲上间隙灌洗液温度。②置 Swan－Ganz 导管于肺动脉内以监测肺动脉血流温度，并控制在 41℃以内，防止温度过高而导致心肺功能紊乱。③密切观察心电图、血压、呼吸等变化，并采用相应措施以维持心肺功能于正常状态。

2. Coliseum 方法　肿瘤切除后，即穿过腹壁放置 Tenckhoff 导管和闭式引流管，荷包缝合固定导管使其不漏水，把温度探头固定于切缘。把切缘皮肤连续缝合于 Thompson 自动拉钩上，随后将一层塑料薄膜缝合于拉钩四周以覆盖腹腔。塑料膜上剪一开口，以便术者的手能伸入腹腔和盆腔内。

在 90min 的灌注化疗期间，术者通过手的搅拌使腹腔内的脏器能均匀地接触温热化疗药液，并尽量减少腹膜表面粘连。驱动泵将化疗药液通过 Tenckhoff 导管注入腹腔，再经引流管流出。热交换器将灌注液温度保持在 44～46℃，使腹腔内液体温度维持于 42～43℃。负压吸引器置于塑料膜下方，吸出化疗药液受热挥发的气体，并经活性炭处理，避免污染手术室。术中腹腔内温热化疗完成后，吸尽腹腔内液体，重建消化道。

术毕即钳夹所有腹腔引流管，将 1.5％右旋腹膜透析液 1000ml 经原术中腹腔温热化疗导管进行腹腔冲洗。灌洗液应预热至接近体温温度，做到快冲快吸。术后每隔 1h 冲洗一次，连续 4 次；以后每隔 4h 一次，直至腹腔吸出液变清为止，然后每 8h 冲洗一次直至下次化疗开始为止。每日或按需更换 Tenckhoff 导管和腹部引流管上的敷料。术后 1～5d 进行早期腹腔化疗，具体做法是 5－FU（剂量 650mg/m^2、最大剂量 1500mg）和 50mol 碳酸氢钠加入 1.5％右旋腹膜透析液内（体表面积＜1.5m^2 者，用 1000ml；体表面积在 1.5～2.0m^2 者，用 1500ml；体表面积＞2.0m^2 者，用 2000ml）。化疗液灌注前吸尽腹腔内液体，并夹紧引流管。经 Tenckhoff 导管尽快注入化疗液，留置 23h，接着引流 1h，然后进行下一次化疗。最后一次化疗液留置 23h 后，应将腹腔液持续引流至拔除 Tenckhoff 管。遇到下列患者，药物剂量应减少 1/3 量：①年龄＞60 岁；②已接受大剂量化疗；③已接受过放疗；④肾功能处于临界状态；⑤手术造成小肠表面广泛创伤。

3. 简易法　由于腹腔内温热灌注疗法，需有一定设备，且操作较复杂；延长手术时间，推广存在一定困难。因此，笔者对进展期胃癌采用“无瘤技术”外，关腹前用 4000ml 43℃蒸馏水（加卡铂 200mg 或顺铂 60mg 或 MMC10mg）进行腹腔冲洗 15min，冲洗过程中用手搅拌腹腔液，使腹腔液在腹腔中均匀分布，能与腹腔脏器均匀接触。在冲洗过程中保持腹腔液于 42～43℃，冲洗结束吸尽腹腔液，置一根脑室引流管或腹腔化疗泵供术后腹腔化疗用。

附腹腔泵放置法：关腹前，任选切口上 1/3 左侧或右侧，但需离肋弓 5cm，防止弯腰时腹腔泵顶住肋弓引起疼痛。先用电刀剥离皮瓣 5cm×5cm 大小，皮瓣带些脂肪，太薄易发生坏死，太厚注射时不易定位。在皮瓣下 1/3 腹壁，用血管钳由腹腔内向腹壁外穿洞，将腹腔泵导管拉进，腹腔内导管长度约 12cm。用三角针缝合腹腔泵 3～4 针固定于腹壁上，防止腹腔泵扭转，腹腔内导管用细丝线松松固定于前腹壁上 2～3 针，最后将分离皮瓣边缘重新缝合于腹壁上，消灭无效腔（死腔），同时使与切口隔离。

（三）术后腹腔化疗

腹腔化疗要采用大剂量和大容积，这样才能使抗癌药液在腹腔内充分均匀分布。Sugarbaker 等认为 1.8～2L 溶液较合适，同时加适量肝素和电解质。冯国光等在动物实验的基础上认为 5－FU40mg/kg 加生理盐水 40ml/kg 较为合适，患者仅出现可耐受的腹胀感。

笔者的具体做法：卡铂 100～200mg 或顺铂 60～80mg 加 0.9%生理盐水 1500ml，快速腹腔内注入（体位臀部垫高，注完后臀部放平，左侧卧、右侧卧各 10min）；5－FU 750～1000mg 加入 0.9%生理盐水 1000ml，缓慢滴入维持 24h，每周 1 次，共 4 次，拔去脑室引流管。如放置腹腔泵者，以后改每 4 周 1 次（卡铂 200mg 或顺铂 60mg 加 0.9%生理盐水 1500ml，快速腹腔注入，体位同上，每日 1 次共 2 次。5－FU 750～1000mg 加入 0.9%生理盐水 1000ml 缓慢注入腹腔，每日 1 次，维持 24h，共 3 次。MMC 8～10mg 加 0.9%生理盐水 20ml 静脉推注一次），共 4～6 次。以后根据病情需要再决定是否需再予化疗。

三、腹腔化疗的临床应用

林超鸿等从 1975～1989 年将Ⅲ期胃癌根治切除后患者分为 3 组，即腹腔冲洗化疗组 91 例，关腹前用 3000ml 温热蒸馏水加氮芥 10mg 冲洗腹腔 10min，腹腔留置 MMC 10mg（溶于 500ml 生理盐水中）。腹腔化疗组 34 例，关腹前腹腔留置 MMC 10mg（溶于 500ml 生理盐水）。单纯手术组 91 例，关腹前腹腔未经任何处理。随访 5 年以上腹腔转移率，腹腔冲洗化疗组为 18.7%；腹腔化疗组为 20.1%；单纯手术组为 31.9%，3 组之间有显著差异（P＜0.05）。从 1990～1997 年，采用 43℃蒸馏水 4000ml 加氮芥 10mg 冲洗腹腔 15min，腹腔留置卡铂 200mg（溶于 1000ml 生理盐水中），术后继续定期腹腔化疗 83 例，术后腹腔转移率为 12%，27 例加用 TIL 细胞腹腔灌注 5 次，术后腹膜转移率为 3.7%。

陈志新等将 1991～1992 年 46 例进展期胃癌根治切除术毕分为两组，治疗组 25 例，在关腹前用 44～46℃的灭菌重蒸馏水 2500～3000ml 行腹腔内灌注，时间为 30min，腹腔内液体维持在 43℃，结束后留灌注液 700～1000ml 于腹腔内，并注入 DDP 300mg（200mg/m^2），腹腔内置引流管两根，关腹夹管保留 4h 后开放引流并注入 DDP 的同时，静脉快速滴注硫代硫酸钠 12g（约 20min 内），然后以硫代硫酸钠 24g 于 5%葡萄糖 1000ml 中滴注维持 8h。单纯手术对照组 21 例，关腹前腹腔未经任何处理。结果发现：治疗组 20 例腹腔内脱落癌细胞检查阳性 9 例（45%），治疗后均转为阴性。对照组 18 例检查阳性 6 例，手术结束仍有 4 例阳性，1 例癌细胞退变。随访 1 年半后，发现 1 年生存率（Kaplan Meier 法）治疗组（96%）显著高于对照组（48.54%）（P＜0.01）。1 年半生存率为 68.88%、40%，无统计学意义（P＞0.05）。胃肠道反应治疗组为 68%，其中恶心 11 例（44%），呕吐 6 例（24%），经静注甲氧氯普胺或昂丹司琼（枢复宁）均可有效控制，未见肾、骨髓、肝及周围神经毒性，无切口延迟愈合、吻合口瘘及肠粘连发生。

Koga 等对 137 例浸润至浆膜外胃癌切除后进行 50～60min 的腹腔温热灌注疗法治疗，术后死于腹膜复发 36.4%，对照组为 50%；3 年生存率 73.7%，对照组仅 52.7%。

Fujimura 等对 23 例进展期胃癌切除后进行 60 分钟腹腔温热灌注液治疗，灌注液内含 CDDP 和 MMC，灌注液温度为 41～42℃，术后 2 年、4 年生存率分别为 85%和 60%，单纯手术组 19 例分别为 30%和 20%。Fujimoto 等对 3 组晚期胃癌患者采用腹腔内温热灌注液治疗，几乎所有患者的腹水都消失，反复检测腹腔内游离癌细胞均阴性。对有腹膜种植转移的

20 例患者，术后 6 个月、1 年和 2 年的生存率分别为 94％、78.7％和 45％，而未经腹腔温热灌注液治疗组 7 例，术后 9 个月均因腹膜复发而死亡。Yonemura 等报道：已有腹膜转移或术后腹膜复发的晚期胃癌 83 例，施行去肿瘤负荷手术，再辅以含 MMC、DDP 和依托泊苷(etoposide)的腹腔温热灌注液治疗，灌注液温度 42～43℃，时间 60min。在肿瘤完全消失组中，1 年和 5 年生存率分别为 88％和 47％。

（林思祥）

第六节　胃癌的介入治疗

一、胃癌介入治疗基础

1953 年，Seldinger 创立经皮血管穿刺技术是现代介入治疗的基础。现在称为 Seldinger 技术的方法是采用穿刺针、导丝和导管的置换来完成血管内置管操作。由于影像技术的发展和置管材料的革新，使这一技术变得更为简单、安全、有效。最初只是用于血管性疾病的诊断，随着经皮穿刺技术、引流术、灌注与栓塞术等技术的逐步成熟和推广，介入治疗学作为一门新兴的学科在胃癌的综合性治疗中应用已有近 30 年的历史，20 世纪 90 年代初笔者在中晚期胃癌的新辅助化疗中引入介入治疗，取得了比较好的治疗效果。

（一）胃癌的发病率

胃癌是中国最常见的恶性肿瘤之一。发病率男性为 47/10 万，女性为 24/10 万，在农村其病死率居恶性肿瘤之首，在城市居第 2 位。胃癌的发病原因仍不清楚，近年来的研究表明，饮食因素中含有被真菌污染的食物或腌制食品中过量的硝酸盐及其前体，幽门螺杆菌感染、慢性萎缩性胃炎、胃溃疡、胃息肉在胃癌的发生中起重要作用，其他因素包括遗传因素、吸烟、饮酒等也与胃癌的发病有一定的关系。胃癌出现症状后如不进行治疗，90％以上的患者均在 1 年内死亡。随着诊断技术的进步，早期胃癌的发现率的提高、手术方法的改进和综合治疗的应用，胃癌的治愈率有了明显的提高。但中国胃癌治疗水平地区差异较大，多数医院早期胃癌的发现率不到 10％，大约 80％的患者在诊断时已有淋巴结转移，40％的患者已有腹腔扩散或肝脏，甚至有远处器官的转移。因此，胃癌在诊断时已有 1/3 的患者不能行根治性切除术；另一方面对胃癌根治术后复发和转移者，目前尚无十分有效的治疗手段。如何改进中、晚期胃癌治疗方法和手段，提高生存期和改善生存质量，是胃癌治疗的重要课题之一。

（二）胃癌新辅助化疗

胃癌新辅助化疗又称术前化疗或诱导化疗。主要目的在于使肿瘤缩小，提高手术根治性切除率，改善治疗效果。理论上认为新辅助化疗有以下优点：①控制术前存在的微小癌及亚临床灶；②有可能防止获得性耐药细胞株形成；③最大可能控制原发病灶，缩小肿瘤，降低术前分期，使部分晚期不可手术者转化为可手术病例，提高手术切除率；④根据肿瘤化疗反应，确定化疗效果，依据化疗后临床及病理指导术后化疗，为选择治疗方案提供依据，并判断预后；⑤减少远处播散的机会。

当前胃癌新辅助化疗研究中在病期选择上多为中晚期胃癌患者，主要集中在化疗途径及化疗药物的选择上面，疗效以近期疗效报道较多。将介入放射学方法引入胃癌的治疗，是近十多年来的重大进步，为中晚期胃癌的治疗提供了一条新途径。术前介入治疗作为进展期胃癌治疗的一种手段，在提高生活质量，延长生存时间，提高3～5年的存活率都有一定的优点。手术时间的选择综合相关文献报道，一般在介入治疗后7～18d，平均8d进行外科手术，如果肿瘤比较大，腹腔动脉周围有明显肿瘤浸润或者周围有明显增大的淋巴结，有时需要行2～3次的新辅助治疗后再手术，能明显增加手术切除率和根治性切除率。近年有关胃癌介入化疗的文献报道在治疗胃癌肝脏转移灶方面也取得了让人欣慰的效果。

（三）介入治疗的药代动力学

药代动力学研究表明，静脉化疗时，药物进入人体后其分布是由局部血流量决定的，器官供血量大时局部药物分布就多。药物经静脉注射后经漫长的循环途径达靶器官时，已有相当数量的药物与血浆蛋白结合，具有生物活性的游离药物量减少，从而达不到有效的药物治疗浓度。例如，常用的化疗药物DDP（顺铂）经静脉注射后2h，98%的药物与血浆蛋白相结合，只有不到2%的游离药物能够发挥抗癌作用。经动脉介入化疗，药物是经供血动脉给药，药物首先达到靶器官，其药物分布与静脉给药有较大的不同，不受全身血流分布的影响，高浓度的药物直接到达靶器官，瞬间的药物分布浓度可提高数倍或数十倍。如某器官的血流量为全身血流的10%，经静脉化疗进入该器官的药物的量也只占全身药量的10%。如果以同样量的药物经供血动脉至IE器官，其局部药物的浓度可较前者提高约10倍。而且药物进入人体后数分钟至数小时药物再分布相，药物还可以再分布至全身和局部。经动脉介入化疗，药物不经全身循环途径捷径到达靶器官时与蛋白结合的药物也较静脉给药低得多，药物效价提高2～22倍，疗效可提高4～10倍。

根据抗癌药物量一效反应曲线，大多数抗癌药在一定范围内其细胞周期非特异性药物的量一效曲线陡直，局部浓度越高其细胞毒性越大。这类药物更适合动脉局部灌注。细胞周期特异性药物作用于细胞增殖的某一时相，这类药物作用时间比浓度更重要，适合于连续性动脉灌注化疗。动脉灌注化疗以周期非特异性药物与周期特异性药物相互配合，可以避免药物之间的相互拮抗，相互耐药，达到增加疗效减低毒性的目的。

对动脉介入治疗药物毒性研究发现，大多数药物在肝脏代谢，首过效应（first pass effects）经肝动脉灌注化疗时表现十分明显。有人用福莫司汀（fotemustine）100mg/m^{2}对肝脏进行动脉灌注化疗并与静脉用药进行比较。发现肝动脉灌注时肝首过摄取率最高可达90%，因此血浆药物浓度一时间曲线下面积（AUC）较静脉用药减少50%。所以，正常组织的药物浓度和药物接受量明显减少，而相应药物的不良反应也明显减轻。有人在犬髂动脉分叉处灌注吡柔比星（pirarubicin）并与静脉用药对比。发现经动脉灌注后1～2h后，膀胱黏膜、肌肉和其他盆腔的药物浓度较静脉给药高8倍，而心、肝、肾等重要脏器的药物浓度2组间并无明显差别。药物经动脉灌注时通过其首过效应能达到提高疗效和减轻不良反应的效果，某些药物全身应用不良反应大，经局部灌注给药则较安全。

（四）影响动脉灌注药代动力学和疗效的因素

1.肿瘤部位血流量的变化　当导管插入较大血管时，其动脉血流量就大，药物的稀释度也增加；同时药物覆盖面积较大，则局部浓度下降。

2.灌注速度　在血流量和药物剂量不变的情况下，灌注速度过慢则达不到有效的局部血药浓度会影响疗效；灌注速度过快，容易刺激并损伤血管，影响治疗进行。所以要根据不同的部位、不同的器官和不同的肿瘤选择不同的灌注速度给药，在有效药物浓度范围内，适当延长灌注时间有治疗好处；对血流较高的器官，灌注速度应适当快些。

3.药物层流现象　动脉血管中血液流速较慢时会有层流现象发生，药物与血液的密度差异、导管的位置、注药时的速度和压力都会对层流产生影响，使药物分布不均，会对治疗产生影响。所以，在灌注药物时可以适当调整导管位置和推注速度。

（五）抗癌药物的代谢与排泄

抗癌药物在体内可通过微粒体酶代谢而解毒或变为活性物质。抗癌药物主要排泄器官是肝脏和肾脏，肝脏是主要代谢器官。而在体内不改变化疗结构的药物，则由肾脏排泄。肝、肾功能不良时，应慎重使用抗癌药。抗癌药物不仅可以进一步加重肝、肾病变，而肝、肾病变又可使药物代谢和排泄障碍而加重其毒性。动脉灌注化疗以周期非特异性药物（表柔比星、铂类制剂、紫杉醇类、丝裂霉素等）与细胞周期特异性药物（氟尿嘧啶、甲氨蝶呤、依托泊苷等）相互配合，可以避免药物间的相互拮抗作用，达到增加疗效减低毒性的作用。细胞周期非特异性药物具有剂量依赖性的特点，量一效关系明显，宜采用最大耐受剂量给药以增加疗效。周期性特异性抗癌药达到一定药量后增加剂量并不增加疗效，而且不良反应会明显增加。如动脉灌注氟尿嘧啶剂量大时对血管内膜损伤明显，容易产生血管闭塞并产生疼痛，应采用多次少量给药。为了减轻药物的毒副反应，每次介入治疗后一般水化治疗3d，使循环血中残留的药物尽快排出体内以减轻毒性反应，也可以辅以静脉化疗，杀伤远处可能转移的癌细胞。

（六）介入化疗的药物的选择

抗癌药物在抗肿瘤细胞的同时，也影响正常细胞，产生许多毒性反应，如消化道、骨髓、皮肤、神经、肝肾心肺等脏器及免疫抑制等毒性反应。应根据肿瘤的生物学特性，以及抗肿瘤药理作用和毒性，采用联合用药的原则，提高疗效并降低毒性。目前化疗已作为进展期胃癌综合治疗的重要组成部分。胃癌根治性切除术后失败的主要原因除远处转移外，局部复发也是一主要原因。对于局部复发，全身性化疗达到局部的有效浓度较低，化疗效果较差。经动脉介入化疗，局部化疗药物的浓度可提高数倍，甚至数十倍。在主要肿瘤切除以后，局部可能残留的少数癌组织对化疗很敏感，局部灌注化疗能起到较好的预防和减缓复发的作用。

由于实体瘤存在异质性，在同一群增殖细胞中也都并非都处于同一增殖周期，因而同时应用不同作用周期的抗癌药物可发生协同作用而增强效果，也能减少耐药细胞株的产生。因此联合化疗较单一化疗能产生更好的治疗效果。目前对胃癌治疗常用的化疗药物有5－FU、MMC、ADM、VP－16、DDP等。因为多柔比星对心肌有毒性尤其多次用药，累积毒性较大，而表柔比星（表阿霉素）对心脏的毒性相对较小，已作为首选的化疗药物。由于近几年化疗药物的发展，奥沙利铂、紫杉醇、吉西他滨和伊立替康等也都作为介入药物在临床应用。笔者常用的化疗方案为FAM或FAD，5－FU 1000mg，EPI 50～60mg，DDP 80mg或者用5－FU 1000mg，EPI 50～60mg，MMC 12～16mg，在笔者治疗的420多例患者中，都能耐受这一方案。笔者主张在多次治疗后应更换某些药物，以便降低其耐药性。

为了延长药物的作用时间，增加治疗效果，可用栓塞化疗的方法。将MMC或EPI与碘油混合成乳化剂，栓塞肿瘤靶血管，血流减慢后再灌注化疗药物。对于肿瘤主要供血动脉最后再用碘油或明胶海绵颗粒栓塞。碘油所携带的化疗药物持续释放，可提高肿瘤区域的药物浓度，延长药物的作用时间，持续杀伤肿瘤细胞。

口服或静脉注射化疗药物，一般数分钟至30min血循环中药物浓度达到高峰。因为多数药物在肝内降解，化疗药物在体内仅能维持2～3h即失去药物的治疗作用。达到靶器官如胃肠道局部浓度较低，达不到有效的治疗浓度，而肝、肾及骨髓毒副作用却明显加重。通过介入方法，将药物直接注入胃癌的靶血管，胃癌组织区域的药物浓度较口服或静脉注射高出数倍，甚至数十倍。胃癌介入化疗的优点是：①局部化疗减少非靶器官药物接触，全身毒性反应轻；②经胃动脉直接大剂量联合灌注几种不同作用机制的抗癌药物，增强了直接杀伤瘤细胞和抑制其增殖的能力；③胃癌局部化疗后药物经肿瘤静脉回流至门静脉系统可直接杀灭血循环中的癌细胞，不仅可预防肝转移，而且对肝已经存在的微转移灶也能起较好的治疗作用；④对于瘤体较大的病灶，术前介入治疗，可缩小瘤体，有利于二期手术切除。

细胞增殖动力学与合理用药。在选择化疗药物时根据细胞增殖动力学特点，非特异性抗癌药物对处于不同周期的癌细胞都有作用，而且作用较强，能迅速杀死癌细胞。其量一效反应曲线接近直线，在浓度(C)与时间的关系中，C是主要因素，随着用药剂量增加，其杀伤能力也明显增加。相反，周期性特异性药物作用于细胞的某一增殖周期，其抗癌作用相对较弱而慢，需一定的时间才能起作用，剂量一反应曲线在小剂量时接近直线，但达到一定剂量后，则不再上升，在浓度一时间(T)关系中，T是主要因素。所以，在用MMC和ADM时应尽量采用高浓度直接推注的方法；5－FU推注时，则可以尽量延长推注时间。用药顺序为MMC、ADM、5－FU。

二、介入化疗作用机制研究

1.诱导癌细胞凋亡　化疗的主要治疗作用是通过诱导细胞凋亡来实现其治疗作用的。笔者在一组直肠癌患者的临床研究中发现，介入治疗前、介入治疗后24h、48h、72h和7～10d分别取肿瘤组织，应用TUNEL法检测其凋亡细胞指数(API)，发现在其治疗后的24h API较治疗前明显增高，直到治疗后7～10d仍明显高于治疗前。表明介入化疗诱导凋亡是一持续过程，由于介入治疗后凋亡细胞明显增加，会使肿瘤生长减慢，产生明显的治疗作用。

2.抑制癌细胞增殖　肿瘤的倍增主要取决于肿瘤细胞的增殖速率与细胞丢失(细胞凋亡和病理性死亡)之比。介入治疗不仅能诱导细胞凋亡，而且也能抑制细胞增殖。笔者通过测定直肠癌患者增殖细胞核指数(PCNA)来了解癌细胞增殖状况，发现介入治疗后48h内明显低于治疗前水平，但72h后开始回升，7～10d后又进入一增殖活跃期，PCNA反而高于治疗前水平。说明术前介入治疗抑制细胞增殖是暂时的。

3.促进肿瘤病理性坏死　介入治疗的另一重要治疗作用是通过增加肿瘤病理性坏死来实现的。笔者在一组介入治疗后的病理标本，通过对比观察发现，2/3的肿块在血管周围出现坏死灶，有的呈片状梗死表现；对照组只有少数病灶在远离血管的边缘区存在浅表性坏死现象(见表6－12)。治疗组90％的标本血管壁水肿、内膜增厚，75％的病理切片中出现血栓形成，而对照组则很少发生。介入治疗后产生的小动脉炎和血管周围炎，尤其是小血管内的血栓形成，可直接影响肿瘤血供，肿瘤产生缺血性坏死。这些结果表明，进展期胃癌术前介入治疗效果是肯定的。

表 6－12 胃癌介入治疗后组织病理学对照研究

病理学表现	治疗组	对照组
坏死部位	深在，肿瘤实质	浅表，多在肿瘤边缘
坏死程度	较重，片状，有梗死表现	多为轻度，散在
血管改变	小动脉炎症，水肿/增厚；血管痉挛，管腔变细，有血栓	血管形态无变化，少见血栓
坏死与血管的关系	密切，沿血管轴发生	无关，多发生远离血管的表面

三、胃癌介入化疗

（一）胃的血供

胃的动脉血供来自腹腔动脉干发出的分支。腹腔动脉干是腹主动脉最大的分支，在胸 12 至腰 1 平面由腹主动脉的腹侧发出。该干长度 2～4cm，分出三大分支，即肝总动脉、脾动脉和胃左动脉。沿胃大小弯形成 2 个动脉弓。由该弓发出许多分支至胃前、后壁。这些血管在胃壁内相互吻合，形成丰富的血管网。

1. 胃左动脉　由腹腔干直接发出，向左上方行走至贲门部发出食管支，然后转向下方沿胃小弯向右走行，发出许多小支至胃前后壁并与胃右动脉相吻合。

2. 胃右动脉　由肝固有动脉或胃十二指肠动脉发出，较胃左动脉细。走向幽门上缘附近后，沿胃小弯向左走行，并发出许多分支至胃前后壁。终末支与胃左动脉相吻合，形成胃小弯动脉弓。

3. 胃网膜右动脉　由胃十二指肠动脉发出，在幽门下方沿胃大弯向左走行，沿途发出许多分支至胃前后壁和大网膜。其终末支与胃网膜左动脉相吻合。

4. 胃网膜左动脉　由脾动脉近脾门处发出，经脾胃韧带沿胃大弯向右走行，终末支与胃网膜右动脉吻合形成胃大弯动脉弓。

5. 胃短动脉　胃短动脉有 3～4 支，由脾动脉发出，经脾胃韧带至胃底部前后壁。

6. 胃后动脉　起自于脾动脉，约半数以上的人有胃后动脉，经胃膈韧带至胃后壁。

（二）准确选择靶血管

根据肿瘤所在的部位，选择或超选择插入主要供血动脉，导管的前端应准确位于靶动脉内，才能使抗癌药物分布于癌灶及周围区域。同时应注意变异动脉。胃左动脉在胃小弯分布于 A、M、C3 区。在胃大弯，A 区主要为胃网膜右动脉，M 区为胃网膜右动脉和胃网膜左动脉，C 区为胃网膜左动脉和胃短动脉。在行胃癌介入治疗时，胃左动脉往往为必选动脉，另选一支肿瘤供血区域的动脉为次选血管进行介入治疗。选择两支或多支胃动脉介入治疗比单支治疗更有效。

腹腔动脉造影时能显示胃的所有动脉分支。做超选择动脉插管造影时，不仅可显示其插管的动脉，其他动脉分支也能显示。在毛细血管期胃肿瘤可染色，显示其肿瘤部位和轮廓。但有时胃收缩时肥厚的胃黏膜皱襞有类似肿块的表现。静脉期通常只能显示较大的静脉，如冠状静脉和胃网膜静脉。

（三）介入治疗的术前准备

1. 患者的准备

(1)肝肾功能检查，出凝血时间及凝血酶原时间测定。凝血时间需大于 70%；在 60%～

70%之间者,出凝血时间需正常。

(2)血常规、血小板计数检查,白细胞计数 3.5×10^9/L,血小板计数>100×10^9/L。

(3)上消化道钡餐造影、胃镜、腹部 CT 及胸片检查。

(4)备皮、碘和普鲁卡因过敏试验。

(5)术前禁水、禁食 4h(若有消化道梗阻,则禁水、禁食 12h),术前 30min 注射地西泮(安定)10mg。

2.药品准备　5－FU 750～1250mg,CDDP 60～120mg,MMC 10～20mg 或 ADM/EADM 60～90mg,卡铂 500mg,VP－16 100～200mg,通常选用 3 种药物联用。

肝素 12500U,地塞米松 10～15mg,甲氧氯普胺(胃复安)20mg 或昂丹司琼(枢复宁)8mg,布桂嗪(强痛定)100mg,利多卡因 200mg,10%普鲁卡因 10ml。

76%泛影葡胺 100ml,或碘普胺 100ml,或碘海醇 100ml。

40%国产碘化油或进口超液态碘化油 10～20ml,明胶海绵一包。

3.器械准备　血管造影手术包 1 只。

Seldinger 穿刺针,0.889mm、0.965mm(0.035in、0.038in)导丝各一根。

导管:向右两弯导管(RH 导管),RLG 导管,向左两弯导管(LH 导管),Simmons－Ⅰ导管,盘曲形导管。

(四)介入操作步骤

1.插管技术及血管造影　介入治疗前先行血管造影了解肿瘤供血动脉的情况。

(1)选择性动脉插管:采用 Seldinger 法插管至腹腔动脉注入造影剂证实后,如为术前化疗,或作为肝、腹腔动脉淋巴结转移治疗者可直接给药;如需行超大型选择性局部病灶化疗,可根据病灶位置行胃左或胃右动脉插管化疗。

(2)选择性胃左动脉插管技术:当导管进入腹腔动脉开口,试推少许造影剂明确后,轻微左旋导管,同时抖动导管,有轻阻力时上推导管即可进入胃左动脉。

(3)胃右动脉、胃十二指肠动脉的插管方法同肝动脉内插近管。

2.造影方法

(1)腹腔动脉造影:先行腹腔动脉造影,以了解胃癌病灶动脉供血情况,剂量 35～45ml,注射速度每秒 6～10ml,每秒 2 张,摄片 3s,每秒 1 张,摄片 2s,每 3 秒 1 张,摄片 12s。如采用 DSA,造影剂用量可减至 20～25ml。

(2)选择性胃左动脉造影:剂量 10～15ml,流速每秒 2～3ml,每张 1s,摄片 4 张,然后每 2 秒 1 张,摄片 3s。

3.造影的目的与征象

(1)造影的目的主要有:①确定病变存在;②明确肿瘤血供;③明确有无肝转移;④确定治疗方案;⑤为外科手术治疗提供帮助。

(2)胃癌的血管造影表现:胃癌的血管造影表现与病理类型密切相关,根据肿瘤血管的丰富与否分为少血管、中等血管和丰富血管类型。常见的表现有:①供血动脉及分支增粗、扩张、扭曲、动脉拉直、移位;②肿瘤出血;③肿瘤血管和肿瘤染色等。

胃癌由于发生部位不同,表现也有所不同。胃窦部肿瘤拮抗肿瘤血管和肿瘤染色反应比实际范围小。溃疡型胃癌在肿瘤周边可见到肿瘤血管改变,但难以见到肿瘤染色。幽门部肿瘤伴胃窦部狭窄者,癌肿区域则可见到持续的肿瘤染色。胃癌的血管造影表现受到幽门梗阻程度和肿瘤附近炎症的影响，炎症与胃腔内压力增高可导致血管增多和早期出现引流的静脉。晚期胃癌局部淋巴结转移并增大可导致附近血管的移位、伸直、中断；肿瘤侵犯附近脏器时，如脾、肝、胰等，则可出现相应部位的异常血管造影表现。

胃癌的血管造影还可估计胃癌浸润程度，若侵蚀的动脉位于胃壁内，表示胃癌的浸润尚未超出胃壁。肿瘤染色与其组织学类型也有一定的关系，如乳头状或乳头管状腺瘤肿瘤染色和肿瘤血管丰富；而腺管状腺癌则染色较少。肿瘤位于贲门和胃体部上1/3者，肿瘤染色明显。

4. 胃癌介入治疗的适应证　适用于各期胃癌：①作为胃癌术前的新辅助治疗，尤其是对那些肿瘤较大，切除困难者，术前介入可以增加切除率；②胃癌术后辅助化疗的一种方法，可以与全身化疗交替进行，对术中可能有癌残留，局部复发可能性较大者；③剖腹探查术后因局部肿瘤较大或侵及邻近脏器无法切除者，介入治疗可以改善生活质量，延长生存时间；④根治术后局部复发或肝脏及其他脏器转移作为一种治疗手段。

5. 介入治疗的禁忌证　恶病质状态、严重感染、心肝肾功能严重不良及出凝血功能严重障碍者、对碘造影剂过敏者。

6. 胃癌动脉灌注化疗方案　胃癌灌注化疗方案颇多，国际也多不统一。日本主张单药交叉应用，而欧美则主张3种化疗药物联合应用。笔者常用的方案有：

FAM方案：5－FU，ADM(EPIADM)加MMC。

FAC方案：5－FU，ADM/EADM，CDDP/卡铂。

FMC方案：5－FU，MMC，CDDP/卡铂。

FCM方案：5－FU，CTX，MMC。

紫杉类药物的抗瘤谱广，在化疗敏感的肿瘤中早已发挥主要作用，但在胃癌方面的应用刚开始，缺乏样本量较大的研究。TAX联合化疗方案的组成主要包括与5－FU类或铂类二联用药，及与5－FU类、铂类三联组合，众多的TAX联合化疗都是Ⅱ期临床研究，且介入化疗的研究甚少。当前研究重点是紫杉类药应与那些化疗药联合，二联与三联用药的优劣，最佳剂量强度与剂量密度，药物安全性等问题。第3代铂类药物OXA在治疗胃肠癌方面优势已被认同，最近韩国学者方(Bang)等进行的CLASSIC国际多中心、开放标签的Ⅲ期随机试验，纳入未治Ⅱ期或ⅢB期亚洲胃癌患者，在D_2胃切除术后随机给予XELOX(卡培他滨＋奥沙利铂)治疗或观察。该研究在显示术后以XELOX两药联合方案进行半年辅助化疗可显著改善患者3年恶病存活(DFS)率，复发风险下降44%。所以将其应用于胃癌介入化疗也有可能取得较显著的结果。胃癌化疗方案含有伊立替康者，绝大多数是二联方案，多数应用于全身化疗中，在胃癌介入化疗中的应用也刚刚起步。总之，由于胃癌介入治疗目前缺乏较大规模的随机对照研究，所以在药物的使用上多数在探索和摸索阶段，随着效果好毒性小的新的抗肿瘤药物不断应用于临床，胃癌介入治疗选择的药物也将更加广泛，也就需要更深入的研究。

7. 注射方法　推注化疗药物时需缓慢，压力不应过高，以免过多的化疗药物进入正常组织，引起化学性腹膜炎。一般在15～30min内注射完毕。推注完毕后用等渗氯化钠液冲洗导管，以防拔管时残留药物漏出，引起皮肤和局部组织坏死。

(五)介入治疗的术后处理

1. 一般处理

(1)拔出导管后，股动脉穿刺处压迫30min，局部加压包扎，回病房平卧24h。

(2)介入后禁食1d,给予补液、利尿。

(3)术后3d复查肝肾功能、血常规。

(4)止吐药物的应用,患者反应强烈,可用格拉司琼、昂丹司琼(枢复宁)。

(5)为减少顺铂的肾毒性,术后24h可静滴硫代硫酸钠(10mg顺铂用1g硫代硫酸钠)。

2.化学性胃炎的防治

(1)保护胃黏膜,治疗后可给予禁食或流质饮食;用奥美拉唑和硫糖铝片或枸橼酸铋钾,增强胃黏膜的修复功能。

(2)应用加强胃动力的药物,如甲氧氯普胺、多潘立酮(吗丁啉)、西沙必利。

(六)疗效评价

进展期胃癌行介入途径的新辅助化疗的报道病例数较少,对其的疗效评估没有统一的方法。研究结果表明,新辅助化疗的手术并发症并没有明显增加。介入化疗较静脉化疗而言,疗效更好而不良反应可以加以控制,值得在临床上进一步推广。

胃癌的介入化疗应选择临床分期为Ⅲ、Ⅳ期及生物学行为恶性较高的胃癌患者为主要对象。王舒宝等曾对40例晚期胃癌采用经胃左动脉、肝总动脉超选择给药(5-FU、ADM、碘油),其病理有效率为65%,而且全部病例均经手术切除。笔者2003年报告82例Ⅲ、Ⅳ期胃癌术前B超和CT评估难以一期手术切除者进行了2次以上的介入化疗再行CT复查评估后再进行手术。结果肿瘤明显缩小者59例(72%),肿瘤切除率为74%,获得根治性切除者为51%。1年、3年和5年的生存率分别为75.6%,54.8%和36.4%。Shchepotin等将386例经手术探查证实不能切除的进展期胃癌患者,经过胃镜和腹部、盆腔CT检查,排除肝转移、腹膜转移、后腹膜淋淋巴结增大以及肿块侵及周围脏器者,随机分为3组:对照组、全身性静脉化疗组及超选择性经动脉化疗组。结束治疗后3组患者均行剖腹探查,74例因为术中发现肝转移、腹膜种植、腹膜后淋巴结肿大及术前CT检查未能确定原因,不能切除。3组患者的中位生存时间分别为91d、96d和401d,显示超选择性经动脉化疗较未化疗及经静脉化疗明显延长生存时间。Tao等对110例胃癌随机行术前局部动脉化疗研究,其5年生存率明显高于未行介入化疗患者。中国学者在报道了49例转移或复发胃癌进行介入化疗的Ⅱ期临床研究,总体反应率为65.3%,其中CR4例,PR28例,OS为14.5个月。胃癌新辅助介入治疗集合了介入治疗和新辅助治疗的优势,其应用增加中晚期胃癌的手术切除率,提高完全缓解及部分缓解,造福于广大胃癌患者。

四、胃动脉内栓塞化疗

动脉内栓塞化疗是指将药物与栓塞剂通过选择性动脉插管的方法栓塞至靶血管,提高局部药物浓度,延长作用时间,增加化疗效果。有人通过动物实验胃动脉内注入5-FU、CDDP和MMC与碘化油,可见胃黏膜细胞肿胀,中性粒细胞浸润、上皮细胞脱落、糜烂,无坏死和穿孔,术后30～45d恢复正常。另有人报告用顺铂加碘化油混悬液经胃左动脉注射治疗晚期胃癌,临床症状明显改善,有效率为72.7%,延长了患者的生存期。碘化油与明胶海绵、MMC、ADM混合后注入胃癌的靶动脉,碘化油可携带化疗药物选择性积聚于胃癌组织内直接杀伤肿瘤细胞,明胶海绵靶动脉栓塞后阻断荷瘤组织血供,较一次性灌注化疗杀伤瘤细胞的指数明显增高。应用永久性细颗粒栓塞剂动脉内注入,可使胃黏膜下血管网广泛闭塞而致栓塞区域胃壁缺血、坏死、溃疡、穿孔。因此,在选择栓塞材料时应注意选择可降解或可清除的栓塞剂，以减少栓塞后严重并发症的发生。李茂全等通过动物实验发现，碘化油进入胃组织后对胃壁的肌层和黏膜层不造成损害，仅见胃黏膜苍白、水肿、糜烂、斑点状坏死、出血，在栓塞后30～45d恢复正常，所以，碘化油作为液态栓塞剂一般不会发生消化道出血、坏死及穿孔等并发症。碘化油是一种可以安全用于胃癌治疗的栓塞剂。

栓塞化疗的适应证为：①手术探查无法切除的胃癌；②胃癌姑息性手术后，局部有明显癌残留；③癌溃疡伴大出血，需控制大出血者；④胃癌伴肝转移，可同时行肝动脉和胃左动脉栓塞治疗。

栓塞治疗的禁忌证为：①明显恶病质伴重度腹水者；②严重肝肾功能不良者；③高龄，有广泛动脉硬化，腹腔干或胃左动脉分支狭窄或闭塞者。主要并发症有：左上腹部不适，恶心、呕吐；严重者有呕血、黑便、发热等，一般1周左右消失。发生缺血性梗死、溃疡和穿孔者少见。

（蒋志强）

第七节 胃癌的放射治疗

由于胃癌大多数为腺癌，所以从放射治疗学的角度来讲，对放射线是不很敏感的。此外，由于胃的解剖位置，在外放疗中很难避免对比较敏感的小肠和肾脏有一定程度的损伤。所以近几年发展起来的术中及术后三维放疗在胃癌的治疗中占很重要的地位。

早期胃癌公认的治疗是手术。但是即使早期胃癌的肉眼切除率达91.1%，组织学上的根治率只有67%。一般地说，很早期胃癌患者的及时发现还是相对较少，临床发现的患者多数系中晚期。因此手术后常要考虑局部补充放射治疗的问题。

胃的非霍奇金淋巴瘤和其他部位的淋巴瘤一样，对放射线是敏感的。要研究的是照射范围的问题，因此以下将胃癌与胃淋巴瘤分开来进行讨论。

一、胃癌放射治疗的发展

自1895年伦琴发现X线，以及1898年居里夫人发现镭元素以来，在100多年的时间内，放射治疗有了非常迅速的发展。尤其是近十年，放射治疗在设备及理论方面都有了极大的变化。早年的常规X线治疗，即深部X线治疗已经淘汰。目前国内大多数的放疗单位有了高能量直线加速器，并且在大医院里已经开始应用最先进的放疗技术，例如三维适形放疗(3D－CRT)和调强放疗(IMRT)。

在胃癌的放疗历史上，三期临床试验INT0116的研究结果曾经是胃癌放疗的典范：腹部前后各一个照射野，但是此方法以现在的要求来分析，具有很多的问题，其中最严重的问题是肾脏的剂量太高。现代的放疗新技术能够大幅度地降低肾脏的放射损伤。所以从放疗技术的角度来说，与过去最大的区别是从两维(2D)照射进展到三维(3D)，即三维立体定向适形放疗(3D－CRT)和调强放疗(IMRT)。这两种新方法的特点就在于照射靶区的计划已经不是一个平面而是一个容积。由此，首先要解决的是如何定出肿瘤的立体形状。两维放疗时代的X线平片已经不能满足这种要求，必须有CT或MRI影像学检查的配合。

二、胃癌放射治疗的种类

（一）术前放疗

目前，由于手术技术的进展，对胃癌提出要做术前放疗的情况较少，但是在一定条件下这种方法还是有其适应证的。例如，病理上对放射比较敏感的类型，即未分化癌、低分化腺癌和乳头状腺癌，以及肿瘤较大而会在手术中出现一定困难的患者。

术前放射的作用在于将肿瘤缩小后允许重新考虑手术治疗，使原来约48%的不能手术的患者可以进行手术，提高了疗效。另一方面，由于放射线能降低癌细胞的活力，使手术造成癌细胞的种植或促进转移的机会明显减少。再之，因放疗对血管有明显作用，能产生血管内皮的变化，形成小血栓，也是减少血道转移的机会。

（二）胃癌术中放疗

术中放射最近几年得到重视，大部分腹部肿瘤、脑肿瘤和盆腔肿瘤用外照射疗法无法取得满意的疗效，这主要是因为这些肿瘤很难与周围的正常组织分开，其放射耐受性也较差。胃癌是应用术中放疗的最佳对象。术中放射时可经手术将胃区肿瘤（或者肿瘤切除后的肿瘤床）直接暴露于放射线下，并使正常组织如小肠等远离放射区域。这样就解决了小肠对放射耐受差的问题。但术中放射只能一次性进行，计算有效剂量是多年来不断研究的重要课题。术中一次性照射的生物效应难与传统多次外照射的作用直接相比。根据多年的临床经验，可以认为术中一次照射30cGy电子线相当于多次外照射的60～75cGy/^{60}Co射线。术中放射的放射源以8～12MeV的电子束最为合适，根据其物理特性，在4～6cm的深度的放射线剂量已经很低。所以从技术上可以避免正常组织在某一平面和深度上遭受损伤。

在胃癌的放疗中，采用术中放疗的理由主要是保护周围的正常组织。关于腹部组织和脏器的一次放射的耐受性，国外有过大量研究。美国的 Goldson 和 Gunderson 在动物的研究中，发现小肠照射2000cGy以上后，会有溃疡和坏死。肾脏的耐受剂量在2000cGy以下。结肠的耐受较低，只有1500cGy。胃癌术中放射治疗时还可以不损害紧贴其后面的脊髓，这是一个用常规外放射的方法照射胃区时很难避免被损伤的脏器，可能引起放射性脊髓炎。虽然现代的调强放疗技术在一定程度上比常规放疗能保护肿瘤周围的正常组织，但是还不如术中放疗。

胃癌的术中放疗是从日本京都大学的 Abe 开始的。照射方法是用一个特制的五边形照射筒，在胃癌尽量切除后，对准残留病灶和容易发生复发的肿瘤亚临床范围，包括胰腺、腹腔动脉周围、肝总动脉等区的淋巴结群。电子线能量一般采用8MeV，照射剂量为2500cGy。放疗时，残存的胃和肠子应当移到照射野外，以避免放射性损伤。Abe 等发表过184例的术中放疗结果如表6－13所示。

表6－13　胃癌单纯手术与加术中放疗的生存率对比

分期	单手术(%)	手术加术中放疗(%)
Ⅰ	93	87
Ⅱ	62	84
Ⅲ	37	62
Ⅳ	0	15

上海市第六人民医院林超鸿教授等报道了106例Ⅰ～Ⅳ期胃癌采用D_2或选择性D_3以

术式和不同照射剂量进行术中照射的结果。他们对胃窦、体癌施行远侧胃大部切除术时，在腹腔动脉和肝十二指肠韧带区域进行术中照射，同时将脾、胰体尾游离并翻向右侧，扩大术中照射野。结果发现术中照射剂量在30Gy是安全的。Ⅰ、Ⅲb、Ⅳ期胃癌术中放疗不能提高术后生存期，Ⅱ、Ⅲa期胃癌能提高5年生存率14.4%～20%。其中Ⅲ期胃癌采用D_2术式加术中放疗1～5年生存率有显著提高(P＜0.001)，而采用选择性D_3手术加术中放疗术后3～4年生存率较单纯选择性D_3显著提高(P＜0.005)。可见胃癌术中放疗不增加术后并发症和病死率，能提高Ⅱ、Ⅲa期胃癌术后生存率，并采取的手术方式密切相关(见表6－14、表6－15)。

表6－14　手术加术中放疗的5年生存率比较

组别	例数	Ⅰ期(n,%)	Ⅱ期(n,%)	Ⅲ期(n,%)	Ⅳ期(n,%)
手术加IORT	106	13/13(100)	17/17(100)	29/48(60.4)	4/28(14.3)
单纯手术	441	65/70(92.8)	54/67(80.6)	110/224(45.1)	6/60(10.0)
P值		＞0.10	＜0.001	＜0.005	＞0.05

表6－15　Ⅲ期胃癌不同术式加术中放疗的生存期比较

组别	总例数	N	D_2术式生存率(年,%)					n	选择性D_3生存率(年,%)				
			1	2	3	4	5		1	2	3	4	5
手术加术中放疗	48	9	100	100	87.5	75	60	39	100	100	93.1	85.5	61
单纯手术	244	114	81.6	70.4	52.3	43.3	35.7	128	92.1	85	66.5	62.2	56.3
P值		＜0.05	＜0.001	＜0.001	＜0.001	＜0.005	＞0.50	＞0.10	＜0.001	＜0.005	＞0.05		

根据以上分析，可见对早期胃癌加用术中放疗的意义不大，但是对Ⅱ、Ⅲ期者，淋巴结为N_2和N_3，浆膜层侵犯的患者，术中放疗是有明显作用的。

(三)胃癌术后放疗

手术后进行放化疗的确能提高生存率的事实完全改变了手术后放疗的理念。由于高危胃癌患者术后的复发率高达50%，如何解决这个难题成为临床医师的研究重点。单纯化疗或单纯放疗的疗效都不理想，而两者的综合应用却取得很好的疗效。

术后放射有两种意义：一是可以杀灭肿瘤切除后周围可能残留的散在肿瘤细胞；另一是处理与邻近重要脏器粘连而无法切除的病灶，而术后化疗的理想作用是抑制患者全身散在的肿瘤细胞，同时能起放射增敏作用。

从技术上，胃部的外放疗比较困难。这是因为有许多重要的脏器都很靠近胃脏，例如脊髓、肝、肾和小肠。胃本身的耐受剂量在50Gy之下。由于这些关系，胃部放疗时，患者可能会有肠胃道的急性反应，包括恶心、呕吐、体重减轻和乏力。因此，胃癌术后放疗时需要注意患者的辅助治疗，防止电解质失调、脱水等。采用调强放疗可以部分解决上述问题，但是照射的技术难度比较大。

放射治疗后最要注意的是后期反应，即放疗后过若干时间出现的放射性变化。如果剂量偏高，可能会有后期肾衰退或者放射性脊髓炎。胃癌放射治疗，即使是调强放疗，也很难避免部分右肾会遭受到一定剂量，所以一定要保护好左肾以保存患者的生命力。

现在国外以及国内大医院的放疗科都以3D－CRT为常规放疗，在有条件的医院对有指证的病例也采用IMRT。与3D＝CRT相比，IMRT能进一步减少肾脏的放射剂量，即前者的左肾剂量为20Gy而后者为15Gy，右肾为32Gy对16Gy。根据Emami等的资料，以5年后有5％的发生概率为标准，一侧肾的放射耐受量为23Gy，而双侧同时照射的耐受量为20Gy，但是最近报道的资料显示这耐受量还要低，只有16Gy，因此在胃癌的放疗中，保护肾脏成为首要任务。

由于三维放疗对精确画出放射容积的要求很高，必须先明确要照射的范围。所以放疗前要和手术的医生以及放射诊断科一起来确定原来术前的肿瘤范围。治疗失败的部位包括胃癌术后的肿瘤床、胃残端以及局域淋巴结。Gunderson报道23％的复发就在这些区域。

术后立体放射的剂量一般为50Gy，如果患者身体情况较好，可以将剂量提高到60Gy，放疗的时间应该选在手术后2～3周，以免残留癌细胞有加速增殖的机会。对胃癌姑息性手术的患者，术后常规放疗能将5年生存率提高到21％。然而，最近几年采用放化疗技术将这个数字翻了1倍以上。Laurent Quero等(2012)分析了52例经全或部分胃切除加淋巴结清扫术后应用亚叶酸(leucovorin)和5－FU，放疗剂量45Gy后，5年存活率高达50％。此外，90.5％的患者症状明显地减轻。

目前在一些放疗科，对大部分肿瘤都采用调强放疗，但是对胃癌的术后放疗，有些作者认为调强放疗只比三维适形放疗稍微好些，主要在肾脏和脊髓的保护方面。由于调强放疗的操作比较复杂，要求精度高，所以应当用于原来就有肾脏疾病的患者，以确保患者的安全。Jansen等报道放疗后6个月，左肾的功能减退11％，而到18个月时，已经是52％。

调强放疗的剂量分布比适形放疗更理想，但是在照射容积内的剂量分布不均匀。有高剂量区(热点＞50Gy)的问题在于胃癌术后的空缺由小肠填入，其耐受剂量只有30Gy左右。因此，在一般的放疗科最好还是用适形放疗，而调强放疗由有经验的单位来探索。

(四)胃癌的姑息放疗

有不少患者由于肿瘤已经太晚期，已经没有手术或放疗指证，但是症状严重，如剧痛、出血、梗阻等。此时，姑息性的放疗能有一定作用。适量的外放射能减轻患者的痛苦，并且据报道，这种缓解期能长达100多天。这与这类患者的145d的平均生存期接近。

四、胃非霍奇金淋巴瘤的治疗

胃霍奇金淋巴瘤是很少见的，但是非霍奇金淋巴瘤(Non－Hodgkin Lymphoma，NHL)比较多见。北京医科院肿瘤医院5101例恶性淋巴瘤中，原发于胃者仅111例。胃NHL的特点是多中心，始发于黏膜下层的淋巴组织，向内侵及黏膜层，向外侵及肌层脂肪组织，致正常黏膜皱襞消失，平坦，胃壁增厚，病变突出于黏膜面可形成多个大小不等的结节或息肉样病变，可侵及全胃及跨过贲门和幽门及十二指肠，约25％有贫血、吸收不良。

NHL侵犯腹腔，首先明确诊断，做开腹探查，探明病变部位、大小，侵犯淋巴结分布范围与邻近器官受侵的深度。开腹原则上尽量切除大块瘤体，同时做脾切除术，术后根据病理分期、病理类型辅以单放疗或放疗加化疗的综合治疗。如果是Ⅰ期胃NHL，肿瘤只局限黏膜层/黏膜下层，没有淋巴结受侵，就不必做放疗。

胃NHL放疗的适应证：①Ⅰ期胃NHL侵及肌层者；②局部病变穿透肌层及达浆膜层，有外侵脂肪组织；③区域淋巴结受侵；④胃体有多中心病灶；⑤术前病变处穿孔或术中发现有穿孔已包裹或瘘管形成；⑥切缘不净或已直接侵犯周围脏器；⑦术后局部复发者。

对胃的NHL，放疗的原则与胃癌有所不同。由于淋巴肉瘤的特殊性，所需的放疗剂量比胃癌小，但是范围要广些。Ⅰ期患者只需行左上腹部的照射，分为3个阶段进行：第1阶段前后照射15Gy，第2阶段从侧面照射以保护肾和脊髓，剂量为15Gy，第3阶段改为锄形野，也是15Gy，所以总计45Gy。

肿瘤已侵及胃壁全层，有或无淋巴结受侵就是Ⅰ期晚与Ⅱ期，均应做全腹放疗（包括上腹部与盆腔）。盆腔做预防区。

比较晚期的胃NHL，化疗后有肿瘤残留者可补充全腹照射，剂量根据情况而定，30～40Gy。

（吴小进）

第八节　晚期胃癌的治疗

晚期胃癌往往已有广泛转移，且多合并幽门梗阻、癌性穿孔、出血、腹水等状况，临床上已失去手术根治之机会。此类患者约占胃癌总数的20%～40%。随着现代诊疗技术的提高，人们已逐渐认识到，对晚期胃癌的治疗亦应采用积极治疗的新概念来代替消极等待的旧意识。从外科综合治疗角度来看，主要包括以下内容：①决不轻易放弃对晚期患者的手术治疗机会。目前，大力推荐的肿瘤去负荷手术（cytoreductive surgery），强调若能积极切除原发灶，即可明显减少一些晚期肿瘤的相关并发症，亦为其他综合治疗创造条件和机会。②对确已无手术指征的患者则应尽可能采用非手术或微创治疗方法和综合治疗方法，以缓解并发症，改善患者的生活质量。③积极开展临终照料（terminal care），诸如镇痛、镇静、调节饮食、补充营养、精神和心理护理等，使能最大限度地减少患者的痛苦。在此领域虽无重大进展，但某些新技术的应用也能达到改善症状、提高患者生活质量的目的。

一、晚期胃癌的概念

“晚期”胃癌一般是指TNM分期的Ⅲb期和Ⅳ期患者。即胃癌的T_3N_2（Ⅲb期）$T_4M_{1,2,3}$与M_1（Ⅳ期），以及胃癌术后发生血行转移、腹膜转移、远处转移、远处淋巴结转移，重要而复杂解剖部位的局部复发，均列入晚期胃癌的范畴。

二、晚期胃癌的发生率

徐光炜统计中国住院胃癌患者，20世纪80年代与70年代比较，Ⅰ期＋Ⅱ期提高33.4%，Ⅳ期从52.1%下降到10.5%，这是近年来胃癌治疗效果提高的重要因素。但据中国医科大学与上海交通大学附属瑞金医院的报道，20世纪80～%年代手术病例中，Ⅰ期＋Ⅱ期患者仅占40%～50%，而Ⅲ期＋Ⅳ期者仍占50%～60%，其中Ⅲb期＋Ⅳ期的晚期胃癌病例占21%～44%，对这些患者尽管实施了扩大切除术，5年生存率只有15%～20%，长期生存率更少。根治切除术后腹膜转移占40%～50%，血行转移和局部复发均为20%～30%。还有确诊后未住院的晚期患者，确诊时已属晚期，加上术后复发为晚期者在60%以上。

三、局部晚期胃癌临床分期

晚期胃癌可分为远隔转移、腹膜转移和局部晚期。前者均为Ⅳ期。局部晚期取决于T和N因素。T_3和T_4（即穿破浆膜与侵入周围脏器）的判定不易准确。如BorrmannⅢ型胃癌浆膜多为腱状型，大体观察，浆膜貌似完好，实际浆膜已破损脱落。而 BorrmannⅡ型，浆膜为突出结节型，貌似穿破，实际上是完好的。判定周围脏器是否有侵犯也有一定难度，如侵入肝脏、胰腺的判定。局限型癌与周围脏器多为一般性粘连或受侵脏器的被膜外侵袭，而浸润型癌则多为实质性侵袭。淋巴结有无转移，大体观察判定误差亦甚大，外科医师术中判定淋巴结转移正确率仅为 40%左右。这些情况均给外科医师术中确定分期带来极大困难。为了避免分期错误导致治疗错误，术前应综合影像学检查，尽可能接近准确分期，并行规范性的术前化疗或放疗，以期提高组织学分期。对全身状态较好的患者，尤其是对局限型癌，即使怀疑Ⅲb、Ⅳ期胃癌，亦应争取联合切除，扩大淋巴结清除术，少数患者可获得根治切除，长期生存。

四、晚期胃癌的外科治疗

长期以来，人们对姑息性胃癌切除术基本持否定态度，不少作者认为，既然肿瘤不能根治，手术治疗就不可能使患者寿命延长。因此，姑息性胃大部切除或全胃切除是没有价值的，应该摈弃。但随着外科技术进步、麻醉学和围术期处理能力的提高，这一观念已经受到了挑战。伊朗德黑兰的 Saidi 等 1988—1996 年对 70 例不可根治的晚期胃癌行姑息性全胃切除术。浆膜侵出、孤立性腹膜种植、区域性淋巴转移及中度以下的腹水均不作为排除标准。63 例出院患者失访 5 例。出院后 58 例均能进流质或半流质饮食，患者无烧灼感，无一例胸腹严重疼痛持续超过 2～4d，无倾倒综合征和反流性食管炎及持续性或复发性的腹部绞痛、腹泻、反复呕吐等。6 例主诉有颈部食物梗阻，钡餐显示吻合口狭窄，其中仅 4 例需行 1～2 次的扩张。58 例体重能维持出院时体重的±2～4kg 之内。Re Ming 报道的病例仅 6 例，虽然他相信自己的结论需要得到更大量病例的证实。如果仔细分析其 6 例患者，结果并非完全不满意。全部病例手术后存活，5 例在术后 1 年内死亡，没有病例出现吞咽困难，所有病例能维持营养直至死前短时间内。不同手术术式对生存期也有不同的影响。毛伟征等比较了 578 例晚期胃癌非治愈性手术方式(姑息切除 319 例、探查术 100 例及改道手术 159 例)对术后生存期的影响，发现手术越大并发症越多，手术病死率差别不大；术后 2 年生存率姑息切除(42/319，13.2%)明显优于改道组(3/159，1.9%)和探查组(7/100，7%)。姑息切除后 2 年生存率，局限型明显优于浸润型(20%比 9.5%)。远端、近端及全胃姑息切除术后生存率差异无意义。可见姑息切除效果优于不切除。切除胃癌原发病灶，可以减轻癌的毒性及癌的免疫负荷。晚期胃癌的手术治疗分两种情况。其一，患者全身状态较好，能耐受中等手术，应争取行远侧、近侧大部胃切除或姑息性全胃切除术。可有效地去除梗阻、大出血、穿孔病灶，消除症状。其二，患者状态欠佳，胃远端癌、胰头、肝十二指肠韧带形成广泛的弥漫浸润性肿块，宜行胃空肠吻合术。此术式食物通过吻合口功能欠佳。近年大多采用胃大弯缘与空肠吻合术或梗阻上方大弯侧切除部分胃，切除胃的近端与空肠吻合。这种术式避免了食物先流至狭窄处而直接流入吻合口。对于 BorrmannⅡ型胃癌伴幽门梗阻而无法行胃肠吻合者，为了减轻梗阻的症状，可采用更姑息的空肠造口肠内营养办法。但喂食性空肠造口的患者，生活质量十分低劣。总之，姑息切除对病期程度及生物学行为不同患者效果不同，Ⅲb、Ⅳ期胃癌行姑息切除术时要考虑：①有无腹膜转移姑息切除效果相似；②有肝转移者手术效果不佳；③对无肝转移者无论有无腹膜转移均应积极姑息切除。这样选择患者有助于提高姑息切除术后生存率。应该指出，剖腹探查术既不能延长生存期，又不能改善生存质量，弊大于利。所以，对于晚期胃癌要改变通过剖腹探查了解手术切除可能性的指导思想，应强调应用螺旋 CT 等检查术前明确判断，对估计无法切除及 H_3 者应采用全身化疗或动脉导管化疗、腹腔化疗等措施，待肿瘤缩小方可探查，开腹后力争姑息切除。1999 年，Kang 等报道对局部进展期胃癌的综合治疗，其中含Ⅲb、Ⅳ期病例。全身状态良好者行术前化疗(FAMTX 或 EFP 方案)，提高了根治切除率，术后继续化疗，明显地延长了生存期，中位生存期达 39.5 个月。

近年内，晚期胃癌联合脏器切除又引起的临床医师的广泛兴趣。临床上会遭遇到胃癌与胰腺粘连紧密或已有癌浸润或伴有阻塞性黄疸或有横结肠侵犯等，往往通过采取联合胰十二指肠切除或胰体尾和脾切除的办法达到相对根治的目的。胃癌放弃手术的原因除全身性转移或腹腔内广泛散播之外，其他类型应尽可能通过努力加以切除。至于手术切除后的效果尚有争议，但多数学者认为Ⅳ期胃癌联合胰十二指肠切除术能提高术后生存时间，甚至有活 10 年以上的报道。但必须强调严格选择较好适应证，在有条件时由经验丰富的高年资医师完成此类手术，才能提高根治切除率，降低并发症和病死率。有作者报道 1373 例胃癌，伴有腹转移者 402 例(29%)，经全胃或次全胃合并胰体尾、脾、结肠、盆腔种植灶、卵巢、子宫等切除者 253 例，未切除者 149 例；合并腹膜转移灶切除者的 3 年生存率为 8%，3 例生存 5 年以上；未切除组均在 2 年内死亡；合并腹膜转移灶及受累脏器切除后的 1 年生存率为 6%，1 例生存 5 年以上，未切除均在 1 年内死亡；切除组的中位生存期为 171d，未切除组为 69d。因此，认为除病员一般情况差而不能耐受手术探查外，只要解剖条件允许，应尽量做姑息切除术。

五、胃癌卵巢转移的治疗

胃癌卵巢转移占女性病例的 10%～21%，好发于年轻妇女，常有月经异常及阴道不规则流血等妇科病症状，部分患者因胃部的原发灶较小而无明显症状，常被误诊为卵巢肿瘤，直至术后经病理诊断为转移性腺癌后再行胃肠钡餐检查或胃镜检查方可明确诊断。对胃癌有卵巢转移的患者，无其他远处转移(包括腹膜转移时)，如果原发灶及转移灶能切除者应尽量争取一并切除，同时进行 16 组淋巴结清除。如原发癌无法切除而仅行子宫和附件切除，有时反而会促进癌细胞的迅速播散而加速患者死亡。有报道在仅行子宫切除和(或)附件切除术后，2/3 的患者在术后半年内死亡。术后化疗可能对个别病例有效。近年来已开展了超选择的卵巢动脉的介入治疗，可取得一定疗效。对于原发灶不能切除的患者，行姑息性卵巢切除术后再化疗，个别病例仍能获得比较满意的疗效。

六、胃癌腹膜转移治疗

胃癌腹膜种植转移是胃癌治疗预后差的主要原因之一，居致死原因的首位。首次手术为 BorrmannⅢ、Ⅳ型，低分化腺癌常以此种形式复发，复发的形式可分为愈着型、播种型、浸润型。Hiratsuka 提出 BorrmannⅢ、Ⅳ型胃癌的腹膜转移多为腹膜后间隙广泛浸润，笔者也曾遇到此类病例，盆腔及后腹膜广泛浸润增厚，压迫输尿管及髂血管。腹膜转移的初期不易发现，多出现腹水、腹部包块和肠梗阻，肛门指检触到 Schnitzler 结节时得以诊断。胃癌术后患者定期做肛门指检应视为一项常规。腹膜转移的外科治疗是相当困难的，多是因肠梗阻而行急症手术，手术为姑息性肠切除、肠造口术等。对没有肠梗阻的腹膜转移可行腹腔化疗、生物治疗等。近年来，采用腹腔灌洗化疗加肿瘤浸润淋巴细胞(TIL)腹腔灌注治疗，预防胃癌腹膜转移，取得了一定的临床效果。

如腹腔孤立转移灶尤其是在前腹壁或侧腹壁或 Douglas 窝有少量散在转移灶，可行手术切除腹膜转移灶；如呈大片状，也可用电刀烧灼或用苯酚（石炭酸）烧灼，尽量争取办法处理腹膜转移灶。近年，日本学者 Yonemura 报道了胃癌腹膜转移 15 例，行腹膜广泛切除，术中再行温热蒸馏水灌注化疗，可取得较好疗效。

七、晚期胃癌腹水治疗

胃癌一旦发生腹水者，预后极差，过去报道平均生存期 2～3 个月。癌性腹水形成原因中主要是腹腔内广泛癌转移、渗出、淋巴和血流受阻；多并发低白蛋白血症、尿少。为此，治疗原则是：①有效地控制转移灶；②纠正低白蛋白血症；③给予利尿剂。

治疗方法：历史上采用过多种方法，20 世纪 40～50 年代用过放射性同位素^{63}In、^{198}Au、^{32}P治疗；采用过腹水滤过浓缩静脉回输方法，腹腔内注入抗癌药物等，均收到一些疗效，却不明显。陈俊青等报道，对腹水明显的患者首先缓慢释放腹水，5－FU 750mg＋CDDP 50mg/m^2（或卡铂 400mg/m^2）放入葡萄糖 1000ml 中，快速滴入腹腔，隔周可重复。间隙行腹腔动脉化疗，药剂可给 5－FU、CDDP、MMC、MTX 等；同时补充白蛋白，使之尽快达到正常水平。给予利尿剂，氢氯噻嗪（双氢克尿噻）、螺内酯（安体舒通）或呋塞米（速尿）等；还有其他支持疗法，控制腹水收到明显效果。上海市第六人民医院采用腹腔注入肿瘤坏死因子和卡铂，待腹水消退或减轻后，行腹腔动脉和肠系膜上、下动脉介入治疗的方法，以达到控制腹水的目的，取得较好疗效。

八、晚期胃癌肝转移治疗

尸检资料中，胃癌肝转移较少。中国医科大学肿瘤研究所报道为 6.2%。胃癌肝转移多为多发性转移，切除率低。按转移程度分析，一叶内转移为 H_1，两叶内少数转移为 H_2，两叶内多数转移为 H_3。有学者报道，H_1 转移者行胃癌 D_2 根治术加肝转移灶切除术，可获得较好疗效。5 年生存率在 30%左右。笔者有同样经验。陈峻青等报道，H_1 转移行胃切除比不切除明显为佳。H_3 转移者胃切除无显著意义，无腹膜、有肝脏及远处转移组与有腹腔转移、无肝转移组姑息切除术后各年生存率差异均无显著意义，有肝转移组术后生存率降低，并随肝转移程度愈趋明显。

自 20 世纪 80 年代以来，肝脏外科已成为安全性较大的手术。关于切除方法，是规则性切除还是非规则性切除，何种方法是基本术式尚无统一意见。总体原则是切除范围应在转移癌缘外 10mm 以外，切断面不应看到癌肿。胃腺癌的转移灶与 Glisson 系统脉管有较高亲和性，接近转移灶的肝内脉管系统受挤压移位，应连同 Glisson 系统的门静脉分支一并切除。并注意观察 Glisson 系统断端有无癌残留。最好术前行影像学检查，肝血管造影等，确定转移灶周围有无小卫星结节。肝转移灶切除适应证为孤立的转移结节或偏在性 2～3 个转移灶，有切除后长期生存的病例，故对此应采取积极的治疗态度。对于有多发转移而不能切除者，可行肝动脉介入治疗；对转移结节较大时，可向瘤内注入无水酒精，每个病灶 2ml，总量不超过 15ml。近年来开展的高温固化、超声聚焦、生物治疗等新技术取得一定的疗效。临床上笔者对于无法切除的多处转移灶患者，还采用门静脉和（或）肝动脉同时放置皮下化疗泵，间断性注入化疗药物，以达到控制肝转移灶的目的。术前了解肝储备功能，做好肝功能检查等。

胃癌肝转移全身化疗效果较差，临床上往往采用介入治疗的办法，以集中局部药效浓度，达到最大限度的杀伤肿瘤细胞的目的，而对全身影响较小。介入治疗药物有 5－FU、表柔比星(表阿霉素)、丝裂霉素、顺铂、依托泊苷(VP－16)等,碘油可用于转移性肝癌介入栓塞治疗,但不适于伴有门静脉癌栓者。

九、晚期胃癌介入治疗

介入治疗是指用非手术的侵入性方法达到病灶局部,行区域性治疗的一种方法。目前研究得较多,技术也较成熟的是经血管介入治疗。胃癌术前介入治疗可用于缓解症状,刘福坤等报道 250 例患者中,85%的患者术前其上腹部不适或疼痛的症状得以缓解。术前介入治疗可以提高晚期胃癌切除率,赵翠兰 1996 年报道 27 例晚期胃癌,术前估计切除难度较大,治疗 1 个月后胃镜、B 超及 CT 复查,肿瘤缩小 26 例,除 1 例未能手术切除外,其余均做了根治性切除或联合脏器切除术。对探查后不能切除的晚期胃癌,手术后的介入化疗能提高生活质量和生存率。刘福坤等报道一组肿瘤未能切除而行介入治疗后半年生存率为 78.2%,1 年生存率为 34.8%。笔者也有晚期胃癌行介入治疗的经验,在 20 世纪 70 年代中期治疗晚期胃癌 37 例,原有吞咽困难的 4 例中,3 例明显改善(由滴水不进、流质变为进半流质),原有上腹疼痛消失 7 例(7/23),肿块缩小者 7 例(53.8%),扪诊缩小 1/2 者 4 例(30.8%);B 超检查病灶缩小 2 例(25%),胃钡餐检查 13 例,病灶明显缩小 4 例(30.8%),略有缩小 7 例(53.8%);总平均生存期 277.06d,中位生存期 240d,1 年生存率 29.4%,最短 4 个月,最长为 21 个月。可见,晚期胃癌的介入治疗在某种程度上,确实缓解了患者的症状和延长了生存期。

十、晚期胃癌致幽门狭窄或梗阻的治疗

胃一空肠转流是传统的姑息性治疗手段,但晚期癌肿患者常伴严重营养不良,贫血及免疫抑制,手术病死率较高,且手术有加速肿瘤局部扩散及伤口愈合缓慢等问题。有报道认为胃空肠转流术并无助于改善患者生存率及生活质量。鉴于各种先进诊断技术如内镜超声、螺旋 CT 及腹腔镜等能对进展期胃癌患者进行较准确的术前分期,故对于已明确无法切除的晚期患者,应尽可能避免不必要的剖腹探查术。近年来,各种腔内操作器械和内镜技术的大发展为此类患者提供了新的治疗手段。报道最多的是应用自动扩张型金属支架(self－expandable mentallic stent,SEMS),即在局部麻醉下经纤维内镜引导,气囊扩张幽门狭窄段后放置自动扩张型腔内支架以求缓解梗阻症状,近年来已有逐渐取代传统胃空肠转流术的趋势。该方法操作简单、安全、疼痛少、成功率高。放置成功能立即缓解梗阻症状,多数患者由无法进食到恢复进食半流质甚至固体食物,一定程度上提高了患者的营养状态进而改善生活质量。近年来,在技术和材料上有较多革新和改良,各种新型材料如记忆金属合金、聚硅酮包裹的各种可塑性支架及加有诸如防反流装置的新型支架等不断出现。该方法的近期并发症是急性穿孔和出血,晚期并发症是食物滞留、肿瘤过度生长和导管移位等。

对于难以放置支架的极晚期胃近端肿瘤梗阻病例,可采用经皮内镜引导下胃造口(percutaneous endoscopic gastrostomy,PEG)。但该方法有导致肿瘤腹壁种植的可能。对于终末期胃癌引起消化道多处严重梗阻的病例,有报道使用经皮经食管胃置入的方法引流消化液,使患者免受长期留置鼻胃管之苦,辅以静脉营养、镇痛等有助于缓解症状和改善生活质量。因胃癌复发引起的阻塞性黄疸的患者,可采用经皮经肝胆道穿刺置管引流(PTCD)的方法。其他诸如在内镜直视下用双极电凝针姑息性治疗,用液氮等冷冻疗法和内镜下激光治疗,内镜下行姑息性氩气电凝治疗等,但确切疗效及临床应用前景尚不肯定。

十一、晚期胃癌合并上消化道出血、穿孔的治疗

在治疗方面，新进展不多，该类患者一旦出现上消化道大出血往往难以控制。在患者一般情况不允许进行手术止血时，可用腔内微创技术如内镜喷洒止血药物和明胶，内镜下激光及冷冻技术止血等，但疗效并不确切且有再次出血的可能。晚期胃癌合并穿孔常伴有弥漫性腹膜炎表现，只要全身条件许可，仍应进行剖腹探查；若原发癌灶尚能被姑息切除，则应力争为之。单纯进行穿孔处修补是徒劳无益，若能同时施行胃造口及营养空肠造口术，或许能缓解症状，并最终帮助患者渡过终末期。

十二、晚期胃癌的疼痛治疗

疼痛是癌症患者的一个常见并发症，约有 70％的晚期癌症患者都以疼痛为主要症状。一旦发生癌性疼痛，临床上并无有效办法控制疼痛。剧烈的疼痛往往使患者辗转不安、日夜不宁，这非但使患者在精神上和肉体上遭受折磨，而且还直接影响到家属的休息和工作。因此，解除疼痛是垂危患者处理中的重要环节。在着手治疗前，应了解疼痛的性质和原因，如骨转移性癌所致的疼痛，放射治疗常能迅速奏效；肢体病理性骨折者应以夹板固定止痛。晚期胃癌通常比较容易发生腹腔神经丛的侵犯，背部 $T_{10}\sim L_2$ 区域疼痛最常见，典型的表现是卧位时疼痛加剧而坐位时缓解，并有明显的上、中腹部疼痛并放射至背部。阻滞腹膜后腹腔神经丛可以缓解癌性疼痛。事实上，笔者对晚期癌肿患者，术毕在胰腺上缘腹主动脉两侧、肠系膜根部的腹腔神经丛周围注射无水酒精或神经溶解素，通过破坏这些神经丛而缓解疼痛。

1986 年，WHO 号召“把癌症患者从疼痛中解脱出来”。中国卫生部于 1991 年 4 月发出了关于开展“癌症患者三阶梯止痛治疗”的通知。其原则是根据疼痛引起的活动受碍程度、睡眠受干扰时间以及接受止痛治疗后疼痛缓解的程度，可将疼痛分为轻度、中度、重度 3 个阶梯。按阶梯给药是指根据疼痛程度的不同给予不同强度的止痛药物。对于轻到中度疼痛，先选用非阿片类药物。如果推荐剂量达不到镇痛效果或疼痛继续加剧，则应升高一级，非阿片类药物（对乙酰氨基酚和非类固醇消炎药，NSAIDS）联用弱阿片类药物（芬太尼）。若与非阿片类联用弱阿片类药物仍不能有效地控制或仍继续加剧时，则应再升高一级，使用强阿片类药物、加或不加非阿片类药物。对有特殊适应证的患者，如伴有心理障碍或有特殊性神经痛时，应加用辅助性药物。在整个药物使用过程中，临床医师总担心患者“成瘾”，实际上镇痛药剂量应当根据患者的需要由小到大直至，患者疼痛消失为止，而不应对药量限制过严，导致用药不足。

对于持续反复发作的疼痛，固定时间剂量已替代需要剂量。一般对剧烈疼痛患者，每 4h 注射 10mg 吗啡，往往可缓解疼痛。合成药美散痛（methadone）止痛效果与吗啡相似，且有成瘾性小的优点。对一些顽固性疼痛可以通过用无水酒精注入硬膜下腔的办法，达到永久性阻断感觉神经的传导而达到比较满意的止痛效果。

十三、终末期患者的家庭治疗

对于大多数晚期患者而言，保证生活质量往往比延长生存期更为重要。许多终末期患者多希望在家中进行治疗和护理。家庭治疗逐渐受到重视。家庭护理的持续时间从数天到数月。家庭治疗主要在于缓解症状、改善营养状态、镇痛等。少量激素应用，各种新型技术及家

庭设备的出现也使终末期癌肿患者家庭护理成为可能。一些以往必须在医院治疗的如胃肠减压、全肠外营养、喷雾吸入等现均可在家中进行，使终末期患者有更多的时间和家人团聚，使精神和生理上得到安慰，一定程度上也减少了治疗成本和费用。

总之，对于终末期胃癌主要治疗原则是综合应用各种治疗手段，包括化疗、免疫治疗、各种内镜介入的腔内治疗和营养支持等，总的目的在于缓解症状，改善生活质量。

（王金榜）

第九节　残胃癌的治疗

近年来由于对胃疾病诊断技术进步，国内、外残胃癌的报道增多，已引起人们的重视。现就残胃癌定义、病理生理和发病机制、诊断、治疗进行简要讨论，重点介绍残胃癌的手术治疗。

一、定义

残胃癌分狭义和广义两种概念。狭义的残胃癌是指初次病变为良性病变，病变的胃切除后在残胃上发生的癌。广义的残胃癌是指无论初次手术是良性或恶性，胃切除后在残胃上发生的癌。关于距初次手术的时间问题，国内外意见不一，多数学者主张胃良性病变行胃切除手术后满 5 年，或胃癌术后 15 年以上在残胃上新发生的癌，可诊断为残胃癌，后者在 15 年之内称为胃癌术后复发。

二、发病机制

胃大部切除后，胃黏膜的分泌细胞减少，胃处于低酸或无酸状态，同时由于胃窦切除后促胃液素（胃泌素）分泌减少，胃黏膜易受损害并具有萎缩倾向。加上胃道碱性液反流，进一步造成胃黏膜的损害和炎症，有些人对胃部分切除术后 10 年以上患者进行内镜检查，发现残胃黏膜发生慢性炎症者有 50%～97%，黏膜萎缩者 42%～97%，腺体囊状扩张者 29.1%～69.5%，肠腺化生为 27.9%～58%。上述胃黏膜改变以吻合口部最为显著。胃黏膜其他改变尚有假性化生、黄脂瘤和息肉（增生性或炎性）。目前认为胃腺瘤性息肉、慢性萎缩性胃炎、肠腺化生、胃腺管囊状扩张和黄脂瘤等为癌前病变。本组 13 例残胃癌组织学均可见到胃黏膜慢性炎症，灶性萎缩性胃炎，其中 10 例见到胃黏膜中至重度炎症、肠腺化生、腺上皮间变、腺癌等变化。

此外，Ruddell 等发现胃酸低下者其胃液中亚硝酸盐含量、亚硝胺形成及细菌数（包括硝酸盐还原菌）明显增高。Jones 等测定 27 例十二指肠溃疡做胃部分切除者的胃液，其中约一半亚硝酸含量增高，且胃黏膜均有异常的组织学病变；而亚硝酸含量在 10μmol/L 以下者均无异常组织学改变。Schlag 等发现因消化性溃疡做 B－Ⅱ式胃癌大部切除组的残胃胃液中的 pH 和亚硝酸盐含量明显高于 B－Ⅰ式胃大部切除组，B－Ⅰ式组又高于近端迷走神经切断组和对照组。胃内 pH 及亚硝酸盐含量间呈正相关，且与黏膜病变的严重性相关。B－Ⅱ式组的 N－亚硝酸基复合物量也明显高于上述 3 组。已知很多亚硝酸基复合物在动物中具有致癌原性，在残胃内这些复合物的持续形成及其代谢产物的长期存在，可能产生残胃癌的一种辅助因素。动物实验和临床资料也说明胃大部切除采用 B－Ⅱ式重建消化道，术后残胃癌的发生率高于 B－Ⅰ和胃空肠长襻 Roux－en－Y 吻合术式。

三、诊断

早期残胃癌往往无症状，到了中、晚期出现类似胃癌症状，诊断并不困难。本组有上腹饱胀、黑便、贫血、消瘦、食欲缺乏各 11 例，进食噎 8 例，心窝部疼痛、乏力各 4 例，呕吐 3 例。术前均经钡餐和内镜确诊。然而早期残胃癌的诊断较为困难，因为经过手术切除后的残胃，由于吻合口缝合形成隆起和反应性变化，小弯残端关闭后伸展不良，胃容积减少等解剖学上的变异。其次早期残胃癌多为隆起病灶，收集文献 82 例，以隆起为主 50 例，其中Ⅰ期 25 例、Ⅱ期 14 例、Ⅱa 期 14 例、Ⅱa＋Ⅱc 期 8 例、Ⅱa＋Ⅱb 期 2 例和Ⅰ＋Ⅱc 期 1 例。Ⅱc 期为主 23 例。Ⅲ期仅 4 例。因而更易与残胃解剖学变异混淆，增加了诊断困难。多数人认为残胃癌的早期发现必须依靠不同位置的良好双重造影片和内镜检查。山田认为要获得残胃良好的 X 线检查，必须按下列方法进行：先立位服一口钡剂，在透视下观察造影剂从贲门流向吻合口，初步了解残胃的概况。接着服 50ml 钡剂，压迫吻合口拍立位和俯卧位充盈片。把相当量的空气送入胃内，频繁变换体位，先拍俯卧左前斜位双重造影片，接着拍仰卧正面、右前斜位、左前斜位和右侧位片，再拍半立位左前斜位和立位正面以及右前斜位片。为了能观察到胃内的微小病变，最重要的是经常改变体位和摄影台。残胃癌内镜肉眼所见与一般胃癌基本相同，但要特别注意残胃解剖学变异与残胃早期癌的鉴别。其次内镜的选择也很重要，直视镜容易发现病灶，尤其是贲门处病灶。侧视镜能观察到病灶正面，又容易取活检和进行细胞刷检，尤其是吻合口和贲门以外的病灶。Ⅱb 期和微小癌单靠内镜检查诊断有困难，亀田等采用刚果红亚甲蓝（美蓝）染色，认为有助于微小癌和Ⅱb 期癌的诊断。

近年来，由于胃双重对比造影和内镜检查技术的改进，早期残胃癌的报道逐渐增多，收集 18 例有淋巴结记载病例均无淋巴结转移，预后十分满意。因此许多人强调早期发现残胃癌的重要性，主张对胃良性疾病行胃大部切除术后有症状者，应及时进行残胃双重对比造影和内镜检查。无症状者在术后 10 年开始进行定期的残胃双重对比造影、内镜检查和活检。发现残胃黏膜重度炎症、萎缩性胃炎、腺体囊状扩张、肠腺化生者应定期严密随访。

四、治疗

根据文献报道，残胃癌非手术治疗患者几乎都在 1 年内死亡，因而主张以手术切除为主综合治疗。由于残胃面积不大，残胃黏膜往往有慢性炎症、萎缩性胃炎、腺体囊状扩张、肠腺化生等改变，以残胃全部切除为妥，除非吻合口附近早期微小病灶，残胃面积较大，残胃黏膜没有明显病理改变，可考虑行近全残胃切除术。晚期残胃癌淋巴结已有广泛转移并已外侵，或已侵及周围脏器（胰、肝、肠系膜根部）时，无法完全切除，采用腹腔动脉、肠系膜上动脉灌注抗癌药物，同时与全身化疗交替进行治疗为宜。

1. 手术适应证

（1）手术适应证与一般胃癌相同。一般来说，除非残胃癌已有腹膜、肝、肺、远处淋巴结转移时才禁忌手术。

（2）残胃再发癌，首次手术为早中期胃癌，行根治切除术。此次诊断为早、中期癌是手术绝对适应证。首次手术为进行期胃癌，行根治切除术。此次，诊断为残胃再发进行期癌的局限型（BorrmannⅠ、Ⅱ型），无其他多种复发表现，有根治可能者，应积极争取手术切除。此次诊断为残胃再发进展期癌的浸润型（BorrmannⅢ、Ⅳ型），有广泛淋巴结、肝、肺、腹膜等转移，或首次为姑息切除者，应放弃再次手术。如再发癌引起梗阻、出血等并发症，全身情况许可者，可考虑行改道手术或姑息切除，有效解除症状，为非手术治疗创造条件。

2. 残胃的淋巴流向　残胃淋巴流向，因首次胃良、恶性疾病手术切除的大小网膜和清除淋巴结范围不同而异。首次因良性疾病(溃疡病)行胃大部切除术，BillrothⅡ式(简称B－Ⅱ)的残胃淋巴流向是：

(1)淋巴瘤通过没有被切除的小网膜内胃左动、静脉，大网膜内胃网膜左动静脉，胃胰皱襞脾动脉干，胃后动脉，胃膈韧带内左膈下动脉，胃脾韧带内胃短动静脉等淋巴管流向所属淋巴结。

(2)淋巴通过与残胃连接的食管淋巴管流入纵隔淋巴结。

(3)通过残胃与十二指肠或空肠吻合部再生的淋巴管流入肝十二指肠韧带内、胰十二指肠后淋巴结或空肠系膜、肠系膜上动脉旁淋巴结。

(4)通过与残胃粘连的肝、胰、横膈膜、结肠、小肠和它的系膜等之间新生淋巴管流入有关淋巴结。能钝性分离的疏松粘连往往没有新生淋巴管，需要锐性分离的紧密粘连之间往往有新生淋巴管。

首次因胃癌行根治性远侧胃大部切除，因淋巴结广泛切除，残胃的淋巴流向，除残胃小弯流向食管和纵隔淋巴结，同时流向胃大弯流入脾门、脾动脉干淋巴结外，其他流向同溃疡胃大部切除术后。

首次因贲门癌行根治性近侧胃大部切除术，残胃淋巴流向是：①通过没有被切除的胃右动脉和胃网膜右动静脉淋巴管流入幽门上、下淋巴结，经肝总动脉淋巴瘤汇入腹腔动脉淋巴结；也可流入肝十二指肠韧带内、胰十二指肠后淋巴结。②通过食管残胃吻合口新生淋巴管流入食管和纵隔淋巴结。③也可通过残胃与周围脏器粘连之间新生淋巴管流入有关淋巴结。

残胃癌的淋巴结转移：早期残胃癌极少发生淋巴结转移，而且多在第1站淋巴结。进行期残胃癌淋巴结转移明显增加，为57.6%～83.3%。常转移至1、2、3、4、7、8、9、10、11、18、19、20、110、111组淋巴结。B－Ⅱ式重建，特别是吻合口受癌侵犯时，常转移至空肠系膜淋巴结、肠系膜上动脉根部淋巴结。B－Ⅰ式重建常转移至肝十二指肠韧带内、胰十二指肠后淋巴结。

3. 手术方法　根据残胃癌的病期来决定切口和切除范围。

(1)切口：①上腹正中切口(切除剑突)适用于残胃早期癌；进行期近吻合口残胃癌(BormannⅠ、Ⅱ期)。②左胸腹联合切口适用于进行期近贲门部残胃癌(BorrmannⅠ、Ⅱ期)和进行期(BorrmarnnⅢ、Ⅳ期)残胃癌。③上腹倒"V"形切口加吊上式开腹钩和消化道吻合器经膈肌切开不开胸方法适用于同②项残胃癌。

(2)手术切除范围：①早期残胃癌：Ⅰ期和Ⅱa期残胃癌，癌局限于黏膜层、直径＜2cm高分化腺癌或＜5mm未分化腺癌，可考虑在内镜在进行切除。其他早期残胃癌均采用手术治疗，切除残胃或部分残胃，如癌侵及食管应切除足够食管。切除第1、2、3、4、7、8、9、10、11组淋巴结，如第2组淋巴结有转移需清除第16组淋巴结，B－Ⅱ式患者同时切除吻合口空肠及系膜淋巴结。清除第10、11、18组淋巴结采用保留胰腺、脾的淋巴结清除方法。②进行期胃癌：切除应包括残胃全部、一部分食管和胰、脾联合切除，同时切除与残胃紧密粘连脏器(如肝左外侧段、结肠和系膜、胆囊等)。切除第1、2、3、4、7、8、9、10、11、14、18、19、20、110、111组淋巴结，B－Ⅰ式患者同时切除第12、13组淋巴结。B－Ⅱ式患者同时切除吻合的一段空肠、横结肠及系膜和淋巴结，有必要时同时清除第 16 组淋巴结。BorrmannⅣ型残胃癌，因周围腹浸润广泛特点、必须行左上腹内脏全切除术（残胃全部、一部分食管、胰、脾、左肾上腺、横结肠、部分空肠的整块切除），甚至有人主张行左上腹内脏全切除加 Appleby 手术（在胃十二指肠动脉左侧切除肝总动脉、腹腔动脉、胆囊切除），但近年来这种术式疗效存在争议。

4.手术操作步骤

（1）远侧残胃癌切除术：进腹后先分离粘连，探查残胃癌能根治切除时，助手将大网膜提起，横结肠向下牵引，使大网膜呈紧张状态，术者用电刀在横结肠无血管区切除大网膜，从结肠中部开始向左、右两侧切除大网膜直至脾曲和肝曲处。分离横结肠系膜前叶直至胰腺上缘。沿胰头下缘向右上方分离，清扫第 6 组淋巴结和周围脂肪结缔组织，在胃网膜右静脉和胃网膜右动脉根部切断缝扎。将胃拉向下方，沿肝下缘切除小网膜，向右切开肝十二指肠韧带前叶向下剥离至十二指肠上缘，清扫 12a 组淋巴结，在胃右动脉根部切断缝扎，如肝十二指肠韧带 12b 组有转移，应同时给予清除，并清扫 12p 组淋巴结。如癌肿侵犯十二指肠，切开十二指肠外侧腹膜，充分游离胰头十二指肠，并向左翻转，清除 13 组 a—b 淋巴结，如第 6 组淋巴结有转移，向左暴露肠系膜上静脉并清扫周围 14v 组淋巴结，游离十二指肠，尽可能切除更多十二指肠，关闭十二指肠残端。接着将胃翻向左侧，由右向左切开胰上缘的肝总动脉皱襞（即胰皱襞），分离肝总动脉上前淋巴结、脂肪结缔组织，直至肝总动脉根部，此时第 8a 组淋巴结已切除，如第 8p 组淋巴结有转移时，应同时切除。继续剪开肝总动脉根部被膜，在胰腺上缘向左继续剪开胰上缘皱襞，则可见到脾动脉干根部，再向上方剪开腹腔动脉干被膜，清扫第 9 组淋巴结，在左前方可见胃左动脉干根部，切断结扎加缝扎，此时已完全清扫第 7 组和第 9 组淋巴结。在脾动脉根部胰腺上缘继续向脾门清除脾动脉干周围 11p 组和 d 组淋巴结和脂肪结缔组织。如癌肿位于胃大弯近侧则需清扫第 10 组淋巴结，切断脾结肠韧带、脾肾韧带和脾膈韧带，沿腹膜后间隙钝性游离脾、胰体尾部；将脾、胰体尾部托至切口外，切除脾门第 10 组淋巴结和脂肪结缔和脾脏。也可保留脾脏清除脾门第 10 组淋巴结（详见胃癌的外科治疗保留脾胰清除脾门和脾动脉干淋巴结的胃癌切除术章节）。如原来为贲门的癌肿已施行第 10,11 组淋巴结清扫，此次手术就不需清扫第 10、11 组淋巴结。切开食管前被膜游离食管，如第 19、20、110、111 组淋巴结有转移应同时予以清除。离癌肿 5cm 处切断食管。食管与空肠重建见胃癌的外科治疗第五节全胃切除术后消化道重建章节。

（2）近侧残胃癌切除术：进腹后先分离粘连，探查残胃癌能根治切除时，先切除大网膜，方法同远侧残胃癌切除术。沿肝下缘切除小网膜，切断胃结肠韧带、胃脾韧带，清扫第 7、8、9、10、11、17、18 组淋巴结，方法同远侧残胃癌切除术。切开食管被膜游离食管，清扫第 1、2、19、20、110、111 组淋巴结，如第 110、111 组淋巴结有转移，同时清扫第 112 组淋巴结。离癌肿上方 5cm 切断食管。如残胃是 B—Ⅰ式重建，应同时清扫第 5、6、12a 组淋巴结，如为 B—Ⅱ式重建，应切除吻合口周围空肠系膜淋巴结。如癌肿累及横结肠或系膜时，应同时切除。残胃切除后消化道重建（详见全胃切除术后消化道重建节）。

（3）左上腹内脏全切除：能根治切除的 BorrmannⅣ型患者，有人主张采用残胃全切，胰体尾、脾、横结肠和左肾上腺整块切除。淋巴清除范围同上，加上清除左肾静脉上方淋巴脂肪结缔组织。手术步骤基本上同第 1 项。

（4）左上腹内脏全切除加 Appleby 手术：能根治切除的 BorrmannⅣ型患者，有人主张采用本术式。术前先作血管造影，了解肝总动脉在胃十二指肠左侧切断后，是否能通过肠系膜上动脉血液经过胰十二指肠下动脉→胰十二指肠上动脉→胃十二指肠动脉→左右肝动脉，维持肝脏血液供应。

本术式切除范围同第 3 项外，同时切除胆囊，并切除腹腔动脉及其分支。本术式创伤大，并发症多，在选用时应慎重。

5. 残胃癌的治疗结果　Holle 收集 1950—1960 年 25 例残胃癌切除率 68%，根治切除率 36%，平均术后生存 26 个月，仅 1 例生存 14 年。1979 年，岛津收集日本 151 例残胃癌手术切除率 56.3%，治愈切除率 15.9%。39 例有生存期记录，2 年生存率 20.5%。1981 年，曾和收集 188 例残胃癌切除率 72.3%，87 例有生存期记录的平均生存期 16.6 个月。1982 年，铃木报道残胃癌切除率 75.9%，治愈切除率 51.8%。首次为良性疾病的 5 年生存率(切除为 25%，治愈切除为 66.7%)。首次为恶性疾病的 5 年生存率(切除病例为 35.3%，治愈切除为 66.7%)。1981 年，高木报道残胃癌切除率 84%，治愈切除率 57.3%。早期残胃癌 5 年生存率 72.7%，进展期 5 年生存率 22.2%。2009 年，Firat 等报道 26 例残胃癌切除率 61%，其中行根治切除 75%，需联合脏器切除占 33%。笔者收治残胃癌 20 例，其中 3 例已有广泛转移未行手术治疗均在 6 个月内死亡。1 例仅做剖腹探查也在 6 个月内死亡。余 16 例进行手术治疗，其中早期癌 3 例，进展期癌 13 例。14 例做残胃全切除加淋巴结清除，合并邻近脏器切除 14 例，计脾切除 10 例，横结肠及系膜切除 8 例，脾胰体尾联合切除 4 例。2 例早期残胃癌行残胃大部切除。术后 3 例早期残胃癌均存活已超过 5 年。13 例进展期残胃癌，术后 1 例死于支气管肺炎；4 例分别于术后 15 个月、17 个月、26 个月和 28 个月后死于肝转移，1 例术后 12 个月死于脑转移。1 例术后 24 个月死于腹内和卵巢转移。余 6 例分别已存活 12 个月、36 个月和 48 个月，余 3 例存活均超过 5 年以上。吴心愿等报道残胃癌 36 例，10 例非切除患者均在半年到 2 年内死亡，平均生存 10.4 个月。切除 26 例，其中残胃全切除合并邻近脏器切除 22 例，残胃次全切 4 例，切除患者已死亡 12 例(存活 1 年 6 例、2 年 2 例、3 年 1 例、4 年 1 例，5 年以上 2 例)。现仍存活 14 例(生存半年以上 2 例、1 年以上 4 例、2 年 4 例、5 年以上 4 例)。Otorlando 报道残胃癌 17 例，切除 6 例，平均生存 9.4 个月，没有切除 11 例平均生存 4.6个月。

从上述治疗结果不能令人满意，主要是残胃癌的发现时已到晚期，因而对胃良性疾病行胃大部切除术后患者进行定期残胃双重对比造影、内镜检查和活检，尤其是术后超过 10 年以上患者更应定期进行内镜检查，胃癌术后 5 年内每年进行内镜检查和活检。如有癌前病变应 3～6 个月复查一次。其次是开展围术期化疗，能提高 R0 切除率，提高生存期。

(王金榜)

第十节　胃癌复发的治疗

一、胃癌复发类型

1993 年，日本胃癌研究会将胃癌复发形式分为 8 种：①残胃复发；②局部(手术野)复发；③腹膜转移；④肝脏转移；⑤肝脏以外血行转移；⑥淋巴结转移；⑦复合性复发；⑧其他(包括肿瘤标志物值升高、疑复发)。笔者将胃癌复发分为 6 种类型：①残胃复发(包括遗漏多中心癌灶、通过胃黏膜下淋巴管转移灶、切端残留癌)；②局部复发(包括手术野、邻近脏器直接转移);③腹膜转移(包括腹膜、胃肠道壁层、膀胱、卵巢等);④淋巴转移(包括腹腔内、腹腔外远处淋巴结、卵巢等);⑤血行转移(包括肝、肺、脾、脑、肾、骨骼、皮下组织等);⑥复合性复发(指有两种以上类型复发)。

二、胃癌复发时间

胃癌术后复发时间与胃癌病期、组织病理学、生物学特性、治疗方法、患者精神状态等有密切关系。病期愈晚,细胞分化愈差,BorrmannⅣ型、Ⅲ型切除不彻底等复发时间越早。复发类型以腹膜转移时间最短,脏器转移、淋巴结转移其次,残胃癌复发时间最长。胃癌复发时间通常分为早期(2 年内)、中期(2～5 年)和后期(＞5 年)复发。

三、胃癌复发症状与体征

胃癌复发早期往往没有症状,待出现症状和体征多为胃癌复发晚期。最常见症状是食欲缺乏、腹痛、呕吐、呕血和便血、贫血、消瘦、黄疸等。现将不同胃癌复发类型症状与体征分述如下:

1. 残胃复发　食欲缺乏、上腹隐痛、胀痛、呕吐、呕血、便血和贫血等。上腹部剑突下压痛,有时可扪及肿块。

2. 局部区域复发　局部复发癌侵及周围神经组织引起上腹痛、腰背痛。癌侵及横结肠可引起肠腔狭窄闭塞,出现阵发性腹痛,排气、排便后疼痛暂时缓解,最终停止排气、排便。体检时腹部可见到肠形,听诊可听到肠鸣音亢进和气过水声,有时可扪到肿块。癌侵及胆总管时可引起梗阻性黄疸。

3. 腹膜转移　开始腹部隐隐作痛,转移灶逐渐增大浸润肠壁招致肠腔狭窄、闭塞,产生阵发性腹痛、呕吐,停止排气、排便。体检时,初期腹部散在压痛,引起肠梗阻时,腹部可见到肠形,听到亢进肠鸣音和气过水声。有时腹部可扪及肿块。直肠指诊有时可触到直肠前壁浸润结节。有时腹部隆起,叩诊有移位浊音(腹水)。

4. 淋巴结转移　最常见为腹主动脉周围、肝十二指肠韧带、胰十二指肠后等淋巴结转移(因这些区域淋巴结往往没有清除),开始没有症状,当淋巴结转移癌侵及周围神经组织时,出现上腹痛、腰背痛,夜间加重,常需坐起头背向前弯曲来减轻疼痛。肝十二指肠韧带和胰十二指肠后区淋巴结转移压迫胆总管招致梗阻性黄疸。出现体表淋巴结转移时,可直接扪及肿大淋巴结,常见有左锁骨上淋巴结转移(魏尔啸淋巴结)。

5. 血行转移　肝、脾转移,常有食欲缺乏、上腹疼痛、消瘦等。肝、脾转移灶逐渐长大,肝脾浊音区增大,肋下常可触及肿大肝、脾,甚至转移结节。后期出现黄疸。肺转移灶侵及胸膜可产生胸痛、气急(胸腔积液)。骨转移时可引起局部疼痛。脑转移时出现头痛、呕吐等。

6. 复合性复发　根据转移部位、类型,出现上述多种不同症状和体征。

四、胃癌复发的诊断

胃癌复发症状出现后诊断并不困难。不同复发类型出现不同症状和体征,上面已描述这里不再重复。现将胃癌复发诊断手段介绍于下。

1. 胃肠造影检查　残胃复发或局部复发侵及胃壁时,残胃出现胃壁僵直、充盈缺损、龛影、吻合口狭窄等。腹膜转移侵及肠壁,出现肠壁僵直、狭窄、充盈缺损等。局部复发侵及横结肠或种植转移灶侵及结肠壁时，钡剂灌肠检查发现肠壁僵直、不规则充盈缺损，甚至出现肠腔狭窄和闭塞。

2. 内镜检查　残胃复发癌，浸润型癌，可见到胃壁僵直、不规则结节；表面糜烂或浅表溃疡，胃腔变小。局限型癌，可见到隆起肿块或边缘高低不平的溃疡。活检可确定病理组织类型。

3. X 线平片检查　腹膜转移招致肠梗阻时，腹部平片见到扩张充气肠襻和阶梯状液平面。肺、胸膜转移时，胸片上见到结节影或胸腔积液征象。骨转移出现骨质破坏或骨密度增高影(比同位素骨扫描出现迟)。

4. B 超检查　复发癌位于残胃贲门，主要声像图表现为"靶环样"图像，径缘增大常大于 3cm，多伴有靶心偏移，如侵犯食管下段，多伴有该段食管壁不规则样增厚。胃底、贲门癌多伴有胃底部胃壁局限性增厚改变。残胃浸润型癌，多有胃壁不规则增厚，如引起胃腔明显狭窄，显示"假肾征"特点。伴有淋巴结转移往往在贲门旁、胃上部旁、胰腺旁、肝门区、腹腔动脉，腹主动脉旁、下腔静脉周围等有圆形、椭圆形低回声结节。肝转移时，发现肝有单一或多发圆形或类圆形实性结节，边缘清楚，形态规整，直径多在 1～3cm 范围，由于成分结构和坏死程度不同，结节回声强度有强回声、等回声、弱回声以及混合型回声，声像图上在回声区周围往往伴有弱回声晕带。

5. CT 检查　残胃复发癌，可见到胃壁增厚、胃腔狭窄、吻合口狭窄，甚至腔内肿块影等影像。局部复发见到上腹部不规则块影。淋巴结转移时，可见到肿大淋巴结影像。腹膜种植，有时可见到腹腔内不规则块影，肠间隔积液，肠腔扩张和积液。肝、脾、肾、脑转移时，可见低密度占位影。肺转移可见高密度结节影。纵隔淋巴结转移可见肿大淋巴结影像。

6. 其他　中国医科大学肿瘤研究所研究资料发现，胃癌肝转移患者中 83.3%为吸收功能分化型，均伴有层粘连蛋白阳性之基底膜样线型结构。

胃复发癌预后有赖于对复发癌早期发现，复发癌在症状出现前的再切除率和切除彻底性高于症状出现后。因此，术后定期体验(包括直肠指诊)、B 超、内镜、胃肠造影、胸片、CT 等复查监测是早期诊断癌复发的最好方法。

五、胃癌复发的治疗

近年来，随着对复发胃癌生物学行为的深入研究，以及手术、化疗、免疫治疗以及营养支持的技术进步，对复发胃癌采取了积极的综合治疗，对某些有手术指征的患者采用了外科治疗，取得了一定疗效。

1. 残胃复发癌　复发胃癌中以残胃复发癌切除率最高，约占 1/3，其中根治切除率高达 64.4%，3 年生存率可达 60%。因此，对早、中期残胃复发癌积极采用外科治疗，往往能获得根治性再切除。晚期残胃复发癌，只要无广泛转移，亦应该行外科治疗，行姑息切除加综合治疗(包括腹腔动脉为主介入化疗)，达到减轻痛苦、延长生存时间。龚志军等报道 20 例残胃再发癌，经手术切除 12 例，平均生存 46.1 个月，最长 114 个月，最短 11 个月。手术探查 8 例，术后加化疗，最长生存期 14 个月，平均 6.1 个月。放疗 6 例，平均生存 6 个月。笔者收治残胃复发癌 10 例，2 例伴有广泛转移，采用非手术治疗，均在 6 个月内死亡。5 例根治切除，2 例生存 5 年以上仍存活，1 例生存 3 年，1 例生存 2 年，另 1 例生存 1 年仍存活。2 例姑息性切除，分别生存 10 个月和 11 个月。1 例剖腹探查加术后化疗生存 6 个月。

2. 局部区域复发癌　局部区域复发癌待出现症状时往往复发癌灶与周围组织浸润形成冰冻状肿块，手术无法切除。采用腹腔动脉、肠系膜上动脉介入化疗；局部放疗或全身化疗等综合治疗。除非在随访中CT检查偶然发现局部孤立小癌复发灶，可考虑行复发灶局部切除。或因复发癌招致残胃吻合口肠梗阻，施行改道手术加综合治疗。

3. 腹膜转移　腹膜转移复发治疗相当困难，应以预防为重点。凡胃癌侵及浆膜层或转移淋巴结侵出被膜时，术中采用“无瘤技术”，关腹前用43℃温热蒸馏水4000ml加氮芥10mg冲洗腹腔15min，腹腔留置卡铂200mg（溶于1000mr生理盐水中），术后定期进行腹腔化疗（卡铂200mg或顺铂60mg溶于1500ml生理盐水中，快速从腹腔导管或腹腔泵注入），左、右侧卧转动体位20min，使药液分布均匀，每周1次转动4～6次。5－FU 750～1000mg加入生理盐水1000ml中从腹腔导管或腹腔泵注入，每日1次共3次（72h维持）3～4周重复一次，计4～6次。笔者采用这种方法，术后腹膜复发12％；明显低于单纯腹腔化疗组的18.7％和单纯手术组的31.9％。隋雨晨等在侵及胃浆膜层的胃癌术后采用腹腔LAK细胞灌注，腹膜复发7％，明显低于单纯腹腔5－FU化疗组的29％和对照组的33.3％。林超鸿等在胃癌侵及浆膜层患者，术中采用43℃温热蒸馏水冲洗腹腔，加腹腔化疗，同时TIL细胞腹腔内灌注，术后腹膜复发3.7％，明显低于同期单用腹腔温热蒸馏水冲洗加腹腔化疗组的12％。日本荻原等应用活性炭吸附丝裂霉素C（$MMC-CH_{44}$）注入腹腔治疗，取得一定疗效。笔者对胃癌侵及浆膜层，伴有较多淋巴结转移或已有腹膜种植转移患者，术后采用腹腔动脉、肠系膜上、下动脉、骼内动脉介入化疗（药物为表柔比星40～60mg、顺铂60～80mg、MMC10～16mg），防治腹腔转移取得较好疗效。日本等学者采用腹腔内温热灌注疗法（IPHP）防治腹膜转移。Koga等对173例胃癌侵及浆膜外患者，术毕进行50～60min的IPHP治疗，术后腹膜复发较对照组明显降低，而生存率有明显提高，3年生存率73.7％；对照组仅52.7％。术后未经IPHP治疗死亡患者中50％为腹膜复发所致，经IPHP治疗则降至36.4％。Fujimura等报道23例进展期胃癌行60min IPHP治疗，灌注液温度为41～42℃，内含CDDP和MMC，术后死于腹膜复发3例（13％），对照组5例（26％）。术后2年、4年生存率分别为85％和60％；单纯手术组19例生存率分别为30％和20％。

国外有人采用腹膜广泛切除术治疗腹膜种植转移，取得一定疗效。笔者对局限性腹膜转移患者（如局限于直肠窝、部分小肠或结肠、侧腹壁、前腹壁等），只要癌灶能彻底切除，应采用手术切除加腹腔温热蒸馏水灌洗、化疗治疗。腹膜转移复发引起肠梗阻，不得不行手术治疗，多为姑息性肠切除或改道，有时仅能做肠造口术。

腹膜转移引起腹水，可抽去腹水，腹腔内注入卡铂200mg加肿瘤坏死因子200U，每周1次，待腹水减轻后，再行腹腔动脉、肠系膜上、下动脉和骼内动脉介入化疗，效果更好。

4. 淋巴结转移复发　淋巴结复发应以预防为主，首次手术时根据病期、Borrmann分型、病理组织学、生物学特性、转移情况，选择合理的胃癌和淋巴结切除术，防止转移淋巴结残留。对首次淋巴结清除不正规患者，在术后3个月内（未出现症状前）应做第2次手术，清除可能残留的转移淋巴结。笔者曾经做20例胃癌切除手术，其中16例有转移淋巴结残留，十二指肠或食管切端癌残留3例。术后除4例死于肝转移、腹膜种植转移外，其余患者均存活，最长已18年，生存5年以上10例。笔者曾经遇到一例在外院做胃癌切除术患者，淋巴结未正规清扫，病理诊断为胃低分化腺癌侵及黏膜下层，胃周两枚淋巴结为慢性淋巴结炎，B超、腹部CT检查均未发现有肿大的淋巴结。采用定期随访复查B超、CT、病理检查均未发现异常，4

年后的一次B超复查中发现胰头下、腹腔动脉旁有肿大淋巴结。随着进行第2次手术，术中发现胰头下方转移淋巴结已融合成块，并侵入胰头内，腹腔动脉周围有多枚肿大转移淋巴结，盆腔及膀胱壁上均有转移结节，已失去切除机会，经化疗等综合治疗后9个月死亡。通过这一教训，笔者认为第2次手术指征更应放宽。第2次手术指征为：①胃癌侵犯肌层以上，尤其是BorrmannⅡ、Ⅲ型胃癌；淋巴结清扫不到第2站淋巴结；②胃癌侵犯黏膜下层，尤其是BorrmannⅡ、Ⅲ型胃癌，淋巴结清扫不到第1站淋巴结，或清扫至第1站淋巴结有转移时；③BorrmannⅣ期胃癌，清扫不到第3站淋巴结，无远处转移时。

腹主动脉周围淋巴结广泛转移侵及周围神经时，已不是手术的适应证，仅能采用化疗合并局部放疗。对于孤立淋巴结转移的患者，不能单独清除淋巴结，应进行包括残胃及周围脏器的联合切除，才能彻底清除转移淋巴结。因十二指肠韧带、胰十二指后淋巴结转移或局部复发引起阻塞性黄疸，往往已无法用手术切除，先用十二指肠镜下经乳头切开行胆总管内置管或经皮肝胆管穿刺置管引流，解除黄疸后再行化疗，腹腔动脉、肠系膜上动脉介入与全身化疗交替应用，延长生存期。

孤立性卵巢转移，应采用手术切除加化疗等综合治疗。

5.血行转移　肝、肺孤立性转移或转移灶局限于一叶内，应予手术切除，同时在术中行肝动脉插管，术后进行化疗，治疗肝亚临床转移灶。肝转移灶分布在左右肝叶内，行肝动脉内化疗或栓塞化疗，加免疫治疗。肺内散在转移灶，给予全身化疗加免疫治疗。术后尽早施行腹腔化疗对防治肝转移有积极作用。脑内孤立转移，病灶<2cm用γ刀治疗；也可采用手术切除，术后加化疗。脾转移，无其他转移，采用脾切除，但一般有脾转移，往往亦有肝转移。此时，采用肝动脉内和脾动脉内介入化疗。骨转移引起疼痛的患者，采用局部放疗、静脉滴注帕米磷酸二纳(博宁)等。

六、胃癌复发的预防

胃癌复发的治疗相当辣手和困难，预后差。因此，预防胃癌术后复发重于治疗，应作为一个重大课题去研究。胃癌早期发现和早期治疗，不但治疗简易，且效果好，复发率极低。有条件地区、单位应开展胃癌普查，没有普查条件单位，应对有胃病症状、癌前期病变患者进行监测和定期检查。胃癌治疗应根据胃癌生长部位、病期早晚、病理类型、生物学行为、患者全身情况以及医疗条件等，选用最佳治疗方案。手术时要严格执行胃癌手术的基本要求和准则。重点是执行“无瘤技术”；进行合理胃和淋巴结切除范围；进展期胃癌除手术外，要辅以综合治疗，消灭亚临床转移灶，达到根治目的。

(穆建平)

第十一节　胃癌的分子靶向治疗

尽管近年来全球范围内胃癌的发病率和死亡率都有所下降，但它仍是第四位最常见的恶性肿瘤。目前，化疗仍是晚期胃癌治疗的主要手段。虽然奥沙利铂、多西他赛、卡培他滨、S－1及伊立替康等新药在胃癌治疗中的疗效已被Ⅲ期临床试验所证实，但只是提供了更多的治疗选择，较之传统的以顺铂、氟尿嘧啶为基础的化疗方案并未能显著延长患者的生存。近年来对于肿瘤发生发展的分子生物学机制不断明确，因而产生了一批以分子标记为靶点的药物,并在多种实体瘤的治疗中获得了重大突破,使得实体瘤的治疗跨入了一个靶向时代。在胃癌领域,靶向治疗的研究也在不断进行着,并且已经取得了一些令人瞩目的成绩。

一、以 HER-2/neu 为靶点的治疗

HER-2/neu 属于 ErbB 家族——一个包括 ErbB1(EGFR)、ErbB2(HER-2)、ErbB3 和 ErbB4 4 种跨膜酪氨酸激酶受体的受体家族,在细胞信号转导中发挥重要作用,是细胞增殖、分化、移动、存活的重要调解者,由胞外配体结合区、跨膜区和胞内酪氨酸激酶区组成,当配体与其胞外区结合后,可引起受体二聚化并进一步导致胞质内酪氨酸激酶区的自身磷酸化,进行信号转导。HER-2 目前为止未发现高亲和力配体,但它与家族其他成员形成的异二聚体具有相对较强的信号转导的能力,因此 ErbB2 在整个 ErbB 家族信号网络中具有重要地位。

在胃癌中,HER-2 的过表达或基因扩增可见于 9%~38%的患者。并且有研究表明 HER-2 过度表达的发生率与肿瘤的病理类型和原发部位有关,在弥漫性胃癌和胃食管结合部癌中更为常见。HER-2 的过度表达与较差的预后相关。

近年来在胃癌靶向治疗乃至于整个胃癌治疗领域最为突出的成就莫过于 Trastuzumab 的成功应用了。Trastuzumab 是一种人源化的 HER-2/neu 受体的 IgG1 单克隆抗体,已经被美国 FDA 批准应用于 HER-2/neu 阳性的晚期乳腺癌治疗以及乳腺癌的辅助治疗。

临床前研究已经证实 Trastuzumab 可以抑制 HER-2 阳性胃癌细胞系的生长,并且在与顺铂、卡培他滨、伊立替康和紫杉类等细胞毒药物联用时此种作用会增强。2006 年 ESMO 年会报告了一项小样本单臂的Ⅱ期临床研究,以 Trastuzumab 联合多西他赛/顺铂方案一线治疗 HER-2 过度表达/基因扩增的转移性胃癌患者。共检测了 55 份胃癌样本,其中 9 例 HER-2 阳性,最终 5 例患者参与了试验。其中 1 例 CR、2 例 PR、1 例 SD,DCR 为 100%。其中 1 名患者死于可能与治疗相关的上消化道出血,其他 3/4 度不良反应包括外周神经毒性、腹部绞痛和中性粒细胞减少(各 1 例)。

2007 年 ASCO 年会中报告了一项西班牙进行的Ⅱ期临床试验,21 例 HER-2 过度表达/基因扩增的进展期胃癌患者接受了 Trastuzumab 联合顺铂的一线治疗,17 例可评价患者中 6 例(35%)达到缓解(CR/PR=1/5),3 例稳定(17%),疾病控制率(DCR)52%。耐受性良好,未发生Ⅳ度不良反应,主要的不良反应为乏力(3 例)、恶心呕吐(3 例)、腹泻(3 例)。

另有一项Ⅰ/Ⅱ期临床试验评价了 Trastuzumab 对于局部进展期胃癌的应用。该试验以 Trastuzumab 联合顺铂/紫杉醇和放疗治疗 HER-2 免疫组化++或+++的局部进展期胃癌,共入组 19 例患者(由于入组过程中只有大约 1/3 的肿瘤 HER-2 过度表达,入组过于缓慢,因此入组提前终止)。14 例患者(74%)HER-2 为免疫组化+++同时 FISH 阳性。在这 14 例患者中,8 例(57%)达到 CR,其中 6 例接下来接受了手术治疗并发现 3 例达到 pCR。5 例 HER-2 为 IHC2+但 FISH 阴性的患者中 1 例达到临床 CR,但手术后发现未达到 pCR。因此在所有患者中 pCR 率为 16%,而手术患者中 pCR 率则达到 43%,中位 OS 为 24 个月。不良反应与其他术前放化疗的临床试验相似,并未出现心脏毒性。

2009 年 ASCO 年会中一项大型Ⅲ期临床试验-ToGA 结果的公布使得 Trastuzumab 在胃癌治疗领域正式登堂入室。这是由 Bang 等在 24 个国家 122 个中心进行的一项开放的多中心随机Ⅲ期临床试验,观察 HER-2 阳性(HER-2+++或者 FISH 阳性)的进展期胃癌患者中,顺铂联合氟尿嘧啶或联合卡培他滨化疗的基础上加用 Trastuzumab 是否延长总生

存。在招募的3807名胃癌患者中，22.1%为HER－2/neu阳性，共594名患者按1：1随机接受单独化疗（卡培他滨1000mg/m²，两次/d，第1～14天或氟尿嘧啶800mg/m² 持续静滴第1～5天，联合顺铂80mg/m² 第1天，21天为一周期，共6周期）或化疗联合Trastuzumab（化疗同上，Trastuzumab第一周期第一天8mg/kg，随后每三周6mg/kg，直到病情进展）。结果显示联合Trastuzumab组和单纯化疗组的客观缓解率（ORR）分别为47.3%和34.5%（P＝0.0017），中位总生存期（OS）分别为13.8个月和11.1个月（P＝0.0046，HR＝0.74，95% CI：0.60～0.91），中位无进展生存期（PFS）分别为6.7个月和5.5个月（HR＝0.H，95% CI：0.59～0.85；P＝0.0002）。主要的不良反应为恶心（单抗组67% vs 单纯化疗组63%），呕吐（50% vs 46%），嗜中性粒细胞减少（53% vs 57%）。两组间的3/4度不良反应（68% vs 68%）和心血管事件（6% vs 6%）无差异。探索性分析表明联用Trastuzumab实质上延长了HER－2蛋白高表达患者（免疫组化＋＋并且FSIH阳性或者免疫组化＋＋＋）的总生存（中位OS为16个月），而HER－2蛋白低表达（免疫组化0或＋并且FISH阳性）的患者总生存未明显延长。

HER－2状态的检测对于选择可能从Trastuzumab获益的患者是非常重要的。在乳腺癌中，免疫组化（IHC）法检测蛋白质过度表达和荧光原位杂交（FISH）检测基因扩增均是常用的方法，在乳腺癌中通常认为HER－2蛋白过表达是基因扩增的直接结果，有证据显示FISH法比IHC能更好地预测疗效。在乳腺癌中，通常认为HER－2蛋白过表达是基因扩增的直接结果，在食管癌和胃癌中的研究报告基因扩增和蛋白质过度表达的一致性为86.9%～96.4%。而在ToGA试验中，基因扩增而无相关蛋白质过度表达的患者占到了23%，而有基因扩增而无蛋白质过表达（IHC0或IHC1）的患者与FISH阳性/IHC2＋或IHC3＋的患者相比，并未从Trastuzumab的治疗中获得总生存的延长。因此，目前的建议为以免疫组化进行第一步筛查，若免疫组化为2＋者可进一步进行FISH检测。值得注意的是，胃癌诊断的免疫组化评分标准与乳腺癌是有所区别的，由于胃癌组织异质性更强，不完全膜染色更多见，其免疫组化的评分标准是据此在乳腺癌的评分标准上修正而来的。

ToGA是胃癌中第一项证实靶向治疗延长生存的Ⅲ期临床试验，并且首次在大样本胃癌临床研究中使晚期胃癌生存期超过13个月。掀开了晚期胃癌治疗的新篇章，建立了HER－2阳性晚期胃癌治疗的新标准。预计随后在辅助治疗、新辅助治疗、维持治疗等领域Trastuzumab的Ⅲ期临床试验将陆续开展，还将探索与Trastuzumab联合的最佳化疗方案，并探究Trastuzumab在胃癌中的耐药机制以及更敏感的疗效预测标志，进一步优化该治疗模式。

二、以EGFR为靶点的治疗

EGFR与HER－2一样同属于ErbB家族，即ErbB1。西妥昔单抗是一种可与EGFR胞外区结合的嵌合体IgG1单克隆抗体，竞争性拮抗EGF以及其他的EGFR配体，如TGF－α，也有研究证实其可介导ADCC作用，从而抑制肿瘤细胞的生长。西妥昔单抗在头颈部肿瘤、结直肠癌和非小细胞肺癌的治疗中均已占有了一席之地。

在进展期胃癌和胃食管结合部癌中，西妥昔单抗的临床研究目前主要集中在与不同化疗方案联合的Ⅱ期临床试验（表6－16）。2007年Pinto等发表了一项Ⅱ期临床试验，以西妥昔单抗联合FOLFIRI方案一线治疗进展期胃癌和胃食管结合部癌（胃癌89%，胃食管结合部11%），要求入组者EGFR阳性。结果显示ORR为44%，中位TTP8个月，中位OS为12个月。主要的毒副作用包括Ⅲ/Ⅳ度的中性粒细胞减少(42%)、痤疮样皮疹(21%)和腹泻(8%)。未发现EGFR的表达水平与疗效相关,同时也验证了KRAS突变和EGFR基因扩增在胃癌中较为少见。随后在一线治疗领域,西妥昔单抗联合多西他赛/顺铂、FOLFOX、FUFOX、XELOX(卡培他滨,奥沙利铂)等多种化疗方案的Ⅱ期临床试验陆续开展。这些试验的ORR在41%~69%,中位TTP为5.0~8.5个月,中位OS在9.0~16.6个月(表6-16)。主要的不良反应包括皮疹、腹泻和输液反应。

表6-16 已发表的西妥昔单抗治疗胃癌的Ⅱ期临床试验

作者	方案	样本量	治疗时机	ORR/%	TTP/月	OS/月
Stein e tal	C+CPT-11	13	二线	23	2.5	3.2
Tebbutt et al	C+DTX	38	二线	6	2.1	5.2
Pinto et al	C+FOLFIRI	38	一线	44	8	16
Pinto et al	C+DC	48	一线	41.2	5	9
Han et al	C+mFolfox6	40	一线	50	5.5	9.9
Lordick et al	C+FUFOX	52	一线	65	7.6	9.5
Kim et al	C+XELOX	44	一线	52.3	6.5	9.8
Kanzler et al	C+FUFIRI	49	一线	42	8.5	16.6
Yeh et al	C+5-Fu/CF/DDP	35	一线	69	11	14.5
Zhang et al	C+DDP/CAP	49	一线	48	5.2	NS
Woell et al	C+L-OHP/CPT	51	一线	63	6.2	9.5

在二线治疗方面,2007年Stein等报告了一项以西妥昔单抗联合伊立替康治疗多线后转移性胃癌的Ⅱ期临床试验,获得了23%的客观缓解率。另一项Ⅱ期临床试验在多西他赛耐药的胃食管结合部癌中重用多西他赛并联合西妥昔单抗治疗,结果ORR为6%,中位PFS为2.1个月。

以上试验中西妥昔单抗疗效和EGFR表达或其他分子标记的关系尚不明确。西妥昔单抗联合FOLFIRI和FUFOX的试验中,未观察到EGFR表达与西妥昔单抗疗效的任何关联。但在联合FOLFOX方案的试验中,观察到11例免疫组化EGFR表达且血清EGF和TGF-α血清浓度低的患者RR达到100%,而剩余的27例患者则仅为37%。

目前仍有多项正在进行中的临床试验。有一项较为重要的随机、开放、控制的多中心Ⅲ期临床试验-EXPAND试验。观察西妥昔单抗联合卡培他滨/顺铂方案(XP) vs XP方案一线治疗进展期胃或胃食管结合部腺癌的临床疗效。

Matuzumab是另一种人源化EGFR IgG 1单克隆抗体。一项Ⅰ期临床试验评价了其联合ECX方案(表柔比星/顺铂/卡培他滨)一线治疗EGFR阳性的胃和胃食管结合部癌疗效。在45例患者中,21例患者(47%)发现EGFR阳性,其中20例可评价患者中ORR为65%,中位TTP为5.2个月,该TTP值差于以往该人群Ⅲ期临床试验中ECX方案的数据。

帕尼单抗是一个完全人源化的EGFR单克隆抗体,在标准治疗无效的EGFR阳性结直肠癌的Ⅲ期临床试验中已经证实其较BSC可提高ORR、延长PFS。目前一项观察进展期胃癌和食管癌患者中帕尼单抗联合EOX方案是否延长生存的Ⅲ期临床试验-REAL3正在进行中。

三、EGFR－TKI

EGFR－TKI是以其下游的酪氨酸激酶为靶点，拮抗EGFR的自磷酸化作用和信号转导，主要包括两种药物厄洛替尼和吉非替尼，它们在晚期肺癌中的应用已经相当广泛。在胃癌和胃食管结合部癌中也有相关的临床研究。

在2006年发表的一项Ⅱ期临床研究中，研究者以吉非替尼单药治疗70例经治的进展期胃癌患者，在第28天时进行活检，应用免疫组化进行生物标记分析并进行凋亡分析。结果显示在肿瘤组织中吉非替尼达到可以拮抗EGFR的充分浓度，但并未转换为生存获益。

2005年，SWOG发表了一项厄洛替尼一线治疗进展期胃癌和胃食管结合部癌的Ⅱ期临床试验，以解剖学原发部位对入组患者进行分层。在该研究中胃癌患者无一例达到缓解，胃食管结合部癌ORR为9％，胃癌和胃食管结合部癌的中位OS分别为3.5个月和6.7个月，中位TTP分别为1.6个月和3.0个月。该试验检测中未发现EGFR基因扩增或突变。

由以上试验，并结合吉非替尼和厄洛替尼在食管癌和食管胃结合部癌中，以及单独在食管癌中的临床试验可以得出这样的印象：就是EGFR－TKI类药物在食管癌和食管胃结合部癌中（特别是在组织学类型为鳞癌者中）有一定的临床疗效，而在胃癌中疗效甚差。

四、抗血管生成治疗

近年来在实体瘤治疗领域一种新兴的、成功的治疗途径就是抗血管生成治疗。有充分的证据显示肿瘤的发展和转移与其血管生成有着密不可分的联系。

肿瘤组织可以产生一系列促进血管生长的因子，其中最重要、最有效的一种就是VEGF。VEGF是一种分子质量为34～46kDa的糖蛋白，在正常组织和肿瘤组织中均可产生。当其与血管内皮细胞表面的VEGFR结合时，可促使血管内皮细胞分裂增殖、诱导蛋白质水解。几乎在所有的肿瘤类型中均可发现VEGF的过度表达，如结直肠癌、胃癌、肺癌、乳腺癌、肾癌、卵巢癌等。在胃癌中，有研究显示VEGF的高表达与较差的预后相关。因此以VEGF为靶点的治疗成为治疗胃癌一种可能的途径。

贝伐单抗是一种人源化的VEGF－A单克隆抗体，通过竞争性结合VEGF－A而阻止其与VEGFR的结合，从而达到抗血管生成，阻止肿瘤生长和转移的目的。它是FDA批准的第一个抗肿瘤血管生成药物，先后在结直肠癌、非小细胞肺癌和乳腺癌中证实了其临床疗效。目前在胃癌领域，已经有多项Ⅱ期临床研究和一项Ⅲ期临床研究评价了其疗效。

纽约凯特琳癌症中心（Memorial Sloan－Kettering Cancer Center，MSKCC）进行的一项小规模的多中心Ⅱ期临床试验发表于2006年。47例转移性胃或胃食管结合部癌患者接受了贝伐单抗联合伊立替康/顺铂方案的一线治疗，结果达到了67％的ORR，中位TTP8.3个月，中位OS12.3个月，与历史对照而言，这样的结果是非常令人欣喜的。同样是MSKCC在2009年的ASCO年会上以摘要形式报告了另一项Ⅱ期临床研究，将贝伐单抗与改良的DCF方案（多西他赛、顺铂、氟尿嘧啶）进行联合，一线治疗了44例进展期胃或胃食管结合部癌的患者，ORR为57％，中位PFS12个月，中位OS16.2个月。

2010年El－Rayes等发表了一项Ⅱ期临床试验，以贝伐单抗联合多西他赛/奥沙利铂方案一线治疗38例进展期胃和胃食管结合部腺癌，结果2例患者达到CR(5％)，14例患者达到PR(37％)，14例患者为SD(37％)，得到了6.6个月的中位PFS和11.1个月的中位OS。最主要的 3/4 度不良反应主要为中性粒细胞减少(34%),在 3 例患者中(8%)出现了胃穿孔,无治疗相关性死亡。

二线治疗方面相关研究很少。2006 年美国胃肠道肿瘤研讨会中曾报道一项Ⅱ期临床试验,入组患者为转移性胃癌或食管癌,共入组 20 例患者,其组成为胃癌/胃食管结合部癌/食管腺癌/食管鳞癌分别为 5/4/10/1 例(其中 16 例患者既往接受过化疗)。以贝伐单抗联合多西他赛方案进行治疗,在 15 例可评价疗效的患者中,有 4 例 PR(RR=27%;95% CI,5~49),5 例 SD(38%)。遗憾的是该摘要中未分别报道胃癌和食管癌的缓解情况。主要的 3/4 度不良反应包括乏力(15%),消化道出血(15%),贫血(15%),中性粒细胞减少(10%)和血栓(10%)。

基于这些Ⅱ期临床试验的结果,一项随机、双盲、多中心的Ⅲ期得到了开展(AVAGAST)。该试验以贝伐单抗联合卡培他滨/顺铂方案(卡培他滨 1000mg/m^2,2 次/天,第 1~14 天/顺铂 80mg/m^2,贝伐单抗 7.5mg/kg,每三周为 1 个周期;顺铂最多 6 个周期,卡培他滨和贝伐单抗应用至病情进展)与安慰剂联合卡培他滨/顺铂方案(化疗方案同上)进行对比,一线治疗进展期胃和胃食管结合部癌。自 2007 年 9 月到 2008 年 12 月,17 个国家的 93 个中心共入组了 774 例患者,其中大约 50%来自于亚洲地区。患者按照地区、氟尿嘧啶治疗史和疾病状态进行分层。设定主要终点为总生存,次要终点包括 PFS、TTP、ORR、缓解持续时间、安全性、生活质量和生物标记。2010 年 ASCO 年会报告了该试验的初步结果:在整体人群中贝伐单抗组和对照组的中位 OS 分别为 12.2 个月和 10.1 个月(HR 0.87,95% CI:0.73~1.03,P=0.1002),PFS 为 6.7 个月和 5.3 个月(HR 0.80,95% CI:0.68~0.93,P=0.0037),ORR 分别为 38.0%和 29.5%(P=0.0121)。虽然主要终点并未达到,但次要终点贝伐单抗组获得了显著的改善。虽然亚裔患者的预后优于欧美患者,但是分层分析显示欧美患者从贝伐单抗治疗中获得了更大的益处:美洲患者的 OS 获得了有统计学意义的延长,并且美洲和欧洲患者 PFS 均获得了显著的延长,而亚洲患者实际上并未获得任何益处。在肠型胃癌和弥漫性胃癌以及不同部位的胃癌之间为发现疗效的显著差异。

研究者还报告了 EGFR、VEGF-A、VEGFR-1、VEGFR-2 和神经纤毛蛋白(NRP)5 项生物标记的初步分析结果。在安慰剂组 NRP 的低表达与较短的 OS 相关,而加用贝伐单抗似乎使得这种效应消失了:贝伐单抗组 NRP 低表达者 OS 风险比要优于 NRP 高表达者(低 NRPHR 0.75,95% CI:0.59~0.97;高 NRP HR 1.07,95% CI:0.81~1.40)。似乎 NRP 有希望成为晚期胃癌患者应用贝伐单抗治疗的疗效预测指标。

Ramucirumab 是一种完全人源化的 VEGFR-2 单克隆 IgG1 抗体。2010 年发表了其在包括胃癌在内的多种晚期实体瘤中进行的Ⅰ期临床试验,在各剂量组可评价的 27 例患者中,共 4 例(15%)PR(其中 1 例为胃癌),23 例 SD,并且在 23 例 SD 患者中有 11 例观察到了目标病灶的缩小。共 11 例 PR 或 SD 的患者有效时间持续≥24 周。主要不良反应为高血压和深静脉血栓。

目前在胃癌中两项 Ramucirumab 的Ⅲ期临床试验正在进行中:一项是对比安慰剂单药二线治疗转移性胃或胃食管结合部癌的随机、双盲的Ⅲ期临床试验;另一项是观察 Ramucirumab 联用紫杉醇方案疗效的多中心、随机、双盲、安慰剂控制的Ⅲ期临床试验。相信这两项试验结果的公布将有助于了解 Ramucirumab 在胃癌治疗中是否存在一席之地。

五、多靶点 TKI 类药物

2010 年报告了一项舒尼替尼单药二线治疗转移性胃癌的开放、多中心Ⅱ期临床试验，共 38 例患者接受了治疗，21 例可评价疗效，其中 1 例 PR，8 例 SD。3/4 度血液学毒性主要包括中性粒细胞减少（29%）、血小板减少（29%）和贫血（11%），3/4 度非血液学毒性主要包括 HFS（10.5%），疲劳（7.9%）、厌食（7.9%）。有 3 名患者由于较严重的不良反应减量，1 名患者由于不良反应终止了治疗。另一项Ⅱ期临床试验报告于 2009 年 ASCO 年会，该试验以舒尼替尼单药应用于既往经多线治疗的转移性胃癌患者，在 14/52 例可评价疗效的患者中，5 例肿瘤控制超过 6 周，耐受性较好。

索拉非尼是一种多靶点的激酶抑制剂，可同时抑制细胞内外的多种激酶，包括 RAF 的丝氨酸/苏氨酸激酶以及 PDGFR－β、VEGF－2、VEGFR－3、KIT 和 Flt－3 多种受体的酪氨酸激酶活性，从而通过阻断 RAF/MEK/ERK 信号转导通路以及通过抑制 VEGFR 和 PDGFR 抑制肿瘤血管生成直接间接两种方式抑制肿瘤细胞的生长。目前经过Ⅲ期临床试验的证实已被 FDA 批准用于肾细胞癌和肝细胞癌的一线治疗。

2008 年 ASCO 年会中报告的 ECOG5203 试验是一项评价索拉非尼联合多西他赛/顺铂方案治疗不可手术的进展期胃癌的Ⅱ期临床试验。共入组 44 例患者，结果显示 17 例患者达到缓解（ORR38.6%，90%CI：26.3%，52.2%），其中 1 例患者 CR。中位 PFS 为 5.8 个月，中位 OS 14.9 个月。最主要的 3/4 度不良反应为中性粒细胞减少（64%），2 例患者死于可能的治疗相关性原因（1 例患者死于感染，但仅有Ⅰ度的中性粒细胞减少；另 1 例患者死于消化道出血）。

拉帕替尼是一种 EGFR 和 HER－2 的双重 TKI，其在乳腺癌中的疗效已经得到了证实。

在 SWOG 的一项Ⅱ期临床试验中应用拉帕替尼（1500mg po qd）治疗初治的进展期胃癌 47 例。ORR 为 12%，并且还有 20%的患者为 SD，中位治疗失败时间（median time to treatment failure，TTF）为 2 个月，中位 OS 为 5 个月。

（王梅）

第七章　肝肿瘤

第一节　原发性肝癌的手术治疗

一、肝癌手术治疗适应证

手术切除目前仍然是肝癌的主要治疗手段，随着对肝癌研究的不断深入，肝癌手术的概念也不仅限于肝切除，其内容也不断丰富，包括：①根治性切除；②肝动脉结扎、肝动脉置管；③术中局部治疗；④二期切除（降期后切除）；⑤复发再切除；⑥肝移植；⑦减容手术；⑧肝癌破裂出血的手术治疗。在手术适应证的选择上，应从四个方面考虑：患者的全身状况、肝功能及门静脉高压症情况、肿瘤情况及治疗效果。

（一）手术切除

1.适应证

（1）患者全身情况良好，心、肺、肾功能无严重损害。

（2）肝功能代偿良好，无腹水，白蛋白≥30g/L，白蛋白/球蛋白比不倒置，蛋白电泳 γ－球蛋白＜25％，ALT＜正常上限值的2倍，胆红素正常（肿瘤压迫肝门胆管或胆管癌栓所致的阻塞性黄疸除外）；凝血酶原时间经纠正后不低于50％；无重度胃底－食管静脉曲张。

（3）肿瘤局限于肝的一叶或半肝，3个以下肿瘤位于肝的一叶或左、右肝，有可能切除者；门静脉主干或左、右干有癌栓者，只要肿瘤能切除，也可行手术治疗，同时取栓；肝癌无远处转移（如侵犯膈肌、肠管等邻近脏器亦可一并切除，有单个肺转移者可同时或分期行肺叶切除，或切肝后肺转移灶用其他疗法）；根治性切除后复发，肿瘤较小或局限；不能切除肝癌降期后。

2.禁忌证

（1）患者全身情况差，或伴严重心血管、肺、肾疾病时。

（2）肝功能已属于Child C级。

（3）有严重出血倾向，凝血酶原时间延长经治疗仍低于50％。

（4）肝癌为弥漫性，或已超过肝的两叶以上，或第一、二、三肝门已受侵犯，或伴广泛门静脉癌栓，或有远处广泛转移。

（5）合并有明显的门静脉高压症伴胃底－食管静脉曲张或腹部静脉曲张。

（二）肝动脉结扎术（HAL）肝动脉插管药物灌注（HAI）

1.HAL适应证　肝癌在手术探查中，如发现肿瘤无法切除（包括肝癌破裂出血肿瘤无法切除，且出血难以控制者），或者已行姑息性切除，而又符合以下条件时，可作肝动脉结扎术：①门静脉主干无阻塞现象，如门静脉无癌栓，无严重门静脉高压；②无严重肝硬化、黄疸及腹水；③术前肝功能无严重损害；④肿瘤不超过全肝3/4者；⑤对于血供丰富型的肿瘤，肝动脉结扎术更为适宜，疗效也好。

2.HAL禁忌证　①肝硬化严重，伴有腹水，术前肝功能损害明显；②门静脉主干有大量癌栓，或肝内门静脉分支广泛癌栓者；③有严重门静脉高压，伴食管－胃底重度静脉曲张者；④肿瘤超过全肝3/4者。

在肝硬化重的患者，肝动脉结扎术后有明显的肝、肾功能损害；肝动脉系统变异较多，术中有时不能完全阻断肝动脉血流；还有肝动脉结扎后侧支循环很快建立，阻断只能为暂时性的，从而影响疗效，所以目前很少单用肝动脉结扎来治疗肝癌。

3.肝动脉插管药物灌注(HAI) 肝动脉插管药物灌注(HAI)是经胃十二指肠动脉、胃右动脉或胃网膜右动脉插管至肝固有动脉或肝左、右动脉，植入全埋入式药物输注装置(DDS)，灌注抗癌药物。随着放射介入技术的发展，对术前诊断已不能切除的肝癌患者也可通过股动脉插管将导管放置于肝动脉，另一端与泵连接并埋于皮下。HAI 适应证基本同 HAL，对肝功能要求、门静脉癌栓要求稍低于 HAL，单用 HAI 后局部反应及肝肾功能损害无 HAL 重，最适合肝硬化患者，若肿瘤体积超过全肝 70%，且肝硬化严重，可不结扎肝动脉，而行 HAI。HAI 可单独应用，也可与 HAL、HAE(经导管肝动脉栓塞)、放疗等联合应用，起到“多联”后增强疗效的协同作用。术后注意定期用肝素液冲洗，使置管保持长期通畅以进行定期化疗。

(三)术中局部治疗

术中局部治疗包括术中冷冻、术中微波、术中射频、术中无水酒精注射术等。

1.术中冷冻治疗的适应证 ①合并严重肝硬化，不能耐受手术；②肿瘤靠近大血管，不宜手术切除；③主瘤切除后，余肝或切缘有残瘤者；④复发性肝癌，因余肝小，切除后肝功能有可能失代偿者；⑤肿瘤直径一般不超过 6cm。

整个肝癌必须冷冻至－35℃才能获得可靠的肿瘤坏死，肿瘤细胞死亡并非是冷冻的直接结果，而是快速冷冻形成的冰球破坏正常细胞结构而致细胞死亡。冷冻治疗的主要并发症有术中出血、冻伤邻近脏器、凝血障碍、血小板减少、肌红蛋白尿、急性肾衰竭、肝脓肿和胸腔积液等，总并发症发生率为 15%～60%，死亡率 1.6%。与大的门静脉、肝静脉以及下腔静脉相邻的大于 5～6cm 的肝癌周边很难获得足够低的温度来杀灭肿瘤细胞，局部复发率达 2.5%～42%。

2.术中热凝治疗 包括术中微波、术中射频、术中激光气化治疗。术中热凝治疗的适应证基本同冷冻治疗，但有效治疗直径一般不超过 3.5cm。微波可使肝脏局部温度达到 120℃，使小血管凝结闭塞，有较好的止血效果，有时可用来对创面进行止血，也可用于不能切除肝癌破裂出血的止血。但由于微波或激光头的快速加热可使组织干燥、炭化，影响热的传导，形成的坏死区小，从而使治疗的有效性受到限制。而射频热凝治疗由于产热机制不同于前两者，能形成均匀有效的坏死区，局部复发率 3.6%，与射频相关的并发症也少，发生率为 12.7%，包括发热、局部疼痛、胸腔积液、皮下血肿等，邻近脏器热损伤、肝肾功能不全和凝血障碍等少见。

3.术中无水酒精注射 一般用于：①主瘤切除后，余肝或切缘有残瘤者；②肝硬化重，肿瘤深在，或靠近肝门，切除难度大者；③肿瘤直径一般不超过 3cm。仅仅术中一次酒精注射不能达到肿瘤完全坏死，还需术后多次注射以巩固疗效。

4.术中局部治疗的禁忌证 如肿瘤紧贴胆囊、肝门部胆管或与胃、肠等腹腔脏器紧贴，局部冷冻或热凝治疗都不合适，有可能造成相邻结构和组织的热损伤。

(四)二期切除

1.定义 在首次手术过程中，由于肝癌过大，或肿瘤累及肝门区，不能一期切除的病例，经过反复暂时去动脉化或肝动脉插管化疗等为主的综合治疗，使肿瘤缩小或余肝增生，使瘤体偏离肝门，转为能够切除治疗者，亦有人称为二期切除、序贯切除或分段切除。近年来由于介入疗法普遍应用，使许多患者不必手术，可直接采用肝动脉化疗栓塞（TACE）、经皮冷冻、经皮微波（PMCT）、射频消融（RFA）、经皮瘤内酒精注射（PEI）、放疗、全身化疗、免疫疗法等，使肿瘤缩小而获得手术切除机会，有人也称之为二期切除。对于不能手术切除的肝癌经手术或非手术疗法缩小后而获得的切除，国际抗癌联盟（UICC）都定义为降期后切除（tumor downstaging and followed by resection）。

降期治疗的对象是"不能切除的肝癌"，需要强调的是"可切除肝癌"的术前辅助治疗不能纳入到降期治疗范畴。"不能切除的肝癌"是指：大肝癌如切除则术后肝功能代偿不够，或两叶的多发肝癌，或肝癌伴肝外扩散，或肝癌伴门静脉主干、肝静脉或下腔静脉癌栓。

2. 降期治疗的目的　通过各种治疗手段使肿瘤缩小，卫星灶消失，门静脉、肝静脉和腔静脉癌栓退缩或消失，肝外转移灶消失，剩余肝脏代偿肥大，由不能切除转变为可切除。

3. 降期治疗的方法　肝动脉结扎（HAL）、肝动脉插管（HAI）、经导管肝动脉化疗栓塞（TACE）、经动脉内照射（^{90}Y－微球、^{131}I－抗铁蛋白抗体内照射、^{131}I－碘油内照射）、外照射、术中或经皮局部消融（射频、冷冻、微波、瘤内无水酒精注射）、全身化疗、术前荷瘤侧肝叶门静脉栓塞以及上述几种方法的联合或序贯应用。虽然各个中心治疗方式的选择和组合、剂量、疗程以及治疗周期不尽相同，但应遵循的原则是根据每个肝癌患者的全身情况、肝功能情况、肿瘤发展情况以及对治疗的反应来确定方案，尽量做到个体化。

4. 适应证　肿瘤经降期治疗后，影像学检查提示肿瘤完全坏死，治疗前升高的 AFP 也已降至正常，有无必要再切除？有报道二期切除后的标本病理检查显示约 70％的标本有残癌，其中有不少是术前影像学诊断是完全坏死的。因此，肿瘤成功降期后需及时手术切除，以免贻误时机。

肝癌降期后再切除的适应证：①肿瘤直径缩小 50％以上，AFP 升高者显著下降；②肝功能恢复正常；③降期治疗中的各种不良反应消失，体重上升，全身情况耐受手术切除；④影像学检查显示肝癌在技术上有切除可能（主瘤缩小同时与邻近卫星灶融合，周边形成包膜，境界清楚）。肝癌降期后再切除的禁忌证同手术切除。需要强调的是，在降期治疗的任一阶段，只要达到切除条件即可施行手术，不应过分强调肿瘤的缩小程度以及 AFP 一定要降到正常。在肝切除过程中，可能由于各种治疗，粘连会比较严重，术中出血可能较多；但由于降期治疗使肿瘤形成了纤维包膜，且大部分肿瘤已消灭，术中肿瘤播散的可能性也相应减少。

大约有 15％的不能切除肝癌患者能成功降期，肝癌降期后切除的 5 年生存率为 24.9％～57％。

（五）复发后再切除

复发性肝癌的手术适应证同首次肝切除。对亚临床期复发小肝癌的手术切除，其疗效与小肝癌疗效一样好。在切除中应注意，应作有限范围的肝段切除或亚段切除，尽量不作肝叶或半肝切除。

（六）肝移植

肝移植治疗肝癌的适应证：米兰标准为更多西方国家所接受，即单个肿瘤直径≤5cm 或多发肿瘤不超过 3 个且肿瘤最大直径＜3cm，伴或不伴肝硬化，无血管侵犯，无淋巴结或肝外转移。符合米兰标准的肝癌肝移植治疗后 5 年生存率可达 70％，复发率＜10％。关于肝移植治疗肝癌的标准，国内、国外有不少，对肿瘤大小和肿瘤数目要求不尽相同。BCLC 分期治疗系统不建议放宽米兰标准，建议对排队等候供肝时间可能超过 6 个月的肝癌患者，可先行经皮酒精注射、射频消融、TACE 等移植前辅助治疗。我国肝癌高发，供肝缺乏，费用昂贵，肝移植尚不适宜肝癌的常规疗法。

（七）肝癌破裂出血的手术治疗

肝癌破裂出血诊断明确，如患者无黄疸、腹水，肝功能尚好，经短期治疗血压仍然难以维持者，可立即手术止血。若手术中发现肿瘤小而局限，位于肝的一叶或一段，患者情况尚好，血压稳定，可作肝叶或局部切除，半肝切除要慎重。如多发肝癌中的一个肿瘤破裂出血，可切除破裂瘤结节，其余肿瘤术中肝动脉结扎或术后 TACE 治疗。肝癌若不能切除，可行肝动脉结扎，右半肝肿瘤破裂出血结扎肝右动脉，左半肝肿瘤破裂出血结扎肝左动脉；在术中结扎肝动脉后，也可在破裂肿瘤创面上压迫明胶海绵、止血药物、大网膜或纱布条；也可用术中微波对破裂肿瘤进行热凝止血；切忌在肿瘤上面缝合止血。

（八）姑息性减容手术

姑息性肿瘤减容手术是对无法手术切除的肝癌患者，切除肉眼可见的肿瘤，允许微小子灶的存在，尽可能保留正常肝组织。其适应证为：①有临床症状；②肿瘤生长缓慢；③非手术治疗也有效；④手术简单安全。禁忌证：肿瘤发展迅速，肝内肝外广泛转移者。肿瘤减容手术的方式有：术中切除主瘤后，对残余子灶行切除、冷冻治疗、微波治疗、射频治疗和酒精注射治疗等，术后再行其他辅助治疗。该手术的可能益处是减轻了肿瘤对机体的负担，提高了残瘤对放化疗的敏感度；肿瘤体积减小，放化疗剂量及周期也相应减少；再者，减轻了患者的症状。该手术也存在的可能风险是术后免疫抑制会促进肿瘤的生长；部分患者术后恢复慢，导致术后的其他有效治疗措施无法实施。

二、肝脏的显露及控制出血的方法

（一）肝脏的显露方法

肝脏深居于膈下，其前方大部分为肋弓掩盖，后面有脊柱、肋骨和肌肉，还有许多韧带将肝脏固定于上腹部的膈下。因此，充分显露肝脏及其周围组织是肝切除术的重要步骤之一。良好的显露肝脏，必须包括合适的体位、选择适当的切口和充分游离肝周围的韧带。

1. 体位　根据病变范围及手术方式选择合适的体位，有利于手术操作。一般左半肝或左外叶切除时，患者采取平仰卧位；右半肝或右三叶切除时，于患者的右肩部和腰部各垫一沙枕，使身体向左倾斜 30°～60°，右上肢固定于头架上，也有采用平仰卧位施行右半肝切除术。

2. 切口　选择切口的原则是达到对第一肝门的门静脉、肝动脉和胆管及第二肝门的肝静脉有良好的显露，以利手术进行。对于复杂的右肝手术，如加用腹腔悬吊拉钩，也可以获得良好的暴露，可避免开胸，减少手术后并发症。常见的手术切口有 4 种。

（1）上腹部正中切口：腹部正中切口的切开和缝合都比较简单，适用于肝左外叶下段较肿瘤切除。

（2）右肋缘下切口：长的右肋缘下切口自剑突至第 12 肋前，切口的内侧端要将右腹直肌切断，采用此切口时，可以先切开中间部分，探查后如果肿瘤可以切除，则向两侧延长。肿瘤位于右半肝时，一般采用此切口。

（3）双肋缘下“人”字形切口：行肝左外叶切除、左半肝切除、中肝叶切除、右肝三叶切除、Ⅷ段切除或肝移植手术时，一般均采用此切口。切口的大小根据患者的体型、肋弓的宽窄、肿瘤的位置和大小来决定，必要时中间可以向剑突延伸或切除剑突。

(4)胸腹联合切口:右侧胸腹联合切口对右肝能够获得良好的显露,特别是对于肝右后叶上段的巨大肿瘤。先作右肋缘下切口,然后切除第7肋软骨。由于胸腹联合切口并发症多,加上外科操作技术的提高和对肝右后叶及肝裸区结构的充分熟悉,近20多年来,已很少采用胸腹联合切口作肝切除术。

3.分离肝脏周围韧带和粘连组织　为了充分显露肝脏,必须将病侧肝脏的周围韧带和粘连组织彻底分离。如作左外叶或左半肝切除时,需将肝圆韧带、镰状韧带、左侧冠状韧带、左三角韧带和肝胃韧带等全部切断;作右半肝切除或右三叶或中肝叶切除时,应将肝圆韧带、镰状韧带、右冠状韧带、右三角韧带、肝肾和肝结肠韧带完全切断,同时还要将肝裸区充分分离直达下腔静脉,使右侧肝脏完全游离。

如病变较小而位于肝下缘,只需作肝楔形或局部切除时,可不必完全分离上述诸韧带,仅分离病变周围的有关韧带和粘连组织即可。分离肝脏周围韧带和粘连组织时,必须妥善结扎血管,以免引起出血。

(二)控制肝出血法

肝脏血流丰富,手术时容易出血,因此,控制肝脏出血是肝切除术成功的关键。近30年来,肝切除控制肝血流的方法有了很大的改进,大大减少了术中术后出血量和输血量,降低了术后并发症和手术病死率外科医师必须根据具体情况,灵活应用,处理好各种不同情况下发生的肝出血。

1.局部肝血流阻断法

该法主要适用于局部肝切除、肝楔形切除或两个侧方肝叶切除。

(1)肝褥式缝合法:这是早年所常用的肝止血法,目前仍是肝活组织检查或病变较小而又位于肝边缘或肝组织较薄部位的肝切除术的常用方法。其方法是:用穿以7号丝线的大弯圆针,在离肝切口边缘1～1.5cm处作一排贯穿肝组织全层的间断交锁褥式缝合,切除肝组织后,肝切面的较大血管和胆管用丝线结扎,最后将切面靠拢缝合或不靠拢而用大网膜覆盖肝切面。肝组织很脆弱,在褥式缝合打结时,肝组织极易被结扎线所切割,因此,也可以在结扎线下填入明胶海绵或大网膜等,然后收拢打结。

(2)肝钳法:此法适用于肝部分切除或肝左外叶切除,有时也可用于右半肝切除。方法是先游离患侧病肝,然后用特制肝钳夹住肝组织,离钳子外侧2～3cm处切开肝实质,在肝内将血管和胆管逐个结扎切断,直至整个病变切下,松去肝钳,肝切面如仍有出血,可用丝线作“8”字形缝合结扎,直至无出血,再将镰状韧带或大网膜覆盖肝断面。

肝钳法在30多年前曾作为控制肝出血的一种重要方法,因此,出现了许多类型的肝钳,其中林天佑发明的肝钳形如肠钳,膈面臂有一排钝性钉子,可防止滑脱。肝钳的使用虽然较方便,但存大很大缺点,如肝实质比较厚时,止血效果不确实,有时钳夹部位距肝切缘太近,在切肝时,肝钳容易滑脱,失去止血作用。目前此法已弃用。

(3)乳胶管束扎法:此法有如止血带作用,适用于左外叶切除术。方法是将患侧肝脏分离后以乳胶管围绕肝组织扎紧,在离乳胶管2～3cm处切开肝实质,边分离肝组织,边将肝内血管和胆管结扎切断。此法操作简单,但其缺点是止血不满意,且在切肝过程中容易滑脱,目前也已很少应用。

2.肝门处肝外血管结扎法　此法适用于各种肝叶切除术,是肝切除术中一种比较合理的方法。它是按肝内解剖和血管分布,将切除部分的肝血管结扎,使待切除肝组织与欲保留肝组织之间出现明显分界，再切除病肝，这样可使切除的范围比较明确，不致遗留过多缺血肝组织或切入正常肝组织内。这种方法又称规则性肝切除术。

具体方法是从肝门处开始，先切开肝十二指肠韧带，找出肝动脉向肝门追踪，将患侧肝动脉结扎切断，再将 Glisson 包膜切开分离胆管，结扎切断患侧胆管，最后分离出门静脉，结扎切断相应的门静脉支。也可先将肝门上下缘的浆膜切开，在 Glisson 鞘上、下缘推开肝实质，沿鞘外分离，直至可以套入结扎线，在 Glisson 鞘外将患侧门静脉、肝动脉和胆管的分支一并结扎，这种鞘外结扎法不易损伤门静脉，操作比较容易。

肝静脉可在肝内或肝外处理，但由于肝静脉诸干的肝外部分都比较短，不易充分显露，且静脉壁又薄，容易撕破，易发生大出血或空气栓塞，一般是以肝内处理为宜，即在切肝的同时，将患侧肝静脉结扎切断，这样比较安全。如需在肝外处理，可在肝的膈面将右冠状韧带分开，显露出肝静脉进入下腔静脉处，沿肝静脉干的走向切开肝组织，细心分离出肝静脉干，并结扎切断。如作半肝切除时，不能将肝中静脉结扎，而只能在肝内将其患侧属支结扎切断。如作右半肝或右三叶切除时，要注意妥善处理好右后侧肝静脉和肝短静脉，以避免发生大出血。右后侧肝静脉和肝短静脉位于肝的后面，直接进入下腔静脉，在肝外部分极短，多数肝短静脉都很纤细，用血管钳连同肝组织一并钳夹、切断、结扎，要比肝外逐个结扎省时，又不会损伤下腔静脉。

当血管、胆管和肝静脉处理完毕后，可沿肝表面分界处或肝裂处切开肝包膜，再用刀柄分离实质，遇肝内血管和胆管要逐支予以切断、结扎。分离肝组织也可用手指折断肝实质，其中较大的血管和胆管都比较韧，不易为手指所切断，可用血管钳逐一钳夹、结扎、切断。但这种手指折断法只适用于无肝硬化时的切肝术。笔者的经验是用血管钳将肝实质连同血管和胆管一并钳夹。由于肝实质比较脆弱，易被血管钳夹断，而肝内管道比较韧不易被夹断，于是留下的肝内血管和胆管被血管钳夹住后，切断结扎。按此法逐步深入肝实质，直到肝叶离断。这种边离断肝组织边结扎管道的方法能够有效地控制出血。肝外结扎血管法必须熟悉肝门的解剖，特别注意血管与胆管的变异，否则，可能造成意外的损伤，或者错扎血管与胆管，造成严重并发症。

虽然肝外血管结扎法是比较合乎肝脏解剖的理想方法，但由于肝门处的血管变异较多，分离血管困难，会延长手术时间；或由于肝门有粘连，不易显露血管，解剖时容易损伤，造成大出血；或者即使完成肝外血管结扎，而由于肝内血管互相交通，肝表面常无明显分界线，切肝时肝切面出血仍然很多。因此，肝外血管结扎法既费时，出血又多，故目前临床上实际应用较少。

3. 肝门血流阻断法　这是一种简单而能有效地控制肝内血流的方法，适用于各种类型肝切除术，是目前临床上常用的肝切除控制肝出血的方法。其方法是先游离切断患侧肝脏有关诸韧带和粘连组织，然后用一根乳胶管扎紧肝十二指肠韧带（包括肝动脉、门静脉和胆管），使肝脏处于缺血状态。接着，立即沿着预定的肝切线或肝裂的解剖位置切开肝包膜，钝性分开肝实质，血管和胆管在肝内逐个予以结扎、切断。如此边分离肝实质边结扎切断血管和胆管，直至病变肝组织完全切下。然后松去乳胶管。如肝切面仍有渗血，可用丝线作“8”字形缝扎。此法的主要问题是肝血流阻断会对肝功能有影响，在常温下阻断肝门的时间不能过长。动物实验证明阻断肝门血流的安全时间为 15～20 分钟。为了延长肝脏对血流阻断的耐受时间，过去曾用全身低温或腹腔降温方法，但此法操作复杂，且降温后可导致凝血机制紊乱，故目前已弃用。我们通过动物实验究，采用常温下间歇阻断肝门的方法，每次阻断时间为15～20分钟，如一次阻断未能将肝组织切下，即将乳胶管松去，间歇3～5分钟后，再作第二次阻断。如此间断进行，直到肝组织完全切下为止。一般阻断1～2次，均可完成切肝操作。如合并肝硬化者，每次阻断时间最好不超过15分钟，30多年来我们用此法共施行各种类型肝切除术5000多例，阻断次数最少1次，最多6次，以1～2次为多，阻断时间最长25分钟，最短8分钟，以15～20分钟占多数，均没有因此而引起任何并发症。由此认为，这种方法具有不必降温、操作简便、不需要分离肝门的血管和胆管、出血少、手术时间短、适用于各种类型肝切除术等优点，目前已被广泛采用。但应用此法时必须指出，在切肝时应熟悉肝内解剖，特别在处理肝门区时，必须辨认清楚主要血管和胆管的走向，只能将通向患侧肝脏的血管和胆管分支结扎切断。

4.半肝血流阻断法　此法与肝门处肝外血管结扎法相似。其方法是在肝门横沟处分离出左侧或右侧肝门，用乳胶管或粗线套扎左侧或右侧肝门血管和胆管，切除病肝。此法优点是可以保留残肝的正常血供，减轻肝脏的缺血性损伤。缺点是分离肝门血管费时、手术时间长、出血多，如不慎损伤门静脉右干或左干及门静脉的尾状叶支，可引起大出血。

5.无血切肝法　这是一种阻断肝脏全部血流，使肝脏处于完全无血情况下进行的肝切除术，适用于常规方法不能切除的肝肿瘤，或波及肝静脉和下腔静脉的严重肝外伤等。方法有两种，一是低温无血切肝术，又称器官隔离低温灌注术；二是常温无血切肝术，又称常温下全肝血流阻断术。前者阻断时间长(可达1小时以上)，有足够时间提供复杂的肝切除操作，但缺点是操作复杂，低温灌注带来的生理、生化和凝血等方面的改变比较严重，术后并发症多，现已基本上不使用。后者操作简便，术中血压波动小，术后生理、生化和凝血等方面改变少，肝肾功能在安全时限内变化不大，但缺点是阻断的时间不宜过长，动物实验表明其安全时间为30分钟，临床上有报道个别病例阻断时间达60分钟，而肝肾未发现不可逆的损害。

三、各种类型的肝切除术

按照肝内血管的分布规律所作的肝脏分叶切除肝脏，称肝叶切除术。其方法是沿肝裂切除肝组织，是目前常用的肝切除术。常见的肝叶切除术有左外叶切除术(Ⅱ、Ⅲ段切除术)、左半肝切除术(Ⅱ、Ⅲ、Ⅳ段切除术)、右半肝切除术(Ⅴ、Ⅵ、Ⅶ、Ⅷ段切除术)、右三叶切除术(Ⅳ、Ⅴ、Ⅵ，Ⅶ、Ⅷ段切除术)、中肝叶切除术(Ⅳ、Ⅴ、Ⅷ段切除术)、左三叶切除术(Ⅱ、Ⅲ、Ⅳ、Ⅴ、Ⅷ段切除术)、右后叶切除术(Ⅵ、Ⅶ段切除术)和尾状叶切除术(Ⅰ段切除术)等。其中以左外叶切除术最容易，因为左叶间裂在解剖位置上比较恒定，表面标志比较明显，同时左外叶也比较薄，主要的血管比较浅在，故手术操作也就比较容易。此外，还有切除范围较小的肝段或不规则性肝部分切除术。

(一)肝左外叶切除术(Ⅱ、Ⅲ段切除)

左外叶位于左叶间裂的左侧，按Couinaud分段，分为Ⅱ、Ⅲ段。膈面以镰状韧带为界，脏面以左纵沟为标志。

1.手术步骤

(1)当探查发现病变仅限于左外叶，需作左外叶切除时，即将肝圆韧带切断、结扎。用血管钳夹住肝圆韧带断端，把肝脏轻轻往下拉，显露镰状韧带，在靠近腹前壁剪开镰状韧带。注意应保留一定宽度的镰状韧带，以便在肝切除后覆盖肝断面之用。至肝顶部处，将左外叶向下轻推，在靠近肝膈面剪开左冠状韧带，结扎切断左三角韧带，这样，肝左外叶就已全部游离。

(2)在镰状韧带左侧0.5～1.5cm处切开肝包膜，并钝性分开肝实质，遇血管或胆管逐一钳夹、切断、结扎。当沿左纵沟深处分离到左门静脉矢状部时，用刀柄将肝组织轻轻向左侧推开，解剖出从矢状部外侧缘发出到左外叶的2～3支门静脉支，用血管钳夹住后切断，以丝线结扎两道。伴随左门静脉支行走的左外叶肝动脉和肝胆管也同时切断、结扎。然后向肝后上方分开肝实质，在左冠状韧带起始部深面2～3cm，离肝上缘约3～4cm处，即可见到肝左静脉。用刀柄沿肝左静脉方向轻轻向左侧推开肝实质，但不必将血管周围的肝组织完全剥离，即以血管钳穿过肝左静脉底部，连同肝组织夹住、切断，并以丝线结扎两道。最后余下的左上缘部分肝组织连同其中的左后上缘肝静脉用血管钳一并夹住、切断和结扎。这时左外叶则完全离断。

当左外叶切除后，即用细丝作"8"字形缝合结扎。完全止血后，再用盐水冲洗手术创面，除去血凝块。将镰状韧带向下翻转，覆盖肝断面，并用细丝线缝合固定。如镰状韧带的宽度不够，也可用肝胃韧带或大网膜覆盖肝断面。检查无出血后，于左膈下放置一根双套管引流，引流管自腹壁另戳口引出。

2.肝左外叶切除的注意事项

(1)左三角韧带内常有血管存在，应行缝合结扎，以免术后结扎线脱落出血。

(2)切断肝左静脉时应尽量远离汇合处，避免损伤肝中静脉根部，同时应缝扎，防止线结脱落。

(3)部分左后上缘静脉在出肝后汇入下腔静脉，应单独缝扎。

(二)左半肝切除术(Ⅱ、Ⅲ、Ⅳ段切除)

左半肝包括左外叶和左内叶，为Couinaud分段法的Ⅱ、Ⅲ、Ⅳ段，以正中裂为界。左半肝切除就是将这两个肝叶切除。

1.手术步骤

(1)先切断肝圆韧带、镰状韧带、左冠状韧带、左三角韧带、肝胃韧带和一部分右冠状韧带。将左半肝向上翻起，切开肝十二指肠韧带，找出肝左动脉，予以双重结扎后切断。

(2)在肝门横沟左侧剪开Glisson鞘，分离出左肝管和左门静脉干，予以结扎，但暂不切断。分离左肝管和左门静脉干也可在Glisson鞘外进行，在鞘外将其结扎。然后将肝脏推向下方，显露第二肝门，在下腔静脉左壁切开肝包膜，用刀柄钝性分开肝实质，显露出肝中静脉和肝左静脉的根部及其分叉部。再用刀柄钝性分开肝左静脉，用动脉瘤针或弯血管钳穿过其底部肝实质，将肝左静脉结扎，暂不切断。注意切不可将肝中静脉结扎。

(3)左半肝切除时的肝表面标志在肝的膈面从下腔静脉左壁到胆囊其切迹的连线；在脏面以胆囊左壁为界，达横沟上缘时转向左侧抵于左纵沟，位于左外叶和尾状叶之间。

切肝时，沿正中裂左侧0.5～1.0cm处切开肝包膜，钝性分开肝实质，所遇管道均在肝内予以结扎、切断。将肝脏向上翻转，切开胆囊左侧的肝包膜和肝实质，分离时肝切面应斜向横沟左侧，到左纵沟与横沟交界处，将已结扎的左门静脉横部和左肝管用血管钳夹住后切断、结扎。再将已经结扎的肝左静脉连同肝上缘部分肝组织用血管钳夹住切断、结扎，于是左半肝即完全离断。

(4)肝断面缝扎止血后，用一片游离或带蒂大网膜覆盖肝创面，并用丝线缝合固定。左膈下放置双套管引流。

2.左半肝切除的注意事项

(1)分离左半肝和左门静脉横部时，应尽量靠近左纵沟，即离门静脉分叉部越远越好，以免损伤起源于门静脉左干横部的尾状叶左支或右前叶门静脉支(右前叶门静脉直接起源于门静脉主干或门静脉左干横部的占 26.4%)。

(2)由于肝中静脉走在正中裂内，在分离肝实质时，避免损伤肝中静脉，尽可能不要将其主干结扎，只将肝中静脉左侧的属支结扎即可。

(3)对左半肝的巨大肿瘤、肝门处显露困难或肝门处有粘连者往往不能达到结扎左半肝管道的目的，在这种情况下，也可以先游离左半肝的所有韧带及周围组织，在常温下间歇阻断肝门血管，造成肝脏暂时缺血。接着，沿正中裂左侧 0.5～1.0cm 切开肝包膜，钝性分开肝实质，各种管道在肝内逐一予以结扎、切断，直到左半肝完全切除。但在处理第一和第二肝门时，必须认清解剖关系，确定是进入或来自左半肝的血管和胆管时，才能予以结扎、切断。

(三)右半肝切除术(Ⅴ、Ⅵ、Ⅶ、Ⅷ段切除)

右半肝包括右前叶、右后叶和尾状叶右段，为 Couinaud 分段法的Ⅴ、Ⅵ、Ⅶ、Ⅷ段。膈面是以胆囊切迹和下腔静脉右壁之间的连线，后面以下腔静脉为界。

1.手术步骤

(1)右半肝要比左半肝大，过去常需作胸腹联合切口，才能充分显露右半肝，现在一般采用右肋缘下切口，不必开胸。此外，右半肝的肝断面也比左半肝宽，故手术操作难度要比左半肝切除术大。

(2)右半肝切除就是将右前叶、右后叶和尾状叶右段全部切除。先分离肝圆韧带、镰状韧带、右冠状韧带、右三角韧带、肝结肠韧带和肝肾韧带。同时还要钝性分开肝裸区直达下腔静脉。分离肝肾韧带和肝裸区，注意勿损伤右肾上腺及其血管。于是右半肝即完全游离。

(3)切除胆囊，因为胆囊颈部覆盖住肝门右切迹，而该切迹又为门静脉右干、右肝管和肝右动脉所在部位，同时胆囊床也是肝门右纵沟所在部位。故右半肝切除前，须将胆囊切除，方能显露出肝门右切迹和右纵沟。

(4)胆囊切除后，用一乳胶管通过小网膜孔，扎住肝十二指肠韧带，在常温下阻断肝门血流，使肝脏暂时缺血。接着，在肝的膈面上自下腔静脉右壁到胆囊切迹开肝包膜，钝性分开肝实质，所遇血管或胆管包括肝中静脉的右侧属支均用血管夹住、切断、结扎；但不可将肝中静脉主干结扎。将肝脏向上翻转，沿胆囊窝切开肝脏，钝性分开肝实质直达肝门右切迹，显露门静脉右干、右肝管和肝右动脉。用刀柄将肝组织向右侧轻轻推开约 2cm，然后用弯血管钳将这些管道连同肝组织一并夹住、切断、结扎。处理肝短静脉时，术者可用左手示指保护好下腔静脉。在下腔静脉右壁，顺示指外侧自下而上用血管钳轻轻分离肝短静脉，并夹住、切断、结扎，此时必须注意勿损伤下腔静脉。最后将右后上缘肝静脉连同周围肝组织一并夹住、切断、结扎。至此，右半肝已完全离断。

(5)右半肝切除后，松去阻断肝门的乳胶管。用热盐水纱布垫压敷肝断面，彻底止血，检查无出血和胆汁外漏后，肝断面用一片游离或带蒂大网膜覆盖，并用丝线缝固定。右膈下放置一根双套管引流，从右上腹部原切口或另戳口引出。如果开胸，则于右侧胸腔入一根多孔硅胶管引流，将已切断的镰状韧带和肝圆韧带重新固定于原来位置上，以防术后发生肝下垂，引起上腹部不适。

2.右半肝切除的注意事项

(1)在分离右冠状韧带时,应紧靠肝面剪开,轻轻推开疏松结缔组织,显露肝后的下腔静脉。此时应注意勿损伤下腔静脉、肝右静脉、右后上缘肝静脉以及肾上腺静脉。

(2)右半肝切除时,应靠近正中裂右侧0.5～1.5cm处,以免损伤在正中裂的肝中静脉,右半肝的切面应自膈面斜向下腔静脉右壁。

(3)在分离和结扎肝右静脉时,应妥善结扎两道以免滑脱。如损伤肝右静脉或结扎线滑脱而引起的大出血时,不要急于用血管钳去夹,以免损伤下腔静脉。此时,术者可立即用左手示指在膈下压住下腔静脉,拇指压住肝右静脉,即可止血。然后吸净血液,看清肝右静脉断裂处,用丝线缝扎。

(4)肝短静脉除右后侧肝静脉较粗大外,其余均很细小,数目也多少不等,容易撕破,故应在肝外细心逐个分离结扎。

(四)右三叶肝切除术(Ⅳ、Ⅴ、Ⅵ、Ⅶ、Ⅷ段切除)

右三叶肝切除术是将右半肝和左内叶肝全部切除,即Couinaud分段法的Ⅳ、Ⅴ、Ⅵ、Ⅶ、Ⅷ段切除术,又称右侧极量肝切除术或右肝大部切除术。切除右三叶必须以左外叶肝足以维持正常的肝功能为提前,否则术后容易发生肝功能衰竭等严重并发症。因此,合并肝硬化而左外叶肝又无代偿性增大者,均不宜做右三叶肝切除术。切除右三叶肝应沿镰状韧带右侧0.5～1.0cm处和下腔静脉右壁之间切肝,脏面从左纵沟的右侧转向肝门横沟上缘经肝门右切迹达下腔静脉右壁。

1.手术步骤

(1)患者的体位、切口的选择和肝脏的游离范围均如右半肝切除术,并切除胆囊,阻断肝门,控制肝血流。

(2)从下腔静脉右壁至镰状带右侧1cm处切开包膜,纯性分开肝实质,肝内的血管和胆管逐一结扎切断。将右侧肝脏向上翻转,沿左纵沟右侧和肝门横沟上缘切开肝包膜,用刀柄分开肝实质,显露左门静脉干的矢状部和囊部。此时尽量向左内叶侧推开肝实质,显露左内叶的门静脉支、肝管和动脉支,予以结扎切断。注意不要损伤左门静脉干的横部、矢状部和囊部以及左外叶的肝胆管和动脉支。沿肝门横沟上缘分开肝实质,在肝门右切迹处尽量将肝组织向右侧推开,充分显露右门静脉干、右肝管和肝右动脉,并将其结扎、切断。然后向上分出肝右和肝中静脉,在肝实质内予以结扎、切断。右后上缘肝静脉连同肝组织一并结扎、切断。肝切面应斜向下腔静脉右壁。肝短静脉的处理同右半肝切除术。

(3)右三叶肝切除后,松后肝门阻断乳胶管。肝断面彻底止血。检查无出血和胆汁外漏后,用一片带蒂或游离大网膜覆盖肝断面,并用丝线固定。镰状韧带和肝圆韧带重新固定于原来的位置。右膈下放置一根引流管。

2.右三叶肝切除时的注意事项

(1)在分离左内叶肝的管道时,应特别注意解剖关系,千万不可将左门静脉的横部或矢状和囊部结扎,否则会导致左外叶肝坏死。一般可在左门静脉的横部上缘及矢状部和囊部内侧缘分开肝组织,确定是左内叶门静脉支后,才能予以结扎。同时还应特别注意左肝管的走向,只能结扎左内叶肝胆管,切不可损伤左外叶肝胆管。

(2)处理右半肝门静脉支和肝胆管时,应远离门静脉和肝总管分叉部的左侧,避免损伤在左门静脉干和左肝管。

(3)处理肝中静脉时，也应注意不可损伤肝左静脉，结扎肝中静脉前应认清肝左、肝中静脉合干部位，然后将肝中静脉分出一段，远离肝左静脉处结扎之，这样才不致误伤肝左静脉。

(4)肝中静脉壁比较薄，分离时容易撕破。发了避免撕破后发生大出血和空气栓塞，可以在肝实质内显露该静脉后用弯针穿过静脉底部的肝组织，连同肝组织缝合结扎。

(5)右三叶肝切除术的肝切面应从肝的膈面斜向右侧脏面达下腔静脉右壁，避免垂直切肝而损伤下腔静脉。

(五)中肝叶切除术(Ⅳ、Ⅴ、Ⅷ段切除)

中肝叶是左内叶和右前叶的总称。将这两个肝叶切除称中肝叶切除术，又称Ⅳ、Ⅴ、Ⅷ段切除。它适用于治疗中肝叶的肿瘤或胆囊癌合并肝转移者。中肝叶的左界为左叶间裂，右界为右叶间裂。它的脏面为肝门所在部位，膈顶部为肝静脉处进入下腔静脉处。中肝叶的背面紧贴下腔静脉。中肝叶的血液供应是来自左、右门静脉干的左内叶支和右前叶支，以及来自肝左、右动脉的左内叶动脉和右前叶动脉。有少数病倒，门静脉右前叶支源于门静脉左干的横部，且存在肝中动脉。它的血液回流是经过居于正中裂的肝中静脉入下腔静脉。

1.手术步骤

(1)过去常作胸腹联合切口，现在一般采用上腹部“人”字切口或右肋缘下切口。

(2)切断肝圆韧带、镰状韧带、右冠状韧带、右三角韧带、肝结肠韧带和肝肾韧带，钝性推开肝裸区直达下腔静脉，充分游离右侧肝脏。

(3)在肝顶部第二肝门处，充分显露下腔静脉和肝中静脉。沿肝中静脉走向切开肝实质，约离肝表面2～3cm处即可见到肝中静脉主干，在肝内予以结扎，暂不切断。这样即不会撕破肝中静脉，也不会损伤下腔静脉，更不会因为肝中静脉与肝左静脉合干时而损伤肝左静脉。如因肿瘤巨大不能先处理肝中静脉时，也可以在切肝的最后阶段予以结扎、切断。

(4)当肝中静脉结扎后，即切除胆囊，显露右切迹。在右切迹处切开Glisson鞘，推开肝实质，显露右前叶的门静脉支、胆管和动脉支，确认无误后，予以结扎、切断，但不可损伤右门静脉干、右肝管和肝右动脉。然后在胆总管左侧分离出肝左动脉，在它的行径上靠近左纵沟处即可找到左内叶动脉，予以结扎、切断。沿肝门横沟到左纵沟切开包膜，在左肝管及左门静脉干的上缘推开肝组织，于门静脉左干的矢状部和囊部内侧分离出左内叶门静脉支和肝管，予以结扎切断。

(5)当肝中静脉的血管完全控制后，再将肝十二指肠韧带阻断，沿右叶间裂和左叶间裂的膈面标界处切开肝包膜，钝性分开肝实质，肝内的小血管和胆管逐个结扎、切断。在分离肝实质时，应避免损伤肝左静脉、肝右静脉以及左外叶和右后叶的管道。当分离到后面肝实质时，应注意下腔静脉，将下腔静脉前壁的肝短静脉结扎、切断。最后切断肝中静脉，中肝叶连同胆囊整块取下。

(6)肝断面彻底止血后，用一片带蒂或游离大网膜覆盖两个肝断面和下腔静脉，并用丝线缝合固定，也可将两个肝断面对拢缝合，于小网膜孔处和肝切面处各放置一根双套管引流。

如肝门部有粘连或肿瘤大而在肝门区处理血管和胆管有困难时，可先游离肝脏，采用常温下间歇阻断肝门法切肝，所有中肝叶的管道均在肝内处理。这种方法操作方便，手术时间可缩短，出血少，但切肝时应熟悉中肝叶的解剖和血管分布，遇主要大血管和肝管时，必须向中肝叶内分离出1～2cm，确认是中肝叶走向或来自中肝叶者才能予以切断、结扎。

2. 中肝叶切除时的注意事项

(1)中肝叶的左侧肝切面，应在左叶间裂和左纵沟的右侧 0.5cm 处开肝组织，这样不会损伤肝左静脉的叶间支和左门静脉干的矢状部和囊部。如肝左静脉的叶间支损伤出血，可将其结扎，但门静脉左干的矢状部或囊部损伤出血，切不可将其结扎，只能将其修补，以保证左外叶的血供。

(2)中肝叶的右侧切面，应在右叶间裂的左侧 0.5～1cm 处切开肝组织，这样可避开肝右静脉的主干。分离肝门右切迹时，只能将右前叶的管道结扎，切不可损伤右后叶的门静脉支、动脉支和胆管。

(3)在处理第一肝门时，应在横沟上缘 Glisson 鞘外切开包膜，推开肝组织，避免损伤门静脉左、右干和左、右肝管。当显露出下腔静脉时，应细心地沿下腔静脉前壁分开肝组织，所遇小血管均予以结扎、切断。待到第二肝门处，将肝中静脉结扎、切断。此时应注意不要损伤肝左和肝右静脉。

(4)中肝叶切除时，其两侧切面从肝的膈面斜、向下腔静脉，于下腔静脉前壁会师，使整个标本呈一楔形，即膈面宽、脏面窄。

(六)左三叶肝切除术(Ⅱ、Ⅲ、Ⅳ、Ⅴ、Ⅷ段切除)

左三叶肝包括左半肝和右前叶肝，膈面以右叶间裂为界，脏面以肝门右切迹右端延伸至右肝下缘，向左沿肝门横沟上缘至左纵沟。左三叶除肝切除术就是将左半肝和右前叶肝全部切除，又称左侧肝极量切除术，包括 Couinaud 分段的Ⅱ、Ⅲ、Ⅳ、Ⅴ、Ⅷ段。左三叶肝切除必须以右后叶肝有足够维持正常的肝功能为前提。因此，合并严重肝硬化者，不宜做左三叶肝切除。

1. 手术步骤

(1)左三叶肝切除术的切口是先作左肋缘下切口，经探查需作左三叶肝切除术时，将切口延伸至右侧作双肋缘下“人”字形切口。

(2)切断肝脏周围的所有韧带，包括肝圆韧带，镰状韧带，左、右冠状韧带，左、右三角韧带，肝胃韧带，肝结肠韧带和肝肾韧带以充分游离肝脏。

(3)切除胆囊，显露肝门右切迹。用乳胶管暂时阻断肝十二指肠韧带，控制肝脏血流后，立即沿右叶间裂左侧 1cm 处切开肝包膜，在膈顶部绕过第二肝门达下腔静脉左壁，钝性分开肝实质，肝切面应斜向左后方达下腔静脉左壁。注意不可损伤肝右静脉，只能将肝右静脉的左侧属支结扎、切断。将肝脏轻轻向上翻转，自右下缘斜向肝门右切迹切开肝组织，在右门静脉干、右肝管和肝右动脉上方的肝实质内将右前叶的门静脉支、胆管和动脉支结扎、切断。再沿肝门横沟上缘到左纵沟切开肝包膜，推开肝实质，在横沟与左纵沟交界处将左门静脉干、左肝管和肝左动脉结扎、切断。

(4)将左三叶肝轻轻提起，沿下腔静脉前壁钝性分开肝组织，所有管道均予以结扎切断。此时应特别注意勿损伤下腔静脉。达第二肝门时，用血管钳将肝中和肝左静脉连同肝组织分别夹住、切断、结扎。注意切不可损伤下腔静脉和肝右静脉。肝静脉均用丝线结扎两道，以免滑脱，发生致命大出血。

(5)左三叶肝切除后，肝断面的出血点和胆汁外漏处均用丝线作“8”字形缝合结扎。检查无出血和胆汁外漏后，用一片带蒂或游离大网膜覆盖，于膈下放置双套管引流。

2.左三叶肝切除的注意事项

(1)左三叶肝切除必须保留肝右静脉、右后叶门静脉和右后叶肝管,否则会影响右后叶的血液循环和胆汁引流,造成严重后果。

(2)分离肝门区时,应在肝门横沟上缘 Glisson 鞘外和下腔静脉壁前方进行,以免损伤门静脉和肝总管的分叉部以及下腔静脉。

(3)左三叶肝切除在膈面是沿右叶间裂稍偏向左方切开肝组织,但右叶间裂在肝表面无明显标志。因此,手术时确定右叶间裂的位置比较困难。确定的方法是先在肝门右切迹向右延长线与右肝下缘交叉点作为肝下缘的标点,从这一向上达第二肝门下腔静脉左壁的连线作为肝膈面的切线。这样既容易掌握肝的切面,又可避开肝右静脉主干,不至于损伤肝右静脉。

(七)右后叶肝切除术(Ⅵ、Ⅶ段切除)

右后叶肝(Couinaud 分段的Ⅵ、Ⅶ段)位于右叶间裂的右侧。

1.手术步骤

(1)切除右后叶一般采用右肋下斜切口。

(2)充分游离右半肝的所有韧带和肝裸区,直达下腔静脉(包括切断肝圆韧带和镰状韧带),使右半肝能掌握在术者的手中。沿右叶间裂右侧 0.5～1.0cm 处切肝。但右叶间裂的情况与其他肝裂不同。在肝表面无明显标志,且其位置也常有变异。为了克服右叶间裂定位上的困难,可在阻断肝门控制肝血流后,沿肝门右切迹外侧分开肝实质,找出右后叶的门静脉支、胆管和动脉支,予以结扎。

(3)由于右后叶的血管已被结扎,当松去肝门阻断,恢复肝血流后,可显示出右后叶的分界线。再阻断肝门,沿此分界线(上自下腔静脉右壁,下至右肝下缘)切开肝实质,直达下腔静脉右壁,所遇血管和胆管均在肝内予以结扎、切断。肝短静脉的处理同右半肝切除术。肝右静脉可根据具体情况只结扎其右侧属支或将其主干结扎。如果在肝门区处理右后叶的门静脉支、动脉支和胆管有困难,或这些管道结扎后,右后叶的分界线不明显时,也可以在肝门阻断控制肝血流后,立即自第二肝门下腔静脉右壁切开肝实质,找出右肝静脉,将其结扎。然后沿右肝静脉走向分开肝组织,直达下腔静脉右壁,在肝的脏面于肝内分出右后叶的血管和胆管,予以结扎、切断。

(4)沿下腔静脉右壁,将肝短静脉连同肝组织结扎、切断,则右后叶即可全部离断。

(5)肝断面经完全止血后用一片游离或带蒂大网膜覆盖,并用丝线缝合固定,有条件时也可将创面对拢缝合。右膈下放置双套管引流。

2.右后叶肝切除的注意事项

(1)右后叶肝膈面小而脏面大,右叶间裂的平面与水平面成 30°～50°角,角的开口向右侧,因此,右后叶肝切除时肝切面也应从膈面斜向内侧达下腔静脉。肿瘤常紧贴下腔静脉,应注意防止损伤,并妥善处理肝短静脉。

(2)右后叶肝肿瘤往往与膈肌有粘连,在分离粘连和肝裸区时,注意不要剪破膈肌,以免发生气胸,如剪破膈肌,应立即缝闭。

(八)肝脏部分切除术

这是一种局部肝切除术。它不涉及肝门的大血管和胆管,只是将通向病变部位的血管分支和胆管切断、结扎。这种手术常用于病变较小而又不需要作肝叶或半肝切除者。如右肝下部的局限性肿瘤常作肝部分切除术,对病变较小而又合并有严重肝硬化者,最适宜于这种手术方法治疗，手术操作简单，术后并发症少。

如右肝部分切除时，可在阻断肝门控制肝血流后，距离病变 2cm 处切肝。术者用右手握住肝脏病变部位，右手用手术刀在预定的肝切线上切开肝包膜和表浅肝实质，钝性分开肝实质，遇到血管和胆管结扎、切断，对其中较粗的血管或胆管用丝线结扎 2 道。如此边离断肝组织，边结扎、切断血管和胆管，直到肝组织完全离断为止。当肝切除后，松开肝门阻断，恢复肝血流，用热盐水纱布垫压敷肝断面，出血点和胆漏处用丝线逐一作“8”字形缝合结扎。待彻底止血后，将肝创面对拢缝合。在肝切面下放置双套管引流。

（九）尾状叶切除术（Ⅰ段切除）

按 Couinaud 分段法，肝尾状叶为Ⅰ段，向右侧延伸，与右肝无明显的分界，有人认为在肝后下腔静脉的后方有一薄层肝组织将尾状叶左、右两段连一体。尾状叶的左侧为静脉韧带，前方为第一肝门，后方为下腔静脉。行完整的尾状叶切除比较困难，广义的尾状叶切除指尾状叶部分切除，特别是指左段。

1. 手术步骤

（1）尾状叶切除一般采用双肋缘下“人”字形切口。

（2）进腹后先切断缝扎肝圆韧带，用电刀切开镰状韧带、左冠状韧带、左三角韧带和肝胃韧带，使肝左外叶完全游离；然后剪开右三角韧带，使右半肝完全游离。

（3）分别于肝十二指肠韧带、肝上下腔静脉和肝下下腔静脉处放置肝门阻断带，以备必要时行全肝血流阻断用。

（4）在肝十二指肠韧带的左缘，解剖出肝固有动脉，沿肝固有动脉向上分离，切断并结扎通向尾状叶的动脉分支。尾状叶右段动脉一般为 1 支，起源于肝右动脉，也有部分起源于右前叶动脉或右后叶动脉的根部；尾状叶左段动脉为肝左动脉的第一个分支，多为 1 支，有时也为 2～3 支。

（5）将肝左外叶向右上方牵拉，用剪刀剪开尾状叶与下腔静脉之间的腹膜反折，在下腔静脉前方逐渐向上分离结扎尾状叶通向下腔静脉的肝短静脉，使尾状叶左段与下腔静脉分离。然后将肝十二指肠韧带拉向左前方，分离结扎尾状叶右段通向下腔静脉的肝短静脉，此时需结扎一些肝右后叶通向下腔静脉的肝短静脉，其中有较粗大的右后侧肝静脉。

（6）将尾状叶右段从肝门横沟的后缘分离，两创面缝扎止血，并将尾状叶右段拉向左侧，向前下翻转尾状叶，逐渐将尾状叶左段切除。

2. 尾状叶切除的注意事项

（1）一定要在肝十二指肠韧带、肝上下腔静脉和肝下下腔静脉处放置阻断带，以备必要时行全肝血流阻断。

（2）分离结扎尾状叶与下腔静脉之间的肝短静脉时，要根据肿瘤的位置和大小来决定从右侧还是左侧开始。

（3）由于肝短静脉较短、壁薄，加上肿瘤的阻挡，给分离结扎带来困难，可以用大小和弯度适宜的血管钳夹部分下腔静脉侧壁切断后远端贯穿缝扎止血，用 4－0 无创伤血管缝线缝闭肝短静脉的近端和部分下腔静脉壁。

（4）分离肝门横沟后缘时，一定要注意不要损伤门静脉左、右干。

（5）如果肿瘤较大，暴露困难，则先行肝左叶或右叶部分切除术后再切除尾叶，或以前入路法切除尾叶,即先行部分中肝叶切除术后再切除尾叶。

（朱瀛谦）

第二节　肝脏肿瘤的化学治疗

一、原发性肝癌相关化疗药物及应用

抗肿瘤药物按其作用和来源可分为六类,分别是烷化剂、抗代谢药、抗生素类、植物类、激素类和其他。肝癌化疗相关药物主要出自抗代谢药、抗生素类和植物类中。近来有些研究应用了激素类中的药物来治疗原发性肝癌,也取得了一些疗效。

(一)原发性肝癌化疗相关药物的介绍

1.氟尿嘧啶及其衍生物

(1)氟尿嘧啶(5－FU):属抗代谢类药物,是目前临床上治疗肝癌常用的化疗药。在体内转化为氟尿嘧啶核苷,可以抑制胸腺嘧啶核苷合成酶,阻断尿嘧啶脱氧核苷转变为胸腺嘧啶核苷,从而影响DNA的合成而有抗癌作用。氟尿嘧啶在美国曾被推荐为肝癌化疗的首选药物,在我国也是肝癌化疗应用最普遍的药物。氟尿嘧啶对肝癌化疗的有效性为6%～15%,但各家报道不一,也可能是由于合用的化疗药物不同导致疗效的差异。然而,可以肯定的是,单独应用氟尿嘧啶静脉注射治疗肝癌疗效甚微,只有6%。经肝动脉灌注给药,肝内与全身药物浓度比为(100～400):1,又由于肝癌的供血80%以上来自肝动脉,肿瘤组织与正常肝组织的药物浓度比可达(5～20):1,故经肝动脉灌注氟尿嘧啶及(或)联合其他化疗药物能够最大限度杀伤肿瘤细胞,保护肝组织,减少全身不良反应。氟尿嘧啶经肝动脉持续灌注已被认为是有效治疗肝癌的方法。Ando等的临床研究显示,经肝动脉注射氟尿嘧啶250mg/d,1～5/周(每日持续5h,同时应用小量顺铂作为生化调节药),3～4周为1个周期,平均治疗4.6个月,9例已有门脉主干癌栓的肝癌患者中,两例达CR(完全缓解,病灶和癌栓均消失),两例达PR(部分缓解),RR(有效率)为44.4%,3年生存率40%,平均生存期14.9(4.1～48.9)个月。而不良反应仅为恶心和厌食。氟尿嘧啶尚有片剂、干糖浆和多相脂质体的制剂可供口服。但对于肝癌无效。

(2)氟尿嘧啶脱氧核苷(FUDR):FUDR是近年研制出的一种相对高效低毒的氟尿嘧啶类药物,注射后在体内转化为有活性的氟苷单磷酸盐,阻断DNA合成,较5－FU更直接发挥药理作用,已是肝动脉灌注治疗原发性或转移性肝癌的常用药物。与5－FU相比,FUDR经肝动脉灌注后肝脏局部药物浓度更高,而对肝脏和全身的毒副作用却较低。但也有报道FUDR静脉注射治疗肝癌未见效果。

(3)氟尿嘧啶类口服药物:氟尿类口服药物有去氧氟尿苷(氟铁龙)、替加氟(喃氟啶,tegafur,FT207)和双喃氟啶(FD－1)等。肝癌血供来自肝门静脉和肝动脉,门脉主要供应肿瘤周边增生较为活跃的部分。口服给药可在门脉中造成较高的血药浓度,有利于肝癌的治疗。由于口服用药多为长期连续性,进入体内后在相关酶作用下转变为氟尿嘧啶,可维持长期恒定的药物浓度,符合氟尿嘧啶抑制肿瘤作用呈时限依赖性的特点。有报道用FT207治疗的14例肝癌中有2例部分缓解(肿瘤两相互垂直最大直径乘积缩小50%以上),中位缓解期10.5个月;用FD－1治疗的10例中3例部分缓解,中位缓解期3.5个月。FT207在肝脏中经

P450 转化为氟尿嘧啶发挥抗癌作用，苯巴比妥可诱导 P450 的活性，可能有增效作用。

氟尿嘧啶静脉注射血浆半衰期 10～20min，肿瘤组织浓度高，不能透过血一脑屏障，在肝内代谢失活，大部分由呼吸排出，仅有 10%～30%由尿排出。不良反应为骨髓抑制，消化道反应，共济失调，局部刺激，神经系统反应，脱发及皮炎等。有致畸和致突变作用，与甲氨蝶呤合用时，应先用甲氨蝶呤再用本药，否则可能减效。肝肾功能减损或感染，心脏病，水痘及消化道出血患者要慎用。FT207 口服吸收良好，可通过血一脑屏障，作用时间可持续 12～20h，半衰期 5h，主要经呼吸道排出，不良反应与氟尿嘧啶类似。

2. 蒽环类药物　临床上蒽环类药物也常用于治疗肝癌，目前常用的药物有多柔比星、表柔比星和吡柔比星等。

(1)多柔比星(adriamycin，doxoruicin，ADM)：为最早开发的蒽环类糖苷抗生素，能嵌入 DNA 的双螺旋结构中阻断 RNA 聚合酶的作用，从而抑制 RNA 的合成，对增殖期内的肿瘤细胞有明显杀伤作用。单药全身应用治疗肝癌的有效率约 16%，为目前治疗肝癌单药有效率较高的药物。对 13 项临床试验进行综述表明，644 例肝癌病人客观有效率为 19%，中位生存期为 4 个月。目前临床上多采用经肝动脉灌注给药，常将 ADM 与一定量的碘油混匀后经肝动脉导管注射于肿瘤部位。由于肝癌组织内缺乏正常肝组织的库普弗细胞吞噬系统，碘油的清除发生障碍，故含有 ADM 的碘油将长期沉积于肝癌病灶内，药物缓慢释放能发挥更长的作用。碘油也是一种周围型栓塞剂，直接栓塞了肝癌的末梢供血血管，能协同抑制肿瘤生长。ADM 自 20 世纪 70 年代用于临床后，对肝癌的疗效抑制十分引人注目。但其后的一些研究表明其效果并非如此的好，仅就单一药物比较，ADM 对肝癌有相对较高的缓解率。日本学者在他的专著中写道“肝癌的静脉与口服化疗令人失望，唯有 ADM 有相对较高的有效率”。

全身应用 ADM 的不良反应大，如骨髓抑制、心脏毒性、胃肠道反应和脱发等，尤其与其他药物联合应用时更明显。其中主要问题在于心脏毒性。一般认为总量达到 $400mg/m^2$ 时，会产生不可逆的心力衰竭。此外，应用 ADM 的患者脱发严重，在患者社交和心理上可能产生障碍。

ADM 不能透过血一脑屏障，肝中代谢，约 50%由胆汁排出，少部分由尿排出。与柔红霉素、放线菌素 D 和长春新碱有交叉耐药；与环磷酰胺、甲氨蝶呤、亚硝脲、顺铂有协同作用。用药数日后尿可呈红色。有心脏病和孕妇禁用，避免和其他药物混合注射。

(2)表柔比星(EPI)：体外肝癌细胞系研究已证实，表柔比星能有效地诱导肝癌细胞凋亡，是有效抗肝癌化疗药物，其疗效不比 ADM 差，甚至更好。Favoulet 等的临床研究表明，EPI 对肝癌细胞的毒性较 ADM 强，起效快，能够更容易与碘油充分混匀且不易沉淀，缓慢释放，增强抗肿瘤疗效，可不必用明胶海绵栓塞，对保护肝功能史有利。EPI 对心脏的不良反应较 ADM 明显减少，有心脏病患者也可斟酌应用。但应注意其骨髓毒性较严重，为其主要剂量限制性因素。

(3)吡柔比星(THP)：是一种半合成的化学结构与 ADM 相近的蒽环类抗肿瘤抗生素。试验研究表明其抗肿瘤活性与 ADM 相当或略高，不良反应则明显低于 ADM。如对心脏毒性等不良反应明显小于多柔比星，与表柔比星相似，脱发也明显小于 ADM，国内外已经广泛用来代替多柔比星用于临床。

3. 铂类药物　临床用于肝癌治疗的铂类药物有顺铂(CDDP)、卡铂(CBP)和草酸铂(L－OHP)，以前两者常用。

CDDP可与DNA双螺旋结构上的碱基形成交联，影响DNA模版功能，抑制DNA和RNA的合成对细胞周期中各个时相的细胞都有杀伤作用，对G_1期细胞的杀伤作用尤其好。CDDP经静脉注射后在肝脏的分布仅次于肾脏，故用于治疗肝癌。研究表明有效率20%左右，中位缓解期约10个月。单药效果似乎要比氟尿嘧啶稍好。

CDDP突出的毒性在肾脏，CDDP可引起肾脏远曲小管坏死，近曲小管变性，严重的可能导致急性肾衰竭。此外，CDDP的消化道反应，如恶性，呕吐等也十分突出，往往令病人难以耐受。CDDP除上述不良反应外，还有听神经毒性，与剂量相关，少数患者有胰腺毒性可诱发糖尿。高剂量使用时，要检测肾功能和听力，同时水化，保证每日尿量在2000～3000ml，为此，近年许多专家致力于铂类其他化合物的研究。在合成的一系列的铂络合物中卡铂(carboplatin，CBP)较为理想。CBP对多种肿瘤有效，肾毒性明显比CDDP为低，消化道反应也明显轻。只有骨髓抑制较明显。CBP目前已在临床应用，对肝癌的效果较好。

CDDP常用于肝动脉栓塞化疗(TACE)术时经肝动脉灌注，可提高局部药物浓度，用量自60～100mg以上不等。对比研究显示顺铂碘油混合剂较多柔比星碘油混合剂治疗肝癌能更明显提高患者的生存率。

新近出现的奥沙利铂(oxaliplatin)即草酸铂是一种新的铂类抗癌药，比顺铂抗癌谱更广，抗癌活性超过顺铂，相互间无交叉耐药。半衰期16.3h，试验研究表明，该药于氟尿嘧啶联用治疗肝癌有一定疗效，还有与紫杉醇、吉西他滨、卡培他滨等药物连用治疗肝病的报道，可静脉应用或动脉导管局部应用。

4.长春新碱(vincristine，VCR)、依托泊苷(Etoposide)、羟喜树碱(HCPT)和紫杉醇(paclitaxel，taxol，泰素)　这些药物都属于抗肿瘤植物药。长春碱能将细胞杀灭于G1期。作用靶点是微管，抑制微管蛋白的聚合，从而抑制芳醇提微管形成，使核分裂终止于中期。另外还可抑制RNA和脂质的合成，长春新碱除上述作用外，还可以干扰蛋白代谢和RNA多聚酶的活性，并抑制细胞膜类脂质合成和氨基酸在细胞膜的转运。疗效在体外优于长春碱，二者无交叉耐药。本药在肝内代谢，由胆汁排出。不良反应为周围神经系统毒性较大，骨髓抑制和消化道反应较轻，与叶酸合用时应先用本药，以减少肾毒性。应避光使用。

5.紫杉醇　该药属于植物碱类药物，作用于微管/微管蛋白系统，抑制微管的解聚，从而导致微管束排列异常，使纺锤体失去正常功能，使细胞停止在G_2期和M期。本药蛋白结合率为95%～98%，大部分由粪便排出，不易透过血一脑屏障。

应用前应注意有无过敏史和白细胞/血小板减少。给药前12h和6h分别服用地塞米松10mg，给药前30～60min服用苯海拉明50mg及静脉注射西咪替丁0.3g，以防过敏。应用玻璃瓶或聚乙烯输液器，特制胶管和0.22μm的微孔膜铝锅。应用时应检测血压、心率和呼吸，定期复查血象。

不良反应有：①血液系统毒性，中性粒细胞减少。②过敏反应，轻者面部潮红，皮肤反应，重者出现血管神经性水肿，呼吸困难等需立即停药。③神经系统可出现指(趾)发麻，个别报告癫痫大发作。④常见心动过速和低血压，50%患者在用药2～3d出现关节和肌肉疼痛，与剂量有关。消化道反应一般较轻。本药可与顺铂、卡铂、异环磷酰胺、氟尿嘧啶、多柔比星、依托泊苷连用。

(二)化疗药物的应用

原发性肝癌的化疗方法很多，传统的化疗方法为单一药物的全身化疗，包括静脉、肌注和口服等，现已证实除少数药物如 ADM、DDP 等外，对肝癌大多疗效极差。其次是多药联合的全身化疗，疗效较单药化疗有所提高，但很有限，不良反应较单药并不一定增加，有时因药物用量的关系不良反应反而较小。目前，最为推崇的仍是局部的介入性化疗，包括肝动脉灌注化疗、肝动脉栓塞化疗、肝动脉一肝门静脉双插管灌注化疗，以及皮下埋入式输药装置（DDS）行肝动脉或联合肝门静脉双化疗等。局部治疗的疗效明显优于全身化疗。

1. 全身化疗　尽管多数临床常用的抗肿瘤药物均曾试用于原发性肝癌，但有效的不多。对于原发性肝癌最常用的药物首推氟尿嘧啶，其次有多柔比星、顺铂，但大规模临床报道部分缓解率均不到 20%。我国应用斑蝥制剂和三氧化二砷治疗原发性肝癌也有一定的疗效，多数患者治疗后症状减轻，病情稳定。近年来的新药如紫杉醇和鬼臼毒素类疗效也仅在 10%左右。表 7－1 是文献中关于一些原发性肝癌化疗相关药物的单药疗效对比。

表 7－1　文献中关于原发性肝癌化疗相关药物的单药疗效对比

报告人	药物	例数	PR(%)	中位生存期(月)
Luporini[13]	氟尿嘧啶	144	6	3
Olweny[14]	ADM	14	79	8
Neerenstone[8]	ADM	644	19	4
Folkson[15]	米托蒽醌	34	8	—
Folkson[15]	DDP	35	17	—
秦叔逵[21]	三氧化二砷	29	14	5 *

注：* 中位缓解时间(月)

表 7－1 可以明确看到任何一种单药都没有显著疗效。单药研究令人失望的结果使人们开始进行联合化疗的试验。多柔比星和氟尿嘧啶是应用最广的两种药物，与其联合应用的药物有顺铂、甲基 CCNU、鬼臼毒素、羟基脲等。表 7－2 是一些常用的联合化疗方案的疗效对比。联合化疗的疗效好像比单药有所提高，但至今未能有循证医学的证据。目前推荐方案包括含多柔比星、氟尿嘧啶和干扰素在内的全身辅助化疗以及采用 FLAP 方案（氟尿嘧啶、四氢叶酸钙、多柔比星和顺铂）或 PIAF 方案（顺铂、干扰素、多柔比星和氟尿嘧啶）的肝动脉灌注化疗。

表 7－2　联合化疗方案对原发性肝癌的疗效

报告人	化疗方案	例数	PR(%)	中位生存期(月)
Folkson	ADM＋5－FU＋甲基 CCNU	38	21	3.5
Bezwoda	ADM＋鬼臼毒素＋5－FU	38	16	—
Ravry	ADM＋博来霉素	49	8	2
Leung	ADM＋DDP＋5－FU＋IFN	149	16.7	7.7
Park JY	DDP＋5－FU	41	22	12
Gebbia	5－FU＋甲酰四氢叶酸＋羟基脲	50	10	5.8

原发性肝癌对化疗药物的耐药性一般认为原因有以下几个方面：一是肝组织中 DPD（嘧啶脱氢酶）水平较高，因之对氟尿嘧啶有耐药性；二是肝癌大多有 MDR－1（多耐药基因 1）和 P 糖蛋白表达，容易发生耐药；三是肝细胞癌大多分化良好，对抗肿瘤药物不敏感。

所以，一般认为多数肝癌不应以全身化疗为初始治疗方案，而应尽可能通过动脉或其他介入方法给药以提高疗效。只有在患者已经失去介入治疗的机会时或是肝移植术后预防性化疗等少数情况下应用全身化疗。在使用全身化疗时也应尽可能联合用药。单药使用不良反应可能更大,且疗效差。

2.肝动脉插管化疗　化疗药物的疗效与肿瘤所在部位药物的有效血浓度以及有效血浓度与肿瘤接触时间呈正相关。经肝动脉插管灌注化疗由于显著提高了肿瘤部位的有效血浓度,从而提高了对肝癌的疗效。很多静脉应用无效的化疗药物经动脉灌注表现出较好的化疗效果。按照应用的时间顺序,主要有以下几种插管灌注方式。

(1)开腹手术插管肝动脉灌注化疗:经开腹手术探查证实肝癌已无法切除的病例,可经胃网膜右动脉插入聚乙烯塑料导管或硅胶管至肝动脉左或右分支,若肿瘤弥漫于全肝者也可插至肝固有动脉处。可以通过注射亚甲蓝观察肝脏染色情况判断插管位置的准确性。导管另一端置于体外,一般可使用3～6个月。由于影像诊断技术的进步,经剖腹探查才能证实不能切除的情况已经很少。加之Seldinger经皮穿刺插管方法的推行,目前经剖腹手术留置肝动脉导管的灌注化疗方法已经较少应用。但此法可以保留导管做持续给药的治疗,较一次给药疗效更好。故目前仍有使用的价值。

此外,亦有将小型灌注泵埋藏于腹部皮下,与导管相连,经皮穿刺后将化疗药物注入泵中的方法。可以减少污染。

(2)经皮穿刺经股动脉插管的肝动脉化疗:由于上述经胃网膜右动脉插管需开腹进行,使一些不适于剖腹手术的患者失去此种介入治疗的机会。20世纪70年代后期开展了按Seldinger法经皮穿刺股动脉,在X线透视下插入导管至肝固有动脉以上进行肝动脉灌注化疗的方法,使肝动脉灌注化疗有了更广泛的适应证。由于导管不能留置,故皆采用大剂量化疗药物一次性灌注,注射后即拔管,为了弥补不能持续关注的缺点,多主张间隔4～6周重复实行。

此种方式局部给药并发症小,操作简单,对病人的治疗方便快捷,20世纪80年代后期由于栓塞技术的应用,单纯的灌注化疗应用逐渐减少,但仍在门脉主干有癌栓等不适用栓塞的患者使用。

(3)肝动脉栓塞化疗:Seldinger法经皮穿刺股动脉,插管至肝固有动脉,注射栓塞剂和化疗药物,称为肝动脉栓塞化疗(transcatheter hepatic arterial chemoembolization,TACE)。TACE是目前最为常用的非手术疗法。

TACE常用的栓塞剂有明胶海绵碎片、碘化油等,前者能栓塞3～5mm的小血管,造成肿瘤缺血坏死的效果。但明胶海绵可能被吸收,侧支循环亦可能建立。故有人以不锈钢小弹簧代替。吸收是不可能的,但侧支循环仍难避免。碘化油能栓塞0.05mm的微血管,甚至能充斥于细胞间的血窦中。由于肝癌组织中排泄机制不健全,碘化油能长期在其中滞留,从而较为持久的发挥阻断血流的作用。TACE所用的化疗药物与肝动脉“一次”灌注化疗相同。化疗药物多采用多药联合。并常将其中的一种或数种与碘化油混合注入。碘化油在肝癌组织中滞留时,药物可从中缓慢而出,从而发挥较持久的抗肿瘤作用。但没有大规模的临床试验证实。

目前,TACE化疗药物的应用方案多种多样,并没有确定哪一种方案疗效优越,从效果、不良反应以及患者耐受情况综合评价可能各有千秋。所以依据接受治疗患者的个体情况确定治疗方案非常重要。

常用于 TACE 的化疗药物主要有：氟尿嘧啶（1000mg/m²）、MMC（15～30mg/m²）、ADM（40～60mg/m²）、DDP（50～80mg/m²）、MTX（10～20mg/m²）等，常用的联合化疗的方案有氟 IFN 等，主要根据患者病情和身体耐受情况加以选择，单药应用也有一定的疗效。

TACE 治疗原则是：在无完全性肝门静脉癌栓或血栓前提下：①肿瘤占据肝脏位置小于40％，肝功能轻度异常或正常时，以杀灭肿瘤为主，保护肝正常组织为次，尽量超选插管，超选困难时可先用选择性强的碘油药物混合剂，在透视下缓慢灌注，控制灌注速度，避免碘油反流入正常血管，然后灌注化疗药物，最后应用明胶海绵。②肿瘤占据 40％～60％，肝功能轻中毒损害时，杀瘤及保护肝组织应并重，当肿瘤呈弥漫性分布时，只能行碘油混合剂栓塞。③对于肿瘤占据肝脏 60％以上，应主要注意保护肝功能，只能行碘油栓塞。

3. 肝门静脉化疗　肝癌的血供 90％～95％来自肝动脉，肿瘤中心以肝动脉供血为主，而肿瘤周边部分以及纤维包膜上、包膜外浸润的癌组织、子灶、肝门静脉癌栓等以肝门静脉供血为主，这些部位正是肿瘤生长最活跃的部分。研究表明 38.5％小肝癌为双重供血，＞3cm 的肝癌有 75.3％为双重供血。而且肝癌的血管并不与肝动脉直接沟通，而是与瘤体的末梢肝门静脉和肝窦相通，从肝动脉灌注的药物是经这些吻合支先到肝门静脉再进入肿瘤组织的。将碘油混悬液经肝门静脉注入肝癌大鼠，显微镜下观察到在癌巢内、癌巢内小血管、肝窦及中央静脉均有碘油滴。这表明肝门静脉参与肝癌的血供，经肝门静脉注入碘化油混悬液可致肝癌细胞坏死。肝动脉与肝门静脉之间存在广泛的吻合支，由于肝门静脉压力远低于肝动脉，血供不能深入到肿瘤中心。而行 TACE 后，肝动脉被栓塞，肝门静脉血可通过吻合支成为肿瘤的主要血供。这正是 TACE 后肿瘤难以完全坏死的原因。此外，即使行肝癌根治性切除，余肝内仍有可能残留目视及影像学检查不能发现的小癌灶。癌灶易早期侵犯肝门静脉分支并经肝门静脉转移。手术中对肿瘤的挤压也会导致肿瘤细胞进入肝门静脉或癌栓脱落而发生转移，肝门静脉癌栓更是影响肝癌预后的主要因素之一。所以肝门静脉化疗对预防肝癌复发及肝门静脉转移有重要临床价值。

肝癌的血供特点决定了只有行肝动脉化疗或肝动脉、肝门静脉联合化疗才能取得较好的疗效。故临床上肝门静脉化疗较少单独进行。

肝门静脉化疗的方式主要有以下几种：术中置入肝门静脉化疗泵、超声引导下经皮肝门静脉穿刺注射或置管、腹腔置管化疗、TACE 时经脾动脉化疗和腹腔镜下肝门静脉置泵等。

（1）术中置入门静脉化疗泵：可选择胃网膜右静脉或结肠中静脉穿刺置管，并根据需要将化疗管头置于适当位置固定，化疗泵体则埋于皮下组织。如通过上述途径置管失败，还可用胆道探子将肝圆韧带内的脐静脉探通置管，也可通过肝创面的肝门静脉断端置管。术后穿刺皮下的泵体或直接经引出体外的化疗管给药，给药后再注入适量肝素液以防止导管内凝血堵塞。

（2）超声引导下经皮肝门静脉穿刺注射或置管：在 B 超引导下穿刺肝内肝门静脉分支，抽出回血后注药或按颈静脉置管的方法留置化疗管，用以反复持续给药。

（3）腹腔置管化疗：腹腔内的药物经大网膜吸收回流入肝门静脉可使肝门静脉内有较高的血药浓度，起到肝门静脉化疗的作用。术中于下腹部置入深静脉导管，经皮肤引至体外固定，并用肝素帽封管。也可将肝门静脉化疗泵的管头置于腹腔，泵体埋于皮下，通过穿刺泵体给药。对于有腹水的病例可行腹腔穿刺置管。化疗药物用 500～1000ml（有腹水时酌情减量）生理盐水稀释后经化疗管快速滴入腹腔，改变体位使化疗药物能分布到整个腹腔。在灌注刺激性较大的药物时,可先灌入利多卡因,以减轻腹痛症状。

(4)TACE 时经脾动脉化疗:行 TACE 的同时将导管置于脾动脉开口处,注入药物经脾静脉回流入肝门静脉起到化疗作用。脾动脉用药量为肝动脉的 1/2。此方法可明显提高肝门静脉癌栓的治疗效果和 3 年以内的生存率。

(5)腹腔镜下肝门静脉置泵:腹腔镜置泵创伤较开腹手术小。李振亚等实施了 18 例肝癌的腹腔镜下肝动脉、肝门静脉置泵化疗栓塞,方法为将胃网膜右动脉和离断的肝圆韧带近肝端自穿刺孔拉出腹壁外置泵,均取得了较满意的疗效,未发生由于腹腔镜操作原因引起的并发症。

常用化疗药物及用量为阿霉素类(表柔比星、吡柔比星)20～40mg,铂类(卡铂、铂尔定)100～200mg,氟尿嘧啶、FUDR 500～1500mg,羟喜树碱 10～20mg,健择 600～1000mg。多以氟尿嘧啶为基础采用二联或三联用药,用药量根据肝功能情况及肿瘤大小酌情增减。常用的栓塞剂有超液化碘油、明胶海绵等。此外肝动脉和肝门静脉化疗联合应用疗效是肯定的。

肝门静脉化疗时药物可直接进入肿瘤区域,使局部药物浓度升高,同时由于肝门静脉压力相对较低,流速慢,药物在肿瘤局部的停留时间较长,可提高化疗效果。如同时行肝门静脉栓塞可使肿瘤所在肝叶或肝段萎缩,而健侧肝脏代偿性增大,增加了二期手术的机会。肝动脉栓塞化疗联合肝门静脉化疗对防治肝癌复发和转移,延长中晚期肝癌的生存期具有重要意义。

肝癌介入治疗通常第 1 疗程需要 3～4 次,每次间隔时间为 2～3 个月,原则上患者全身情况和肝功能基本恢复正常 3 周以上才进行下一次化疗。第 1 疗程结束后再次介入治疗的时间完全根据随访结果而定。决定治疗间隔长短的因素主要是肿瘤病灶和全身耐受情况。为此,应根据个体患者不同情况安排治疗方案。原则是既要让正常组织得到最大程度的恢复,又能保持治疗效果。

二、肝癌化疗的应用时机

在充分了解肝癌相关化疗药物及应用方式方法后,我们应该注意到何时使用何种化疗方式,什么情况下化疗不能进行,以及各种不良反应的预防和治疗方法。这里,重要的原则是个体化原则,从而以最小的化疗毒副作用取得最优的化疗疗效。

(一)肝癌化疗的适应证

已证实不能手术的患者若无禁忌证,首先考虑肝动脉化疗,或肝动脉联合肝门静脉灌注化疗。若在开腹手术时可经胃网膜右动脉留置化疗导管,日后做灌注化疗用。一些肝癌经化疗后可能获得完全切除的机会。若在术前已经确定不能切除,则可经股动脉插管灌注化疗,若患者门脉主干无癌栓,肝功能尚好则可以做栓塞治疗(TACE)或联合肝门静脉栓塞化疗。药物的选择要根据患者个体耐受情况和药物疗效和不良反应制订化疗方案。实际上最好能根据药物敏感试验选择合适的药物,但目前测定药物敏感性的一些试验过于复杂,无法在临床应用。

对于能够手术切除的患者,目前对是否进行术前局部化疗,观点不一,有专家认为术前化疗可能导致肝功能的恶化,包括凝血功能的恶化,延误手术治疗的时机,甚至增加肺转移的机会。若术前患者凝血功能差及胆红素升高,患者术前应慎用动脉灌注化疗,可能会导致预后不良。目前,姑息性切除术后,笔者仍倾向于在术后行化疗,包括全身化疗和(或)局部的动脉

化疗或动脉联合肝门静脉化疗，化疗方式以及化疗药物的选择和剂量根据患者的个体情况确定，

对于根治性切除术后，一般认为，肝癌根治性切除时其切缘距肿瘤至少在 2cm 以上，且肉眼所见切缘无癌组织残留。然而，根治切除后残端的复发亦较常见。其原因与切缘癌组织的残留有关。研究还发现原发性肝癌 59.6%有野生型 p53 基因功能丢失，68.4%的 PCNA（增殖细胞核抗原）表达高指数，肿瘤微血管密度明显增高，且这些情况大部分发生在呈浸润性生长的肿瘤病例中。从细胞及分子水平研究的结来来看，肝癌切除范围以距肿瘤 1～2cm 为界并非是安全的、理想的定界。但由于部分肿瘤靠近肝内主要管道生长以及肝癌常合并有肝硬化等限制了手术切除的范围，有些肿瘤的切除还是采用沿肿瘤包膜外剥离的所谓“剜出术”，残留癌组织的机会较大。术后肝动脉栓塞化疗尽管能降低术后肝内复发率，但对术后所有的病人均进行肝动脉栓塞化疗显然不恰当。肝动脉栓塞化疗由于使用抗肿瘤药物及栓塞剂，对肝功能有一定的损害作用。因此，有必要对术后复发高危病例进行预测，对高危复发者采用术后肝动脉栓塞化疗治疗，从而做到有的放矢。高危复发的“临床病理”因素：大肝癌、CT 显示或术中见肿瘤无明显的边界、切开肝门静脉或胆管有癌栓、肿瘤有卫星结节、癌细胞分化差、肿瘤标本病理大切片可见癌旁及远肝部位的脉脊内癌栓或子灶等。高危复发的“细胞、分子”因素：p53 基因突变、p53 蛋白功能丧失，PCNA 表达高指数，肿瘤微血管密度高表达，nm23－H1、Kai－1、TIMP－2、E－Cadherin（钙黏蛋白）等低表达，外周血中 AFP 及 ALB mRNA 阳性表达。黎洪浩等认为肝癌切除术后有下列情况的应行 TACE 和 PVC 以预防复发：①癌灶＞5cm，无包膜，多个癌灶及 AFP＞400μg/L。②AFP 阳性者在术后 2 周 AFP 下降不明显或下降后又回升。③AFP 阴性者术后出现 AFP 升高。作者认为只要肝功能 Child A、B 级，又无其他重要脏器功能不全，影像检查发现有肝门静脉癌栓又不能手术者，肝门静脉化疗可能有更直接的效果。

术后行预防性化疗的指征应为：①肿瘤＞5cm，无包膜或包膜不完整。②多发肿瘤。③有门静脉癌栓。④镜检癌周组织内有癌栓形成。⑤术后 AFP 不能降至正常或下降后又开始上升。故对根治性切除术后高危患者，可能应该辅助以化疗，化疗方式及用药应遵循个体化原则。

关于肝门静脉癌栓能否进行动脉的栓塞化疗。意见并不统一。通常认为，门脉癌栓的形成是慢性病程，多数情况下并未完全堵死，且可能已有侧支循环建立，对于此类患者应分别对待。①对于门脉分支癌栓患者可按常规给予栓塞化疗。②门脉主干癌栓小于门脉主干直径的 50%仍可进行常规栓塞化疗。③癌栓为门脉主干直径 50%～80%者，应减少栓塞剂，特别是明胶海绵的用量，同时也应适当减少化疗药物用量。④门脉主干癌栓大于门脉直径 80%，不考虑行栓塞化疗。容易出现严重的并发症。

对于肝癌有远隔转移的患者，若远隔转移局限，可行手术治疗，若不能手术切除且无化疗禁忌证，可选择全身化疗或局部化疗进行治疗。如肺内转移可经静脉或插管至肺动脉或支气管动脉灌注化疗。癌性胸、腹水的病人，可向胸、腹腔注射化疗药物做局部化疗。根据患者不同特点予以选择。

（二）肝癌化疗的禁忌证

肝癌化疗的禁忌证与一般肿瘤相似。原则上病期过晚，病人已经丧失自由活动的能力，呈恶病质者；有明显的消化道症状如恶心、呕吐及食欲明显缺乏者；有发热、感染、出血和营养

不良等并发症者;有严重的心肺功能障碍者;骨髓造血功能障碍及严重的肝肾功能障碍者不适于化疗。

对于肝癌患者,多伴有肝硬化、脾功能亢进。如果有明显的黄疸、腹水、ALT 和(或)AST 明显升高、清/球蛋白严重倒置、并发消化道出血、癌结节破裂出血或肝性脑病等禁忌进行化疗。但轻微的肝功能异常或白细胞偏低或许可以考虑小剂量化疗,或选择局部化疗。

对于肝动脉和肝门静脉化疗,禁忌证包括①严重的肝细胞性黄疸;②大量腹水伴少尿;③肝硬化明显,Child C 级患者;④肿瘤占据肝脏的 4/5 以上;⑤广泛的全身转移且一般状况较差的患者。除此之外,还有其特殊的禁忌:包括局部有感染、有出血倾向的患者、所注射或插管的动脉有缺血性疾病(如严重的动脉硬化、Raynaud 病、栓塞性脉管炎血栓形成或有过陈旧性栓塞的病人)、不能合作的病人(尤其是长期动脉插管易发生意外)以及心瓣膜病或先天性心脏病(易发生亚急性心内膜炎)等。

(王梅)

第三节　肝脏肿瘤的放射治疗

原发性肝癌是一种常见又难治的恶性肿瘤,也是我国常见恶性肿瘤之一。2000 年全球因肝癌死亡者高达 54.86 万人,全球新发肝痛病例中约 53%发生在我国,我国肝癌死亡率也由 1992 年 20,4/10 万人至 2004 年上升达 54.7/10 万人,肝癌也是癌症导致死亡的第 2 位原因,每年约有 10 万人死于此病。在我国东部及沿海地区的发病率相当于内陆地区的 9 倍。其中以 40～49 岁多见,男女之比为 2.5∶1。20 世纪 70 年代以来随着甲胎蛋白的问世,肝癌普查工作的开展,各种影像学检查的临床应用及水平的提高,使小肝癌、亚临床肝癌的能早期发现,且正确诊断率有所提高。手术切除率和生存率也相应提高。小肝癌的 5 年生存率可达 66.3%。但因原发性肝癌自身病变发展隐匿、迅速、肝内转移后复发率高,早期诊断困难,来就诊患者常已属于中晚期,手术难以切除。所以大部分肝癌患者往往依赖于非手术治疗法,非手术治疗法近年来有了长足的进展,部分患者经过治疗后肿瘤缩小,症状减退,生命得以延长,有的因此而能做二期手术切除。随着新疗法的开展,特别是肝癌放射治疗有了迅猛的发展,肝癌治疗有望有新的突破。

一、肝癌的临床特点

通过普查随访肝炎患者或其他健康检查中出现甲胎蛋白异常升高或超声发现的早期小肝癌,因无任何症状和体征被称为亚临床肝癌或Ⅰ期肝癌。然而大部分原发性肝癌患者因该病起病急,发展迅速,且易肝内外转移,就诊时几乎属于中晚期,所以常常表现出一定的症状和体征。

1.症状　肝痛、食欲缺乏、乏力、消瘦是最有特征性的临床表现。

(1)肝区疼痛:是最常见和最初的主诉。呈间歇性或持续性胀痛。疼痛与体位有关,左侧位时疼痛加重,同时夜间和劳累疼痛加重,因肿瘤生长致使肝脏包膜张力增加所致。

(2)乏力与消瘦:乏力是进行性加重,进而有消瘦。是肝癌所致的机体消耗性表现。晚期常因肝区疼痛、腹水及并发症的出现,食欲明显下降所致患者全身衰竭甚至呈恶病质状态。

(3)消化道症状:食欲下降,恶心、呕吐、腹胀、腹泻或便秘等症状。由于缺乏特异性,常不易为患者所重视和在意，往往忽略了这些症状从而延误了早期诊断的时机。

(4)发热：一般为低热，也可达到39℃以上。是肿瘤代谢旺盛或合并感染所致。

(5)上腹部包块：部分患者自觉或自行扪及上腹部包块时，始来就诊。

(6)黄疸：常是胆管细胞癌的首发症状。肝细胞性肝癌出现黄疸，则是晚期的临床表现，提示近期预后不良。常由于癌肿转移所致肝内外胆管或肝门淋巴结压迫肝管，引起阻塞性黄疸，或肿瘤广泛浸润小肝管，累及肝管使之阻塞；也有因胆管旁肿瘤坏死脱离进入胆管，从而阻塞胆道。当癌肿广泛浸润肝脏时引起肝细胞损害而出现肝细胞性黄疸。

(7)转移性症状：肿瘤转移的部位不同，可表现出相应症状，如转移至肺时可引起咳嗽咯血；转移至骨，可引起骨痛，病理性骨折等。而有时成为发现原发性肝癌的初发症状。

2.体征

(1)肝大：进行性肝大是肝癌最常见特征形体征之一。肝脏表面不规则光滑或呈结节状，质地坚硬伴或不伴有明显压痛。肝右叶膈顶部癌肿可使右侧膈肌抬高。

(2)腹水：肝癌中期可产生腹水，并随病程发展病情加重，而变得更加明显。腹水可由门脉高压或癌肿腹膜种植所致。由肿瘤侵袭肝门静脉或肝静脉形成瘤栓亦可致腹水，呈淡黄色，腹水呈血性时多由肝癌出血造成。肝硬化出现血性腹水，提示肝癌的存在。

(3)脾大：脾大是由门脉高压所致。若脾脏在短期内肿大，提示门脉癌栓阻塞的可能性。

(4)其他相应体征：肝区血管杂音及摩擦音和转移灶等相应体征。

3.肝癌的诊断

(1)诊断原则：被疑为肝癌的患者，通常先定性诊断，再定位诊断。定位诊断通常采用经济、安全、易行的无损伤性的B超、CT检查，必要时再行损伤性的如肝血管造影检查、肝穿刺活检等。

(2)定性诊断：用于肝癌的定性诊断的血清标记物很多，其中以甲胎蛋白为首选，甲胎蛋白对肝癌的诊断具有较高特异性，可以发现部分亚临床肝癌，而且对诊断疗效、估计预后、预测复发等也具有重要意义。我国确定的应用甲胎蛋白诊断肝癌的标准为：甲胎蛋白＞400μg/L，持续4周，并在排除妊娠、活动性肝癌及生殖腺胚胎源性肿瘤及转移性肿瘤者；或甲胎蛋白在200～40μg/L，持续8周，结合定位检查肝脏有占位病变者。持续2个月内检查甲胎蛋白定量在50～200μg/L，临床医师应作密切随访观察，不要随意否定肝癌的可能。临床发现已确定肝癌患者中有10%～30%血清甲胎蛋白仍然呈阴性。即使甲胎蛋白阳性亦应结合其他检测结果，综合考虑，正确做出诊断。

(3)定位诊断：①B超检查，可以确诊直径在2cm以上的肿瘤，准确性约85%，具有无电离辐射、无痛苦、无损伤、操作简单、可反复多次检查等优点，是早期发现、早期诊断的首选方法。②CT检查，具有较高的分辨率，诊断符合率在90%以上。以平扫结合大剂量动态扫描可以发现直径在1cm左右大小病灶。并可利用它进行立体定向放疗前的定位检查。③肝血管造影检查，是诊断肝癌的重要手段，对小肝癌的定位诊断是最好的方法。对估计手术可能性及选择手术方式也具有重要价值。为肝癌动脉灌注化疗、肝动脉栓塞提供途径。④磁共振检查，具有无辐射、无损伤特点。是鉴别肝脏肿瘤良、恶性较好的方法。但早期诊断价值仍不如CT，且检查费用高，受到一定的限制。⑤肝穿刺活检，对其他方法检查不能确诊的肝内病灶，又不能除外肝癌者可行肝穿刺活检，虽有一定的创伤，但诊断准确率高。

二、放射治疗在肝癌治疗中的作用

多年来，对放射治疗在肝癌治疗中的作用有两种不同的看法：一方面认为肝癌放疗能使肿瘤缩小，症状改善，肝功能好转，延长患者生命；另一方面认为放疗不能延长患者生存期，弊多利少。30 多年来，我国对肝癌放疗进行了深入研究，随着治疗病例数的增加、疗效提高，放疗在肝癌治疗中的地位也日渐提高。究其原因是传统放疗技术因以下几个方面对肝癌的治疗效果差：①对肝癌病灶及周围正常组织和器官，如胃、十二指肠、肾脏等解剖位置的定位不准确，造成对肿瘤照射剂量不够，且累及正常组织和脏器；②对放射剂量的计算不精确，特别是照射正常肝放射剂量，致肝脏受到的剂量分布不均匀；③对肝脏的放射耐受性没有充分了解，以致对肝癌的放疗剂量不敢提高。

近 10 余年来，放疗新技术如三维适形放疗（3D－CRT），调强放疗（IMRT）得到了发展，使得放疗在对肝癌治疗效果上有明显的提高，这些技术是基于计算机技术的发展及计算机与医学领域相结合为基础的：①影像学，包括肿瘤及其周围正常结构的三维立体结构虚拟重建；②放疗计划计算机系统（TPS）的发明，在 TPS 帮助下设计放疗计划，包括放射野的设置，剂量计算，计划优化，特别是能获得正常肝脏受到的剂量及其在肝脏的分布；③放疗计划执行的质控制和保证，使放疗计划能被正确的实施于患者。由于放射治疗在技术上的革命性进步，使得放疗在肝癌治疗中的地位被再次提出。目前放疗已成为治疗中晚期肝癌的一种重要方法。对大多数不能切除的中晚期肝癌，或者伴有肝硬化不宜做肝叶切除的患者，放疗是值得选择且效果可靠的治疗手段之一。

三、放射治疗的适应证

1. 根治性放疗　肝癌的根治性放疗较少见，一般在其他治疗后 CT 或 B 超等影像学检查上无可见的癌病灶，增高的甲胎蛋白恢复正常，并且预测患者会有较长的无瘤生存期的情况下实施。

根治性放疗的指征：全身情况较好，Karnofsky 体力活动级数在 70％以上；肝功能在正常的范围内，无严重的肝硬化证据；肝内单个癌灶，直径在 9cm 以内；门脉系统，在 B 超、CT 或 MRI 上，未见癌栓；无远处转移；无黄疸、腹水，或者黄疸、腹水经治疗而能长期控制者，同样可以考虑，局部病灶引起的阻塞性黄疸也可以考虑；无出血倾向，无肝性脑病，无消化道出血，亦无其他严重并发症。

2. 姑息性放疗　肝癌姑息性放疗的目的在于减轻症状、改善生活质量，或在一定程度上延长生存期。肝癌的放射治疗多数情况下属于姑息性放疗。

其指征包括：全身情况较差，尚能自主活动者；按肝内癌灶情况，属于可根治指征，但已有肝门静脉癌栓，或肝硬化严重；肝内癌灶单个，但直径＞9cm；肝内癌灶多个，或弥漫全肝；对已有远处转移，如有单个或少数骨转移，可考虑姑息放疗；如同时出现广泛骨转移，则以放射性核素或药物治疗为宜。如为髓腔内转移，出现神经压迫症状，在发现后 1 个月内，放射常有效；在 1 个月以上常无效。肺转移，亦可考虑局部设野或全肺放射。锁骨上淋巴结转移，亦可考虑姑息性放疗；针对肝门静脉癌栓的放疗。

3. 放射治疗的禁忌证　肝炎型肝癌，病情进展迅速，病情凶险，不宜行放疗。肝功能损害严重，ALT 升高＞1 倍者，白蛋白＜30g/L，凝血酶原时间延长。肝硬化出现多种并发症时，如肝性脑病、消化道出血，特别是脾亢进明显者。肿瘤巨大，伴大量腹水或者腹腔广泛转移者。炎症型肝癌放疗无益，列为禁忌。拒绝放疗者。

四、肝癌的放射治疗

1. 肝脏的放射敏感性　肝脏对放射线的敏感性仅次于淋巴组织、骨髓和肾脏，属于晚期放射反应组织，Ingold 报道了 40 例肝转移癌行全肝放疗，2.5～6 周的放射剂量为 25～55Gy，每次 1.5～2Gy，每周 5 次。随访结果表明，当放射剂量低于 35Gy 时，无 1 例发生放射性肝炎，高于 35Gy 时，发生放射性肝炎为 48%。正常肝脏组织富含血窦难以耐受肝癌的根治剂量 60Gy，全肝的放射耐受剂量为 30～35Gy/3～4 周，每次 1～2Gy。肝脏放射耐受剂量与每次分割剂量的大小有关，增加每次分割剂量，肝脏放射耐受量降低。同时必须考虑到一些影响肝脏放射耐受性增加的因素：肝硬化，存在肝硬化时明显降低肝脏放射耐受剂量。放疗联合化疗可使肝脏放射损伤增加。儿童的肝脏对放射敏感性较高。肝叶切除术后的残余肝脏对放射的敏感性高。可能的原因是，成年人的肝脏只有约 0.4%的细胞处于增殖期，绝大多数细胞处于 G_0 期，肝叶切除刺激了剩余肝脏的增殖，使处于 G_0 期的干细胞进入分裂期。此期的肝细胞对放射治疗敏感性高于相对静止期。

2. 放射治疗技术及实施

(1)普通放射治疗：放疗前首先要明确诊断及分期，决定是否进行放射治疗。对准备做放疗的患者，要认真评价肝脏功能，特别是肝硬化的严重程度和肝脏的代偿功能，供设计放射治疗方案参考。对原发性肝癌患者放疗前、后做甲胎蛋白定量检测，以观察放射疗效。

放射源常用 ^{60}Co 或高能 X 射线。肿瘤定位采用 B 超、CT、MRI 或核素扫描，结合临床检查，将肿瘤范围准确地垂直投影于前腹和后背皮肤上。对已经手术或剖腹探查的病例，可在术中用银夹标记肿瘤的位置。

放射野应根据每个患者的具体情况来选择照射范围。放射野尽可能地包括全部肿瘤，并注意保护肾脏等正常组织。局部肿瘤照射，以局部放射或以全肝放疗为主，适用于肿瘤局限于一叶肝脏者，一般使用前腹和后背两叶相对照射，根据肿瘤大小、位置，适当扩大 1～2cm 的照射范围。全肝照射，横膈上缘由 X 线定位，肝左叶的横膈上缘可用超声或 CT 辅助定位。放射野的上界高于患者呼气时横膈位置 0.5～1cm；下界应低于患者吸气时的肝下缘 0.5～1cm；右界取右肋内侧缘；左界包括肝左叶。若肝肿瘤范围较广，肝大明显时，用前后两野相照射的方法会将两肾包括在照射野内，可使用左前斜野和右后斜野，避免左肾受照射。亦可用右前野加右侧野成角照射，两野呈 90°，加用适当的楔形板片，以减少右肾的放射剂量。放疗期间随着肿瘤的缩小，应逐渐缩小放射野，以尽量减少正常肝脏的放射剂量。

常规肝癌放射治疗每日 1 次，每周 5 次照射法，一般局部小野照射每次 1.5～2.0Gy，全肝大野照射时每次 1.0～1.5Gy，共照 6 周左右。

(2)立体定向放疗：立体定向放射治疗技术自 1990 年始广泛应用于颅内肿瘤治疗中，近来该技术的应用逐渐扩展到体部肿瘤，被证实治疗肝脏肿瘤也是一种较有效的方法。由于采用了大剂量，小分割的治疗方式，与常规放疗相比，可以缩短患者的治疗时间，从生物学角度来讲，对控制肿瘤细胞的加速再增殖较为有利，因而能够提高肿瘤的局部控制率，从而提高疗效。立体定向放疗是应用三维治疗计划系统以非共面、多角度、聚焦式照射使高剂量区的剂量分布与靶区实际形状相适配，而肿瘤边缘剂量呈梯度下降在尽可能保护正常组织的同时明显提高肿瘤的照射剂量。在制定治疗计划的时候，一定要采用合理的分割，适当调整照射总剂量与分割处方剂量，调整分割次数，可以增加临床治疗效果，减少不良反应，提高患者接受治疗与耐受治疗率一般性原则是肿瘤体积较少时，分割处方剂量较大，照射剂量较高，治疗次数较少，反之亦然。

立体定向治疗的具体步骤及流程如下。①体膜的制作：患者仰卧在体模中以治疗体位制作体模，双手交叉上举，置于体模上缘固定长度从头到大腿上段。体模制作完成后供每次照射时用，以保证摆位的准确性。②体表标志的确立及CT影像的建立：扫描前在患者体表及体模两侧激光点位置放置铅点金属标记进行CT扫描定位。CT扫描范围从膈顶至双肾下，扫描层厚为肿瘤所在部位，每层0.5cm。③治疗计划的确定：将扫描图像传输到三维治疗计划系统通过图像重建，确定人体肿瘤体积(GTV)及需要保护的重要器官(胰腺、小肠、胃、双肾和脊髓)，计划靶体积(PTV)在GTV上下外放10～15mm，前后左右外放5mm。三维立体定向放疗计划系统设计，采用一个等中心多个靶区制订治疗计划，90%～95%等剂量曲线覆盖病灶边缘，剂量一体积直方图(DVH)评价。调整权重比例和优化治疗计划确定治疗方案。通过计算机绘制出病灶在各方向的靶区图形，制作各方向适形铅挡块。PTV外重要器官最高剂量不大于处方剂量重要器官剂量应在其耐受范围内，并尽量降至最低。④治疗计划的实施：按照与CT扫描相同的步骤将患者摆好体位，调整各种参数与原来一致。⑤确定剂量/次数及间隔时间：肿瘤剂量每次2Gy，1/d，每周5次，总剂量30～50Gy，在治疗前和治疗中均保肝及对症治疗。

五、放射治疗的并发症

肝癌在放疗治疗过程中或治疗结束后出现的一些症状，这些并发症使得治疗中断或治疗减量影响治疗效果，我们认为这些并发症实际上由两种因素引起：一种为放疗本身对肿瘤外肝组织和肝脏邻近组织以及血象的影响；一种则是癌肿经过放疗但未能很好控制，病变病情继续发展而出现症状。我们从两种因素进行讨论。

1.放射影响　主要有3个方面的影响，即对肿瘤外肝组织、肝脏邻近组织和骨髓抑制方面。

(1)肝癌外肝组织：放射性肝炎是肝癌放疗中出现的最严重的并发症。其发生常考虑与下列因素有关，放射剂量偏大；合并肝硬化使肝脏耐受性降低；同时合用化疗药物对肝脏损害加重；处于生长发育期等。经典的放射性肝炎的主要标准是，ALT升高，出现黄疸、腹水，肝脏进行性增大，穿刺肝脏组织可见放射性改变。放射性肝炎一般出现在放疗后1～2个月。目前尚无特殊治疗方法，应预防为主，合理布野，控制正常肝组织的耐受量。全肝常规分割不宜超过30Gy。同时在放疗开始就应该给予积极的支持对症治疗。给予高蛋白、高热量、低盐饮食。每日给予大量B族维生素、维生素C及维生素E和保肝治疗。一旦出现大量的腹水，除用大量的利尿药，静脉滴注蛋白外，必要时可腹腔穿刺抽吸腹水。放射性肝炎经过治疗后可以恢复，常在4个月左右。但也有可能短期内因肝衰竭而死亡。因此应尽量控制放射性肝炎的发生。轻者临床一般表现为恶心、呕吐、厌食、四肢乏力，通过对症治疗后大多可以得到缓解。

(2)肝脏邻近器官：肝区放射，其邻近的胃、小肠、结肠肝区及横结肠都会受到不同剂量的影响，可出现恶心、呕吐、厌食、乏力、食欲缺乏，停止放疗或对症处理后多可较快恢复，不影响放疗的进行。如放疗后出现明显的反应而不易改善时，应停止放疗。有时出现腹痛、腹泻，是由于进行放疗时肝脏周围的部分小肠和结肠不可避免地受到照射，出现放射性肠炎，不需要用药。

(3)对血象的影响：血液系统表现为放疗后外周血象常出现白细胞和血小板计数下降，这是照射野内骨髓抑制所造成的后果，应及时给予治疗。肝癌伴有脾大的患者往往会出现脾亢，三系细胞降低。对于骨髓抑制重者应停止放疗。

2.癌肿发展的影响　癌肿在治疗中未能控制或在放疗结束后仍有发展，可出现以下情况。

(1)黄疸、腹水：与放射性损害有时容易混淆。但一般为癌肿所致，常呈进行性，亦可有ALT的升高。如同时做超声波检测，可大约知道癌肿的发展情况，甲胎蛋白也往往上升。癌肿发展引起的黄疸，保肝治疗常无效。腹水如为血性，亦可支持癌肿发展的诊断。

(2)肝脏增大：癌肿发展常使肝脏增大，有时可扪及肝区肿块，与放射性肝炎不同，但未见因放射性损伤而致的肝脏增大。应用影像学及其他手段检查可较早的发现肝内癌肿的增大或增多。

(3)肝癌癌灶破裂或肝包膜下出血：在放疗过程中，或在放疗以后但癌肿未能控制，或已有控制，如缩小或稳定，但未消失，均有可能并发肝癌癌灶破裂或肝包膜下出血。肝内癌灶贴近肝脏边缘，或穿破肝包膜，易产生这一并发症，放疗可能有一定的影响，如引起癌肿坏死，使之容易破裂。但常有外力的影响存在，如腹肌用力的动作，常见的有用力排大便，或做大力的腹式呼吸等，以及肝区有外力的袭击。肝包膜下出血，可在腹部包扎以制动、静卧，予止血药等，常在几天内可好转。待病情稳定后，可继续放疗。肝破裂的处理与上相同，如破裂口不大，经以上处理亦可缓解，以后可考虑介入治疗。

(4)上消化道出血：常由于食管、胃底静脉破裂出血所致。这一并发症与放疗本身关系大大。但如肝癌患者肝硬化严重，或有肝门静脉主干癌栓，常可在放疗未完成疗程中出现，亦可在放疗结束后出现，常为一致命的并发症。因此，凡肝硬化严重而有食管静脉曲张者，应先做食管曲张静脉的硬化剂治疗，或不予放疗而改用其他治疗方法。在放疗过程中发现出血，应停止放疗。在出血停止后，亦不宜再做放疗。

(5)肝性脑病：亦为肝癌常见的并发症。据有关资料，肝性脑病的发生，都与癌肿发展有关。放射是否可作为一诱导因素，有待探讨。已有肝性脑病的患者，不适于放疗。但在放射过程中发生，可予抗肝性脑病治疗。常用谷酰酸之类，醒脑静亦有效。

六、放射治疗与其他治疗手段的联合应用

肝癌的治疗常需要放射治疗与手术、化疗、介入治疗、超声介入治疗等综合治疗以提高疗效。

1.与手术相结合

(1)手术前应用放射治疗：凡估计即期不能手术切除的肝癌，可先给予放疗或介入治疗，或两者综合，使之缩小至能切除的情况，再切除。其疗效常与能即期切除者的效果相似。Phillips先行全肝照射每周24～30Gy，于放射治疗后手术。若手术不彻底，在术后7～10d再行局部放疗，剂量20Gy。郑作深等先对大肝癌进行全肝移动条照射 D_T 18～36Gy，后缩野加照至总量52～62Gy，休息3～4周后手术，5例患者全部手术切除，生存6.5～7.3个月。复旦

大学医学院(原上海医科大学)肝癌研究所的经验是,数次放疗能使肿瘤血管减少,肿瘤缩小,肝门静脉高压下降,腹水发生率降低,肝功能改善,提高手术治疗效果。

(2)手术中放射治疗:国外学者 Odaka 对剖腹探查确定不能手术切除的肝癌患者,进行术中一次电子线 30Gy 照射。

(3)手术后放射治疗:凡手术中或术后发现有下述情况,可在术后进行放疗。①肝癌主要病灶已经切除,但尚残留有卫星灶,或有肝内播散灶,术中能做标记,术后予放疗;②肝癌切缘仍有癌肿;③肝癌与血管等粘连,估计尚有残留者;④在切除区附近门脉内有栓塞者。术后放疗以在术后 1 个月内为佳。一般术后 7～10d 进行放射治疗,照射剂量先照射 24～30Gy 后,休息 4 周,再放疗每 2 周 20Gy。

2. 肝动脉插管化疗栓塞术(TACE)结合放射治疗　第二军医大学附属长海医院对 356 例中晚期肝癌患者进行分组治疗,单纯放疗组 24.5～60Gy 分 12～32 次照射,每次 1.8～2.0Gy,部分肝照射;放疗+肝动脉栓塞组;放疗+化疗+肝动脉栓塞组,先注药再栓塞,用药为氟尿嘧啶 0.5～1.0g 2d,丝裂霉素 10～20mg 2d,顺铂 20mg 2d,平均 5d 后放疗,三组的 5 年生存率分别为 0、22.8%和 38.8%(P<0.01)。近年来越来越多的临床研究显示了肝动脉插管化疗栓塞术与放疗结合在肝癌治疗中的优越性,提高了疗效,究其理论基础主要有以下几点:①TACE 使肝肿瘤在较短时间内肿瘤负荷下降,肿瘤体积缩小,但肝脏的双重血供、肿瘤内动静脉瘘、肿瘤动脉血供的多样性及 TACE 后侧支循环的迅速形成使肿瘤坏死不完全有必要辅以放疗。②残存的瘤细胞血供改善后放射敏感性的提高有利于提高放射治疗的疗效。③肿瘤体积缩小后计划靶区(PTV)亦缩小,瘤周肝组织受高剂量照射的体积减少,有利于保护肝脏组织。④高剂量放疗可阻断肝门静脉供血及代偿供血;交替治疗可减少瘤细胞对治疗的抗拒性。

3. 与全身化疗相结合　放疗与化疗结合有多种考虑及方式。

4. 与中医中药相结合　这是常见的综合治疗方法,中药可以减轻放射治疗引起的不良反应,减轻放疗对肝脏的损伤,同时还可以缓解患者因癌肿引起的症状,还可以进行辅助治疗使患者更好的耐受放疗。

5. 与介入治行相结合　目前,在肝癌治疗中,介入治疗已经广泛开展。介入治疗有较好的近期疗效,但癌灶消失及 5 年生存率不高。常需与手术切除,或放疗相结合,以提高癌灶控制率及远期生存率。

对大的单个癌灶,可先用介入治疗,使之缩小,再给予放疗。介入治疗 2～3 次,休息 2～3 个月后,给予放疗。介入后的碘油沉积,亦有助于放疗定位。有时放疗后癌肿未能消退,或有放射区外病灶出现,亦可在放疗后给予介入治疗。

6. 与超声介入结合　在放疗前,B 超下肝癌部位,注入超液化碘油,有助于放射定位,且有治疗作用。在肝右叶癌肿放射时,如左叶又出现癌灶,在 3cm 以下者,可继续右叶放射的同时,对左叶癌灶在 B 超下注入无水乙醇等。肝癌放疗结束后,如癌肿退缩不满意,或残留小癌肿,可在 B 超下做局部药物注射。

七、放射治疗的疗效

该部分我们将阐述两方面的内容,首先向大家探讨一下肝门静脉癌栓放射治疗的价值,再通过多年国内外的报道了解三维适形放射治疗对肝癌治疗疗效的提高。

临床肝癌肝门静脉癌栓占 34%～40%，而病理镜下发现率高达 90%，易导致肝内播散、远处转移、肝功能恶化和治疗后复发，预后很差，未行治疗的肝癌患者中位生存期 24.4 个月，而伴有肝门静脉癌栓者生存期仅 2.7 个月。目前对合并肝门静脉癌栓的肝癌患者缺乏有效的治疗方法，无论 TACE 治疗或外科治疗效果都差。近年研究发现，放射治疗有一定的疗效。Zeng 等放射治疗 66 例伴有门脉和(或)下腔静脉癌栓的大肝癌患者，22 例(33.3%)治疗后癌栓消失，获得完全缓解，16 例(24.2%)获得部分缓解，26 例(39.4%)癌栓稳定，总有效率 57.5%，1 年生存率 34.8%，中位生存期 10 个月。王海龙等报道 3D－CRT＋TEICE 治疗肝细胞癌伴肝门静脉癌栓 32 例的疗效，原发肿瘤缓解率 68.8%，肝门静脉缓解率 87.5%其 1、2、3 年累积生存率分别是 56.3%，31.3%和 21.9%，中位生存期 15 个月，肝门静脉癌栓放射剂量至 D_T 60Gy 分 30 次使用，可有效预防肝门静脉高压大出血。提示放射治疗对伴有门静脉癌栓肝癌有较好疗效，放射治疗效果与放射剂量密切相关。

近 10 年来在国内外已报道若干篇肝癌 3D－CRT 疗效的结果：1997 年 Robertson 报道了 22 例 3D－CRT 常规分割 48～72.6Gy 和 TACE，中位生存期 6 个月，生存率 20%。1999 年 Cheng 报道 13 例 3D－CRT 常规分割，40～60Gy 和 TACE，中位生存期 7 个月。2000 年 Seong 报道 27 例 3D－CRT 常规分割，40～60Gy，中位生存期 14 个月，3 年生存率 21.4%。2002 年 Park 报道 158 例 3D－CRT 常规分割，25～59Gy，中位生存期 10 个月，2 年生存率 19.9%，放疗剂量与疗效相关，剂量＞50Gy 疗效更好。2004 年 Zeng 报道 203 例肝癌 TACE 加和不加 3D－CRT 50Gy 有效率分别为 76.0%和 30.9%，1、2、3 年生存率分别为 71.5%、42.5%、24%和 59.6%，26.5%，11.1%(P 值均＜0.05)。2005 年 Park 报道 59 例 3D－CRT 每次 3Gy 左右，总量 30～55Gy，中位生存期 10 个月，3 年生存率 14.5%。2005 年郑青平报道 98 例不能手术的原发性肝癌，67 例单纯 3D－CRT，31 例 3D－CRT＋TACE，两组近期有效率分别为 83.6%和 87.1%，3 年生存率分别为 22.4%和 25.8%，差异无显著性(P＞0.05)。2006 年周振华用 TACE 加 3D－CRT 联合治疗细胞学或病理学证实的肝癌 46 例，部分缓解 PR8 例，稳定 SD35 例，进展 PD3 例，3 年生存率 28.3%，3 年局部控制率 39.1%和 3 年远处转移率 34.8%，全组中位生存时间 16 个月。2006 年 Kim 报道对 TACE 无效或不适宜的不能切除肝癌 70 例，肝门静脉癌栓 41 例，选用 3D－CRT 放射总量 44～54Gy 有效率 CR＋PR 分别为 54.3%，39.0%，中位生存期为 18.0 个月和 20.1 个月，提示对 TACE 无效或不适宜的不能切除肝癌和肝门静脉癌栓，两者可选择 3D－CRT。

(由栋)

第四节 肝癌的放射介入治疗

一、肝癌介入治疗的范畴、适应证和禁忌证

(一)肝癌介入治疗范畴

随着介入放射学的广泛开展，肝癌的放射介入治疗已从过去单一的 TAI 或 TACE 发展成多种介入疗法相结合，并具有多种治疗模式相配套的较完整的治疗体系，包括肝癌病灶本身及其并发症和伴随疾病的介入治疗。

1.肝癌病灶的介入治疗

(1)血管性介入:如 TACE、TAI、全植入式导管药盒系统(PCS)疗法及经导管动脉内放疗性栓塞(TARE)等。

(2)非血管性介入:如经皮肝穿刺瘤内无水酒精注射(PEI)、微波热凝(PMC)、射频消融(RFA)、激光消融(PLA)及氩氦刀冷冻消融(PCA)治疗等。

2.肝癌并发症和伴随疾病的介入治疗

①肝癌自发破裂急诊 TAE 止血;②肝外转移瘤的化疗灌注或栓塞;③肝癌并发梗阻性黄疸经皮肝穿刺胆道引流术(PTCD)或金属内支架置放术;④肝癌并发 Budd—Chiari 综合征经皮置入金属血管内支架缓解下腔静脉阻塞症状;⑤栓塞治疗肝动脉—门静脉分流,降低门静脉压力,⑥经皮椎体成形术(PVP)治疗肝癌脊柱转移瘤;⑦经皮腹腔神经丛阻滞术缓解肝癌腹膜后转移所致疼痛;⑧原发性肝癌常伴肝硬化、门静脉高压症,可经皮肝穿刺行食管—胃底曲张静脉栓塞术(PTVE)或经颈静脉行肝内门体静脉分流术(TIPS),以防或治疗曲张静脉破裂出血;⑨肝癌 TACE 治疗时,可酌情行部分脾动脉栓塞术(PSE),纠正脾功能亢进。

(二)肝癌 TACE 治疗适应证与禁忌证

肝癌能否行 TACE 治疗主要依据患者的肝功能、全身情况及病灶的范围而定。其实,只要肝功能允许,各期肝癌皆可行介入治疗。目前介入术前的肝功能评估仍主要采用 Child—Pugh 分类法(表 7—3)。肝功能在 Child B 级以上,介入治疗较安全。反之,介入危险性大,预后不良。

表 7 3 肝功能 Child—Pugh 分类法

项目	1分	2分	3分
胆红素(μmol/L)	<34.2	34.2~51.3	>51.3
白蛋白(g/L)	>35	28~35	<28
凝血酶原延长时间(s)	1~3	4~6	>6
腹水	无	轻	重
肝性脑病	无	1~2 期	3~4 期

注:正常<5;Child A=5~6 分;Child B=7~9 分;Child C=10~15 分

1.适应证　①各种原因不能手术切除的肝癌或不愿接受手术治疗者;②作为二期手术切除前的准备。TACE 可使肿瘤缩小,使原本不能手术切除的肝癌重新获得根治的机会,并可发现微小子灶,以利二期手术时确定切除范围;③肝癌切除术后残留或复发者;④肝移植术后复发性肝癌的姑息治疗;⑤控制肿瘤疼痛、破裂出血和较大的动静脉分流;⑥晚期患者的安慰性治疗。

2.禁忌证　①严重的心、肝、肾功能不全;②肿瘤病灶超过整个肝脏的 80%;③全身广泛转移(控制症状者例外);④终末期患者;⑤有血管造影禁忌证者。

近年来有学者认为,肝癌的介入治疗无绝对的禁忌证,有上述情况者只是介入疗效差、并发症发生率高而不宜行介入治疗,故 TACE 的适应证有越来越宽的趋势。但笔者认为,选择适当的病例进行介入治疗仍是保障治疗成功的关键,一些情况如严重肝肾功能不全、大量腹水、严重梗阻性黄疸及恶病质等仍应视为禁忌证,否则会造成不良后果。

二、化学抗癌药物与栓塞剂的选择

（一）化学抗癌药物的选择

肿瘤组织主要由增殖细胞群和非增殖细胞群组成。前者可不断按指数分裂增殖，且对抗癌药物敏感。后者主要为静止期（G_0）细胞，它们有增殖能力而暂时不进行分裂，对药物的敏感性低，是肿瘤化疗的主要障碍。按照化学抗癌药物作用于肿瘤增殖细胞周期的不同时相，可分为细胞周期非特异性药物（cell cycle nonspecific agents，CCNSA）和细胞周期特异性药物（cell cycle specific agents，CCSA）两大类。在肿瘤介入治疗实践中，多将 CCNSA 和 CCSA 两类药物联合应用，使其作用于癌细胞增殖周期的不同环节，诱导细胞凋亡（apoptosis），提高对肿瘤的杀伤效率。

1. 常用化学治疗药物　经体外药物敏感试验和多年来的临床实践证明，下列药物对原发性肝癌相对有效。

（1）CCNSA 类：属浓度依赖性药物，适合大剂量动脉内灌注。常用的有多柔比星（ADM）、表柔比星（EADM）、吡柔比星（THP）、顺铂（DDP）、卡铂（CP）及丝裂霉素 C（MMC）等。

（2）CCSA 类：属时间依赖性药物，多用 5－氟尿嘧啶（5－FU）、氟尿嘧啶脱氧核苷（FuDR）、甲氨蝶呤（MTX）及羟喜树碱（HCPT）等。

近有报道，对上述药物不敏感的原发性肝癌，采用吉西他滨（dFdC）可能取得良好的疗效。继发性肝癌所用化疗药物应依据原发癌灶的细胞类型而定，由于其近 2/3 来源于胃癌和结直肠癌，上述原发性肝癌常用的抗癌药物多能使用。此外，其他常用的尚有环磷酰胺（CTX）治疗鳞癌、长春新碱治疗肉瘤等。

2. 常用化疗药物灌注剂量　ADM 40～60mg、EADM 40～60mg、THP 40～60mg、MMC 10～20mg、5－FU 500～1000mg、FuDR 250～500mg、DDP 40～80mg、CP 200～400mg、MTX 60～80mg、HCPT 10～20mg。临床上一般采用三联用药，如 ADM/EADM/THP＋DDP/CP＋5－FU/FuDR，或用 MMC 代替 ADM/EADM，HCPT/MTX 代替 5－FU/FuDR 等。若患者全身状况良好，肝、肾功能正常，白细胞计数无低下，也可以四联用药。反之，则应减量，甚至仅用全量的 1/3。

3. TAI 的药代动力学　在选用肝动脉内药物灌注时，还要考虑入选药物的药代动力学和毒副反应。抗嘧啶药 5－FU 及其衍生物 FuDR 在首次经过肝脏时有很高的被提取和代谢的现象，即药物的“首过效应”（first pass clearance effect）。用 5－FU 作 TAI，肝内药物浓度是外周血的 100 倍，临床效价是外周静脉给药的 22.7 倍。FuDR 94％～99％在肝内代谢，TAI 的肝内血药浓度可较外周血高出 400 倍，对原发性肝癌和胃肠道转移瘤的疗效明显。副作用主要为呕吐、腹泻等胃肠道反应。ADM 属蒽环类抗生素，经肝动脉灌注的临床抗癌效价是外周静脉给药的 2.1 倍。该药主要经肝脏代谢，仅有 5％～15％由尿排出，24 小时内从肝脏排出 24％，在胆汁中的药物浓度为血药浓度的 600 倍，并有较强的心脏毒副作用，有心脏病和肝功能受损的患者应酌情减量。EADM 的疗效与 ADM 相等或略高，而毒性尤其是心脏毒性低于 ADM。THP 为半合成的蒽环类抗癌药，其心脏毒性也低于 ADM。DDP 具有很强的抗癌疗效，与 ADM、EADM、THP、MMC 等有协同作用，经 TAI 可提高疗效 2～10 倍。DDP 主要由肾脏排泄，肾毒性较强，给药后常需采用水化或利尿等措施防止肾功能的损害。CP 具有

DDP同样的生化特性，但肾脏毒性相对较低，用药后无需水化处理。MMC属抗生素，主要经肝脏和肾脏代谢，经肝动脉给药有时会损害血管壁或出现肝胆管坏死，骨髓抑制以白细胞和血小板下降最明显，介入时应予注意。MTX为抗叶酸药，约50%的原型药由尿液排出，不良反应较多，大剂量长期用药可致肝、肾损害。HCPT对DNA拓扑异构酶Ⅰ有选择性抑制作用，主要从胆汁排泄，用药后癌细胞中药物浓度24小时内保持稳定水平，不良反应相对较轻。

（二）栓塞剂的分类与选用

1.栓塞剂的分类　栓塞剂的种类繁多（表7－4）。按性质可分为自体物质和人工物质；按物理性状可分为颗粒性和液体两类；按物质能否被机体吸收，可分为可吸收性和不可吸收性；按闭塞血管时间的长短可分为短效、中效和长效三种，短效是指在48小时以内吸收，中效在48小时至1个月吸收，长效在1个月以上吸收或不吸收；按作用可分为简单型和复杂型两类，前者只起单纯的血管栓塞作用，后者除栓塞作用外尚有其他作用，如放射性微粒兼有栓塞和放疗作用，碘油与化疗药物充分乳化后形成化疗性栓塞，无水酒精能导致细胞即刻凝固坏死也应属此类。

表7－4　栓塞剂的种类

种类	简单型	复杂型
短效	自体凝血块	
中效	肌肉、脂肪、硬膜及筋膜碎片，明胶海绵，闭塞胶	载药明胶微球，载药蛋白微球，载药淀粉微球等
长效	不锈钢圈，聚乙烯醇粉，可分离球囊，二氰基丙烯酸异丁酯，海藻酸钠微球硅酮，金属或塑料微球，硬化剂，电凝	无水酒精，药物碘油乳剂，^{131}I－碘油，载药乙基纤维素、聚酯酸乙酯微球，放射性玻璃微球，中药白芨

2.常用栓塞剂　尽管栓塞剂的种类很多，但能为临床普遍接受用于肝癌介入治疗的并不多。常用的有碘油和明胶海绵，而聚乙烯醇、无水酒精、海藻酸钠微球、白芨、载药微球、放射性微球及不锈钢螺圈等使用相对较少，自体物质、硬化剂及电凝等通常不用于肿瘤栓塞。

（1）碘油（lipiodol，Lp）：即碘化油（iodinated oil），为植物油与碘结合的一种有机碘化合物。1986年前主要用于支气管、子宫、输卵管、窦道及肝细胞癌等的造影诊断，现为肝癌最常用的栓塞剂。碘油具有如下特点：①碘油经肝动脉注入后可选择性地滞留在肝癌内，具亲肿瘤性，其显示微小病灶的能力优于普通血管造影；②碘油在正常肝组织约1～2周即被排空，但能长期积聚在肿瘤血管内，可长达2～10年之久；③碘油可作为抗癌药物的载体，与化疗药物混合成乳剂具有缓释药物和栓塞的双重作用，癌组织中的药物浓度可较周围肝实质高40倍，114天后仍可保留较高的药物浓度。若碘油标记有^{131}I等放射性核素则形成放疗性栓塞，瘤体内的放射剂量可高出外周血数千倍；④碘油充填肿瘤后可基本反映瘤体的大小和形态，据此可判断肝癌介入的疗效；⑤为液体栓塞剂，对未能超选插管的患者仍可进行栓塞；⑥碘油仅堵塞5～10μm的终末血管，属末梢性栓塞，可重复施行；⑦毒性极低，严重副作用少。

目前临床常用的制剂有40%的碘化油和48%的超液态碘油（lipiodol ultrafluid，LUF）。前者黏度较大，与水溶性化疗药物乳化困难，注射反应也较大，但价廉。使用时加适量造影剂可调节其黏稠度，并能使药物乳化变易。后者为碘化罂粟籽油脂酸乙酯，也称乙碘油（ethiodol），黏稠度低，易与化疗药物直接乳化，注射反应小，价格较前者相对为贵。

（2）明胶海绵（gelatin sponge，Gs）：外科手术止血剂，属蛋白基质海绵，通常3周内被吸收，为中效类栓塞剂。明胶海绵具有无毒、易得、价廉、摩擦系数低、并能高压消毒等特点，可根据需要制成不同的大小和形状，用普通造影导管即可快速注射，闭塞血管安全有效，是目前临床应用最广泛的栓塞剂。尽管明胶海绵能被组织重吸收，但若与碘油联合使用，由于继发血栓的形成，有时可致血管永久闭塞。经多次高压蒸汽消毒的明胶海绵能明显延长其吸收，使血管栓塞作用增强。

(3)聚乙烯醇(polyvinyl alcohol，PVA)：系人工合成材料，在医学上应用广泛。作为栓塞剂其特点是无毒性、生物相容性好、在体内可长期不被吸收。聚乙烯醇遇水后成海绵样物质，可被压缩成原来体积的 1/10，干燥时一直保持在压缩状态，若再被浸泡后，又可恢复到压缩前的大小和形状，这对栓塞较大血管有利。

聚乙烯醇常用的剂型有小块状和粉末状两种。前者适用于栓塞较大的血管，后者适用于栓塞末梢血管。市售预制好的聚乙烯醇粉有不同规格，颗粒直径一般为 150～1000μm 不等。聚乙烯醇栓塞血管后，纤维组织很快长入，形成机化，能持久闭塞血管。主要缺点是摩擦系数大，难以经小导管投放。可用于肝癌、动静脉分流等的栓塞。

(4)无水酒精(absolute alcohol)：为液体栓塞剂，优点是价廉、易得、能灭菌，可通过细小导管进行注射，操作简便，适用于超选择性插管栓塞。其机制是造成血管内膜损伤，血液蛋白变性、沉淀，血细胞破坏、聚集，继而形成血栓闭塞小血管，也可导致较大血管的继发性栓塞。由于栓塞物质不易吸收，栓塞后侧支循环很难建立，故无水酒精是一种很好的长效栓塞剂。

无水酒精的用量与注射速度主要取决于病灶的大小、血管的分布及局部血流的速度，一般总量控制在 25ml 以内，分数次缓慢注射(1～5ml/min)，每次 3～5ml，间隔 5～10 分钟。间隙期需推注造影剂了解血管栓塞情况，然后决定是否再用。酒精栓塞最危险的并发症是酒精反流导致异位栓塞，对此必须高度重视。栓塞时最好使用球囊导管以免反流，也可与适量造影剂混合在 X 线监视下应用。酒精栓塞主要用于静脉曲张、血管瘤及肾肿瘤的栓塞，肝癌栓塞使用者较少。

(5)海藻酸钠微球(KMG)：系以海藻酸钠为原料制成的简单型栓塞剂，无化学性药物作用。特点是产生永久性栓塞后，微球于 3～6 个月逐渐以分子脱链的形式无毒降解消失，最终降解产物甘露糖和古罗糖不参加机体代谢，随尿液排出。

(6)不锈钢螺圈(stainless steelcoil)：为不锈钢丝附带涤纶、羊毛等织物成弹簧圈状盘曲而成，属机械性栓子。最早由 Gianturco、Anderson 和 Wallace 三人设计，故也称 GAW 螺圈。市售规格有多种，螺圈直径 1～15mm 不等。投放前，螺圈装在导入鞘内伸长成直线状，用导丝将螺圈经导管推入血管后，钢丝借助弹簧回力卷曲成团闭塞血管。

(7)载药微球(drug－loaded microspheres)：为化学治疗性栓塞剂，是用特定材料制成的包裹化疗药物的微囊，直径可从几 μm 到 500μm。经导管注入后，一方面微球可阻断肿瘤血管起栓塞作用，另一方面所携带的抗癌药物则逐渐释放杀伤肿瘤，即“化疗性栓塞”。其优点是：①具有栓塞和化疗的双重作用；②肿瘤内药物浓度高，作用时间长，而全身不良反应轻。实验证明，用载药微球作 TACE 可提高药物浓度 13～15 倍；ADM 常规剂型的体外释放半寿期仅为半小时，而 ADM 白蛋白微球的体外释放半寿期可延长至 7.3 天。目前常用的微球可分为生物可降解性和非生物降解性两大类，前者有蛋白微球、明胶微球和淀粉微球，后者主要有乙基纤维素微球、聚酯酸乙烯酯微球等。载药微球多用于肝、肾肿瘤的介入治疗。但值得重视的是，若微球大量进入胆囊、胃肠道血管可引起相应组织器官的坏死、穿孔，使用时必须超选插管，避免反流。

(8)放射性微球(radioactive microspheres)：为放射性栓塞剂，是用特定材料制成的携带放射性核素的微囊，具有栓塞和体内放射治疗的双重作用。理想的放射性微球应具备如下条件：①载体不易降解，能与放射性核素稳固结合，以免核素脱落进入体循环导致严重骨髓抑制；②放射性核素半衰期应短，以便肿瘤细胞在短期内能接受到有效的辐射剂量；③放射性核素能量强，最好只产生β射线，不含γ射线；④微球直径要适宜，以便保持高的癌/肝比和低的分布变异系数，一般为15～35μm。目前较为理想和通用的放射性微球为^{90}Y和^{32}P玻璃微球，其中^{90}Y更为理想。采用放射性微球治疗肝癌，临床应注意选择肿瘤血供丰富的患者，以便微球能在肿瘤内大量聚积。

3.运送栓塞物质的导管

(1)血管造影导管：可运送颗粒性和液体栓塞物质，如碘油、明胶海绵、聚乙烯醇、无水酒精及不锈钢螺圈等，使用时应注意栓塞剂的反流。

(2)微导管：主要用于碘油、无水酒精、硅酮等液体栓塞物质的投放。

(3)球囊导管：球囊充盈后经导管注入栓塞剂，可防止栓塞物质的反流，避免异位栓塞的发生，特别适用于液体栓塞剂的投送。球囊导管本身也可作为栓塞手段使用，如闭塞出血的大动脉。

(4)带孔球囊导管：系特殊类型的微导管，球囊位于导管头端，顶部有一小孔，当球囊膨胀到一定程度，液体栓塞剂即从小孔漏射出，栓塞球囊以远的血管，肝癌介入时少用。

三、肝癌介入治疗的术前准备

术前准备包括患者准备、术者准备和介入操作室的准备3个方面。

(一)患者准备

1.常规术前检查　如肝肾功能、血常规、血生化、凝血酶原时间、胸片、心电图及B超等。

2.碘过敏试验和局麻药皮试。

3.穿刺点备皮。

4.术前禁食4～6小时。

5.精神焦虑或小儿患者可考虑术前30分钟肌注地西泮镇静，婴幼儿可在全麻下进行操作。

6.肝功能有明显损害者应预先积极保肝对症治疗，如有糖尿病、腹水、少尿、低血糖等症状则应尽量纠正。

7.做好术前谈话，使患者和家属了解介入操作过程及术中和术后可能出现的反应与并发症，以取得患者的理解和家属的支持。

(二)术者准备

1.复习病史及各项术前检查，明确是否有造影禁忌证。

2.根据造影目的和有关临床资料选择最佳造影方案。

3.填好DSA申请单和手术志愿书，做好同患者家属的谈话记录。

4.告知患者造影目的，使其了解造影过程，取得患者的理解与配合。

(三)介入操作室的准备

1.介入器械　穿刺针、导丝、导管、扩张器及导管插入鞘等。

2.常用药物　造影剂、生理盐水、肝素、局麻药、地塞米松、地西泮、哌替啶及止吐药等。

3.手术包　无菌巾单、手术衣、纱布、注射器、尖刀片1片、海绵钳1把、弯盘1只、不锈钢小碗2个、1000ml不锈钢盆2个、50ml小杯1只等。

4. 消毒手术室，检查DSA机等造影设备及其辅助装置工作是否正常。

四、肝血管造影术

（一）肝动脉造影术

1. 适应证与禁忌证

（1）适应证：①肝脏肿瘤介入治疗前或手术前做肝动脉造影，可明确肿瘤的大小、数目、部位、范围，肿瘤血供的多寡，有无动静脉分流、侧支供血及解剖变异等；②肝肿瘤介入治疗后，了解肿瘤血管的改变及疗效；③其他影像学检查发现肝内有占位性病变，但性质不明确者；④血清甲胎蛋白（AFP）异常升高，疑有微小肝癌者；⑤胆道出血的诊断和介入治疗；⑥肝外伤的诊断和介入治疗；⑦通过腹腔动脉造影显示门静脉（间接门静脉造影）；⑧肝移植后肝动脉并发症的确诊和介入治疗。

（2）禁忌证：①碘过敏者（可用CO_2造影剂）；②急性全身性感染；③严重的心、肝、肾功能衰竭；④凝血功能严重障碍；⑤全身衰竭或不能合作者；⑥重度甲状腺功能亢进；⑦妊娠3个月以内者。

2. Seldinger技术　为目前最常用的插管方法。最初只用于血管造影，随着介入放射学技术的发展，现不但常规用于介入性血管造影，并且已广泛衍用至各种腔、道的穿刺插管。其特点是经皮穿刺血管，通过导引钢丝将导管插入靶血管内。

（1）操作步骤

1）穿刺点：在腹股沟韧带中点下方1～3cm股动脉搏动最明显处穿刺，首次插管及消瘦患者宜偏下，多次插管及皮下脂肪厚实者应偏上。

2）局部麻醉：成人一般在局麻下穿刺，婴幼儿或不能合作者可考虑在全麻下穿刺。确定穿刺点后，常规皮肤消毒、铺巾，用1%～2%的利多卡因作局部麻醉。先在穿刺点皮内作一直径0.5～1.0cm皮丘，再沿预穿刺道浸润麻醉，麻醉药用量不宜过多，一般为2～5ml，以免影响触扪动脉搏动，降低一针穿刺成功率。局麻应深至股动脉前壁，以确保麻醉效果，减少动脉痉挛的发生。

3）穿刺血管：局麻后，用纱布在皮丘处按揉数次，用尖刀片沿皮纹理作一2～3mm小切口，只需切开真皮层，便于以后导管通过皮肤。左手示指与中指、环指分别压在穿刺点上下两侧股动脉上，末节指骨与皮肤垂直，防止股动脉滑动并可引导进针。右手拇指、示指及中指以执笔方式持稳针体，针尖斜面向上，针体与皮肤呈现35°～45°夹角，并使针体紧贴左手示指，以增加进针时的稳定性。此时，若动脉搏动较弱或幼儿患者，左手示指可用力下压使穿刺点近心侧股动脉扩张，搏动增强。右手从切口缓慢进针，当针尖在左手中指下方，探触到搏动的股动脉前壁时，用腕力快速进针刺入血管腔内，多有突破感，一俟针尾喷出搏动性鲜红血液，即将针体稍微下压，使针与皮肤夹角减小至15°～20°，以便插入导丝。通常穿刺针刺入股动脉后，可见其与动脉纵轴方向一致的跳动；若刺入动脉两旁，跳动方向与动脉纵轴相垂直。但穿刺点皮下脂肪厚实，或经多次插管局部瘢痕明显者，则可无跳动。因此，不必以穿刺针的跳动情况来判定是否穿入动脉。

4）送入导丝：穿刺成功后，左手固定穿刺针，右手将导丝软头插入针尾，缓慢送入导丝，待导丝顺利进入动脉20～30cm，并经X线透视证实在腹主动脉内后，右手退出穿刺针，导丝留在原位。拔穿刺针时，左手应压迫穿刺部位，防止血液沿导丝外溢，同时能起固定导丝作用。

5)插入导管：用肝素盐水纱布擦净导丝上的血液，随后经导丝插入导管。擦洗导丝时，应从导丝尾端向头端进行，以免导丝滑出体外。推进导管应轻巧，同时轻轻旋转，以便导管能顺利穿过动脉壁。导管进入一定长度后，退出导丝，注入少量肝素盐水，关闭导管尾端或附加接头的开关，防止导管腔内凝血。

6)血管造影：在X线监视下，将导管头端插到所需的动脉或其分支内，根据不同血管的流量及造影目的，确定造影剂用量和注射速度，定好位置后，将导管尾端连接高压注射器即可进行造影。

7)压迫止血：造影或治疗结束后拔管，在股动脉穿刺内口处用手指按压5～15分钟止血，无菌纱布覆盖后用绷带或宽胶带加压包扎。操作时，应注意将内层纱布对折后叠放，而非卷成棱条状，以免局部压强过大皮肤出现水泡或缺血性坏死。此外，对有腹股沟疝者，应将疝内容物充分还纳后再加压包扎，以免发生疝绞窄。

(2)注意事项

1)最好使用无芯穿刺针，既可作前壁穿刺，也可作前后壁贯穿穿刺。穿刺针尖必须十分锐利，切缘光滑，穿透力强，从而易于一次刺入动脉壁。否则，穿刺针易在动脉鞘上滑动，造成穿刺失败或增大血管壁的损伤。因此，对反复使用的穿刺针术前应检查针尖是否锐利，具体方法是将针尖对准光源，锐利针尖无反光“亮点”，切缘无毛刺，反之则钝。

2)动脉穿刺时，针尾喷血不畅或仅有鲜红血液滴出，表示针头尚未完全在动脉腔内，应注意调整穿刺针深度。经多次调整仍不满意者，应考虑到穿刺针有凝血块堵塞的可能。若针尾溢出为暗红血液，表明针头已穿入静脉血管，应果断拔出，另行穿刺。

3)送入导丝和导管时，应轻轻旋转，缓慢推入。若遇阻力或患者述说酸痛，应在X线透视下观察导丝、导管头端位置，或注入少量造影剂观察动脉情况。对年老或估计动脉硬化明显者，在使用导管插入鞘时最好通过“J”形导丝交换导管。术中切忌操作粗野，用力过猛，谨防发生血管内膜损伤、导管打结、动脉破裂出血或粥样斑块脱落导致异位栓塞等并发症。

4)有时穿刺成功后，但导丝无法进入股动脉血管内，其原因可能为：①右手进导丝时碰到穿刺针或原压在股动脉上的左手放松后，穿刺针的深度发生改变；②穿刺针虽在股动脉腔内，但因角度不对，使导丝顶在动脉壁上；③穿刺侧髂动脉严重硬化狭窄，导丝不能通过。解决的办法是退出导丝，重新调整穿刺针的深度或角度，再插入导丝即可，退导丝时应注意其有被针头斜面切割的可能。对穿刺侧髂动脉严重硬化狭窄者，可改经对侧股动脉或上肢动脉入路插管。

3.肝动脉造影方法　包括选择性腹腔动脉造影、超选择性肝动脉造影或肠系膜上动脉插管造影等。

(1)选择性腹腔动脉插管造影

1)导管选择：几乎头端弯曲朝下的导管皆可使用，常用的有C型单弯导管、RH导管、Cobra导管等。

2)插管技术：预成形导管进入主动脉后应首先复形，但Cobra管进入主动脉后仍保持原形，无需再成形。C型单弯导管可在主动脉弓、肾动脉或其他分支动脉处成形，方法是将导管头端顶住主动脉弓上壁，或当其进入肾动脉等分支血管后，上推导管即可。RH导管进入腹主动脉后，头端第一、二弯曲一般均呈直线状，将导管上推至主动脉弓部，作顺时针旋转，即可恢复成原状。导管成形时，特别是对于新手，应在透视下进行，以免导管打结。

导管成形后，头端朝前，在胸12～腰1椎体平面的左、中侧慢慢钩探，俟导管进入腹腔动脉，手推造影剂证实后，即可高压造影。若导管头端不能进入腹腔动脉，则患者可能存在动脉开口异常，应将钩探范围扩展到胸11～腰2椎体平面，或行腹主动脉造影，观察腹腔动脉的开口情况。若开口朝下，则应将导管头端拉直或选用Cobra管，由下向上缓慢推进导管或借助导丝进入腹腔动脉。

3）造影程序：造影剂量40～60ml，注射速率6～10ml/s，总摄片数12张，总时间17秒。摄片程序：每秒2张，连续3秒；接着每秒1张，连续2秒；然后每3秒1张，连续12秒。若为DSA，则可连续采集图像20秒左右。若需观察门静脉系统，造影剂量应加大至60ml，摄片总时间或图像采集时间应延长至30秒左右。

（2）超选择性肝动脉插管造影

1）导管选择：同腹腔动脉造影导管，通常使用RH导管或C型单弯导管。

2）插管技术：导管进入腹腔动脉后，根据病情需要，将导管超选择性插入肝总动脉或肝固有动脉造影。肝动脉超选择性插管的方法较多，Chuang等就介绍过6种，如单弯导管导丝法、RH导管交换法、RH导管导丝法、长反弯导管法、导管袢法及转向导丝法等。笔者在大量的肝癌介入治疗实践中体会到，只要正确的使用导丝，普通导管常能完成肝动脉的超选择性插管。下面介绍2种简单、实用的导管导丝法。

①RH导管导丝法：导管成形后插入腹腔动脉，逆时针转动并下拉导管，利用RH管头端的自然弯曲，常可进入肝总动脉。否则可借助"J"形导丝，将导管推入肝总或肝固有动脉。插入导丝时，尽量将其进到深处，然后固定导丝，轻轻旋转推入导管。若遇阻力，见导管有反弹迹象，可将导丝外拉少许，同时推进导管，利用导丝和导管的相对运动送入导管。亲水膜超滑导丝有利于超选插管。但RH导管的材质一般较硬，顺应性差，若肝动脉走行明显扭曲，则超选插管不易成功。此外，在动脉粥样硬化明显的患者中，RH导管有时在钩挂腹腔动脉时可能发生困难，此时应果断更换顺应较好的Yashiro单弯导管插管。

②单弯导管导丝法：选一单弯导管插入腹腔动脉，经导管送入"J"形导丝，尽量将其进到深处，然后沿导丝向前推进导管进入肝动脉。若遇导丝不能进入肝动脉，可更换RH导管，利用其头端的自然弯曲使其指向肝总动脉开口，然后插入导丝，进入导管。

3）造影程序：造影剂量30～40ml，注射速率4～6ml/s，总摄片数8张，总时间16秒。摄片程序：每秒1张，连续3秒；接着每2秒1张，连续4秒；然后每3秒1张，连续9秒。若为DSA，则可连续采集图像20秒左右。

（3）选择性肠系膜上动脉插管造影

1）导管选择：同腹腔动脉造影导管。

2）插管技术：导管成形后，头端朝前，在腰1椎体平面上下慢慢探查，钩住血管后手推造影剂证实，即可高压造影。

3）造影程序：造影剂量40～60ml，注射速率5～8ml/s，总摄片数14张，总时间15秒。摄片程序：每秒2张，连续3秒；接着每秒1张，连续4秒；然后每2秒1张，连续8秒。若为DSA，则可连续采集图像20秒左右。若需观察门静脉系统，摄片总时间或图像采集时间应延长至30秒左右。

4.肝癌肝动脉的造影表现　原发性肝癌、继发性肝癌和胆囊癌的肝动脉造影表现各有不同,分述如下。

(1)原发性肝癌肝动脉造影表现:可归纳为下列 9 种,以肿瘤染色(98.8%)和肿瘤新生血管(92.5%)最为常见。静脉癌栓、动静脉分流及肿瘤包绕动脉征虽不如前两者常见,但为肝恶性肿瘤所特有。

1)肿瘤供养动脉增粗、血管增多(hypervascularity):表现为供养肝动脉及其分支迂曲扩张,数目增多,瘤周可有大量的弧形血管包绕。肿瘤区的血液循环呈向瘤性(tumor tropism),血流量增加,流速加快。

2)肿瘤染色:为造影剂积聚在肿瘤间质空隙或滞留在细小的肿瘤血管腔内,可呈现结节状、均匀性或不均匀性染色。小肝癌可仅表现为肿瘤染色,呈边缘清晰的均质性浓染结节。当肿瘤增大出现中央坏死时,可表现为周边浓染、中央浅淡的不均质性团块或斑驳区域。当肿瘤有肝外动脉或其他变异肝动脉供血时,可出现外形缺陷的肿瘤染色,如呈“半月形”等。

3)肿瘤新生血管(neovascularity):肝细胞癌常为多血供,造影可见瘤区内走行紊乱、管径不规则的新生血管,多呈异常扩张扭曲。而胆管细胞性肝癌则表现为细小、紊乱、增多的新生血管,常出现于动脉造影的中、晚期。

4)池状或水坑样(pooling or puddling)充盈区:常见于巨块型肝细胞癌,动脉期出现,较血管瘤消退快,其病理基础为局部肝窦或肿瘤血管的膨隆性扩张。

5)动脉走行变异:常表现为拉直、扭曲或移位等,为大肿瘤推压或牵拉血管所致。

6)肿瘤包绕动脉征(encasement):癌细胞生长迅速,浸润包绕动脉,使其管壁僵硬、管腔不规则狭窄。多见于巨块型胆管细胞性肝癌。

7)门静脉受累征象:①肝动脉一门静脉分流:根据肝动脉造影时门静脉分支开始显影的时间,可将其分为快速(<1s)、中速(1~3s)和慢速(>3s)分流 3 型。快速型分流量大,主干侧门静脉由远至近显影,肝动脉可与门静脉显影重叠使血管造影模糊。中速和慢速型分流量较小,肝动脉与门静脉相伴显影,形似火车铁轨,即“双轨征”;②门静脉癌栓:腹腔动脉造影的发现率为 20.6%,2 级以上分支癌栓难以显示。主要表现为门静脉充盈缺损、管腔增宽及“线条征”(threads and streaks sign)等,后者为小草样显影的癌栓细小滋养动脉,常见于动脉造影中期;③门静脉侧支循环:为癌栓阻塞门静脉主干所致。可表现为门静脉主干呈相对密度减低影,其旁可见扭曲、扩张的蛇行静脉网,血流为向肝性。若门静脉严重闭塞,可见离肝性侧支循环,表现为食管、胃底静脉曲张。

8)肝静脉受累征象:①肝动脉一肝静脉分流:表现为肝静脉的早期显影;②肝静脉癌栓:受累肝静脉可见“线条征”,有的可延伸至下腔静脉,甚至右心房。

9)肝外动脉供血:与肝癌病灶的部位和大小密切相关,如肝右下叶肿瘤常有网膜动脉供血,左外叶肝癌可有胃左动脉供血,靠近膈面的肿瘤往往有膈下动脉供血。

(2)继发性肝癌肝动脉造影表现:肝内病灶常为多发,血管造影表现取决于肿瘤血管的多少和肿瘤染色的深浅,并与原发病灶的部位、细胞学类型、分化程度、生长速度及其转移方式有关。通常根据肿瘤的动脉血供情况,将其分为下列 3 型。

1)多血供型(hypervascular):占 32.8%,多来源于肾癌、绒毛膜癌、胰岛细胞癌、类癌、甲状腺癌、小肠平滑肌肉瘤、淋巴肉瘤、胺前体摄取脱羧细胞瘤(apudoma)及少数胃、结直肠癌等。肝动脉明显增粗,肿瘤血管丰富,可见血管湖及动一静脉分流,肿瘤染色明显,类似肝细胞癌的造影表现,有时不易与其相鉴别。

2)中等血供型(vascular):占 46.9%,原发灶多为结肠癌、直肠癌、贲门癌、胃平滑肌肉瘤、肾上腺癌、精原细胞癌、黑色素瘤及部分胃癌、食管癌、胆囊癌和胰腺癌等。造影表现为肝动脉增粗,有较明显的肿瘤血管,以纤细、网状血管为主,肿瘤染色较淡,多呈环状,其内密度不均。

3)少血供型(hypovascular):占 20.3%,多来自肺癌、乳腺癌及部分胃癌、食管癌、胰腺癌和胆囊癌等。血管造影特征为肿瘤血管稀少,多无明显的肿瘤染色,肝实质期可见大小不等的多发充盈缺损影,其中 1.7%的病例可无任何异常血管造影表现。

(3)胆囊癌肝动脉造影表现:多为中等血供或少血供型。动脉期可见细小、扭曲的肿瘤血管,肿瘤血供由胆囊动脉及其分支供应。当肿瘤侵及周围组织脏器时,还可见有肝内动脉、胃十二指肠动脉及右结肠动脉等参与肿瘤供血。肿瘤可侵犯胆囊动脉、右肝动脉、肝固有动脉及肝总动脉等血管,表现为受累血管僵硬、拉直、管腔不规则狭窄或闭塞。若胆囊肿大可使邻近血管移位。静脉期可见门静脉受累,癌栓形成等。实质期胆囊壁一般不显影或仅轻度不规则染色。

4.肝癌肝动脉造影的鉴别诊断　原发性肝癌应与继发性肝癌、海绵状血管瘤、局灶性结节增生及肝腺瘤等相鉴别。继发性肝癌可分为多血供、中等血供及少血供 3 型,多血供型继发性肝癌有时很难与肝细胞癌相鉴别,其造影表现和碘油沉积情况酷似肝细胞癌。少血供型继发性肝癌,血管造影类似于胆管细胞性肝癌。但继发性肝癌只要结合病史并仔细检查多能找到原发病灶。肝海绵状血管瘤由扩大的肝血窦构成,造影剂进入肝血窦后形成密度很高的染色,其特征是"早出晚归",形似"蜡梅花"、"小棉球"或"爆米花"状,典型者呈"C"形或"环形"分布,但无静脉癌栓、动一静脉分流等肝恶性肿瘤的特征性改变。肝腺瘤可能与女性口服避孕药有关,多为圆形或卵圆形,大小可从数毫米至十几厘米不等。血管造影可显示肿瘤染色,外周有新生的血管包绕,中心有平行的血管穿入,边缘清晰,但无肝恶性肿瘤造影的特征性改变。结节内无 Kupffer 细胞,放射性核素扫描不显像。局灶性结节增生的病灶中心常有星状瘢痕,内有纤维间隔,血管造影显示血供丰富,实质期染色较浓密,典型者病灶中央动脉呈放射状分布,呈辐轮状改变,也无肝恶性肿瘤造影的特征性改变。与肝腺瘤不同,其放射性核素扫描可显像。

(二)门静脉造影术

分直接与间接门静脉造影两类。直接门静脉造影的途径有:①经皮肝穿刺门静脉造影;②经颈静脉肝穿刺门静脉造影;③经脾穿刺门静脉造影;④经脐静脉门静脉造影。间接门静脉造影是通过腹腔动脉、脾动脉、肠系膜上动脉或胃左动脉插管造影而使门静脉间接显影,临床较为常用。

1.门静脉造影适应证和禁忌证

(1)适应证:①门静脉高压症,可测定门静脉压力、管径大小,血流方向,有无血栓形成等;②肝内、外门静脉的梗阻性疾病;③门静脉先天性异常,如狭窄、闭塞等;④脾肾或脾腔静脉分流的术前和术后检查;⑤经门静脉介入治疗前,如 PTVE、TIPS、PCS 置放术或经门静脉化疗栓塞(TPVCE)等;⑥肝移植后门静脉并发症的确诊和介入治疗。

(2)禁忌证:同肝动脉造影,有大量腹水或凝血机制差者不宜做经皮肝穿刺或经脾穿刺门静脉造影。

2.门静脉造影方法

(1)经皮肝穿刺门静脉造影:该技术是在 PTC 基础上发展而来。患者仰卧位,穿刺点选在右腋中线第 7～9 肋间,常规消毒、铺巾,局麻后用 18G 套管穿刺针水平方向对准胸 11 穿刺,至椎体旁 3cm 左右拔出针芯,连上注射器,将外套管边缓慢后退边抽吸,当见到暗红血液时注入少量造影剂,证实在门静脉大分支后插入扭控导丝直至门静脉主干,引入导管后测压、造影。造影程序:造影剂量 30～40ml,注射速率 8～10ml/秒。摄片程序:2～3 秒后每秒 1 张,连续 3～5 秒,接着每 2 秒 1 张,连摄 5 张。若为 DSA,则可连续采集图像 20 秒左右。为减少穿刺所致肝脏损伤,避免腹腔内出血的发生,也有学者主张先采用 22G Chiba 穿刺,再经同轴穿刺套管引入造影导管。近年来,笔者多在 B 超引导下采用 18G 套管针一步法穿刺门静脉,其优点是穿刺点选择灵活、一针穿刺成功率高、并发症少、X 线辐照量小,并可避开穿刺道上肿瘤。

(2)经颈静脉肝穿刺门静脉造影:技术要求高,主要用于 TIPS 术或经颈静脉穿刺门静脉植入 PCS 术。先行右侧颈内静脉穿刺,送入 J 形导丝至下腔静脉,然后引入 Cobra 导管至肝静脉造影。根据 CT、MRI 或间接门静脉造影所提供的肝静脉与门静脉间的解剖关系,采用特制的 Rups—100 同轴导管穿刺系统穿刺门静脉,拔去穿刺针,导管尾端接上注射器后边退边进行负压抽吸。一旦吸见暗红血液,即推入少量造影剂证实导管是否在门静脉内。确认穿刺无误,插入导丝至脾静脉或肠系膜上静脉内,更换造影导管行门静脉测压、造影。

(3)经脾穿刺门静脉造影:患者仰卧位,透视确定脾的位置。用 18G 套管穿刺针,由左第 9 或第 10 肋间腋中线穿入脾下极,向脾门方向进入 2～3cm。拔出金属针芯,经套管先注入少量造影剂,若经脾实质散开并引流入脾静脉,提示导管位置恰当,即可高压造影。由于本法创伤较大,操作不便,目前已很少应用。

(4)经脐静脉门静脉造影:局麻下,于上腹正中线切一小口,经腹白线进腹。在镰状韧带游离缘找出退化的脐静脉,扩张开通后插入导管至门静脉左支,注射造影即可。因此法需手术进腹,且成功率仅 60%～80%,现已基本不用。

(5)间接门静脉造影:是由动脉内注射造影剂经回流使门静脉间接显影的方法。根据病情的需要可选用腹腔动脉、脾动脉、肠系膜上动脉或胃左动脉造影。在肝癌介入治疗中,一般先行腹腔动脉造影,可以观察到肿瘤供血动脉的分布、肿瘤大小和类型,以及有无门静脉癌栓和动静脉分流。若未能显示门静脉,可采取超选肠系膜上动脉或脾动脉插管,然后用大量造影剂快速注射造影(造影剂 60～70ml,10ml/s,连续摄片 20～25s),效果较好。作 TIPS 前后,通常经肠系膜上动脉造影了解门静脉情况,如在造影前先灌注 PGE 10～20μg 可更好地显示门静脉。而超选行胃左动脉造影,可清晰地显示食管—胃底曲张的静脉。

3.门静脉造影诊断　门静脉主干由肠系膜上、下静脉和脾静脉汇合而成,长约 8～10cm,向右上行走至肝门处与肝动脉和胆总管伴行进入肝实质,三者在肝内是并行的,关系比较固定,门静脉的管径明显大于与其伴行的肝动脉。门静脉左右干的分叉部可因肝脏的形态、大小而异。门静脉右干较左干短而略粗,长约 1～3cm。门静脉右干变异较大,缺如占 26%。尸检发现门静脉分叉部位于肝内者仅占 30.9%,因此在门静脉分叉部穿刺放置内支架易引起腹腔内出血。

异常门静脉造影表现:①肝内占位性改变:肝内门脉分支受压移位,如系良性肿瘤或肿大淋巴结所致,静脉受压部位边缘光滑。若系恶性肿瘤侵蚀,则边缘毛糙或有充盈缺损,少数可见肿瘤的门脉供血；②狭窄或闭塞性改变：如门静脉有癌栓或血栓形成，可表现为门静脉管腔狭窄、不整、变形或充盈缺损，闭塞静脉不显影，造影剂通过侧支反流；③肝硬化、门脉高压症性改变：肝硬化可见肝内门脉分支减少、稀疏，形如枯树枝，或见狭窄、管腔不规则、闭塞等。门静脉高压表现为主干增粗，中、小属支扭曲、扩张，造影剂在门静脉内滞留或反流至侧支静脉等。

（三）肝静脉造影

根据造影方法的不同，肝静脉造影可分为楔入肝静脉造影、游离肝静脉造影、球囊阻断肝静脉造影及经皮肝直接穿刺肝静脉造影。

1. 肝静脉造影适应证和禁忌证

（1）适应证：①评估肝硬化和门静脉高压病情；②TIPS 术中造影；③肝静脉－下腔静脉疾病的诊断与介入治疗；④肝内肿瘤的诊断和介入治疗。

（2）禁忌证：同肝动脉造影，有大量腹水或凝血机制差者不宜直接穿刺肝静脉造影。

2. 肝静脉造影方法

临床多经股静脉或右侧颈内静脉穿刺插管至肝静脉造影，直接穿刺造影少用。

（1）楔入肝静脉造影：导管进入肝静脉后，尽力送向远端，使导管楔入小静脉支。此时所测压力为肝楔入压，可反映肝窦压力水平。一般以 2ml/s 的速度注入 8ml 造影剂摄片。导管楔入小静脉和与其相关的肝窦充盈，由于导管阻塞了引流的静脉，造影剂则经其他肝小静脉和肝静脉引流。

（2）游离肝静脉造影：将导管置入较大的肝静脉分支内，导管不阻断血管，以 8～10ml/s 的速度注入 20～30ml 造影剂摄片。

（3）球囊阻断肝静脉造影：将球囊导管置入较大的肝静脉分支，用球囊阻断静脉回流后，以 4～6ml/s 的速度注入 20ml 造影剂摄片。

（4）经皮肝直接穿刺肝静脉造影：类似经皮肝穿刺门静脉造影，最好在 B 超引导下穿刺肝静脉。

3. 肝静脉造影诊断　肝静脉系统包括左、中、右 3 支主肝静脉和一些直接开口于下腔静脉的肝短静脉。3 支主肝静脉在肝后上缘（第二肝门处）直接汇入下腔静脉（56.3%），左、中肝静脉也可合干后注入下腔静脉（40.6%）。肝右静脉在肝静脉中最为粗大，位于肝右叶间裂内，开口于下腔静脉右前壁，口径平均为 13mm（8～20mm），是 TIPS 术最常选用的路径。肝中静脉走在肝正中裂内，开口于下腔静脉的左前壁，其口径平均为 11.3mm（8～16mm）。在后前位上，肝右静脉和肝中静脉的走向基本一致，有时难以区分，需借助侧位透视加以区别。肝左静脉口径较小，平均为 10.5mm（7～16mm）。

异常肝静脉造影表现：由于原发疾病的不同，受累肝静脉可表现为血管扩张、受压、移位、狭窄或闭塞等改变。肝硬化时，楔入肝静脉造影可见肝窦充盈不规则、不均匀，造影剂可逆行充盈门静脉分支，甚至经门－体静脉侧支引流。

五、肝癌介入操作方法

20 世纪 80 年代初期，肝癌介入治疗常用 TAI，其效果较差，后与 TAE 复合治疗（TACE）取得了良好的疗效。Takayasa 等证明，单纯用碘油进行栓塞（LpTAE）疗效不佳，但与 ADM 和明胶海绵等作混合性栓塞（LpGsTACE）则具有特效性，可使 83%的主灶发生坏死。TACE

已成为肝癌介入治疗中最常用的方法。近年来，随着介入放射学的发展，肝癌的介入治疗也已发展成为一个具有多种方法并举、标本兼治的较完整的治疗体系。

（一）中晚期肝癌的介入治疗

1. TACE“三明治”疗法(sandwich therapy) 为肝癌TACE治疗时的基本操作方法。导管到达靶血管后，先用含药碘油作肝动脉的末梢性栓塞，然后经导管缓慢灌注大剂量的抗癌药物，再次推注含药碘油，最后酌情用明胶海绵颗粒作中段加强栓塞，过程形似“三明治”夹馅操作。该疗法可明显延缓化疗药物的排出时间，栓塞彻底，可取得良好的治疗效果。肝癌TACE原则上都应采取这种序贯栓塞疗法。

(1)肝癌TACE的栓塞部位：以往常将肝动脉的栓塞部位分为近端栓塞（中央型）和远端栓塞（周围型）两种。前者是指肝固有动脉和1级分支的栓塞，后者为2～12级分支的栓塞。由于两段分法太笼统，周围型归属的范围太广，不利于栓塞范围的掌握，故近来改用远、中、近3段分类法。即肝固有动脉和1～2级分支为近段（中央型）；3～6级为中段；7级以上为远段（周围型）。在肝癌的介入治疗中，宜先用末梢类栓塞剂作周围性栓塞，再用明胶海绵细粒作中段栓塞，可取得良好的效果。由于肝癌常常需要反复多次的TACE治疗，若无特殊情况，2级以下的近段大血管应视为化疗栓塞的通道，既不宜栓塞更不应手术结扎。

(2)肝癌TACE的治疗原则：①导管应尽量超选至肿瘤各营养动脉，避免发生异位栓塞；②肝癌有肝外动脉供血者，应将其与肝动脉同步进行化疗栓塞。对不能超选的肝外供血动脉，可根据具体情况采取TAI，或将近端主干动脉闭塞，使肿瘤血供重新分布，以便集中治疗；③首选复杂类栓塞剂栓塞，碘油尽可能与抗癌药物混合后使用；④先用末梢类栓塞剂行周围性栓塞，再用明胶海绵颗粒等作中段加强栓塞；⑤若无特殊情况，不应作2级以上的近段大血管栓塞，以免阻断下次TACE的通道；⑥原则上碘油和抗癌药物的剂量应用足，但需充分考虑到患者的肝功能及全身状况；⑦小范围肝动脉一门静脉分流可直接行LpTACE，分流量大者则应先用明胶海绵或PVA栓塞堵瘘，再行TACE治疗；⑧有肝动脉一肝静脉分流者也可直接行LpTACE，若碘油聚积不佳，则应先采用PVA、无水酒精或不锈钢圈等控制分流后再行化疗栓塞，但明胶海绵颗粒应慎用：⑨根据病情，与其他不同介入疗法相配合，可取得更好疗效。

(3)含药碘油的配制：碘油与抗癌药的结合形式很多，Tada提出4个10相结合的方式，即ADM 10mg、MMC 10mg溶于10ml(250mg)5－FU中，然后加入碘油10ml，混合成碘油乳剂，其微粒大小在5～45μm之间。Horiguchi将ADM 50mg与碘油10ml的混悬液在常温下放置1小时，然后经超声波处理5分钟，其稳定性可保持48小时，半衰期为25天±3天。用以治疗54例肝癌，1年生存率高达70％。Kabayashi对碘油含表柔比星(EPI)的三种剂型进行了体内、外实验研究：水包油(O/W)型，即碘帕醇(Iopamidol)1ml加碘油1ml，混入10ml EPI；油包水(W/O)型，即碘帕醇1ml加碘油3ml，再加10ml EPI，混悬液，即碘油3ml加10ml EPI。从稳定性看，O/W型乳剂在体外实验最稳定，但在药代动力学上三者血浆中EPI的水平没有明显差别。有人认为，MMC、ADM和DDP与碘油的混悬液均有延缓吸收作用，在疗效上无明显差异。笔者通常在TACE前预留1～2种化疗药物与碘油混合成乳剂，如EADM 20～40mg、MMC 10～20mg等。碘油可直接与化疗药物粉剂充分乳化，并可加入适量造影剂来调节其黏稠度，也可用注射用水将药物化开后再进行乳化。碘油常用制剂有40％的碘化油及48％的超液态碘油，前者黏度较大，与水溶性化疗药物乳化困难，加入适量造影剂后可使其乳化变异。

(4)碘油的用量：几乎所有的肝癌均有不同程度的动脉血供，故都应进行栓塞治疗，只是所用栓塞剂的量不同而已。碘油作为肝细胞癌栓塞剂的用量，国内外尚有不同意见。Hsieh对碘油的用量采用以下公式：碘油 0.1～0.2ml/cm^2(肿瘤最大径的面积)，然后以碘油：造影剂＝1∶5的比例与ADM 30～50mg或MMC 8～10mg混合成乳剂。作者采用该法行LpG-sTACE治疗100例肝癌，1年生存率为57%。Nakao对碘油的剂量(D)与肿瘤最大径(d)的比值(D≤d、d<D<2d、D≥2d)与远期疗效的关系进行了分析，发现碘油剂量小于肿瘤直径的远期疗效最好，并认为碘油用量过大可损害肝实质，过量的碘油经肝动脉一门静脉吻合支进入门静脉后可引起肝硬化。Nakagawa根据肿瘤的最大径(d)决定碘油的用量，d<10cm用1～7ml，d≥10cm用10ml，最多不超过15ml。我们一般采用碘油剂量与肿瘤直径1ml∶1cm的比例，总量不超过20ml，再用明胶海绵加强栓塞，但也有巨块型肝癌用至60ml者。转移性肝癌大多为中等血供，碘油用量少于肝细胞癌，一般为5～10ml，碘油常呈环状沉积在肿瘤周边，以致密度较淡，明胶海绵用量也较少；少血供型肿瘤的碘油用量则更少，常在3ml以内，碘油很少聚积在病灶内，大多滞留在动脉小支；多血供型转移瘤的栓塞剂使用与肝细胞癌相似。

2.经皮动脉灌注疗法(TAI)　导管进入靶动脉后，将预先准备灌注的化疗药物分别稀释至20～40ml，再依次经导管缓慢注入即可。尽管TAI在小剂量高靶区血药浓度上较全身静脉给药有明显优势，疗效也明显提高，但对恶性程度很高和肿瘤血供丰富的肝癌而言，其抑制作用有限。当然，随着TAI药物灌注剂量的提高，疗效也会增加，但由于原发性肝癌常伴肝硬化，过多的药物可加重肝功能损害，患者生存期并未能延长。对这类患者应强调与TAE配合行化学治疗性栓塞，TAI仅在少血供型肿瘤、导管不能超选插管或术后作预防性灌注时用。为提高TAI疗效，减少一次性大剂量冲击化疗的毒副作用，对少血供型肝癌现多经PCS作持续、间断和有规律的灌注化疗。

3.经皮血管内导管药盒系统(PCS)植入疗法　PCS(port－catheter system)的作用是为全身或局部药物注射提供一条经皮下药盒穿刺即可达到的永久性或半永久性通道。在肝癌介入治疗中，PCS植入术主要用于少血供型的胆管细胞性肝癌、转移性肝癌、胆囊癌及肺部转移癌的化疗灌注或栓塞治疗，PCS的优点在于：①一次植入能反复多次经皮药盒内注药，使肿瘤能得到长久的周期性治疗；②避免多次介入操作的不足，减少医生和患者的X线辐照剂量；③后续治疗简便，可在门诊进行，减少患者的医疗费用。

(1)PCS植入术式和应用范围：PCS可经外科手术埋置，也可经皮穿刺插管植入，后者较前者更为简捷、安全，且靶向性更佳。根据穿刺入路和靶血管的不同，可将本术分为以下5种：①经锁骨下动脉PCS植入术：多经左锁骨下动脉穿刺，将导管置入肝动脉等靶血管内，药盒埋置于锁骨下区皮下。经该途径植入PCS，留置导管与血流方向一致，术后不易移位，但技术要求高。肝动脉PCS植入术主要用于少血供型肝癌的介入治疗，对多血供型者不合适。因TACE治疗的基本原则就是要阻断肿瘤血供，虽然PCS可采用碘油进行化疗栓塞，但如没有明胶海绵加强栓塞其作用将下降，而明胶海绵颗粒不宜经药盒注射；②经股动脉PCS植入术：经股动脉穿刺插管，将导管置入肝动脉等靶血管内，药盒置于下腹部或大腿内侧部皮下，用途同上。经该途径植入PCS较为方便，但由于留置导管与血流方向不一致及髋关节活动等因素，术后较上入路易发生移位；③经锁骨下静脉PCS植入术：一般经右锁骨下静脉穿刺，将导管置入中心静脉或肺动脉内，药盒植于锁骨下区皮下，主要用于肝癌肺转移的灌注化疗或需长期经深静脉给药者。也可利用外周静脉如肱静脉、股静脉等置入 PCS；④经皮肝穿刺门静脉 PCS 植入术：经皮肝穿刺门静脉并置管于肠系膜上静脉或脾静脉内，药盒置于上腹部皮下，主要用于继发性肝癌的长期间断性化疗灌注。但由于肝脏随呼吸移动，导管固定困难，故滑脱率较高，可考虑改用以下方法植入；⑤经颈静脉和肝静脉穿刺门静脉植入 PCS 术：即走 TIPS 途径，导管经皮下引至右锁骨下区，与药盒连接后埋置于皮下。

（2）器材准备：介入性 PCS 植入术对器材的要求与一般血管性介入相比有所不同。由于操作较复杂，要求尽量不重复使用已用过的器材，以保证其成功率。

1）穿刺针：经锁骨下动脉穿刺需用空芯针，其优点是针尖一旦刺入动脉内即可见喷血，特别是万一刺入胸膜腔即能观察到有气泡从针尾冒出，此时应迅速退针，以免进一步损伤脏层胸膜。静脉 PCS 植入术，可采用带撕脱鞘的粗穿刺针，穿刺成功后可不用导丝直接送入留置管，最后将针鞘撕脱。经颈静脉行门脉 PCS 植入术时则需要相应的长穿刺针，如 Calapinto 针、Rups－100 套装等。

2）导丝：对于选择性动脉内留置管的插入，应采用超滑交换导丝，直径为 0.035 英寸或 0.038英寸，长 145cm 为宜。对于迂曲的靶动脉可选用超硬、超滑导丝，非选择性插管可用普通导丝。

3）导管：常用 Cobra 导管，导管直径应与留置管相匹配，两者相差应在 0.5F 以内。过细，留置管进入穿刺点困难；过粗，局部易出血或形成血肿。一般不用导管鞘。

4）PCS：目前市售 PCS 有手术型和介入型两种。后者体积较小，留置管在 4～5.5F 之间，管壁光滑，内腔能顺利通过导丝，由硅胶或聚氨酯制成，X 线透视可见，无阀门及小坎，国内常用的有 B. Braun 公司 ImplantorⅡ型和 COOK 公司的几种类型。

5）隧道针：用于引导留置管自穿刺点至皮下囊腔。

（3）介入性 PCS 植入术的技术要点：施行经皮血管内 PCS 植入术需要一定的放射介入操作经验，否则成功率低、并发症多。其技术要点为血管穿刺、留置管置入、导管与药盒连接、药盒埋置、术后处理及使用。

1）血管穿刺：首先要了解所穿刺血管的解剖、走行、相邻结构及体表投影，再在局麻下进行穿刺。

①左锁骨下动脉穿刺：其位置深在难触及搏动，故穿刺较困难。其前下方为锁骨下静脉，上方为臂丛神经，后方为胸膜腔，穿刺不当可造成并发症，常被新手视为畏途。穿刺时患者仰卧位，肩部垫枕抬高，头后仰并转向对侧。穿刺点一般选在锁骨下缘中外 1/3 交界下方 2～3cm 处。针尖指向锁骨中点，与额状面呈 20°～30°角，与横断面呈 10°～20°角，进针深度约 3～5cm。过浅则不能刺中，过深则易穿破胸膜或伤及臂丛。穿刺针与额状面的角度应根据体型作适当调整，瘦小者应调小，肥大者应调大，但一般不超过 40°。穿刺时可由上而下分别进行，刺不中则向下偏移少许再穿。但应注意穿刺针与横断面的夹角越小，刺入胸膜腔的机会就越大，故禁止朝横断面以下方向穿刺。透视下按骨性标志进行穿刺，定位较准确，穿刺成功率高，并发症少。常用的定位标志为第 1 肋外缘中点，锁骨下动脉一般在该点上下 0.5cm 范围内走行。因有第 1 肋骨保护，穿刺针不易进入胸腔引起气胸、血胸。对反复穿刺不成功者，可经股动脉将导丝送入锁骨下动脉作引导，或改用超声定位法穿刺。

②股动脉穿刺：药盒埋置于大腿内侧皮下的股动脉穿刺与常规介入相同。若要将药盒植入于下腹部，则穿刺点宜在腹股沟韧带以上约 1cm 处，避免留置管需跨过该韧带成锐角上行

与药盒连接，减少导管成角阻塞和髋关节活动牵拉造成移位的机会。

③右锁骨下静脉：穿刺点可定在锁骨中点下 2～3 横指。由于该静脉较浅在，针与人体额状面夹角应较小，约 20°～30°之间，针尖指向胸锁关节。

④经皮肝穿刺门静脉：该技术类似于 PTCD，目标为门静脉，以穿刺门静脉分支为佳。可选右腋中线入路或剑突下入路，后者导管局部活动度较小，故移位相对较少。采用 Chiba 针与 PTCD(percutaneous transhepatic cholangial drainage，经皮经肝胆管引流术）套管针同轴穿刺较好，Chiba 针一旦探明为门静脉，可随即推入外套针。也可采用套管针在 B 超引导下直接穿刺，其准确率高，并发症少，且可避开穿刺道上肿瘤。

⑤经颈静脉和肝静脉穿刺门静脉：技术同 TIPS。因转移性肝癌患者多不合并肝硬化，门静脉位于肝静脉的前下方，有较好的可操作空间，故较肝硬化患者的穿刺难度小。

2)留置管置入：穿刺成功后置入导丝并引入导管，一般无需扩张穿刺通道。将导管选择性插入靶血管造影，并进行首次化疗灌注或化疗性栓塞。采用交换导丝将导管置换成 PCS 留置管，拔出导丝，注入造影剂，观察并调整导管头端位置。根据病变位置选择留置管置入部位，并注意留置技术和血流重分布技术的协同配合。

①留置部位：留置管应置于靠近病变的靶血管内，如肝右叶恶性肿瘤留置于肝右动脉为宜，全肝病变则置于肝固有动脉为宜。一些特殊情况则作相应处理。肺癌和食管癌因难于插入细小的靶动脉，可将导管置于支气管动脉和食管固有动脉开口上方的胸主动脉内；胰腺和胃的血供较复杂，常有多根动脉供养癌肿，且腹腔动脉干常较短，可将导管置于其开口上方约 5cm 的胸主动脉下段。亦可采用侧孔法解决此问题，方法为：在导管远端约 3～5cm 处剪一侧孔，将导管置于肝或脾动脉内，远端导管术后血栓形成。此方法可固定导管于短腹腔干并使药物从侧孔进入其中。关键是侧孔的位置要合适。超选择性靶动脉留置时，管端不应过于深入细小的血管。一般要求靶动脉直径达到 2mm 以上为宜，否则管端局部和化疗药物对局部血管的刺激可造成其闭塞而丧失 PCS 的作用。管端过分靠近靶血管时，药物在短流程内的层流现象持续存在，可影响药物的均匀分布，特别是静脉内留置导管。如门静脉置管时应将导管置于较远处，以利克服层流现象，使药物均匀分布。

②留置技术：当导丝插入靶血管送入留置管时，应注意下列操作要点。用放大透视密切监视留置管管端的进度，若推送留置管时不见管端前进，可能留置管已在主动脉内盘曲。最好由术者一手牵拉导丝一手推送留置管，以免导丝同时跟进过多弹出靶血管。尽量使导管头端一步到达预定留置点，插入过深时应回撤留置管，回撤时应注意管端停留在预定留置点以远 1～2cm 为宜。因后撤时的牵拉使留置管处于高张力状态，术后患者直立时内脏下移可能将导管拉出留置点。即使是准确定位后，在导丝撤出前亦应将导管送入主动脉内 2cm，以缓解可能存在的高张力状态，以防术后导管移位。

③血流重分布技术：主要用于病灶有多动脉供血和导管头端不能越过非肿瘤供血动脉的情形。最常用的是盆腔肿瘤和肝总动脉留管，如用不锈钢圈堵塞一侧髂内动脉或胃十二指肠动脉以使局部血流重新分布。

④钢圈栓塞配合导管置入：为防留置管外脱移位，可置入钢圈压迫固定导管头端。如将剪有侧孔的导管头段先插入胃十二指肠动脉，再置入钢圈栓塞固定等。

3)药盒植入与术后处理

①导管与药盒的连接：用隧道针将留置管从穿刺点经皮下组织引入囊腔，用蚊式钳在近

穿刺点处夹紧留置管，将药盒接头套入留置管达蚊式钳处。剪去多余导管，把导管套入药盒的金属小管，小心将药盒和接头旋紧。稍用力牵拉连接部分，观察有无滑脱。放开蚊式钳，试注肝素盐水，了解其通畅性，确认连接处无渗漏，将药盒置入皮下囊腔。

②药盒埋置：切口长度与药盒直径相仿，皮囊要做向切口一侧，大小以能完全容纳药盒为准。目的是减少切口缝合张力，便于术后经皮穿刺给药。囊腔内要彻底止血，若渗血较多，应置入小引流条引流。切忌局部加压包扎止血，以免药盒表面皮肤起水泡或发生溃烂。

③术后处理及 PCS 使用：术后应限制患者局部活动，以免造成皮囊内出血。术后第 1 日换药，若伤口渗出不多，可拔除引流条，术后 7 日拆线。一般不在拆线前使用 PCS。经 PCS 注药的程序为：使用专用穿刺针或普通静脉输液针刺至药盒底部，先注入 5ml 生理盐水，观察 PCS 是否通畅，再注入抗癌药物或碘化油乳剂。注射结束前，必须注入 5～10ml 肝素盐水，然后顶紧针栓迅速拔针，以防回血。PCS－TAI 时，最好根据药物的理化性质，采用推注泵或便携式化疗泵（Infusor）缓慢、持续、精确给药。使用 PCS 间歇期内，1～3 个月注射 1 次肝素盐水维护是可行的。

（4）并发症及其预防和处理：本项治疗是一项细致而严谨的工作，正确操作每个细节是预防其并发症的主要措施。

1）气胸、血胸：多发生在锁骨下动脉或静脉穿刺，与穿刺技术不当有关。建议采用空芯穿刺针，一旦针尖进入胸膜腔即可观察到针尾有进气或排气，此时应迅速撤针避免伤及脏层胸膜。特别要注意迟发性气胸，因不易立即觉察，可形成重大并发症。血胸与误穿胸壁小动脉并强行送入导丝或导管有关。少量气、血胸多不需处理，量大者需行胸腔闭式引流。

2）切口血肿、感染或延迟愈合：与止血不彻底、切口恰在药盒顶部及患者消瘦皮肤张力较大等因素有关。只要严格按照外科原则操作，一般皆可避免。

3）管端移位：多与置管技术不当有关，个别因肿瘤过度增大所致。可将局部皮下切开，松解药盒导管的连接，重新插入导丝，更换留置管使其重新到位。

4）导管阻塞：与注药结束后导管内回血密切相关。一旦发生，PCS 即作废，可局部切开将其拔除。

5）靶血管闭塞：与注入浓度过高、刺激性较大的药物（如丝裂霉素、平阳霉素等）有关，应尽量避免其发生。此外，留置管前端也可损伤靶血管引起堵塞。

（5）肝癌 PCS 药物灌注方案和疗效：应根据原发癌灶的特性选择化疗用药，并酌情注入适量碘油进行栓塞治疗。胆管细胞性肝癌、胆囊癌和胃肠道癌肝转移的患者可使用下列化疗方案：EADM 10mg、DDP 20mg、MMC 4mg、5－FU 500mg，每日 1 次共 5 日为一疗程。或 EADM 40mg（d1），MMC 10mg（d1、d7），CP 200mg（d7），5－FU 500mg（d2～d6），每一疗程间隔 1 个月，最好连续 3 个疗程，再根据治疗效果决定后续治疗方案。每次化疗前常规检查肝、肾功能和血象，若患者一般情况较差，肝、肾功能受损，或白细胞降低明显，化疗用药应酌情减量。综合文献报道，肝癌常规 TACE 的 1 年生存率大多在 35％～65％之间，而 PCS－TAI/LpTACE 的 1 年生存率为 33％～43％。但在肿瘤临床分级构成比方面，前者临床Ⅰ、Ⅱ级比例占 42％～53％；后者临床Ⅰ、Ⅱ级占 9％～21％，Ⅲ级占 73％～89％，且大多为血供不丰富的转移瘤，可见 PCS 更适合晚期肝癌患者的动脉内化疗。

4. 动脉升压化疗（hypertension chemotherapy）　由于肿瘤血管壁发育不完善，缺乏肾上腺素和血管紧张素受体及平滑肌组织，对血管活性物质不能起正常反应，应用血管收缩剂后可因正常肝血管的收缩而产生被动性扩张。实践证明，经导管肝动脉内灌注血管紧张素Ⅱ（AngⅡ）后，肿瘤区域的血流量比正常肝区高 3.3 倍。因此，在肝癌介入治疗时应用此类药物，既可提高肝癌 TACE 的疗效，又可使正常肝组织少受抗癌药物的损害。有人用肾上腺素 20～50μg 混入抗癌药物中灌注，使患者的生存期延长了 1 倍。

5. 化疗性栓塞（chemoembolization）　将特制的含药微球或微囊灌注到瘤区内，以达到缓释、局部提高药物浓度（较其他器官高 13～15 倍）的效果。受到抗癌药物作用的癌细胞对缺血缺氧的敏感性增强，更易发生坏死，起到了栓塞与化疗互相促进增强的作用。常用微球或微囊根据其基质分为可降解性和非降解性，经临床应用已取得了良好的效果。化疗药物与碘油的混合乳剂也属此类栓塞。

6. 多动脉灌注栓塞术　肝动脉常有变异，并有丰富的侧支循环，而中晚期肝癌也常有寄生性供血，如靠近膈面的病灶常有膈下动脉、肾上腺动脉供血等，肝癌 TACE 时必须同步栓塞这些动脉血管方可彻底阻断肿瘤的动脉血供。对不能超选的肿瘤供血动脉，可根据具体情况采取 TAI，或将近端主干动脉闭塞，使其血流重新分布，以便集中治疗。为提高肝癌介入疗效，对这类患者应常规行“多动脉灌注栓塞疗法”。有资料表明，采用此法治疗中晚期肝癌，1 年生存率可达 66.7%。

7. 动脉缓阻疗法（arterial stasis therapy）　先用球囊导管阻断肝动脉血流，然后经导管进行化疗灌注。有资料表明，如用球囊导管阻断血流 30 分钟，可使瘤区的药物浓度提高 30 倍，且因血流受阻药物停留时间延长，效果较一般灌注为好。

8. 包裹疗法（wrapping therapy）　晚期肝癌常有侧支或寄生性供血，大大影响了 TACE 疗效。Iwamoto 为了阻断肝癌的侧支循环，对 5 例晚期肝癌采用硅酮橡胶薄膜覆于肝脏表面以防止侧支的再生，然后进行 TACE 和 PVI 治疗，5 例中 2 例治愈，1 例无效，生存期 7～54 个月。由于该疗法需借助外科手术，临床不易推广。

9. 肝动脉一门静脉联合化疗性栓塞（TAPVCE）　大多数肝癌有肝动脉和门静脉双重供血，肝动脉阻塞后门静脉供血可代偿性增多，而且肝癌常有门静脉癌栓，癌细胞生长最为活跃的肿瘤边缘部位也主要由门静脉供血，故单独经肝动脉化疗栓塞常不能使肿瘤完全坏死，这也是 TACE 不能治愈肝癌的主要原因。有资料表明，采用 TAPVCE 联合治疗后，主瘤的坏死率高达 64.7%，而单纯 TAE 仅为 23.3%。因此，肝癌介入治疗时应考虑到肿瘤的门静脉血供问题。但由于门静脉可为肝癌的引流血管、肝癌血供中门静脉总体所占比例较少、肝硬化患者门静脉存在离肝血流及肝内门静脉分支血流再分布等情况，临床上肝癌经门静脉途径的化疗栓塞并未取得预期的效果。笔者也在肝癌介入的临床实践中体会到，经皮肝穿刺门静脉插管造影并不能发现肿瘤有明显的门静脉供血，采用碘油经门静脉作栓塞治疗后，CT 检查病灶内也无明显的碘油沉积影，即使是碘油用量较大、门静脉分支内已充盈的患者也是如此。此外，由于双重栓塞减少了肝脏的血供，不利于肝脏的新陈代谢，患者经 TAPVCE 治疗后肝功能损害明显，全身反应大，术后恢复缓慢。因此，在经门静脉化疗栓塞时应充分考虑到患者肝功能和肝癌门静脉供血的比例问题，加上该途径更具侵袭性，技术要求较高，临床应用应慎重。

10. 暂时阻断肝静脉后肝动脉化疗栓塞术（TACE－THVO）　采用球囊导管暂时性完全阻断相应区域的肝静脉，然后经肝动脉行 TACE 治疗。认为此法可避免栓塞剂进入肺组织，提高局部化疗药物浓度，延长抗癌药物作用时间，促使碘油在瘤区、瘤周和荷瘤区门静脉分支的积聚，可起到TAPVCE的作用。适用于局限在肝叶、段的肿瘤或伴明显肝动脉－肝静脉瘘者。由于该操作较复杂，费用较高，临床实际应用者较少。

11.经导管肝动脉内放疗性栓塞(TARE)　由于肝癌外放射治疗受到剂量的限制，肝内放射近来又成了研究重点。理想的局部内放射性核素应能产生β射线而不含γ射线，符合这一条件的有^{90}Y和^{32}P，前者能量比后者大。Ariel应用^{90}Y树脂微球治疗40例继发性肝癌，平均生存28个月(9～60个月)。颜志平等报道，正常兔的肝脏能耐受大剂量经肝动脉注入的^{90}Y玻璃微球，其吸收剂量可达114～845Gy，能耐受经门静脉注入吸收剂量达24～437Gy的^{90}Y玻璃微球。这些放射性核素微球能聚集在癌结节中引起肿瘤的明显坏死，仅在周边有少量癌细胞残留。18例肝癌患者肝脏可耐受平均吸收剂量50～100Gy，癌/肝放射比可达3∶1至14∶1，1、2、3年存活率分别为66.7%、33.3%、14.3%，2例已生存6年以上。此外，国内^{32}P玻璃微球、^{131}I或^{125}I标记碘油等也已应用于临床，后者因含少量γ射线，使用时应注意防护。香港中文大学Lau等报道，与常规LpTACE相比，经肝动脉内注入^{131}I标记碘油，可明显延长肝癌患者术后的复发时间和生存期。由此可见，对肝癌进行介入内放射治疗，是一项很值得探索的工作。

12.肝癌热化疗栓塞术　热化疗栓塞是以肿瘤细胞对热损伤的敏感性较正常组织细胞高和加热对化疗药物的热增敏作用为理论依据的一种介入性治疗手段。操作时先超选插管，将预先加热的碘油和化疗药物经导管“三明治”法灌注入肿瘤滋养动脉进行化疗栓塞。临床常用的药液加热温度为55℃～65℃，注入后可短时间内提高瘤体温度至42℃以上，而不烫伤血管内膜。实验证明，42℃以上高温可直接杀死癌细胞或引起DNA损伤，43℃加温联合化疗的细胞毒性作用是单独热疗和化疗作用乘积的16倍，而44℃则可增至218倍，远远超过两者单独作用的叠加。目前，常温TACE的药液温度一般明显低于体内温度，加上高压造影、介入器械和化疗药物的刺激，各级肝动脉可痉挛性收缩，交通支关闭，致使瘤区药物灌注不良，碘油栓塞不密实。术后则因各种刺激因素消失，血管反应性扩张，血流加速，部分碘油可被冲走。而采用热碘油栓塞可明显克服上述不利因素的影响，且碘油加温后黏度下降，流动性增加，有利于瘤区碘油的填充和交通支的栓塞，使肝癌栓塞趋于完全。此外，热碘油栓塞后有助于瘤区温度的提高，与热化疗灌注具有协同作用。有资料表明，肝癌热化疗栓塞术后的肿瘤坏死率为93.5%，高于普通介入治疗组的73.5%。另有报道，对无明显癌栓的单发巨块型肝癌行热化疗栓塞，1、2、3、4年生存率分别为97%、79%、62%、38%，明显高于对照组的73%、50%、33%、20%。虽然肝癌热化疗栓塞的加热方法很多，但肿瘤局部恒温控制困难为其不足。

13.肝癌的生物介入治疗　应用于介入治疗的多为过继免疫疗法和生物导向疗法。松田裕云经肝动脉灌注淋巴因子激活杀伤细胞(LAK)和白介素2(IL－2)治疗肝癌，治疗后外周血NK和LAK细胞活性明显增强，AFP下降，肿瘤缩小。作动脉内注射时，LAK细胞数应在(3－9)×10^9之间，IL－2的量为50万～100万U，与碘油混合后一次性肝动脉内注入。干扰素(IFN)和肿瘤坏死因子(TNF)与IL－2联合应用能产生协同抗癌作用，IFN作TAI的用量为300万～1500万U，也可经PCS长期有规律地给药。

(二)小肝癌的介入治疗

由于医学影像学技术的飞速发展和人民生活水平的不断提高，使得2～3cm的小肝癌更易于发现，如在日本经治的肝癌中70%小于3cm。由于原发性肝癌常伴肝硬化，或呈多中心性发生，仍有10%～25%以上的小肝癌不能手术切除，因此介入治疗在小肝癌的防治中也肩负着重要的任务。小肝癌采用介入治疗，不仅可以提高治愈率，而且肝癌具有易复发的特点，也有利于进行重复治疗，特别对于多次复发患者，可以最大限度地保留患者的肝功能以延长生存期。但小肝癌和中晚期肝癌在介入治疗方式上是有区别的，目前多采用以下方法处理。

1. 节段性肝动脉化疗栓塞　实践证明，尽管小肝癌体积较小，但普通 TACE 也很难使其完全坏死，而多次重复治疗又易加重患者肝功能的损害。故小肝癌的化疗栓塞多采用节段性肝动脉化疗栓塞(segmental TACE，S－TACE)。

(1)名称的提出：Nakamura 发现在无肝动脉一门静脉分流的肝癌，经肝动脉超选插管灌注一定量的碘油后，可见末梢门静脉有碘油逸入。门静脉显示的程度与碘油用量呈正相关，碘油量小于 10ml 时可见 29％的门静脉显影，大于 20ml 时可见 86％门静脉末梢显影，可达到动脉、门静脉同时栓塞的效果。Nakamura 称之为“水门汀”(cement)疗法或“洗灌疗法”；Charnsangvaeig 称其为“过量栓塞疗法”(over embolization)；1990 年 Uchida 根据肝动脉插管的深度和部位又提出了“肝段栓塞术”(segmental TAE，S－TAE)、亚段(sub－segmental TAE)、亚亚段栓塞(sub－sub－segmental TAE)。

(2)S－TACE 的理论根据：现已证实肝动脉与门静脉之间存在着 4 种吻合支。正常情况下，这些交通支是关闭的。但在门静脉高压或动脉压力异常升高时，这些吻合支可开通，这就是经肝动脉行动脉、门静脉复合栓塞的理论基础。此外，肝癌患者 63.2％可见肝动脉一门静脉分流，LpTACE 时碘油和抗癌药可通过分流血管或瘘口进入门静脉，起到肝动脉、门静脉双途径化疗栓塞(TAPVCE)的作用。由于大量的碘油灌注于肝亚段区，不但肿瘤发生坏死，连同瘤周的肝实质也萎缩变性，可起到“内科性肝段切除”(medical segmentectomy)的效应。

(3)介入操作方法：基本操作与一般 TACE 相同。先行肝总动脉或肝固有动脉造影观察肿瘤动脉供血，然后换成 4F 导管或用同轴导管法引入 3F 微导管直至荷瘤亚段分支。栓塞前先注入 2％利多卡因 1～2ml 以防血管痉挛和肝区疼痛，碘油用量大约等同肿瘤直径，即 3cm 肿瘤约用 3ml 碘油乳剂，但具体应根据肿瘤血管的多少酌情增减。灌注碘油乳剂后可视情况再用明胶海绵颗粒或 PVA 粉加强栓塞。在 S－TACE 治疗中，碘油的用量平均为 4.5ml，不能超过 10ml。因为在肝段超选灌注时，1～5ml 的 S－LpTACE 即相当于全肝灌注 8～40ml 碘油。过量的碘油进入正常肝实质可引起组织坏死。山田龙作用猪作了碘油毒性实验研究，碘油用量 0.5ml/kg 可使 2/3 的猪死亡，0.2ml/kg 可见肝脏散在坏死，0.1ml/kg 为安全范围。

(4)治疗效果：小肝癌的传统治疗方法是手术切除，Farmer 综合文献报道 1 年、3 年、5 年的生存率分别为 33％～80％、20％～50％和 13～39％。近年来美国对无肝外转移的肝癌患者进行了肝移植，1、3、5 年的生存率分别为 42％～71％、21％～45％和 20％～45％，直径小于 5cm 的中位生存期为 55 个月±8 个月。

S－LpTACE 因有节段切除的效应，不仅对主瘤，而且对门静脉血供为主的子灶和包膜外围的浸润都有良好的效果。Matsui 报道一次 S－LpTACE 可使 70％的小肝癌完全坏死，重复治疗能使残余癌全部坏死。他报道了 100 例 124 个结节中 11 例手术切除的肝癌，7 例完全坏死，4 例 50％～80％坏死。Nishimine 报道 98 例肝癌行 S－LpTACE 治疗后 1、3、5 年的生存率分别为 89.2％、58.9％和 30.2％，明显高于常规 TACE 法。大量资料证明，超选插管节段性 TACE 是一项疗效高、不良反应小的新技术，具有广阔的发展前景。若与瘤内无水酒精注射或微波、射频等局部消融治疗相结合可进一步提高疗效。

2.无水酒精一碘油乳剂动脉内栓塞术(E－LpTAE)　主要用于小肝癌的介入治疗。方法是将导管超选插管至肝段肿瘤营养动脉，灌注 3∶1 比例配制的无水酒精一碘油乳剂 1～4ml 进行栓塞。Wallace 等研究认为，E－LpTAE 同样能达到节段性肝动脉栓塞的目的。Park 等曾采用该法对 143 例直径 2～5cm 的小肝癌进行介入治疗，随访 9～37 个月，疗效明显优于常规 TACE 法。其中 5 例行手术切除者，肿瘤完全或几近完全坏死。胡国栋等利用 E－Lp 对 45 例肝癌作栓塞治疗，1 年生存率为 71.4％。

3.经皮肝穿刺瘤内药物注射术　在 BUS、CT 或 MRI 导引下，经皮肝穿刺瘤内注射无水酒精、碘化油与无水酒精或抗癌药物混合物(按 1∶3 比例混合)、带药微球、放射性核素粒子、醋酸、沸水、加热造影剂等以杀灭肝癌细胞，达到治疗目的。临床最常用的是无水酒精注射术(PEI)，多用于治疗直径≤3cm 的小肝癌，但也可与 TACE 结合治疗大肝癌或门静脉、胆管癌栓等。若与 TACE 联合应用，一般主张先行 TACE 再行 PEI，其理由是：①DSA 检查可进一步明确肝癌病灶的数目、大小和部位，便于 PEI 治疗；②TACE 后肿瘤组织缺血坏死，有利于无水酒精在癌灶内弥散发挥作用；③栓塞后可减少动脉血流对无水酒精的冲刷作用，提高局部乙醇浓度，延长药物作用时间；④PEI 可直接破坏肿瘤血管，不利于 TACE 药物进入癌灶。有资料表明，对直径≤3cm 的小肝癌行 TACE 和 PEI 联合治疗，1、3 年生存率可高达 100％、53％，中位生存期较单纯 TACE 治疗长 5 倍。

4.肝癌局部消融疗法　在 BUS、CT 或 MRI 导引下，经皮肝穿刺行肿瘤微波热凝(PMC)、射频消融(RFA)、激光消融(PLA)及氩氦刀冷冻消融(PCA)等治疗。主要用于数目在 3 个以内，直径 3～5cm 的小肝癌，尤其适用于少血供型继发性肝癌的介入治疗。若与 TACE 联合应用可进一步提高疗效，但对肿瘤位于肝表面或紧邻肝内大血管、胆管及胆囊者应慎用。

(刘攀)

第八章　妇科肿瘤

第一节　宫颈癌

宫颈癌是女性常见的生殖道恶性肿瘤之一。在过去数十年间，欧美国家、中国和日本的宫颈癌发病率和死亡率呈下降趋势，但发病有年轻化趋势。欧美国家的资料显示发病风险在20～24岁的女性即开始增加，并在35～39岁达到一个高峰，这或许与生活、医疗水平提高和行为方式变化有关。几乎所有的宫颈癌都是由人乳头状瘤病毒(human papilloma virus，HPV)感染引起的，70%的宫颈癌与HPV16型和18型感染有关，而HPV6型和11型感染则与低级别宫颈上皮内瘤变(cervical intraepithelial neoplasia，CIN)有关，因此目前欧美国家已开始在年轻女性中接种分别预防HPV16、18型和HPV6、11、16、18型感染的二价疫苗(卉妍康)和四价疫苗(加德西)。研究显示疫苗可有效地预防HPV感染及其所引起的包括CIN、宫颈癌等在内的疾病。但疫苗并不能代替常规的宫颈癌筛查，接种疫苗后的女性仍应定期进行筛查。

一、分期

TNM分期是目前应用最广泛的一种恶性肿瘤分期系统，绝大多数实体瘤均采用此种分期方法，但就妇科肿瘤而言，更常用的却是基于临床检查来判断肿瘤解剖学范围的国际妇产科联盟(International Federation of Gynecology and Obstetrics，FIGO)的临床分期。以术后病理结果为依据的TNM分期对于病灶大小、阴道残端有无癌残留、宫旁有无浸润及淋巴结有无转移的判断都更准确，但其实用性却不如FIGO临床分期。因为宫颈癌多见于发展中国家，且多数患者就诊时已属局部晚期而无法进行手术治疗，如通过腹腔镜来了解淋巴结状况却又会受到医疗条件的限制；对于部分早期患者而言，单独放疗亦可取得治愈效果而无须手术，因此FIGO分期是宫颈癌最常用的分期方法，且不因手术的发现和术后病理结果而改变。但是，手术病理分期的结果对于制订术后辅助治疗方案和判断预后有重要的影响，因此FIGO也逐步开始在分期中引入TNM分类法的概念。TNM分期与FIGO分期的对应性良好(表8－1)，原发肿瘤大小是T分期的基础，判断标准与FIGO分期标准相同。区域淋巴结转移不影响FIGO分期，但在TNM分期中一旦有区域淋巴结转移就归于ⅢB期及以上。就TNM分期而言，pTNM分期和cTNM分期标准一致。

表 8－1　宫颈癌 TMN 分期与 FIGO 分期

期别	T	N	M	FIGO		T、N、M 简明定义
ⅠA	T_{1a}	N_0	M_0	ⅠA	T_{1a}	仅在显微镜下可见的浸润癌。所有肉眼可见的病灶，即使是表浅的浸润都归为ⅠB/T_{1b}期
ⅠA1	T_{1a1}	N_0	M_0	ⅠA1	T_{1a1}	间质浸润深度≤3mm，水平浸润≤7mm
ⅠA2	T_{1a2}	N_0	N_0	ⅠA2	T_{1a2}	间质浸润深度＞3mm，但不超过 5mm，水平浸润≤7mm*
ⅠB	T_{1b}	M_0	M_0	ⅠB	T_{1b}	局限于宫颈的临床可见病灶，或是镜下肿瘤的病变范围＞ⅠA2/T_{1a2}期
ⅠB1	T_{1b1}	N_0	M_0	ⅠB1	T_{1b1}	最大直径≤4cm 的临床可见病灶
ⅠB2	T_{1b2}	N_0	M_0	ⅠB2	T_{1b2}	最大直径＞4cm 的临床可见病灶
ⅡA	T_{2a}	N_0	M_0	ⅡA	T_{2a}	病灶超出子宫，无宫旁组织浸润
ⅡA1	T_{2a1}	N_0	M_0	ⅡA1	T_{2a1}	最大直径≤4cm 的临床可见病灶
ⅡA2	T_{2a2}	N_0	M_0	ⅡA2	T_{2a2}	最大直径＞4cm 的临床可见病灶
ⅡB	T_{2b}	N_0	M_0	ⅡB	T_{2b}	有宫旁组织浸润
ⅢA	T_{3a}	N_0	M_0	ⅢA	T_{3a}	肿瘤侵及阴道下 1/3，未侵及盆壁
ⅢB	T_{3b}	任何 N	M_0	ⅢB	T_{3b}	肿瘤侵及盆壁和/或导致肾盂积水或无功能肾
	$T_{1\sim3a}$	N_1	M_0		T_4	肿瘤侵及邻近器官（膀胱或直肠黏膜的泡样水肿不足以作为诊断Ⅳ期的依据，必须活检证实）和/或超出真骨盆
ⅣA	T_4	任何 N	M_0	ⅣA	N_1	区域淋巴结有转移
ⅣB	任何 T	任何 N	M_1	ⅣB	M_1	远处转移（包括腹膜播散、纵隔或锁骨上淋巴结转移及肝、肺、骨转移）

注：* 间质浸润深度定义为邻近最表面的上皮乳头的上皮间质交界到肿痛浸润最深处的距离，脉管间隙受侵不影响分期，这是因为病理医生对于组织标本中是否存在淋巴血管间隙受侵有时候不能达成一致意见。

二、检查

对于可疑宫颈癌患者，应进行肿瘤的定性诊断和分期检查。前者包括脱落细胞学涂片、活检及宫颈锥切术；后者包括体格检查及相应的影像学检查，必要时进行手术分期。

（一）基本的检查

宫颈癌确诊有赖于脱落细胞学和组织活检病理学诊断。对于宫颈新生物，细胞学涂片只取材于肿瘤表面的坏死组织，仅行涂片检查有时会导致误诊，因此可疑宫颈癌但细胞学涂片检查阴性者一定要进行多点活检，活检应有足够的深度以评价间质受侵的范围，并最好取到病灶的周围组织。如果活检不足以确定肿瘤浸润情况或者要准确评价宫颈的微小浸润时，建议行宫颈锥切术。

妇检是确定宫颈癌临床分期最重要的手段，需进行双合诊或三合诊来评估肿瘤局部侵犯的程度。其他可用于 FIGO 分期的检查措施包括阴道镜、静脉肾盂造影、钡剂灌肠、肺及骨骼的 X 线检查，对于可疑膀胱或直肠受累者必须通过膀胱镜或直肠镜活检来证实。

（二）可选的检查

包括 MRI、CT 及 PET－CT，其结果虽不能正式用于 FIGO 分期，但可以用来指导制订治疗计划。对于颈管高位病变，MRI 的敏感性较高；此外对于ⅠB1 期以上的患者，MRI 在评估肿瘤大小、有无宫旁浸润、有无直肠和膀胱受侵方面也有优势。对于ⅠB1 期以上的患者，由于其发生区域淋巴结转移的风险很高，CT 或 MRI 是用于评价区域淋巴结最常用的手段，用超小颗粒的氧化铁作为MRI的造影剂有可能会提高MRI的敏感性,但有时仍不易与因巨块型肿瘤坏死而导致的淋巴结反应性增生相鉴别,而较小的淋巴结又可能漏诊。有研究显示,PET或PET-CT诊断盆腔或腹主动脉旁转移淋巴结的敏感性高于CT及MRI,但仍需与手术分期相比较来评估其效果。宫颈癌发生肺转移的可能性较小,故胸片用于检查有无肺转移已足够,CT虽更敏感,但成本稍高,可酌情选择。

宫颈癌患者在放疗前是否需行手术来了解腹主动脉旁淋巴结有无转移一直存在争议。过去的经腹手术因其可加重放疗相关的肠道并发症现已摒弃不用,随后的经腹膜后径路淋巴结切除术极少引起肠粘连同时也减少了放疗期间的肠道并发症发生率。腹腔镜手术可满意地进行淋巴结清扫。提倡手术分期的学者认为,有影像学可见盆腔淋巴结者,发生腹主动脉旁淋巴结转移的风险很高,手术可能会发现镜下转移的腹主动脉旁或髂总淋巴结,而这部分患者可通过延伸野放疗而获益。在2003年FIGO会议后发布的临床实践指南中也推荐腹腔镜下腹主动脉旁淋巴结清扫术作为ⅡB~Ⅳ期宫颈癌患者病情评估和手术病理分期的重要手段。不过也有不同的意见,有研究表明,局部晚期宫颈癌手术分期组患者的无瘤生存率及总生存率反而低于临床分期组,但其他学者认为这可能与手术组患者术后放化疗时间延迟有关。

三、诊断

(一)临床诊断

宫颈癌最常见的症状是不规则阴道流血,局部晚期肿瘤患者可因肿瘤侵犯盆腔其他脏器或压迫输尿管而表现为疼痛、大小便异常或梗阻性肾功能不全。宫颈癌确诊一般并不困难,但有时也会因以下疾病而误诊。

1. 慢性宫颈糜烂　主要表现为接触性阴道流血、白带增多。重度宫颈糜烂的细胞学表现有时不易与CIN相鉴别;此外对于超声提示宫颈肥大、宫颈息肉者未进一步行阴道镜或活检检查也是误诊的主要原因。

2. 盆腔炎　主要表现为不规则阴道流血、白带增多伴异味、腰骶部及下腹部坠痛。这些症状如果与宫颈癌同时存在,有可能导致误诊。

3. 老年性阴道炎　多表现为绝经后阴道流血、脓血样白带伴异味。由于老年患者移行带上移,宫颈表面可光滑、萎缩,阴道窥器下视诊并宫颈刮片细胞学检查可避免误诊。

4. 子宫肌瘤　主要表现为阴道不规则流血,它有可能与宫颈癌同时存在。

5. 宫颈结核　主要表现为阴道流血、白带增多,妇检见宫颈糜烂,呈颗粒或乳头状,少数呈菜花状,触之易出血。由于其症状与宫颈癌近似,需做病理检查予以鉴别。

(二)病理诊断

宫颈癌的癌前病变、不典型增生和上皮内瘤变有时不易界定,如果确诊为宫颈癌,病理类型和分级将影响治疗和预后。

1. 癌前病变、不典型增生和上皮内瘤变　宫颈癌癌前病变最初定义为轻度、中度、重度不典型增生和原位癌,此后观察到正常上皮到浸润癌是一个病变连续发展的过程,将不典型增生和原位癌截然分开并不合适,所以提出了CIN的命名,CINⅠ级、Ⅱ级及Ⅲ级相当于既往的轻度不典型增生、中度不典型增生及重度不典型增生和原位癌,后又将CIN分为低级别(CINⅠ级)和高级别(CINⅡ/Ⅲ级),这已为国内外病理学者所接受。但应注意的是,由于受取材的影响，活检报告中出现的宫颈高级别 CIN 包含了已是癌甚至是浸润癌、进展期癌的可能，应加强与病理科医师的联系，必要时重新活检。

宫颈脱落细胞学最初使用巴氏五级分类法，鉴于脱落细胞学的巴氏分级受主观因素影响较大，对癌前病变无明确规定，已不能适应现代细胞学诊断的要求，后来又将不典型增生和原位癌的四分类法以及 CIN 分类法用于细胞学报告，而上述分类法在临床上并用易造成诊断术语的混乱，因此国际上又提出了贝斯达系统（The Bethesda System，TBS）分类法。相对于前述分类法，TBS 将涂片质量和 HPV 感染也作为细胞学报告的一部分，并提出鳞状上皮内病变（squamous intraepithelial lesion，SIL）的概念，低度 SIL 对应于 CIN Ⅰ 级同时有 HPV 感染，高度 SIL 对应于 CIN Ⅱ / Ⅲ 级。各种分类法相对应的关系见表 8－2。

表 8－2　宫颈癌前病变细胞学诊断术语的对应关系

巴氏分级	上皮不典型增生	CIN	TBS
轻度核异质	轻度	Ⅰ级	轻度（包括 HPV 感染）
重度核异质	中度	Ⅱ级	高度
可疑癌细胞	重度和原位癌	Ⅲ级	

2. 病理分型及分级　宫颈癌的主要类型是鳞状细胞癌和腺癌，但其他类型的上皮癌和肿瘤也时可见到，它们的治疗及预后并不完全相同，见表 8－3。

表 8－3　WHO 宫颈上皮性肿瘤组织学分类（2003）

鳞状上皮肿瘤及其癌前病变	腺上皮肿瘤及其癌前病变	其他
鳞状细胞癌，非特殊类型	腺癌	腺鳞癌
角化型	黏液腺癌	毛玻璃细胞亚型
非角化型	宫颈管内膜型	腺样囊性癌
基底细胞样	肠型	腺样基底细胞癌
疣状	印戒细胞型	神经内分泌肿瘤
湿疣状	微偏型	类癌
乳头状	绒毛腺型	非典型类癌
淋巴上皮瘤样	子宫内膜样腺癌	小细胞癌
鳞状上皮移行细胞癌	透明细胞腺癌	大细胞神经内分泌癌
早期浸润性鳞状细胞癌	浆液性腺癌	
鳞状上皮内肿瘤	中肾管型腺癌	
宫颈 CINⅢ级	早期浸润性腺癌	
原位鳞状细胞癌	原位腺癌	
良性鳞状上皮病变	腺体不典型增生	
尖锐湿疣	良性腺上皮病变	
鳞状上皮乳头状瘤	苗勒管源性乳头状瘤	
纤维上皮性息肉	宫颈管内膜息肉	

宫颈鳞状细胞癌根据癌细胞分化程度分为大细胞角化型、大细胞非角化型和小细胞非角化型。疣状癌是鳞状细胞癌的一种罕见的亚型，如果取材表浅则易误诊为尖锐湿疣或息肉。该病以局部浸润为主，极少发生淋巴结转移，手术彻底切除可治愈。湿疣状癌与疣状癌表现

相似，但侵袭性更低。乳头状鳞状细胞癌在病理学表现上与膀胱的尿路上皮癌相似，但恶性度高于后者。

宫颈腺癌基本来源于宫颈内膜，黏液腺癌是最常见的病理类型，其中分化最好的称为微偏腺癌。但因微偏腺癌呈内生性生长，加之分化较好，临床和病理均易漏诊，导致诊断时多已属晚期。绒毛腺型癌也是一种分化较好的腺癌亚型，多见于年轻女性，常表现为浅表性肿瘤，单纯局部切除即可。宫颈子宫内膜样腺癌有时难以与子宫内膜癌侵犯宫颈相鉴别，HPV DNA 阳性、免疫组化 p16 弥漫阳性及病灶周边存在广泛的宫颈腺上皮内瘤变提示宫颈腺癌的可能性大。宫颈浆液性腺癌与卵巢浆液性腺癌生物学行为相似，恶性度较高，诊断该病时需排除卵巢转移的可能。

其他少见的病理类型包括腺鳞癌、腺样囊性癌、腺样基底细胞癌和神经内分泌癌等，其中临床意义最重要的是神经内分泌癌中的小细胞癌。小细胞癌占宫颈恶性肿瘤的 1%～3%，如取材或病理诊断技术不理想易误诊为小细胞非角化型鳞状细胞癌、淋巴瘤及黑色素瘤，免疫组化有助于鉴别。

除部分神经内分泌癌可以因为分泌某些激素而引起相关症状外，上述各种病理类型的肿瘤临床表现无明显差异。

根据宫颈鳞状细胞癌及腺癌细胞分化程度可将其分为高分化癌、中分化癌和低分化癌。

四、治疗原则

在选择宫颈癌的治疗方案时，不仅要考虑到疗效，还要兼顾患者的生育要求和生活质量，应根据肿瘤大小、分期、组织学类型、有无淋巴结转移、治疗后并发症发生的风险及患者的意愿来决定最佳治疗方案。一般情况下，手术适用于原位癌、Ⅰ期及Ⅱa 期患者；放疗适用于所有期别的宫颈癌患者，单独放疗可治愈早期宫颈癌，局部晚期患者可进行联合放化疗；已有远处转移的患者应以姑息性化疗或放疗为主。

（一）CIN

CIN 有三种转归：消退、持续不变或进展。

低级别 CIN 60%～90%的病灶在 6～24 个月内可自然消退，因此在处理上可定期复查细胞学，高危型应行 HPV DNA 检测，并同时结合阴道镜检查。若病变持续存在需要积极处理，可选择包括冷冻治疗、电凝治疗、激光治疗在内的物理治疗方法。手术治疗低级别 CIN 通常没有必要，但如阴道镜检查结果不满意，或治疗后病灶复发、持续存在，可考虑行诊断性病灶切除术。

高级别 CIN 进展为原位癌或浸润癌的风险明显高于低级别 CIN，且部分 CINⅠ级常与微浸润癌并存，因此为明确病理诊断，除非患者有特殊要求行保守治疗，否则都应行宫颈环形电切除术（loop electrosurgical excisional procedure，LEEP）或冷刀锥切（cold knife conization，CKC）。子宫切除术仅适用于无生育要求、锥切标本切缘阳性或因其他妇科疾患不能接受前述治疗的患者，但在治疗前仍需排除浸润癌，否则可能需进行更广泛的手术。

（二）ⅠA1 期

定义为镜下间质浸润深度≤3mm，水平浸润范围≤7mm，无远处转移。标准治疗是筋膜外子宫切除术，对于切缘阴性者无须进一步处理。对于有生育要求或不宜手术的患者，在仔细检查 CKC 术后的标本、准确评估肿瘤的浸润深度后，如果锥切活检切缘阴性，可以选择观察。如术后病理显示脉管间隙受侵，可行改良式广泛子宫切除术加盆腔淋巴结清扫术。但因为ⅠA1期宫颈癌的盆腔淋巴结转移率一般低于1%，是否需常规进行盆腔淋巴结清扫尚存在争议。有手术禁忌证的患者，近距离放疗同样有极好的疗效。

(三)ⅠA2期

定义为镜下间质浸润深度3～5mm，水平浸润范围≤7mm，无远处转移。标准治疗是广泛性子宫切除术或改良式广泛子宫切除术，对于有生育要求的患者可选择根治性宫颈切除术，同时应进行盆腔淋巴结清扫，根据术后病理结果决定是否放疗。宫颈癌淋巴结转移一般是经盆腔淋巴结再到腹主动脉旁淋巴结，因此对于盆腔淋巴结尤其是髂总淋巴结阳性的患者最好加做腹主动脉旁淋巴结取样术以指导术后放疗。对于无法手术或不愿手术者也可行近距离放疗加(或不加)盆腔放疗。但对于年轻的宫颈癌患者而言，治疗上还需要考虑保留卵巢的功能，这样可预防过早绝经引起的内分泌功能紊乱，且为将来辅助生殖提供了基础。卵巢的放疗耐受量低，放疗易导致卵巢去势，而手术除了可以保留卵巢外(如需术后放疗可于术中行卵巢移位)，还能避免放疗所致的阴道纤维化，提高患者生活质量，并避免放疗诱发的第二原发肿瘤，因此ⅠA2期患者治疗上一般首选手术。

(四)ⅠB期和ⅡA期

ⅠB期定义为肉眼可见病灶但局限于宫颈或镜下所见超过ⅠA2期，ⅡA期定义为病灶超出宫颈但无宫旁浸润。

肿瘤直径小于4cm(ⅠB1期和ⅡA1期)的患者，首选广泛子宫切除术加盆腔淋巴结清扫，视盆腔淋巴结转移情况决定是否行腹膜后淋巴结取样术，根据术后病理结果决定是否放疗；对于肿瘤直径小于2cm、希望保留生育功能的Ⅰ期患者，除广泛子宫切除术外亦可考虑行根治性宫颈切除术加盆腔淋巴结清扫术。尽管ESMO推荐ⅠB1期患者在行广泛子宫切除术的同时切除双侧附件，但有研究显示早期宫颈癌卵巢转移率仅为1%～2%，故NCCN指南认为年轻患者可保留卵巢。不适合手术或不愿手术的患者也可选择盆腔放疗联合近距离放疗，但卵巢功能无法保留。尚无研究评价同步放化疗治疗ⅠB1期和ⅡA1期宫颈癌的疗效，因此对于这些肿瘤较小的患者，是否同步化疗需权衡利弊。

直径大于4cm的巨块型肿瘤患者(ⅠB2期和ⅡA2期)，可选择盆腔放疗加近距离放疗并同步化疗；如果选择广泛子宫切除术则必须行腹膜后淋巴结取样。Landoni等比较了手术和放疗治疗ⅠB期和ⅡA期宫颈癌的效果，结果显示对于肿瘤直径小于4cm的患者，手术组和放疗组的5年无病生存率分别为80%和82%；对于肿瘤直径大于4cm者，两组的5年无病生存率分别为63%和57%。对于巨块型肿瘤而言，手术和放疗虽都可选择，但巨块型肿瘤多数间质浸润深，盆腔淋巴结转移或宫旁浸润的风险高，易导致肿瘤复发，术后常需辅助放疗，而联合治疗(手术加术后同步放化疗)的严重并发症的发生率明显高于同步放化疗。因此对于ⅠB2期和ⅡA2期宫颈癌患者，以放疗为主的治疗应该是更适当的选择。

(五)ⅡB期～ⅣA期

ⅡB期：宫旁浸润，无远处转移；ⅢA期：肿瘤侵及阴道下1/3，无远处转移；ⅢB期：肿瘤侵及盆壁和/或导致肾积水或无功能肾，无远处转移；ⅣA期：肿瘤侵及邻近器官，无远处转移。

联合放化疗为ⅡB期～ⅣA期的标准治疗方案，相比于单独放疗，联合放化疗能更有效地控制肿瘤生长、延长生存期。由于治疗成功的关键在于照射靶区的设计，因此在治疗前可行包括 PET-CT 在内的检查来了解有无盆腔和腹主动脉旁淋巴结转移，如影像学检查无法确诊，可考虑行穿刺活检或手术分期，以此来确定放疗的靶区。

（六）ⅣB 期

有远处转移的患者基本不可治愈，常选择化疗、姑息性放疗或最佳支持治疗。对于部分经高度选择的孤立性远处转移灶的患者，除同步放化疗外，亦可考虑行手术切除，并联合术中放疗。Anderson 等报道 6 名宫颈癌伴孤立性肺转移的患者行手术治疗后，中位生存期为 36 个月。

（七）复发后的治疗

按肿瘤复发的部位，可分为中心性复发（阴道、宫颈、膀胱、直肠）和宫旁复发（盆侧壁、盆底、淋巴结），临床上常表现为宫颈肿块、阴道流血、盆腔疼痛和下肢水肿。但应注意，放疗后数月中部分已无生物学活性的癌细胞可能被误认为肿瘤未控或复发，宫颈及阴道局部上皮细胞呈放疗后改变、萎缩坏死可影响细胞学检查的准确性；阴道镜检查有时也会因放射反应而难以鉴别肿瘤复发；宫旁复发和宫旁放疗后纤维化有时需通过穿刺活检来鉴别。治疗前应进行影像学、膀胱镜和直肠镜检查来评估肿瘤侵犯的程度。

根治术后盆腔复发者，原则上首选放疗。中心性复发可行外照射，亦可联合腔内放疗或组织间插植放疗；宫旁复发者一般只行外照射。放疗期间同步化疗可提高疗效。部分病灶局限、有手术切除可能的患者亦可考虑再次手术，而术中放疗可在开放性手术中将照射野内的正常组织人工移至放疗野外，只针对高危瘤床区或孤立的未切除的残留病灶给予单次 10～25Gy 的大剂量放疗。

根治性放疗后复发者，治疗前需仔细进行盆腔检查评价病灶是否能全部切除，尤其需注意对宫旁放疗后纤维化或盆壁复发进行鉴别。单侧下肢水肿、坐骨神经痛和输尿管梗阻几乎总是提示存在不能切除的盆壁浸润。

中心性复发治疗上以盆腔清除术为主，可联合术中放疗。经选择的、病灶直径小于 2cm 的患者，也可考虑行根治性子宫切除术或近距离放疗。不宜手术者可考虑再次放疗，再程放疗的效果与复发部位、首次放疗的剂量及距复发时间有关，后装照射可有效地控制病灶且副反应较小。盆壁复发则需外照射。调强放疗、影像引导放疗和立体定向放疗较普通外照射能减少正常组织受照量，相对安全。宫颈癌患者首次放疗多已接受足量照射，为避免严重并发症发生，再程放疗时间最好能间隔一年以上。

非中心性复发不适合行盆腔清除术，治疗上可选择病灶切除联合术中放疗，如无法手术则可行姑息性放疗或化疗，但效果较差。相对而言，盆腔外转移灶对化疗的反应率高于原照射野内的复发病灶。

五、治疗方法

（一）手术

手术方式主要根据病期及患者对生育的要求来选择。

1. 筋膜外子宫切除术　切开耻骨宫颈韧带，向外侧推开输尿管，切除全子宫。该手术适用于ⅠA1 期宫颈癌患者。

2. 改良式广泛子宫切除术　于输尿管交会处结扎子宫动脉，在子宫颈及盆壁之间靠近子宫颈外侧 1/3～1/2 处分离并切除主韧带，在宫骶韧带的中部分离宫骶韧带。该手术适用于

ⅠA2 期宫颈癌患者。

3. 广泛子宫切除术　于膀胱上动脉或髂内动脉的起始部结扎子宫动脉，切除全部主韧带、宫骶韧带及阴道壁上 1/3。该手术适用于ⅠB～ⅡA 期宫颈癌患者。为减轻经腹手术对肠道和膀胱的影响，也可行经阴道子宫切除术，但经阴道手术有一个明显的缺点即不能进行盆腔淋巴结清扫，腹腔镜技术的发展较好地解决了这一问题。有盆腔手术史、盆腔感染、子宫内膜异位症、伴附件肿块及未产妇无子宫下降者不适合行经阴道子宫切除术。

4. 根治性宫颈切除术　经腹切除宫颈、宫旁组织、阴道壁上 1/3、主韧带和宫骶韧带。该手术适用于有生育要求的ⅠA 期及肿瘤直径小于 2cm 的ⅠB1 期宫颈癌患者。随后又发展了根治性经阴道宫颈切除术，对于有脉管间隙受侵者同样可行腹腔镜淋巴结清扫。手术应有 5～10mm 的安全切缘，如切缘 5mm 内有肿瘤浸润可继续切除残留颈管组织 3～5mm，如切缘有癌浸润则应改行经阴道子宫切除术。研究显示，对于早期宫颈癌而言，根治性经阴道宫颈切除术与广泛子宫切除术相比，其 5 年总生存率、无进展生存率无明显差异。根治性宫颈切除术会对妊娠成功率有一定影响，且部分孕妇会发生早产，主要原因是宫颈狭窄、宫颈黏液缺乏、保留颈管过短及因感染引起绒毛膜羊膜炎、胎膜早破。因为宫颈癌的年轻化趋势，保留生育功能的根治性宫颈切除术在治疗中的比例可能逐渐上升，但必须严格把握手术适应证以防止治疗不足。

5. 辅助性子宫切除　放化疗后再进行辅助性子宫切除能否提高疗效也一直存在争议。M. D. 安德森肿瘤中心的早期研究结果显示，巨块型ⅠB 期患者在放疗后行辅助性子宫切除术较单独放疗可降低局部复发率并提高总生存率，但该研究中病例选择存在偏倚，单独放疗组中肿块直径在 8cm 以上或临床上淋巴结阳性者更多。在此后 GOG 进行的一项试验中，256 名ⅠB2 期患者随机接受单独放疗或放疗加筋膜外子宫切除，结果显示两组的 5 年总生存率无明显差异，但手术组的无进展生存期要优于单独放疗组。鉴于同步放化疗已能较理想地控制盆腔病灶，因此无须常规进行辅助性子宫切除，除非因子宫纤维化或其他解剖学异常而无法给予足够放疗剂量的患者以及有子宫基底部受侵的患者才考虑进行辅助性子宫切除术。

6. 保留神经的手术　宫颈癌根治术中对盆腔自主神经的损伤常引起膀胱功能障碍，因此有研究提出保留神经的宫颈癌根治术，术中注意保护腹下神经、盆腔内脏神经及盆丛膀胱支。接受保留神经手术的患者术后尿潴留的现象明显减少。相比于广泛性子宫切除术，保留神经的宫颈癌根治术虽减少了宫旁组织的切除范围，但 Steed 等的研究发现早期宫颈癌宫旁转移率一般不超过 5%；而且 Pluta 等对 60 名早期宫颈癌患者行保留神经的根治术后，平均随访 47 个月无复发，因此认为该术式并不会影响手术的效果，但尚需更多的研究来评价其远期疗效。

7. 盆腔淋巴结清扫术　当肿瘤侵犯间质的深度超过 3mm 时，淋巴结转移风险为 5%～8%，因此对于ⅠA2～ⅡA 期的宫颈癌患者行根治术时均应行盆腔淋巴结清扫术，需切除的淋巴结包括髂总、髂外、髂内和各组闭孔淋巴结。盆腔淋巴结清扫术有两种：经腹腔淋巴结清扫术和腹膜外盆腔淋巴结清扫术，后者的优点是不用切开腹膜，对腹腔内脏器影响小，患者术后恢复快，但其缺点是手术野的暴露不如经腹腔手术充分。

8. 前哨淋巴结活检　盆腔淋巴结清扫术可导致多种并发症，而前哨淋巴结作为原发肿瘤发生转移必经的第一站淋巴结，可以反映整个区域淋巴结的转移状态，前哨淋巴结活检有助于提高盆腔淋巴结活检的准确性、判断淋巴结清扫的范围，从而减少手术的损伤；对于希望保留生育功能而行宫颈根治术的患者，腹腔镜下前哨淋巴结活检可评价宫颈切除术后是否还需进一步治疗。常用的前哨淋巴结检测方法包括放射性核素示踪定位法、生物活性染料定位法及两者的联合应用。Wydra 等的研究结果显示，前哨淋巴结活检的敏感性为 86.4%，特异性为 100%。在腹腔镜手术应用方面，Dargent 等对 69 名患者在腹腔镜术中进行前哨淋巴结检测，其中 59 名患者检出前哨淋巴结，没有发现非前哨淋巴结发生转移。上述研究中发现的前哨淋巴结多位于髂血管周围、闭孔区和宫旁，其中宫旁淋巴结虽然离宫颈最近，但由于在进行前哨淋巴结检测时整个宫颈皆显影，因此有时会影响宫旁淋巴结的识别；而且宫旁淋巴结体积小，术中多随子宫一起切除，有时也会被临床及病理医师忽略。此外影响前哨淋巴结检测的因素还包括 FIGO 分期、肿瘤大小及盆腔淋巴结转移状态。研究显示早期宫颈癌前哨淋巴结检出率明显高于晚期，Ⅰ期可达到 94.7%，而Ⅱ期只有 66.7%；肿瘤直径小于 4cm 者前哨淋巴结检出率为 90%～100%，而大于 4cm 者则检出率降至 40%～70%，这可能与肿瘤过大无法找到合适的示踪剂注射部位、肿瘤或肿大淋巴结压迫及癌栓形成导致淋巴管堵塞影响示踪剂的吸收和浓集有关；发生盆腔淋巴结转移或宫旁转移后可能会改变淋巴的引流途径，所以如术前影像学已发现有淋巴结或宫旁转移者最好直接行淋巴结清扫术而不是行前哨淋巴结活检术。目前认为，前哨淋巴结活检在宫颈癌治疗中的价值尚需更多的研究来验证。

9. 腹膜后淋巴结活检术　腹主动脉旁淋巴结转移与肿瘤分期有关，并影响治疗计划的制订。ⅠA2～ⅡA 期的宫颈癌患者行根治术时应行腹主动脉旁淋巴结活检；ⅡB～ⅣA 期患者在放疗前也可通过开放手术或腹腔镜来确定腹主动脉旁淋巴结状态，以此来设计放疗野。手术范围至少应达到肠系膜下动脉水平，包括下腔静脉外侧外和前面、下腔静脉与腹主动脉之间、腹主动脉前面和外侧的各组淋巴结。

10. 盆腔清除术　包括前盆腔清除术、后盆腔清除术和全盆腔清除术，用于中心性复发病灶的切除。复发病灶累及部分远端输尿管或膀胱时，部分切除相应累及的器官后可将输尿管重新与膀胱吻合；此外，在行子宫根治术时如意外地发现远端输尿管受累，也可考虑行该术式。随着手术技术的改进，并发症的发生率和手术死亡率已逐渐下降。

11. 腔镜手术　可用于腹主动脉旁淋巴结活检分期，也可辅助经阴道手术用于清扫淋巴结或在腔镜下进行完全的宫颈癌根治术。腹腔镜下进行根治术的技术难度较大，医生的学习曲线较长，Chong 等认为至少应进行 50 例手术的训练。目前多数研究选择的是ⅠA2～ⅠB1 期患者，只有少数研究将病例扩展到ⅡA 期，且多在新辅助放化疗后进行手术。宫旁和阴道切除范围及盆腔淋巴结清扫数目是评价腹腔镜下根治术效果的主要指标。Frumovitz 等比较经腹根治术和腔镜下根治术的宫旁切除长度（右侧分别为 3.6cm 和 3.7cm，左侧分别为 3.7cm和 3.8cm）、阴道残端长度（分别为 1.9cm 和 1.7cm）及切缘阴性率（分别为 96%和 91%），皆无明显差异。Pellegrino 等对 107 例ⅠB1 期宫颈癌患者进行腹腔镜下宫颈癌根治术和盆腔淋巴结清扫，其中 6 人转为开腹手术，清扫淋巴结的中位数为 26 枚，中位随访 30 个月后只有 11 名患者复发。腹腔镜手术的术中及术后并发症与经腹手术相似，常见的包括出血、肠道损伤和尿潴留，发生率一般较低，但输尿管并发症发生率高于开腹手术，主要是由于术中未发现的泌尿道损伤后形成的输尿管阴道瘘及输尿管狭窄。

12. 电凝治疗　适用于低级别 CIN 患者，且各种形状的电极可用于处理不同轮廓的宫颈病灶，治疗可达到宫颈管内，且出血少。

13. 激光治疗　适用于低级别 CIN 患者，可分为激光气化和激光锥切，对于颈管诊刮阳性或 CIN 面积大不宜做激光气化的患者应选择激光锥切。激光治疗时常采用 CO_2 或 Nd:YAG 作为触媒，其缺点是操作时会产生有刺激性的烟雾，且患者疼痛及出血较明显。

14.冷冻治疗　冷冻治疗适用于病灶位于宫颈外口的低级别 CIN 患者，管诊刮阳性或病灶表面凹凸不平难以和冷冻探头完全接触者不宜进行该治疗。常用的冷冻剂为 CO_2 和液氮，应根据病变的范围和深度选择不同大小的冷冻探头，冷冻范围应超出病损区域外 2mm。激光或电凝治疗会使部分患者的宫颈形成瘢痕，严重时会影响以后阴道分娩时的宫颈扩张。冷冻治疗瘢痕轻，发生颈管狭窄的可能性小，因此较适合有生育要求的女性。此外冷冻还能使病灶局部血管收缩、降低神经的敏感性，所以治疗时出血较少且疼痛轻微。但其缺点是治疗的精确性不高，难以准确把握治疗过程中需破坏的组织量。冷冻治疗后主要的不良反应为阴道排液，但一般不影响患者日常生活工作，注意保持局部清洁即可。

15.LEEP　LEEP 的适应证包括：①细胞学为意义不明确的不典型鳞状细胞或腺细胞，但阴道镜检查无明显异常者；②细胞学或阴道镜检查怀疑为高度 SIL 者；③细胞学异常且阴道镜检查不满意者；④阴道镜和活检证实的低级别 CIN，经保守治疗后病灶持续存在且无随诊条件者；⑤高级别 CIN 患者。LEEP 治疗 CIN 安全有效，易于掌握，术后并发症如出血和感染都不常见，宫颈管粘连梗阻的发生率为 0.5%～4%，主要见于切除病变较深或行 LEEP 锥切的患者。此外 LEEP 导致年轻女性未来妊娠失败的潜在风险亦低于 CKC 术。相比于保守治疗，LEEP 后可通过病理检查来确定病灶是否已完全切除，减少了微浸润癌的漏诊率，但 LEEP 中的热损伤可能会影响标本边缘组织的病理检查。

16.CKC 术　同 LEEP 一样，CKC 术既可以用于诊断也可以用于治疗 CIN。相比于 LEEP、CKC 术切除范围更大，对组织没有热损伤，可以更充分地评价切缘情况，对手术的彻底性进行比较准确的评估，因此对原位癌(尤其是颈管原位腺癌)或可疑浸润癌的患者应行 CKC 术。CKC 术的缺点是需要麻醉、手术损伤较大且时间长、出血多。为避免 CKC 术后残留，应根据病灶大小选择适当的锥切尺寸及形状，一般锥体高度应在 2.0～2.5cm，必要时切至宫颈管内口，切缘应在病灶外 0.5cm，将鳞柱上皮交界带一并切除。锥切深度由病灶部位决定，病灶位于宫颈表面时锥切应宽而浅，病变累及颈管时应呈狭而深的锥形。CKC 术后并发症包括出血、子宫或宫颈穿孔、盆腔感染、宫颈狭窄及宫颈功能不全。除 CIN 外，CKC 术也可用于治疗微浸润癌。锥切术后浸润癌残留的可能性与手术切缘和术后颈管刮除术的结果有关，有研究显示锥切边缘为 CIN 者，再次活检或行全子宫切除术后 22%有癌残留，宫颈管刮除术阳性者癌残留的可能性为 13%，而锥切边缘和刮除术阴性者癌残留可能性分别为 3%和 4%。因此，对有上述高危因素者应行再次锥切或改行筋膜外子宫切除术。研究并未发现浸润灶数目和深度与癌残留的关系。

(二)放疗

1.根治性放疗　ⅠA 期如无法手术或不愿手术可行单独放疗。Grigsby 等报道了 34 名ⅠA 期患者接受放疗后，10 年的无进展生存率为 100%。此外有报道对于ⅠB1 期和ⅡA1 期患者，如没有盆腔淋巴结转移，单独放疗可取得 97%的 5 年局控率。

2.术后放化疗　宫颈癌术后是否需行辅助治疗取决于术后病理结果。盆腔淋巴结阳性、手术切缘阳性或宫旁组织阳性的患者，术后必须给予盆腔放疗以及化疗，切缘阳性者联合阴道近距离放疗更有利于控制病灶。盆腔淋巴结阴性者，若合并原发肿瘤体积大、间质浸润深和/或脉管间隙受侵等高危因素，盆腔放疗可降低局部复发率、延长生存期，而联合化疗则有可能降低远处转移发生率；若无上述危险因素则可选择观察。如果手术分期发现腹主动脉旁淋巴结转移，术后应行延伸野放疗（包括盆腔和腹主动脉旁淋巴结）加化疗，放疗时需注意保护肾脏。

3.局部晚期宫颈癌的同步放化疗　局部晚期宫颈癌患者，同步放化疗可以明显地延长其无病生存期和总生存期，降低局部复发或远处转移的风险；而且含铂的化疗较不含铂的化疗更有效；相比于Ⅲ～ⅣA期的宫颈癌患者，ⅡB期患者更能从同步放化疗中获益。

4.姑息性放疗　对转移性宫颈癌患者而言，放疗的目的是减轻肿瘤所致的症状、提高生活质量。姑息性短程大分割放疗可有效地减轻骨转移、脑转移或淋巴结转移产生的症状，但缓解持续时间较短。

宫颈癌放疗中用A点、B点作为放疗的剂量参考点。A点定义为宫颈口垂直向上2cm再旁开2cm，是宫颈癌腔内放疗剂量的计算点；A点同一水平外侧3cm为B点，是宫颈癌体外照射量的计算点。通常推荐的B点剂量为标准分割的40～50Gy，如有肉眼残留可在高适形下局部补量10～15Gy，但必须注意保护正常组织。

术后辅助放疗的照射范围需包括3～4cm的阴道残端、宫旁组织及邻近的区域淋巴结（如骶前、闭孔区、髂内、髂外、髂总淋巴结），可选择盆腔大野或盆腔盒式四野照射。盆腔大野一般选择前后两野垂直对穿照射，上界在第5腰椎上缘，下界在闭孔下缘，两侧界在髂前上棘附近。盆腔盒式四野照射比盆腔大野增加了两个侧野，具有更好的剂量分布，且小肠和直肠受量较低。侧野前界包括了耻骨联合，后界在第2～3骶椎交界处，当有宫骶韧带受侵时应将骶骨包括在侧野后界内。

对于未行手术的宫颈癌患者，放疗范围还应包括可见病灶。外照射技术与术后患者的辅助放疗基本相同，但根据骨性标志设计的盆腔野有可能会漏掉部分原发肿瘤和淋巴结，因此确定盆腔野的范围最好采用以CT为基础的3D计划。B点剂量不应低于40Gy，对于ⅡB期以上的患者B点剂量在45Gy以上时有助于控制宫旁病灶，此时也应根据病灶大小仔细选择合适的挡铅以防止挡铅过大而遗漏病灶。外照射除了可达到控制宫旁和淋巴结病灶的目的外，还可使宫颈肿瘤缩小以进入腔内放疗的高剂量曲线范围内，并可改善肿瘤浸润引起的宫颈解剖异常，使腔内放疗容易进行，提高治疗有效率。

15%～30%的局部晚期宫颈癌患者会发生腹主动脉旁淋巴结转移。对于确诊有腹主动脉旁淋巴结转移者，延伸野照射可使其获益。但有报道相比于手术分期，CT有时只能发现1/3的阳性淋巴结，因此许多学者对未行手术分期而仅仅是影像学检查提示腹主动脉旁淋巴结阴性的患者是否需预防性放疗进行了研究。Haie等的研究表明，Ⅰ～Ⅱ期宫颈癌患者接受腹主动脉旁淋巴结预防性放疗后，虽然总体远处转移率和总生存期并不优于单独盆腔组，但腹主动脉旁淋巴结转移率明显降低，然而该研究中Ⅰ期宫颈癌患者居多。在Rotman等的研究中，367名ⅠB2期、ⅡA2期和ⅡB期患者随机接受延伸野放疗或盆腔放疗，随访10年后，两组的无病生存率相近，但前者的总生存率明显高于后者（分别为55%和44%）。考虑到盆腔淋巴结阳性的局部晚期宫颈癌患者发生腹主动脉旁淋巴结转移的风险较高，对于影像学分期盆腔淋巴结阳性、腹主动脉旁淋巴结阴性的患者仍可行延伸野放疗。延伸野放疗虽扩大了照射野，但并不能替代同步化疗。Eifel等将403名局部晚期宫颈癌患者随机分入延伸野放疗组或盆腔放疗加同步化疗组，两组的总生存率分别为41%和67%，且同步放化疗组明显降低了肿瘤复发的风险。作为代价的是，延伸野放疗联合同步化疗会带来更大的毒性反应。

5. 腔内放疗　对于ⅠA期宫颈癌而言，腔内放疗是主要治疗手段，A点剂量60～70Gy；而对于局部晚期宫颈癌患者，单独体外照射由于受膀胱和直肠的放疗耐受量的限制而难以达到根治量。由于宫颈、宫体和阴道对放射线耐量高，可以联合腔内放疗对原发肿瘤局部加量照射。

腔内放疗时应选择合适的施源器，并在治疗过程中根据肿瘤退缩的情况调整施源器的类型以适合肿瘤的形状。与外照射联合时，最常用的方法为5次插入宫腔内管和阴道施源器，每次给予A点6Gy的剂量，对于直径小于4cm的肿瘤A点总剂量应达到80Gy，对于直径大于4cm的肿瘤剂量应达到85Gy或更高。在腔内放疗当天一般不进行外照射。

局部晚期宫颈癌患者何时开始腔内放疗存在不同的看法。虽然有建议外照射40～45Gy，待原发肿瘤大部分消退后再进行腔内照射，但大多数研究认为外照射和腔内照射开始时间不宜间隔过久。Perez等的研究显示盆腔复发与腔内照射开始的时间早晚有关，如果腔内照射在外照射结束或接近结束时开始则盆腔复发率明显增高，应尽可能使整个治疗在7～8周内完成，放疗时间过长会使患者的生存率下降。应定期进行妇检来评价治疗反应及确定开始近距离放疗的最佳时间。三维腔内放疗较常规二维计划可提高靶区覆盖率及适形度，值得进一步研究。

6. 组织间近距离放疗　因解剖或肿瘤位置异常而导致腔内放疗困难的患者以及放疗后盆腔复发但无法手术的患者，可考虑行组织间插植近距离放疗，放射源常选用^{192}Ir。在Martinez等的研究中，37名ⅡB～ⅢB期患者接受外照射联合插植放疗，局控率可达到83%。但Hughes－Davies等报道的ⅡB和ⅢB期患者接受外照射和经会阴插植放疗后的3年无病生存率仅为36%和18%，而且严重并发症的发生率很高。为提高插植的准确性、改善局控率并减少并发症，可选择经直肠超声、CT、MRI或腹腔镜引导下插植、组织间放疗联合热疗、高剂量率插植放疗和三维适形组织间插植放疗，但各研究的有效率和总生存期结果都不一致。

7. 调强放疗　相比于传统放疗技术，调强放疗在给予病灶较高照射量（50Gy以上）的同时可明显减少小肠、直肠和膀胱的受照射体积，降低不良反应的发生率。然而，尚无充分证据显示它能准确地重现腔内放疗产生的高剂量曲线，因此调强放疗尚不能替代腔内放疗，而且调强放疗能否延长患者生存期也需进一步研究。

8. 放疗并发症的防治　放疗并发症发生的风险除了与照射野大小、分次剂量以及正常组织的放疗耐受性有关外，还与患者是否合并其他基础疾病（如盆腔炎、糖尿病等）相关，因此在放疗前应尽量去除可能会引起或加重放疗反应的因素。

（1）早期并发症发生在治疗中或治疗后的3个月内，常见的有：①感染：肿瘤易合并局部感染，放疗期间可能会加重，引起附件炎、宫旁组织炎、盆腔腹膜炎等，感染对放疗的疗效有一定的影响。常使用的药物有甲硝唑（0.5g，静滴，bid）或氟哌酸（0.2g，口服，bid），也可联合使用头孢类抗生素。少数患者会出现宫腔积脓，主要是因为宫腔感染或肿瘤侵犯宫体导致分泌物增多引起，而肿瘤引起的宫颈管、阴道闭塞或放疗引起的阴道粘连使得脓液无法流出。可行扩宫引流或经阴道后穹隆穿刺引流，但对于肿瘤体积较大压迫宫颈管或侵犯阴道穹隆的患者不易进行此操作，可考虑超声引导下经腹穿刺宫腔引流。对于单纯性感染者可同时向宫腔内注入甲硝唑（100ml）和糜蛋白酶（4000～8000U）反复冲洗，如为肿瘤性积液还可向宫腔内注入顺铂、5－氟尿嘧啶等化疗药物。②阴道炎：放疗期间，尤其是后装放疗时会造成阴道黏膜水肿、糜烂，引起局部疼痛和感染。应坚持阴道冲洗，除静脉使用抗生素及地塞米松外，也可予阴道内放置甲硝唑栓剂。为促进阴道上皮增生、角化，可局部阴道内给予维生素E及雌激素软膏。将维生素B_{12}(2mg)及庆大霉素(16万U)组成的合剂阴道内保留灌注也有一定疗效。对于疼痛症状较重的患者，可口服止痛药，也可阴道局部使用利多卡因凝胶止痛，或将浸有利多卡因的纱布填塞阴道。③胃肠道反应：患者接受延伸野放疗时会发生纳差、恶心、呕吐，同步顺铂化疗时反应会更明显。此外大多数患者在放疗中后期都会出现腹痛、腹泻。上述消化道反应多为轻至中度，相应予口服胃复安(10mg，tid)、甲地孕酮(160mg，qd)、奥美拉唑(20mg，qd或bid)、山莨菪碱(5～10mg，tid)、黄连素(0.3g，tid)或氟哌酸(0.2g，bid)一般可控制。对于症状较重的放射性小肠、结肠炎急性期患者，除服用洛哌丁胺(4mg，tid)、苯乙哌啶(2.5～5mg，bid或tid)等止泻药外，还可经静脉给予左氧氟沙星(400mg，qd)及地塞米松(5mg，qd)，奥曲肽(0.1mg，bid或tid)也可有效地控制腹泻和消化道出血。饮食上应以高蛋白低脂无渣膳食为主，首选肠内营养，不能耐受肠内营养者可进行肠外营养，要保证足够的热量。④直肠反应：腔内照射时放射源距直肠较近，会引起排便疼痛、里急后重甚至便血。出现直肠反应时应避免便秘，提供足够的热量和营养，出现严重的便血时可暂停放疗。轻度直肠炎治疗上以消炎、止血为主，多使用药物保留灌肠，可选择的药物包括庆大霉素(8万～16万U)、地塞米松(5mg)、蒙脱石散(3g)、洛哌丁胺(4mg)、硫糖铝混悬液(20ml)、云南白药(1g)、锡类散(2支)等，qd或bid，插入灌肠管时动作应轻柔以免加重肠道黏膜损伤。对于顽固性出血者可考虑行内镜下电凝止血和甲醛化学腐蚀止血。⑤膀胱反应：表现为尿频、尿急、尿痛，经左氧氟沙星、地塞米松对症处理后症状多可缓解。⑥机械损伤：在进行后装放疗的过程中可能会发生阴道撕裂伤，可局部消炎、止血；如宫颈局部肿瘤较大或溃疡较深，有引起子宫穿孔的风险，一旦发生需及时手术处理。⑦卵巢去势：如果放疗前没有接受卵巢移位术，那么所有的绝经前患者在盆腔放疗结束后都会丧失卵巢功能。

(2)晚期并发症常见的有：①放射性直肠炎：在放疗结束的前3年中，放射性直肠炎是最常见的晚期反应，多表现为大便次数增多、直肠溃疡及出血，一般的对症处理措施同急性放射性直肠炎。发生严重的放疗并发症时，如直肠阴道瘘和直肠狭窄，对症处理无效后可行手术修补或直肠造瘘术。②放射性膀胱炎：由于膀胱对放疗的耐受性较高，放射性膀胱炎发生率一般不超过5%，多发生在放疗后1年半左右，但在放疗结束5年后仍有较低的发病风险。临床表现为尿路刺激症状、血尿或膀胱阴道瘘。如果影像学发现膀胱壁结节，需排除肿瘤复发侵犯膀胱的可能，单纯尿脱落细胞学受放疗的影响结果不可靠，应行膀胱镜活检。治疗原则是休息、止血、抗炎、保持膀胱空虚，轻者可及时自行排尿，重者应长期留置导尿管。最常使用的药物仍是抗生素和地塞米松，透明质酸40mg+0.9%NS50ml膀胱灌注也有一定效果；抗组胺药、肝素可用于间质性膀胱炎，但对放射性膀胱炎的效果尚不确切。给药途径多选择膀胱灌注，灌注前需要先清除膀胱内的血凝块，对于柔软的血凝块可留置三腔导尿管持续膀胱冲洗，否则可用膀胱镜清除血凝块。进行药物灌注时可将利多卡因(0.1g)、庆大霉素(16万U)、地塞米松(10mg)和上莨菪碱(10mg)加入生理盐水30ml中注入膀胱，最少保留15mm，qd或bid。为控制出血也可在灌注液中加入氨基己酸(2.0g)、氧甲苯酸(0.1g)和凝血酶(1000U)或者将氢氧化铝50g+0.9%NS 5L以250～300ml/h的速度灌注，但需注意使用止血药期间是否会引起血凝块形成而造成膀胱堵塞。对于更严重的出血，也可使用甲醛溶液膀胱灌注，但由于其对创面有刺激作用，部分患者会发生剧烈的下腹痛和尿急症状，此外该药可能会加重膀胱纤维化，因此一般只在其他止血药物无效的情况下使用。对于顽固性血尿和少数并发急性膀胱大出血的患者需要膀胱镜下电灼止血或手术止血。超选择性双侧髂内动脉分支栓塞术也可有效地控制出血，由介入术引起的异位栓塞、膀胱壁缺血坏死等并发症目前已很少见，少数患者会出现臀部缺血性疼痛。尿路分流手术是放射性膀胱炎最终的治疗手段。由放疗导致的输尿管纤维化、梗阻性肾盂积水少见，药物处理无效者可行双J管留置引流术、支架植入术或肾造瘘术。③放射性小肠、结肠炎：表现为腹痛、腹泻，严重时发生肠梗阻和肠穿孔，应以预防为主。放疗前应充盈膀胱以减少盆腔受照射的肠道体积，对于有腹盆腔手术史或放疗史的患者不能给予过高剂量。对症处理措施同前，服用微生物制剂可缓解腹泻症状。如出现肠穿孔、绞榨性肠梗阻及因肠腔严重狭窄引起的肠梗阻，需外科干预。对于肠管粘连严重但尚可分离者可选择肠管切除吻合术，由于回盲部肠管相对固定，放疗期间易受损伤，术中应切除适量的末端回肠、回盲部及右半结肠，选择无放射性损伤的肠管进行吻合。围手术期需充分的营养支持以减少吻合口瘘的发生率。相对保守的短路手术虽然创伤较小，但既不能去除病变，也不能消除病变肠管发生出血、穿孔的风险，且术后吻合口瘘的发生率并没有明显下降，因此不作为常规选择。对于腹腔粘连严重、远端肠腔（乙状结肠、直肠）也有狭窄或全身状况差的患者可考虑行短路手术或造瘘术。④皮肤反应：可表现为色素沉着和纤维化，由于目前多采用高能X线照射、选择2个或以上的照射野，且全盆腔放疗剂量在50Gy左右，所以严重的皮肤反应很少见。⑤生殖器官改变：多见放疗后纤维化，表现为阴道、宫颈狭窄，可引起宫腔积液，并发感染时可形成宫腔积脓，但需要与肿瘤复发导致颈管引流不畅相鉴别。宫腔积脓的具体处理措施同前。由于放疗后盆腔纤维化导致妇检困难，有时不易早期发现增大的子宫和复发的肿瘤病灶，对可疑者应行活检。对于阴道纤维化，关键在于预防，放疗后应坚持阴道冲洗1～2年，前半年隔日冲洗1次，半年后每周阴道冲洗1次，适当的性生活及使用阴道扩张器也可降低阴道纤维化的发生率。⑥淋巴水肿：下肢淋巴水肿是宫颈癌放疗后的常见并发症，晚期会出现下肢象皮肿、活动障碍和难以控制的疼痛。手术和放疗都会引起损伤性淋巴水肿，两者联合治疗时淋巴水肿的发生率更高。放疗剂量和放疗时间都与淋巴水肿的发生有关。盆腔放疗剂量越高，淋巴水肿的发生率亦随之增加。对宫颈癌盆壁局部复发者有时采用伽马刀治疗，虽照射范围较小，但局部剂量很高，是否会加重组织损伤及淋巴水肿尚需长期观察。Grigsby观察到在术后6周内开始放疗的患者其淋巴水肿的发生率明显高于6周之后开始治疗者。诊断淋巴回流障碍的检查包括超声、MRI、同位素淋巴闪烁显像和淋巴管亚甲蓝或碘造影剂显影。治疗上可分为保守治疗和外科手术治疗两种。保守治疗包括气囊压迫、梯度压力长袜、热疗，糖皮质激素（地塞米松，5mg，静脉注射）、抗凝药物（低分子肝素3000U，皮下注射）和利尿剂联合治疗，往往有一定程度一定时间的缓解。外科治疗主要是显微外科的淋巴静脉吻合术，近来有研究者利用带血管的淋巴结皮瓣移植术来治疗淋巴水肿也取得了一定的疗效。

（三）化疗及新靶点药物治疗

1.新辅助化疗　为了提高手术治疗巨块型肿瘤的效果，有许多研究评价了ⅠB2期和ⅡA2期患者新辅助化疗的疗效。Sardi等人为，对于巨块型肿瘤患患者，新辅助化疗（顺铂＋长春新碱＋博莱霉素）可提高肿瘤手术切除率，降低盆腔淋巴结和宫旁受侵的阳性率，但无生存获益；而对于非巨块型肿瘤患者，新辅助化疗组和手术组无明显差异。其他作者采用伊立替康＋顺铂、顺铂＋长春新碱研究的结果亦是相同的结论。

2.同步放化疗　应用最普遍的化疗方案为单药顺铂，每周剂量40mg/m^2，其他单药包括紫杉醇、5－氟尿嘧啶、羟基脲、卡铂、奈达铂，但效果都不及顺铂；每3～4周给予顺铂联合5－氟尿嘧啶的方案与每周单药顺铂方案相比疗效无明显提高，但其毒副反应增大。另有一项关于局部晚期宫颈癌同步放化疗的随机试验表明，相比于顺铂单药化疗，吉西他滨＋顺铂方案化疗可延长无进展生存期及总生存期，但毒性反应也明显增加。

3.放疗前的新辅助化疗　多数研究显示相比于单独放疗，新辅助化疗加放疗并不能提高总生存率；甚至有研究显示单独放疗组较新辅助化疗组(使用的化疗药物包括博莱霉素、长春新碱、表阿霉素及顺铂)的生存期更长，这可能与化疗毒性反应过大有关。Timo－theadou报道含顺铂的高剂量密度新辅助化疗似乎有提高生存期的趋势。

4.巩固性化疗　多个关于放化疗后是否需继续给予化疗的研究显示，放化疗后再进行巩固性化疗可使患者获益。

5.姑息性化疗　顺铂是治疗转移性宫颈癌最有效的药物：此外有许多研究证实顺铂＋紫杉醇及顺铂＋托泊替康的联合方案较顺铂单药可提高缓解率、延长无进展生存期。吉西他滨＋顺铂方案同样可用于治疗转移性宫颈癌，但由于其毒性反应明显，因此NCCN指南推荐用于无法耐受紫杉醇及托泊替康的患者。有报道显示顺铂＋紫杉醇方案在缓解率、无进展生存期及总生存期方面都优于顺铂＋吉西他滨、顺铂＋托泊替康及顺铂＋长春瑞滨方案还有研究显示紫杉醇＋托泊替康方案化疗可取得54％的有效率，无进展生存期和总生存期分别为3.7个月和8.6个月，但血液学毒性较大。单药治疗方面除顺铂外，紫杉醇、卡铂、托泊替康都可选择，但托泊替康的毒副反应更大。其他可选择的单药包括多西他赛、紫杉醇、5－氟尿嘧啶、卡铂、托泊替康、伊立替康、吉西他滨、异环磷酰胺、丝裂霉素、培美曲塞和长春瑞滨。

宫颈癌常用的同步放化疗和姑息化疗方案如下：

(1)吉西他滨＋顺铂：吉西他滨，1000mg/m^2，静滴30min，d1、8；顺铂，50mg/m^2，静滴，d1。每3周重复。

(2)吉西他滨十顺铂：吉西他滨，1250mg/m^2，静滴，d1；顺铂，40mg/m^2，静注，d1。同步放射治疗，每周1次，共6次。

(3)顺铂：顺铂，40mg/m^2，静注，d1，同步放射治疗。每周1次，共5次。

(4)顺铂：顺铂，50mg/m^2，静滴(1mg/min)，d1。每3周重复。

(5)顺铂＋5－氟尿嘧啶：顺铂，75mg/m^2，静滴4h，d1；5－氟尿嘧啶，1000mg/(m^2·d)，持续静滴，d1～4。同步放射治疗，每3周重复，共3次。

(6)顺铂＋5－氟尿嘧啶：顺铂，50mg/m^2，静注，d1；5－氟尿嘧啶，1000mg/(m^2·d)，持续静滴，d1～4。同步放射治疗，每4周重复，共2次。

(7)顺铂＋5－氟尿嘧啶：顺铂，70mg/m^2，静注，d1；5－氟尿嘧啶，1000mg/(m^2·d)，持续静滴，d1～4。每3周重复，共4次，在第1、2周期化疗期间同步放射治疗。

(8)顺铂＋异环磷酰胺：顺铂，50mg/m^2，静注，d1；异环磷酰胺(同时给予美司钠)，5000mg/m^2，静滴24h，d1。每3周重复，最多化疗6周期。

(9)托泊替康＋顺铂：托泊替康，0.75mg/m^2，静滴30min，d1～3；顺铂，50mg/m^2，静注，d1。每3周重复。

(10)依托泊苷＋顺铂(用于宫颈小细胞癌)：依托泊苷，40mg/m^2，静注，d1～5；顺铂，25mg/m^2，静注，d1～5。每2周重复，共4个周期，第15天开始盆腔放射治疗。如果要进行全颅放射治疗，在第46天开始。

(11)紫杉醇+卡铂：紫杉醇，175mg/m²，静滴3h，d1；卡铂，AUC=5，静滴1h，d1。每3周重复。

(12)紫杉醇+顺铂：紫杉醇，135mg/m²，静滴24h，d1；顺铂，75mg/m²，静滴(1mg/min)，d2；每3周重复。

(13)紫杉醇+顺铂+异环磷酰胺：紫杉醇，175mg/m²，静滴，3h，d1；顺铂，50或75mg/m²，静滴1h，d2；异环磷酰胺(同时给予美司钠)，5000mg/m²，静滴24h，d2。每3周重复(对于新辅助化疗者治疗3个周期)。

(14)紫杉醇+托泊替康：紫杉醇，175mg/m²，静滴3h，d1；托泊替康，1mg/m²，静滴，d1～5。每3周重复。

(四)新靶点药物

GOG的227C号研究结果显示，46名既往曾行放疗及化疗的复发性宫颈癌患者接受贝伐珠单抗治疗，5名患者取得PR，中位无进展生存期和总生存期分别为3.4个月和7.29个月基于此结果，NCCN推荐贝伐珠单抗单药用于复发或转移性宫颈癌的二线治疗。用法为：15mg/kg，静滴，每3周重复。最佳疗程目前尚不明确，上述研究中是用药直至疾病进展或患者出现不可耐受的毒副反应。

六、特殊情况下宫颈癌的诊治

(一)妊娠合并宫颈癌

妊娠期间宫颈癌的诊断基本同非妊娠期间宫颈癌，但因阴道流血而就诊的患者有时会被误诊为先兆流产而延误病情。诊断上一般不做锥切术，除非用于细胞学阳性但阴道镜或活检不能确诊为浸润癌者，且应在怀孕3个月后进行。

妊娠期间的CIN可暂不处理，但妊娠期间CINⅡ～Ⅲ级病灶很少自然消退，应密切随访并待分娩后做相应治疗。

浸润癌的治疗方案应根据肿瘤的临床分期、孕龄和对胎儿的要求来制订。早中期妊娠合并宫颈癌可牺牲胎儿后进行治疗，治疗原则同一般宫颈癌。对于妊娠后期患者，如为ⅠA～ⅠB1期可延缓至产后治疗，但最好选择剖宫产并同时行广泛子宫切除术。经阴道分娩者若无继续生育要求，最好在产后6周接受根治术。如分期已超过ⅠB1期，由于目前早产儿重症监护学科已迅速发展，最好尽早进行剖宫产及根治术或者行根治性放疗。

(二)宫颈残端癌

宫颈残端癌指因良性肿瘤或其他原因已行子宫次全切除术，癌发生在残留的宫颈上。残端癌可分为两类，在子宫次全切除术后2年内发生的称为隐性癌，多为术前已存在但被漏诊；在手术2年后发生的称为真性残端癌。残端癌在临床表现及诊断上基本与普通宫颈癌相同。部分患者因宫颈残端萎缩或病灶隐藏在颈管内，需仔细检查。由于淋巴系统在先前手术中被破坏，术后建立了丰富的淋巴侧支循环网，故隐性癌发生广泛淋巴结转移的可能性增加。

治疗上早期病例以手术或放疗为主，晚期宜采用综合治疗。由于既往手术导致的盆腔解剖关系改变，膀胱、直肠与残端粘连，颈管较短，手术可能有一定难度，且腔内放疗往往剂量不足，需外照射甚至组织间插植放疗补量，但要特别加强对直肠和膀胱的保护。对于拟行次全子宫切除术的患者，术前一定要行相关检查以防止漏诊宫颈癌；如无宫颈癌证据，不建议为了预防发生残端癌而行过度治疗，如全子宫切除术。

（三）宫颈腺癌

虽然 NCCN 指南认为可以采用同治疗鳞状细胞癌相类似的手段来治疗宫颈腺癌，但两者在诊治上还是存在些许差异，故在此对宫颈腺癌的处理做单独描述。

宫颈腺癌的临床症状和体征与鳞状细胞癌基本一样，但由于腺癌病灶常位于颈管内并向内生长，故有时仅表现为宫颈管扩大、僵硬而无肉眼可见病灶。诊断上仅行细胞学涂片是不够的，一般需做宫颈管刮术和锥切活检。

宫颈原位腺癌的处理有其特殊性，因其常为多灶性，不一定局限于移行带，可侵犯颈管的任何部位，所以即便锥切活检的边缘阴性也不可靠，最恰当的方法是全子宫切除术，这样有足够的组织进行病理学检查，并能排除浸润癌的可能性。但也有学者认为通过仔细设计的宫颈锥切术亦可获得同全子宫切除术相同的疗效，这尤其适用于年轻而有生育要求的女性。

宫颈腺癌的标准治疗模式尚无一致意见，考虑到腺癌对放化疗的敏感性较差，故手术在宫颈腺癌治疗中的地位较高。由于宫颈腺癌比鳞状细胞癌有更高的淋巴结转移率，所以只行筋膜外全子宫切除术是不够的，对于ⅡA 期之前的患者，如无明显禁忌都应尽量争取行广泛子宫切除术及双侧盆腔淋巴结清扫术。还有研究认为宫颈腺癌的卵巢转移率明显高于鳞状细胞癌，在根治术时应常规切除卵巢。即便是淋巴结阴性的患者，术后复发和远处转移的发生率也较高，所以术后放化疗可能有助于杀灭盆腔的微小转移灶。Rotman 等将ⅠB 期宫颈腺癌患者随机分为术后放疗组和对照组，结果对照组的复发率（44％）明显高于放疗组（9％）。宫颈腺癌如同步化疗则以顺铂为基础。

局部晚期宫颈腺癌患者应以放疗为主，并辅以化疗。常用化疗药物同宫颈鳞状细胞癌，但紫杉醇联合铂类的有效率可能更高。

（四）宫颈小细胞癌

宫颈小细胞癌是恶性度最高的妇科肿瘤之一。宫颈小细胞癌的生物学行为与小细胞肺癌相似，因此传统的治疗方式如手术和放疗对小细胞癌的效果不甚理想，目前多采取以化疗为主，辅以放疗和手术的综合治疗方法。对病灶局限于盆腔中心的患者，顺铂联合足叶乙苷化疗并早期进行放疗有可能取得长期生存。Viswanathan 等的研究结果显示在 14 例放疗后失败的宫颈小细胞癌患者中，只有 2 例在照射野内复发，这也提示了综合治疗的重要性。

七、预后及随访

（一）预后

就宫颈鳞状细胞癌而言，影响预后最主要的因素是 FIGO 分期，微浸润癌患者 5 年生存率超过 95％，而有远处转移者 5 年生存率降至 20％以下。肿瘤大小是另一个预后因素，肿瘤直径大于 4cm 者预后明显变差。另外一些间接反映肿瘤大小的因素，如宫旁或盆壁受侵为单侧或双侧同样也与预后相关。临床分期虽未考虑淋巴结因素，但毫无疑问有无淋巴脉管间隙受侵、淋巴结转移及转移淋巴结的数目对预后有重要的影响，研究显示同样的 FIGO 分期里，淋巴结阳性者 5 年生存率明显下降。如术后病理发现宫颈间质中存在强烈的炎症反应则提示预后较好。对于放疗患者，贫血是影响肿瘤局控率和总生存期的独立因素。但除输血外，在放疗期间能否使用促红细胞生成素来纠正贫血尚有争议。有研究显示，贫血患者在放疗期间不宜使用促红细胞生成素，否则会导致血栓栓塞发生率增加，甚至生存期缩短。

宫颈腺癌，尤其是ⅠB2 期或以上的宫颈腺癌患者，其手术或放疗后的盆腔复发率和远处转移率都高于鳞状细胞癌患者，生存期也较短。虽然鳞状细胞癌的组织学分级是否与预后有关尚有争议，但对于腺癌来说，分化程度越差则治疗效果及预后越差。宫颈小细胞癌的预后很差，即便给予积极治疗，与同期别宫颈鳞状细胞癌和腺癌相比，小细胞癌患者的生存时间显著缩短，5 年生存率为 20%～30%。

宫颈复发癌的总体预后较差，但积极治疗仍会取得一定效果。Ijaz 等报道复发宫颈癌放疗后的 5 年生存率约 33%，孤立性阴道复发者预后明显优于盆壁复发或有淋巴结转移者。Morley 等报道复发患者接受盆腔淋巴结清除术后 5 年生存率甚至可达到 60%，预后与是否存在区域淋巴结转移、治疗后至复发的时间长短及病理学类型有关。

多数研究认为宫颈残端癌的预后与普通宫颈癌相同。妊娠合并宫颈癌的预后尚有争论，虽然有研究认为妊娠期的高雌激素水平会促进肿瘤发展，但多数文献显示妊娠期和非孕期宫颈癌的预后相似。

（二）随访

常规体格检查、宫颈/阴道涂片细胞学检查：头 2 年每 3～6 个月 1 次，第 3 年每 6～12 个月 1 次，然后每年 1 次。NCCN 指南中未给出随访持续时间，ESMO 指南建议终身随访。胸片：每年 1 次，共 5 年。血常规、肾功能：每 6 个月 1 次。对于治疗后病灶持续存在或复发的患者应进行相应部位的影像学检查。

考虑到放疗的影响，涂片细胞学检查应在治疗结束 3 个月后进行。有研究认为，对于Ⅰ～Ⅱ期治疗后无症状的患者，巴氏涂片不能及时检出肿瘤的复发。还有研究显示在肿瘤复发前 7 个月血清鳞状细胞癌抗原水平即有升高，可酌情选择。PET－CT 可能有助于早期发现一些无症状的肿瘤复发或转移。此外放疗后长期存活的宫颈癌患者可能会发生放射诱发的第二原发肿瘤，尤其多见于受照射剂量较高的部位，如结直肠、子宫、卵巢和膀胱，平均潜伏期约 10 年，对此也要给予必要的监测。

手术或放疗会对患者的性功能造成一定的影响，而且在放疗期间及放疗刚结束后进行性生活会加重放疗反应，但在治疗结束 2～3 个月后患者身体状况已基本恢复，可逐渐恢复性生活。阴道扩张器可减轻放疗引起的阴道粘连闭锁，但不主张以扩张器代替阴道性交。

有些患者出现性生活障碍更主要的是由于心理因素问题，应给予必要的心理咨询。

（王丽萍）

第二节　子宫内膜癌

子宫内膜癌又称“子宫体癌”，是指原发于子宫内膜的一组上皮性恶性肿瘤，多见于子宫底部内膜，以子宫两角附近居多。子宫内膜癌往往与长期过量使用雌激素、肥胖、不孕、不育及绝经延迟等因素有关，随着人口平均寿命的增加以及生活习惯的改变，发病率有所上升。

一、分期

同其他妇科肿瘤一样，子宫内膜癌最常使用国际妇产科联盟（International Federation of Gynecology and Obstetrics，FIGO）制定的分期系统。由于临床分期不能准确地判断肿瘤的分级、侵犯肌层的深度、宫颈及淋巴脉管是否受侵和区域淋巴结有无转移，无法准确地指导治疗和反映预后，因此自 1988 年起 FIGO 开始采用手术病理分期来代替临床分期。全面的手术病理分期包括全子宫、双侧输卵管、卵巢切除术和盆腔、腹主动脉旁淋巴结清扫术。部分患者因各种原因无法接受手术治疗，可采用 FIGO 的临床分期。

2009 年 FIGO 更新了手术病理分期系统。在新版 FIGO 分期中，删除了原来肿瘤局限在子宫内膜的ⅠA 期，依据肿瘤浸润肌层的深度是否超过 50%将其分为ⅠA 期和ⅠB 期；Ⅱ期不再分ⅡA 和ⅡB 期，原划为ⅡA 期的仅有宫颈腺体受累现认为是Ⅰ期，宫颈间质浸润是诊断子宫内膜癌Ⅱ期的标准；Ⅲ期删去腹盆腔冲洗液细胞学检查结果，但其阳性结果可视为危险因素；将盆腔淋巴结和腹主动脉旁淋巴结转移分开，细分为ⅢC1 和ⅢC2 期。FIGO 分期不排斥美国癌症联合会（American Joint Committee on Cancer，AJCC）的 TNM 分期，两者的对应关系见表 8－4。就 TNM 分期而言，子宫内膜癌的 pTNM 分期和 cTNM 分期标准一致。

表 8－4　子宫内膜癌 FIGO 分期和 TMN 分期

TNM 分期	T	N	M	FIGO 分期	基本定义
ⅠA	T_{1a}	N_0	M_0	ⅠA	肿瘤无肌层浸润或浸润深度＜肌层的 50%
ⅠB	T_{1b}	N_0	M_0	ⅠB	肿瘤浸润深度≥肌层的 50%
Ⅱ	T_2	N_0	M_0	Ⅱ	肿瘤侵犯宫颈间质，但仍局限于子宫
ⅢA	T_{3a}	N_0	M_0	ⅢA	肿瘤累及子宫浆膜层和/或附件（直接侵犯或转移）
ⅢB	T_{3b}	N_0	M_0	ⅢB	阴道（直接侵犯或转移）和/或宫旁受累
ⅢC1	$T_{1\sim3}$	N_1	M_0	ⅢC1	盆腔淋巴结转移
ⅢC2	$T_{1\sim3}$	N_2	M_0	ⅢC2	腹主动脉旁淋巴结转移（无论有无盆腔淋巴结转移）
ⅣA	T_4	任何 N	M_0	ⅣA	肿瘤侵及膀胱或直肠黏膜
ⅣB	任何 T	任何 N	M_1	ⅣB	有远处转移（包括腹股沟淋巴结转移）

二、检查与诊断

子宫内膜癌多见于围绝经期及绝经后的女性，40 岁以下仅占 5%～10%。以异常阴道流血为主要临床表现，由于其症状能警醒患者及时就诊，因此多数在肿瘤确诊时尚属早期。部分患者发病与遗传有关，其中最典型的为 Lynch 综合征，其发生子宫内膜癌的风险为 40%～60%。

（一）基本检查

所有患者都应接受妇检及血常规、血生化、胸片检查。

细胞学检查：由于老年妇女宫颈管狭窄致使子宫内膜脱落细胞较难排出宫颈，且易溶解变性，因此细胞学检查辅助诊断子宫内膜癌的阳性率不高。内膜冲洗、尼龙网内膜刮出、毛刷采集及宫腔吸引涂片法等，可提高诊断的阳性率。但细胞学阳性仅有筛选作用，确认尚需进一步的组织学证据。

诊断性刮宫：是最主要的确诊手段，可获取肿瘤证据、分级，了解宫颈受累情况，但无法了解肿瘤肌层浸润的深度。诊断性刮宫系盲视操作，施术者对子宫腔的形态、子宫内膜病变的范围和程度难以全面了解，有可能遗漏一些较小的局限性病灶。

子宫内膜活检术：通常不需要麻醉，可采用一次性抽吸器。当病灶呈息肉样或病变面积小于子宫内膜的 5%时，活检结果有一定的假阴性率。

宫腔镜检查：可以直接观察宫颈管及宫腔情况，特别是宫角部位及小病灶，可提高活检确诊率，避免常规诊刮损伤及漏诊，同时可提供病变范围、宫颈管有无受累等信息，可协助术前正确进行临床分期。有学者担心宫腔镜检查中膨宫液是否会引起肿瘤细胞腹腔内扩散，但Ben—Arie 等的研究显示宫腔镜腹腔冲洗液的阳性率对患者预后无影响。

超声：可以了解子宫内膜的厚度及子宫肌层浸润的深度。有报道子宫内膜癌的可能性与子宫内膜的厚度呈正相关，子宫内膜厚度<5mm 时基本可排除子宫内膜癌的可能性。

(二)可选检查

CT、MRI 等影像学检查，CA125 等肿瘤标志物以及淋巴造影等可酌情选用。

CT、MRI：均可以了解宫腔、宫颈病变，肌层浸润的深度及有无淋巴结转移，可为术前分期提供重要依据。高级别或特殊病理类型肿瘤较易发生宫外侵犯或转移，相关影像学检查更有必要。有研究显示，术前诊断为子宫内膜增生或低级别子宫内膜癌者，CT 扫描仅能改变4%的患者的治疗方案；而对于高级别子宫内膜癌或特殊病理类型者，CT 会影响 11%患者的治疗计划。在判断肌层受侵程度及宫颈有无受侵方面，MRI 较 CT 更为可靠。CT 和 MRI 在诊断淋巴结转移方面作用相近。

CA125：子宫内膜癌存在宫外转移时 CA125 多升高，可作为转移的筛查和监测指标，但对子宫内膜癌的早期诊断价值不大。

淋巴造影：理论上可在术前发现淋巴有无转移，但操作较复杂，且 CT 等影像学技术同样能够确定淋巴结转移，现已少用。

(三)鉴别诊断

子宫内膜癌经常需要鉴别的疾病有：

老年性阴道炎：主要表现为血性白带、阴道壁充血或黏膜下散在出血点，排液来自宫颈管内。由于老年妇女有两种情况并存的可能，易导致误诊。

绝经过渡期功能失调性子宫出血：主要表现为月经紊乱，如经量增多、经期延长、经间期出血或不规则流血等，单凭临床表现难以鉴别，可疑者应先行分段刮宫。

原发性输卵管癌：主要表现为阴道排液、阴道流血和下腹疼痛，分段刮宫阴性，宫旁可及肿物。超声检查有助于鉴别。

子宫黏膜下肌瘤或内膜息肉：多表现为月经过多及经期延长，需与子宫内膜癌相鉴别。及时行分段刮宫、宫腔镜及超声检查等，确诊并不困难。

宫颈管癌：表现为不规则阴道流血及排液增多。宫颈管癌病灶位于宫颈管内，宫颈管扩大形成桶状宫颈。

老年性子宫内膜炎合并宫腔积脓：常表现阴道排液增多，呈浆液性、脓性或脓血性。子宫正常大或增大变软，扩张宫颈管及诊刮即可明确诊断。扩张宫颈管后即见脓液流出，刮出物见炎性细胞，无癌细胞。子宫内膜癌合并宫腔积脓时，除有脓液流出外，还能刮出癌组织，但要注意两者并存的可能。

其他可导致子宫内膜增厚的疾病：生育年龄期妇女诊断子宫内膜癌应慎重，需与其他可导致子宫内膜增厚的疾病如颗粒细胞瘤、多囊卵巢综合征等相鉴别。

卵巢癌：与子宫内膜样腺癌不同，子宫内膜浆液性乳头状腺癌常表现为盆腔肿块、腹水及腹膜播散，CA125 也常升高，临床上需与卵巢癌鉴别。

(四)病理诊断

子宫内膜癌在病理方面需要鉴别诊断的情况有：病变的良恶性一时难以确定；直接影响预后判断及治疗的特殊型子宫内膜癌；分化较差或少见的恶性肿瘤。WHO 子宫肿瘤分类有

助于相关疾病的鉴别。(表 8—5)

表 8—5　WHO 子宫内膜癌和上皮相关性病变的病理分型

子宫内膜癌	①子宫内膜样腺癌:伴鳞状分化亚型,绒毛腺型亚型,分泌型亚型,纤毛细胞型亚型;②黏液性腺癌;③浆液性腺癌;④透明细胞腺癌;⑤混合细胞腺癌;⑥鳞状细胞癌;⑦移行细胞癌;⑧小细胞癌;⑨未分化癌;⑩其他
子宫内膜增生症	①不伴非典型性增生:单纯性,复杂性(腺瘤性);②伴非典型性增生:单纯性,复杂性
子宫内膜息肉	
他莫昔芬相关病变	

子宫内膜增生症根据其细胞组织特征分为典型性增生和非典型性增生,每种又根据腺体结构的复杂程度而分为单纯性增生和复杂性增生。子宫内膜典型性增生是一种自限性的内膜病损,而非典型性增生则与子宫内膜癌的形成有关,1%的典型性增生和 23%的非典型性增生会发展成子宫内膜腺癌。

由于子宫内膜癌保留有苗勒管多向分化潜能的特点,因此导致子宫内膜癌组织学类型的多样性和复杂性。

子宫内膜癌绝大多数是腺癌,其中最常见的是子宫内膜样腺癌,高分化腺癌有时与子宫内膜非典型性复杂性增生难以鉴别,而低分化癌则易与未分化癌及各种肉瘤相混淆。子宫内膜增生还可表现为不同类型的上皮分化、鳞状/桑葚状、黏液、纤毛等,其中 20%～50%的子宫内膜样腺癌伴鳞状分化,虽然其对临床治疗并无影响,但病理学上应避免将鳞状或桑葚状成分误认为肿瘤的实性成分而增加了子宫内膜样腺癌的级别。黏液性腺癌为高分化癌,预后与子宫内膜癌相似;其他如分泌型腺癌、绒毛腺型腺癌及纤毛细胞型腺癌同样也是预后较好的类型;子宫内膜原发性鳞癌极罕见,诊断须具备 Fhhmann 提出、Kay 修改的子宫内膜原发性鳞癌的标准:①子宫内膜必须无腺癌;②子宫内膜鳞癌与宫颈的鳞状上皮无任何连接;③宫颈无鳞癌。子宫内膜小细胞癌非常罕见,具有神经内分泌的特征,但相比于女性生殖道其他部位的小细胞癌有较好的预后,Ⅰ期患者 5 年生存率可达 60%;浆液性腺癌和透明细胞癌约占子宫内膜癌的 10%,但侵袭性强,预后差。

在 WHO 子宫肿瘤分类标准中,仍从形态学上将癌肉瘤划分在混合性上皮和间叶组织肿瘤中。但目前的免疫组织化学和分子生物学研究都支持将癌肉瘤归于上皮性肿瘤类型,认为其可能与癌化生有关,而且癌肉瘤在治疗及预后上和子宫内膜未分化癌相似,因此 NCCN 指南也将其按子宫内膜癌的特殊病理类型进行诊治。

子宫内膜癌的病理诊断中应有组织分化程度的内容,见表 8—6;其中浆液性腺癌、透明细胞癌和癌肉瘤都属于 G_3。

表 8—6　子宫内膜癌的组织学分级

分级	分化程度	病理描述
G_x	无法评估	
G_1	高分化	非鳞状或非桑葚实体状生长形态≤5%
G_2	中分化	非鳞状或非桑葚实体状生长形态 6%～50%
G_3	低分化或未分化	非鳞状或非桑葚实体状生长形态＞50%

子宫内膜癌的临床分型十分重要,Ⅰ型子宫内膜癌与高雌激素水平有关,雌、孕激素受体表达常为阳性,年龄多在绝经前后,病理多为 $G_{1\sim2}$ 内膜样腺癌、黏液性腺癌,占子宫内膜癌的

70%～80%，预后较好；Ⅱ型常与雌激素无关，雌、孕激素受体表达为阴性，患者多为绝经后，平均年龄较Ⅰ型年长6～10岁，病理多为浆液性腺癌、透明细胞癌、癌肉瘤、G_3 内膜样腺癌，占子宫内膜癌的20%～30%，预后较差。

根据大体形态，子宫内膜癌可分为弥漫型和局限型。前者子宫内膜大部或全部为癌组织侵犯，癌灶常呈息肉状或蕈状生长，从内膜表层长出并突向宫腔内，充满宫腔甚至脱出宫口外并扩展至宫颈管，或仅表现为子宫内膜弥漫性增厚而无明显的肿瘤结节，弥漫型肿瘤侵犯肌层常较晚。局限型癌灶局限于宫腔却易侵及肌层，多见于宫底部或宫角部，呈带蒂肿物或小菜花状，表面有溃疡，易出血。

三、治疗

子宫内膜癌治疗以手术为主，在准确手术分期的前提下辅以放疗、内分泌治疗及化疗。基本治疗原则是：

Ⅰ期：首选手术，术后除ⅠA期且无复发危险因素者可观察外，其余患者皆可考虑行辅助放疗，恶性度高者可考虑联合化疗；无法手术者可行单纯放疗；对于部分经选择的有生育要求的患者可行内分泌治疗。

Ⅱ期：首选手术，术后都应行辅助放疗，必要时化疗；部分患者可先行新辅助放疗；无法手术者可行单纯放疗。

Ⅲ～Ⅳ期：应争取行减瘤术，术后以化疗为主，辅以放疗；不可手术者行姑息性化放疗或内分泌治疗。

以上原则多建立在最常见的子宫内膜样腺癌的基础上，对其他少见病理类型并不一定适用，它们往往争议较多而且缺乏明确的证据。

（一）手术

1.Ⅰ期　手术是全子宫＋双侧附件切除术＋腹盆腔冲洗液细胞学检查，是否进行盆腔及腹主动脉旁淋巴结清扫尚有争议。有研究评估了45岁以下的Ⅰ期、低危患者保留卵巢的安全性，结果显示保留卵巢并未增加患者死亡率，认为对低危早期年轻患者保留卵巢是可行的，其指征应包括：年龄＜40岁，无其他生育问题；ⅠA期 G_1；腹盆腔冲洗液细胞学阴性；术前和术中评估无淋巴结转移；雌、孕激素受体均阳性；组织类型是子宫内膜样腺癌；患者有生育的迫切要求，并有较好的随访条件。

2.Ⅱ期　由于病变已累及宫颈，应按宫颈癌手术原则采用经腹广泛性全子宫切除＋双附件切除＋盆腔及腹主动脉旁淋巴结清扫术＋腹盆腔冲洗液细胞学检查。

3.Ⅲ～Ⅳ期　癌灶已发生局部（膀胱、直肠黏膜、阴道）侵犯和/或远处转移（淋巴结、腹腔或腹腔外脏器），对于可手术者，手术的目的是进行肿瘤细胞减灭，为进一步行化疗或放疗创造条件。

有时患者因其他原因行子宫切除术，但术后却诊断为子宫内膜癌。对这类患者，如为 G_3、肌层浸润≥50%、淋巴脉管间隙受侵或影像学淋巴结阳性，必须再次行完整的分期手术，或用盆腔外照射来代替，否则可观察。

盆腔淋巴结的处理的3种方法：①系统性淋巴结清扫术：包括双侧髂总、髂内、髂外、闭孔等淋巴结；②选择性淋巴结切除术：即无论是否发现可疑淋巴结，于盆腔每个区域均切除几个淋巴结；③淋巴结取样活检：只切除可触及的可疑阳性淋巴结。有研究显示有10%～35%盆腔淋巴结阴性的患者可发生单独的腹主动脉旁淋巴结转移，而且所有腹主动脉旁淋巴结转移中有71%位于肠系膜下动脉上方，系统的淋巴结清扫术比单独淋巴结切除术带来了更好的预后，因此临床上一般都同时行盆腔和腹主动脉旁淋巴结清扫术。

对于G_3、肌层浸润≥50%者，其淋巴结转移的风险明显增加，因此都需行盆腔及腹主动脉旁淋巴结清扫术，但对于肌层浸润<50%即ⅠA期且$G_{1\sim2}$患者是否需行淋巴结清扫术尚有争议。有研究显示淋巴结清扫术对上述患者的生存没有显著提高，但这些研究可能存在一些缺陷，如患者的选择偏倚、淋巴结清扫的范围以及后续治疗不够规范等。而且术者一般都是通过术前诊刮、活检、影像学及术中肉眼判断来确定肿瘤的组织学分级和肌层受侵的程度，其可靠性值得商榷。有研究显示在对子宫切除术后的标本进行病理检查时，有15%～20%患者的肿瘤分级会高于其术前结果，对于$G_{1\sim3}$级肿瘤而言，通过影像学和肉眼观察来评估肿瘤侵犯深度的准确性分别为87.3%，64.9%和30.8%。考虑到淋巴结清扫术有完善手术病理分期和指导后续治疗方案的重要作用，在没有更好证据的情况下，仍然推荐NCCN 2012版指南，只要患者能耐受就应施行盆腔加腹主动脉旁淋巴结清扫术，而且明确提出腹主动脉旁淋巴结清扫术的上界要达到肾血管水平。但欧洲肿瘤内科学会(European Society for Medical Oncology，ESMO)仍不推荐ⅠA期、$G_{1\sim2}$者行淋巴结清扫术。

子宫内膜癌的淋巴引流较为复杂，而且不同于外阴、阴道或宫颈癌，其肿块明显可见，临床上往往难以直接在子宫内膜癌的病灶周围注射示踪剂，因此用前哨淋巴结活检来代替常规淋巴结清扫术的合理性和安全性尚有待更多的研究来证实。

腹腔镜手术除了在早期拟行放疗的患者中可用于了解腹盆腔淋巴结状态以明确分期外，有报道其治疗Ⅰ～Ⅱ期子宫内膜癌也可以达到与开腹手术相同的效果，两者之间在提高生存率及降低复发率方面无显著差异，但腹腔镜手术在术中出血量、手术并发症和术后恢复和住院时间等方面更具有优势。肥胖患者由于手术视野暴露较差等因素常会导致腹腔镜手术转为开腹手术，但因为这类患者常有糖尿病、心血管疾病等合并症，故仍有可能从腹腔镜手术中获益。

(二)放疗

以往认为子宫内膜癌放疗效果差，但随着放疗技术的进步，其疗效已与手术相近。Ⅰ期患者单纯放疗的5年生存率超过70%，Ⅱ期也超过50%。只是子宫内膜癌手术并不困难，腔内放疗开展又不普及，且术前放疗影响病理诊断、分期及预后的判断，故放疗一般不作为首选治疗。

1.单纯放疗　对于Ⅰ～Ⅱ期子宫内膜癌，放疗与手术效果相似，但副作用大于手术，仅用于盆腔肿瘤难以切除或身体状况不允许手术的患者。单纯放疗包括腔内放疗及体外照射两部分。对于子宫不大、宫腔不深、非特殊病理类型、分化好及无肌层受累的Ⅰ期病例，可考虑单纯腔内治疗。

腔内放疗采用2个剂量参照点评估腔内放疗剂量的合理性，即A点与F点。A点即宫颈癌腔内放疗传统的剂量参照点，位于宫旁三角区内，相当于子宫口水平上方2cm，子宫中轴旁开2cm；F点位于放射源顶端，子宫中轴旁开2cm。A点与F点位于同一轴线上。腔内放疗剂量，ⅠA期：F点总剂量50Gy±10%，A点总剂量45Gy±10%；ⅠB期以上：A点、F点均为50Gy±10%。腔内治疗可每周1次，A点每次剂量6～7Gy，总次数6～8次。当阴道有肿瘤时，可增加阴道量1～2次，每次源旁1cm剂量6～10Gy。

体外照射:①盆腔照射野,上界相当第4～5腰椎水平,下界为耻骨联合上缘下4～5cm,外界包括过股骨头大部。野面积为(15～18)cm×(13～15)cm。前后二野对穿照射。若采用盆腔前后四野照射方法,可于上述全盆野中央用铅块防护3cm×(13～15)cm。在与腔内放疗配合治疗时,可先采用全盆照射,宫旁组织量20Gy,后改为盆腔前后四野垂直照射,追加组织量20～30Gy。若不用全盆照射,盆腔四野垂直照射可给子宫旁剂量40～50Gy。在用全盆照射时,应依具体情况相应减少腔内剂量。②延伸野照射,对于腹主动脉旁淋巴结转移或可疑转移病例,可在盆腔野基础上沿主动脉走向设野,野上界至第10胸椎下缘,野宽8～10cm,与盆腔野形成凸形。每日照射组织量100～150Gy。腹主动脉旁淋巴结区组织量30～40Gy,注意保护肾脏。

传统外照射引起消化道和泌尿系统的急慢性并发症发生率较高,适形调强放疗可减少邻近敏感脏器(小肠、直肠、膀胱等)的受量。

2.术后辅助放疗　GOG(Gynecologic Oncology Group)将子宫内膜癌术后复发的危险度分为3类:①低危组:肿瘤限于子宫,侵犯肌层<50%,高、中分化(ⅠA期$G_{1\sim2}$);②中危组:子宫肌层浸润≥50%、G_3或宫颈受侵(ⅠB期、G_3、Ⅱ期);③高危组:子宫外或淋巴结转移。低危者术后不需放疗,复发后再用放疗仍可得到缓解,而高危者则需加辅助放疗。争议最多的是中危者,一般认为:病变超出子宫、有可疑或肉眼可见的宫颈病变、特殊病理类型、分化差、淋巴脉管间隙受侵或肌层浸润≥50%者均应考虑放疗。

术后放疗的主要目的是减少盆腔及阴道复发。通常为全盆照射,剂量40～50Gy/4～6周。对有腹主动脉旁淋巴结转移或可疑转移者加腹主动脉旁区域照射。

对于早期子宫内膜癌患者而言,既往一般都选择单独盆腔放疗或联合阴道腔内放疗。由于Ⅰ期子宫内膜癌治疗失败的原因多为阴道局部复发,因此有研究评价了盆腔放疗和阴道腔内放疗的疗效差异,结果两组的阴道和盆腔控制率都非常好,总生存率也无明显差异。但上述研究将:ⅠB期G_3患者排除出组,这些患者单纯行阴道腔内放疗可能不够,应联合盆腔外照射,对于有宫外病灶者也是如此。

3.同步放化疗　即便是早期子宫内膜癌,也有部分患者在辅助放疗后会出现远处转移,因此许多研究探讨联合化疗的作用。结果表明,同步顺铂化疗可提高$G_{2\sim3}$、肌层浸润≥50%及有宫颈间质受侵患者的疗效。

(三)内分泌治疗

内分泌治疗主要用于:①晚期、复发转移或因严重合并症等不适宜接受手术及放疗患者的姑息治疗;②对年轻、病理取材满意、无肌层侵犯、G_1的ⅠA期子宫内膜癌患者,如其有强烈的生育要求,可用内分泌治疗保留患者的生育能力和卵巢功能(需告知患者激素治疗替代手术的风险),在用药期间应每3～6个月复查评估子宫内膜病灶的病理变化,一旦证实肿瘤消退应让患者尽快完成生育。

目前没有证据显示接受根治术的患者术后常规使用孕激素辅助治疗可获益。

内分泌治疗的常用药物有孕激素、三苯氧胺和芳香化酶抑制剂等。

1.孕激素　为首选药物,醋酸甲地孕酮(160mg/d,口服)或醋酸甲羟孕酮(200～500mg/d,口服)均可应用,分化好、雌激素受体和孕激素受体(progestin receptor,PR)阳性的子宫内膜癌患者反应率高。PR阳性时,孕激素治疗有效率为60%～72%;PR阴性时,有效率仅为12%～19%,但没有证据显示醋酸甲地孕酮或醋酸甲羟孕酮哪个更好。孕激素的副作用主要有肥胖、肝肾功能损害和血栓形成，国内报道的血栓事件较少见。

2.他莫昔芬　因肥胖、高血压病、糖尿病、有血栓风险等不宜行孕激素治疗的患者可以使用他莫昔芬(20～40mg/d，口服)。对孕激素无效的患者，换用三苯氧胺有10%～20%的反应率；三苯氧胺也可与孕激素联合使用，但可能会增加血栓事件的发生率。

3.芳香化酶抑制剂　对高分化、激素受体阳性的子宫内膜癌有一定效果，对于其他治疗失败的患者，不失为一种治疗选择。有报道阿那曲唑治疗23例复发性子宫内膜癌，部分缓解2例，病情稳定2例。

4.其他　曲普瑞林对于晚期子宫内膜癌也是一种安全的治疗药物，还有研究提示达那唑以及氟维司群对晚期复发内膜癌有微弱疗效。

内分泌治疗的时间与治疗目标相关。作为辅助治疗，孕激素用药自6个月至3年都有报道，通常认为应至少持续12个月。作为姑息治疗，可连续使用直至病情进展或出现不能耐受的毒副反应。

(四)化疗及新靶点药物治疗

既往认为化疗在子宫内膜癌治疗中的价值不高，但近年来的多项研究部分改变了这种看法。在GOG122试验中，Ⅲ期及存在腹腔内可切除病灶的Ⅳ期患者在减瘤术后随机接受全腹放疗或7个周期的阿霉素＋顺铂方案化疗，虽然化疗组的严重毒性反应(如周围神经病变)发生率高于放疗组，但其无进展生存率和总生存率皆高于放疗组。相比于阿霉素＋顺铂方案，添加紫杉醇的三药方案用于术后治疗并未能带来更高的生存率，反而加重了严重毒副反应(血液学毒性和周围神经病变)的发生率。

无法手术的Ⅳ期子宫内膜癌患者，化疗是主要的治疗手段，顺铂和阿霉素仍是最常用的药物，单药的有效率分别为22%和37%，联合化疗的有效率明显提高。一项研究比较了顺铂＋阿霉素＋紫杉醇方案与顺铂＋阿霉素方案的治疗效果，结果两者的总生存期分别为15个月和12个月，但三药联合方案的血液学毒性反应也更严重，基本都需接受重组入粒细胞刺激因子支持治疗。卡铂联合紫杉醇的有效率为40%～62%。其他可供选择的单药有环磷酰胺(有效率约14%)、依托泊苷(有效率约14%)、多西他赛(有效率17%～37%)、依泊替康(有效率约9%)及脂质体阿霉素(有效率约10%)。

在子宫内膜癌术后的辅助化疗方面，Aoki等报道，Ⅰ～Ⅱ期患者依据其有无高危因素(肌层浸润≥50%、淋巴脉管间隙受侵、G_3、宫颈受累)分为高危和低危组，高危组术后给予环磷酰胺＋阿霉素＋顺铂方案的辅助化疗，结果其5年无瘤生存率和总生存率都明显高于单纯手术组。Maggi等的研究中，345名有高危因素的Ⅰ～Ⅱ期患者随机接受5个周期的顺铂＋阿霉素＋环磷酰胺化疗或盆腔外照射，无进展生存率和总生存率相近。日本一项研究比较了ⅠC～ⅢC期患者术后接受全盆腔放疗或3个周期以上的环磷酰胺＋阿霉素＋顺铂方案化疗的效果，结果总生存率、复发率和无进展生存率无差异，而且在亚组分析中，70岁以上、肌层浸润≥50%、G_3、腹水细胞学阳性者更能从化疗中获益。但化疗能否取代放疗而单独用于患者的术后辅助治疗尚需进一步研究。

常用化疗方案如下：

1.阿霉素＋顺铂　阿霉素，60mg/m^2，静滴，d1；顺铂，60mg/m^2，静滴，d1。每3周重复。

2.阿霉素＋紫杉醇　阿霉素，50mg/m^2，静滴，d1；紫杉醇，150mg/m^2，持续静滴24h，d1。每3周重复，最多7个周期。

3. 环磷酰胺＋阿霉素＋顺铂(术后辅助) 环磷酰胺，600mg/m^2，静注，d1；阿霉素，45mg/m^2，静滴，d1；顺铂，50mg/m^2，静滴，d1。每4周重复，共5个周期。

4. 顺铂 顺铂，50mg/m^2，静滴，d1、28，同步放射治疗。

5. 异环磷酰胺＋紫杉醇(用于癌肉瘤) 紫杉醇，135mg/m^2，静滴3h，d1；异环磷酰胺(需美司钠解救)，1.6g/m^2，静注，d1～3。每3周重复，共8个周期。

6. 紫杉醇＋卡铂 紫杉醇，175mg/m^2，静滴3h，d1；卡铂，AUC 5～7，d1。每4周重复，共6个周期。

7. 紫杉醇＋顺铂＋阿霉素 紫杉醇，160mg/m^2，静滴3h，d2；顺铂，50mg/m^2，静滴1h，d1；阿霉素，45mg/m^2，静滴，d1。每3周重复，最多7个周期。

一项Ⅱ期研究显示贝伐珠单抗治疗晚期子宫内膜癌的有效率为13.5%，OS为10.5个月，NCCN推荐其用于化疗失败的患者，具体用法同宫颈癌。

(五)雌激素替代治疗

子宫内膜癌手术后，绝大多数患者将会失去卵巢功能，如果患者能够长期生存，激素替代治疗(hormone replacement therapy，HRT)可缓解由于雌激素水平低下引起的相关症状。但子宫内膜癌大多是雌激素依赖性肿瘤，HRT是否会增加患者复发的风险值得考虑。目前的观点是：对于低危的Ⅰ～Ⅱ期且没有雌激素使用禁忌证的子宫内膜癌患者，可给予HRT以提高其生活质量；对于晚期的子宫内膜癌患者，如病情控制尚理想而患者又有严重的绝经期症状，与其充分沟通后也可考虑HRT。

HRT的开始时间也尚无定论，如果患者术后接受了辅助放化疗，NCCN指南建议在治疗结束6～12个月后再开始如果患者术后使用高剂量的孕激素，它们也会有雌激素样效果，HRT多在此后考虑。HRT多推荐天然雌激素如戊酸雌二醇片、尼尔雌醇片及己烯雌酚片等。对症状严重但患者拒绝雌激素应用的，可以采用雌二醇乳剂来缓解阴道局部症状。HRT没有明确的用药时间限制，应根据患者的症状控制程度和药物可能带来的不良反应来决定。绝经后老年妇女在HRT期间尚可使用雷洛昔芬来预防骨质疏松。

(六)复发转移的治疗

子宫内膜癌的复发大多表现为盆腔或阴道的局部复发，治疗方案取决于复发的部位、范围和既往的治疗。对于手术及阴道腔内放疗后的复发，当病灶局限于阴道或区域淋巴结时，选用针对肿瘤的放疗±阴道腔内放疗±化疗。阴道复发患者治疗效果较好，5年生存率可达50%～70%。当复发超出盆腔，而病灶较小时可采用化疗±针对肿瘤病灶的放疗。单纯外照射治疗后的局部复发者可采用手术切除±术中放疗或内分泌治疗或化疗，若手术能够完全切除可见肿瘤，则5年生存率为20%左右。

对于远处孤立的转移灶，有条件者施行手术切除或放疗；对无法手术切除和播散性复发的患者，如果是G_1或无症状，可采用内分泌治疗，内分泌治疗后疾病出现进展时再采用化疗；如果肿瘤分化较差或巨块型病灶有明显症状，则可选择化疗酌情加用放疗。晚期复发患者的治疗多为姑息性，在选择方案时需考虑患者的耐受能力和生活质量，并加强支持治疗。

(七)特殊病理类型的治疗

子宫内膜癌的特殊病理类型主要包括浆液性腺癌、透明细胞癌及癌肉瘤，这些类型的肿瘤恶性程度更高，进展亦更迅速，子宫病灶还局限于内膜时就常已出现子宫外侵犯或转移，治疗策略要比普通的子宫内膜样腺癌更为积极。因其生物学行为与卵巢癌相似，所以初次手术应按照卵巢癌的手术规范进行。术后Ⅰ期无肌层侵犯者可观察，其他期别均需要接受以化疗为主的辅助治疗，酌情联合阴道腔内放疗、盆腔放疗甚至全腹放疗。特殊病理类型的子宫内膜癌不适合内分泌治疗。

特殊病理类型子宫内膜癌在化疗方案的选择上基本同子宫内膜样腺癌。浆液性腺癌易出现腹腔广泛播散，术前给予紫杉醇＋卡铂化疗3～4个周期，约80％的患者可行满意的减瘤术，中位总生存时间约为23个月。癌肉瘤一般选择含有异环磷酰胺的方案，异环磷酰胺＋紫杉醇方案比异环磷酰胺＋顺铂方案有更低的毒性，疗效相似，在NCCN指南中被作为Ⅰ类推荐。一项Ⅱ期临床研究报道，紫杉醇＋卡铂方案对癌肉瘤可达到54％的有效率。

四、预后及随访

（一）预后

子宫内膜癌的预后与肿瘤组织学分级、分期、病理类型、肌层浸润程度、有无淋巴结转移及年龄有关。子宫内膜癌ⅠA期和ⅠB期的5年生存率可达到89.6％和77.6％，而Ⅲ期5年生存率仅为50％左右，Ⅳ期更低；随着组织学分级和肌层浸润深度增加，发生淋巴结转移的风险也变大，生存率下降；特殊病理类型肿瘤如浆液性腺癌和透明细胞癌的预后明显差于子宫内膜样腺癌，5年生存率分别为53％、62％和83％；60～70岁以上者的5年生存率亦低于60岁以下者。

（二）随访

子宫内膜癌的复发大多发生于初次治疗后的3年内，因此前3年的随访最为重要：前2年每3～6个月1次，接下来每6个月或1年1次，更密切的随访并不能带来更多的好处或降低患者的死亡风险，反而会增加患者的经济和心理负担。随访项目应包括详细的问诊、体格检查和胸片，必要时进行CT或MRI等影像学检查，CA125作为可选项目，阴道脱落细胞学检查似乎并不能早期发现无症状的肿瘤复发。58％的患者在复发时都有症状，如阴道流血、血尿、便血、疼痛、食欲下降、体重减轻、水肿、咳嗽或气促等，应嘱患者在有相关症状时及时就诊。

子宫内膜癌患者往往有高血压病和糖尿病等合并症，在随访的过程中应予关注。30～35岁以上的Lynch综合征患者在没有接受全子宫及双侧附件切除术之前，应每年行子宫内膜活检。

（王丽萍）

第三节　滋养细胞肿瘤

滋养细胞肿瘤分为妊娠滋养细胞肿瘤（gestational trophoblastic neoplasia，GTN）和特殊类型的滋养细胞肿瘤。

GTN源于胎盘滋养细胞，包括葡萄胎（又称“水泡状胎块”）、侵蚀性葡萄胎和绒毛膜癌（简称“绒癌”），均与妊娠有直接关系。葡萄胎可分为完全性和部分性，多为良性疾病，但部分有潜在恶性行为，吸宫术后葡萄胎子宫局部浸润率可达15％，远处转移率达4％。

GTN是为数不多的可被化疗治愈的肿瘤之一，仅15％左右会治疗失败，本节所述诊治原则若非特别说明，均只适用于它们。

一、临床表现和分期

葡萄胎患者多在妊娠 6～16 周时出现阴道流血，妊娠反应通常出现时间早且较重，部分患者还会出现甲状腺功能亢进的症状。约半数的妊娠子宫大于停经周数，合并有卵巢黄素化囊肿的占 15%～25%。侵袭性葡萄胎和绒癌的常见表现是葡萄胎患者在吸宫术后或在足月产、流产后仍有阴道不规则流血，血或尿的人绒毛膜促性腺激素（human chorionic gonadotrophin，HCG）异常升高，并可能有子宫外转移。

GTN 以化疗为主，故分期采用国际妇产科联盟（International Federation of Gynecology and Obstetrics，FIGO）的临床分期，葡萄胎不列入分期系统。然而，该临床分期未能将预后相关的因素包括在内，对治疗及预后判断的准确性都有一定影响，一些临床期别较早的患者可能已有多个高危因素，而部分较晚期的患者却可能仍属于低危组，因此 FIGO 又将 WHO 的预后评分系统纳入分期。解剖学分期和预后评分的有机结合更有助于选择合适的化疗方案、减少化疗耐药的发生率并更好地反映预后，具体见表 8－7 和表 8－8。

表 8－7　妊娠滋养细胞肿瘤 FIGO 临床解剖分期

FIGO 分期	肿瘤侵犯范围
Ⅰ	肿瘤局限于子宫
Ⅱ	肿瘤累及其他生殖部位：转移或直接扩散至阴道、卵巢、阔韧带和输卵管
Ⅲ	肿瘤转移到肺
Ⅳ	肿瘤向其他部位转移

表 8－8　妊娠滋养细胞肿瘤 WHO 预后评分系统

预后因素	预后评分			
	0	1	2	4
年龄（岁）	＜40	≥40		
妊娠史	葡萄胎	流产	足月妊娠	
距妊娠时间（月）	＜4	4～7	7～12	＞12
治疗前血清 HCG（mU/ml）	$<10^3$	$10^3 \sim 10^4$	$10^4 \sim 10^5$	$\geq 10^5$
肿瘤的最大体积，包括子宫	＜3cm	3～5cm	≥5cm	
转移部位	肺	脾、肾	胃肠道	肝、脑
转移灶数目		1～4	5～8	＞8
既往化疗失败史			单药	2 种或以上药物

预后因素的评分分值包括 0、1、2、4 分，各项相加后总分＜7 分的患者为低危组，而总分在 7 分或以上及Ⅳ期的患者皆为高危组。

二、诊断和鉴别诊断

GTN 的诊断除常规体格检查外，应行妇检了解阴道有无病变。但由于侵袭性葡萄胎及绒癌的病灶易破溃引起急性出血，检查需谨慎进行。化验室检查包括外周血细胞计数、肝肾功能、凝血功能指标及血型，有症状者可行甲状腺功能检测，但最重要的还是 HCG 和人胎盘泌乳素（human placental lactogen，HPL）。超声也是基本的检查，其他影像学检查则可酌情选择。

（一）HCG

对于大多数 GTN 而言，由胎盘中的合体滋养细胞分泌的 HCG 是一种敏感性和特异性都很高的肿瘤标志物，可准确反映肿瘤的负荷，是疾病诊断的重要依据，并可作为疗效判断和随访指标。由于检测方法、实验室条件和操作者水平的差异，国内 HCG 参考值在 10～120mU/ml 不等。HCG 由 α 亚单位和 β 亚单位组成，但前者为垂体前叶激素所共有，后者则相对为肿瘤所特有，因此检测 β－HCG 的价值更大。除 α 和 β 亚单位外，HCG 还有其他形式，如高糖基化 HCG 等，后者由侵袭性的细胞滋养细胞产生，在鉴别葡萄胎和恶性 GTN 方面有一定价值。

正常妊娠在孕 10～12 周时 HCG 达高峰，而葡萄胎患者的 HCG 值则明显高于正常妊娠的 HGG 值，且在停经 12 周后继续上升。完全性葡萄胎患者 HCG 水平通常高于 1000000mU/ml，部分性葡萄胎患者一般低于 1000000mU/ml。

葡萄胎吸宫术后 2 个月内，HCG 多会降至正常，如出现下述情况应考虑葡萄胎后恶性 GTN：①HCG 连续 4 次（d1、7、14、21）维持在平台水平，差异不超过 10%，时间超过 3 周；②连续 3 次（d1、7、14）升高超过 10%，并维持 2 周以上；③吸宫术 6 个月后仍持续升高；④经病理组织学证实；⑤临床上发现转移灶。如在非葡萄胎妊娠，如足月产、流产或异位妊娠 4 周后，HCG 仍维持在高水平或降至正常后又再次升高，除非证实为其他疾病，否则多提示绒癌可能。

（二）HPL

GTN 患者的 HPL 常明显升高。

（三）超声

在 GTN 的影像学检查中，超声为首选方法。超声结合 HCG 检查，可全面用于 GTN 的早期诊断、疗效评价和随访。超声可容易地观察到子宫增大、宫腔内充满闪亮密集光点及大小不等的雪片状或蜂窝状杂乱回声等葡萄胎典型声像特征。此背景下再有血流存在，葡萄胎组织超出宫腔范围向肌层浸润，则提示恶性妊娠滋养细胞疾病（gestational trophoblastic disease，GTD）。彩色多普勒超声下的血液及血管改变与下述的数字减影血管造影（digital subtraction angiography，DSA）所见几近相同。超声还能方便地鉴别完全性葡萄胎与部分性葡萄胎，前者宫腔内无胎儿及羊膜等附属物，后者宫腔内尚可见胎儿组织或残留的绒毛膜囊。

（四）DSA

在 GTN，DSA 常表现出特殊的血管征象，如子宫动脉扩张、扭曲，子宫肌壁血管丰富，卵巢静脉扩张，病灶部位出现多血管区，甚至可见因造影剂大量溢出血管外而呈现的“肿瘤湖”征象。有时尚可观察到子宫肌层动静脉瘘、造影剂滞留造成的头发团样充盈（即所谓肿瘤着色）。由于 DSA 为有创操作，且普及和简便程度不如超声，目前多用于伴有大出血的 GTN 的栓塞治疗。

在 GTN 中，绒癌最容易发生血行转移，约 80%发生在肺，30%发生在阴道，其他部位如肝、脑、肾、胃肠道及脾转移的发生率约为 10%。胸部 X 线片阴性的患者如行 CT 检查，约 40%能发现肺部转移灶，但如果肺部转移与否并不影响治疗方案的制订，CT 检查并非必要；无神经系统症状的侵袭性葡萄胎患者在没有肺和阴道转移的情况下发生脑转移较罕见，此时可不进行颅脑的影像学检查，但绒癌患者例外。PET－CT 在了解其他脏器有无转移方面有一定价值,但不作为常规检查。

相比于其他恶性肿瘤,GTN 对病理诊断的要求较低,是一种可以在没有组织病理学证据的情况下做出临床诊断的肿瘤。其理由是:①HCG 诊断 GTN 的准确性很高;②侵袭性葡萄胎和绒癌均以化疗为主,很少能取得大体标本进行病理检查,而且正常妊娠的滋养细胞有时也有一定的侵袭性,形态学上较难对 GTN 进行准确判断;③GTN 病灶常并发出血和坏死,诊刮获取的标本有时不能准确进行定性诊断,而且刮宫无法获取深肌层组织,不能据此断定有无肌层或血管受侵。因此没必要为了病理诊断而反复刮宫,以免引起子宫病灶的损伤大出血及肿瘤血行播散。对转移灶进行穿刺同样要面临出血的风险。

三、治疗

葡萄胎一般行吸宫术即可,仅高危者要行预防性化疗。侵袭性葡萄胎和绒癌对全身化疗十分敏感,低危组单药化疗,高危组需多药联合化疗和/或放射治疗。PSTT 及 ETT 则首选手术治疗。由于 GTN 多发生于育龄期妇女,低危无转移病例有生育要求者应尽可能予以满足。

有极少数绒癌发生于未孕女性或男性,且常和卵巢或睾丸肿瘤(如无性细胞瘤、畸胎瘤、内胚窦瘤、精原细胞瘤等)并存,称为非妊娠性绒癌,可能与胚胎时期的原始生殖细胞异常分化有关,其疗效不如妊娠性绒癌。

(一)手术

由于侵袭性葡萄胎和绒癌可通过化疗治愈,除用于诊断和/或治疗的吸宫术不可或缺外,其他手术仅用于处理大出血等并发症、消除耐药病灶、减少肿瘤负荷和缩短化疗疗程,或是应患者要求施行。

1. 吸宫术　诊断为葡萄胎后即应进行吸宫术,注意不能在术前使用催产素引产,以免因子宫收缩将肿瘤组织挤入血窦引起肺栓塞。对于子宫大于妊娠 12 周者,如一次手术难以彻底清除葡萄胎组织,可在 1 周后再次手术。因为有引起子宫穿孔的风险,除非吸宫术后持续出血或有葡萄胎组织残留,否则不建议行刮宫术。卵巢黄素化囊肿在吸宫术后数月内能自然消退,但如出现破裂出血或蒂扭转导致坏死则需手术处理。

2. 子宫切除术和子宫病灶剔出术　子宫切除术能消除葡萄胎侵入子宫肌层局部的危险,减少葡萄胎恶变的概率,还可缩短 HCG 降至正常的时间,减少化疗的疗程。但是,手术不能避免葡萄胎后恶性 GTN,最终仍有 3%～5%的患者发生侵袭性葡萄胎或绒癌的转移。目前倾向性的意见是:子宫切除术对低危 GTN 帮助不大,手术仅适用于子宫有大病灶、耐药病灶或病灶穿孔出血者。如果患者病灶局限于子宫且无生育要求,切除子宫(育龄期妇女应保留卵巢)有助于消除患者及其家属的思想顾虑,也可作为一个治疗选择。对于有生育要求的年轻妇女,如果 HCG 水平不高、病灶为单个且子宫外转移灶已控制,可考虑行子宫病灶剔出术。手术在第一周期化疗期间即可进行,HCG 正常后仍需继续巩固化疗 1 个周期。

GTN 耐药除表现为可见病灶未缩小、增大或出现新病灶外,也可以是 HCG 上升或经过 2 个疗程化疗后 HCG 下降未达到一个对数。化疗同时进行局部病灶切除术可以提高治疗的成功率。由于 HCG 的高低直接反映了体内活性肿瘤细胞的多少,有学者认为化疗后 HCG 降至 10000mU/ml 以下时再进行手术才可获得理想的效果。

3. 转移灶切除术　主要用于脑、肺等转移:①对因肿瘤引起颅内高压甚至脑疝而危及生命者可行开颅减压或肿瘤切除术，以挽救患者，从而为术后化疗赢得时间。择期开颅手术仅用于化疗耐药孤立病灶的切除。②肺部多次化疗未能吸收的孤立的耐药病灶，全身情况良好者可考虑肺叶切除。为防止术中扩散，需于术前术后应用化疗。③其他部位的可切除转移灶。

4. 选择性动脉栓塞术　可以准确阻断出血部位的血供，对阴道结节破溃、肝转移引起的大出血是一种有效的应急措施。选择性动脉栓塞术联合化疗有可能提高疗效。

（二）放疗

对耐药的进展期患者，脑、肺、肝、阴道、骨、胃肠道、脾、肾等转移灶均可酌情放射治疗。GTN 发生子宫外转移后，放化疗结合仍有相当的治愈率，治疗后能生育者并不少见。

影像学上的单发脑转移灶或已存在多处微小转移，因此全脑放疗可能较手术更可靠。脑转移的患者接受联合放化疗，生存率为 50%～75%。脑转移的预后与发病时间有关，曾经治疗或治疗中出现脑转移的疗效较差。

对多次化疗未能吸收的孤立性肺病灶，也可以考虑放射治疗，直径＜2cm 的病灶效果更好，＞2cm 者效果较差。

肝转移的最大危险是肝出血，尤其是在首次化疗期间。为了减少肝转移灶出血的发生率和致死率，可在全身化疗同时联合全肝放射治疗。

阴道转移引起的出血症状能较好地被放射治疗控制。

一般情况下，侵蚀性葡萄胎转移灶的放射治疗剂量为 20～30Gy/10～15f，绒癌为 30～40Gy/15～20f。

（三）化疗

1. 葡萄胎

(1)有高危因素：HCG＞100000mIU/ml、子宫体积大于相应的停经周数 4 周以上及卵巢黄素化囊肿直径＞6cm 的高危患者，在吸宫术前 1～3d 或术后 1d 给予单药甲氨蝶呤或放线菌素 D 预防性化疗，可使葡萄胎后恶性 GTN 的发生率从 50%降至 14%。5－氟尿嘧啶同样有效。化疗疗程数应以 HCG 降至正常为止，但也有报道仅行单疗程化疗。

(2)无高危因素：原则上不需治疗，因为化疗并不能彻底预防恶变。但年龄＞40 岁、重复性葡萄胎、非整倍体葡萄胎以及术后不能定期接受 HCG 监测者可考虑预防性化疗。

2. 侵蚀性葡萄胎及绒癌

化疗对绝大多数恶性 GTN 患者都有非常好的效果，许多研究显示低危组患者治愈率接近 100%，而高危组患者治愈率也可达到 70%～90%。

(1)低危组：同样采用甲氨蝶呤或放线菌素 D 单药化疗。放线菌素 D 初始治疗的完全缓解率高于甲氨蝶呤，但相比于甲氨蝶呤，放线菌素 D 引起血小板减少、恶心、呕吐、脱发及黏膜炎的毒副反应更严重，如出现药液外渗还会导致局部软组织坏死，而且甲氨蝶呤治疗失败后换用放线菌素 D 仍可取得 75%的完全缓解率，其余患者经多药联合化疗或配合局部治疗基本都可治愈，因此放线菌素 D 一般用于甲氨蝶呤耐药后的二线治疗。有肝肾功能损害或浆膜腔积液而不适合大剂量甲氨蝶呤化疗的患者也可首选放线菌素 D 治疗。

除甲氨蝶呤和放线菌素 D 外，单药依托泊苷或 5－氟尿嘧啶化疗也是有效的方案，但由于依托泊苷在用量过大时有引起急性白血病的风险，因此一般不用于低危组患者。

化疗疗效与给药方案有关，常用的方案有甲氨蝶呤或放线菌素 D 持续 5d 给药或脉冲式给药两种方案，持续给药有效率可能更高。甲氨蝶呤5d方案的首次治疗失败率约为10%，严重的黏膜炎或血液学毒性发生率一般不超过4%。甲氨蝶呤单周脉冲式给药方案、联合甲酰四氢叶酸的8d给药方案以及高剂量甲氨蝶呤方案的首次治疗失败率分别约为20%、25%和30%；如综合评价有效性、花费及毒副反应，单周脉冲式给药较理想，但较易发生耐药，不适合治疗有转移的低危组患者或绒癌患者。放线菌素D 5d方案的首次治疗失败率约为8%，而双周脉冲式给药的治疗失败率约为15%，后者的有效率虽高于甲氨蝶呤脉冲式方案，但同样也不适用于有转移的低危组患者。

有报道显示甲氨蝶呤联合放线菌素D方案的有效率较单药好，但联合方案组的毒副反应发生率(62.5%)亦明显高于单药甲氨蝶呤组(19.1%)和放线菌素D组(28.6%)，一般不作为常规应用；HCG>100000mIU/ml的患者，甲氨蝶呤和放线菌素D单药方案均易发生耐药，因此初治时即可直接采取MAC(甲氨蝶呤+放线菌素D+环磷酰胺)的联合化疗方案以缩短治疗时间及预防耐药。

第一周期化疗结束后应每周复查HCG，连续3周HCG正常且体格检查及影像学证实肿瘤病灶消退时可认为完全缓解。HCG正常一般仅表示体内肿瘤细胞数<10^7个，为了彻底清除肿瘤，仍应至少再化疗1个周期。对于耐药的患者应更换其他单药方案，如仍无效则应选择多药联合方案。

(2)高危组：应给予多药联合化疗方案，既往使用的MAC方案及CHAMOCA方案(环磷酰胺+羟基脲+放线菌素D+甲氨蝶呤+长春新碱+阿霉素)的治愈率为60%～80%，但随后的研究证实依托泊苷可进一步提高有效率及生存期，因此目前首选的是由依托泊苷、甲氨蝶呤、放线菌素D、环磷酰胺和长春新碱组成的EMA/CO方案。该方案的毒副反应主要是3～4级中性粒细胞减少。如果严重的骨髓抑制、胃肠道黏膜炎或感染使得环磷酰胺和长春新碱给药时间延迟超过6d则需重新给予依托泊苷、甲氨蝶呤和放线菌素D。除EMA/CO方案外，5-氟尿嘧啶+放线菌素D方案也应用较多，但此方案治疗时间长，血液学及消化道毒副反应较重。

约30%的患者一线化疗失败或完全缓解后复发，二线化疗可选择EMA/EP方案，即用顺铂+依托泊苷取代环磷酰胺+长春新碱，此方案尤其适于EMA/CO方案治疗后肿瘤缩小且HCG维持于低水平者或EMA/CO方案化疗后完全缓解但HCG再次升高者。由于其3～4级中性粒细胞减少的发生率高，有研究建议在首次甲氨蝶呤给药后即进行粒细胞集落刺激因子支持治疗，但有时出现严重的血小板减少还是会影响治疗的顺利进行。氟脲苷+放线菌素D+依托泊苷+长春新碱方案的主要优势是严重的血小板减少发生率相对较低，作为二线方案其治愈率约为60%。在依托泊苷的基础上联合顺铂、博莱霉素、异环磷酰胺或紫杉醇也有一定的疗效。上述方案在毒性可耐受的前提下应尽量提高剂量密度，争取每2～3周化疗1次。取得完全缓解后仍应继续巩固化疗3个周期方可停止治疗。

有颅内转移者一般都常规行全颅放疗并同步化疗，有效率在80%以上；EMA/CO方案有较好效果。静脉大剂量甲氨蝶呤化疗联合甲氨蝶呤鞘内注射也可取得86%的有效率。甲氨蝶呤鞘内注射，每周2次，分别为15mg、15mg、10mg、10mg，共4次，总量为50mg。

肺转移患者常会因病灶坏死、出血、感染而引起呼吸衰竭甚至死亡，而过强的化疗可能会加重对肺的损伤。发生呼吸衰竭的危险因素包括：胸部X线片显示肺部模糊阴影面积>50%、中心性发绀、呼吸困难、贫血以及肺动脉高压。北京协和医院回顾性分析GTN肺转移合并呼吸衰竭的23例患者，除2例未经治疗死亡外，其余21例患者经过抗感染、呼吸支持和以氟尿嘧啶或甲氨蝶呤为主的多药联合化疗之后，最终7例临床完全缓解，2例临床部分缓解，4例放弃治疗，8例病情进展死亡，并提出对于此类患者在积极处理并发症的基础上，首程治疗宜采用相对温和的抗肿瘤药物的观点。

部分对治疗敏感的肺转移患者在化疗后HCG降至正常，但肺部转移灶缩小到一定程度后却不再变化，即便再进行巩固化疗也是如此，有时经数月甚至数年时间才会慢慢吸收，手术切除后病理显示其多数为肿瘤病灶坏死或局部纤维化，可能与影像学改变滞后于HCG变化有关。未手术患者随访结果亦显示肺部病灶持续存在并不增加肿瘤复发的风险。此类患者可以认为已治愈而不必给予过度治疗，但需密切随访肺部病灶和HCG的变化。

对于阴道转移者，Ghaemmaghami等认为无论分期及预后评分如何，病灶直径＞3cm者对单药化疗不敏感且出血风险较大，应采取多药联合化疗，发生急性大出血时可选择动脉栓塞术。

常用化疗方案如下：

①5－氟尿嘧啶：28～30mg/kg，静滴，d1～8。每3周重复。

②5－氟尿嘧啶＋放线菌素D：5－氟尿嘧啶，26mg/kg，静滴，d1～8；放线菌素D，12μg/kg，静注，d1～8。每3周重复。

③BEP(博莱霉素＋依托泊苷＋顺铂)：博莱霉素，15mg，肌注，d1、8、15；顺铂，20mg/m^2，静滴，d1～4；依托泊苷，100mg/m^2，静滴，d1～4。每3周重复。

④EMA/CO(依托泊苷＋甲氨蝶呤＋放线菌素D＋环磷酰胺＋长春新碱)：依托泊苷，100mg/m^2，静滴30min以上，d1～2；放线菌素D，0.5mg，静注，d1～2；甲氨蝶呤，100mg/m^2，静注，d1；甲氨蝶呤，200mg/m^2，静滴12h以上；甲酰四氢叶酸，15mg肌注q12h×4次(自静注甲氨蝶呤后24h起)；长春新碱，1mg/m^2(最多2mg)，静注，d8；环磷酰胺，600mg/m^2，静滴30min，d8。每15d重复。

⑤EMA/CO(依托泊苷十甲氨蝶呤十放线菌素D十环磷酰胺＋长春新碱)同步全颅放射治疗：依托泊苷，100mg/m^2，静滴30min以上，d1～2；放线菌素D，0.5mg，静注，d1～2；甲氨蝶呤，1g/m^2，静滴24h以上，d1；甲酰四氢叶酸，30mg肌注q12h×6次(自静滴甲氨蝶呤后32h起)；长春新碱，1mg/m^2(最多2mg)，静注，d8；环憐酰胺，600mg/m^2，静滴30min，d8。每15d重复。

⑥EMA/EP(依托泊苷＋甲氨蝶呤＋放线菌素D＋依托泊苷＋顺铂)：依托泊苷，100mg/m^2，静滴30min以上，d1～2；放线菌素D，0.5mg，静注，d1～2；甲氨蝶呤100mg/m^2，静注，d1；甲氨蝶呤，200mg/m^2，静滴12h以上；甲酰四氢叶酸，15mg肌注q12h×4次(自静注甲氨蝶呤后24h起)；顺铂，60mg/m^2，静滴，d8；依托泊苷，100mg/m^2，静滴30min以上，d8。每15d重复。

⑦FAEV(氟脲苷＋放线菌素D＋依托泊苷＋长春新碱)：长春新碱，2mg，静注，d1(其他化疗药之前3h)；依托泊苷，100mg/m^2，静滴1h，d1～5；放线菌素D，200μg/m^2，静滴1h，d1～5；氟脲苷，800～900mg/m^2，静滴8h，d1～5。每3周重复。

⑧MAC(甲氨蝶呤＋放线菌素D＋环磷酰胺)：甲氨蝶呤，0.4mg/kg(最高25mg)，肌注或静注，d1～5；放线菌素D，10～12μg/kg，静注，d1～5；环磷酰胺3mg/kg，静滴，d1～5。每2周重复。

⑨TP/TE(紫杉醇+顺铂/紫杉醇+依托泊苷):紫杉醇,135mg/m²,静滴3h以上,d1、15;顺铂,60mg/m²,静滴3h,d1;依托泊苷,150mg/m²,静滴1h,d15。每3周重复。

⑩放线菌素D:1.25mg/m²,静注。每2周1次。

放线菌素D:10～12μg/kg,静注,d1～5。每2周重复。

高剂量甲氨蝶呤+甲酰四氢叶酸:甲氨蝶呤,100mg/m²,静注,d1;或甲氨蝶呤,200mg/m²,静滴12h以上;甲酰四氢叶酸15mg肌注q12h×4次(自静注甲氨蝶呤后24h起)。每18d重复。

甲氨蝶呤:0.4mg/kg(最高25mg),肌注或静注,d1～5。每2周重复。

甲氨蝶呤:30～50mg/m²,肌注,每周1次。

甲氨蝶呤+甲酰四氢叶酸:甲氨蝶呤,1mg/kg,肌注,d1、3、5、7;甲酰四氢叶酸,0.1mg/kg,肌注,d2、4、6、8。每15～18d重复。

3.持续性低水平HCG升高　持续性低水平HCG升高是指患者血清HCG持续在正常值以上、250IU/L以下,体格检查及影像学检查未发现病灶,而化疗及手术不能使血清HCG水平降低的一种临床现象。如处置不当,有可能造成过度诊断和过度治疗。

持续性低水平HCG升高应首先排除检验方法导致的误差,即错觉(幻觉)HCG。因为患者血清中可能存在与试剂中抗体起反应的异嗜性抗体(由已知或未知的抗原物质刺激人体产生的一类具有足够滴度、可与多个物种的免疫球蛋白发生亲和力相对较弱结合的多重特异性抗体),导致检测假阳性。排除的方法是:①尿HCG检测阴性,因为异嗜性抗体分子量较大不能通过肾小管;②血清稀释试验,错觉HCG不会呈现线性关系变化;③使用异嗜性抗体阻滞剂,其内部特异的免疫球蛋白可用于中和免疫测定法中产生干扰的异嗜性抗体;④将标本送至多个实验室进行测定。

真正的(真性)低水平HCG升高有4种情况:①静息型滋养细胞疾病,可发生于葡萄胎清宫术后,或GTN治疗后,6个月内大多会自行消失,何有些可持续长达2年;②无法解释的HCG升高,多继发于妊娠或不规则阴道流血,前次妊娠可以为正常妊娠、流产或异位妊娠,但并无GTN病史;③临近绝经者由于负反馈抑制机制减弱也会导致LH升高及HCG阳性,雌、孕激素治疗后HCG即可下降;④垂体肿瘤引起HCG升高导致误诊者也偶见报道。

静息型GTD或无法解释的HCG升高,均有可能演变为GTN,需要给予密切随访:①每周或每两周1次检测各种类型的HCG,如HCG反复持续上升或高糖基化HCG比例>20%,有可能是活动性疾病;②超声或MRI等检查子宫及卵巢,至少每年1次。需要注意的是,HCG<215IU/L意味着存在微小的滋养细胞团块,但只有HCG>2000IU/L时,滋养细胞团块才可能被超声或MRI发现;③肺、纵隔及后腹膜等部位的检查排除子宫外转移灶;④垂体及脉络丛MRI检查排除原发性垂体肿瘤。

在确认为活动性GTD之前,不宜化疗或手术。大部分的静息型GTD可以通过细胞团块的自发性溶解而自愈,少数最终发展成活动性疾病,此时的治疗方法和预后均与一般GTN相同。

(四)特殊类型滋养细胞肿瘤的诊治

1.PSTT　PSTT发生率在GTD中不到1%,大多见于生育年龄,少数患者有完全性葡萄胎病史,距末次妊娠时间从6个月到22年,平均为18个月。个别发生于绝经后妇女。

临床表现与GTN相似,偶见肾小球损害表现,血HCG及HPL多阴性或轻度升高,确诊有赖于病理检查。PSTT 病程进展缓慢,大多数患者病灶局限于子宫,约 10%的患者治疗后出现复发或转移,10%～15%的患者诊断时已发生子宫外转移,最常见的转移部位为肺、盆腔和淋巴结,而肝、肾和中枢神经系统的转移相对较少见。

PSTT 化疗效果不佳,因此应首选手术治疗。Ⅰ期患者首选经腹全子宫切除术,由于有淋巴结转移倾向,故在全子宫切除的同时还应行盆腔淋巴结清扫术。年轻患者可酌情保留双侧附件。有生育要求者可采用锐性刮宫术或子宫病灶剔除,但事先应进行超声、MRI、DSA 等影像学检查,如病灶区血管扩张,则应避免刮宫术,以防难以控制的大出血。保守性治疗后若出现持续性子宫病灶和 HCG 水平异常,可考虑子宫切除术。

术后低危者不必给予任何辅助治疗,高危者应予术后辅助化疗。首选的化疗方案为 EMA/CO,EMA－EP 或紫杉醇/顺铂或紫杉醇/依托泊苷也可作为选择。

有子宫外转移的患者如有适应证,仍可考虑经腹子宫切除和子宫外转移灶手术联合化疗,不能手术者则应以化疗为基本治疗。

PSTT 的疗效与病期相关,Ⅰ期治愈率接近 100%,有转移者仅 30%左右可长期生存。距先前妊娠>2 年、年龄≥40 岁、血 HCG>10000U/L、肿瘤体积较大、肌层浸润深度>1/2、脉管受累、肿瘤坏死、存在大量胞质透明的瘤细胞、有肾病综合征、高血压病、红细胞增多症、脾肿大等并发症亦影响预后。

2. ETT　发病年龄、临床表现与 PSTT 相近但更为罕见,组织学上兼有滋养细胞肿瘤和癌的特征,但侵袭性似乎低于绒癌。ETT 有可能发生子宫原发病灶消失但子宫外部位转移(甚至是罕见的胃肠道转移),是原发病灶不明转移癌的重要原因。患者大多有妊娠史,确诊 ETT 与前次妊娠的时间间隔平均为 6.2 年(1～18 年)。

肿块边界清楚是 ETT 最重要的超声特征,少数病例可见肿块占据全肌层,因此要与子宫平滑肌瘤鉴别。ETT 的血 HCG 和 HPL 水平同样不高或仅轻度升高,最终诊断有赖于病理学检查。但 ETT 易发生在子宫下段或宫颈,并取代表面上皮,病理有时也不能与宫颈鳞状上皮内瘤变、宫颈鳞状细胞癌做出鉴别。由于 ETT 表达而宫颈鳞状细胞癌不表达抑制素－α 及 HCG,ETT 的 Ki－67 指数多在 10%左右而宫颈鳞状细胞癌一般在 75%左右,这些指标可帮助两者间的鉴别。

ETT 与 PSTT 细胞均比较单一,病理检查不易区别。但在临床上,ETT 表现为结节性、膨胀性生长,瘤细胞与周围肌层分界清楚,而 PSTT 表现为瘤细胞弥漫性生长,境界不清,血流信号相对较强。

ETT 对化疗不敏感,治疗主要为子宫全切术和/或肺部病灶切除。ETT 多表现为良性行为,约 25%的患者可发生转移,10%的患者最终死于肿瘤。由于本病罕见,还没有其预后相关因素的报道。

五、预后及随访

(一)预后

与 GTN 预后直接相关的因素有 FGIO 的临床期别和 WHO 的预后评分。而在 PSTT,距末次妊娠的时间是最有意义的预后指标,间隔超过 2 年者预后极差。侵袭性葡萄胎和绒癌治疗失败多是由肿瘤获得性耐药引起的,合理地选择化疗方案也是重要的预后因素。

（二）随访

葡萄胎虽为良性肿瘤，但仍有约15%的完全性葡萄胎及5%的部分性葡萄胎患者在治疗后会进展为侵袭性葡萄胎，因此密切随访仍有必要。在葡萄胎排出后需每1～2周测1次HCG，连续3次HCG值正常后改为每个月1次共半年，随后半年每3个月1次，1年后可每半年测1次，至少随访2年。

恶性GTN在治疗结束后的前3个月内应每2周检测1次HCG，此后每月1次直至1年。肿瘤完全缓解1年之后再复发的概率<3%，故可第2年每3个月1次，第3年起可半年测1次HCG，5年后可每年复查1次妇检及盆腔超声检查每3～6个月进行1次，没有症状无须行胸部X线片检查。

GTN多继发于妊娠，因此部分患者除了担忧疾病对婚姻及性生活带来影响外，还可能会存在对再次妊娠的恐惧。虽然GTN患者再次妊娠时罹患GTN的风险高于常人，目前没有证据表明化疗（无论是单药或多药）或再次妊娠与GTN的二次发病直接相关，所以应告知患者在治疗后可以正常生育。但由于化疗药物有可能损伤卵子，同时也为避免妊娠对HCG监测的影响，患者在治疗结束后的1年内应严格避孕。避孕药的成功率高于其他避孕措施，且可抑制内源性黄体生成素的合成，不会干扰HCG检测，可以作为首选。由于有再次发生GTN的风险，怀孕患者应尽早接受盆腔超声检查以确认妊娠是否正常，在患者分娩后还应对胎盘及其他妊娠产物进行病理检查，产后6周也应检测HCG。

（王丽萍）

第四节　子宫肉瘤

子宫肉瘤是一组来源于子宫间质、结缔组织或平滑肌的女性生殖系统的恶性肿瘤，约占子宫恶性肿瘤的3%，近年来发病率有上升趋势。子宫肉瘤多见于30～50岁的妇女，可见于子宫各个部位，宫体部远较宫颈部常见，约为15∶1。子宫肉瘤发病率低，组织学类型多样，至今仍未建立针对子宫肉瘤某一组织学类型的标准治疗方案。由于子宫肉瘤恶性程度高，易远处转移和术后复发，对放疗、化疗大多不敏感，通常预后较差。

一、分期

2009年，国际妇产科联盟（International Federation of Gynecology and Obstetrics，FIGO）根据不同组织来源对子宫肉瘤进行分类，并根据各类肉瘤生物学特性、预后等调整分期，这对于不同组织来源、不同期别子宫肉瘤治疗方案的选择和实施更有意义。新分期包含平滑肌肉瘤（leiomyosarcoma，LMS）分期、子宫内膜间质肉瘤（endometrial stromal sarcoma，ESS）和腺肉瘤分期、癌肉瘤（carcinosarcoma，LMS）分期。因为ESS及腺肉瘤均来源于腺上皮间质，所以在新分期中把二者放在一起讨论。目前认为CS是单克隆肿瘤，其肉瘤成分是未分化的癌组织。研究证实CS与子宫内膜癌的疾病类型、危险因子、对化疗药物的反应、免疫组化学及分子学研究结果类似，因此CS的分期仍参照FIGO子宫内膜癌的分期。同其他多数妇科肿瘤一样，TNM分期同样适用于子宫肉瘤，两者的Ⅰ～Ⅳ期也相互对应，见表8－9。LMS和ESS、腺肉瘤的分期总体上也一致，区别在于LMS的Ⅰ期根据其肿瘤直径分为ⅠA期和ⅠB期，而ESS和腺肉瘤的Ⅰ期则根据其浸润的深度分为ⅠA～ⅠC期。

表 8－9 子宫肉瘤 2009 年 FIGO 分期和 2010 年 AJCC TNM 分期

TNM	FIGO	临床检查或手术－病理发现的肿瘤范围
T_1	Ⅰ	肿瘤局限于子宫
T_{1a}	ⅠA	肿瘤最大直径≤5cm(子宫内膜间质肉瘤和腺肉瘤则为肿瘤局限于子宫内膜和/或宫颈内膜)
T_{1b}	ⅠB	肿瘤最大直径>5cm(子宫内膜间质肉瘤和腺肉瘤则为肿瘤浸润肌层深度<1/2)
T_{1c}	ⅠC	肿瘤浸润肌层深度≥1/2(仅针对子宫内膜间质肉瘤和腺肉瘤)
T_2	Ⅱ	肿瘤扩散超过子宫，但未超出盆腔
T_{2a}	ⅡA	侵犯附件
T_{2b}	ⅡB	侵犯其他盆腔组织
T_3	Ⅲ	肿瘤扩散至腹腔(病变浸润腹腔组织，而不仅是突向腹腔)
T_{3a}	ⅢA	一处受累
T_{3b}	ⅢB	一处以上受累
T_4	ⅣA	侵犯膀胱和/或直肠
N_1	ⅢC	区域淋巴结有转移
M_1	ⅣB	远处转移(除附件、盆腔和直接浸润的腹腔组织外)

二、病理分型和特点

子宫肉瘤是子宫间叶组织起源恶性肿瘤的统称。组成子宫的间叶成分包括平滑肌、各种纤维细胞、子宫内膜间质、血管、淋巴管、神经和淋巴组织等，每一种间叶成分均可以发生相应的恶性肿瘤。完全由间叶成分构成的肿瘤为单纯性间叶源性肿瘤，最常见的包括平滑肌肿瘤、子宫内膜间质肿瘤等，而混合型则由上皮和间质成分构成。目前常用的是 WHO 2003 年的组织学分类法，见表 8－10。

表 8－10 WHO 子宫非上皮性肿瘤的组织学分类(2003)

组织来源	肿瘤
子宫内膜间质	子宫内膜间质结节、低级别子宫内膜间质肉瘤、未分化子宫内膜肉瘤
平滑肌	平滑肌肉瘤(上皮样亚型、黏液样亚型)、不能确定恶性潜能的平滑肌肿瘤、平滑肌瘤－非特指(核分裂活跃型、富于细胞型、上皮样型、黏液型、非典型性、脂肪平滑肌瘤亚型、弥漫性平滑肌瘤病、静脉内平滑肌瘤病、转移性平滑肌瘤)
杂类	子宫内膜间质和平滑肌混合性肿瘤、血管周上皮样细胞肿瘤、腺瘤样瘤、其他恶性间叶性肿瘤、其他良性间叶性肿瘤
上皮和间叶混合型	癌肉瘤(恶性苗勒混合瘤、化生性癌)、腺肉瘤、癌纤维瘤、腺纤维瘤、腺肌瘤(非典型息肉样亚型)
其他	性索样肿瘤、神经外胚叶肿瘤、黑色素性副节瘤、生殖细胞型肿瘤、恶性淋巴瘤、白血病

(一)平滑肌肉瘤

起源于子宫间叶组织，构成肿瘤的细胞在形态学和免疫标记上表现平滑肌特征的恶性肿瘤被称为 LMS，是子宫肉瘤最常见的组织学类型，占子宫间叶性肿瘤的 45％左右。由于历史上诊断 LMS 的标准不同，文献中报道的发生率和死亡率都存在较大的差异。按照目前标准诊断的 LMS 的 5 年存活率为 15％～35％。LMS 经淋巴和血行转移，最常见的转移部位依次为肺(22％)、阴道(22％)、盆腔(19％)、腹膜后(12％)和骨(9％)。

LMS 还存在 2 个特殊的组织学亚型，即上皮样 LMS 和黏液样 LMS。由于罕见，它们的临床生物学特征不是很清楚。有限的资料显示，上皮样 LMS 通常发生于绝经后女性，生长迅速，多为息肉状和结节状隆起，切面呈鱼肉样，常见出血坏死，边界不清晰；黏液样 LMS 更倾向于盆、腹腔内复发，并由于其低分裂活性和黏液样的基质，对化疗和放疗更为抵抗。

（二）子宫内膜间质肉瘤

表现为子宫内膜间质组织学分化和免疫标记特征的肿瘤称为子宫内膜间质肿瘤。不侵犯周围肌层或脉管的称为子宫内膜间质结节，为良性肿瘤；侵犯周围肌层或脉管的称为 ESS，依据核分裂象数量和异型性程度等形态指标分为低级别和高级别两种。通常所称的 ESS 即为低级别者，约占子宫肉瘤的 20%，多累及子宫内膜，也可以单独出现在子宫肌层。ESS 复发转移率为 25%～50%，多数发生于腹膜或大网膜，少数患者可能出现肺转移。高级别者称为未分化子宫内膜肉瘤，大约占子宫肉瘤的 6%，预后差。

（三）子宫性索样肿瘤

组织学起源不清楚，这类肿瘤通常缺乏子宫内膜间质肿瘤表现的一些基因，因而绝大多数为良性临床经过，但有个别复发的病例。子宫性索样肿瘤不是普通意义上的子宫肉瘤，可以进行保守治疗并密切随访。

（四）腺肉瘤和癌肉瘤

可以发生于任何年龄，多数出现在 50～59 岁。好发于子宫内膜，也可以出现在宫颈（5%～10%）或子宫外的盆腔部位，如输卵管、卵巢、卵巢旁组织。它最重要的临床病理学特征是腔内赘生物样生长，瘤体可表现为乳头状、息肉状等，约 50%的病例不侵犯肌层。腺肉瘤常出现局部复发，多数位于盆腔或阴道，复发率为 25%～40%，约 5%的患者可能出现远处转移。

WHO（2003 年）的子宫肿瘤分类已经将 CS 从子宫肉瘤中分出，在子宫肉瘤发生率的统计中也不再包括 CS。它的治疗按高级别癌而不是按肉瘤处理。

（五）血管周上皮样细胞肿瘤

血管周上皮样细胞肿瘤（perivascular epithelioid cell tuM0ur，PEComa）是一组具有上皮样细胞分化特点且与血管密切相关的肿瘤，由组织学和免疫组织化学上具有独特表现的血管周上皮样细胞构成。子宫 PEComa 是一种不能确定恶性潜能的肿瘤，有学者认为当肿瘤＞5cm、呈浸润性边缘、细胞呈不典型性、核分裂象数＞1 个/50HPF、存在坏死和血管浸润时需考虑恶性可能。

三、治疗原则

（一）平滑肌肉瘤

初始治疗以手术为主，绝经前的早期患者是否行双侧附件切除及淋巴结清扫还存在一定争议。多数病例对照研究发现，早期 LMS 保留卵巢并不影响预后，故 NCCN 指南推荐年轻早期患者可保留卵巢。Ⅰ期患者，术后定期随访即可，也可考虑行盆腔放疗和/或近距离放疗、化疗；Ⅱ～ⅣA 期患者，因为出现了盆腔或腹腔侵犯，术后需补充放疗和化疗；ⅣB 期患者推荐化疗±放疗。

（二）子宫内膜间质肉瘤

治疗应注重个体化，有手术指征的患者初次治疗无论分期均以手术为主。ESS 对激素敏感，术后常辅以内分泌治疗。Ⅰ期患者术后严密随访观察即可，或者考虑予以内分泌治疗。Ⅱ期以上患者肿瘤并非仅局限于子宫，需术后内分泌治疗，也可考虑联合放疗。不能手术者可行盆腔放疗和/或近距离放疗、化疗、内分泌治疗。保留附件是否会增加预后风险、切除附件是否提高生存优势均有待证实，故对于 35 岁以下、Ⅰ～Ⅱ期、肿瘤<2～3cm 的患者可不切除卵巢。另外，淋巴结清扫与否也有争议，但如果是作为肿瘤细胞减灭术的一部分，术中发现病理性增大淋巴结应予清扫。

（三）腺肉瘤

生长速率慢，因此首选治疗也是手术，减瘤的同时可以确定分期。Ⅰ期患者术后定期随访，也可行盆腔放疗和/或近距离放疗、化疗；Ⅱ～ⅣA 期患者，术后行放化疗；ⅣB 期患者推荐化疗±放疗。

（四）癌肉瘤

手术范围类似肿瘤细胞减灭术，并且常规行盆、腹腔淋巴结切除。对ⅠA 期肿瘤并未浸润子宫肌层的患者，术后定期随访，也可考虑行化疗或局部放疗；对Ⅰ期浸润子宫肌层、Ⅱ～Ⅳ期能完全切除病灶的患者，术后辅助放化疗；而对Ⅲ～Ⅳ期不能完全切除病灶的患者，推荐化疗±放疗。

四、治疗方法

（一）手术

1. 标准术式　不同类型的子宫肉瘤，术式有所差别。

LMS 标准术式包括经腹全子宫切除术＋双侧附件切除术，如果术中发现有子宫外病变，则需行肿瘤细胞减灭术。尽管也有报道行扩大子宫切除或广泛性子宫切除术的疗效更好，但是单纯性全子宫切除更加适用于大多数患者。综合文献报道，LMS 患者行双侧附件切除对于病变进展没有显著的影响，因此对于绝经前的Ⅰ～Ⅱ期患者可以考虑保留卵巢。LMS 淋巴结转移率为 3%～9%，而淋巴结转移通常和子宫外其他病变有关，Ⅰ～Ⅱ期患者通常无淋巴结转移发生，淋巴结是否切除与切除的范围均不影响患者的生存，因此盆腔淋巴结与腹主动脉旁淋巴结不是手术切除的确切指征，除非术前 CT 或 MRI 检查显示有肿大的淋巴结或术中探查发现异常增大的淋巴结或存在子宫外转移病变。

ESS 标准术式与 LMS 相同。雌激素是 ESS 激动剂，可刺激肿瘤生长，增加肿瘤复发的风险，因此理论上对 ESS 患者不推荐保留卵巢，但 Chan 等对 831 例 ESS 的研究认为，对于Ⅰ～Ⅱ期、<50 岁的患者，保留卵巢与否对患者的生存率无明显影响，因此对早期的年轻患者可以考虑保留卵巢。ESS 患者的淋巴结转移率较 LMS 高，目前多主张对 ESS 患者行系统的淋巴结清扫术，这样可以提供判断预后的指标以及指导选择术后辅助治疗的方法。

未分化子宫内膜肉瘤标准术式除全子宫切除术＋双侧附件切除术外，推荐行盆腔与腹主动脉旁淋巴结切除术。

腺肉瘤标准术式为全子宫切除术＋双侧附件切除术。

CS 术式为全子宫切除术＋双侧附件切除术＋大网膜切除术＋盆腔及腹主动脉旁淋巴结切除术，以及转移病变切除的肿瘤细胞减灭术，切除淋巴结的数量与患者的生存相关。

2. 肿瘤细胞减灭术　有学者认为初次彻底的肿瘤细胞减灭术及保证手术切缘无瘤是最重要的独立预后因素，甚至比肿瘤的分期更重要。因此对于晚期患者，如果身体状况允许，主张行尽可能彻底的肿瘤细胞减灭术。

3. 保留子宫问题　由于子宫是肉瘤的发源部位，保留子宫显然不符合恶性肿瘤手术治疗的原则。但是鉴于子宫肉瘤组织学形态及生物学特征的多样性，可以考虑根据患者的生育愿望，结合肉瘤类型的病理组织学特点，在患者及其家属充分知情的前提下，进行个体化处理。有一些个案报道认为，如肉瘤体积较小，又是低度恶性，并来源于肌瘤恶变，可以考虑保留子宫。

（二）化疗

子宫肉瘤大多对化疗不敏感，姑息性、辅助性化疗对患者的生存影响也有争议。常用的化疗药物有阿霉素、吉西他滨、异环磷酰胺、脂质体阿霉素、多西他赛、紫杉醇、表阿霉素、替莫唑胺、达卡巴嗪等，但有效率均较低。单药化疗最有效的是阿霉素，有效率为10%～25%，异环磷酰胺有效率约为17%。

他比特定（trabectedin）是一种海洋源性抗肿瘤药物，可用于LMS的二线治疗，其机制是直接作用于肿瘤细胞中的DNA，影响并抑制蛋白质的合成，抑制肿瘤细胞的分裂和生长，被认为是一种全新的细胞毒性药物。Sanfilippo等报道他比特定用于66例转移性LMS，11例患者（17%）达到PR，23例患者（35%）达到SD，中位PFS3.3个月，3个月和6个月的无进展生存率分别为53%和33%。主要毒副反应包括骨髓抑制、恶心、呕吐、静脉炎、肝功能损害，还有报道该药使用过程中个别患者曾出现窦性心动过速、肠梗阻、腹泻和急性肾功能衰竭。

子宫肉瘤常用化疗方案如下：

①阿霉素：75mg/m^2，快速静注，d1。每3周重复。

②吉西他滨＋多西紫杉醇：吉西他滨，900mg/m^2，静滴30min，d1、8；多西紫杉醇，75mg/m^2，静滴1h，d8。每3周重复。

③他比特定：1.5mg/m^2，静滴24h，d1。每3周重复。

④异环磷酰胺＋阿霉素：异环磷酰胺，5g/m^2，静滴24h，d1，美司钠解救；阿霉素，50～75mg/m^2，快速静注，d1。每3周重复。

在上述方案中，阿霉素可由吡柔比星（30mg/m^2）替代。

（三）放疗

放疗可以减少子宫肉瘤的局部复发率，然而大部分患者复发的部位都是在放疗的区域外，因此放疗是否可以提高生存率有争议。放疗适应证如前所述，照射靶区及剂量参照子宫内膜癌章节。对于年轻有生育要求的子宫肉瘤患者，不建议行辅助放疗。

对于肿瘤复发者，在争取再次手术的前提下，对于既往未放疗者可给予盆腔外照射或近距离照射。

（四）内分泌治疗

雌激素受体（estrogen receptor，ER）和孕激素受体（progesterone receptor，PR）在ESS组织中有较高表达阳性率，分别为78%和60%，而在CS和LMS组织中较低，ER分别是60%和42%，PR分别是22%和]9%。未分化子宫内膜肉瘤由于ER、PR均阴性，因此对激素无反应。

子宫肉瘤ER、PR阳性者可行内分泌治疗。常用药物有他莫昔芬、甲地孕酮或甲羟孕酮等。

芳香化酶抑制剂（aromatase inhibitor，AI）也可延缓激素受体阳性患者的病情进展。促性腺激素释放激素类似物（gonadotropin－releasing hormone analogs，GnRHa）通过最终抑制垂体促性腺激素的分泌，导致卵巢分泌的性激素减少，造成体内低雌激素状态，故对ER阳性的子宫肉瘤可能有治疗效果。AI 和 GnRHa 已成为一、二线肿瘤治疗药物效果不佳时的替代药物，且 AI 比孕激素的不良反应小，耐受性更好。

五、预后及随访

(一)预后

影响子宫肉瘤预后的主要因素有临床分期、分化程度、组织学类型、年龄、淋巴结转移、辅助治疗、性激素受体表达等。

临床分期是影响子宫肉瘤预后的主要因素，按照 FIGO 分期标准统计，LMS 患者ⅠA 期和ⅠB 期 5 年生存率分别为 76.6%和 48.4%，肿瘤大小比肌层浸润深度对预后影响更大；ESS 患者Ⅰ期 5 年生存率可达 80%，而Ⅱ期以上患者则显著下降到 40%～50%；Ⅰ～Ⅱ期、Ⅲ期和Ⅳ期的 CS 患者 5 年生存率分别为 59%、22%和 9%。

肿瘤分化程度对预后有很大影响，高分化肿瘤患者的 5 年生存率明显高于低分化者。由于病例数较少，目前对于如何界定细胞异型性、核异型性、核分裂象等还缺乏统一的标准，因此文献报道的各种分化程度子宫肉瘤的预后各不相同。

不同组织学类型的子宫肉瘤预后有差异。ESS 是相对惰性的肿瘤，预后较好，但早期患者也有可能复发，需要长期随访，不过即使复发转移，预后也相对较好。腺肉瘤是由良性腺体成分和恶性间叶成分构成的肿瘤，预后较好，远处转移发生率仅为 5%，但总的复发率较高。LMS 具有较高的侵袭性，即使是局限于子宫的早期患者，复发率仍高达 53%～71%。未分化子宫内膜肉瘤侵袭性更强，预后非常差，多数患者 2 年内死亡。CS 进展快，无肌层浸润也可出现子宫外转移，早期预后也较差。

年龄对子宫肉瘤的预后可能有影响，年龄＞51 岁预后较差。但年龄对预后的影响是否由组织学类型的差异所致有待进一步研究，因为 ESS 患者较年轻，LMS 常见于 40～55 岁患者，CS 发病年龄较大。

LMS 淋巴结转移阳性者 5 年生存率明显低于淋巴结转移阴性者。ESS 虽然主要通过淋巴途径转移，但总的淋巴结转移率较低，预后较好。CS 有较高的淋巴结转移率，在Ⅰ～Ⅱ期患者中，淋巴结清扫数量与复发和生存预后关系密切。

辅助放疗和化疗是否改善预后仍然存在争议。不同药物对子宫肉瘤患者生存率的改善差异不太大，这可能与子宫肉瘤对化疗药物敏感性差有关。辅助放疗可减少盆腔局部复发，但对患者总生存率似乎影响不大。

ER 阳性的子宫肉瘤患者较 ER 阴性的患者有更高的总体生存率。

(二)随访

部分子宫肉瘤复发时间可能长达 5～10 年，因此需要长期随访：术后头 2 年内每 3 个月、2 年后每 6～12 个月行体格检查；每年行胸部 X 线检查，建议持续 5 年以上。临床需要时行 CT/MRI 检查，考虑到放射线的辐射问题，对初次治疗的年轻妇女，无症状时不推荐频繁行 X 线检查。

(王丽萍)

第五节 卵巢肿瘤

卵巢恶性肿瘤分为上皮性癌、性索间质恶性肿瘤、恶性生殖细胞肿瘤，其中以上皮性癌即卵巢癌最为多见。卵巢癌是妇科三大恶性肿瘤之一，起病隐匿，诊断时有近2/3已处于临床Ⅲ或Ⅳ期，仅1/3的患者尚处于Ⅰ或Ⅱ期，病死率居妇科恶性肿瘤的首位。恶性生殖细胞肿瘤国外少见，国内约占20%，多发生于青少年。性索间质恶性肿瘤属低度恶性肿瘤，可发生于任何年龄。

一、组织学分类和分期

(一)组织学分类

卵巢是全身最小的器官，其肿瘤类型却最多，在2003年WHO肿瘤组织学分类中可见一斑(表8－11)。

表8－11　卵巢肿瘤组织学分类

上皮间质肿瘤	性索间质细胞肿瘤	生殖细胞肿瘤
(一)浆液性肿瘤	(一)颗粒－间质细胞肿瘤	(一)原始生殖细胞肿瘤
1.恶性：浆液性腺癌，表面乳头状腺癌，恶性腺纤维瘤	1.颗粒细胞瘤	1.无性细胞瘤
		2.卵黄囊瘤
2.交界性：乳头状囊性肿瘤，表面乳头瘤，腺纤维瘤，囊腺纤维瘤	2.泡膜－纤维瘤	3.胚胎癌
3.良性：囊腺瘤，乳头状囊腺瘤，表面乳头瘤，腺纤维瘤和囊腺纤维瘤	(二)支持－间质细胞肿瘤	4.多胚瘤
(二)黏液性肿瘤	1.Sertoli－Leydig细胞瘤组(男性母细胞瘤)	5.非妊娠性绒癌
1.黏液性腺癌：恶性腺纤维瘤	2.支持细胞瘤	6.混合性生殖细胞瘤
2.交界性：肠型，管颈管样	3.间质－Leydig细胞瘤	(二)二胚层或三胚层畸胎瘤
3.良性：囊腺瘤，腺纤维瘤和囊腺纤维瘤，黏液性囊性肿瘤壁上有乳头，黏液性囊性肿瘤合并腹膜假黏液瘤	(三)混合型或未分类的性索间质肿瘤	1.未成熟畸胎瘤
	1.环管状性索瘤	2.成熟畸胎瘤
(三)子宫内膜样肿瘤(包括有鳞状上皮分化者)	2.两性母细胞瘤(注明成分)	(三)单胚层畸胎瘤及与皮样囊肿有关的体细胞瘤
1.恶性：腺癌(非特异性)，恶性腺纤维瘤，恶性苗勒管混合瘤(癌肉瘤)，腺肉瘤，子宫内膜样间质肉瘤(低级别)，未分化的卵巢肉瘤	3.性索间质瘤，未分类	(四)生殖细胞－性索间质肿瘤
2.交界性：囊性肿瘤，腺纤维瘤和囊腺纤维瘤	(四)类固醇细胞瘤	1.性腺母细胞瘤

（续表）

上皮间质肿瘤	性索间质细胞肿瘤	生殖细胞肿瘤
3. 良性：囊腺瘤，腺纤维瘤和囊腺纤维瘤	1. Leydig 细胞瘤	2. 生殖细胞—性索间质混合瘤
（四）透明细胞肿瘤	2. 类固醇细胞瘤，非特异性	（五）卵巢网肿瘤
1. 恶性：腺癌，恶性腺纤维瘤		（六）其他各种肿瘤
2. 交界性：囊性肿瘤，腺纤维瘤和囊腺纤维瘤		（七）瘤样状态
3. 良性：囊腺瘤，腺纤维瘤和囊腺纤维瘤		（八）淋巴及造血系统肿瘤
（五）移行细胞肿瘤：移行细胞癌（非 Brenner 型），恶性、交界性、良性 Brenner 瘤，化生类型（良性）		1. 恶性淋巴瘤（指明类型）
（六）鳞状细胞肿瘤：鳞状细胞癌，表皮样囊肿（良性）		2. 白血病（指明类型）
（七）混合性上皮肿瘤：恶性，交界性，良性		3. 浆细胞瘤
（八）未分化和未分类的肿瘤		（九）继发性肿瘤

（二）分期

通过全面体格检查、剖腹手术对腹盆腔全面探查、腹腔积液或腹腔冲洗液的细胞学检查及对腹盆腔可疑部位多处活检，方能做出准确的临床分期。目前卵巢肿瘤采用的是 2010 年修订的国际妇产科联盟（International Federation of Gynecology and Obstet－rics，FIGO）分期和与其相对应的 TNM 分期（表 8－12），该分期适用于除输卵管癌之外的卵巢肿瘤，包括原发性腹膜癌。

表 8－12　卵巢癌 TNM 和 FIGO 分期

TNM	T	N	M	FIGO	T、N、M 简明定义
Ⅰ	T_1	N_0	M_0	Ⅰ	T_1　肿瘤局限于卵巢（单侧或双侧）
ⅠA	T_{1a}	N_0	M_0	ⅠA	T_{1a}　肿瘤局限于单侧卵巢，包膜完整，卵巢表面没有肿瘤，腹腔积液或腹腔冲洗液无恶性细胞
ⅠB	T_{1b}	N_0	M_0	ⅠB	T_{1b}　肿瘤局限于双侧卵巢，包膜完整，卵巢表面没有肿瘤，腹腔积液或腹腔冲洗液无恶性细胞
ⅠC	T_{1c}	N_0	M_0	ⅠC	T_{1c}　肿瘤局限于单侧或双侧卵巢，并有以下情况之一：包膜破裂，卵巢表面有肿瘤，腹腔积液或腹腔冲洗液找到恶性细胞
Ⅱ	T_2	N_0	M_0	Ⅱ	T_2　肿瘤累及单侧或双侧卵巢，并伴盆腔播散和转移
ⅡA	T_{2a}	N_0	M_0	ⅡA	T_{2a}　肿瘤蔓延和/或转移到子宫和/或输卵管，腹腔积液或腹腔冲洗液无恶性细胞
ⅡB	T_{2b}	N_0	M_0	ⅡB	T_{2b}　侵及其他盆腔组织，腹腔积液或腹腔冲洗液无恶性细胞
ⅡC	T_{2c}	N_0	M_0	ⅡC	T_{2c}　肿瘤盆腔播散（ⅡA 或ⅡB 期肿瘤），腹腔积液或腹腔冲洗液找到恶性细胞
Ⅲ	T_3	N_0	M_0	Ⅲ	T_3　肿瘤位于单侧或双侧卵巢，有镜下证实的盆腔外腹膜微
ⅢA	T_{3a}	N_0	M_0	ⅢA	T_{3a}　转移盆腔外腹膜腔内镜下微转移

（续表）

TNM	T	N	M	FIGO	T、N、M 简明定义
ⅢB	T_{3b}	N_0	M_0	ⅢB	T_{3b}　盆腔外腹膜腔内肉眼可见转移，但转移灶最大径均不超过 2cm
ⅢC	T_{3c}	N_0	M_0	ⅢC	T_{3c}　盆腔外腹膜腔内肉眼可见转移，转移灶最大径超过 2cm，和/或区域淋巴结转移
	任何 T	N_1	M_0		N_1　有区域淋巴结转移
Ⅳ	任何 T	任何 N	M_1	Ⅳ	M_1　有腹膜腔外的远处转移

注：肝包膜转移属于 T_3 或Ⅲ期；肝实质转移属于 M_1 或Ⅳ期；出现胸腔积液必须有细胞学阳性证据才列为 M_1 或Ⅳ期；肿瘤局限于单侧或双侧卵巢，癌性腹腔积液为ⅠC 期。

二、诊断和鉴别诊断

（一）临床表现和检查

卵巢癌患者可能没有任何不适，仅在因其他疾病接受诊治时被偶然发现，也可能有非特异的症状如下腹坠胀、腹围增加（腹腔积液）、腹部或盆腔包块、尿频、尿急、月经紊乱、消化不良以及其他消化道症状。出现这些症状至就诊的时间可能仅有数周。因肿瘤压迫、消瘦、贫血等晚期症状就诊者已很少见，卵巢癌很少有异常阴道出血。

功能性卵巢肿瘤如颗粒细胞瘤可产生过多的雌激素而引起性早熟、不规则阴道流血或绝经后阴道流血。

临床怀疑为卵巢肿瘤时，应酌情进行下列检查：

1. 影像学检查　首选包括经阴道超声和经腹超声在内的超声检查，能够显示盆腔有无肿块，肿块部位、大小、质地、与邻近器官的关系及有无腹腔积液等。CT 和 MRI 可提供肿瘤的大小、部位和与周围组织的关系，对肿瘤的诊断、分期有较大帮助。

2. 肿瘤标志物　最常用的有 CA125、人附睾蛋白 4（human epididymis protein 4，HE4）、甲胎蛋白（alpha－fetoprotein，AFP）、人绒毛膜促性腺激素（human chorionic gonadotrophin，HCG）。

CA125 在卵巢上皮癌敏感性很高，阳性率可达 82％～94％，但特异性不强，在其他恶性肿瘤（如胰腺、乳腺、结肠肿瘤等）、良性疾病（如肝硬化、结核等）和生理状态（妊娠、月经周期中等）时，也有 CA125 升高。

HE4 在正常人体中表达水平极低，但在卵巢癌组织和患者血清中水平增高，与 CA125 相比，疾病早期 HE4 的诊断灵敏度是 82.7％，而 CA125 仅有 45.9％。有报道 HE4 的特异性高达 99％，而 CA125 仅为 20％。HE4 与 CA125 联合应用，灵敏度可增加到 92％，能将假阴性结果减少 30％。

AFP 是卵巢内胚窦瘤良好的肿瘤标志物，在部分混合型生殖细胞肿瘤和未成熟畸胎瘤也可升高。HCG 是卵巢绒癌和含绒癌成分生殖细胞瘤的肿瘤标志物。年轻患者应常规检测 HCG 和 AFP。

3. 细胞学检查　包括脱落细胞学和细针穿刺细胞学检查。对于囊性或囊实性肿物，穿刺可能会引起囊肿破裂从而导致肿瘤细胞腹腔内播散，因此穿刺只适用于估计不能手术的大病灶。阴道、直肠凹陷及体表淋巴结如果有可及病灶也可做穿刺细胞学检查。合并胸腹腔积液者可做脱落细胞学检查，但不一定能获得阳性结果，剖腹探查时腹腔冲洗液找到癌细胞有助于进一步确定分期及指导治疗。

4.腹腔镜检查　腹腔镜具有放大作用，视野良好，可以直接观察腹盆腔，并可在直视下取材，还可抽取腹腔积液行细胞学检查，在卵巢癌的诊断、鉴别诊断和分期中均有重要价值。初次手术不彻底需进一步治疗者，可行腹腔镜检查重新分期。

（二）鉴别诊断

卵巢肿瘤的诊断相当困难，经常需要鉴别的情况有：①以腹腔积液为主要表现或仅有腹腔积液，伴或不伴CA125升高；②仅发现卵巢或盆腹腔占位；③绝经后卵巢大小接近绝经前；④良恶性可以确定但不能确定病理类型；⑤CA125等肿瘤标志物明显升高，但全面检查没有发现占位病灶；⑥其他部位有明确的肿瘤但CA125等肿瘤标志物也明显升高。经常需要鉴别者简述如下。

1.卵巢良性肿瘤　多发生在生育年龄，患者一般情况良好，肿瘤多为单侧、生长缓慢，超声检查多为囊性，血清CA125阴性或低水平升高。肿块如能被扪及，多活动度较好，质软，表面光滑。卵巢甲状腺肿是成熟性畸胎瘤的一种特殊类型，15%～20%的患者有颈部甲状腺肿大，5%～15%的患者有甲状腺功能亢进。卵巢良性肿瘤经常需腹腔镜及剖腹探查明确诊断。

2.绝经后卵巢扪及综合征(postmenopausal palpable ovary syndrome，PMPOS)　体格检查或超声检查发现绝经后的卵巢大小如同绝经前，无任何卵巢肿瘤的相关表现，即PMPOS。此种情况下应高度怀疑肿瘤，需做进一步检查。

3.盆腔结缔组织炎　表现为发热、下腹痛，妇科检查附件区组织增厚，肿块固定，与周围组织粘连，宫旁结缔组织炎性浸润可达盆壁，与卵巢癌表现相似。盆腔炎性包块患者往往有人工流产术、上环、取环、产后感染等病史。双合诊检查触痛明显，抗炎治疗后症状缓解，肿块缩小。

4.腹腔或腹膜型结核　常有典型的卵巢癌临床表现：腹腔积液、附件或腹盆腔包块、CA125升高，因此接受手术者并不少见。如行试验性抗结核治疗，充分的知情同意是有必要的。

5.子宫内膜异位症　此病所形成的粘连性卵巢包块及子宫直肠陷凹结节与卵巢癌的症状十分相似，生育期年龄、随月经周期加重的进行性痛经及不孕为其特征，孕激素治疗可缓解症状，甚至使包块缩小。

6.原因不明的腹腔积液　腹腔积液的原因众多，怀疑为癌性腹腔积液时，腹腔积液查找癌细胞是最可靠的诊断手段，何是有研究报道在恶性肿瘤中敏感性只有57%。有人报道经腹腔镜证实的10例卵巢癌患者，腹腔积液癌细胞仅4例为阳性，7例结核性腹膜炎仅1例术前结核菌素试验阳性、1例腹腔积液中找到抗酸杆菌。

7.腹膜癌　也称"卵巢外腹膜乳头状癌""正常大小卵巢癌综合征(normal sized ovary carnoma syndrome)""不明原发部位的腹膜癌"是指原发于腹膜但组织形态如同卵巢浆液乳头状癌而卵巢本身正常或仅浅表受累的肿瘤，占卵巢浆液性乳头状癌的7%～14%。由于本病尚可见于其他类型癌，故称之为"腹膜癌"为宜。美国妇科肿瘤学组规定本病诊断标准为：

(1)两侧卵巢必须是正常生理性大小，或是因良性病变而增大。

(2)卵巢外病灶体积必须大于双侧卵巢受累病灶。

(3)镜下卵巢内病变需有以下所见之一：①卵巢无病变存在；②肿瘤仅限于卵巢表面，无间质浸润；③卵巢表面受累及其间质受累，间质受累必须在5mm×5mm以内；④肿瘤的组织学和细胞学特征与卵巢浆液性乳头状腺癌相似或相同，而分化程度不等。本病临床表现与卵巢癌极为相似，术前诊断几无可能，多数病例常被临床及病理医师误诊为卵巢癌腹膜广泛转移、腹膜恶性间皮瘤。如手术，则可见大量腹腔积液，腹膜、大网膜及内脏表面皆布满多发性瘤结节并可相互融合，肝表面亦伴有粟粒状结节，但卵巢正常或是浅表侵犯。术后病理多被报道为浆液性乳头状囊腺癌或转移性腺癌。

8. 梅格斯综合征(Meigs syndrome)　常表现为腹腔积液和/或胸腔积液、卵巢占位，可伴有血清 CA125 水平明显升高，极易误诊为结核性腹膜炎或胸膜炎或卵巢癌。如果有卵巢肿瘤，多为纤维瘤、纤维上皮瘤、泡膜细胞瘤、颗粒细胞瘤、硬化性间质瘤。本病典型特征是肿瘤切除后，腹腔积液及胸腔积液会完全消失且不再复发。

9. 其他腹腔肿瘤　卵巢癌需注意与胃肠道及腹腔其他组织器官的肿瘤鉴别。我们曾报道 1 例反复右上腹痛 2 年余的 52 岁患者，肝脾多发占位，腹盆腔多发淋巴结转移，大便隐血及血 CEA 正常，双侧卵巢肿块，CA125＞1000ng/ml，以卵巢癌伴腹盆腔内广泛播散种植转移化疗无效，最终经肠镜及腹腔探查证实为降结肠癌、结肠癌引起假性梅格斯综合征也有报道。小肠间质瘤、恶性淋巴瘤、腹腔软组织及神经内分泌肿瘤等亦有可能与卵巢癌相混淆。

三、治疗

卵巢癌的初始治疗以手术为主，可行剖腹探查＋全子宫及双附件切除术，同时进行全面分期手术。不能手术者给予化疗，争取做肿瘤减灭术再予化疗。复发转移的卵巢癌，姑息性或挽救性化疗仍有可能让患者获益。

(一)手术

卵巢癌的术式有全面分期手术、初次肿瘤细胞减灭术、中间型肿瘤细胞减灭术、二次探查术、腹腔镜手术，可根据治疗目标选择。

1. 全面分期手术　手术包括全子宫及双侧附件、大网膜切除，盆腹腔任何可疑肿瘤的活检及切除，腹膜后淋巴结切除术。术中应常规对腹腔冲洗液进行细胞学检查，正常腹膜随机盲检。全面分期手术适用于诊断明确的早期患者，约 30%的患者术后分期会上升。

2. 初次肿瘤细胞减灭术　尽最大努力切除一切肉眼可见的盆腔原发病灶和腹盆腔转移病灶，力求使残留肿瘤病灶直径＜1cm，即可视为满意的肿瘤细胞减灭术。盆腔外肿瘤病灶≤2cm 者(即ⅢB 期)应切除双侧盆腔及腹主动脉旁淋巴结，根据需要切除肠管、脾脏、部分肝脏、胆囊、部分胃、部分膀胱、胰尾、输尿管。当病灶累及膈下组织时，可行膈肌剥除术。

减灭术适用于Ⅱ、Ⅲ和Ⅳ期患者，术后残留的小肿瘤对化疗反应性增加，无进展生存期延长，生存期改善，二次探查术阴性结果增加。术中可放置腹腔化疗管以便术后进行腹腔化疗。Meta 分析收集 81 项研究，合计 6885 例卵巢癌的治疗结果显示，最大限度的肿瘤细胞减灭术是患者生存期最有利的决定因素。减灭的满意程度分为：①无残余病灶：肉眼未见残余病灶，即仅见镜下残余病灶；②残余病灶 1 级：残余病灶最大直径≤1cm；③大量残余病灶：残余病灶最大直径＞1cm。黏液性癌是消化道肿瘤常见的病理类型，发现黏液性卵巢癌时，应注意排除消化道转移癌。黏液性卵巢癌应行阑尾切除术，其他上皮性肿瘤怀疑卵巢肿瘤转移时也应切除阑尾。

3. 中间型肿瘤细胞减灭术　又称“间隔性肿瘤细胞减灭术”，指在初次肿瘤细胞减灭术时未实现理想减灭，经过 2～3 个疗程化疗后再施行的手术。因原发病变范围广，短疗程新辅助化疗后进行的初次瘤体减灭术也属此类，两者效果相似。据报道，化疗后实现理想减灭术的成功率为 69%～如果所有孤立的大块病灶均能被切除，患者可能有更民的无病生存期，无瘤间隔＞24 个月的患者将获得更大的益处。

4.二次探查术 是指接受肿瘤细胞减灭术并完成规定疗程化疗后肿瘤完全缓解时而进行的手术探查，是判断卵巢癌初次手术和化疗效果的金标准。其方法和全面分期手术基本相同。二次探查术若发现肉眼可见的病灶，应尽可能行二次肿瘤细胞减灭术。现有临床观察显示，二次探查术不影响总生存期，即使二次探查术病理阴性的患者也不能轻言治愈，因为仍有 30%～60%的患者会复发。

5.腹腔镜手术 有选择的Ⅰ期病例可考虑腹腔镜手术，其疗效与传统手术相同，但术中失血量、术后住院天数、术后疼痛评分及手术并发症发生率均低于后者。

6.保留生育功能的手术 有生育要求的患者，经过全面的分期术来确定肿瘤局限于一侧卵巢时（ⅠA 或ⅠC），无论肿瘤分化程度如何，都可以保留子宫和健侧附件以保留生育功能。Ⅱ～Ⅳ期患者则行肿瘤细胞减灭术。对于不适合立即接受手术的患者可选择化疗，然后酌情考虑细胞减灭术。保留生育功能的手术同样要求完成全面分期手术。

（二）化疗及新靶点药物

卵巢癌对化疗敏感，术前的新辅助化疗、术后辅助化疗、姑息或挽救性化疗都可使用，新靶点药物为卵巢癌的治疗增加了新的手段。

1.辅助化疗 除分化较好的Ⅰa 或Ⅰb 非透明细胞癌外，早期卵巢癌（Ⅰ～Ⅱ期）只要合并有任何一项高危因素，术后均应选择 3 个周期的卡铂联合紫杉醇或 6 个周期的卡铂（联合或不联合紫杉醇）辅助化疗。卵巢癌的高危因素有：①无确定分期的手术；②透明细胞癌等不良组织学类型；③中分化或低分化肿瘤；④ⅠC 期，如卵巢表面有肿瘤生长、肿瘤破裂或包膜不完整、腹腔积液或腹腔冲洗液细胞学阳性；⑤肿瘤与盆腔或周围粘连。ⅡB～ⅢC 期术后行卡铂联合紫杉醇 6 个周期化疗，大于 6 个周期的化疗没有证据显示能提高生存率。

初始治疗时手术不彻底者，通常 3 个周期化疗后酌情行肿瘤细胞减灭术，术后再序贯 3 个周期化疗。但没有证据表明获得完全缓解的患者完成化疗后再次手术能有生存获益。对要求保留生育功能者，为了保留卵巢而在初始治疗中给予新辅助化疗，生存期可能不如初始手术后化疗。不能手术切除的患者，初始化疗方案与 FIGO Ⅱb～ⅢC 期相同。

2.生化复发 定义为 CA125 升高但影像学检查未发现病灶，既往可能接受或未曾接受化疗，可选择观察直至临床复发或立即按临床复发治疗。从 CA125 升高到出现临床复发的中位时间为 2～6 个月，有时甚至 1～2 年仍未见明显病灶。已有证据显示，CA125 升高后立即开始化疗并不能改善患者的预后。对治疗有迫切要求者，他莫昔芬等内分泌治疗可作为替代。

3.肿瘤进展、持续存在或临床复发 初治即无效者需要考虑更换治疗手段，铂类药物是否可以再用应根据：①铂类敏感（platinum－sensitive）：复发时间＞12 个月；②铂类部分敏感（partially platinum－sensitive）：复发时间 6～12 个月；③铂类耐药（platinum－resistant）：复发时间＜6 个月；④铂类对抗（platinum－refractory）：化疗过程中没有达到疾病缓解。对铂类敏感或铂类部分敏感者，铂类药物可再次使用，而对铂类耐药或对抗者则应考虑其他二线方案化疗。顺铂、卡铂、奥沙利铂、洛铂之间并无完全交叉耐药，可交换试用。化疗停止 6 个月以上复发者，可考虑二次细胞减灭术，术后再予原方案或更换方案化疗。临床复发而既往未接受化疗，按初始治疗原则处理。

新靶点药物贝伐珠单抗可用于卵巢癌。美国妇科肿瘤学组的GOG218研究证明，对于初治的晚期卵巢癌患者，紫杉醇＋卡铂＋贝伐珠单抗6个疗程静脉化疗及此后贝伐珠单抗维持治疗1年(16个疗程)较单纯化疗无进展生存时间延长(分别为14.1、10.3个月)。贝伐珠单抗单药治疗复治的持续性或复发性卵巢癌和原发性腹膜癌，21％表现出临床缓解，平均无进展生存时间为4.7个月，总生存时间为17.0个月。

4.姑息或挽救性化疗　如果已连续复发2次，再次接受治疗后获益的可能性小。对于这些患者，处理可要注意遵循个体化原则。各种二线或在一线治疗中未曾用过的药物，如多西他赛、依托泊苷(口服)、吉西他滨、脂质体多柔比星、紫杉醇周疗法或拓扑替康可以考虑。这些药物的活性相似，用药后的缓解率分别为拓扑替康20％、吉西他滨19％、脂质体多柔比星26％、依托泊苷(口服)27％、多西他赛22％、紫杉醇周疗法21％。近期的研究结果显示，拓扑替康周疗法毒性反应的发生率及严重程度均低于5d用药、间隔3周方案。其他有效的单药还有六甲蜜胺、卡培他滨、环磷酰胺、异环磷酰胺、伊立替康、奥沙利铂、白蛋白结合型紫杉醇、培美曲塞和长春瑞滨等。

常用的化疗方案如下：

(1)BEP(博莱霉素＋依托泊苷＋顺铂)：顺铂，100mg/m^2，静滴4h，d1；依托泊苷，100mg/m^2，静滴3h，d1～3；博莱霉素，10～15mg/d，肌肉注射或缓慢静注，d1～3。每4周重复，3～6个周期

(2)PEI(顺铂＋依托泊苷＋异环磷酰胺)：顺铂，20mg/m^2，静滴4h，d1～5；依托泊苷，75mg/m^2，静滴3h，d1～5；异环磷酰胺，1200mg/m^2，静滴1h，d1～5(美司钠解救)。每4周重复，3～6个周期

(3)多西他赛＋卡铂：多西他赛，60～75mg/m^2，静滴1h，d1；卡铂，AUC＝5.0～6.0，静滴1h，d1。每3周重复，6个周期

(4)吉西他滨：1000mg/m^2，静滴30min，d1、8(15)。每3或4周重复，6个周期。

(5)吉西他滨＋卡铂：吉西他滨，1000mg/m^2，静滴30min，d1、8；卡铂，AUC＝4.0，静滴1h，d1。每3周重复，最多治疗10个周期。

(6)卡铂：AUC＝5.0～6.0，静滴1h，d1。每3～4周重复，6个周期。

(7)拓扑替康：1.0～1.5mg/m^2，静滴10～30min，d1～5。每3周重复，6个周期。

(8)脂质体阿霉素：40～50mg/m^2，静滴1h，d1。每4周重复(直到病情进展或疗程1年)。

(9)紫杉醇：175mg/m^2，静滴3h或维持24h，d1，每3周重复；80mg/m^2，静滴1h，周方案，4～8周为1个治疗周期。共3～6个周期。

(10)紫杉醇＋卡铂：紫杉醇，175mg/m^2，静滴3h，d1；卡铂，AUC＝5.0～7.5，静滴1h，d1。每3周重复，6个周期。

(11)紫杉醇＋顺铂：紫杉醇，135mg/m^2，静滴3h或维持24h，d1；顺铂，75mg/m^2，静滴4h，d1或d2。每3周重复，6个周期。

(12)紫杉醇＋异环磷酰胺：紫杉醇，175mg/m^2，静滴3h，d1；异环磷酰胺，1500mg/m^2，静滴1h，d2～5(美司钠解救)。每3周重复，3～6个周期。

(13)足叶乙苷：100mg/m^2，口服，d1～14。每3周重复，直到疾病进展。

5.腹腔内化疗　紫杉醇，135mg/m^2，静滴维持24h，d1；60mg/m^2，腹腔灌注，d8。顺铂

100mg/m²，腹腔灌注，d2。每3周重复，6个周期。卵巢癌的复发与转移大多发生在腹腔，腹腔用药提升局部药物浓度，疗效在理论上应优于静脉用药。但许多学者认为，腹腔内的药物高浓度并不代表在肿瘤中达到的水平，已报道的结果并无充分的循证医学证据。不过，对已有腹腔积液的患者，腹腔内用药并不麻烦，尚不失为一种有用的给药途径。

6.贝伐珠单抗　15mg/kg，首次应用在化疗后静滴90min以上，第2次可为60mm以上，若耐受良好，以后可控制在30min以上，每3周重复。

7.贝伐珠单抗＋紫杉醇＋卡铂　贝伐珠单抗，15mg/kg，静滴，化疗后d1；紫杉醇，175mg/m²，静滴3h，d1；卡铂，AUC＝6.0，静滴1h，d1。每3周重复，6个周期。

（三）内分泌治疗

复发性卵巢癌是二线治疗失败或一般状态不允许化疗者，铂类药物治疗后复发的卵巢癌，内分泌治疗效果有限，客观缓解率为15％。常用的内分泌治疗药物有：他莫昔芬（一般从10mg、bid起用，观察数周无效可加量，最大剂量为400mg/d）、阿那曲唑（5mg，qd）、来曲唑（2.5mg，qd）、醋酸甲地孕酮（80～160mg，qd）和亮丙瑞林（3.75mg，皮下注射，每月1次）等。

（四）放疗

对进展或复发的卵巢癌患者，放疗可起到姑息性治疗作用。Faul报道16例对铂类耐药的卵巢癌行全腹超分割治疗的临床研究。患者有腹痛、阴道流血、腹腔积液及腹腔外病灶。给予全腹超分割放疗后，所有患者症状均缓解，平均缓解持续时间为22周，平均存活3个月。

全腹照射一般肿瘤剂量22～30Gy/6～8w，肝脏及肾脏挡铅防护。盆腔照射范围包括下腹和盆腔，前后对称垂直照射，肿瘤剂量40～50Gy/6～8w完成。

四、预后及随访

（一）预后

初治卵巢癌的预后与年龄、分期、病理组织学类型、分级、术后残存瘤大小、术后化疗疗程数等有关。≤65岁比＞65岁的生存期至少要长2年，Ⅰ、Ⅱ、Ⅲ和Ⅳ期5年生存率分别为86％、50％、19％和3％，分化好的5年生存率约60％，差的约7％。

复发性卵巢癌预后差的因素有：无疾病（无治疗）间期＜6个月，身体状况差（ZPS：3～4分，KPS：10～40分），血清CA125＞35U/ml，多发肿瘤和/或肿瘤体积大，黏蛋白样或透明细胞组织。预后好的因素有：无疾病（无治疗）间期＞6个月，身体状况好（ZPS：1～2分，KPS：50～100分），血清CA125＜35U/ml，单一肿瘤/肿瘤体积小，乳突状的浆液性组织。

（二）随访

初始治疗达到完全缓解者（体格检查未发现异常体征、CA125阴性、CT检查未发现病灶且淋巴结最大直径＜1cm）：①前2年每2～4个月随访1次，第3～5年每3～6个月随访1次，5年后每年随访1次，主要为肿瘤标志物和影像学检查；②治疗前CA125或其他肿瘤标志物水平升高者，每次随访时复查相应指标；③必要时行全血细胞计数和生化检查；④盆腔检查；⑤酌情腹部或盆腔CT、MRI、PET－CT或PET检查；⑥有指征者行胸片检查。Ⅱ、Ⅲ和Ⅳ期患者治疗结束后达到临床完全缓解的，可选择观察随访或使应紫杉醇进行维持治疗（紫杉醇135～175mg/m²，4周为1个疗程，共12个疗程）。部分缓解或进展者，按照持续或复发性肿瘤处理。

五、卵巢特殊类型上皮肿瘤的治疗

特殊类型的上皮性卵巢肿瘤以腹膜癌、交界性肿瘤、囊腺癌、透明细胞癌、卵巢肉瘤多见，它们的治疗及预后与卵巢癌不同。

(一)腹膜癌

能手术者，应彻底切除肿瘤，不能彻底切除者应行减灭术，力争残余瘤在2cm以内，双侧卵巢应同时切除，以观察卵巢病变情况。其他治疗原则及预后与卵巢癌相近。

(二)交界性肿瘤

约占上皮性卵巢肿瘤的15%，其中75%诊断时处于临床Ⅰ期。以年轻人多见，预后较好，腹膜种植偶然可自发消退，10年生存率约95%。初次分期手术及细胞减灭术后残存大的病灶预后较差，但死亡的原因主要是良性疾病的并发症(如小肠梗阻)和治疗并发症，较少是因为肿瘤转移。

交界性肿瘤术后原则上不需辅助化疗，但腹膜或网膜表面有种植病灶，短期内腹腔内复发，组织学发现为浸润癌可，可给予化疗。缓慢复发特别是有长的无病间隔的复发患者，需进行再次细胞减灭术。

(三)囊腺癌

经过全面手术分期的ⅠA期和ⅠB期、分化Ⅰ级的囊腺癌患者预后相当好。辅助化疗不能提供更多的益处。对于高分化的ⅠC期患者，可考虑给予以铂类药物为基础的辅助化疗。所有Ⅱ期患者应接受3～6个周期的辅助化疗。

(四)透明细胞癌

起源于苗勒管，常需要鉴别的肿瘤有卵黄囊瘤、无性细胞瘤、罕见的卵巢甲状腺肿、伴分泌反应的子宫内膜样癌、以胞质透亮的瘤细胞为主的类固醇细胞肿瘤以及转移性透明细胞肿瘤。本病治疗原则与卵巢癌没有明显不同，但对以铂类药物为主的化疗方案敏感性较差，预后不良，Ⅰ期患者5年生存率为69%，Ⅱ期为55%，Ⅲ期为14%，Ⅳ期为4%。

(五)卵巢肉瘤

有混合性苗勒管瘤和单纯肉瘤两种类型。前者存在癌和肉瘤两种成分，后者包括间质细胞肉瘤、纤维肉瘤、平滑肌肉瘤、神经纤维肉瘤、横纹肌肉瘤、软骨肉瘤、血管肉瘤和脂肪肉瘤。本病多见于绝经后女性，混合性苗勒管瘤是主要的病理类型。由于罕见和很差的预后，准确地将卵巢肉瘤鉴别出来非常重要，尽管其治疗原则与卵巢上皮癌相同。

(六)原发性输卵管癌(primary fallopian tube carcinoma，PFTC)

起源于输卵管黏膜上皮，是罕见的女性生殖系统恶性肿瘤。PFTC好发于50～60岁的绝经后妇女，经典的“三联征”包括：阴道排液、下腹痛、阴道流血或盆腔肿块。PFTC有独立的TNM分期(表8－13)，治疗原则与卵巢上皮癌基本一致，手术为首选治疗，对于分期晚的患者应行广泛的肿瘤细胞减灭术。紫杉醇联合铂类是PFTC的标准一线治疗方案，可选用的二线药物有多西他赛、拓扑替康、脂质体阿霉素等。术后放疗被认为有效率低，不延长生存期，易引起并发症，因此仅用于缓解特定的临床症状，减少复发。

表 8－13　原发性输卵管癌 TNM 和 FIGO 分期

TNM	T	N	M	FIGO	T、N、M 简明定义
Ⅰ	T_1	N_0	M_0	Ⅰ	T_1　肿瘤局限于输卵管(单侧或双侧)
ⅠA	T_{1a}	N_0	M_0	ⅠA	T_{1a}　肿瘤局限于单侧输卵管，包膜完整，未穿透浆膜层，无腹腔积液
ⅠB	T_{1b}	N_0	M_0	ⅠB	T_{1b}　肿瘤局限于双侧输卵管，包膜完整，未穿透浆膜层，无腹腔积液
ⅠC	T_{1c}	N_0	M_0	ⅠC	T_{1c}　肿瘤局限于单侧或双侧输卵管，并扩散至或穿透浆膜层，或腹腔积液/腹腔冲洗液找到恶性细胞
Ⅱ	T_2	N_0	M_0	Ⅱ	T_2　肿瘤累及单侧或双侧输卵管，并伴盆腔播散
ⅡA	T_{2a}	N_0	M_0	ⅡA	T_{2a}　蔓延和/或转移到子宫和/或卵巢
ⅡB	T_{2b}	N_0	M_0	ⅡB	T_{2b}　侵及其他盆腔组织
ⅡC	T_{2c}	N_0	M_0	ⅡC	T_{2c}肿瘤盆腔播散，腹腔积液或腹腔冲洗液找到恶性细胞
Ⅲ	T_3	N_0	M_0	Ⅲ	T_3　肿瘤位于单侧或双侧输卵管，有盆腔外腹膜腔种植
ⅢA	T_{3a}	N_0	M_0	ⅢA	T_{3a}　盆腔外腹膜腔内镜下微转移
ⅢB	T_{3b}	N_0	M_0	ⅢB	T_{3b}　盆腔外腹膜腔内肉眼可见转移，但转移灶最大径均不超过 2cm
ⅢC	T_{3c}	N_0	M_0	ⅢC	T_{3c}　盆腔外腹膜腔内肉眼可见转移，转移灶最大径超过 2cm
	任何 T	N_1	M_0		N_1　有区域淋巴结转移
Ⅳ	任何 T	任何 N	M_1	Ⅳ	M_1　有腹膜腔外的远处转移

六、卵巢生殖细胞肿瘤的治疗

卵巢生殖细胞瘤主要有无性细胞瘤和非无性细胞瘤(成熟或未成熟畸胎瘤)、内胚窦瘤，最多见于 20～30 岁的女性，临床和病理分期与上皮性卵巢癌相同。肿瘤的侵袭性决定于组织学类型，和肿瘤的分期关系不大。侵袭性最强的类型是内胚窦瘤和绒毛膜癌，其他组织类型的肿瘤相当于睾丸的非精原细胞瘤。治疗以手术为主。化疗可以治愈大多数生殖细胞瘤，甚至晚期肿瘤，所以对于所有类型和所有临床期别的生殖细胞瘤，如有生育要求均可行保守性手术。

(一)无性细胞瘤

Ⅰ期行单侧附件切除，对侧卵巢外观正常可不必剖腹探查，术后可行随访观察。少数患者可能会复发，但在复发时治疗仍然可以成功，且治愈率高。病灶超出卵巢者术后应该辅助化疗。

无性细胞瘤对化疗极其敏感，常用的方案为 EP 或 BEP，通常 3～4 个周期。标准治疗没有缓解的患者，VAC 方案(长春新碱＋更生霉素＋环磷酰胺)或用于卵巢癌的化疗方案均可选用。无性细胞瘤也对放疗敏感，术后单纯盆腔放疗或全腹盆放疗均可选择。由于化疗更为安全可靠，放疗作为辅助治疗已被化疗取代。但对晚期、复发及化疗后残存肿瘤，或患者有化疗禁忌，放疗仍不失为一种有效的挽救治疗手段。

(二)非无性细胞瘤

成熟性畸胎瘤是卵巢肿瘤中最常见的良性肿瘤，占所有卵巢肿瘤的 10%～20%。ⅠA 期、分化Ⅰ级的未成熟畸胎瘤和成熟性畸胎瘤预后好，保守性手术后随访观察即可。ⅠA 期、分化Ⅱ级的未成熟畸胎瘤预后较好，术后化疗能否进一步改善预后还存在争议。其他更高临床期别、分化更差的肿瘤，术后应辅助化疗。化疗方案与无性细胞瘤相同，3～4 个疗程肿瘤标志物正常后再化疗2个疗程。化疗后残留包块者可予手术。

（三）内胚窦瘤

术后应予辅助化疗，BEP为首选方案。如考虑使用博莱霉素，建议行肺功能检查。3个周期的EP方案也可考虑。

化疗后临床完全缓解者，可用术前升高的肿瘤标志物水平作为随访的指标，可每2～4个月复查1次，共2年。化疗后肿瘤标志物水平仍持续升高且有残留病灶者，或随访过程中发现复发和肿瘤标志物水平升高，可再次化疗或给予高剂量化疗＋骨髓移植。再次化疗未达到临床完全缓解，但肿瘤标志物水平正常者，可考虑手术切除或观察。手术发现仅为坏死组织，可用术前升高的肿瘤标志物水平作为随访的指标，每2～4个月复查1次，共2年，后续处理方式同上。

七、卵巢性索间质细胞肿瘤的治疗

（一）颗粒细胞瘤

属于交界性肿瘤，约占性索间质肿瘤的70%，占所有卵巢肿瘤的3%～5%。颗粒细胞瘤有幼稚型和成人型两种类型，前者分泌雌激素，患者常伴有性早熟，后者常伴有绝经后出血。大多数患者诊断时处于临床Ⅰ期，如果已经进行满意的手术，术后辅助化疗或放疗多无必要。Ⅱ期和Ⅲ期患者可给予辅助化疗。如果有转移，彻底的细胞减灭术是治疗的主要方法。影响预后的主要因素是分期。颗粒细胞瘤对放疗中度敏感，难治的复发转移的病灶可以考虑。

（二）Leydig细胞瘤

约占卵巢性索间质肿瘤的1%，占全部卵巢肿瘤不足0.2%。突出特点为超过50%的患者具有内分泌相关表现，可表现为男性化、去女性化和女性化，其中以男性化表现最具特征性，肿瘤分泌睾酮是其主要原因。大多数预后良好，年轻患者主张行保留生育功能的手术。对于无生育要求者，全子宫＋双侧附件切除是常规术式。BEP为常规化疗方案。

（王丽萍）

第六节　外阴癌

外阴癌很少见，约占妇科恶性肿瘤的4%，主要发生于65～70岁的女性，但近年来在年轻女性中外阴上皮内瘤变（vulvar intraepithelial neoplasia，VIN）的发病率明显上升，可能与人乳头状瘤病毒（human papilloma virus，HPV）感染有关，因此40岁以下的外阴癌患者有增多趋势。HPV疫苗可用于预防VIN和外阴癌。

一、分期和检查

（一）分期

淋巴结有无转移对外阴癌治疗方案的制订和患者的预后有重要影响，但是在腹股沟淋巴结是否转移方面，临床检查结果和手术病理结果的一致性较差。Homesley等的研究显示，在腹股沟可触及肿大淋巴结的患者中，只有24%的患者术后病理阳性。与手术分期相比，临床分期Ⅰ期的错误率为18%，而临床分期ⅣA期的错误率可达44%。近20年来，外阴癌分期系统经历了从临床分期向手术病理分期转变的过程，1988年国际妇产科联盟（International

Federation of Gynecology and Obstetrics,FIGO)将淋巴结手术分期结果纳入 FIGO 分期系统,并不断完善其细则。为了改善 FIGO 分期对预后判断的准确性,2009 年 FIGO 分期根据淋巴结转移数目、大小和有无包膜外侵犯对Ⅲ期做了进一步划分。但在临床工作中,淋巴结手术分期主要用于指导后续治疗,临床检查仍是术前评估腹股沟及盆腔淋巴结有无转移的重要依据。外阴癌的 FIGO 手术分期和美国癌症联合会(American Joint Committee on Cancer,AJCC)的 TNM 分期对应关系见表 8－14。就 TNM 分期而言,外阴癌的 pTNM 分期和 cTNM 分期标准一致。

表 8－14　外阴癌 FIGO 分期和 AJCC TMN 分期

TNM 分期	T	N	M	FIGO	T、N、M 简明定义
ⅠA	T_{1a}	N_0	M_0	ⅠA	肿瘤局限于外阴或会阴,最大径≤2cm,间质浸润深度≤1mm,无淋巴结转移
ⅠB	T_{1b}	N_0	M_0	ⅠB	肿瘤局限于外阴或会阴,最大径>2cm,或任何大小的病灶但间质浸润深度>1mm,无淋巴结转移
Ⅱ	T_2	N_0	M_0	Ⅱ	任何大小的肿瘤累及会阴邻近结构(尿道下 1/3、阴道下 1/3、肛门),无淋巴结转移
ⅢA	$T_{1\sim2}$	$N_{1a\sim1b}$	M_0	ⅢA	1 枚腹股沟淋巴结转移,最大径≥5mm;1～2 枚腹股沟淋巴结转移,最大径<5mm
ⅢB	$T_{1\sim2}$	$N_{2a\sim2b}$	M_0	ⅢB	≥2 枚腹股沟淋巴结转移,最大径≥5mm;≥3 枚腹股沟淋巴结转移,最大径<5mm
ⅢC	$T_{1\sim2}$	N_{2c}	M_0	ⅢC	淋巴结包膜外侵犯
ⅣA	T_3	任何 N	M_0	ⅣA	肿瘤侵犯尿道上 2/3、阴道上 2/3、膀胱黏膜、直肠黏膜或固定在骨盆壁
	$T_{1\sim2}$	N_3	M_0		腹股沟淋巴结固定或溃疡
ⅣB	任何 T	任何 N	M_1	ⅣB	有远处转移(包括盆腔淋巴结转移)

(二)检查

外阴有丰富的淋巴引流网,浸润性外阴癌即便原发病灶很小也可能会发生区域淋巴结转移。大多数外阴癌按照同侧腹股沟浅淋巴结→深淋巴结→盆腔淋巴结的顺序转移,然而中央型病灶(病灶距阴蒂、阴道口<1cm)可发生双侧淋巴结转移或直接转移至盆腔淋巴结。肺是最常见的经血道发生转移的部位。

VIN 常与宫颈上皮内瘤变和阴道上皮内瘤变并存,一旦诊断为 VIN 则应该对外阴、宫颈、阴道进行全面检查以排除有无外阴多灶性病变及宫颈、阴道病变、阴道镜检查有助于确定病灶的范围。对任何可疑病灶都应行活检病理检查。所有外阴癌患者都要接受妇检、血常规、血生化和胸片检查,肿瘤邻近尿道和肛门者要分别行膀胱镜和直肠镜检查。CT、MRI 和 PET 的诊断价值同阴道癌。

二、临床和病理诊断

VIN 和外阴癌患者常因外阴肿块或慢性瘙痒而就诊,病灶常位于大阴唇或小阴唇,而年轻女性的病灶更多见于阴蒂和会阴。VIN 及外阴癌需与下述疾病相鉴别。

1. 尖锐湿疣　可表现为多发性乳头状肿块,有时会与 VIN 并存,对可疑病灶需行活检以便病理确诊。

2. 外阴表皮样囊肿　可由胚胎期泌尿生殖窦表皮增殖分化而成，也可继发于局部手术或损伤，囊内含白色或黄色油状角质物质。

3. 外阴色素脱失病　包括白癜风、放射后或创伤后的瘢痕，白癜风可在外阴以外的其他部位发现皮肤病变，后两者则有相关的病史。

4. 其他外阴上皮非肿瘤性病变　包括硬化性苔癣、鳞状上皮增生和其他皮肤病，其中硬化性苔癣常见于 HPV 阴性的老年外阴癌患者。

外阴肿瘤少见但病理类型众多，确诊有赖于病理检查。90%以上的浸润性外阴癌为鳞状细胞癌，多数分化程度较好。伴有肿瘤巨细胞的鳞状细胞癌侵袭性高，在病理形态上有时需与恶性黑色素瘤相鉴别。

三、治疗原则

1. VIN　自然病史尚不完全明确，可能发展为浸润癌也可能会自行消退。在治疗前必须要排除浸润癌的可能，如为多灶性病变则需多点活检。对于 VINⅠ级的年轻患者可定期随访，老年或病变持续存在的患者可选择局部 5－氟尿嘧啶及咪喹莫特外涂。VINⅡ～Ⅲ级进展为浸润癌的风险较大，文献报道可达到 20%～30%。治疗上可选择手术、激光消融或光动力学治疗，手术效果最可靠，但应尽量缩小手术范围，尤其是对于年轻女性患者。局灶性病变单纯切除即可；多灶性病变可分别切除或行外阴上皮局部表浅切除术；对于病灶范围广泛或融合者可行较大范围的整体切除或部分外阴切除术，如手术造成局部皮肤缺损较大，需行皮片或皮瓣移植术以避免因外阴严重变形而影响患者的性生活和心理状态；老年患者的广泛 VIN 病变常会合并隐匿性浸润癌，可考虑行单纯外阴切除术。如病灶累及小阴唇、阴蒂，考虑到患者对美容的要求，也可选择激光治疗或光动力学治疗，与激光治疗相比，光动力学治疗所需时间短，但对多灶性病变者效果差。

2. ⅠA 期　定义为肿瘤局限于外阴或会阴，最大径≤2cm，间质浸润深度≤1mm，无淋巴结转移及远处转移。治疗可行外阴广泛局部切除术，如病理显示有神经或淋巴脉管侵犯可改行外阴根治性切除术。ⅠA 期患者发生淋巴结转移的风险一般低于 1%，因此不必行腹股沟淋巴结清扫术。

3. ⅠB～Ⅱ期　ⅠB 期定义为：肿瘤局限于外阴或会阴，最大径＞2cm，或任何大小的肿瘤但间质浸润深度＞1mm；Ⅱ期定义为：任何大小的肿瘤累及会阴邻近结构（尿道下 1/3、阴道下 1/3、肛门）。标准术式为外阴根治性切除术，但是由于术后切口不愈、感染的发生率高，且对患者性生活有严重影响，因此目前多选择相对保守的外阴根治性局部切除术，只要能取得理想的切缘即可。相比于外阴根治性切除术，接受外阴根治性局部切除术的患者虽局部复发率略高，但绝大多数都可通过再次手术而治愈，且两者在总生存期上无明显差异。对于合并有 VIN 者，可同时切除病变的表浅皮肤组织。

ⅠB 期患者腹股沟淋巴结转移发生率＞8%，Ⅱ期更高，因此这些患者都应该接受腹股沟淋巴结清扫术。既往一律行双侧淋巴结清扫，但随后有研究显示上述患者如病灶同侧淋巴结阴性的话，则对侧淋巴结转移率较低，也可不进行清扫。但是对于中央型病灶、肿瘤直径＞2cm、间质浸润深度＞5mm 及同侧淋巴结阳性的患者而言，其发生对侧淋巴结转移的风险增高，还是应该行双侧腹股沟淋巴结清扫术。

4. Ⅲ～ⅣA 期　Ⅲ期定义为：发生腹股沟淋巴结转移（无固定或溃疡）；ⅣA 期定义为：肿

瘤侵犯尿道上 2/3、阴道上 2/3、膀胱黏膜、直肠黏膜或固定在骨盆壁，或腹股沟淋巴结出现固定或溃疡形成。治疗上应先确定腹股沟淋巴结的状态再处理原发灶。即使腹股沟区未触及肿大淋巴结，也应该行双侧腹股沟淋巴结清扫术。对于腹股沟淋巴结触诊可疑阳性的患者，术前 CT 或 MRI 有助于了解腹股沟和盆腔淋巴结的情况。术中应切除所有肿大的腹股沟淋巴结，如冰冻病理阴性则再进一步行淋巴结清扫术；如冰冻病理阳性，则这部分患者发生盆腔淋巴结转移的可能性很大，如行盆腔淋巴结清扫术会明显增加术后放疗严重并发症的发生率，因此一般仅切除可见的盆腔肿大淋巴结，术后再辅以放疗。如果腹股沟淋巴结固定或者形成溃疡，活检或细针穿刺细胞学检查确诊为淋巴结转移，直接手术一般极少能够治愈，治疗上应该首先进行同步放化疗，治疗后如有切除的可能再行残留淋巴结清扫术。

在肿瘤累及邻近器官时，外阴根治性切除术会对尿道、肛管和直肠造成损伤；如选择盆腔清除术则创伤更大。只有在不损伤括约肌造成大小便失禁的前提下切除肿瘤且能获得阴性切缘，根治性切除术才有价值，否则应该先行放化疗以缩小肿瘤侵犯范围、保留邻近器官的功能。

5. ⅣB 期　定义为已有远处转移。以化疗为主，放疗可减轻局部症状。

6. 复发转移后的治疗　局部复发者如能取得阴性切缘，可选择再次手术；否则可进行外照射或插植放疗，后者虽有效率较高，但也容易引起严重的放疗后组织坏死。淋巴结复发转移的患者一般只能接受姑息性化疗和放疗。

四、治疗方法

（一）手术

既往外阴根治性切除术一直是治疗外阴癌的标准术式，但目前的趋势是尽可能地缩小手术范围、保留外阴的生理结构。

1. 外阴上皮局部表浅切除术　适用于 VIN 患者。手术仅切除病变部位的皮肤和黏膜的全层，深度达皮下脂肪下约 1cm，保留皮下深层结构。

2. 单纯外阴切除术　适用于老年 VIN 患者。手术切除部分或全部外阴，包括大小阴唇、阴蒂、部分会阴部，保留阴道，深度应达到皮下脂肪下 2cm 以上。

3. 外阴根治性切除术　适用于可手术的各期外阴癌患者。手术需切除的范围上部包括阴阜，外侧为大阴唇皱襞，下缘包括会阴部，外切口应距肿瘤 2cm 以上，内侧切除 1cm 以内的阴道壁、外阴基底部，上缘为耻骨筋膜，两侧包括切除内收肌筋膜。

4. 外阴广泛局部切除术　适用于ⅠA 期患者。手术局部切除肿瘤，保证有 2cm 以上的安全边缘。

5. 外阴根治性局部切除术　适用于ⅠB～Ⅱ期患者。手术范围包括外阴前部或后部的广泛性切除，左侧或右侧外阴部切除，手术切缘距肿瘤至少应有 1～2cm，手术深度同外阴根治性切除术。如果病变靠近尿道，在预计不引起小便失禁的情况下可以切除尿道远端 1cm，病灶接近阴蒂时应同时切除阴蒂。

6. 腹股沟淋巴结清扫术　ⅠB～Ⅲ期的患者都应该接受腹股沟淋巴结清扫术，ⅣA 期患者酌情进行。为避免发生术后皮肤坏死，术中应尽可能保留所有位于浅筋膜上的皮下组织。腹股沟淋巴结清扫术后最常见的急性并发症为切口出血、破裂或感染，发生率可高达 50%～75%，而慢性下肢淋巴水肿的发生率为 20%～50%。有研究评价了用放疗来代替腹股沟淋巴结清扫术的效果，结果显示腹股沟淋巴结临床阴性者放疗的局部复发率明显高于接受淋巴结清扫术者，故仍首选手术处理腹股沟淋巴结。

（二）放疗

1. 根治性放疗

（1）原发灶　绝大多数外阴癌为鳞状细胞癌，对放疗敏感，但由于外阴皮肤放疗耐受性低，在达到根治剂量前多数患者已发生较严重的皮肤反应，因此放疗一般不作为首选。对于一般状况差、不适宜接受手术或者因局部病灶范围较大、希望保留器官功能而拒绝手术的患者可选择。外阴癌放疗以外照射为主，可联合腔内放疗或组织间插植放疗。照射野应在肿瘤周边再外放 1～2cm，注意保护肛门和尿道口。为了能在照射足够剂量的同时尽可能减轻放疗反应，一般先选用 6～18MV 的 X 线，再改用电子线照射。放疗 30～40Gy 时如皮肤反应较重可暂停放疗，休息 2 周后再继续放疗至 60Gy。

（2）淋巴结引流区　腹股沟淋巴结照射野的设计同阴道癌，先高能 X 线照射 40Gy，再改电子线加量 20Gy 以保证腹股沟浅、深淋巴结都能受到足量的照射；如有淋巴结转移，总量可照射至 70Gy，注意限制股骨头的受量。对疑有盆腔淋巴结转移的患者可按宫颈癌的盆腔放疗方式治疗。调强放疗技术除了可保证阳性病灶受到足量照射外，还可保护其他重要器官不受过多照射。

2. 术后放疗

（1）原发灶：当肿瘤邻近尿道、肛门或阴道时，有时为保护相关的器官可能导致切缘阳性或切缘不足。术后切缘阳性者应首先考虑再次手术，不适合手术者可选择放疗。Faul 等的研究还显示，除切缘阳性外，对于手术切缘距肿瘤边缘＜8mm 的患者，术后放疗也可明显提高其生存期。此外，肿瘤直径＞4cm、淋巴脉管间隙受侵、肿瘤浸润深度＞5mm 的患者可能从术后放疗中获益。术后放疗一般在术后 2 周、切口愈合后开始，最迟不宜超过 6 周。放疗剂量 40～50Gy。

（2）淋巴结引流区：腹股沟淋巴结阳性者发生盆腔淋巴结转移的风险较高，在盆腔淋巴结的处理上，既往都行淋巴结清扫术。但是在研究中，患者接受根治性外阴切除术和腹股沟淋巴结清扫术后，淋巴结阳性者分别接受腹股沟和盆腔淋巴结引流区放疗或盆腔淋巴结清扫术，结果放疗组和手术组的 2 年淋巴结复发率分别为 5％和 24％，生存率分别为 68％和 54％，其中有 2 枚或以上腹股沟淋巴结转移的患者从放疗中获益更明显。对上述患者中位随访 6 年后所得出的结论同样支持放疗。术后放疗的指征包括：转移淋巴结直径＞5mm、淋巴结包膜外侵犯、2 枚或以上的淋巴结中存在微转移灶（淋巴结中直径≤5mm 的转移灶）。有研究认为，如腹股沟淋巴结清扫的数目＜12 枚，即便只有 1 枚淋巴结内有微转移灶，术后放疗也可提高患者的生存率。虽然也有研究显示对于一侧腹股沟淋巴结阳性者可只行同侧的腹股沟及盆腔淋巴结引流区放疗，但主流观点还是支持术后行双侧腹股沟及盆腔淋巴结引流区放疗。放疗剂量 50～60Gy，有肉眼残留者应照射至 60～70Gy。

外阴癌术后辅助同步放化疗的研究较少，尚需更多的试验来评估其价值。Han 等报道相比于单独放疗，同步放化疗并没有提高生存期。

（三）化疗

1. 新辅助化疗　为了提高手术切除率并减轻对周边器官的损伤，对于Ⅲ～ⅣA 期的外阴癌患者可先行新辅助化疗。化疗药物包括博莱霉素、长春新碱、丝裂霉素、甲氨蝶呤、洛莫司汀、顺铂、卡铂、5－氟尿嘧啶和紫杉醇，有效率在20%～80%。Domingues等进行的一项小样本研究直接比较了博莱霉素单药、紫杉醇单药及顺铂＋5－氟尿嘧啶方案的效果，结果显示三种方案的反应率分别为60%、40%和20%。

2.新辅助放化疗　一般认为，Ⅲ～ⅣA期外阴癌新辅助同步放化疗，术后病理完全缓解率及生存期方面都优于单独化疗。部分肿瘤病灶直径＞5cm、浸润较深、累及肛门及尿道口的Ⅱ期患者，也可先行新辅助同步放化疗。新辅助化疗的药物都可用于同步放化疗，其中应用较广泛的是以顺铂和5－氟尿嘧啶为基础的化疗方案。需要注意的是，新辅助放化疗虽然提高了疗效，但同时也明显增加了术后并发症的发生率。

3.辅助化疗　外阴癌术后辅助化疗的经验很少。Bellati等的研究中，有2枚以上腹股沟淋巴结转移的患者接受单药顺铂的术后化疗，3年总生存率可达到86%。由于该研究中报道的化疗引起的毒副反应发生率很低，因此对于有复发高危因素但又不适合接受放疗的患者也可选择辅助化疗。

4.姑息性化疗　ⅣB期外阴癌的化疗可借鉴宫颈癌的治疗经验，除前述的化疗方案外，紫杉醇单药及长春瑞滨＋顺铂方案也显示出了较好的疗效。

外阴癌常用的化疗方案如下。

(1)博莱霉素＋甲氨蝶呤＋洛莫司汀：博莱霉素，5mg，肌肉注射，d1～5(第1周)，d1、4(第2～6周)；甲氨蝶呤，15mg，口服，d1、4(第1周)，d1(第2～6周)；洛莫司汀，40mg，口服，d5～7(第1周)。每7周1次。

(2)长春瑞滨＋顺铂：长春瑞滨，25mg/m^2，静注，d1、8；顺铂，80mg/m^2，静注，d1。每3周1次。

(3)顺铂：40mg/m^2，静注，d1。每周1次，同步放射治疗。

(4)顺铂：100mg/m^2，静注，d1。每3周1次。

(5)顺铂＋5－氟尿嘧啶：40mg/(m^2·d)，持续静滴，d1～4；5－氟尿嘧啶，250mg/(m^2·d)，持续静滴，d1～4。每周4d，同步放射治疗。

(6)顺铂＋5－氟尿嘧啶：顺铂，50mg/m^2，静注，d1～4；5－氟尿嘧啶，1000mg/(m^2·d)，持续静滴，d1～4。每3周1次，同步放射治疗。

(7)顺铂＋5－氟尿嘧啶：顺铂，50mg/m^2，静注，d1；5－氟尿嘧啶，1000mg/(m^2·d)，持续静滴，d1～4。每3周1次。

(8)顺铂＋博莱霉素＋甲氨蝶呤：顺铂，100mg/m^2，静注，d1；博莱霉素，15mg，静注，d1、8；甲氨蝶呤，300mg/m^2，静注，d8。每3周1次。

(9)丝裂霉素＋5－氟尿嘧啶：丝裂霉素，15mg/m^2，静注，d1；5－氟尿嘧啶，750mg/m^2，静滴，d1～5。每3周1次，同步放射治疗。

(10)紫杉醇：175mg/m^2，静滴，d1。每3周1次。

五、特殊类型外阴肿瘤

1.外阴巴氏腺癌　发生在巴氏腺的恶性肿瘤包括腺癌、腺样囊性癌、腺鳞癌、移行细胞癌和鳞状细胞癌，通常是在切除长期存在的巴氏腺囊肿后发现巴氏腺癌。虽然外阴巴氏腺癌进展缓慢，但易局部复发，且约20%的患者在就诊时已有腹股沟淋巴结转移，因此即使病灶较小，外阴根治性切除术及双侧腹股沟淋巴结清扫术仍是标准治疗，不建议行盆腔淋巴结清扫。

有研究显示，对于临床腹股沟淋巴结阴性的早期患者也可考虑仅行同侧腹股沟淋巴结清扫术。对于下列情况，术后放疗可以降低局部复发率：①病灶较大者，手术需切除至坐骨直肠窝深处，难以保证有足够的安全切缘或者切缘阳性；②腹股沟淋巴结阳性者，可行双侧腹股沟和盆腔淋巴区放疗；③腺样囊性癌切缘阳性或有神经浸润的患者。

2.外阴派杰病　典型表现是红色湿疹样病变，类似皮炎，绝大多数是上皮内病变，少数病例也会表现为浸润性腺癌。5%～10%的新诊断的派杰病患者可能会同时或随后发生腺癌，包括阴道前庭腺、皮肤附件、乳腺或直肠来源的腺癌。对于上皮内派杰病者仅行外阴上皮局部表浅切除术即可，无须行淋巴结清扫术。

本病的肿瘤生长范围常超过临床所见，有可能难以取得理想的安全切缘。在 Parker 等的研究中，虽然 53%的患者切缘阳性，但复发率只有 31%。因此也有研究者倾向于缩小上皮内病灶的切除范围，而待病灶出现症状或临床明显可见时再行二次手术。当病灶累及尿道或肛门时，手术处理难度较大，可补充以激光治疗、放疗、局部涂抹咪喹莫特。

浸润性腺癌必须行外阴根治性局部切除术，至少应有 1cm 的安全切缘，同时应行病灶同侧的腹股沟淋巴结清扫术，如为中央型病灶则应行双侧腹股沟淋巴结清扫术，术后放疗指征同外阴鳞状细胞癌。

六、预后及随访

1.预后　肿瘤分期是最主要的预后指标。有报道Ⅰ期外阴癌的 5 年生存率可达到 98%，而Ⅳ期外阴癌的 5 年生存率只有 31%。淋巴结阴性者 5 年生存率约为 90%，而有淋巴结转移者则降至 50%，其中腹股沟深层淋巴结转移者较浅层淋巴结转移者预后差，而盆腔淋巴结转移者预后更差。外阴癌治疗后腹股沟淋巴结复发者的预后差于外阴原发灶复发者。年龄>65 岁、淋巴脉管间隙受侵、肿瘤直径>2cm 以及间质浸润深度>1mm 也是独立的预后不良因素。肿瘤组织学分级是否直接和预后相关尚有不同看法。还有研究显示 HPV 阳性的外阴癌患者预后好于 HPV 阴性的患者。

2.随访　在治疗后头 2 年内，外阴癌患者应每 4 个月检查 1 次，随后 3 年每 6 个月检查 1 次，检查内容包括对外阴、原发灶和腹股沟之间的皮肤间桥（采用三切口术式者）和腹股沟淋巴结进行触诊，对可疑病灶行外阴镜或阴道镜检查。

即使组织病理学检查显示病灶已完全切除，但 VIN Ⅲ级仍然常在切缘、邻近切缘处或移植皮片内复发，甚至进展为浸润癌（多发生在治疗后的头 3 年里），因此 VINⅢ级患者术后也必须坚持随访。

（王丽萍）

第七节　阴道癌

阴道癌非常少见，约占妇科恶性肿瘤的 2%，主要见于老年女性，近几十年来发病率变化不大。阴道癌多发生于阴道后壁上 1/3，但如肿瘤生长至宫颈或宫颈外口则归为宫颈癌，如肿瘤从外阴侵犯至阴道则划分为外阴癌。同宫颈癌一样，多数阴道癌的发病与人乳头状瘤病毒（human papilloma virus，HPV）感染有关，但阴道癌发病率远低于宫颈癌，其原因可能是由于阴道内没有由不成熟上皮细胞构成的移行带而不易受 HPV 影响。由于阴道癌发病率低，因此不适合大规模筛查。用于预防宫颈癌的 HPV 疫苗同样可以用于预防阴道癌及其癌前病变。

一、分期

同宫颈癌一样，阴道癌分期使用的是国际妇产科联盟（International Federation of Gynecology and Obstetrics，FIGO）的临床分期，对于区域淋巴结阳性者如何进行分期未给出明确定义。就 TNM 分期而言，pTNM 分期和 cTNM 分期标准一致。阴道癌的 FIGO 和 AJCC 分期见表 8－15。

表 8－15　阴道癌的 2009 FIGO 分期和 2010AJCC TMN 分期

TNM 分期	T	N	M	FIGO 分期		T、N、M 简明定义
Ⅰ	T_1	N_0	M_0	Ⅰ	T_1	局限于阴道壁
Ⅱ	T_2	N_0	M_0	Ⅱ	T_2	肿瘤侵犯盆壁
					T_3	侵犯阴道旁组织，但未达到盆壁
Ⅲ	T_3	N_0	M_0	Ⅲ	T_4	肿瘤侵犯膀胱、直肠黏膜（单纯膀胱或直肠的黏膜泡状水肿不能定位Ⅳ期）或直接生长
	$T_{1\sim3}$	N_1	M_0			
ⅣA	T_4	任何 N	M_0	ⅣA	N_1	侵犯至真骨盆外盆腔或腹股沟淋巴结转移
ⅣB	任何 T	任何 N	M1	ⅣB	M_1	有远处转移

二、检查

作为阴道癌前病变，阴道上皮内瘤变（vaginal intraepithelial neoplasia，VAIN）常与宫颈上皮内瘤变（cervical intraepithelial neoplasia，CIN）并存，Kalogirou 等发现在 993 名行子宫切除术的高级别 CIN 患者中有 41 人合并有 VAIN，绝大多数 VAIN 病灶位于上段阴道，尤其多见于阴道穹隆部的手术缝合处。且有将近 30％的阴道癌患者曾有宫颈原位癌或浸润癌的治疗史，因此对于接受宫颈癌筛查时发现 CIN、CIN 治疗后巴氏涂片细胞学持续异常或是有宫颈癌病史的患者尤应留意有无阴道病变。

阴道上 1/3 的淋巴引流与宫颈下部相通，首先发生盆腔淋巴结转移；阴道下 1/3 的肿瘤易发生腹股沟淋巴结转移；阴道中段的肿瘤可发生双向转移。血行转移常见的部位是肺、骨和肝。

绝大多数 VAIN 和 10％～20％的浸润性阴道癌，是由于宫颈巴氏涂片细胞学异常进而行阴道镜检查发现阴道病灶。阴道醋酸和碘染色有利于阴道镜观察。进行阴道镜检查时一定要注意阴道穹隆部位，因为有 28％的 VAIN 患者可能在此处有隐匿癌。如阴道镜活检仍无法明确诊断可考虑行阴道部分切除术。所有确诊后的患者都要接受血常规、生化及胸片检查，如有骨痛可行骨骼 X 线片检查。CT 在评估有无区域淋巴结转移时有用，但难以准确判断原发肿瘤局部侵犯的范围；MRI 在评价肿瘤有无膀胱、尿道及阴道旁浸润方面优于 CT，但常常低估了阴道表面受累的程度，而妇检可对后者做出更好的评价对于肿瘤较大的患者，如果体格检查或影像学怀疑肿瘤累及邻近器官，那么应进一步行膀胱镜、输尿管镜和/或直肠镜检查。对于转移淋巴结的检测，PET－CT 的敏感性可能高于 CT 或 MRI，但也有一定的假阴性率，目前尚不建议常规应用。

三、临床和病理诊断

1. 临床诊断　阴道癌常见临床症状为无痛性阴道流血、阴道异常分泌物或阴道内肿块，局部晚期肿瘤可侵犯尿道、直肠、膀胱或盆壁，表现为疼痛、血尿、尿瘘、粪瘘及相应的梗阻症状。阴道癌有时会被误诊为下列疾病：①老年性阴道炎：同阴道癌一样可表现为绝经后阴道流血，肉眼观察下有时难以与呈多灶性或弥漫性生长的早期阴道癌相区别。由于老年妇女阴道上皮萎缩，细胞学检查有时也容易和 VAIN 甚至癌相混淆。②阴道尖锐湿疣：可表现为乳头状或菜花状肿块，肉眼观察难以和外生型阴道癌相鉴别，确诊需依靠组织学检查。③宫颈癌：最常见的症状也是不规则阴道流血，在诊断阴道癌时应仔细检查宫颈并行宫颈涂片。

2. 病理诊断　阴道肿瘤的病理分型见表 8－16。

表 8－16　阴道肿瘤病理组织学分型

上皮性肿瘤	间叶性肿瘤和肿瘤样病变
鳞状上皮肿瘤及其癌前病变	葡萄状肉瘤
鳞状细胞癌，非特指	平滑肌肉瘤
角化型	子宫内膜样间质肉瘤，低度恶性
非角化型	未分化阴道肉瘤
基底细胞样	平滑肌瘤
疣状	生殖道型横纹肌瘤
湿疣状	深在性血管黏液瘤
乳头状	手术后梭形细胞结节
鳞状上皮内肿瘤	混合性上皮间叶肿瘤
阴道鳞状上皮内肿瘤 3 级/原位鳞状细胞癌	癌肉瘤
良性鳞状上皮病变	腺肉瘤
尖锐湿疣	类似滑膜肉瘤的恶性混合瘤
鳞状上皮乳头状瘤	良性混合瘤
纤维上皮性息肉	黑色素细胞瘤
腺体肿瘤	恶性黑色素瘤
透明细胞癌	蓝痣
子宫内膜样腺癌	黑色素细胞性痣
黏液腺癌	其他肿瘤
中肾管型腺癌	生殖细胞性肿瘤
米勒源性乳头状瘤	卵黄囊瘤
腺瘤，非特指	表皮样囊肿
管状	其他
绒毛管状	外周型原始神经外胚层肿瘤
绒毛状	Ewing 肿瘤
其他上皮性肿瘤	腺瘤样瘤
腺鳞癌	淋巴组织和造血组织肿瘤
腺样囊性癌	恶性淋巴瘤(特殊类型)
腺样基底细胞癌	白血病(特殊类型)
类癌	
小细胞癌	
未分化癌	

组织学上约 90%的阴道浸润性癌为鳞状细胞癌，常见类型为角化型鳞状细胞癌和非角化型鳞状细胞癌。但相比于原发性阴道癌，阴道转移癌更多见，因此在诊断时必须排除宫颈、子宫内膜、外阴、直肠、尿道、膀胱、肾脏或卵巢肿瘤直接侵犯或转移至阴道的可能。阴道癌组织学分级可分为高分化、中分化和差分化。

VAIN 按细胞病变范围可分为：病变局限于上皮的下 1/3 者为Ⅰ级、中下 2/3 者为Ⅱ级、超过 2/3 或累及全层者为Ⅲ级。

四、治疗原则

由于发病率低，阴道癌的治疗经验有限，总体上应根据肿瘤原发灶的部位、肿瘤分期及患者的意愿来确定个体化治疗方案，对大多数患者而言应尽可能保留阴道的功能。手术的适应证有限，放疗是主要的治疗手段。

1. VAIN　VAINⅠ级常表现为多灶性病变，不处理多会自然消退，即便局部治疗也容易复发，因此临床上可选择密切观察。对于 VAINⅡ级患者可局部应用雌激素、5－氟尿嘧啶及咪喹莫特治疗，如病变持续存在或复发也可行激光治疗或局部切除术。VAINⅢ级发展为浸润癌的可能性明显高于 VAINⅠ～Ⅱ级，因此在治疗前必须对病灶进行充分取材活检，排除同时合并浸润癌的可能，局部药物治疗复发率较高，应采取更加积极的治疗。极少数病灶累及全部阴道且经保守治疗无效的患者可考虑行全阴道切除术。对于治疗后多次复发、不宜手术以及对性生活无要求的老年患者也可进行腔内近距离放疗。

2. Ⅰ期　定义为肿瘤局限于阴道壁，无远处转移。如果选择手术，为了确保切缘阴性，可能要行全阴道切除术，不易被年轻患者所接受。且阴道癌病灶邻近尿道和直肠，术中易造成损伤，因此一般首选放疗。但有一项直接比较手术和放疗Ⅰ期阴道癌患者的回顾性研究，显示手术组的 5 年生存率优于放疗组，两者分别为 91%和 70%，如患者确有手术意愿亦可选择。有盆腔放疗史的患者也适合手术。

3. Ⅱ期　定义为肿瘤侵犯阴道旁组织，但未达到盆壁，无远处转移。可根据肿瘤位置行相应的根治术，但相比于Ⅰ期患者更难保护周围器官或取得理想的安全切缘，如进行盆腔清除术则创伤更大，因此除有盆腔放疗史的患者，一般选择放疗。

4. Ⅲ～ⅣA 期　Ⅲ期的定义是肿瘤侵犯盆壁，无远处转移。ⅣA 期的定义是肿瘤侵犯膀胱、直肠黏膜(单纯膀胱或直肠的黏膜泡状水肿不能定为Ⅳ期)或直接生长侵犯至真骨盆外，无远处转移。病灶通常为巨块型，呈浸润性生长，且已累及盆壁和周围脏器，手术很难根治，放化疗联合是主要的治疗手段，并发直肠阴道瘘或膀胱阴道瘘而有放疗禁忌的患者可考虑行盆腔清除术和阴道重建术。

5. ⅣB 期　定义为肿瘤已发生远处转移。治疗上以化疗为主，为了减轻局部症状可以行姑息性放疗。

五、治疗方法

(一)手术

1. 常规手术　根治术通常只用于Ⅰ期阴道癌。对于肿瘤累及阴道上段后壁的患者，如患者既往未行子宫切除术，可行广泛子宫切除术加阴道上段切除术；如子宫已切除，可行根治性阴道上段切除术，无论选择哪种术式都应同时行盆腔淋巴结清扫术；如病灶位于阴道下 1/3，可行广泛外阴切除术加大部分阴道切除术，同时行腹股沟淋巴结清扫术；如癌灶位于阴道中段或多中心发生，可考虑行全子宫、全阴道切除术加腹股沟和盆腔淋巴结清扫术。手术并发症基本同宫颈癌。

2.腔镜手术　腔镜手术尚未广泛用于阴道癌根治术，多应用于有生育要求的年轻患者放疗前卵巢移位、盆腔淋巴结手术分期、巨块型淋巴结放疗前的减瘤术。

3.其他手术　VAIN患者可选择激光治疗和局部切除术。激光治疗适用于大面积、多灶性病变的患者，可避免手术广泛切除组织而对患者的性功能造成的影响。激光治疗前必须在阴道镜下全面观察阴道黏膜的情况，准确判断病灶范围。但对于阴道上段，尤其是阴道穹隆部位的局限性病灶，局部手术切除的效果优于激光治疗。局部切除术包括冷凝手术、电凝手术、环形电切除术和冷刀手术。冷凝手术由于其不易控制手术的深度，可能发生膀胱或直肠损伤，目前已较少应用。电凝手术相对安全，但复发率高，一般也不作为首选。进行局部切除术前先用碘溶液涂敷阴道壁有助于确定病灶的部位和范围，应切除病变边缘4～5mm的阴道壁。

(二)放疗

阴道癌多采用外照射联合近距离放疗(腔内放疗或组织间插植放疗)，外照射主要针对阴道旁组织及区域淋巴结，近距离放疗用于控制原发灶。无不良预后因素的Ⅰ期患者可通过单独近距离放疗治愈，但肿瘤直径＞5cm、浸润较深或组织学分化差的Ⅰ期患者，单独近距离放疗后阴道旁复发率较高，且易发生区域淋巴结转移，需要辅以外照射。Ⅱ期及以上者外照射联合近距离放疗对生存率的改善明显优于单一放疗。

术后切缘阳性、有复发高危因素(淋巴结阳性、脉管癌栓、安全切缘不足、组织分化差、阴道受累范围广泛及肿瘤直径＞4cm)，应予区域淋巴结及阴道局部辅助放疗45～50Gy，术后2周左右切口愈合后即可开始放疗，最迟不应超过术后4～6周。

放疗一般应在6～7周内完成，应尽可能避免延长放疗时间，否则会影响疗效。

1.近距离放疗　病灶位于阴道上1/3者按宫颈癌放疗方式进行，肿瘤基底受量应不少于70～80Gy。如病灶表浅，一般以阴道黏膜下0.5cm作为剂量参考点；如病灶明显突出或浸润较深，则改用阴道黏膜下1～1.5cm为剂量参考点。对于病灶位于阴道中1/3者，可先使用阴道模型敷贴腔内放疗30～40Gy，由于阴道壁其他部位常有亚临床病灶，敷贴放疗后还需选择合适长度的柱状施源器进一步加量；如肿瘤浸润深度超过5mm，配合组织间插植放疗效果更好。

组织间插植放疗主要用于：病灶位于阴道下1/3，巨块型肿瘤导致腔内放疗困难。治疗可在阴道和直肠触诊下直接进行，也可通过会阴模板定位进行，后者使得放射源呈平行排列、可获得较好的剂量分布。有研究显示以3D影像为基础的组织间插植放疗可更好地控制直肠和膀胱受照射的剂量。对于肿瘤位于阴道顶端、既往曾行子宫切除术的患者，腔镜引导下或剖腹手术下进行插植可确保定位准确。

2.外照射　病灶位于阴道上1/3，照射范围及技术基本同宫颈癌，当采用四野照射时需注意要覆盖全部的淋巴结引流区，侧野的后界应包括直肠周围的淋巴结，尤其是当肿瘤侵犯阴道后壁时更应加以留意。盆腔外照射剂量为40～50Gy，对于有淋巴结转移者可局部加量10～15Gy。如病灶位于阴道中1/3，则照射野下界可适当下移。如肿瘤侵犯阴道下1/3，体外照射也应下移包括腹股沟区淋巴结。“蛙腿”体位有利于减轻外阴的皮肤反应。腹股沟区照射野以腹股沟韧带为中轴，上下界与之平行，耻骨结节为内界，野大小为(7～8cm)×(10～12cm)，一般先高能X线照射40Gy后再改用电子线照射20Gy。如肿瘤侵犯全部阴道，外照射应包括盆腔及腹股沟淋巴结，照射40～45Gy后双侧腹股沟加量15～20Gy。

阴道癌放疗并发症的防治与宫颈癌相似。

(三)化疗

阴道癌化疗方面的研究很少，多借鉴于宫颈癌的化疗经验。

1. 新辅助化疗　有报道11名Ⅱ期阴道癌患者接受紫杉醇＋顺铂方案化疗后，3人CR，7人PR，所有患者化疗后都接受广泛子宫切除术加阴道切除术和盆腔淋巴结清扫术，中位随访75个月后只有2人出现复发。但尚无直接证据表明新辅助化疗联合手术的效果优于放疗。

2. 同步放化疗　Ⅰ期患者单独放疗即可取得理想效果，Ⅱ期放疗后远处转移的发生率为30%～46%，Ⅲ期患者为50%，Ⅳ期患者为62%，且肿瘤期别越晚，局控率亦明显随之下降，因此Ⅱ期及以上的患者应接受全身化疗。

3. 姑息性化疗　同宫颈癌一样，转移性阴道癌通常选择以顺铂为基础的化疗，常用方案如下：

(1)5－氟尿嘧啶＋丝裂霉素：5－氟尿嘧啶，1g/(m^2・d)持续静滴，d1～4；丝裂霉素，10mg/m^2，静注，d1。每3周1次，同步放射治疗。

(2)长春新碱＋放线菌素D＋环磷酰胺(用于阴道横纹肌肉瘤)：长春新碱，1.5mg/m^2，静注，d1、8、15；放线菌素D，1.35mg/m^2，静注，d1；环磷酰胺，2.2g/m^2，静注，d1。每3周1次。

(3)顺铂：50mg/m^2，静注，d1，每3周1次。

(4)顺铂：40mg/m^2，静注，d1，每周1次，同步放射治疗。

(5)紫杉醇＋顺铂：紫杉醇，175mg/m^2，静滴3h，d1；顺铂，75mg/m^2，静滴2h，d1。每3周1次。

六、特殊类型阴道肿瘤的治疗

1. 阴道腺癌　占阴道癌的5%～10%，多见于年轻女性，常表现为阴道黏膜下浸润性生长，阴道脱落细胞学不易诊断，一般需做阴道镜活检。

阴道腺癌治疗上基本同鳞状细胞癌，但因其年轻患者居多，更应注意保留阴道和卵巢功能。对于不准备行手术治疗的Ⅰ期腺癌患者，有报道其盆腔淋巴结转移发生率将近16%，因此可考虑在放疗前行腔镜下盆腔淋巴结手术分期以指导放疗计划的制订，同步化疗可提高疗效。

相比于鳞状细胞癌，阴道腺癌术后更易复发，一般都需进行辅助放疗。

2. 阴道恶性黑色素瘤　常发生于阴道远端，尤其是阴道前壁。多数患者的病灶局部浸润较深，手术是主要的治疗手段，可选择局部广泛切除术、广泛切除术或盆腔清除术，后者虽手术范围更大，但疗效并不一定优于前两者。有研究者认为局部广泛切除术只要能取得1～2cm的安全切缘即可。不能手术者可选择放疗。

3. 阴道横纹肌肉瘤　常见于婴儿和儿童。病变较小者首选手术，肿瘤较大者可先行新辅助放疗或化疗。化疗药物可选择长春新碱、放线菌素D和环磷酰胺。放疗的照射范围应尽可能缩小以免影响骨盆骨发育和导致生殖器官发生严重的远期放疗并发症。

七、预后及随访

1.预后　阴道癌的局控率、远处转移发生率和生存率与FIGO分期明显相关。Ⅰ期阴道癌患者的5年生存率为60%～90%，Ⅱ期患者的5年生存率为50%～80%，Ⅲ期和ⅣA期阴道癌患者的生存率分别为30%～60%和15%～40%，而ⅣB期患者的生存率低于10%。肿瘤的大小和位置可能也和预后相关，Chyle等的研究显示肿瘤最大径<5cm或>5cm者的10年复发率分别为20%和40%。Tarraza等报道病灶位于阴道上1/3者多呈局部复发，位于阴道下1/3者复发病灶多累及盆壁，且远处转移也更多见。病灶位于阴道后壁者的淋巴结转移率高，预后也差于阴道前壁的患者。肿瘤的组织学分级也是预后的独立预测因素。肿瘤分化好者5年生存率可达到62.5%，而差分化者只有34.9%。从放疗效果上来看，相比于肿瘤呈浸润性生长或伴有局部坏死的患者，外生性生长的肿瘤预后好。从组织学类型上来说，腺癌和鳞状细胞癌的5年生存率分别为34%和58%，但腺癌中透明细胞癌的预后相对较好；恶性黑素瘤的预后很差，早期患者经积极治疗后仍易发生复发和远处转移，5年生存率约为20%。

2.随访　治疗后应定期随访接受常规体格检查、宫颈/阴道涂片细胞学检查：第1年每1～3个月1次，第2～3年每3～6个月1次，此后每年1次。同宫颈癌患者一样，阴道癌患者在治疗结束后如能保持一定的性生活则有益于扩张阴道、减少阴道狭窄。如果因阴道手术而影响正常性生活，夫妻双方完全可以从其他方式的性行为中获得性快感。

VAIN的复发率为10%～40%，经手术切除后仍有5%～10%的VAINⅢ级患者会进展为浸润癌，因此VAIN患者也必须坚持定期复查。

（王丽萍）

第九章　血液肿瘤

第一节　慢性粒细胞白血病

慢性粒细胞白血病(CML)是一种骨髓增殖性肿瘤,起源于异常骨髓多能干细胞,且总是伴有 Ph 染色体阳性,分子学对应为 BCR－ABL 融合基因。病程发生较慢,临床症状轻微,可有明显脾大,甚至巨脾,周围血的中性粒细胞显著增多。未经治疗的 CML 自然病程为两个或三个阶段:初始为慢性期(CP),随后为加速期(AP)、急性变期(BP);大多数患者因急性变而死亡。

一、病因和发病机制

CML 的病因不详,某些病例与辐射有关。95%以上慢粒患者中可发现有 Ph1 染色体,即 t(9;22)(q34;q11),Ph1 染色体是 9 号染色体上的原癌基因 c－ABL 与 22 号染色体上的 BCR 基因(断裂点簇集区)发生易位融合,融合的 ABL/BCR 基因转录成一段 8.5kh 的融合 mRNA 所致;编码生成的融合蛋白称 P210,具有增强的酪氨酸蛋白激酶的活性,导致粒细胞转化和增殖,目前认为它在慢粒的形成及恶性表型方面起重要作用。

二、病理及分期

CML 慢性期时白血病细胞侵袭性很小,主要局限于造血组织内增殖,包括血液、骨髓及脾,肝也可受累。根据其典型的疾病发展过程,可分为慢性期、加速期和急性变期。

三、临床表现

CML 占白血病的 15%～25%,各种年龄均可发病,以中年人最多见,起病隐袭。20%～40%的患者无症状,常在体格检查时发现白细胞数量异常才确诊。就诊时常见症状包括乏力、体重减轻、盗汗、脾大和贫血等。脾大有时可达脐或脐以下,质地坚实、平滑,无压痛。如果发生脾梗死则压痛明显,并有摩擦音。治疗后病情缓解时,脾往往缩小,但病变发展会再度肿大。约 50%患者有肝大。部分患者有胸骨中下段压痛。当白细胞显著增高时可有眼底静脉充血及出血。白细胞计数极度增高时(如高于 200×10^{9}/L)可发生白细胞淤滞症,表现为呼吸窘迫、头晕、语言不清、中枢神经系统出血、阴茎异常勃起等。慢性期一般为 1～4 年,以后逐渐进入加速期和急性变期。进入加速期后患者常有发热、虚弱、体重下降,脾进行性肿大,胸骨和骨骼疼痛,出现贫血和出血,加速期可维持数月到数年。急性变期为慢粒白血病的终末期,临床表现与急性白血病类似,可出现髓外白血病的临床表现。多数病例的急性变为急性粒细胞白血病,20%～30%为急性淋巴细胞白血病,偶有单核细胞、巨核细胞及红细胞等类型的急性变。急性变预后极差,往往在数月内死亡。

四、辅助检查

1. 血常规　白细胞可增至(12～1000)×10^9/L，晚期增高明显，白细胞常达 100×10^9/L 以上。主要为成熟阶段的中性粒细胞系且以中幼粒细胞至杆状核粒细胞的百分比最高。无明显发育异常，原始细胞通常小于 2%白细胞。绝对性嗜酸性粒细胞增多。血涂片中性粒细胞显著增多，可见各阶段粒细胞，以中性中幼、晚幼和杆状核粒细胞居多。疾病早期血小板多在正常水平，部分患者增多；晚期血小板逐渐减少，并可出现贫血。

2. 骨髓检查　骨髓增生明显至极度活跃，以粒细胞为主，粒细胞与红细胞比例可增至(10～50)∶1，其中中性中幼、晚幼及杆状粒细胞明显增多。原粒细胞不超过 10%。嗜酸性粒细胞、嗜碱性粒细胞增多。红系细胞相对减少。巨核细胞正常或增多，晚期减少，偶见 Gaucher 样细胞(是吞噬细胞吞噬大量粒细胞膜而形成的)。

3. 中性粒细胞碱性磷酸酶(NAP)测定　NAP 活性降低或呈阴性反应。治疗有效时 NAP 活性可以恢复，疾病复发时又下降；合并细菌性感染时可稍升高。

4. 细胞遗传学及分子生物学改变　90%～95%的 CML 患者有特征性的 t(9;22)(q34;q11.2)易位，形成 Ph 染色体[del(22q)]。这种易位使得 22 号染色体上的 BCR 基因序列与 9 号染色体上 ABL1 基因序列融合。其余病例或是在 9 号与 22 号染色体之外还累及第 3 甚至累及第 4 条染色体的变异易位，或者是有常规细胞遗传学分析不能发现的 9q34 与 22q11.2 的隐匿易位。Ph 染色体可见于粒细胞、红细胞、单核细胞及巨核细胞等中。PCR 查 BCR/ABL 融合基因灵敏度达 1/10^5，对微小残留病灶的检测很有帮助。CML 急性变过程中，尚可出现其他染色体畸变，如+8、额外的 Ph 染色体或 17 号染色体长臂的等臂染色体等。

5. 血液生化检查　血清及尿中尿酸浓度增高，主要是化疗后大量白细胞破坏所致。血清维生素 B_{12}浓度及维生素 B_{12}结合力显著增加，且与白血病细胞增多程度成正比。其原因与白血病粒细胞和正常粒细胞产生过多的运输维生素 B_{12}的钴胺传递蛋白Ⅰ、Ⅲ有关。

五、诊断

根据脾大、白细胞增高、NAP 积分偏低或为零分、Ph 染色体和(或)BCR/ABL 基因阳性可作出诊断。对于临床上符合 CML 条件而 Ph 阴性者，应进一步做 BCR/ABL 融合基因检测。

确诊为 CML 后还需做分期诊断。

1. 慢性期　慢性期无临床症状或有低热、乏力、多汗、体重减轻和脾大等。白细胞计数增多，主要为中性中幼、晚幼和杆状粒细胞，原始细胞小于 10%。嗜酸性粒细胞和嗜碱性粒细胞增多，可出现少量幼红细胞。骨髓增生活跃，以粒系为主，中晚幼粒细胞和杆状核粒细胞增多，原始细胞小于 10%。CFU－GM 培养集落和集簇比正常的明显增加。

2. 加速期　具有下列之二者，可考虑本期：①不明原因的发热，贫血和出血加重，可伴骨骼疼痛；②脾进行性肿大；③非药物引起的血小板减少或增加；④原始细胞在血或骨髓中占 10%～20%；⑤嗜碱性粒细胞在外周血中大于 20%；⑥骨髓中有明显的胶原纤维增生；⑦出现 Ph 以外的染色体畸变；⑧抗慢粒白血病的化疗药物治疗无效；⑨CFU－GM 培养集簇增多，集簇和集落的比值增高。

3. 急性变期　急性变期为加速期的临床症状进一步恶化，如具有下列之一即可诊断为急性变期：①原始细胞或原淋巴细胞＋幼淋巴细胞，或原单＋幼单在血或骨髓中＞20％；②外周血中原始细胞＋早幼粒细胞＞30％；③骨髓中原始细胞＋早幼粒细胞＞50％；④有髓外原始细胞浸润的临床表现和病理证据。

六、鉴别诊断

1. Ph 染色体阳性的其他白血病　Ph 染色体虽为慢粒白血病标记染色体，但在 2％急粒白血病、5％儿童急淋白血病及 20％成人急淋白血病中也可出现，应注意鉴别。

2. 其他原因引起的脾大　血吸虫病肝病、慢性疟疾、黑热病、肝硬化、脾功能亢进等均可出现脾大。但各种疾病均出现原发病的临床特点，血象及骨髓象无慢粒白血病的改变、Ph 染色体阴性等。

3. 类白血病反应　类白血病反应常并发于严重感染、恶性肿瘤急性溶血、急性失血、创伤等疾病。白细胞计数可达 $50\times10^9/L$。类白血病反应有各自的病因和临床表现。原发病控制后，类白血病反应也随之消失。此外，脾大常不如 CML 显著。嗜酸性粒细胞和嗜碱性粒细胞不增多，NAP 反应强阳性，细胞中 Ph 染色体阴性，血小板和血红蛋白量大多正常。

4. 骨髓纤维化　原发性骨髓纤维化脾大显著，血象中白细胞增多，并出现幼粒细胞等，可与慢粒白血病混淆。但骨髓纤维化外周血白细胞大多不超过 $30\times10^9/L$，NAP 阳性。此外，幼红细胞持续出现于血中，红细胞形态异常，特别是泪滴状红细胞易见，Ph 染色体阴性，病程较长。

七、治疗

CML 的治疗依赖于疾病的分期、年龄和健康状况等。

1. 化疗　化疗虽可使大多数 CML 患者达到血液学完全缓解，但患者的中位数生存期(40 个月左右)并未改善。

(1)羟基脲：羟基脲为 S 期特异性抑制 DNA 合成的药物，起效快，但持续时间较短。用药后两三日白细胞计数迅速下降，停药后又很快回升。对血小板的影响较小。可致红系巨幼样变。常用剂量为每日 3g，分 2 次口服，待白细胞计数减至 $20\times10^9/L$ 左右，剂量减半；降至 $10\times10^9/L$ 时，改为小剂量(每日 0.5～1.0g)维持治疗。需经常检查血象，以便调节药物剂量。不良反应较少，与烷化剂无交叉耐药性。用该药治疗 CML，其中位数生存期比用白消安者稍长，且急性变率也低些，为当前首选化疗药物。

(2)白消安：白消安作用于血细胞的前体细胞水平。用药 2～3 周，外周血白细胞才开始减少，停药后白细胞减少可持续 2～4 周，故应掌握剂量。初始剂量为每日 4～6mg，口服。当白细胞计数降至 $20\times10^9/L$ 时宜暂停药，待稳定后改小剂量(每 1～3 日 2mg)，使白细胞计数保持在$(7\sim10)\times10^9/L$。用药过量往往造成严重的骨髓抑制，且恢复较慢。个别患者即使剂量不大也可出现骨髓抑制，应提高警惕。长期用药可出现肺间质纤维化，皮肤色素沉着，类似慢性肾上腺皮质功能减退的表现，精液缺乏及停经，此外，还可能促使慢性期提前急性变。

(3)靛玉红:靛玉红是从中药当归芦荟丸主要成分青黛中提取的药品。剂量为每日 150～300mg,分 3 次口服,用药后 20～40 日白细胞下降,约 2 个月可降至正常水平。不良反应有腹泻、腹痛等。

(4)小剂量 Ara－C:小剂量 Ara－C 15～30mg/(m^2 · d)静脉滴注或皮下注射,不仅可控制病情发展,而且可使 Ph 细胞减少甚至转阴。

(5)干扰素 α:干扰素 α 剂量为每日(3～9)×10^6 U,皮下或肌内注射,每周 3～7 次。持续用数月至 2 年不等。药物起效慢,对白细胞过多者,宜在第 1～2 周并用羟基脲或白消安。约 1/3 患者 Ph1 染色体细胞减少。该药与小剂量阿糖胞苷联合应用,可提高疗效。

(6)其他药物:三溴甘露醇、6－MP、苯丁酸氮芥、环磷酰胺及其他联合化疗也有效,但只有在上述药物无效时才考虑。还有 STI571(格列卫)。

化疗时宜加用别嘌醇(100mg,每 6h 一次),并保持每日尿量在 1500mL 以上和尿碱化,防止尿酸性肾病。待白细胞计数下降后停药。

2. 骨髓移植　移植应在 CML 慢性期缓解后尽早进行,其 3～5 年无病存活率为 60%。以 45 岁以下为宜。由于目前异基因造血干细胞移植仍然是唯一治愈 CML 的方法,美欧指南均指出,对于年龄小于 45 岁,有 HLA 相合供者,可行异基因造血干细胞移植,尤其是高危慢性粒细胞白血病患者。

3. 白细胞单采　采用血细胞分离机可除去大量白细胞,减少体内白细胞数量。主要用于白细胞淤滞症,以缓解危险状况,也可用于急需治疗的孕妇。

4. 脾区放射和脾切除　目前脾区放射偶用于伴有胀痛的巨脾,以缓解症状。

5. 靶向治疗药物　针对 CML 的基因 BCL/ABL 靶向药物,研制出酪氨酸激酶抑制剂。伊马替尼是第一个成功用于治疗 CML 的药物。伊马替尼与 ATP 竞争结合 BCR－ABL 激酶域,因而防止了其底物上的酪氨酸残基磷酸化。通过这种方式阻断癌基因信号,对于控制疾病,特别是当用于早期慢性期十分有效。然而,带有点突变的白血病性祖细胞亚克隆的出现使得白血病细胞对伊马替尼出现耐药,特别是 AP 与 BP。因而第二代化合物尼罗替尼与达沙替尼可防止大多数但不是所有的激酶域突变导致的伊马替尼耐药。对于 CML－CP 患者,每日 400mg 口服,在 12 个月时 70%的患者、5 年时 80%的患者可以获得完全细胞遗传缓解(CCyR),8 年的总生存率达 84%,在 CCyR 状态下存活者达 77%,但伊马替尼无失败生存率为 50%,这说明开始伊马替尼治疗的患者虽然大多数能很好地存活,但仍有部分患者因其疗效不满意或不良反应不能耐受而改变治疗。较之伊马替尼,在理论上尼罗替尼是一个疗效和选择性更强的 BCR－ABL 抑制剂,虽然是二线用药,但在欧美国家已用于一线治疗,用法是 300mg,每日 2 次,口服,或 400mg,每日 2 次,口服。尼罗替尼可以使更多的患者在 1 年时达到 CCyR,并且耐受性好,对于高危组患者有较大优势。另外从欧美指南及中国慢粒专家共识都推荐在伊马替尼治疗失败或耐药及伊马替尼治疗由于不良反应不能耐受尼罗替尼时作为二线用药。而达沙替尼是一个多靶点激酶抑制剂,在体外对 BCR－ABL 蛋白的抑制作用是伊马替尼的 300 倍,就像尼罗替尼一样,使用达沙替尼的大多数数据来自伊马替尼失败者,但达沙替尼是唯一被批准用于进展期 CML 患者的 2 代 TKI,用于进展期剂量为 70mg,每日 2 次,口服。达沙替尼在 1 年时,比伊马替尼获得更高的 CCyR,但易发生胸腔积液。博苏替尼是一个双向 SRC 和 ABL TKI,目前还没有批准于一线或二线治疗,由于有较好的有效性及安全性,此药很快被批准用于一线治疗,其用法为 500mg,每日 1 次,口服,与伊马替尼比较,其不良反应减少,不良反应仅有腹泻,一年期 CCyR 与伊马替尼相似,但博苏替尼有更高的分子生物学缓解性(MRs)。

6. CML 急性变的治疗　CML 急性变可按急性白血病化疗方法治疗:如果是慢粒急性淋巴白血病变,可采用 ALL 的诱导方案,即 VCAP 或 VDLP 方案;如果是急粒变,可采用急性髓系白血病方案,DA、IA 或 MA、HA 等方案。但患者对药物耐受性差,缓解率低且缓解期很短。取慢性期缓解时骨髓低温保存,作为急性变时自身骨髓移植应用,虽部分患者可进入第二次慢性期,但维持时间短,多不超过 3 个月。因此一旦获得慢性期应该尽早行异基因造血干细胞移植,仍然有 30%患者获得治愈。近年来由于 TKI 应用,CML 急性变期患者治疗有了明显改观,在急性变期采用达沙替尼每日 70mg,口服,相当一部患者再次回到慢性期,为异基因造血干细胞移植提供了机会。

八、预后

CML 中位数生存期为 2～3 年,传统化疗方案(白消安、羟基脲)中位数生存期为 4 年,仅轻度延缓了 AP 与 BP 的进展,10 年总体生存率(OS)小于 10%。采用异基因造血干细胞移植,10 年 OS 为 10%～70%,主要取决于疾病阶段、患者年龄及供体类型。在当前 PTKI 治疗时代,参考血液学、遗传学、分子学水平上的治疗反应,采用伊马替尼治疗后完全细胞遗传学反应率为 70%～90%,5 年无进展生存率为 80%～95%。与预后有关的因素如下:①脾大小;②血中原粒细胞数;③嗜碱性粒细胞及嗜酸性粒细胞数;④有无骨髓纤维化。

(戴惠)

第二节　慢性中性粒细胞白血病

慢性中性粒细胞白血病(CNL)是一种罕见的骨髓增殖性肿瘤,表现为外周血中性粒细胞持续性增多、骨髓有核细胞过多、肝脾大。无 Ph 染色体或 BCR－ABL 融合基因。诊断时需排除反应性中性粒细胞增多和其他骨髓增殖性肿瘤。

一、病因和发病机制

CNL 病因不明,很可能起源于具有限制性系别分化潜能的骨髓干细胞。CNL 中 20%的患者中性粒细胞增多,并合并基础性肿瘤,最常见的是多发性骨髓瘤。迄今为止,尚无报告证明 CNL 有克隆性染色体异常。

二、病理及分期

总是累及外周血和骨髓,脾和肝常有白血病细胞浸润。但是,任何组织都可能有中性粒细胞浸润。

三、临床表现

CNL 起病的平均年龄在 65 岁左右，但也有年轻的患者。初次就诊时的症状往往都是非特异性的，包括乏力、食欲下降、体重减轻等。起病缓慢，早期常无自觉症状。常见的临床表现为脾大，质地坚实、平滑、无压痛；通常还可出现肝大。部分患者有胸骨中下段压痛。25%～30%的患者有皮肤、黏膜或胃肠道出血史，其他可能的症状是痛风和瘙痒。慢性期一般为 1～4 年，以后逐渐进入加速期，直至急性变期。

四、辅助检查

CNL 的辅助检查包括血常规检查、骨髓常规检查、NAP 染色、骨髓活体组织检查、细胞遗传学检查等，其中血常规检查、骨髓常规检查、NAP 染色是诊断本病最重要的实验室检查项目。

1. 血常规及血涂片　患者外周血白细胞数增加较明显，白细胞计数大于等于 $25\times10^9/L$。外周血涂片以中性成熟粒细胞为主，几乎所有病例未成熟中性粒细胞计数都小于白细胞的 5%，但偶尔可达 10%，外周血几乎见不到原粒细胞。

2. 骨髓检查　骨髓活体组织检查示有核细胞过度增生，中性粒细胞增多，粒细胞与红细胞的比例可达 20∶1 或更高。原粒细胞和早幼粒细胞比例不增高，但中幼粒细胞和成熟粒细胞比例增高，也可由红系和巨核细胞系增殖，各系细胞均无明显发育异常。网状纤维增生不常见。

3. 中性粒细胞碱性磷酸酶染色　CNL 患者的 NAP 积分正常或增高，甚至可大于 300 分；阳性率也增加，超过 95%，该染色在诊断 CNL 时起着重要作用，所以怀疑 CNL 患者时，必须送血涂片做 NAP 染色。

4. 细胞遗传学及分子生物学检查　近 90%患者细胞遗传学检测正常。偶尔可见克隆性核型异常，包括+8、+9、+21、del(20q)、del(11q)及 del(12p)等，偶有 JAK2 基因突变，此时为杂合子。

5. 其他检查　血清维生素 B_{12}结合蛋白、维生素 B_{12}显著增高，血清尿酸增高，Ph 染色体和 BCR－ABL 融合基因阴性。

慢性中性粒细胞白血病的诊断并不困难。根据血象、骨髓象及 NAP 染色结果并结合临床一般均可诊断，有条件的单位可做 BCR－ABL 融合基因、Ph 染色体检查以排除慢性髓细胞白血病的可能性。

五、诊断

CNL 的诊断尚无统一的诊断标准，常见诊断项目如下：①肝、脾常增大；②NAP 积分明显增加，常大于 300 分；③外周血中性成熟粒细胞明显增多[$(14\sim50)\times10^9/L$]，胞质内有的可见类中毒性颗粒或杜勒小体；④骨髓增生明显活跃，以中性中幼粒以下细胞为主，嗜酸性及嗜碱性粒细胞少见。根据①～④一般均可诊断，但要排除慢性髓细胞白血病的可能性。世界卫生组织的 CNL 诊断标准见表 9－1。

表 9－1　世界卫生组织的 CNL 诊断标准

1. 外周血白细胞增多(白细胞计数≥25×10^9/L)
(1)中性分叶核和杆状核细胞占白细胞的 80%以上
(2)不成熟粒细胞(早幼粒细胞、中幼粒细胞、晚幼粒细胞)占白细胞的 10%以下
(3)原粒细胞占白细胞的 1%以下
2. 骨髓活体组织检查有核细胞过多
(1)中性粒细胞百分率和绝对值升高
(2)原粒细胞占骨髓有核细胞的 5%以下
(3)中性粒细胞成熟正常
(4)巨核细胞正常或左移
3. 肝脾大
(1)没有能确认生理性中性粒细胞增多的原因,若有,需通过细胞遗传学或分子生物学检查确认
(2)证实骨髓系细胞为克隆性的
(3)无感染和炎症
(4)无基础性肿瘤
4. 无 Ph 染色体或 BCR－ABL 融合基因
5. 无 PDGFRA、PDGFRB 或 FGFR1 重排
6. 无 PV、ET、PMF 的证据
(1)无 MDS 或 MDS/MPN 的证据
(2)无粒细胞发育异常
(3)其他髓系系别无发育异常改变
(4)单核细胞计数在 1×10^9/L 以下

六、鉴别诊断

本病需要与类白血病反应、慢性髓细胞白血病、骨髓纤维化等进行鉴别。类白血病反应大多数都有明显的相关性原因,如胰腺炎、肿瘤、结缔组织病、吸烟引起的中性粒细胞增多和细菌感染等。中性粒细胞碱性磷酸酶水平通常在 CNL 中明显增高,而在 CML 中都明显下降。另外,更为明确的是,可以进行 BCR－ABL 融合基因测定,可以完全将 CNL 与 CML 区分开。CML 中 50%以上的患者有明显的血小板增多和骨髓巨核细胞增生,而 CNL 中多数患者没有上述特点。

七、治疗

目前临床上该病的治疗方法较少,主要是用羟基脲控制血象,也可以用干扰素治疗。治愈该病则需要行异基因造血干细胞移植。由于慢性中性粒细胞白血病的病例数比较少,而且患者年龄都在 60 岁以上,所以几乎都是个体化治疗。每个患者的情况都不相同,所以是否需要化疗需根据情况决定,不主张强烈化疗。

（戴惠）

第三节 慢性嗜酸性粒细胞白血病

慢性嗜酸性粒细胞白血病（CEL）是一种骨髓增殖性肿瘤（MPN），以外周血、骨髓及周围组织嗜酸性粒细胞持续增多为主要表现，以致嗜酸性粒细胞增多成为主要的血液异常。常累及心脏、肺及神经系统，并呈进行性贫血和血小板减少。

一、病因和发病机制

本病的发生考虑为前体嗜酸性粒细胞自主性、克隆性增殖所致。目前很多病例无法证实嗜酸性粒细胞是克隆性增殖的，这类病例如果没有原始细胞增多，应诊断为特发性高嗜酸性粒细胞综合征（特发性 HES），本病为一个排除性的诊断，可能包括某些目前不能确认的真正嗜酸性粒细胞白血病，以及由于原因不明的嗜酸性粒细胞生长因子（如 IL－2、IL－3 和 IL－5）异常释放造成的细胞因子驱动性嗜酸性粒细胞增多。

二、病理及分期

CEL 是多系统疾病，可累及外周血和骨髓。嗜酸性粒细胞组织浸润，其嗜酸颗粒释放细胞因子和体液因子，导致一些器官的组织损伤，但心、肺、中枢神经系统、皮肤和胃肠道常受累。30％～50％的患者有肝、脾受累。

三、临床表现

该病有时是在无症状时偶然发现的。其他病例有全身症状，如发热、疲倦、咳嗽、血管性水肿、肌痛、瘙痒和腹泻。最严重的临床表现与心肌内膜纤维化和继发的限制性心肌肥厚有关。二尖瓣与三尖瓣结瘢导致瓣膜性回流和附壁血栓形成，栓子可栓塞到脑和其他部位。周围神经病变、中枢神经系统功能异常和肺部浸润产生的肺部症状以及风湿病样表现等是其他表现。

四、辅助检查

1．血常规　突出的特点为外周血嗜酸性粒细胞增多，嗜酸性粒细胞达到 1.5×10^9/L，血涂片中嗜酸性粒细胞占 20％～90％，多数在 60％以上，主要为成熟的嗜酸性粒细胞。常伴有中性粒细胞增多，有的病例有单核细胞增多，可出现轻度嗜碱性粒细胞增多。可出现原始细胞。

2．骨髓检查　骨髓有核细胞增多，部分是由于嗜酸性粒细胞增殖。常有 Charcot－Leyden 结晶。红系造血和巨核细胞造血通常正常。原粒细胞增多（5％～19％）以及其他细胞系别发育异常的表现支持 CEL 的诊断。有些病例可见到骨髓纤维化。

3．染色体检查　CEL 中未发现单一的或特异性的细胞遗传学或分子基因异常。染色体检查要排除伴有 PDGFRA、PDGFRB 或 FGFR1 重排的病例。偶可见髓系肿瘤患者存在嗜酸性粒细胞增多的现象。

4．细胞培养　外周血细胞 CFU－GM 生长结果近似慢性粒细胞白血病，其生长方式结合染色体检查可用来区别嗜酸性粒细胞白血病与其他原因的嗜酸性粒细胞增多症。

5. 其他　根据临床表现、症状、体征选择 X 线胸片、CT、B 超、心电图等检查。

五、诊断

世界卫生组织制定的 CEL(MPN 伴显著嗜酸性粒细胞增多)的诊断标准见表 9－1。

表 9－1　世界卫生组织制定的 CEL(MPN 伴显著嗜酸性粒细胞增多)的诊断标准

嗜酸性粒细胞增多(嗜酸性粒细胞计数≥1.5×10^9/L)
无 Ph 染色体或 BCR－ABL 融合基因或其他骨髓增殖性肿瘤(PV、ET、PMF)或 MDS/MPN(CMML 或 aCML)
无 t(5;12)(q31－35;p13)或其他 PDGFRB 重排
无 FIPIL1－PDGFRA 融合基因或其他 PDGFRA 重排
无 FGFR1 重排
外周血和骨髓中原始细胞数在 20%以下且无 inv(16)(p13q22)或 t(16;16)(p13;q22)或其他对 AML 具有诊断意义的发现
有克隆性细胞遗传学或分子基因异常，或外周血原始细胞＞2%或骨髓中原始细胞＞5%
若有嗜酸性粒细胞增多但不符合上述诊断标准，则诊断可能是反应性嗜酸性粒细胞增多、特发性嗜酸性粒细胞增多或特发性高嗜酸性粒细胞综合征

六、鉴别诊断

诊断时需要有正面证据证明疾病的白血病性质，并排除 HES 及伴有 PDGFRA、PDGFRB 或 FGFR1 重排的 MPN。诊断需排除寄生虫感染、过敏、肺部疾病(如 Loeffler 综合征)、周期性嗜酸性粒细胞增多、皮肤病(如血管淋巴组织增生)、胶原血管疾病，也要排除 ALL、系统性肥大细胞增多症，霍奇金淋巴瘤、T 细胞淋巴瘤等疾病。

区分 CEL 与特发性 HES 很重要，符合以下条件才能诊断特发性 HES：①嗜酸性粒细胞计数超过 1.5×10^9/L 至少持续 6 个月；②经彻底检查排除反应性嗜酸性粒细胞增多；③排除 AML、MPN、MDS、MPN/MDS 及系统性肥大细胞增生症；④排除产生细胞因子、免疫表型异常的 T 细胞群体；⑤存在由于嗜酸性粒细胞过多引起的组织损害。符合上述标准中①～④，但无组织损害，恰当的诊断应是特发性嗜酸性粒细胞增多症。

七、治疗

嗜酸性粒细胞白血病原则上按 AML 治疗，方案可沿用，部分病例对长春新碱和羟基脲敏感，中枢神经系统累及者，应于鞘内注药；并有组胺增多的临床表现者，可试用 H_1 受体拮抗药和(或)H_2 受体拮抗药。

八、预后

本病预后不良，缓解率低。本病自然病程多在 2 个月左右，很少持续至 4 个月，少数患者于 1 周内死亡。死亡原因为大出血、心力衰竭伴支气管肺炎、恶病质等。文献报道 1 例患者用 DA 方案获得完全缓解，生存期为 63 个多月。

(戴惠)

第四节　慢性淋巴细胞白血病

慢性淋巴细胞白血病(CLL)是一种单克隆性小淋巴细胞疾病，其特征是成熟的小淋巴细胞在外周血、骨髓、淋巴结、脾和其他器官中大量聚集，最终导致正常造血功能衰竭的低度恶性疾病。95%的CLL细胞来源于B细胞，5%CLL细胞来源于T细胞。CLL是北美和欧洲一种常见的白血病，在我国发病率低。

一、病因和发病机制

1. 遗传因素　尽管大多数CLL是散发的，但也有在同一家庭中发现多个病例的报道。到目前为止，已有多个关于家族多名成员发生CLL的报道，患者的一级亲属发生CLL或其他淋巴肿瘤的风险比一般人群高3倍。这些家族受累的成员通常较其他散发人群在更早的年龄发病，提示在家族性CLL中，基因因素在白血病早期形成中起较大作用。有证据表明，CLL的发病与种族和遗传有关。本病白种人与黑种人的发病率高，黄种人则低，且不因人种的迁居而变化。

2. 环境因素　目前尚未发现与CLL发病有关的独立的环境危险因素，但有研究发现在农村某些地区，CLL的发病率升高，提示农业、畜牧业相关的环境可能参与CLL的发病。此外，另有几项研究发现，长期接触电磁辐射、接触除锈剂的人群CLL发病率增高。一些研究显示CLL患者的HCV感染率较普通人群明显升高，提示HCV感染可能是CLL的发病原因之一。

3. 细胞遗传学　绝大多数CLL的白血病细胞表达全B细胞表面抗原，如CD19和CD20，提示该白血病细胞起源于B细胞系。典型的CLL白血病细胞，其CD20表达水平远远低于正常循环中B细胞的表达。B细胞CLL同样表达CD27，后者是肿瘤坏死因子受体家族成员之一，最长表达于记忆B细胞。应用基因表达谱分析的研究证实，CLL细胞起源于抗原活化的记忆B细胞。事实是，CLL细胞共同表达多种基因，且基因表达谱不同于其他B细胞恶性肿瘤，或正常的非恶性的成人外周血B细胞，甚至与同样共同表达CD5的新生的骨髓B细胞也不同。

4. 免疫球蛋白表达　90%以上的CLL患者的白血病细胞低水平表达单克隆表面免疫球蛋白κ或λ轻链，其中60%的患者表达κ轻链，其余40%的患者表达λ轻链。对于同种型重链，50%以上的患者表达表面免疫球蛋白IgM和IgD(55%)，25%的患者表达IgM而不表达IgD，近7%的患者表达除IgM和IgD外的同种型免疫球蛋白(通常是IgG或IgA)。小于5%的表达IgD而未检测到IgM。B－CLL表达的免疫球蛋白常常与自身抗原起反应，最常见的是人IgG恒定区。这些自身抗体的重要特征就是多反应性或对两个或多个不相关的自身抗原的结合活性。这种多反应性是早期B细胞发育过程中产生的某些抗体的特征，随后这些抗体被清除或经历进一步的免疫球蛋白重排和突变。B－CLL的免疫球蛋白表达可能在白血病生成中起一定的作用。

5. 细胞遗传学异常　CLL的细胞遗传学研究较困难，因其淋巴细胞不易受有丝分裂原刺激而增生，不易得到分裂象细胞。近年来，通过改进刺激CLL细胞分裂技术，应用染色体R显带和原位杂交(FISH)法，发现约50%CLL患者有克隆染色体异常，而其余正常核型患者可能是正常T细胞核型而未检测到CLL的B细胞异常核型。

(1)13号染色体异常:13号染色体长臂缺失是CLL最常见的遗传学异常,可发生于近50%的CLL患者中。这些缺失通常在无染色体易位的情况下发生。伴易位的CLL细胞通常累及13号染色体长臂和任意一条其他染色体。正是这些易位导致13q14的缺失,而不是易位本身产生遗传学的损害。

典型的13号染色体长臂缺失发生在13q14.3,为视网膜母细胞瘤RB1基因端粒区和含D13S25标记的着丝粒区。该区域有数种基因,如DLEU1、DLEU2、RFP2、KCNRG、DLEU6、DLEU7和DLEU8。LEU2基因的高度保守可变区第一个外显子,从邻近D13S272标记的G+C区起源,引起转录本编码fas超家族的新成员,即ARLTS1。该基因的功能类似肿瘤抑制基因,在CLL中如此,在其他肿瘤中也同样如此,如结肠癌或乳腺癌。

在13号染色体的这个区域也存在编码microRNA的基因,即miR15－I和miR16－I。这些miRNA隶属于高度保守的非编码基因家族,散在分布于全基因组,在自身免疫系统疾病与肿瘤的发病中起重要作用。miRs作为短的发夹结构前体被转录(约70个核苷酸),然后被Dicer酶切成具有活性的21～22个核苷酸的RNAs,Dicer是一种经由碱基对互相作用而识别靶信使RNAs的核糖核酸酶。这些具有活性的miRNA能倒过来抑制基因的表达,引起靶信使RNA的降解或阻碍其转录,由此来调节影响疾病发生和发展的基因表达。

对染色体基因缺失和表达的分析提示,miR15－I和miR16－I位于CLL丢失的一段30kb大小的区域之内,这两条基因的丢失或下调可见于大多数ELL患者(约68%)。miR15－I和miR16－I的丢失可能导致白血病的生成,且为CLL患者13q14.3中常见的缺失。这些miRNAs是第一个被发现参与肿瘤生成的因素。

(2)12号染色体异常:约20%的CLL患者存在12号染色体三体,该遗传学异常可以是唯一的,也可以合并其他染色体异常。12号染色体三体的白血病细胞多复制1条12号染色体,同时保留其他的同源性。这种遗传损害并不是隐性的,不同于肿瘤抑制基因的丢失,而是反映了基因剂量效应。更多关于伴有12号染色体三体患者的研究结果与此观点一致,提示12号染色体三体反映了位于12q13和12q22之间基因的剂量效应。伴12号染色体三体的白血病细胞与无12号染色体三体的CLL细胞相比,DNA非整倍体的发生频率更高,且高表达CD19、CD20、CD22、CD24、CD25、CD27、CD79b、CD38、表面Ig以及低表达CD43,尽管这些基因编码的许多表面蛋白并不位于12号染色体。

12号染色体三体通常仅在CLL患者的白血病细胞群中发现,在初诊的CLL中有可能检测不到该异常,但是常见于疾病进展或Richter转化中的患者。最后研究提示有12号染色体三体的白血病细胞群可能是在疾病进展期进行扩增的。总之,这些研究提示12号染色体三体是疾病进展中获得的,而不是CLL发生的遗传学要素。

(3)11号染色体异常:使用F1SH方法可在约20%的CLL患者的白血病细胞中检测到11号染色体长臂的缺失(即11q－)。比较基因组杂交芯片技术可检测到另一些CLL患者也可能存在该染色体异常。具有11q－染色体异常的患者年龄多在55岁以下,临床进程更具侵袭性,更易形成巨大的颈部淋巴结增大。而且,伴11q－的CLL患者CD38、FMC7、CD25和表面免疫球蛋白的表达更高,CD11a/CD18、CD11c/CD18、CD31、CD48和CD58的表达则比没有11q－的CLL患者更低,提示这些细胞可能有特征性的生物学功能。基因芯片技术比较了具有11q－和没有11q－两类CLL患者的白血病细胞,发现有近30条基因表达有差异,伴

11q－的 CLL 细胞有明显的 ATF5 的过表达和 CDCl6、PCDH8、SIAM、MNDA 和 ATF2 基因表达下调。11q－的患者有明显的 miRNA 标记和特征性的 miR－29 和 mir－181 的低水平表达，这两种 miRNAs 可以下调重要的原癌基因 TCL1 的表达，参与 CLL 的发病机制。

11 号染色体的缺失通常发生在 11q14～11q24 之间，尤其在 11q22.3～q23.1 区带，这一区域由酵母人工染色体（YAC）克隆 801e11、975h6 和 755b11 而确定。该区域的重要基因是共济失调一毛细血管扩张症突变基因（ATM）。ATM 的正常基因产物在激活肿瘤抑制基因产物 p53 方面起重要作用，p53 可以引起细胞周期停滞、影响 DNA 修复或细胞死亡，对于治疗 CLL 的某些抗肿瘤药物（如苯丁酸氮芥或氟达拉滨）的敏感性亦是必需的。相对于侵袭性高，对许多标准治疗耐药的 CLL 患者，其白血病细胞可见丢失或突变所致的 ATM 基因缺失。某些 CLL 患者携带 ATM 的缺陷基因，提示 ATM 的突变可能参与侵袭性 CLL 的发病。但越来越多的研究表明，除 ATM 外，尚有其他基因共同参与了有潜在 11q－遗传学异常患者的发病。

（4）6 号染色体异常：另一个再现性的染色体异常涉及 6 号染色体短臂，但尚未发现受到改变的基因。6 号染色体最常见的异常包括 6q23 的缺失，其次为 6q25～27 和（或）6q21 的缺失。存在 6q21 和 6q24 异常的患者血液中幼淋巴细胞比例更高，CD38 的表达高于平均水平，且较正常核型或仅有 13q14.3 缺失的患者疾病进展更快。在某些患者的白血病细胞中发现，含 6 号染色体长臂 6p24～25 缺失，这可能与不典型的白血病细胞形态有关。但是这类缺失发生的频率远低于 6q23 及其周围的缺失。

（5）17 号染色体异常：采用 FLSH 方法可发现约 10％患者的染色体分裂中期存在 17 号染色体短臂 17p13.1 的缺失。该区域的缺失即包括关键基因 Tp53 的缺失。Tp53 编码 p53 蛋白，后者是一种 53kDa 的磷酸化蛋白，当细胞在基因毒性应激（如电离辐射）的损伤下，可以诱导参与细胞周期阻滞和凋亡蛋白的表达。含 17p13.1 缺失的白血病细胞通常有 Tp53 的等位基因缺失和（或）Tp53 等位基因的高度保守外显子 5、7 或 8 的单碱基失活突变。

17p－和（或）Tp53 突变的 CLL 患者通常疾病进展较快，白血病细胞增殖率较高，生存期更短和对一线治疗耐药率更高。故白血病细胞 Tp53 的缺失和（或）突变成为 CLL 生存期差异的独立因素。CLL 患者中含 17p13.1 缺失的白血病细胞的比例随时间而升高，尤其经烷化剂或嘌呤类似物治疗后。约 50％伴 Richter 转化或 B 细胞幼淋巴细胞白血病患者的肿瘤细胞可能含 Tp53 失活突变。疾病过程中 Tp53 基因的突变是获得性的，它导致白血病细胞对标准抗肿瘤治疗和电离辐射的耐受性增强。

（6）14 号染色体异常：位于 14 号染色体的 14q32 条带是编码免疫球蛋白重链基因的区域。这一条带为 B 细胞恶性疾病常见的染色体易位的位置，断裂点通常发生在免疫球蛋白重链 J 片段微小基因或免疫球蛋白重链同型转化区域内或周围。14q11.2 同时包含编码人类 T 细胞受体 α 链和 δ 链的基因。伴 14 号染色体倒置的白血病细胞大部分起源于 T 细胞系和表达 T 细胞分化抗原。这类染色体异常更易见于 T 细胞幼淋巴细胞白血病。这些位点的任何一处易位均反映了异常免疫球蛋白或 T 细胞受体基因重排，进而激活位于易位的另一条染色体上的原癌基因。

t(14;18)B 细胞 CLL 的白血病细胞极少见 t(14;18)易位，这种易位更常见于低度恶性结节性 B 细胞淋巴瘤。该易位使免疫球蛋白重链基因和 BCL－2 基因并联。

t(14;19)(q32;q13.1)最初在 30 例 CLL 患者中仅检测到 3 例存在 t(14;9)(q32;q13.1)，随

后对 4487 例惰性淋巴增殖性疾病的患者进行细胞遗传学分析，其中包括 CLL 患者，结果显示仅有 6 例患者存在 t(14;9)，到目前为止也仅有 23 例 CLL 患者报道有 t(14;19)。这种易位常常累及 14 号染色体 IgA 同种型转换区，它可引起 BCL3 转录的增加，BCL3 基因位于 19 号染色体断裂点附近，编码 IKB 转录因子家族的一种蛋白 209,210。t(14;19)与 12 号染色体三体有很强的相关性，这种相关性及其他 CLL 相关特征表明伴 t(14;19)的患者并非患有不同于 CLL 的淋巴增殖性疾病。t(14;9)可能是 CLL 进展过程中获得性的细胞遗传学异常。

t(11;4)(q13;q32)涉及 14 号染色体 14q32 条带和 11 号染色体 11q13 条带的易位，即 t(11;4)(q13;q32)，是首个被报道的 CLL 染色体易位 211－214。这种易位使得重链免疫球蛋白基因和 B 细胞白血病 1(即 BCL－1)原癌基因并联 214,215，即 PRAD1，该基因编码 cyclinD1216,217。PRAD1 的过表达导致细胞转化，可能参与某些 B 细胞 CLL 的发生。但是，套细胞淋巴瘤是 t(11;14)发生率最高和(或)PRAD1 过表达最常见的淋巴恶性肿瘤。因为套细胞淋巴瘤的肿瘤性 B 细胞和 CLL 的白血病 B 细胞有一些共同的表型特征，原先被认为 t(11;14)(q13;q32)的 CLL 可能就是套细胞淋巴瘤的白血病阶段。

(7)18 号染色体异常：约 5%CLL 患者的白血病细胞存在伴 BCL－2 原癌基因的异常免疫球蛋白基因重排，BCL－2 原癌基因位于 18 号染色体长臂(18q21)204,205,227。与结节性 B 细胞淋巴瘤的 BCL－2 基因重排不同，B－CLL 的重排通常发生在 BCL－2 基因 5′末端断裂点，并分别涉及位于 2 号染色体的 X 免疫球蛋白轻链基因和位于 22 号染色体的人免疫球蛋白轻链基因。但是，几乎所有的 B－CLL 患者的白血病细胞都表达高水平的 BCL－2 蛋白，甚至与伴 t(14;18)(q32;q21)易位的淋巴瘤细胞表达相同的 228,229。考虑可能与 BCL－2 位点的低甲基化有关。应用脉冲场凝胶电泳检测到 10000～50000kb 长度 DNA 片段中的 BCL－2 基因重排，结果发现每 9 个 CLL 患者中就有 1 个存在体细胞的 BCL－2 基因重排，而传统的方法无法检测这种重排。这就使部分 CLL 患者有 BCL－2 基因高表达，却没有检测到 18 号染色体基因异常得到了解释。

二、病理及分期

CLL 常用分期标准包括 Rai 分期和 Binet 分期，两者分别见表 9－2、表 9－3。

表 9－2　Rai 分期系统

分期	特征	预后
0 期	淋巴细胞增多，外周血淋巴细胞＞15000/μL，骨髓中淋巴细胞＞40%	好
Ⅰ期	0 期伴肿大淋巴结	中危
Ⅱ期	0－Ⅰ期伴脾大、肝大或两者均增大	中危
Ⅲ期	0－Ⅱ期伴 Hgb＜11.0g/dL 或血细胞比容＜33%	高危
Ⅳ期	0－Ⅲ期伴血小板＜100000/μL	高危

表 9－3　Binet 分期系统

分期	特征
A 期	淋巴细胞＞15000/μL，骨髓中淋巴细胞＞40%，无贫血，无血小板减少，淋巴结增大少于三个部位
B 期	A 期伴 3 个或更多淋巴结增大，包括肝和脾
C 期	血红蛋白男性小于 11.0g/dL，女性小于 10.0g/dL；或血小板＜100000/μL

三、临床表现

患者多是老年人，50～55 岁是本病的好发年龄，男性较女性多见，比例约为 2∶1。起病缓慢，多无自觉症状，有时可能有乏力、疲倦，而后出现食欲下降、消瘦、发热、盗汗等全身症状。以慢性、进行性、无痛性淋巴结增大及肝脾大为主要临床表现，以颈部和锁骨上淋巴结受累较多见，腋窝和腹股沟淋巴结其次。增大的淋巴结较硬，无压痛，可移动。CT 扫描可发现肺门、腹膜后、肠系膜淋巴结增大。偶因增大的淋巴结压迫胆道或输尿管而出现阻塞症状。脾大常轻至中度。患者可表现为轻度肝大，但胸骨压痛较少见。晚期患者骨髓造血功能及免疫功能受损，可出现贫血、血小板减少和粒细胞减少，常易并发感染。CLL 终末期可发生幼淋变或混合慢淋/幼淋细胞变、Richter 变、急淋变和第二肿瘤。

四、辅助检查

1. 血常规　持续淋巴细胞增多，白细胞计数大于 10×10^9/L，淋巴细胞占 50%以上，绝对值达到 5×10^9/L 持续 4 周以上，大多数患者白血病细胞形态与成熟小淋巴细胞相同，胞质少，胞核染色质呈凝块状。少数患者淋巴细胞形态异常，胞体较大，不成熟，胞核有深切迹。多数患者外周血涂片中可见破损细胞(涂抹细胞或篮细胞)。中性粒细胞比例降低，随病情发展，渐出现贫血和血小板减少。

2. 骨髓检查　增生活跃至极度活跃，以成熟淋巴细胞增生明显，占 40%以上，原淋细胞不足 2%、幼稚淋巴细胞不足 10%。红系、粒系相对减少，巨核细胞正常或减少。伴有溶血时幼红细胞可代偿性增生。骨髓活体组织检查白血病细胞对骨髓的浸润可呈弥漫型、结节型、间质型和结节与间质混合型，后三种情况下骨髓内常残存部分正常造血功能。

3. 淋巴结活体组织检查　淋巴结累及时表现为肿瘤性小淋巴细胞弥漫浸润，其间散在分布一些由幼淋巴细胞和副免疫母细胞组成的界限不清的区域，称为假滤泡结构或增殖中心。肿瘤性小淋巴细胞比正常小淋巴细胞稍大，核圆或稍不规则，染色质凝块状，偶见单个小核仁。

4. 免疫表型检测　淋巴细胞具有单克隆性，源于 B 细胞者，其轻链只有 κ 或 λ 链中的一种。小鼠玫瑰花结试验阳性，SmIg 弱阳性，CD5、CD19、CD23、CD43、CD79a 阳性，CD11、CD20、CD22 弱阳性，FMC7、CD79β 阴性或弱阳性，CD10、cyclinD1 阴性，60%患者有低 γ 球蛋白血症。

5. 染色体检查和 FISH　常规显带 1/3～1/2 的患者有克隆性核型异常，由于 CLL 白血病细胞有丝分裂相较少，染色体异常检出率低，FISH 技术能明显提高异常检出率，80%的患者有染色体异常。一组特定的染色体异常对患者病程和预后具有价值，包括 del(13q)、tri12、del(11q)和 del(17p)。del(13q14)是 CLL 最常见的遗传学异常，单纯 13q－和正常核型预后较好，12 号染色体三体、11q－和 17p－预后较差。

6. 基因突变　免疫球蛋白重链(IgVH)基因突变状态是决定疾病预后最重要的一个独立的预后因子。无 IgVH 基因突变的 CLL 临床预后较差。

五、诊断

本病诊断需结合临床和实验室检查，主要依据外周血淋巴细胞增多、特征性淋巴细胞形态学以及免疫表型检测。诊断本病，淋巴细胞计数需达到 $5\times10^9/L$ 以上。淋巴细胞计数介于 $(3\sim5)\times10^9/L$，形态学为成熟小淋巴细胞者，骨髓和淋巴结活体组织检查发现大量小淋巴细胞浸润也可诊断 CLL。

六、鉴别诊断

1. 感染性疾病　主要为病毒感染，如流行性腮腺炎、传染性单核细胞增多症、传染性淋巴细胞增多症、流行性出血热、巨细胞病毒感染等，另外，还有结核感染及弓形虫感染等。此类感染多为急性起病，其中，畏寒、发热等感染的中毒症状较明显，白细胞计数多为轻、中度增高，淋巴细胞绝对值很少超过 $15\times10^9/L$。

2. 慢性淋巴细胞增生性疾病　常见的有幼稚淋巴细胞白血病(PLL)、毛细胞白血病(HCL)、原发性巨球蛋白血症。此三者皆为老年人的疾病，均可伴有淋巴结、肝脾大及外周血淋巴细胞显著增高。

(1)PLL：一种罕见的淋巴细胞增生性疾病，浅表淋巴结不增大或仅轻度增大，淋巴细胞计数绝对值增高。周围血涂片中可见大量幼稚淋巴细胞，骨髓内幼稚淋巴细胞占 17%～80%，因此大量幼稚淋巴细胞是确诊 PLL 的必要条件。

(2)HCL：一种罕见的以慢性淋巴样细胞增生紊乱为特征的疾病，临床上以脾大最为突出，而浅表淋巴结增大较少见，仅约 10%的患者有浅表淋巴结增大。外围血 2/3 患者全血细胞减少，且骨髓由于毛细胞的浸润而使网状纤维增生，1/4～1/2 的表现为骨髓干抽，血涂片中见到毛细胞是最重要和突出的发现。

(3)原发性巨球蛋白血症：淋巴细胞和浆细胞无限制地恶性增殖的 B 细胞恶性病变。周围血象中淋巴细胞绝对值增高，有时可见少数不典型幼浆细胞，但通常白细胞总数不高甚或减少。骨髓中淋巴样浆细胞增多浸润，血清中单克隆 IgM 显著增高(IgM>10g/L)，这是诊断原发性巨球蛋白血症的必要依据。

七、治疗

根据临床分期、症状和疾病活动情况而定。CLL 为一慢性惰性病程，随访结果表明，早期治疗并不能延长患者生存期，所以患者确定 CLL 诊断后，首要问题不是选择治疗方案，而是考虑何时开始治疗。

(一)治疗指征

2010 年及 2011 年中华医学会血液学分会发表了 CLL 诊断与治疗专家共识及指南，提出了 CLL 开始治疗的标准至少应该满足以下一个条件的治疗指征。

1. 贫血或血小板减少甚至恶化是骨髓进行性衰竭的证据。

2. 巨脾(超过左肋缘下 6cm)或脾脏进行性增大或有症状的脾大。

3. 巨块型淋巴结增大或直径大于 10cm 或进行性、有症状的淋巴结增大。

4. 进行性淋巴细胞增生，如 2 个月内增加 50%以上或淋巴细胞倍增时间在 6 个月以内。

5. 淋巴细胞计数绝对值超过 $200\times10^9/L$ 或有白血病细胞淤滞症状。

6. 自身免疫性贫血和(或)血小板减少对皮质类固醇或其他标准治疗反应不佳。

7. 至少存在下列一种疾病相关症状：①6 个月内体重减少 10%以上；②严重疲乏(ECOG 体能状态≥2)；不能工作或不能进行常规活动；③无其他感染症状，发热(体温≥38℃)，病程 2

周以上，夜间盗汗1个月以上。

8.患者愿意。

9.临床试验　决定开始治疗后，就要决定选择何种治疗方案。这主要取决于患者因素和疾病特征。目前常用CIRS及肾功能决定患者是否适合强烈治疗（如FCR等化学免疫治疗），当CIRS>6及Ccr>70mL/min时定义为适合。患者及家属愿意，另外经济条件也是影响治疗策略的重要因素。疾病特征及17p－用于治疗方案的选择，国外也将p53基因突变作为治疗选择的依据，具有17p－或p53基因突变的患者，中位数生存期常少于2～3年，定义为超高危CLL，需要新药临床试验、阿伦单抗或异基因移植。11q－、无IgVH基因突变、高β_2－MG、无最高危因素者应用FCR＋研究性药物。另外必须强调的是，CLL细胞CD20阳性才可考虑使用美罗华。

（二）治疗方法

CLL的治疗手段有化疗、放疗、生物制剂治疗和造血干细胞移植等。

1.药物治疗　CLL的药物治疗包括对症治疗（如抗感染和止血等）和疾病治疗（如糖皮质激素、烷化剂、嘌呤拟似物、联合化疗等）。

（1）苯丁酸氮芥（CLB）：①小剂量连续用药：以0.1～0.2mg/kg每日口服，持续3～6周，然后根据周围血淋巴细胞数调整，当淋巴细胞下降50%时减半量，直至淋巴细胞计数等于10×10^9/L时采用短期维持量。②间断用药：以0.4～2.0mg/kg每日口服，连续4日，每4周重复1个疗程。CLB的不良反应主要为骨髓抑制、胃肠道反应、皮疹等。

（2）糖皮质激素：糖皮质激素对免疫的多个环节有抑制作用，主要是抑制细胞免疫，促进对淋巴细胞的破坏。尤其适用于Coombs试验阳性的免疫性溶血或免疫性血小板减少或疾病进展期，常与CLB、CTX联合使用。通常泼尼松1～2mg/kg每日口服，持续3～4周；无效则在12周内停药，有效则每周递减25%。

（3）氟达拉滨（FDR）：氟达拉滨为腺苷类似物，对难治性CLL有效。用法：25～30mg/(m^2·d)，静脉滴注30min，5日为1个疗程，间隔3～4周，通常用4～6个疗程，总有效率为56%。不良反应主要是骨髓抑制和末梢神经病变。

（4）2－氯脱氧腺苷（2－CDA）：2－氯脱氧腺苷为嘌呤类似物，有强大的抑淋作用，可用于对常规化疗耐药或难治的慢淋。剂量为0.1mg/(kg·d)，静脉注射，连用7日为1个疗程，间隔4周，一般用1～4个疗程。此药不良反应轻微，可出现轻度骨髓抑制，可引起血小板减少。

（5）联合化疗：常用于CLL，尤其是进展期患者，常用方案有如下四种。

①FCR方案或FCR样方案：氟达拉滨1环磷酰胺＋利妥昔单抗。

②FC方案：氟达拉滨50mg＋环磷酰胺400mg，第1～3日。

③COP：CTX 300mg/$m^2\times$5日＋VCR 1mg/$m^2\times$1日＋泼尼松40mg/$m^2\times$5日。

④CHOP：COP方案＋多柔比星（ADR）25mg/m^2静注，第1日。

（6）免疫治疗：干扰素一般疗效有限，且仅限于早期初治患者。目前Campath－1H（针对细胞表面CD52抗原的人源化单克隆抗体）也有应用。

2.放射治疗　有明显淋巴结增大（包括纵隔或巨脾）、神经侵犯、重要器官或骨骼浸润现象有局部症状者可考虑放疗，包括全身放疗、全淋巴照射和局部照射。

3.造血干细胞移植　血液系统肿瘤的一种主要的治疗手段。由于CLL患者年龄一般较大（60岁以上），且自然病程较长，因此移植治疗一般不作为本病的首选治疗措施，而是将其应用于难治或复发的患者中。自体造血干细胞移植已经开展了较长的时间，但随访结果发现，接受该方法治疗的患者几乎无一幸免地最终出现疾病复发，因此自体造血干细胞移植不是治愈疾病的手段。异基因造血干细胞移植被证明是治愈 CLL 的一种有效方法。但在选用该治疗方法前，应该充分评估患者治疗风险、费用和可能从中获得的在生存方面的益处。年轻的基因分层处于高危的 CLL 患者应该选用这种积极的治疗方法。

4. CLL 的靶向治疗

(1)LYN 抑制剂：达沙替尼可作用于 SRC 和 ABL 激酶。最近发现，达沙替尼在极小量浓度下不仅抑制 LYN 而且抑制 BTK，在体外达沙替尼不仅对 CLL 细胞可诱导不同程度的凋亡，且与 LYN 发生磷酸化反应。一项关于达沙替尼 140mg，每日一次的Ⅱ期临床实验招募了 15 例难治/复发 CLL 患者，结果 OS 为 20%，无疾病生存时间(PFS)为 7.5 个月。

(2)SYK 抑制剂：Fostamatinib(R788，R406 活性代谢产物的口服药物)是一种能够抑制其他一些激酶的 ATP 竞争性激酶抑制剂，虽然 SYK 抑制剂最初开发用于炎症疾病，但是，体外和体内的前期临床研究证实，SYK 作为一种极有希望的靶向药物可用于治疗 CLL 和其他 B 细胞恶性疾病。SYK 抑制剂的首个临床实验是在一个 1/2 期研究中用 Fostamatinib 治疗复发或难治性非霍奇金淋巴瘤和 CLL 的患者，Ⅰ期部分建立了剂量 200mg 口服，每日 2 次，剂量限制性毒性包括腹泻、中性粒细胞减少和血小板减少。Ⅱ期副作用是可逆性血细胞减少、乏力、腹泻和高血压。11 例 CLL 患者，6 例(55%)达到部分缓解(PR)。

(3)PI3K 抑制剂：GS－1101(CAL－101)是 PI3Kδ 异构体的高度选择剂，能够在体外诱导 CLL 细胞的凋亡，并抑制很多微环境因素的支持效果，包括与“保姆样细胞”共培养，BCR、CD40L、BAFF、TNF－α 或纤维连接蛋白的活化。GS－1101 抑制 AKT 和 ERK 的活化，下调 MCL1，体外和体内抑制细胞因子和趋化因子的分泌，应用于 CLL 患者使血清中的趋化因子 CCL3 和 CCL4 水平快速下降。一项临床实验关于 GS－1101 治疗恶性血液病Ⅰ期研究，设计剂量 150mg，每日 2 次，招募了 54 例 CLL 患者，根据 CLL 国际工作组(IWCLL)标准，OR 达 26%，但是 80%患者淋巴结缩小了 50%以上，大于Ⅲ级不良反应的包括肺炎(24%)、中性粒细胞减少症(24%)、血小板减少症(7%)、中性粒细胞减少导致的发热(7%)、贫血(6%)以及 ALT/AST 升高(6%)。

(4)BKT 抑制剂：Ibrutinib 是一种口服的不可逆的 BKT 特异性抑制剂，尽管半衰期短，它与 Cys－481 共价结合由此抑制 BTK 达 24h 以上。研究发现，Ibrutinib 在体外肿瘤微环境模型中能抑制 CLL 细胞生存、增殖和迁移。还有研究证实，Ibrutinib 能够抑制 BCR 信号、扰乱基质细胞、抑制 CD40、抑制 BAFF、抑制 TLR 和抑制细胞因子信号，也有阻断活化的 T 细胞分泌细胞因子的作用，同时对 CLL 细胞 CL3 和 CL4 的分泌产生抑制。而 AVL－292 是另一种口服的不可逆的 BTK 抑制剂，最近进入临床实验。此外，达沙替尼不仅抑制 LYN，而且抑制 BTK。IbrutinibⅠ期剂量爬坡研究报道，不同种 B 细胞恶性疾病有效率为 60%，CLL14 例，OR79%，包括 CR2 例。CLL 1b/2 期研究招募两组，治疗组 65 岁以上初治患者和复发难治患者，后组 PR 66%，61 例患者 1 例达到 CR 且与剂量无关，23%的患者淋巴结缩小 50%以上，12 个月的 PES 达 86%，在未经治疗老年患者中，73%的患者达到 IWCLL 的标准的 PR，12 个月 PES 达 93%。该药耐受性好，常见不良反应是腹泻、恶心、乏力、上呼吸道感染、肌肉痉挛、关节痛、外周水肿和发热，不到 10%的患者出现 3 级或 4 级血细胞减少，使用剂量为每日 420mg。

5. CLL 常见并发症的治疗　由于全血细胞减少而可能引起的感染和出血是 CLL 患者常见的并发症，并且是造成患者死亡的主要原因。尤其是接受氟达拉滨或 Campath－1H 治疗者，感染是最常见的并发症，其中以卡氏肺囊虫肺炎、疱疹和 CMV 感染为多见，预防性抗感染治疗显得有一定的必要性，但具体选用何种预防药物有待明确，定期静脉注射丙种球蛋白可能有益。对于接受氟达拉滨或 Campath－1H 治疗者，建议对患者 $CD4^{+}$ 细胞计数进行密切随访，另外应用 PCR 检测方法对 CMV 进行监测。并发 AIHA 或 ITP 者可用糖皮质激素治疗，无效且脾大明显者，可考虑脾切除。

（梁东海）

第五节　毛细胞白血病

毛细胞白血病（HCL）是一种慢性 B 细胞恶性增殖性疾病。发病率低，起病隐袭，进展缓慢，曾称为组织细胞白血病、网状细胞白血病。1966 年，Schreck 等报道了 2 例白血病患者外周血出现胞质有突起的多毛细胞，所以将其改为多毛细胞白血病。世界卫生组织将其归为成熟 B 细胞肿瘤。HCL 既往病死率很高，近 25 年来，由于嘌呤类似物及单克隆抗体等治疗，获得了较高的缓解率和长期生存率，明显改善了预后。

一、病因和发病机制

HCL 的病因不详，可能因素有传染性单核细胞增多症、化学药品（如农药等）、EB 病毒感染等。

二、病理及分期

HCL 分为以下三期。

1. Ⅰ期　具备以下情况之一：①血红蛋白＞120g/L，脾肋缘下不超过 10cm；②血红蛋白＞85g/L，脾肋缘下＜4cm。

2. Ⅱ期　具备以下情况之一：①血红蛋白＞120g/L，脾肋缘下超过 10cm；②血红蛋白 85～120g/L，脾肋缘下 4～10cm；③血红蛋白＜85g/L，脾肋缘下不超过 4cm。

3. Ⅲ期　具备以下情况之一：①血红蛋白 85～120g/L，脾肋缘下超过 10cm；②血红蛋白＜85g/L，脾肋缘下超过 4cm。

三、临床表现

临床上以贫血、脾大为特征。主要表现为乏力、腹胀、食欲下降、体重减轻，部分患者出现感染和出血。由于 HCL 很少出现发热，故出现发热时应警惕感染的时能，发热是导致 HCL 患者死亡的主要原因。出血多不严重，表现为鼻出血、齿龈出血和皮肤淤斑。85％左右的患者体格检查可发现脾大，巨脾多见，可及盆腔。多数有不同程度的全血细胞减少，除多毛细胞的骨髓浸润可导致骨髓造血功能衰竭外，尚存脾功能亢进因素。

患者常伴有自身免疫性疾病的一些表现，如关许炎的症状、关节痛、皮肤红斑、皮肤损害、低热等，这些症状与肿瘤负荷无关，常为自限性，糖皮质激素治疗有效。可出现较轻的肝增大，软组织浸润、溶骨性骨损害、脾破裂及中枢神经系统损害等，一般无浅表淋巴结增大，深度淋巴结增大多见于疾病晚期。患者还可伴有门静脉高压及腹水。

四、辅助检查

1. 血常规　约 80%的患者有全血细胞减少可出现中性粒细胞缺乏或白细胞计数明显增高。有 10%～19%的患者血清碱性磷酸酶(AKP)水平升高，多数患者的白细胞 AKP 积分升高。单克隆免疫球蛋白病少见。

(1)白细胞：80%以上的患者外周血白细胞计数呈中度增高，多数为(10～30)$\times10^9$/L，通常有核左移，偶尔出现中性中幼粒、晚幼粒细胞，病情未控制患者嗜碱性粒细胞轻度增高。晚期合并骨髓纤维化时，幼稚粒细胞还会进一步增多，甚至出现少量原始或早幼粒细胞。约 79%PV 患者中性粒细胞碱性磷酸酶阳性率及积分明显增高，血清溶菌酶水平在某些患者中轻度增高。

(2)血小板：约 40%患者外周血血小板增多，10%患者可高于 1000$\times10^9$/L，血涂片可见巨大血小板、畸形血小板和巨核细胞碎片。血小板寿命正常或轻度缩短，部分血小板功能异常，其黏附、聚集及释放功能均减低。晚期合并骨髓纤维化时，血小板逐渐下降，直至血小板减少。

2. 病理特征

(1)细胞形态：外周血及骨髓涂片经瑞特染色进行形态学观察，毛细胞比小淋巴细胞大 1～2 倍，核质比值低，胞质淡蓝可有嗜天青颗粒，细胞边缘不齐，呈锯齿状，表面有许多绒毛状突起，核形态多样，可呈圆形、椭圆形、肾形或单核样，染色质均一、分散，染色淡于正常成熟淋巴细胞，核仁不明显。毛细胞与绒毛状淋巴细胞在形态学上的区别在于前者突起多，呈细丝状，分布于整个细胞表面，后者突起少而短，偏于细胞表面一极。

电镜是辨认毛细胞最可靠的方法。一般情况下，毛细胞表面突起密集，成为 HCL 细胞形态标志。

(2)骨髓病理：多数患者有骨髓浸润。根据毛细胞累及骨髓的程度不同分为间质型和弥散型。间质型临床上无骨髓干抽现象，是早期骨髓受累所致；弥散型是骨髓严重受累所致，临床上可出现骨髓干抽现象。

3. 免疫组化染色　细胞形态及组织病理如前所述，毛细胞另一较有特征性的实验室指标是耐酒石酸酸性磷酸酶(tartrate resistant acid phosphatase，TRAP)阳性。毛细胞胞质内有酸性磷酸酶同工酶－5，一般集中在高尔基体和核膜附近，此酶的特点是不被酒石酸所抑制，但不可仅凭此作为确诊依据。

4. 细胞免疫学　流式细胞检测对 HCL 的确诊率达 92%。毛细胞主要表达 B 细胞相关抗原 CD19、CD20、CD22 等，很少表达 T 细胞、髓系和浆细胞相关抗原，少数病理可兼有某些粒－单细胞抗原(CD11b、CD13、CD14)。典型的有 CD25(IL－2 受体)。

HCL 的典型表型为 CD20、CD11c、CD25、CD103、FMC7、HC－2 阳性，CD5、CD10、CD23 和 CD43 阴性。

红细胞容量，男性大于 36mL/kg，女性大于 32mL/kg。红细胞容量测定是确诊红细胞增多的重要指标，重复性高，误差小。并发门静脉高压症时，因血浆容量增加，可造成血红细胞、血红蛋白及血细胞比容正常的假象，缺铁时也可发生类似现象，此时检测红细胞容量则可确诊。

五、诊断

HCL 主要依据是在外周血和(或)骨髓中发现毛细胞并有其独特生物学特征。

1. 国内诊断标准

(1)临床表现:临床表现多有脾大、贫血,可伴有发热。

(2)血常规检查:查血红蛋白下降,白细胞计数可明显增高、正常或降低,血小板减少或正常。

(3)骨髓检查:骨髓检查常呈干抽,也可增生活跃。在骨髓和(或)外周血中见到毛细胞,此为诊断本病的依据。毛细胞特征如下。

①形态学:光镜下直径 10～15μm,大小不一,胞质中等量,瑞士染色呈天蓝色,周边不规则,呈锯齿状或伪足突起,有时为细长毛发状。核呈椭圆形,可有凹陷,偶见核仁。相差镜下,新鲜活体标本中的毛细胞有细长毛状的胞质突起。扫描电镜可证实上述发现,延伸的“毛”有交叉现象。透射电镜下,在胞质内可见核糖体板层复合物(RLC)。

②细胞化学染色:酸性磷酸酶(ACP)阳性,不被酒石酸抑制(TRAP),糖原(PAS)阳性。

③免疫表现:sIg^+、$CD19^+$、$CD20^+$、$CD21^+$、$CD22^-$、$CD11c^+$、$CD25^+$、$CD103^+$。

④咔醇酯(TPA)反应:在体外培养下对小剂量 TPA 反应极为迅速,24h 内细胞可完全贴壁,并伴有长枝状突起。幼淋细胞白血病无此反应。

(4)骨髓病理:骨髓增生活跃,或低下,多毛细胞多呈散在或簇状分布。胞质丰富、透明,胞核间距离宽,呈蜂窝状。核染色质细,呈毛玻璃样,网状纤维轻度或增多。

2. 国外诊断标准

(1)临床表现:临床表现多有脾大、消瘦、反复感染,易合并血管炎。

(2)血常规检查:血常规检查多有全血细胞减少,也可仅表现为两系或一系细胞减少。

(3)毛细胞白血病的诊断:毛细胞白血病主要依据血细胞减少、脾大、多毛细胞的形态学,结合免疫组化和免疫分型,可作出准确的诊断。

①免疫分型:sIg(M+/－,D,G 或 A)阳性,B 细胞相关抗原(CD19、CD20、CD22、CD79a)阳性,CD11c 强阳性 CD25 强阳性,CD103 阳性。$CD5^-$、$CD10^-$。

②骨髓病理:骨髓呈弥漫性或间质性浸润。核小,间隙大,网状纤维增多,免疫组化 CD103 阳性,Annexin A1 阳性。

(4)HCL 变异型(HCL－V)　自 1980 年起,国内外皆有此型的报道,其特点如下。

①年龄较高(中位数发病年龄为 70 岁)。

②通常白细胞计数大于 $10\times10^9/L$。

③不典型的毛细胞(胞质呈短绒毛及宽大褶皱,核染色质较浓,核仁清晰,电镜下胞质中无 RLC,少数细胞表面有球状突起),具有幼淋巴细胞形态特点。

④$CD25^-$,有时 $CD103^-$、$TRAP^-$。

⑤疗效不佳。

⑥诊断 HCL 免疫表现积分,$CD11c^+$、$CD25^+$、$CD103^+$、$CD123^+$(IL－3Ra)四联各为 1 分,90%以上经典 HCL 为 3～4 分。

六、治疗

HCL 相对急性白血病来说进展缓慢,不同个体间的临床表现、实验室检查以及细胞增殖特性差异较大。有些患者发展较快,脾大突出和血细胞减少明显,需要积极治疗。约10%的患者病情相对平稳,无任何症状,脾大不明显,外周血象保持足够数量的正常血细胞,这类患者可暂不予以治疗,其带病生存可达数年或十余年。现将其治疗概述如下。

1. 克拉屈滨和喷司他丁　核苷类似物的出现改写了HCL的治疗史,自其20世纪90年代应用于临床以来,尤其是克拉屈滨和喷司他丁的应用,取得了良好的治疗效果,大部分HCL患者可达到完全缓解(CR)并长期维持的效果。目前,核苷类似物已取代脾切除和干扰素成为HCL标准一线治疗方案。

(1)克拉屈滨(Cladribine):2013年美国NCCN指南中,克拉屈滨已作为HCL患者的标准一线治疗方案。主要有以下给药方式。

①0.1mg/(kg·d),持续静脉滴注,连用7日。

②0.14mg/(kg·d),静脉滴注1～2h,连用5日。

③每周0.14mg/kg,皮下注射,5～6周。

因皮下注射给药方便安全,可能是性价比最高的选择。

克拉屈滨常见的不良反应主要是骨髓抑制、免疫抑制和感染。多数接受克拉屈滨治疗的患者会出现3～4级中性粒细胞减少、血小板减少。因此,存在威胁生命的活动性或慢性感染的患者不应给予克拉屈滨治疗。

(2)喷司他丁(Pentostatin):喷司他丁为一种极强的腺苷脱氨酶(ADA)抑制剂。ADA是一种参与嘌呤救援代谢途径的酶,可使腺苷脱氨变成次黄苷,此酶为淋巴细胞正常功能所必需,它与ADA的亲和力很高,可与ADA紧密结合,抑制ADA的活性,使细胞脱氧腺苷三磷酸(dATP)水平增高,dATP通过抑制核糖核苷酸还原酶阻断DAN合成。因此,对淋巴细胞和其他细胞有细胞毒作用。具体用法如下:①推荐剂量为每2周静脉注射$4mg/m^2$,如无毒性表现,治疗应继续到完全缓解;②每日注射$5mg/m^2$,连用3～5日,也可以隔日注射$4mg/m^2$。

常见的不良反应为骨髓抑制,主要限制剂量毒性是中性白细胞缺乏。中枢神经系统不良反应也常见,由嗜睡直至昏迷。其他不良反应有恶心、呕吐、皮疹,还可引起短暂的轻中度肝、肾功能不良,偶见关节痛、肌痛、呼吸衰竭。

2. 干扰素　可促进单核细胞和B细胞、T细胞产生干扰素2α,从而产生一系列调节作用,如增强NK细胞的活性及机体免疫系统的识别能力,影响细胞分化和造血生成,降低肿瘤坏死因子2α的水平等而发挥治疗作用。

3. 利妥昔单抗　利妥昔单抗是一种嵌合鼠或人的单克隆抗体,与纵贯细胞膜的CD20抗原特异性结合,引发B细胞溶解的免疫反应。细胞溶解的可能机制包括补体依赖性细胞毒性(CDC)和抗体依赖性细胞的细胞毒性(AD－CC)。研究表明,HCL患者的CD20抗原的表达是CLL患者的5倍。

4. 化疗　瘤可宁(每日4mg)应用6个月,也有应用多柔比星或柔红霉素治疗本病或用大剂量联合化疗获得缓解者。

5. 其他单抗

(1)Alemtuzumab:一种针对CD52的人源化鼠IgG1单克隆抗体。而90%～100%的HCL都表达CD52。已经有治疗有效的个案报道。

(2)Epratuzumab:一种针对CD22的人源化鼠IgG1单克隆抗体,不论单独应用还是与R联合,它在非霍奇金淋巴瘤(NHL)治疗中均具有良好的有效性和耐受性,但尚未见应用于

HCL 的临床试验。

(3)Ofatumumab：一种全人源化单抗，针对 CD20 的一个独特的小环形表位。

6. 脾切除术　由于脾是毛细胞的主要来源，80%～90%HCL 患者有脾大，以往脾切除是治疗 HCL 患者的主要方法，目的在于解除脾功能亢进，改善血象，清除脾红髓中大量浸润的毛细胞，其结果是使患者血小板数量增加，但对血小板数量接近正常水平或正常的 HCL 患者，脾切除则表现出一定的局限性。且脾切除不能减少骨髓毛细胞浸润，术后复发率高。但药物不断应用于 HCL，并获得较高存活率后脾切除很少采用。

7. 白细胞交换术　白细胞交换术适用于难治型或外周血白细胞高的患者。

8. 异基因造血干细胞移植

七、缓解标准

1. 完全缓解

(1)血红蛋白上升至 12g/dL 以上，中性粒细胞计数达 1500/μL，血小板计数达 100000/μL，并持续至少 1 个月。

(2)骨髓活体组织检查及周围血涂片没有毛细胞证据。

(3)体格检查没有器官肿大及其他相关症状。

2. 部分缓解　以上指标比治疗前改善 50%以上。

八、预后

HCL 的自然中位数生存期为 53 个月。脾切除者的中位数生存期是 6.9 年。脾切除术后继续 IFNα 治疗，可明显延长寿命。核苷类似物问世大大改善了患者的预后，CR 率升高，持续 CR 期延长，4 年时总生存率已达 95%。

(梁东海)

第六节　幼淋巴细胞白血病

幼淋巴细胞白血病(PLL)为一种特殊类型的慢性淋巴增殖性疾病，约占所有成熟型淋巴细胞白血病的 2%，根据淋巴细胞起源，将其分为 B－PLL 和 T－PLL，前者占 PLL 的 80%，后者占 20%。多于 50 岁以上发病，男性多于女性，发病率较慢淋为低，病程进展较慢淋快，呈亚急性临床经过。

一、病因和发病机制

PLL 的病因尚未知。患者男女比例为 4∶1，提示男性对此病的发生更为易感。B 细胞 PLL 也可由 B 细胞 CLL 演变而来，促使 CLL 发病或进展的因素也可能在 B 细胞 PLL 中发挥作用。世界各地各种族人群均有发病，呈散发性。其中 T－PLL 的发生可能与遗传性共济失调－毛细血管扩张症的发病有密切关系。尚没有证据表明射线、致癌物质或病毒感染可致 PLL 发病。

二、临床表现

本病起病缓慢，初始症状可有疲倦、乏力、食欲下降、体重下降，常有低热及复发性口腔溃疡，也有首发表现为顽固性呃逆、向身免疫性溶血性贫血或关节炎等，晚期患者可出现头晕、心悸、气短、皮肤瘙痒、骨骼疼痛等。主要体征为脾、肝大和淋巴结增大，2/3 的患者出现巨脾，肝大常发生在脾大之后，多为轻度增大。80%的患者淋巴结增大，增大的淋巴结无压痛，质地中等，不固定。淋巴结增大和肝大以及皮肤损害常见于 T－PLL。胸骨压痛少见，浆膜腔积液可见于复发或难治的 T－PLL。部分患者合并感染、脉管炎、溃疡性结肠炎和桥本甲状腺炎；少部分无症状病例因体格检查而被发现。

三、辅助检查

1. 血常规　白细胞计数明显增多，约 80%的病例大于 $100\times10^9/L$，常有正细胞、正色素性贫血、血小板计数减少。

2. 骨髓检查　骨髓增生明显活跃，以淋巴细胞为主，幼淋巴细胞比例为 10%～80%。幼淋巴细胞的特征为胞体较大，呈圆形，胞质丰富，核与浆的比例高，核染色质浓缩成块状，在核周边密集分布，常有核仁，核质与核仁发育不平衡，即核质发育较成熟，但仍有核仁，此为幼淋巴细胞的突出形态学特征；细胞化学染色示 Feulgen 染色可显示核仁中 DNA 物质，阳性率可达 50%，PAS、ACP 染色阳性，POX 及酯酶染色呈阴性反应。

3. 骨髓病理组织学检查　骨髓增生明显活跃，以淋巴细胞为主，有核仁的幼淋巴细胞占 17%～80%或以上，染色质似浆细胞样淋巴细胞，胞质丰富，嗜碱性，核与浆的比例高，相差和电镜下有时可见毛细胞，但无核糖体板层复合物(RLC)，TRAP 阴性。与慢淋不同的是，绝大多数白血病细胞均有核仁 1～2 个，细胞核染色比慢淋细胞浅淡，显得更幼稚。

4. 染色体检查　B－PLL 最常见的染色体异常主要累及 14 号、6 号及 1 号染色体。T－PLL 最常见的染色体异常主要累及 14 号、8 号及 11 号染色体。Inv(14)(q11;32)是 T－PLL 特征性的染色体异常，超过 2/3 的病例中可检测到。T－PLL 存在复杂的染色体异常，提示随着病情进展，染色体畸变可逐渐增多，这也是本病具有高度侵袭性的原因所在。

5. 细胞免疫学检查　80%的 PLL 起源于 B 细胞，表达与 B－CLL 类似的表面抗原。但与 B－CLL 不同之处在于 B－PLL 常表达较高浓度的膜表面免疫球蛋白，大多数 B－PLL 患者的 B 细胞不表达 CD5。

四、诊断

1. 脾大。

2. 外周血淋巴细胞计数增高，其中幼淋巴细胞比例超过，55%。

3. 骨髓中可见大量幼淋巴细胞，呈弥漫性、间质性或结节性浸润，比例可超过 55%。

4. 免疫表型检查示 B 细胞型为 SmIg 阳性，CD19、CD20、CD22、CD79a 和 FMC7 至少一项以上阳性，CD10 和 CD23 常为阴性，CD5 可为阳性。T 细胞型为 CD2、CyCD3，CD5 和 CD7 阳性，TdT 和 CD1a 阴性。

5. 细胞遗传学检查常见 14q32 的变异，如 inv(14)(q11;q32)，t(11;14)(q13;q32)，t(14;14)(q11;q32)。+8，+12。

五、鉴别诊断

慢性淋巴细胞增生性疾病常见的有PLL、HCL、原发性巨球蛋白血症，此三者也皆为老年人的疾病，均可伴有淋巴结增大、肝脾大及外周血淋巴细胞显著增高。PLL为一种罕见的淋巴细胞增生性疾病，浅表淋巴结不增大或仅轻度增大、淋巴细胞绝对值增高，周围血涂片中可见大量幼稚淋巴细胞，骨髓内幼稚淋巴细胞占17%～80%。因此大量幼稚淋巴细胞是确诊PLL的必要条件。

1. HCL　一种罕见的以慢性淋巴样细胞增生紊乱为特征的疾病。临床上以脾大最为突出，而浅表淋巴结增大较少见，仅约10%的患者有浅表淋巴结增大。2/3患者外围血、2/3患者全血细胞减少，且骨髓由于毛细胞的浸润，网状纤维增生，1/4～1/2表现为骨髓干抽。血涂片中见到毛细胞是最重要和突出的发现。

2. 原发性巨球蛋白血症　淋巴细胞和浆细胞无限制地恶性增殖的B细胞恶性病变。周围血象中淋巴细胞绝对值增高，有时可见少数不典型幼浆细胞，但通常白细胞计总数不高甚至减少。骨髓中淋巴样浆细胞增多浸润，血清中单克隆IgM显著增高(IgM>10g/L)，这是诊断原发性巨球蛋白血症的必要依据。

六、治疗

PLL初发时，患者通常处于疾病进展期而需要治疗，多数患者呈明显脾大、高白细胞症，以及诊断后不久疾病迅速进展。部分患者可呈现惰性病程。同样的，治疗指征与CLL患者相似，这些指征包括疾病相关症状、有症状的脾大、进行性骨髓衰竭，合并自身免疫性溶血性贫血，巨脾，全身多处淋巴结增大或白细胞计数大于200×10^9/L时应进行治疗，常用的治疗方法有以下六种。

1. 联合化疗　目前尚无治疗幼淋巴细胞的标准方案，多数沿用治疗慢性淋巴细胞性白血病的方案，以联合化疗为主，常用CP(苯丁酸氮芥和泼尼松)、COP、CHOP和克拉屈滨(2－CdA)等方案治疗。苯丁酸氮芥或环磷酰胺联合泼尼松和(或)长春新碱，反应率一般小于20%。大剂量糖皮质激素治疗B细胞PLL患者，疗效低于CLL。应用类似于治疗高度恶性淋巴瘤的强化联合化疗方案，如CHOP方案治疗PLL患者，部分与完全反应率近50%。不幸的是，反应持续时间相对较短。虽然偶有患者可对挽救方案有反应，但长期生存一般较差。脱氧腺苷类似物治疗PLL有效。克拉屈滨0.1mg/(kg·d)，连续输注应用7日，每28～35日为1个疗程治疗原发B细胞PLL，完全与部分缓解率约为50%。相同地，应用氟达拉滨30mg/(m^2·d)，输注时间大于30min，连用5日，每4周为1个疗程，完全与部分缓解率近40%。T－PLL呈侵袭性，且通常对传统烷化剂化疗的反应更差，经上述方案治疗后中位数生存期仅为7.5个月。

2. 脾切除和脾区放射　有症状的PLL患者若不适合化疗，可采用脾区照射(10～16Gy)作为姑息治疗；对放疗和化疗均无效者可考虑脾切除术。脾切除和脾区放疗对预后无影响，但可以缓解脾大所引起的腹部症状，也可改善脾功能亢进。

3. 喷司他丁(DCF)　喷司他丁是一种嘌呤类似物。德国一个研究中心用DCF治疗了20例PLL患者，方法为4mg/m^2，每周1次，3周后改为每周3次，有效后每月1次，连续进行6个月。结果PR率45%，其中B－PLL为50%，T－PLL为33%；中位数缓解期为9个月，其中 B－PLL 为 12 个月。该方案主要的血液学毒性为血小板减少。

4. Campath－1H(alemtuzumab) Campath－1H 是抗 CD52 单克隆抗体，对 2/3 的 T－PLL 患者有效，包括对 DCF 耐药或仅为 PR 的病例。

5. 美罗华(mabthera) 美罗华是抗 CD20 单克隆抗体，可试用于对 CD20 高表达的 B－PLL。初步临床观察表明，美罗华可以使 B－PLL 获得 5～8 个月的稳定期，方法为 375mg/m^2，每周 1 次，共 4 周。同其他药物联合应用可能会提高疗效。

6. 造血干细胞移植 目前造血干细胞移植多用于对其他多种治疗方案无效或复发病例，且较为年轻的患者；对年龄较大患者可试用非清髓性干细胞移植。

（林思祥）

第十章　中医肿瘤

第一节　鼻咽癌

鼻咽癌是指原发于鼻咽部的肿瘤，在世界大部分地区的发病率较低，而我国较多见，主要集中在南方五省，尤其以广东省发病率最高，约占当地恶性肿瘤的 31.8%。发病年龄以 30～59 岁居多，男性多于女性。

一、病因病理

（一）发病因素

鼻咽癌较为确定的致病因素有 EB 病毒，其他有化学致癌因素、环境因素等，有种族易感性和家族高发倾向。

（二）病理

本病的好发部位为鼻咽顶部，其次是侧壁，前部及底部少见。

病理形态主要有四种类型：①结节型，是最常见的类型，肿瘤呈结节状或肿块状。②菜花型，肿瘤呈菜花状，因鼻部血管丰富而易出血。③溃疡型，瘤灶中央坏死，四周边缘隆起。④黏膜下浸润型，肿瘤向腔内突起，但表面常为正常黏膜组织所覆盖。

2003 年 WHO 将鼻咽癌病理类型分为角化型鳞状细胞癌、非角化型癌（又分为分化型和未分化型两个亚型）及基底细胞癌 3 种类型。其他类型癌较少见，如腺癌、腺样囊性癌、黏液表皮样癌，以及恶性多型性腺瘤。

低分化癌以颈淋巴结转移多见（下行型），多数对放疗敏感，尤其是其中的特殊类型一泡状核细胞癌；高分化癌以颅底浸润多见（上行型），对放疗较抗拒，局部控制较困难；未分化癌的颈淋巴结及远处转移均较多见，对放疗敏感。

二、临床表现

鼻咽癌临床表现常见“七大症状”（鼻塞、血涕、耳鸣、耳聋、复视、头痛、面麻）和“三大体征”（鼻咽部肿块、颈部肿块和颅神经损害）。

（一）原发病灶引起的症状

血涕、鼻塞、耳鸣、耳聋、复视、头痛、面麻、张口困难、软腭麻痹，以及颅底受侵引起的颅神经麻痹综合征：如眶上裂综合征、眶尖综合征、垂体蝶窦综合征、岩蝶综合征、颈静脉孔综合征、舌下神经孔症状等。

鼻咽癌出血，多为回吸性血涕，或擤鼻时涕中带血。晚期出血较多。

鼻咽癌头痛，可成为首发症状或唯一症状，约占 68.6%。早期头痛部位不固定、呈间歇性。晚期则为持续性偏头痛，部位固定。

鼻咽癌面麻，常表现为耳郭前、颞部、面颊部、下唇和颏部皮肤麻木感或感觉异常，约占

10%～27%。

（二）鼻咽部肿块

好发部位是鼻咽顶部后壁，其次是侧壁，前部及底部少见。在间接鼻咽镜或纤维鼻咽镜下，早期表现为局部黏膜粗糙不平、血管扩张，并有小结节及肉芽状肿物；晚期发展成菜花状、结节状、溃疡状及黏膜下浸润状态。

（三）颅神经损害

鼻咽癌侵犯周围组织或侵入颅内，累及神经，可出现相应症状。如直接侵犯或淋巴转移至茎突后、舌下神经管，使舌下神经受损，可引起伸舌偏向病侧或伴病侧舌肌萎缩；肿瘤侵犯动眼神经，可导致眼睑下垂、眼球固定；侵犯视神经或眶锥，可使视力减退或消失；侵犯外展神经，可引起向外视呈双影；侵犯滑车神经，可引起内斜视、复视（常同时伴有三叉神经受损）。鼻咽癌侵入蝶窦和垂体，还可出现停经症状。

（四）淋巴转移引起的症状

鼻咽癌容易引起颈淋巴结转移。淋巴结转移常成为首发症状（占23.9%～75%），初起肿大淋巴结多位于一侧乳突尖下方或胸锁乳突肌上段前缘深处，继而发展为双侧，肿大的淋巴结不痛、质硬、活动度差，可融合成巨大肿块。可出现颈部肿块压迫症状，如搏动性头痛、面颈胀痛、颈静脉窦过敏综合征、Homer 征等。纵隔淋巴结转移可引起胸闷及通气不畅；腹膜淋巴结转移可出现持续性发热但白细胞不增高，抗炎治疗无效。

（五）血行转移引起的症状

可出现肝、肺、胸腔、骨等处转移病灶的症状，尤其以骨转移为多见。

三、辨证论治

中医认为“肺主气”，鼻咽为肺所系，为肺气呼吸出入之门户。鼻咽癌的主要病机与肺虚、邪毒、痰热相关。

（一）病因病机

1.肺气不足　“肺者，气之本”，“开窍于鼻”，鼻咽癌的发生主要是肺气虚损所致。其病因既有先天不足及遗传因素，也包括后天失调，以致肺气虚损，或气阴亏损，易感外邪。

2.复受外邪　六淫及烟雾之毒等病邪侵袭，导致肺失清肃，阻塞鼻窍，鼻咽门户首先受邪。发病以东南地区处湿热环境者居多。

3.内伤情志　情志失调，肝失疏泄，肝木乘脾，运化失健，痰浊内生，气血瘀滞，阻塞鼻窍，上入颃颡，乃生肿块；郁久化火，耗伤气阴，恶疾日重。

（二）论治要点

重视清肺化痰和清热养阴两方面，同时兼顾散风化湿、活血化瘀等治法。

1.祛邪，以清肺化痰解毒为主　鼻咽癌虽是多因素致病，但EB病毒在癌变过程中起到重要作用，所以清热解毒是不可或缺的治疗方法之一，而解毒又可以增强清热化痰的效果。

2.扶正，以清热养阴益气为要　鼻咽癌诊断明确后需要放疗，或再联合化疗，使得热毒伤阴耗津十分明显，而且损耗正气，故除清热养阴外，益气养阴是重要的治疗方法。

辨证论治配合放化疗可以明显提高疗效，尤其是对放疗之后的康复治疗作用显著，对放射性口腔炎、放射性口腔干燥症独具疗效，可改善患者症状，提高患者生活质量，降低复发转移率。

（三）分证论治

1. 肺热痰毒证

症状：鼻腔壅塞，脓涕恶臭，或带血迹，鼻咽干燥，颈部肿块，坚硬如石，咳嗽黄痰，或伴发热头痛。舌苔黄或腻，舌质红，脉滑数。

治法：清肺化痰。

方剂：清肺汤合鼻渊散加减。

药物：黄芩 10g，鱼腥草 30g，升麻 6g，麦门冬 10g，杏仁 10g，知母 10g，丹皮 10g，石膏 30g，枇杷叶 10g，辛夷 10g，苍耳子 10g，夏枯草 10g，山慈菇 10g，郁金 6g，桔梗 6g。

2. 肝热火旺证

症状：头痛鼻塞，脓性血涕，耳鸣耳聋，耳内流脓，面麻复视，颈项疼痛，口苦口干，心烦易怒，便干溲黄，或伴发热。舌苔黄或腻，舌质红，脉弦滑数。

治法：疏肝泻火。

方剂：龙胆泻肝汤合藿胆丸加减。

药物：龙胆草 10g，木通 6g，泽泻 10g，丹皮 10g，黄芩 10g，柴胡 6g，栀子 10g，野菊花 10g，藿香 10g，佩兰 10g，大黄 10g，车前子 10g，生地 10g，当归 10g，薄荷 3g。

3 瘀痰互结证

症状：鼻塞稠涕，涕中多血，咽部痰多，颈部肿块，鼻翼肿胀，持续头痛，两耳鸣响。舌苔黄腻，舌质暗有瘀点，脉滑。

治法：化痰行瘀。

方剂：涤痰汤合桃红活血汤加减。

药物：桃仁 6g，红花 6g，当归 10g，郁金 6g，赤芍 10g，丹参 10g，丹皮 10g，辛夷 10g，石菖蒲 10g，山慈菇 10g，陈皮 6g，法半夏 10g，胆南星 10g，沙参 10g，蜂房 10g，黄芩 10g，白茅根 30g，蒲黄 10g。

4. 热盛阴亏证

症状：口鼻干燥，放疗之后饮水频频，甚者吞咽困难，鼻干燥热或黄涕多痰，通气不畅，耳鸣头痛，低烧内热，消瘦体弱。舌苔黄腻或苔光，舌质红，脉弦数。

治法：养阴清热。

方剂：沙参麦冬汤合黄芩汤加减。

药物：南北沙参各 10g，天麦冬各 10g，玄参 10g，黄芩 10g，知母 10g，鱼腥草 30g，郁金 6g，石斛 10g，玉竹 10g，天花粉 10g，山慈菇 10g，丹皮 10g，丹参 10g，黄苗 30g，太子参 10g，黄精 10g。

（帕提玛·阿布力米提）

第二节　甲状腺癌

甲状腺癌是指原发于甲状腺的一种常见恶性肿瘤，发病率占头颈部肿瘤的首位，占全身恶性肿瘤的 1%，近年来发病率有上升趋势，NCI 的流行病学与最后结果监视（SEER）数据库资料显示，1975 年甲状腺癌的发病率为 4.85/12 万，2007 年发病率增至 11.99/10 万，甲状腺癌的死亡率从 1975 年的 0.55/10 万略降至 2007 年的 0.47/10 万。近年的数据尚不知晓，估计 2010 年约有 44670 名患者被诊断为甲状腺癌。其中女性多见，男女之比为 1∶3。

一、病因病理

（一）发病因素

虽然甲状腺癌的发病原因尚不清楚，但是相关因素很多。①甲状腺癌的发生与放射线因素相关，尤其在儿童时期，这是目前唯一明确的病因。大量研究已经发现了不同的暴露时间与甲状腺癌发病率的相关关系，如切尔诺贝利（Chernobyl）、核武器试验点与甲状腺癌发病率之间的关联。②与遗传学及家族史相关。近 20 年家族性乳头状甲状腺癌的发病率有所增加。③碘摄量也可能影响甲状腺癌的发生。④甲状腺癌发生的潜在影响因素包括环境、用药、食物、衣着及儿童广泛接触的其他东西。⑤可能与某些癌基因的突变或缺失有关，如 ptc、H－ras、K－ras、N－ras、c－myc 等基因。⑥甲状腺的生长主要受促甲状腺素（TSH）支配，它对甲状腺癌的发生具有促进作用，在甲状腺及其肿瘤组织中，均可查见 TSH 受体。⑦雌激素也可影响甲状腺的生长。在甲状腺乳头状癌组织中有高含量雌激素受体存在。⑧某些甲状腺增生性疾病，如腺瘤样甲状腺肿和功能亢进性甲状腺肿，这些多年的甲状腺瘤偶可发生癌变。

（二）病理

甲状腺癌中除髓样癌外，绝大部分起源于滤泡上皮细胞。

甲状腺癌主要有 4 种组织病理类型：乳头状甲状腺癌（包括乳头状癌的滤泡型）、滤泡甲状腺癌（包括 Hurthle 细胞肿瘤）、髓样癌、未分化（间变）癌。其中前两种类型统称为分化型甲状腺癌（DTC）。

二、临床表现

（一）颈前肿块

甲状腺癌患者一般在无意中发现颈前区肿块，随吞咽而上下移动，质地硬，单发，一部分患者有咽喉不适。2009 年发表于 Thyroid 杂志的《美国甲状腺协会（ATA）修订的甲状腺结节及分化型甲状腺癌诊疗指南》建议，对大多数经超声波检查直径超过 1cm 及部分存在癌症高危因素的 6～10mm 的结节进行穿刺活检。

（二）压迫症状

随着肿瘤生长，会出现压迫症状，常可压迫气管，使气管移位，并伴有不同程度的呼吸障碍，当肿瘤侵犯气管，可产生呼吸困难或咯血；当肿瘤压迫食管，可引起吞咽困难；当肿瘤侵犯喉返神经可引起声音嘶哑；当肿瘤压迫交感颈干神经可出现霍纳氏综合征。

（三）转移症状

如侵犯颈部淋巴结，则颈部淋巴结增生肿大，颈部出现多个结节，该处可摸到肿大淋巴结，最常见的是颈深上、中、下淋巴结。如侵犯邻近器官或远处转移至肺、骨、脑等处，则可产生相应症状。

（四）病理组织类型不同，可导致不同的发病状况、临床表现和病理特点

1. 乳头状癌　最为多见，占甲状腺癌的 60%～89%，多见于 40 岁左右的青壮年，且女性多于男性，男女之比为 1∶（1.5～3）。儿童时期的甲状腺恶性肿瘤 90%以上为本类型。根据病变侵犯范围大体可分为隐性、腺内型及腺外型。本病虽属分化型癌，但颇多发生淋巴结转

移，包膜内型淋巴结转移率为3.6%～7.8%，腺内型约为69.5%，腺外型约为76.5%。甲状腺肿块多数为单发，少数为多发，或伴有结节性甲状腺肿、腺瘤，质地硬而不规则，活动性差。肿瘤大于3cm时大多伴有部分囊性改变，易误诊为囊肿。本类型预后较好，病程较长，平均病程约5年。肿瘤的大小和是否有远处转移均与生存率相关，而是否有局部淋巴结转移似与生存率无关。

乳头状癌常见颈淋巴结转移，血行转移较少见，仅为4%～8%。

2.滤泡癌　较乳头状癌少见，占11.6%～15%，以女性多见，男女之比为1∶3。发病年龄为17～65岁，平均发病年龄为40.2岁。部位以右侧多见。一般病程较长，常缺乏明显的局部恶性表现，大多为单发结节，少数为多发或双侧结节，肿块较大，实性，质地韧，边界不清，可随吞咽活动。

本类型淋巴结转移较少，约为15%左右，血行转移相对较多，为15%～19%，还可转移至肺、骨、脑等处。

3.髓样癌　较少见，占3%～10%，发生于甲状腺滤泡旁细胞，亦称C细胞的恶性肿瘤。C细胞为神经内分泌细胞(亦属ADUD系细胞)，主要特征是分泌降钙素及产生淀粉样物。髓样癌多见于中青年，男女发病无明显差异。肿块生长缓慢，质地较硬，多局限于一侧腺叶。此型还可呈家族性，家族性占该病的5%～19%，常累及双侧腺叶，可同时伴有内分泌疾病，如嗜铬细胞瘤、甲状腺瘤、多发性黏膜神经瘤等。髓样癌细胞分泌血清降钙素，但临床上不出现低钙血症，可能是由于甲状旁腺代偿的结果。本类型患者有20%～30%出现顽固性腹泻，呈水样便，每日数次或十余次不等，癌灶切除后则腹泻消失，如复发或转移则腹泻又可重现。腹泻可伴有面色潮红，与类癌综合征相似。

本类型易发生区域淋巴结转移，血行转移也不少见，还可远处转移至肺等部位。

4.未分化癌　又称间变癌，较少见，占5%～14%，发病年龄较大，60岁以下者仅占25%。恶性程度较高的癌均归入此类，主要有大细胞癌、小细胞癌和其他类型癌，其中以大细胞癌最多见。患者常有甲状腺肿块或甲状腺结节多年，肿块在短期内可急骤增大，弥漫性生长，迅速发展，很快形成双侧甲状腺或颈部巨大肿块，质地坚硬固定，侵犯邻近器官，引起声音嘶哑、呼吸困难、进食障碍等。大多数患者在1年内死亡(平均生存期仅4个月)，5年存活率为5%。

本类型淋巴结转移约为40%，以颈淋巴结转移率最高。

三、辨证论治

根据甲状腺癌临床表现，属于“瘿瘤”“石瘿”的病证范畴，其主要发病机理与痰郁气滞，气阴虚损等有关。

(一)病因病机

1.情志内伤　恼怒伤肝，气滞血瘀，郁火内生，累及脾土，痰湿内结。

2.饮食失调　饮食失调，或久居高山，水土不宜，以致脾失健运，痰湿内聚。

3.体质差异或外邪侵袭　先天不足，后天失调；放射伤害，或虚损正气，或郁火伤阴。

诸种病因导致“气”“痰”“瘀”三者互结而成本病，痰气郁久则化热，火热则又耗气伤阴，以至病变更为突出，终成恶疾。

(二)论治要点

辨证治疗应分清主次、攻补兼施，攻邪以平肝理气、化痰软坚为主，扶正以益气养阴、滋肾补血为主。

中医药治疗是甲状腺癌治疗的重要组成部分，配合手术等治疗可起到促进康复、巩固疗效的作用，对晚期患者有缓解症状、提高生活质量的作用。

（三）分证论治

1.肝郁痰结证

症状：颈部单发瘿肿结节，质地较硬，活动度差，疼痛不著，胸闷或吞咽时颈部作憋。舌淡苔薄白而腻，脉弦而滑。

治法：消瘿化痰。

方剂：二陈藻夏汤加减。

药物：陈皮 6g，法半夏 10g，夏枯草 15g，柴胡 6g，郁金 10g，黄药子 10g，半枝莲 30g，土贝母 10g，草河车 15g，猫爪草 30g，山慈菇 10g，石菖蒲 10g。

2.阴虚肝旺证

症状：颈部肿块随神志变化而加重，烦躁易怒，胸闷乳胀疼痛，声音嘶哑，口干欲饮。舌红苔薄黄，脉弦或弦数。

治法：养阴平肝。

方剂：二至丸合一贯煎加减。

药物：女贞子 10g，旱莲草 15g，生地 10g，玄参 10g，浙贝母 10g，南沙参 10g，麦冬 10g，丹皮 10g，山药 10g，夏枯草 10g，黄药子 10g，茯苓 10g，茯神 10g，远志 10g，杞子 10g。

3.痰凝气阻证

症状：颈部肿块骤然肿大，压迫气道，呼吸喘急，难以平卧，声音嘶哑，颈部有珍珠样结节，咳嗽剧烈，痰声辘辘，痰多色白，咳吐不已，头面肿胀，胸闷心慌，头昏作晕。舌淡苔白腻或黏滞厚腻，脉濡数滑。

治法：化痰行气。

方剂：半夏化痰汤合射干麻黄汤合葶苈大枣泻肺汤加减。

药物：法半夏 10g，陈皮 6g，郁金 10g，胆南星 12g，姜黄 10g，葶苈子 10g，麻黄 10g，杏仁 10g，甘草 6g，射干 10g，桑白皮 10g，冬葵子 10g，干姜 6g，地龙 10g，壁虎 5g，地鳖虫 10g，水牛角 15g。

4.气血双亏证

症状：颈部瘿瘤肿大固定疼痛，牵及耳、枕、肩部疼痛，肢倦无力，形体消瘦，精神不振，吞咽困难，纳食减少。舌淡苔薄白，脉沉细弦。

治法：扶正解毒。

方剂：补中益气汤加减。

药物：太子参 10g，黄芪 30g，当归 10g，柴胡 6g，白术 10g，赤白芍各 10g，夏枯草 15g，玄参 10g，郁金 6g，醋延胡索 10g，草河车 15g，白花 10g，鹿角霜 10g，石菖蒲 10g，陈皮 6g，法半夏 10g。

（帕提玛·阿布力米提）

第三节 肺癌

原发性支气管肺癌是指原发于支气管黏膜、腺体、肺泡上皮的恶性肿瘤，是世界上发病率和死亡率最高的恶性肿瘤，并且发病率呈上升趋势，全球每年约有1.18万人死于肺癌。在我国，近20年来肺癌发病率以每年11%的速度递增，每年新增肺癌患者有21万之多。在城市，男性肺癌死亡人数占恶性肿瘤死亡人数由38.06%，女性占16.1%，高居各种恶性肿瘤之首。我国是名副其实的"肺癌大国"。形成这种局面的根源在于控烟不到位及肺癌的治疗效果不佳，肺癌5年生存率仅为15%左右。虽然所有年龄组都可能患肺癌，但以50～70岁年龄组多见。

一、病因病理

(一)发病因素

肺癌的危险因素包括烟草、石棉、柴油废气和其他致癌化学物，吸烟是肺癌的主要危险因素。近年来随着禁烟教育的普及，发达国家肺癌的发病率已有下降势头。2011年新版《NCCN指南》在预防部分进一步指出吸烟的危害：吸烟与引发第二原发肿瘤、影响治疗并发症、降低生活质量、缩短生存期相关。在非小细胞肺癌基线评估中强调戒烟，不单只是有关戒烟的咨询，还要有切实的建议，乃至药物治疗，这将有利于后续的肺癌治疗。10%～15%的肺癌患者并不吸烟，这表明肺癌的易感性存在个体差异，即肺癌具有遗传易感性。目前研究表明，肺癌的遗传性主要与代谢酶基因多态性、DNA修复机制异常和癌基因、抑癌基因突变有关。

(二)病理

肺癌的病理形态主要有五种类型：管内型、管壁浸润型、球型、块型和弥漫浸润型。其中以球型、块型为多见，两者共占80%以上。

1.根据组织病理学分类主要有四种类型：

(1)腺癌高、中、低分化。腺癌是肺癌最常见的类型，占肺癌的40%左右，以女性为多见。常为两肺弥漫性结节状或肺炎样浸润改变。

(2)鳞状细胞癌(上皮样癌)高、中、低分化。鳞癌占肺癌的30%左右，以男性及吸烟者为多见。

(3)小细胞癌又分为淋巴细胞样(燕麦细胞型)、中间细胞型(棱形或多角形及其他)。小细胞癌占肺癌的15%～20%。广泛转移发生早，可伴有副瘤综合征。

(4)大细胞癌伴有黏液分泌，具有多层结构，分为巨细胞癌和透明细胞癌。大细胞癌占肺癌的10.5%～15%。易发生转移。

2.常用分类　临床上常将肺癌分为两大类：非小细胞肺癌(NSCLC)和小细胞肺癌(SCLC)，其中75%～80%为NSCLC。该分类大体上反映了这两种肿瘤的组织学差异和临床表现。NSCLC在诊断时，有半数以上为局灶病变或局部晚期，治疗方式为手术切除，或合并综合治疗，或不切除的综合治疗；而SCLC在诊断时，有80%的病例已发生远处转移，即使是局限于一侧，亦体现出SCLC病程中趋于远处转移的特性，所以治疗原则为系统治疗。低于10%的SCLC可在很早期发现，此时可予以手术切除和辅助化疗。

按解剖学部位分，肺癌有中央型、周围型及弥漫型三大类。生长在段以上的支气管、位于肺门附近的肺癌称为中央型肺癌，约占75%，以鳞癌和未分化小细胞癌为多见。生长在段支气管及其分支以下的肺癌称为周围型肺癌，约占30%，以腺癌为较常见。发生于细支气管及肺泡，弥漫分布两肺的称为弥漫型肺癌。另外，将生长在气管或气管分叉的肺癌称为气管癌。

2012.V.2版《NCCN指南》强调，肺癌分类要避免使用NSCLC独立诊断术语，尽量减少使用未分类NSCLC术语，应尽可能明确组织分型（鳞癌、腺癌或大细胞癌）以及多种亚型。对低分化癌小活检或细胞学标本，可通过免疫组化染色明确“NSCLC鳞状细胞为主型”或“NSCLC腺癌细胞为主型”的诊断。

支气管肺泡细胞癌是属于肺腺癌中的一个亚型，组织来源尚不完全清楚，可能为肺泡2型上皮细胞或Clam细胞，临床少见，约占原发性肺癌的5%以上。相比于其他肺腺癌，肺泡细胞癌有着独特的临床病理表现、影像学特征及预后。早期患者的主要治疗手段是手术切除，传统认为该病对化疗不敏感，但近年来认为化疗是值得考虑的，以DOC＋DDP方案为常用。支气管肺泡细胞癌的化疗疗效低于其他类型的NSCLC，但生存期却长于后者。

二、临床表现

临床表现取决于原发病灶和侵犯转移病灶的状况，一般中央型肺癌出现呼吸道症状较早，周围型肺癌早期可以没有任何症状。5%～19%的肺癌可无任何症状，往往在胸部X线检查时发现肺部占位病灶，甚至还有胸部X线检查也是阴性，仅痰细胞学检查阳性提示肺癌存在。

（一）呼吸道症状

是肺癌常见的症状，主要为咳嗽、咳痰、咯血、胸痛、发热，其他为气促、气喘、胸闷、乏力等。如患者既往有慢支及肺气肿病史则呼吸道症状更为明显。

1.咳嗽　肿瘤刺激支气管引起咳嗽，咳嗽是肺癌最常见的症状，约有70%的患者主诉咳嗽。肺癌咳嗽主要是刺激性咳嗽，痰液多少不定。咳嗽显著，治疗2周后无好转或加重，应警惕肺癌的可能性。

2.咯血　肿瘤溃破可引起咯血，约有50%的患者痰中带有血丝或小血块，咯血量较少，持续时间不等。大口咯鲜血者少见，但随着肿瘤的发展，肿瘤组织侵蚀大血管，可发生大咯血，咯血量达500mL～1000mL。

3.胸痛　肿瘤累及壁层胸膜而引起疼痛，有30%～50%的患者出现肺性疼痛，但老年患者痛觉感受力差，故胸痛出现较晚。一般为间歇性钝痛，常伴胸闷，有时也呈剧痛，且呈持续性固定痛。当肺尖Pancost瘤压迫臂丛神经并入侵颈交感神经时，不但出现上肢剧烈疼痛，而且可出现Horner综合征。

4.发热　肿瘤阻塞支气管，使之引流不畅，发生肺不张和肺炎，从而引起发热。如果肿瘤体积较大，并有坏死和毒素吸收，也可能出现高热。周围型孤立性肺癌有时也有高热，这可能是所谓的“癌性热”。这种高热经反复抗炎治疗而不消退，有时出现弛张热并达多日至数月之久，一旦肿瘤切除，体温即恢复正常。因此，对肺癌高热者不能只考虑肺炎，也可能是瘤体本身引起的癌性热。

（二）转移病灶症状

如肿瘤累及纵隔神经、血管等部位时则出现相应症状，如声音嘶哑、吞咽困难、胸腔积液、上腔静脉综合征、心律失常等。如肿瘤转移至淋巴结、脑、肝、腹部及骨骼等，则出现相关症状。

(三)副肿瘤综合征及其他

肺癌还可出现一种或数种副肿瘤综合征的表现,如杵状指、黑棘皮病、骨关节增生病变、高钙血症、重症肌无力、皮肌炎、自主神经功能亢进、男性乳房增生肥大、内分泌紊乱等。

三、辨证论治

中医认为“肺为娇脏”,“肺者,气之本”。《素问·咳论》曰:“皮毛者,肺之合也,皮毛先受邪气,邪气以从其合也。”肺癌的主要发病机理与肺气虚弱,痰热瘀毒等有关。

(一)病因病机

1. 正气不足,肺脾肾虚损　《外证医编》指出:“正气虚则成岩……肺者,气之本。”肺癌发病内因主要为肺之虚,以肺气虚、肺阴虚或气阴两虚者为多见。脾主气血生化,肾主元气,故脾气虚弱或肾气虚弱亦与本病的发病相关。

2. 六淫邪毒,侵袭肺脏　“肺为娇脏”,如风、寒、温、热、暑、湿、燥、火诸邪,尤其是烟草毒雾,长期侵袭肺脏,邪毒结聚,日久不散,不但损伤肺气,而且耗伤肺阴,形成气阴两伤、痰浊内生的病理变化。

3. 情志内伤,痰热瘀阻　七情太过或不及,郁结胸中,肺气受损,宣降失司,气滞痰凝,瘀阻经脉,久而成块。

(二)论治要点

辨证治疗当遵循扶正祛邪的原则。

1. 扶正以补肺养阴为主,但勿忘益气,气阴双补则相得益彰,尤其对放疗后和晚期患者更应重视益气养阴治法。

2. 祛邪应分辨寒、热、瘀、痰诸邪,辨而治之。晚期患者胸腔、心包腔积液,是为痰饮内聚,治疗应消痰化饮、泻肺利水。

中医中药在肺癌治疗中具有重要地位。对于化疗能否延长生存期,多年来仍无明确定论,尤其是Ⅲ、Ⅳ期患者。我院应用中医中药治疗肺癌,疗效明显提高,配合化疗时有效率可提高10%,单纯用中医中药治疗亦能显著延长生存期,明显改善诸多症状如咳嗽、咳痰、疲乏、纳差等及体质状况,还可以减轻化疗毒副反应,提高患者生活质量。此外,我院以益气养阴为主辨证治疗放射性肺炎也有很好的疗效,能明显减轻咳嗽症状,促进病灶的吸收。

(三)分证论治

1. 气虚痰湿证

症状:喘咳气促,久咳不愈,痰黏色白,咳声低微,体虚无力,动则气急,神疲乏力,少气懒言,自汗恶风,易于感冒,或痰带血迹,或纳减便溏。舌质淡,苔白腻,脉濡滑。

治法:益气化痰。

方剂:四君子汤合星夏蒌半汤加减。

药物:党参10g,黄芪30g,炒白术10g,猪苓10g,茯苓10g,陈皮6g,法半夏10g,郁金6g,制南星10g,制百部10g,紫菀10g,前胡10g,皂角10g,杏仁10g,半枝莲20g,贝母10g,全瓜蒌20g。

2. 阴虚血热证

症状:低热乏力,咳嗽少痰或干咳无痰,或痰中带血,胸痛气短,或潮热盗汗,咽干声哑。

舌有瘀点，舌苔少或薄黄，脉细数。

治法：养阴清热。

方剂：沙参麦冬汤合百合固金汤加减。

药物：南沙参 10g，北沙参 10g，麦冬 10g，天冬 10g，玉竹 10g，百合 10g，生地 10g，玄参 10g，贝母 10g，桔梗 6g，白芍 10g，地骨皮 10g，鳖甲 10g，丹皮 6g，黄芩 10g，女贞子 10g，旱莲草 10g，紫草 10g。

3. 气滞血瘀证

症状：咳嗽不畅，气促胸痛，如锥如刺，痰血暗红，唇色暗紫，口干便秘。舌质绛，或有暗斑，苔薄黄，脉弦或细涩。

治法：理气化瘀。

方剂：桃红四物汤合枳梗化瘀汤加减。

药物：桃仁 10g，红花 10g，赤芍 10g，丹参 10g，三七粉（冲服）3g，枳壳 10g，桔梗 6g，降香 6g，紫草 10g，杏仁 10g，大贝母 10g，石见穿 30g，茜草根 15g，干蟾皮 6g，铁树叶 10g，猫爪草 30g，全瓜蒌 20g。

4. 肺肾两虚证

症状：咳嗽气短，动则气喘，咳痰无力，面色苍白，胸闷腹胀，腰膝酸软，身倦乏力，肢凉怕冷。舌质淡，苔白或腻，脉沉细无力。

治法：补肺益肾。

方剂：陈夏六君子汤合金匮肾气丸加减。

药物：党参 15g，茯苓 10g，白术 10g，陈皮 6g，法半夏 10g，补骨脂 10g，熟地 10g，仙灵脾 10g，制附子 6g，肉桂 3g，山萸肉 10g，枸杞子 10g，杏仁 10g，炙麻黄 10g，紫菀 10g，款冬花 10g。

5. 气血双亏证

症状：面色无华，头昏肢倦，神疲懒言，动则自汗，气短心悸，食欲不振。舌质淡白，苔少，舌体胖大，脉细弱。

治法：益气生血。

方剂：补中益气汤合四物汤加减。

药物：黄芪 30g，太子参 10g，茯苓 10g，当归 10g，白芍 10g，熟地 10g，薏苡仁 30g，白术 10g，阿胶 10g，枸杞子 10g，桑寄生 10g，桑椹子 10g。

（帕提玛・阿布力米提）

第四节　乳腺癌

乳腺癌是原发于乳腺的恶性肿瘤，是最常见的妇女恶性肿瘤，全球范围内女性乳腺癌新发和死亡人数均位居女性恶性肿瘤的第一位，占女性癌症总病例的 23%及癌症死亡人数的 14%。近 10 年来，我国女性乳腺癌发病率正以每年 3%～4%的增长率急剧上升，而沿海大城市尤为突出，其中上海最高，发病率超过 50/10 万。

乳腺癌的发病率随年龄的增长而增高，20 岁以前少见，35 岁以后发病率呈上升趋势，45～50 岁发病率较高，绝经期以后发病率继续上升。

男性乳腺癌占全部乳腺癌的 1%，约为男性恶性肿瘤的 0.1%。男性发病年龄中位数高于女性10年,为64～71岁。男性乳腺癌的临床过程和转移方式与女性乳腺癌相似,但有不同特点:有90%PR(孕激素受体)阳性和75%ER(雌激素受体)阳性,更具有激素依赖性;就诊时局部晚期多见,30%以上有乳头溃疡、血性分泌物、乳头回缩等;由于晚期患者较多,总生存率较女性差。

一、病因病理

(一)发病因素

乳腺癌的发病原因尚不清楚,但雌酮及雌二醇与乳腺癌的发病直接相关。最主要的危险因素有月经初潮早、第一次生育年龄晚、绝经年龄推迟和不育。遗传因素也是危险因素,如在一级亲属中有乳腺癌病史者的发病危险性是普通人群的2～3倍。此外,肥胖、营养过剩、脂肪饮食过多可增强或延长雌激素对乳腺上皮细胞的刺激,从而增加发病机会。因此,肥胖也被认为是导致乳腺癌的不良因素,也是绝经后乳腺癌的明确危险因素。环境因素及生活方式与乳腺癌的发病也有一定关系。

(二)病理

1.根据病理主要分为三型

(1)非浸润性癌:包括导管内癌(癌细胞未突破导管基底膜)、小叶原位癌(癌细胞未突破末梢乳管或腺泡基底膜)及乳头湿疹样乳腺癌。此类型属早期,预后好。

(2)早期浸润癌:包括早期浸润性导管癌(癌细胞突破管壁基底膜,开始向间质浸润)、早期浸润性小叶癌(癌细胞突破末梢乳管或腺泡基底膜,开始向间质浸润,但仍局限于小叶内)。早期浸润是指癌的浸润成分小于10%。此型属于早期,预后较好。

(3)浸润性癌:此型又分为非特殊型癌和特殊型癌。

浸润性非特殊型癌,是乳腺癌中最常见的类型,其中又以浸润性导管癌最为多见,占浸润性癌的50%以上,其他还有硬癌、单纯癌、髓样癌(无大量淋巴细胞浸润)、腺癌等。此型一般分化较低,预后较上述类型差,其中硬癌的恶性程度高、侵袭性强、易转移。

浸润性特殊型癌,包括乳头状癌、髓样癌(伴有大量淋巴细胞浸润)、腺样囊性癌、黏液腺癌、大汗腺癌、乳头派杰病(Paget's病)、腺管样癌和鳞状细胞癌等。此型癌分化一般较高,较非特殊型癌预后好。

2.乳腺癌的分子亚型　乳腺癌是一种异质性疾病,可以分为多种生物亚型,过去认为乳腺癌是一种病,现在的认识则是一类病。依据ER、PR、Her－2/neu及其他更多的分子谱,乳腺癌又被进一步分为3种、4种或5种亚型,其分型越来越细,还将继续修正和完善。目前,多数学者将乳腺癌分为Luminal、HER－2、Triplenegative3种分子亚型。不同的亚型有不同的生物学特性,对乳腺癌的治疗及预后的预测都有重要的意义。

(1)Luminal型乳腺癌:可分为LuminalA型、LuminalB型、LuminalC型(normal－like)3个亚型。该型为激素依赖性乳腺癌,约占全部乳腺癌的60%,老年患者多见,预后好。

LuminalA型[ER＋和(或)PR＋、HER－2]:通常对内分泌治疗有较高的反应性。LumirmLA型是比较惰性的肿瘤,发展比较慢,但对具有中、高危险因素的患者可在内分泌治疗的基础上加化疗。2008ASCO年会研究报道,对此类患者,化疗序贯内分泌治疗的疗效优于单纯内分泌治疗。

LuminalB型[ER＋和(或)PR＋、HER－2＋]:可使用内分泌治疗和针对HER－2的靶向药物治疗。关于乳腺癌ER、PR状态与临床治疗的关系已有大量文献报告，证实ER、PR阳性表达患者对内分泌治疗反应较佳、预后相对良好，且ER表达越高，内分泌治疗效果越好。ER阳性患者经抗雌激素治疗后33%～60%有效，阴性者约10%有效，故ER可以作为内分泌治疗的预测指标。PR是另一个与乳腺癌紧密相关的受体，ER和PR皆阳性者内分泌治疗的有效率可达77%以上，ER和PR均阴性者只有5%～10%对内分泌治疗有效。而ER状态是唯一与化疗疗效显著相关的因素，ER阴性患者的化疗临床受益高于ER阳性者。PR通常与ER的功能相关，两者联合检测可能是更好的判断预后的指标。

(2)HER－2过表达型乳腺癌：20%～30%的乳腺癌患者HER－2呈阳性，通过点突变扩增或过度表达。Her－2/neu是表皮生长因子之一，是具有酪氨酸激酶活性的跨膜蛋白。Her－2/neu基因是一种原癌基因，位于染色体17q21点位，通过促进细胞分裂及蛋白水解酶的分泌，增强细胞的运动能力，从而促进肿瘤细胞的侵袭和转移。HER－2是乳腺癌的重要标志物。

组织中Her－2/neu过表达与生存期短、肿瘤进展及转移有关，是乳腺癌不良预后因素。分别检测乳腺癌淋巴结转移阳性和阴性患者的Her－2基因表达，淋巴结阳性者Her－2扩增则提示预后不良、复发早、生存期短；淋巴结阴性者Her－2扩增则预示有转移的高比例。

在有淋巴结转移的乳腺癌患者中，HER－2阳性者的预后差于HER－2阴性者，对化疗及内分泌三苯氧胺(TAM)治疗易产生抗药性，但对分子靶向药物曲妥珠单抗(Tmstuzumab)等治疗敏感。所以HER－2既是乳腺癌不良预后的独立因素，也是指导乳腺癌治疗、选择药物的重要指标之一。

第6版《美国癌症联合委员会(AJCC)癌症分期手册》中，将HER－2与肿瘤大小、淋巴结状态、组织分级和激素受体同时作为预后因子。

(3)三阴性乳腺癌(TNBC)；ER、PR、HER－2(cerbB－2)均为阴性的乳腺癌称为三阴性乳腺癌，是预后很差的一类乳腺癌，属于高危乳腺癌。在西方人群中，三阴性乳腺癌占全部乳腺癌的10%～18%，尤以非洲裔群多见(超过50%)。来自亚洲的报告显示，三阴性乳腺癌发病率为7%～19%。其病理类型大部分为导管癌，具有组织学分级高、核分级较高、肿瘤体积较大、淋巴结转移多、侵袭性强、易于发生局部复发、内脏转移和脑转移发生率高等特点。其临床特点为发病年龄低，多见于50岁以下绝经前妇女，家族倾向明显，预后差，内脏转移是其预后不良的主要原因。患者5年生存率和总生存率明显低于非三阴性患者。由于ER、PR均为阴性，对内分泌治疗不敏感，HER－2(c－erbB－2)阴性导致分子靶向药物如曲妥珠单抗对其无效，所以TNBC的治疗成为近年来研究的热点和难点。

二、临床表现

主要临床表现分为局部表现和全身症状，局部表现有以下四方面的乳房局部症状，全身症状则是由转移扩散而引起的症状。

(一)乳房肿块

是多数乳腺癌患者的首发症状。肿块部位以外上方居多，约占36.1%，全乳、内侧及下方发病率低。肿块大小不一，以单发居多，偶见2个以上；肿块形态多呈不规则的球块形、半球形或表面不平的结节状，边界多不清楚；肿块质地各异，但多为实质性肿块，或似石质硬，或似软橡皮样感；如侵及胸肌或胸壁则肿块活动度差或固定。

(二)乳头变化

乳腺癌患者可见乳头内陷,若癌瘤位于乳晕下方及其附近,浸及乳头大导管则明显内陷和固定。乳头瘙痒、脱屑、糜烂、破溃、结痂,偶伴乳头溢液,终至乳头改变,是 Paget's 病的表现。乳头溢液占 5%以上,可为乳汁样、水液样、浆液样、血性液样、脓血性样等性质,随病情的变化而有不同改变。

(三)乳房轮廓和皮肤改变

如出现乳房轮廓异常或缺损,则提示肿瘤侵犯皮肤 Copper 筋膜,有时是早期乳腺癌的表现。若瘤体小、部位深,则皮肤多为正常;如癌瘤面积较大、部位较浅,则皮肤粘连可呈现"酒窝征"改变。癌细胞阻塞皮下淋巴管时,则呈现"橘皮样"水肿;癌瘤侵入皮内淋巴管时,则在癌瘤周围形成小的癌灶,称之为"卫星结节"。如多数小结节连续成片状分布,则称之为"铠甲状癌"。晚期癌则皮肤完全固定或破溃糜烂。

(四)乳房疼痛

有 1/3 以上的乳腺癌患者伴有不同程度的疼痛,既可呈阵发性疼痛,也可呈持续性隐痛,或针刺样疼痛。有的为患侧上臂和肩部牵拉样疼痛,伴沉重不适感。

三、辨证论治

中医认为乳癌的发病与女性的生理特点息息相关。乳腺癌是一种激素依赖性肿瘤,雌激素增高是重要的刺激因素,从某种角度上说这与肾之阴阳失衡密切相关。

(一)病因病机

1. 肾阳肾阴,强弱失衡　乳腺癌的发病与女性的生理特点息息相关,尤其与肾的阴阳虚实变化密切相关,如女子当婚不婚、当孕不孕、不行哺乳、月经初潮过早、绝经过晚,致使肾气受损,进而肾阳虚损,肾阴过盛。

2. 七情内伤,肝郁气滞　乳头属足厥阴肝经,肝脉布络胸胁,如女子长期情志郁闷,则肝失疏泄,导致气血运行受阻,气滞血凝,聚痰为毒,相互搏结,积于乳络,日积月累则成乳癌。

3. 养生方式失调　如患者长期嗜食厚醇、高脂高糖,起居无常,懒于运动,喜静喜阴,滥服含雌性激素滋补品等不良生活方式,必然引起肾阳虚损,肾阴偏盛。

4. 六淫侵袭,邪毒积聚　乳癌发病与寒、热、湿、痰、瘀、毒等邪气侵袭密切相关,如寒邪侵袭,或湿热内侵,或瘀毒蕴滞等均可导致乳瘤形成。在诸邪之中,"痰"邪为患较为关键,以此可形成痰饮、痰核、痰瘀、痰湿、痰浊等病理产物,危害甚重,还可形成胸水、腹水及心包积液等变化。如诸邪郁久化热,则溃疡糜烂,渗液腐臭。若癌毒内攻,肝肺骨骼诸脏受累,则变证复杂。

所以乳腺癌是全身疾病的局部反应,病之表在乳腺,病之里在肝肾,为本虚标实之证。肾虚火弱为本,属下虚;肝郁痰积为实,属上实。

(二)论治要点

辨证论治应强调治本以益肾助阳为纲,兼以健脾益气;重视祛邪以疏肝化痰为要,兼以清热化瘀;同时,注重合理的养生方式。中医治疗在提高疗效、减少复发转移、延长生存期等方面具有优势。

(三)分证论治

1. 肝郁痰结证

症状:乳房作胀,乳内结块;颈腋等处结节,推之可移,皮色正常;咽部生痰,两胁作胀,情绪抑郁,心烦不安。舌质淡,苔薄腻,脉弦或弦滑。

治法:疏肝消痰。

方剂:柴胡疏肝散合化痰消核丸加减。

药物:柴胡10g,白芍10g,胆南星10g,全瓜蒌20g,陈皮10g,法半夏10g,橘核10g,夏枯草10g,贝母10g,牡蛎30g,八月札10g,海藻10g,郁金6g,山慈菇10g,莪术10g,薏苡仁20g。

2.肾虚火弱证

症状:形体肥胖,乳内结块,月经初潮过早,月经频短不调,绝经过晚,或婚后未孕,或产后不行哺乳,体虚怕冷,腰痛背酸。舌质淡,苔薄,脉细。

治法:益肾助火。

方剂:右归饮合二仙汤加减。

药物:熟地18g,山萸肉10g,仙灵脾10g,仙茅10g,鹿角片10g,巴戟天10g,补骨脂10g,白术10g,杞子10g,杜仲10g,党参10g,黄芪30g,茯苓10g,肉桂3g,制附子6g,山药10g。

3.气滞血瘀证

症状:乳内结块,深层粘连,质地坚硬,推之不移,乳房胀痛,痛引两胁;心情不适,精神忧郁,胸闷不舒,烦躁易怒;月经量少色暗有块,或伴痛经。舌质暗,舌下脉络紫暗,苔薄,脉涩或细涩。

治法:理气活血。

方剂:桃红四物汤合血府逐瘀汤加减。

药物:桃仁6g,红花6g,当归10g,莪术10g,柴胡10g,白芍10g,赤芍10g,枳壳6g,露蜂房10g,郁金10g,青皮6g,陈皮6g,三棱10g,香附10g,八月札10g。

4.热毒蕴结证

症状:乳块肿大,状如堆粟,色紫痛剧,溃破渗液,血水淋漓,秽臭难闻,胁肋串痛,心烦易怒,面红目赤。舌质红,苔薄,脉弦滑数。

治法:解毒散瘤。

方剂:黄连解毒汤合银花甘草汤加减。

药物:黄连6g,黄芩10g,黄柏10g,蒲公英15g,金银花10g,大黄6g,草河车15g,栀子10g,丹皮10g,薏苡仁15g,土茯苓15g,苦参10g,蜂房10g,当归10g。

5.正虚毒陷证

症状:乳癌晚期,消瘦贫血,肿块累累,延及胸肋,肝脏颅脑骨骼转移,心悸气短,神瘀多汗。舌质淡,苔白腻,脉沉细无力。

治法:扶正散结。

方剂:八珍汤合香贝养荣汤加减。

药物:太子参10g,黄芪30g,白术10g,茯苓10g,甘草6g,当归10g,熟地10g,川芎6g,白芍10g,香附10g,贝母10g,薏苡仁30g,南沙参10g,麦门冬10g,半枝莲20g,白花蛇舌草30g,山萸肉10g。

（帕提玛·阿布力米提）

第五节　肝癌

原发性肝癌为原发于肝细胞或肝内胆管细胞的恶性肿瘤，是人类最常见的恶性肿瘤之一，发病率居全球第六位，全球每年新发病例数为 50 万～100 万。

原发性肝细胞癌(HCC)在欧洲和美国的发病率正逐年上升。据估计，到 2020 年，HCC 患者将增加 81%，这主要是由于丙肝病毒(HCV)感染流行所致。尽管医疗技术有所进步，但在 1981—1998 年期间，HCC 的 5 年生存率仅提高了 3%，这可能是因为大多数 HCC 患者诊断时已属晚期，导致总体的 1 年生存率仅为 25%。其死亡率在消化系统恶性肿瘤中列第三位，仅次于胃癌和食管癌。

原发性肝内胆管细胞癌(ICC)，近 30 年来在全球范围内发病率和死亡率均有上升趋势，但是针对 ICC 的系统大宗病例研究较少见。

中国肝癌患者占全世界的一半以上，主要是以乙型肝炎发展而成的病例居多。HCC 合并肝炎肝硬化占 85%～90%，大多数由乙型肝炎所致，近年丙型肝炎肝硬化也有上升趋势。我国是乙型肝炎和 HCC 大国，约有 1.2 亿人感染乙型肝炎病毒(HBV)，且乙型肝炎表面抗原(HBsAg)阳性，其中约 3000 万人为慢性乙型肝炎患者。我国 HCC 患者占全球患者总人数的 45%～55%，每年 32.2 万～34.7 万人患病，严重威胁我国人民健康和生命。HCC 以东南沿海一带为主要发病地区，其中以江苏启东县发病率最高。

但值得指出的是，临床上还有近一半的患者 HBsAg 阳性，但并没有肝硬化改变，甚至是完全正常的肝组织。说明从 HBV 感染演变为肝癌，不一定要经过肝硬化，可能还存在着“肝炎－肝癌”和“正常肝组织－肝癌”的模式。

一、病因病理

(一)发病因素

原发性肝癌的发病虽被认为是多因素作用所致，但在我国，慢性肝炎和黄曲霉素(AFB)及饮水污染是主要的危险因素。在亚洲(除日本以外)和非洲，慢性乙型肝炎病毒感染是导致 HCC 的首要危险因素。在西方国家和日本，慢性丙型肝炎病毒感染是首要的危险因素。

HCC 患者中约 1/3 有慢性肝炎(乙型肝炎或丙型肝炎)病史，80%的 HCC 病例是在肝硬化基础上发生，使得这一癌前病变成为 HCC 的最强诱因，HCC 在肝硬化患者中的年发病率为 2%～6%。酗酒也是 HCC 的诱发因素。某些代谢紊乱(如糖尿病、肥胖、脂肪肝、甲状腺功能低下等)在肝癌发病中的作用也已经引起关注。其他影响因素还有很多，包括微量元素、性激素、环境因素、遗传因素、机体因素及社会心理因素等，不同国家、地区的肝癌病因各有其特殊性，但共性是多因素、多步骤、多基因、多突变。

(二)病理

原发性肝癌统指起源于肝细胞和肝内胆管上皮细胞的恶性肿瘤，所以肝癌组织学分类主要分为肝细胞型、肝内胆管细胞型和混合型，肝细胞型约占 90%，肝内胆管细胞型约占 5%，混合型约占 5%。肝细胞癌以男性较为多见，胆管细胞癌男女发病比例相似。

1.病理形态　主要有四种类型，即巨块型、结节型、弥漫型和小癌型，其中巨块型和结节型最为常见，约占 98.6%。

(1)结节型多见,癌结节直径一般不超过5cm,大小不等,分布可遍及全肝,多数患者伴有严重的肝硬化。此型恶性程度高,预后较差。

(2)巨块型癌块直径往往超过10cm,根据癌肿形态和数量,又分为单块状型、融合块状型和多块状型。

(3)弥漫型此型较少见,癌结节较小,有许多小结节,弥漫分布于整个肝脏,与肝硬化不易区别,病情发展快,预后极差。

(4)小肝癌型单个结节直径不超过3cm,或相邻两个结节直径总和不超过3cm。病理特点是包膜多完整,癌栓发生率低,癌细胞分化较好,合并肝硬化程度轻,故手术切除率高,预后好。

2. 镜下病变　参照WHO等提出的肝癌病理学专著,显微镜下描述的主要改变有:

(1)常见的肝细胞癌组织类型有细梁型、粗梁型、假腺管型和团片型等。

(2)肝细胞癌的细胞形态,包括透明细胞型、富脂型、梭形细胞型和未分化型等多种细胞变异型。

(3)肝细胞癌的分化程度,可用高、中、低分化和未分化四级法表述,也可用Edmondsos－Steiner四级法表述。

(4)肝内胆管细胞癌以腺癌最为常见,但也可出现其他组织学和细胞学类型。

(5)肝细胞癌一胆管细胞癌混合型,即在一个肿瘤结节内同时存在肝细胞癌和胆管细胞癌两种成分。

(6)肿瘤生长方式,包括肿瘤边界、包膜侵犯、子灶形成、肝内转移和微血管癌栓形成等状况。

(7)周围肝组织的病变,如病毒性肝炎等情况的评估。

此外,近年提出的肝癌亚型一纤维板层型,占HCC的1%～2%,特点是多发于青年人、肿瘤单发、生长较慢、很少伴有乙肝和肝硬化、AFP升高的病例不到10%、手术切除率高、预后好。

二、临床表现

由于肝癌起病较隐匿,早期乃至少数中晚期患者仍无明显临床症状,一旦出现症状则病情迅速进展。

(一)肝癌症状

最为常见的是肝区疼痛、腹部作胀、上腹包块、腹水、黄疸,其次为乏力、消瘦、发热、黑便等症。

1. 肝区疼痛　是肝癌患者最常见的症状,约占60%,多为持续性隐痛、胀痛,部分患者有间歇性加剧。如肿瘤位于表面,生长迅速,则痛势较甚;肿瘤部位较深,生长较慢,则呈胀痛,痛势较缓;肿瘤位于膈面,疼痛可向肩部放射。

2. 消化道症状　腹部作胀、食欲减退、消化不良、恶心呕吐和腹泻等,但常因缺乏特异性而被忽视。

3. 发热　肝癌患者有30%～50%的病例出现发热,多为低热,热型多不规则。

4. 肝癌旁症　少数患者可有红细胞增多症、类白血病反应、高钙血症、高胆固醇、类癌综合征等表现。

5.其他　晚期肝癌患者或合并有严重肝硬化者，往往有出血倾向，如皮下紫癜、牙龈出血、鼻衄，以及出现消化道出血，如门静脉高压所致的食道一胃底静脉曲张破裂发生大出血，甚至出现DIC。转移病灶有肺、骨、肾上腺、胃、腹膜、胸膜、脑等处，并出现相应症状。

（二）肝癌体征

多数肝癌患者，特别是晚期患者常常具有四大阳性体征：

1.肝脏肿大　它是肝癌最常见的重要体征，高达91％～98％。肝脏往往质地较硬，表面不平，呈结节状或巨块状，边缘不规则，常有不同程度压痛。

2.腹水　它是晚期肝癌的常见体征，多呈草黄色，少数为血性。产生腹水的原因有肝硬化、门脉高压、低蛋白血症、腹膜转移、门静脉主干瘤栓阻塞及肿瘤压迫门静脉等。腹水患者预后差，生存期很少超过3个月。

3.黄疸　它也是晚期患者常见的体征，弥漫性肝癌或胆管细胞癌患者较容易出现黄疸，可因肝细胞损害而引起，也可由于癌块压迫或侵犯附近胆管，或癌组织和血块脱落引起胆道梗阻所致。

4.慢性肝病及转移灶体征　如患者有肝硬化，则具有全身虚弱、脾肿大、腹壁静脉怒张、肝掌、蜘蛛痣等体征。如肝癌发生淋巴结、肺、脑、骨、卵巢等处转移，则具有相应的体征。

三、辨证论治

中医认为肝癌的病机有“正虚”“邪实”两方面，《医宗必读・积聚》谓：“积之成也，正气不足，而后邪气踞之。”肝癌病机可归纳为以下三点：其一为肝失条达，疏泄失司，气滞血瘀。其二为痰饮内停，郁而化热，湿热蕴结。其三为肝肾阴亏，脾胃损伤，正气亏虚。故瘀毒交结，正不胜邪，发为癌肿，久留难去，而成危重之疾。

（一）病因病机

1.饮食不节　尤其是长期酗酒，嗜食膏脂厚味，偏食腌腊、霉变食物，饮用污染之水等，以致湿热内盛，痰饮内生，成为致病的危险因素。

2.情志内伤　“肝者，将军之官”，“肝属木，主条达”，若情志抑郁郁怒，心理压力过重，可导致肝失疏泄，气血郁滞，日久变生硬化，形成癥积。

3.病邪侵袭　感受湿、热、风、寒、暑等邪气，尤其是肝炎病毒侵袭，导致肝病慢疾，成为首要的致病因素。

4.正气虚损　先天不足或有遗传因素，后天失养，或有慢性肝病失于调治，或伴肥胖症、糖尿病、脂肪肝等疾病，耗伤正气，肝肾脾胃等脏腑虚弱，渐成恶变。

（二）论治要点

辨证施治应分清正邪虚实，攻补得当。攻邪以清利湿热、理气化瘀为主，扶正以健脾益气、护肝养阴为主。早中期以攻邪为主，兼以扶正；中晚期以扶正为主，或兼以祛邪。

中医中药治疗是肝癌综合治疗的重要组成部分，具有延长生存期、改善临床症状的效果。通过综合治疗，肝癌已由不治之症变为部分可治之症，生存期及生活质量均可获得显著改善。

（三）分证论治

1.肝郁脾虚证

症状：胸腹胀满，食后更甚，胁下胀痛，恶心纳差，体虚乏力，下肢水肿。舌质淡，舌苔腻或淡黄而腻，脉濡缓或弦细。

治法:疏肝健脾。

方剂:柴胡疏肝散合实脾饮加减。

药物:醋柴胡 6g,陈皮 6g,青皮 6g,白芍 10g,枳实 6g,郁金 6g,川楝子 10g,丹参 10g,太子参 10g,黄芪 30g,白术 10g,木香 6g,大腹皮 10g,薏苡仁 30g,猪苓 10g,茯苓 10g,当归 10g。

2.气滞血瘀证

症状:胁下积块,痞满胀痛,体倦乏力,面色黧黑,形体消瘦。舌质紫暗,舌背青筋显露,舌苔薄或腻,脉细涩或弦细。

治法:化瘀散结。

方剂:血府逐瘀汤合大黄䗪虫丸加减。

药物:桃仁 10g,红花 10g,当归 10g,川芎 10g,郁金 6g,丹参 10g,赤芍 10g,牛膝 10g,柴胡 6g,八月札 10g,鳖甲 10g,土鳖虫 10g,牡蛎 30g,莪术 10g,三棱 10g,石见穿 20g。

3.肝胆湿热证

症状:目睛肌肤黄疸,右胁痛剧,身热不扬,腹胀矢气,口干口苦,恶心呕吐,大便干结或便溏不爽,小便黄赤。舌质红赤,舌苔黄腻,脉滑数或弦数。

治法:清热利湿。

方剂:茵陈蒿汤合龙胆泻肝汤加减。

药物:茵陈 20g,栀子 10g,大黄 10g,龙胆草 10g,黄连 6g,薏苡仁 30g,郁金 6g,泽泻 20g,佩兰 10g,田基黄 15g,山豆根 5g,苦参 15g,猪苓 10g,茯苓 10g。

4.肝肾阴亏证

症状:五心烦热,口干少津,低热盗汗,消瘦纳差,神疲乏力,腰膝酸软,胸胁隐痛,腹胀有水,或有呕血便血。舌质红少苔,脉细数或无力。

治法:滋补肝肾。

方剂:一贯煎合六味地黄丸加减。

药物:生地 10g,熟地 10g,龟板 15g,山药 10g,茯苓 10g,猪苓 10g,泽泻 20g,薏苡仁 30g,南沙参 10g,枸杞子 10g,麦门冬 10g,五味子 10g,川楝子 10g,玄参 10g,知母 10g,当归 10g,鳖甲 15g。

5.脾肾阳虚证

症状:肝区隐痛,神倦怯寒,面色晄白或萎黄,消瘦纳差,脘闷腹冷,下肢水肿,小便短少或不利,腹胀有水如鼓。舌胖色淡,边有齿痕,脉沉细无力。

治法:温补脾肾。

方剂:真武汤合实脾饮加减。

药物:制附子 8g,茯苓 10g,猪苓 10g,泽泻 20g,薏苡仁 30g,白芍 10g,生姜 6g,熟地 10g,山药 10g,砂仁 3g,车前子 10g,木瓜 10g,木香 6g,大腹皮 10g,甘草 6g,龙葵 15g。

(帕提玛·阿布力米提)

第六节　食道癌

食管癌为原发于食管黏膜上皮或腺体的恶性肿瘤,位于下咽部到食管—胃结合部之间。食管癌的发病具有明显的地区性,高发区域和低发区域之间的发病率可相差 60 倍。在美国,食管癌占胃肠道肿瘤的比例为5.5%，占全身恶性肿瘤的比例不到2%。在北美洲和大部分西方国家，食管癌的流行病学已经发生很大变化，发病率快速增长。男性发病多于女性。

我国是世界上食管癌发病率和死亡率最高的国家，据估计，全世界约53.8%的食管癌患者在我国。食管癌占恶性肿瘤的22.4%，仅次于胃癌。

一、病因病理

（一）发病因素

食管癌发病原因迄今尚未完全肯定，被认为是多因素作用所致。我国河南省林县因食管癌、贲门癌高发而知名。19世纪70年代，我国病因学研究提示，多种维生素和矿物质缺乏及污染食物中的致癌物质是林县上消化道癌高发的最主要的可能原因。目前，化学因素中，亚硝胺被认为是我国食管癌发病的主要因素；生物因素包括真菌、乳头状瘤病毒；食物因素包括维生素A、维生素B、维生素C及微量元素钼、锌、铁、氟等不足；其他因素有饮酒、吸烟和情绪忧郁等。食管癌虽不属遗传性疾病，但具有较明显的家族聚集现象。

（二）病理

食管癌的好发部位为食道中段（约占57%），下段次之（约占29%），上段再次之（约占13%）。部分食管下段癌肿由胃贲门癌延伸所致，在临床上与食道下段原位癌不易区别，故又称食管贲门癌。

1.早期食管癌　早期食管癌又称表浅型食管癌，肿瘤累及黏膜及黏膜下层，未累及肌层，无淋巴结转移。病埋形态主要有四种类型，即隐伏型、糜烂型、斑块型和乳头型。其中隐伏型较早，为原位癌；斑块型最为多见，占早期食管癌的1/2，癌细胞分化较好；糜烂型占1/3，癌细胞分化较差；乳头型病变相对较晚。

2.中晚期食管癌　中晚期食管癌的病理形态主要有四种类型，即髓质型、蕈伞型、溃疡型、缩窄型，其中以髓质型、蕈伞型最为多见。髓质型占晚期食管癌的60%以上，恶性程度最高，可侵犯食管壁各层，并向腔外扩展，食管周围结缔组织可受累。蕈伞型占晚期食管癌的1/5～1/6，呈圆形或卵圆形肿块，向腔内呈蕈伞状突起，可累及食管大部。溃疡型表面多有较深的溃疡，出血及转移较早。缩窄型呈环状生长，多累及食管全周，故较早出现梗阻。

食管癌的组织学分型主要分为鳞癌（高、中、低分化）、腺癌、小细胞未分化癌和癌肉瘤。鳞癌占90%以上，腺癌次之，占5%～10%。食管鳞癌预后优于腺癌，小细胞未分化癌少见，但恶性程度高。

3.胃食管结合部腺癌（OGJA）　近年来，OGJA发病有增多趋势，目前关于OGJA的定义、归属、分期和最优治疗方案还是悬而未决的问题。我国正在逐渐规范食管癌的治疗，包括OGJA的治疗。

二、临床表现

（一）早期食管癌

症状食管癌的治疗效果取决于是否能早期发现和早期治疗，因此必须熟悉食管癌的早期症状。

1.胸骨后轻微疼痛　吞咽食物时感到胸骨后灼烧样、针刺样或摩擦样轻微疼痛，尤其在进食粗糙、过热过快或刺激性食物时明显。

2. 食物下行缓慢　感觉食物下行有滞留感，或觉食管内有异物黏滞感。

3. 轻度吞咽哽噎感　感觉咽部有气有痰，进食时咽部有轻度作噎感。还有少数患者有咽喉干燥紧缩感，或胸骨后胀闷感。症状可时现时隐，可持续数月，也可长达 1～2 年，常在情绪波动时发生，易被误诊为功能性症状。

（二）中、晚期食管癌的症状

1. 进行性吞咽困难　是中、晚期食管癌最典型的症状，初始阶段不能进食普食，继而不能进食半流，再渐进连流汁也难以咽下。进展中或有短期缓解。

2. 呕吐黏痰　伴随哽噎症状的加重，呕吐泡沫黏痰量不断增多。

3. 胸背部疼痛　食管病变的溃疡炎或肿瘤的直接外侵，可引起胸骨后、背部或上腹部疼痛，如疼痛伴有发热，则应警惕发生穿孔。

4. 恶病质及其他　病情恶化形成恶病质，极度消瘦、脱水、贫血、全身无力。此外，肿瘤侵犯周围器官，可能发生食管一支气管瘘、纵隔脓肿、肺炎、出血、声音嘶哑等病症。

（三）食管癌体征

早期患者可无体征改变。中晚期患者双侧锁骨上窝出现淋巴结肿胀。晚期患者有恶病质，压迫气管引起呼吸气促或呼吸困难，侵犯喉返神经可引起声带麻痹，出现声音嘶哑。锁骨上窝是最为常见的淋巴结转移部位。

（四）X 线检查

食管吞钡 X 线双重对比法有助于显示黏膜结构和发现隆起或凹陷的微小病变。食管癌早期可表现为黏膜皱襞增粗、皱襞断裂、管壁僵硬、充盈缺损或龛影，晚期可见管腔狭窄、钡剂通过受阻，可见软组织影、食管气管或支气管瘘等。

（五）CT 检查

食管壁厚度一般为 3mm，当超过 5mm 时应当警惕食管癌的发生。当 CT 发现淋巴结大于 1cm 时，应考虑淋巴结转移。当食管与周围组织器官的脂肪间隙消失时，应考虑食管癌外侵。Moss 将食管癌 CT 检查分为 4 期：Ⅰ期是肿瘤局限于食管腔内，食管壁厚度≤5mm；Ⅱ期是肿瘤部位食管壁厚度≥5mm；Ⅲ期是肿瘤侵犯食管邻近组织；Ⅳ期是肿瘤已有远处转移。

（六）食管内镜检查

是诊断食管癌比较可靠的方法。镜下用甲苯胺蓝体内染色可提高早期癌的发现率，早期癌内镜下有 4 种基本形态：充血型、糜烂型、斑块型和乳头型。

三、辨证论治

噎膈的基本病变为气、痰、瘀三者交结，阻隔于食管、胃脘。病位在食管，为胃所主，并与肝、脾、肾相关。

（一）病因病机

1. 饮食所伤　嗜好烟酒，进食腌卤霉变或被污染的食品，进食过快、过烫等，导致痰气瘀毒互结，积成膈热，损伤胃气，如再受寒热等其他病邪侵袭则发肿瘤，正如朱丹溪曰："夫气之为病，或饮食不谨，内伤七情，或食味过厚，偏助阳气，积成膈热。"

2. 七情内伤　《诸病源候论》中谓："忧恚则气结，气结则不宣流，使噎。噎者，塞不通也。"认为精神忧郁，可致肝郁气滞，胃气梗噎，痰气互结，气滞血瘀等变化。

3. 慢性胃病宿疾，脏腑亏虚　慢性食管病、胃病，导致胃气失和，气逆于上；脾失健运，聚湿为痰；肾虚不足，助脾无力；失于调治，渐成恶变。

4.先天不足　本病有明显的家族聚集性。自身肝肾不足，易感致病。

（二）论治要点

治疗应将胃虚、气滞、痰阻、血瘀四者作为辨证的关键。依据正邪偏盛，或祛邪为先，或扶正为先，或攻补兼施，同时重视饮食调治。

中医中药治疗是食管癌综合治疗的重要组成部分，可以提高临床疗效。我院在手术、放疗、化疗后配合中医中药治疗可以提高疗效达10%，对改善患者症状如恶心、嗳气、进食哽噎感、呕吐黏痰等起到很好的作用，可改善患者体质和提高患者生活质量，尤其是对放疗产生的放射性食管炎、放射性肺炎作用显著。

（三）分证论治

1.痰气交阻证

症状：吞咽困难，胸膈痞满或伴疼痛，嗳气呃逆，恶心易呕，呕吐痰涎。舌质淡，舌苔白腻，脉濡滑。

治法：开郁化痰。

方剂：启膈散合二陈汤加减。

药物：法半夏10g，陈皮6g，茯苓10g，丹参10g，荷叶蒂6g，郁金6g，砂仁3g，沙参10g，川贝10g，竹茹10g，苏梗6g，木香6g，杵头糠5g。

2.痰瘀互结证

症状：吞咽困难，胸骨后或剑突下疼痛，泛吐黏痰，面色晦暗，形体消瘦，肌肤甲错。舌质暗淡或伴瘀斑，舌苔腻，脉沉涩。

治法：化痰行瘀。

方剂：通幽汤合海藻玉壶汤加减。

药物：生地15g，当归10g，桃仁10g，红花6g，丹参10g，丹皮10g，升麻5g，急性子10g，郁金6g，川贝10g，昆布10g，海藻10g，八月札10g，海浮石12g，地鳖虫6g，五灵脂10g，田七10g，壁虎10g，蜣螂虫6g。

3.热盛阴伤证

症状：口干咽燥，吞咽哽痛，饮食难进，食后易吐，夹有黏痰，形体消瘦，胸背灼痛，五心烦热，潮热盗汗，便干尿黄。舌红少苔或有裂纹，脉细弦数。

治法：养阴清热。

方剂：沙参麦冬汤合清胃散加减。

药物：南沙参10g，北沙参10g，天门冬10g，麦门冬10g，太子参10g，白术10g，玉竹10g，黄连5g，天花粉10g，知母10g，石膏20g，丹皮10g，当归10g，白芍10g，升麻5g。

4.正虚气弱证

症状：吞咽困难，饮食不下，面色苍白，精神疲惫，神疲气短，泛吐涎沫，面足水肿，腹胀有水。舌体胖大，质淡苔腻，脉细沉溺。

治法：益气固阳。

方剂：补中益气汤加减。

药物：党参10g，黄芪30g，白术10g，猪苓10g，茯苓10g，陈皮6g，法半夏10g，代赭石30g，制附片 10g，肉桂 5g，甘草 6g，木香 6g，泽泻 20g，郁金 6g。

（帕提玛·阿布力米提）

第七节　胃癌

胃癌是指原发于胃黏膜上皮的恶性肿瘤。胃癌是世界上最常见的肿瘤之一，居全球癌症死亡原因的第二位，高发地区主要集中在东亚，如日本、中国等国的发病率是西方国家的数倍。我国胃癌发病形势严峻，患者数占全世界患者数的 42%，是世界上第二高发的国家。在我国，胃癌的发病率及死亡率均居各种恶性肿瘤之首，发病率占全部肿瘤的 10.5%，居消化道肿瘤第一位，每年有 17 万人死于胃癌，男女发病比例为(3～4)：1，40～50 岁人群多见。

一、病因病理

（一）发病因素

胃癌发病原因迄今尚未肯定，被认为是多因素作用所致：①亚硝胺被认为是重要因素之一。②致癌物的污染，如食用熏鱼、熏羊肉、烤鱼等含有多环芳烃化合物的食物。③生物因素中 HP(幽门螺杆菌)感染与胃癌的发生有很大相关性，1994 年 WHO 下属的国际癌肿研究机构(IARC)宣布 HP 是人类胃癌的Ⅰ类致癌原。④饮食因素中与高盐及盐渍食品摄入量过多有关。⑤饮酒、吸烟、食品霉菌污染以及情绪忧郁等。⑥胃慢性疾患，如慢性萎缩性胃炎、胃黏膜肠上皮化生、胃黏膜上皮异型性增生等。⑦其他因素，如煤矿、石棉、橡胶等的暴露等。⑧胃癌虽不是遗传性疾病，但具有较明显的家族聚集现象。

（二）病理

在恶性肿瘤中，胃癌的异质性最为突出，由于发生部位、病理类型、分子特征不同以及患者的个体差异等导致对治疗反应不同，预后也完全不同。所以目前认为，胃癌不是一种疾病，而是一组疾病。

胃癌好发部位是胃窦部及胃小弯，占全部胃癌的 4/5 以上。

1. 早期胃癌　不论范围大小，早期病变仅限于黏膜层和黏膜下层。

病理形态主要有三种类型，即隆起型(息肉型)、平坦型(胃炎型)和凹陷型(溃疡型)。早期胃癌中，直径在 5～10mm 统称为小胃癌，直径<5mm 者称微小胃癌。

2. 进展期胃癌　又称中晚期胃癌，指病变超过黏膜下层，侵及肌层或全层，常有淋巴结转移、邻近组织器官的浸润，或远隔脏器的转移。

病理形态分型，常使用最经典的 Borrmann 分型法，共分为四型：

BorrmannⅠ型又称肿块型或结节型。此型不多见，占进展期胃癌的 6%～8%。突入胃腔的癌肿外形似结节状、巨块状、菌伞状或菜花状，亦称为隆起型进展胃癌。癌肿具有明显的局限性，癌肿边界清楚。癌周浸润范围亦较小，镜下一般不超过 10mm。

BorrmannⅡ型又称溃疡局限型。此型较常见，占进展期胃癌的 30%～40%。癌肿呈略隆起的溃疡型，癌周为环堤，呈局限型。癌肿基底与健胃界限很清楚。镜下见癌周围浸润范围不超过 20mm。

BorrmannⅢ型又称溃疡浸润型。此型最为常见，占进展期胃癌的 45%～48%。癌中心为溃疡，癌周环堤有明显的癌组织向周围浸润，环堤为边缘不清的斜坡状。环堤基底与健胃界限不清楚。

BorrmannⅣ型又称弥漫浸润型。此型少见，约占进展期胃癌的15%。癌细胞与胃壁各层呈弥漫浸润生长，胃壁增厚，不向胃腔内隆起，亦不形成溃疡。肿瘤组织与健康胃界限不清楚，临床上很难确定。当肿瘤组织浸润累及全胃时，整个胃壁肥厚，胃腔缩小而僵硬，呈皮革状，称为皮革状胃癌(皮革胃)。该型胃癌恶性程度高，较早发生淋巴转移。

胃癌最常见的组织学类型为腺癌，占胃恶性肿瘤的90%以上，如乳头状腺癌、管状腺癌(高、中分化)、低分化腺癌、黏液腺癌、印戒细胞癌。少见类型有腺鳞癌、小细胞癌、未分化癌。

此外，Lmmrn按肿瘤起源，将胃癌分为肠型和弥散型。肠型源于肠腺化生，肿瘤含有管状腺体；弥散型源于黏膜上皮细胞，与肠腺化生无关，无腺体结构，呈散在分布。弥散型常位于近侧胃，病变也常比位于远侧的肠型胃癌大，这对疾病的预后将有影响。

三、辨证论治

胃癌病机复杂，明代张景岳认为阳虚、气结是其主要病机。“阳虚”是指脾胃虚寒，运化失健，痰湿内生；“气结”是指气滞血瘀，继而痰瘀阻络，乃成瘤块。气滞日久化火，导致胃热伤阴，病情多变；由脾及肾以致呈现脾肾虚寒、气血双亏等恶病变化。尽管本病的临床表现复杂，但病机不外乎为本虚标实。

(一)病因病机

1.肝郁气滞　七情不遂，肝失疏泄，导致痰瘀气滞，肝木横逆，侵袭脾胃。

2.饮食不慎　偏食陈霉、腌腊、盐渍食物，嗜好烟酒，损伤胃气，聚生内热痰湿。

3.外邪侵袭　风、寒、湿、热邪等，乘虚内侵，久留不去，失于调治，渐成恶变。

4.素体虚损　先天不足，后天失调，或有慢性宿疾，长期胃弱，抗邪乏力。

(二)论治要点

治疗应扶正祛邪相结合，扶正重在健脾益胃、补益气血等；祛邪重在疏肝和胃，再按辨证结合化痰软坚、清热解毒、活血化瘀等治法，同时更应注重饮食调养。

中医中药治疗是综合治疗的重要组成部分。术后或化疗后配合中医中药治疗，具有提高免疫功能、降低复发和转移率的作用；晚期患者运用中医中药治疗能显著改善临床症状、提高生活质量、延长生存期。

(三)分证论治

1.肝胃不和证

症状：胃脘胀满疼痛，痛引两胁，情志不舒则逢痛加剧，嗳气酸腐，或呃逆呕吐，胃脘可有压痛，或可扪及肿块。舌淡苔薄黄，脉弦细。

治法：疏肝和胃。

方剂：柴胡疏肝散合旋覆代赭汤加减。

药物：柴胡6g，郁金10g，枳壳10g，旋覆花10g，白芍10g，菊花10g，代赭石30g，法半夏10g，香附10g，吴茱萸5g，仙鹤草15g，白花蛇舌草30g，甘草6g，焦三仙各10g。

2.痰湿蕴结证

症状：胸胀膈满，面黄虚胖，呕吐痰涎，腹胀便溏，颈胸部位痰核结节，腹内包块。舌质淡白，舌苔滑腻，脉滑或濡。

治法：健脾化瘀。

方剂:二陈汤合平胃散加减。

药物:陈皮 6g,法半夏 10g,郁金 6g,海藻 10g,全瓜蒌 15g,胆南星 10g,川贝 10g,莱菔子 10g,制川朴 10g,制苍术 10g,猪苓 10g,茯苓 10g,菖蒲 10g,百合 30g。

3. 胃热阴虚证

症状:胃脘灼热疼痛,嘈杂不适,食后痛剧,口渴欲饮,五心烦热,大便干结,食欲不振。舌红少苔或苔黄少津,脉细弦数。

治法:清热养阴。

方剂:沙参麦冬汤合竹叶石膏汤加减。

药物:麦冬 10g,沙参 10g,玉竹 10g,石斛 10g,竹叶 10g,法半夏 10g,天花粉 10g,北沙参 10g,知母 10g,石膏 15g,薏苡仁 30g,茯苓 10g。

4. 脾胃虚寒证

症状:胃脘隐痛,喜温喜按,腹内包块,朝食暮吐,或食后不化,复行吐出,面色淡白,神疲肢凉,便溏水肿。舌体淡胖,或有齿痕,苔薄白或滑,脉沉细或沉缓。

治法:温补脾胃。

方剂:黄芪建中汤合理中汤加减。

药物:党参 10g,黄芪 20g,干姜 10g,茯苓 10g,制附子 8g,白术 10g,薏苡仁 30g,砂仁 3g,竹茹 10g,吴茱萸 5g,陈皮 6g,法半夏 10g,泽泻 10g,车前子 30g,猪苓 10g。

5. 瘀毒内阻证

症状:胃脘刺痛,心下痞块,按之压痛,食后作痛作胀,肌肤甲错。舌质紫暗,或有瘀斑,脉沉细涩。

治法:解毒祛瘀。

方剂:失笑散合膈下逐瘀汤加减..

药物:蒲黄 10g,五灵脂 6g,红花 10g,当归 10g,郁金 6g,丹参 10g,赤芍 10g,炒枳壳 10g,八月札 10g,延胡索 10g,香附 10g,乌药 10g,地鳖虫 10g,甘草 5g,莪术 10g,石见穿 20g,水蛭 6g,九香虫 5g,姜黄 10g。

6. 气血双亏证

症状:全身乏力,心悸气短,头晕目眩,面色无华,自汗盗汗,黑便出血,畏寒身冷,腹腔积水,体虚水肿。舌淡苔薄,脉细无力。

治法:补益气血。

方剂:十全大补汤加减。

药物:党参 10g,黄芪 30g,白术 10g,茯苓 10g,当归 10g,熟地 10g,阿胶 10g,白芍 10g,桑寄生 10g,桑椹子 10g,旱莲草 10g,女贞子 10g,仙鹤草 15g,地榆 10g,泽泻 10g,车前子 30g,大腹皮 10g,猪苓 10g。

（帕提玛•阿布力米提）

第八节　胰腺癌

胰腺癌是指原发于胰腺的恶性肿瘤,其发病率在世界范围内呈上升趋势,在美国是第二常见的胃肠道恶性肿瘤,也是目前已知的恶性程度最高的肿瘤之一,居成人肿瘤死亡原因的第五位，其发病和死亡人数之比约为1∶0.95。胰腺癌在我国近20年的发病率增加约6倍，已进入常见消化道肿瘤之列，目前占恶性肿瘤死亡原因的第九位。发病率随年龄增长而增高，40岁以上好发，高峰年龄为50～60岁。胰腺癌恶性程度高，病程短，死亡率高，不予治疗的胰腺癌中位生存期仅3～4个月。

胰腺癌一般分为外分泌型癌、内分泌型癌及壶腹癌。通常临床所说的胰腺癌，是指外分泌型胰腺癌，约占胰腺癌总数的90%，肿瘤发生于产生消化酶(外分泌)的细胞。内分泌型及壶腹癌所占比例较小。也有部分著作不将壶腹癌列入胰腺癌的范围，而将壶腹癌另立章节。

一、病因病理

(一)发病因素

本病发病原因尚不清楚，但发现与吸烟、高脂和蛋白质饮食、糖尿病、慢性胰腺炎、胰管结石等有密切关系。近年来有许多研究探讨了糖尿病与胰腺癌的关系，一方面胰腺癌可引发糖尿病表现；另一方面糖尿病可能是胰腺癌发生的危险因素之一，新发糖尿病或长期接受胰岛素及胰岛素类似物治疗的患者发生胰腺癌风险最高，而长期患有糖尿病的患者发生胰腺癌的风险仅呈中等程度升高，但在接受二甲双胍治疗的糖尿病患者中，胰腺癌发生风险则明显降低。

(二)病理

胰腺癌发病部位以胰头部最为常见(约60%)，体部次之(约25%)，尾部较少(约5%)，弥漫性亦少见(约占10%)。多数为实性肿瘤，部分为囊性肿瘤。

组织类型多属侵袭性导管腺癌，大多起源于腺管上皮细胞(约占90%)，其他为腺泡细胞癌、鳞癌、胰岛细胞癌及未分化癌等。

二、临床表现

胰腺癌起病隐匿，早期可无明显症状，但病变发展非常迅速，当病程进展至中、晚期，则失去最佳治疗时机。要提高胰腺癌疗效，就必须提高警惕，重视早期的不典型症状。

症状发生的早晚与肿瘤的发生部位、生长速度有关。①肿瘤发生于胰头部位，可压迫或浸润总胆管，导致胆道梗阻，早期即出现胆道内压力增高的症状，进而出现黄疸，呈“进行性无痛性黄疸”表现。②肿瘤离胰管较近，生长又较快，可以较早出现胰管梗阻症状。③肿瘤位于胰腺外围及胰腺尾部，则症状不明显或出现较晚。④肿瘤位于胰体、胰尾，可破坏胰岛组织产生糖尿病。

胰腺癌常见症状为黄疸、上腹部疼痛、消瘦虚弱等。

(一)黄疸

21%的胰头癌患者的首发症状为黄疸。发病初期黄疸不重，有1/4的患者表现为无痛性黄疸，随着胆道内压的不断增高，患者逐渐感到上腹部胀痛，皮肤黄染逐渐加深，甚则呈深暗灰黄色，并伴皮肤瘙痒。

(二)腹痛及腰背部疼痛难忍

胰腺癌主要症状为上腹部疼痛不适，或腹部疼痛，进食后尤甚。初期疼痛较轻、不规则，随着病情的进展，上腹疼痛不适症状日益加剧。胰体癌、胰尾癌疼痛部位位于中上腹，表现为持续隐痛或钝痛，夜晚加重，并向背部放射。当胰腺癌进展浸及周围组织、向区域淋巴结转移、浸润腹膜后神经丛和脊椎旁神经时，患者腹部由隐痛变化为钝痛，并向背部放射，不能平卧，坐、立、前倾体位时疼痛可减轻，故患者常采取被动体位，如胸膝位、侧卧位，并终日痛苦异常，无法休息和睡眠。

（三）消瘦

90％以上的胰腺癌患者在发病过程中出现消瘦和体重减轻症状，一方面是因为胆道梗阻，使胰、胆汁排泄受阻，影响消化和吸收，以致食欲减退；另一方面因黄疸、皮肤瘙痒、持续腹痛严重影响了患者的休息和食欲。

（四）其他

如发热、腹水、水肿、呼吸困难等症状。

胰腺癌主要体征为黄疸，肝脏、脾脏、胆囊肿大，以及中上腹部肿块。胰腺位置深在腹膜后，如瘤块较小，触诊时则不易触及，当肿瘤增大、身体消瘦时可在中上腹部触及胰腺肿块，表面呈结节状，边界多不规则，质地较硬，多数固定不能移动，该结节也可能是腹腔内转移的淋巴结。

三、辨证论治

胰腺癌凶险难治，死亡率极高，而且起病隐匿，早期可无征兆，但病变进展迅速。临床表现以肝胆郁滞和脾胃湿热证候居多。

（一）病因病机

1. 湿浊邪盛　外感湿毒邪气，或素有慢性胰腺疾病，脾胃受损，运化失司，升降不和，以致湿浊内聚，渐成恶变。

2. 饮食失宜　嗜食肥甘厚醇，高脂高糖，导致痰湿内生，损伤胰、脾、肝、胆等脏腑。

3. 情志内伤　七情不畅，肝胆气机郁滞，痰瘀内结，终成积块。

4. 正气虚弱　以上诸因导致痰湿内生，湿热内蕴，气机不畅，瘀血内结，聚结成积。本病病位虽在胰脏，但病变却与肝、胆、脾、胃功能失调密切相关。肝失条达、胆失疏泄，脾失健运，胃失和降，进而肝肾两虚，正气亏损，而成恶疾。

（二）论治要点

祛邪主要是疏肝利胆、清化湿热，结合行瘀化痰；扶正主要是健脾益气、滋补肝肾。

中医中药治疗配合化疗可改善症状，提高生活质量，延长生存期。我院采用中西医结合综合治疗胰腺癌，绝大多数患者生存期在 1 年以上。

（三）分证论治

1. 肝胆湿热证

症状：脘胁胀痛，腹满拒按，面目黄疸，发热口干，恶心呕吐，嗳气食少，心烦易怒。舌苔黄腻，舌质红，脉弦数。

治法：清热利湿。

方剂：大柴胡汤合茵陈蒿汤加减。

药物：柴胡 10g，黄芩 10g，白芍 10g，枳壳 6g，大黄 10g，郁金 6g，茵陈 20g，栀子 10g，丹皮 10g，丹参 10g，木香 6g，泽泻 20g，青皮 6g，陈皮 6g。

2. 气滞血瘀证

症状：腹中包块，疼痛难忍，腰背酸痛，胁腹作胀，食后胀甚，饮食减少，或有寒热，或有便溏，体虚乏力，形体消瘦。舌苔薄，舌质暗或有瘀斑，脉弦涩或弦滑。

治法：理气化瘀。

方剂：血府逐瘀汤合越鞠丸加减。

药物：桃仁 10g，红花 10g，当归 10g，赤芍 10g，郁金 6g，丹皮 10g，丹参 10g，鸡血藤 15g，木香 6g，乌药 10g，枳壳 10g，香附 10g，川楝子 10g，鳖甲 10g，虎杖 20g，姜黄 10g。

3. 脾虚湿滞证

症状：胁腹作胀，腹部不适，食欲低下，食后作胀，伴有腹水，恶心欲吐，矢气便溏，或腹部隐痛，下肢水肿，体虚无力。舌苔腻，舌质淡，脉濡缓或滑。

治法：健脾化湿。

方剂：香砂六君子汤合实脾饮加减。

药物：党参 10g，黄芪 30g，白术 10g，猪苓 10g，茯苓 10g，法半夏 10g，陈皮 6g，车前子 15g，泽泻 20g，木香 6g，砂仁 3g，郁金 6g，竹前 6g，大腹皮 10g，天台乌药 10g。

4. 肝肾虚损证

症状：疾病晚期，五心烦热，口干盗汗，低烧潮热，口苦津少，消瘦贫血，精神萎靡，食少腹胀，或腰腹剧痛，或水肿腹水，或黄疸深黑。舌质红少苔，脉细数或无力。

治法：滋补肝肾。

方剂：一贯煎合鳖甲煎丸加减。

药物：沙参 10g，生地 10g，熟地 10g，龟板 15g，茯苓 10g，猪苓 10g，泽泻 30g，地骨皮 12g，枸杞子 10g，阿胶 12g，天花粉 10g，玄参 10g，知母 10g，当归 10g，鳖甲 10g，党参 15g，黄芪 30g，白术 10g，陈皮 6g，白芍 10g。

（帕提玛·阿布力米提）

第十一章　肿瘤化疗护理

由于放疗期间患者可能出现一系列的并发症，所以对放疗患者的护理尤为重要。对于放疗前、中、后的护理，健康教育贯穿于整个过程。近距离照射（内照射）之一的腔内后装治疗与外照射有所不同，因此要做好腔内后装治疗的特殊护理。

一、放疗期间的护理

（一）放疗前护理

1. 放疗实施步骤的介绍　放疗实施前需经历一系列的步骤。第一步，依据患者的病情、病期确定治疗原则，患者需提供病史记录，并进行一系列的检查。第二步，制作放疗体位固定装置（如塑料面膜、真空垫等），在模拟机下准确定位，并拍摄模拟定位片。第三步，根据前两步提供的资料，放疗临床医生勾画出临床靶区和计划靶区的范围，预计肿瘤照射的致死剂量和周围正常组织特别是重要脏器的最大允许剂量，随后由物理师，借助放疗计划系统（TPS），制定出最佳的放射野剂量分布方案。第四步，将设计好的放疗计划移至具体的治疗机，在治疗机下拍摄照射野片，与模拟机拍摄的定位片相比较、核准。第五步，确定无误后，由放疗技术员再执行放疗。对于一些脑转移、骨转移等需尽快治疗的患者，在经历了第一、第二步骤后，临床医生及主管医生直接计算并确立照射的范围及剂量，马上就由放疗技术员执行放疗。护理人员了解了放疗的实施步骤，可以向患者进行讲解，有时当放疗计划设计时间较长时，患者能够理解。

2. 心理护理　了解患者的病情、心理状况以及治疗方案，有针对性地对患者进行健康教育。放疗前，向患者和家属发放一些通俗易懂的放疗宣教手册，以简明扼要地介绍放疗有关的知识，以及放疗中可能出现的不良反应和需要配合的事项，使患者消除紧张的心理，积极配合放疗。另外还嘱咐患者进放射治疗室不能带入金属物品如手表、钢笔等。

3. 饮食指导　放疗在杀伤肿瘤细胞的同时，对正常组织也有不同程度的损害，加强营养对促进组织的修复，提高治疗效果，减轻毒副作用有着重要作用。

（1）护士应加强对患者及家属营养知识的宣教，提供一些针对疾病治疗的食谱。

（2）在食品的调配上，注意色、香、味，饭前适当控制疼痛，为患者创造一个清洁舒适的进食环境。

（3）在消化吸收功能良好的情况下，可采用“超食疗法”，即给予浓缩优质蛋白质及其他必需的营养素，以迅速补足患者的营养消耗。对于食欲差的患者，提倡进高热量、高蛋白质、高维生素、低脂肪、易消化营养丰富的食物，并少量多餐。对一些放疗反应严重的患者，如流质饮食或禁食的患者，可提供要素饮食或完全胃肠外营养。

（4）放疗期间鼓励患者多饮用绿茶，以减轻射线对正常组织的辐射损伤。多饮水（每日约3000ml），可使放疗所致肿瘤细胞大量破裂、死亡而释放的毒素随尿量排出体外减轻全身放疗反应。

(5)提倡营养丰富的食物，出现进食、消化吸收方面的放疗反应时才注意相对“忌口”。

4.保持良好的、能耐受放疗的身体状况，并做好各项准备　对全身状况差的患者如血象异常、进食差、感染和局部疼痛等，要进行对症支持治疗，使他们能耐受放疗。

劝导患者戒烟忌酒。头颈部肿瘤特别是涉及口腔照射的患者，要注意口腔健康，如先拔除龋齿，治疗牙周炎和牙龈炎，经常用医用漱口液清洁口腔等。涉及耳部的放疗，要避免对浆液性中耳炎手术。口腔照射的患者还应摘掉假牙、金牙才能放疗，以减轻口腔黏膜反应。照射野经过口腔或食管时，指导患者要忌食辛辣、过热、过硬等刺激粗糙的食物。照射部位有切口的，一般待愈合后再行放疗；全身或局部有感染情况，必须先控制感染才能放疗。对于脑部照射的患者，要剃去照射区的所有头发。

5.保持放疗位置准确的的宣教　嘱患者在每次照射时都要与定位时的体位一致，胸部肿瘤照射时，要保持呼吸平稳，食管下段、腹部及盆腔照射时要注意进食或膀胱充盈程度保持与定位时一致，胃部放疗应空腹，食管下段放疗不应进食过饱，小肠、结肠、直肠的放疗前应排空小便，膀胱放疗时应保留适量小便。

放射标记模糊不清时，要及时请医生补画。放疗前要注意保管好自己的放疗固定装置，避免锐器刺破、重物挤压等，放疗中要查看真空垫有无漏气变软。当过瘦、过胖致使放疗固定装置不相适应，要和医生联系。

6.保护放射野(区域)皮肤的宣教　外照射的射线都需经过皮肤，因此不同的放射源、照射面积及照射部位，可出现不同程度的放射皮肤反应，应向患者说明保护照射野皮肤对预防皮肤反应的起着重要作用。

保护放射野(区域)皮肤的原则是清洁、干燥、避免损害，应对患者做以下宣教：①如体腔照射者贴身衣服应选择宽大柔软的全棉内衣。②照射野(区域)可用温水和柔软毛巾轻轻沾洗，但禁止使用肥皂和沐浴露擦洗或热水浸浴。③局部放疗的皮肤禁用碘酒、乙醇等刺激性药物，不可随意涂抹药物和护肤品。④局部皮肤避免粗糙毛巾、硬衣领、首饰的摩擦；避免冷热刺激如热敷、冰袋等；外出时，局部放疗的皮肤防止日光直射，如头部放疗的患者外出要戴帽子，颈部放疗的患者外出要戴围巾。⑤放射野位于腋下、腹股沟、颈部等多汗、皱褶处时，要保持清洁干燥，并可在室内适当暴露通风。⑥局部皮肤切忌用手指抓搔，并经常修剪指甲，勤洗手。⑦避免外伤。

(二)放疗中(期间)护理

在放疗第1～90日内发生的放射损伤为急性放射反应，有时患者放疗一开始，放疗的不良反应也随之而来，因此什么时候放疗开始，我们就要做好放疗不良反应的观察护理。

1.放疗患者全身反应的护理　放疗引起的全身反应可表现为一系列的功能紊乱和失调，如乏力、虚弱多汗、低热、食欲下降、恶心呕吐、睡眠欠佳等。一般只要适当休息，调整饮食加强营养，多饮水，并结合中医中药治疗即可。严重者需对症支持治疗。另外还要加强护患间沟通、患者间交流，鼓励和帮助患者适应放疗。

2.放疗皮肤反应的护理　放疗引起皮肤反应的程度与射线的种类、是否采用超分割治疗等有关。一般千伏X线或电子线照射，其皮肤反应较其他射线明显，联用热疗或化疗其皮肤反应也可能会加重。护士从一开始放疗就应强调，要遵循保护放射野(区域)皮肤的护理原则，避免因人为因素加重放疗反应。

根据皮肤反应的程度，目前临床上常见有Ⅰ度反应（干性反应）和Ⅱ度反应（湿性反应）。①Ⅰ度反应：表现为局部皮肤红斑、色素沉着、无渗出物的表皮脱落，并有烧灼感、刺痒感。护理中要注意保持局部皮肤的清洁、干燥，刺痒厉害可涂三乙醇胺乳膏（比亚芬）。②Ⅱ度反应：表现为充血、水肿、水疱，有渗出物的表皮脱落，严重时造成破溃和继发感染，多发生在皮肤皱褶处如腋下、腹股沟、会阴等。一旦出现立即停止放疗，并用生理盐水换药，喷康复新液，并尽量采用暴露疗法。由于放疗的皮肤反应最常见，因此临床上常采用三乙醇胺乳膏外涂进行预防（放疗开始至放疗结束期间，每日 2～3 次，避开放疗前后的 2h 内）。

3. 放疗患者造血系统反应的护理　放疗可引起骨髓抑制，其程度与照射范围，是否应用化疗有关，大面积放射、髂骨放疗以及合并化疗会较明显影响造血细胞的功能，先是白细胞下降，以后是红细胞、血小板下降。

(1)在接受放射治疗期间要定期测定血常规（每周 1～2 次），并观察患者有无发热、出血等现象。

(2)如白细胞$\leqslant 2\times10^9$ g/L 或血小板$\leqslant 50\times10^9$ g/L，或体温$\geqslant$38.5℃应暂停放疗。

(3)如白细胞低于正常，予以对症处理，如升高白细胞治疗：皮下注射 G－CSF 或 GM－SF 类药物如重组人粒细胞集落刺激因子（格拉诺赛特、惠尔血）等，或地塞米松双侧足三里注射；中性粒细胞低下予以抗生素预防感染。如白细胞低于 1×10^9/L，还需采用保护性隔离措施，并输注白细胞悬液。在白细胞低于正常期间，嘱患者注意休息，不去公共场所，尽量减少亲友探望，以预防感染。皮下注射 G－CSF 类药的患者，会有发热、全身骨酸痛等不适主诉，一般只要注意休息，多饮水即可。

(4)贫血会使放疗的敏感性下降，另外血小板过低会引起出血，可皮下注射升红细胞的重组人红细胞生成素（利血宝）、重组人促红素（益比奥）等，或升血小板的重组人白介素－2（巨和粒、吉巨芬）等，必要时需成分输血。告诉贫血患者，要多卧床休息以减少氧耗，多吃赤豆、红枣等补血食品。对于血小板低下患者，要注意自身保护，避免受伤。

4. 放疗的口咽黏膜反应及护理　口咽黏膜反应多发生于鼻咽癌、口咽癌等头颈部肿瘤的放疗。口咽黏膜因放疗的进行可相继出现充血水肿、斑点或片状白膜、溃疡、糜烂出血甚至伴有脓性分泌物等感染，患者主诉口咽部疼痛、进食困难、口干、味觉改变，其程度随剂量的增加而加重，护理中应注意：①加强口腔清洁，即饭后用软毛牙刷、双氟牙膏刷牙，定期用口泰漱口液含漱，鼻咽癌患者坚持鼻咽冲洗。②根据医嘱局部采用康复新、锡类散、桂林西瓜霜、口腔溃疡合剂等，以保护口咽黏膜，消炎止痛，促进溃疡的愈合。③吞咽疼痛明显者，可在进食前 15～30min 用 2％利多卡因喷或含漱止痛。④鼓励患者进高蛋白质、高热量、高维生素、易消化、易吞咽的半流质或流质，选择富含维生素 B、维生素 C、维生素 E 的新鲜水果和蔬菜，多饮水，少量多餐，细嚼慢咽。避免过硬、油炸、过热、过咸、酸、辣等粗糙刺激的食物，并必须禁烟忌酒。⑤对口咽黏膜反应严重无法进食者，可静脉补充高营养液。

5. 放疗的食管黏膜反应及护理　放疗的食管黏膜反应多发生于肺癌、食管癌、甲状腺癌、下咽癌等胸部肿瘤的放疗。临床表现是吞咽困难、进食困难、胸骨后疼痛和烧灼感，其程度随剂量的增加而加重。除了给予口咽黏膜反应的一系列护理外，还需提醒患者每餐后饮少量温开水，进食后不能马上平卧。经常观察患者疼痛的性质，以及体温、脉搏、血压等变化，了解有无呛咳，以便及时发现食管穿孔，一旦出现食管穿孔，立即禁食、禁水，停止放疗，并补液支持治疗。

6.放疗的脑部反应及护理　全脑放疗可引起或加重脑水肿，表现为恶心、呕吐、头痛及嗜睡等，放疗结束后可有记忆力减退的表现。护理应注意：①观察颅内高压症状及其程度，并遵医嘱积极处理，保证甘露醇治疗的有效性(放疗结束 30min 内用药，用药时间小于 30min)。②头痛、恶心、呕吐严重时，要限制入水量，并抬高床头 15°～30°。③脱发和头皮瘙痒是脑部放疗最常见的不良反应，放疗前需剃去全部头发。④避免剧咳、便秘，并积极治疗。⑤对于脑部放疗的患者，要做好安全、防跌倒的宣教及管理。⑥鼓励患者应多和家人交谈、下棋、看报、玩游戏、散步等，以促进脑功能的恢复。

7.放疗的肺部反应及护理　肺、食管、纵隔以及乳腺等肿瘤的放疗可引起放射性气管炎和放射性肺损伤，临床表现为低热、咳嗽、胸闷，严重的出现高热、胸痛、呼吸困难，肺部咳听见干湿啰音。护理应注意：①根据医嘱给予止咳或镇咳剂，雾化吸入，吸氧等处理。②嘱患者多卧床休息，既要注意保暖又要保持空气流通。发热者给予发热患者的护理。③严重者须停止放疗，并使用大剂量激素和抗生素。

8.放疗的肝脏反应及护理　胰腺癌、肝癌、乳腺癌、肺癌、胃癌、肾癌等放疗可发生肝脏损害，最常发生在放疗后 4～8 周，表现为：恶心、肝区胀痛、肝肿大、非癌性腹水、黄疸及肝功能障碍等。护理应注意：①卧床休息，保持情绪平稳。②鼓励患者少食多餐。多进食高蛋白质、高热量、高维生素、低脂肪及清淡食物。多吃富含维生素的蔬菜和水果，忌食生冷、有刺激性及油腻食物。对有腹水患者应限制水的摄入量，给予低钠饮食。伴有肝硬化失代偿时，需给予优质蛋白质。③当放疗开始不久，出现肝区胀痛及腹胀时，可给予 20%甘露醇加地塞米松静脉滴注或解热镇痛等药物治疗。对于间隙性肝区疼痛的患者，应耐心询问患者疼痛的程度和持续时间。根据医嘱采用三阶梯止痛，并观察止痛效果及用药后的不良反应。④放疗期间给予健脾理气中药，可减轻放射性肝损害。当患者出现非癌性腹腔积液、黄疸、肝进行性增大、碱性磷酸酶升高≥2 倍，转氨酶比正常或治疗前水平至少升高 5 倍，即停止放疗，并给予中西医保肝治疗。

9.放疗的心血管系统反应及护理　乳腺癌、食管癌、肺癌等放疗可发生心脏损伤，最常见为心包积液，急性期表现为发热、胸闷、心包摩擦音等；慢性期表现为缩窄性心包炎，如呼吸困难、干咳、颈静脉高压、肝肿大等。护理中应注意：①观察病情变化，根据医嘱给予对症支持治疗，如皮质激素、心包穿刺等。②卧床休息，保持安静，注意保暖，预防感冒。③少量多餐，避免过饱。④保持大便通畅，避免过度用力。

10.放疗的消化系统反应及护理　胃、肠、肝肿瘤，以及腹腔淋巴瘤、肾上腺、精原细胞瘤、前列腺癌等放疗会造成胃、肠功能紊乱，肠黏膜水肿渗出，常表现为食欲不振、恶心呕吐、腹痛、腹胀、腹泻、里急后重、便血，严重者还会造成肠梗阻、肠穿孔或大出血。护理中应注意：①根据医嘱予以对症支持治疗，如采用昂丹司琼、甲氧氯普胺等止吐；腹泻可口服复方地芬诺酯(复方苯乙哌啶)、盐酸洛哌丁胺等；放射性直肠炎可用镇静剂，激素抗生素灌肠；反应严重则需停止放疗，给予对症、支持治疗。②进高蛋白质、高维生素、低脂肪、易消化的食物，避免刺激性食物，注意饮食卫生，腹胀腹泻者应进少渣、低纤维食物，避免糖、豆类等产气食物。③每次放疗要保持与定位时一致的进食状态或膀胱充盈程度，以减轻放疗反应。

11. 放疗泌尿系统反应的护理　盆腔、肾脏肿瘤的放疗，常出现尿频、尿急、尿痛、排尿困难、血尿等症状。护理中应注意：①嘱患者平时多饮水，以减轻放疗反应。②根据医嘱给予口服消炎利尿药，如反应严重则停止放疗，并补液支持治疗。③放疗前适当饮水，使膀胱适当充盈，利于放疗。

（三）放疗后护理

放疗的康复指导包括：

1. 均衡饮食，仍需注重营养，如仍有相应的放疗反应，放疗结束后2～3个月须继续遵循有关防治放射性反应的护理要求。

2. 放疗结束后1～2个月，仍保持放射野皮肤清洁、干燥，避免损害，不能用肥皂和沐浴露擦洗局部皮肤，可用温水轻轻沾洗。

3. 保持良好的生活习惯及作息规则，可适当活动，如散步、练气功、做家务等，以增强体质，但要注意活动的幅度。保持心情舒畅。

4. 注意预防各种感染，如牙龈牙髓炎（口腔放疗3～4年不能拔牙）、呼吸道感染、肠道感染等。

5. 加强有关的功能锻炼，如张口练习，患肢功能锻炼，肩关节活动等。

6. 介绍定期随访检查的重要性。①向患者及家属讲述如何了解放疗疗效，接受放疗的部分患者其肿瘤不是放疗一结束就能消退，而是放疗结束后1～2个月才能看到明显缩小。同样，放疗出现的急性反应也不是放疗结束就能马上缓解，一般还要持续一段时间才能缓解。②晚期放射性损伤的发生率随着放疗后时间的推延而逐步增加，患者生存的越长，出现的概率越大，因此放疗后患者需长期随访。③长期随访时间安排：放疗后1～2个月应进行第1次随访。以后应遵守医生的吩咐，按时来院随访。一般治疗后2年内1～3个月随访1次，2年后3～6个月随访1次。以了解肿瘤控制情况，以及有无放疗后期反应等。

二、腔内后装治疗及护理

腔内后装治疗是近距离照射常用方法之一，通常作为外照射的补充。目前适用于宫颈癌、鼻咽癌、食管癌、支气管肺癌等肿瘤治疗。后装治疗室护士要了解一些后装技术的配合及护理，为患者介绍治疗过程和注意事项，解除患者的思想顾虑及紧张情绪，使患者能积极配合后装治疗。

1. 鼻咽癌腔内后装治疗与护理　治疗前鼻腔喷2%利多卡因和麻黄素，起麻醉和局部血管收缩作用。施源器置放前，其头部要涂石蜡油，使鼻腔润滑，避免插入时黏膜受损出血。施源器置放后，用胶布牢固固定在鼻翼部，让患者托住体外部分，以免分泌物浸湿胶布，或施源器因重力脱出。治疗结束将施源器轻轻拔出，并嘱患者不能用力擤鼻涕，以免局部出血。

2. 食管癌腔内后装治疗与护理　治疗当日早晨禁食，治疗前先口服2%利多卡因5ml，分3次慢慢咽下。置放施源器时，嘱患者不断做吞咽动作，置放到位后，将食管施源器固定旋紧，并让患者衔住咬口器，以免施源器活动，影响治疗准确性。置入施源器后，患者的分泌物增多，可用纸杯承接。治疗结束后嘱患者 2h 后方可进食，当日以稀软食物为好。

3. 支气管肺癌腔内后装治疗与护理　治疗当日早晨禁食，插管前肌注苯巴比妥、阿托品，2%利多卡因喷雾口鼻部。协助医生在气管镜下插入消毒干净的施源器，然后将施源器的体外部分用胶布牢固粘接在鼻翼部。治疗前还需定位和治疗计划设计，嘱患者不要打喷嚏、咳嗽，以免施源器脱出。如有呼吸困难予以吸氧。治疗结束拔出施源器的动作轻快，以减轻拔管时的刺激。嘱患者 1h 后方可进食。

4. 宫颈癌的腔内后装治疗与护理　宫颈癌的腔内后装治疗，一般用于宫颈癌术前、术后，以及宫颈癌外放射的补充。

三、放射防护

人体受到放射线照射后会发生各种不良反应，因此必须防止非治疗性照射。对于长期接触放射线的放射工作者，防护目的在于将照射量减少到安全照射量之下。

(一)安全照射量

安全照射量(最大允许照射量)是指不管哪种器官，无论照射多长时间，在人的一生中对人体健康不应引起任何损伤的照射量。职业性放疗人员的每年最大允许剂量和工作场所相邻及附近地区工作人员与居民的每年限制剂量，已在我国的放疗防护作了详细规定。如：在职业性放疗人员的每年最大允许剂量中，全身、晶状体、红骨髓、性腺的受照剂量最大为 5rem(当量)，其他器官为 15rem。同样，在工作场所相邻及附近地区工作人员和居民的每年限制剂量中，全身、晶状体、红骨髓、性腺的最大剂量为 0.5rem，其他器官为 1.5rem。这些规定剂量都是最大值，一般不容许超过，尤其避免任何情况的曝射(包括在容许剂量范围内)。

(二)防护措施

1. 基础建筑的防护措施

(1)放射治疗机应尽可能远离非放射工作场所。

(2)治疗室和控制室一定要分开。

(3)治疗室面积不应小于 $30m^2$。四壁应有足够厚度的屏蔽防护。

(4)治疗室的入口科采用迷路方式，以有效地降低控制室的辐射水平。门外设指示灯，并安装连锁装置，只有关门后才能照射。

(5)治疗室内必须有通风设备。可在顶棚或无射线辐射的高墙区开窗，每日换气 3～4 次。

(6)室内应有监视和对讲等设备，尽量减少工作人员的放射剂量。

2. 患者的防护措施

(1)电源、机头等设备要经常检查、维修，防止发生意外事故。

(2)照射部位和照射时间要准确无误，并保护好正常组织及器官。

(3)体内置放射源的患者，一定要卧床休息防止身体移动，以免放射性物质脱落或移位，影响患者的治疗效果和增加正常组织的损伤。在治疗期间禁止会客或探视。

3. 工作人员的防护措施工作人员应自觉遵守防护规定，避免不必要的照射，防护的基本原则是：缩短时间、增加距离和使用屏蔽。

(1)在护理带有放射源的患者时,护士要尽量减少接触时间,即做好护理计划,安排好每一步骤,短时间做完护理工作。

(2)距离对于射线的防护有极大作用,因此在给带有放射源的患者进行护理时,应尽可能保持一定的距离。

(3)防护屏蔽有一定防护作用,铅围裙只能在放射诊断时作用,但对高能量射线来说,其防护屏蔽作用较小。

(4)对被放射源污染的物品和器械、敷料以及排泄物、体液等,必须去除放射性污染后才可常规处理,处理时应戴双层手套。

4.健全的保健制度

(1)准备参加放射工作的人员必须先进行体检,合适者才能参加。

(2)一年一次定期对放射工作人员进行体检,如特殊情况一次外照射超过年最大允许剂量当量者,应及时进行体检并做必要的处理,放射病的诊断须由专业机构进行。

(3)体检除一般性检查内容,应注重血象、晶状体、皮肤、毛发、指甲、毛细血管等方面,并做肝、肾功能检查。

(4)建立放射工作人员档案,工作调动时带走。

(焦品莲)

参考文献

[1]许亚萍,毛伟敏.胸部肿瘤放射治疗策略[M].北京:军事医学科学出版社,2013.
[2]林超鸿,秦环龙.胃肿瘤治疗学[M].上海:上海交通大学出版社,2013.
[3]戴宇翃,王建华,付强,陈元.盐酸埃克替尼治疗190例晚期非小细胞肺癌疗效及不良反应[J].中国肿瘤,2014(02):149-154.
[4]樊代明.肿瘤研究前沿 第12卷[M].西安:第四军医大学出版社,2013.
[5]倪克樑,林万隆.消化道肿瘤诊治新进展[M].上海:上海科学技术文献出版社,2012.
[6]祝鹏,刘慧颖,金凯舟,胡志前,王伟军.黏蛋白4在胰腺上皮内瘤变和胰腺癌中的表达差异性分析[J].临床肿瘤学杂志,2014(10):891-895.
[7]梁彬.临床肿瘤学相关进展[M].沈阳:辽宁科学技术出版社,2012.
[8]程永德,程英升,颜志平.常见恶性肿瘤介入治疗指南[M].北京:科学出版社,2013.
[9]杨葛亮,翟笑枫.原发性肝癌系统性化疗的临床进展[J].肿瘤,2014(01):91-96.
[10]李少林,吴永忠.肿瘤放射治疗学[M].北京:科学出版社,2013.
[11]王玉栋,杜玉娟,王龙,韩晶,吕雅蕾,刘巍.浸润性乳腺癌早期骨转移的预后影响因素分析[J].肿瘤,2014(07):616-622.
[12]周际昌.实用肿瘤内科治疗[M].北京:北京科学技术出版社,2013.
[13]于世英,胡国清.肿瘤临床诊疗指南[M].北京:科学出版社,2013.
[14]刘俊,李洪选,方文涛,程妍,吕长兴.胸段食管癌左胸路径手术后小T型野辅助放疗的结果分析[J].肿瘤,2014(07):657-661+677.
[15]韩晓红,石远凯,袁慧.恶性肿瘤[M].北京:北京科学技术出版社,2014.
[16]李乐平,靖昌庆.结直肠肿瘤[M].济南:山东科学技术出版社,2011.
[17]徐冬云,何晓静,王杰军,房文铮,钱建新,王湛,于观贞.Prdx1在胃癌中的表达及临床意义[J].临床肿瘤学杂志,2014(05):417-420.
[18]于世英,胡国清.肿瘤临床诊疗指南[M].北京:科学出版社,2013.
[19]李少林,周琦.实用临床肿瘤学[M].北京:科学出版社,2013.
[20]纪元,谭云山,樊嘉.肝胆胰肿瘤病理、影像与临床[M].上海:上海科学技术文献出版社,2013.
[21]丁丹红,王修身,卜珊珊,宋志刚.无功能性胃肠胰神经内分泌肿瘤的临床特征和预后分析[J].中国肿瘤,2014(09):785-789.
[22]汤钊猷.现代肿瘤学[M].上海:复旦大学出版社,2011.
[23]赵丽中,王宏磊.大肠癌早期诊断研究进展[J].中国肿瘤,2014(02):103-108.